现代主治医生提高丛书

消化内科主治医生550问

（第4版）

主　编　任　旭　杨幼林　张德凯

副主编　唐秀芬　徐洪雨　关景明

中国协和医科大学出版社

北　京

图书在版编目（CIP）数据

消化内科主治医生550问 / 任旭，杨幼林，张德凯主编. —4版. —北京：中国协和医科大学出版社，2021.4（2025.2重印）
（现代主治医生提高丛书）
ISBN 978－7－5679－1722－4

Ⅰ. ①消…　Ⅱ. ①任…　②杨…　③张…　Ⅲ. ①消化系统疾病－诊疗－问题解答
Ⅳ. ①R57-44

中国版本图书馆CIP数据核字（2021）第047511号

现代主治医生提高丛书
消化内科主治医生550问（第4版）

主　　编：任　旭　杨幼林　张德凯
责任编辑：田　奇
责任校对：张　麓
封面设计：邱晓俐
责任印制：黄艳霞

出版发行：**中国协和医科大学出版社**
　　　　　（北京市东城区东单三条9号　邮编100730　电话010-65260431）
网　　址：www.pumcp.com
经　　销：新华书店总店北京发行所
印　　刷：北京联兴盛业印刷股份有限公司

开　　本：787×1092　　1/16
印　　张：30.75
字　　数：910千字
版　　次：2021年4月第1版
印　　次：2025年2月第2次印刷
定　　价：158.00元

ISBN 978－7－5679－1722－4

编者名单

主　　编	任　旭　杨幼林　张德凯
副 主 编	唐秀芬　徐洪雨　关景明
参编人员	（按姓氏笔画为序）

王　玺	王曾铎	王明俊	曲　波	朱　权
朱春兰	朱雅琪	任　旭	刘家骥	关景明
孙秀芝	孙晓梅	芦　曦	李宝杰	杨幼林
张沛怡	张彬彬	张德凯	金振锋	徐洪雨
徐晓红	高善玲	唐秀芬	陶　铸	

■■■内容简介■■■

　　本书是为满足消化内科临床实际工作需要，帮助主治医师较快地、有效地提高临床诊治水平而撰写的。本书包括消化病学、肝脏病学、消化内镜学内容，几乎涉及所有消化系统疾病，其中肝脏病学中涵盖了病毒性肝炎，尚有部分重要的消化内镜诊疗内容。书中针对消化内科临床常见疾病和疑难病在诊治中的难点、疑点、重点，治疗方法的选择、疗效的比较以及临床中的一些容易疏漏的概念或定义等方面，提出550个问题，并根据国内外新研究成果结合作者经验教训一一作了解答。同时，本书对现代新技术在消化内科领域的应用亦作了详尽的介绍。全书从基础到临床，深入浅出，实用性强，作者以问答形式撰写，便于理解和记忆，是一本消化内科医师临床必备的参考书。

...第4版前言...

　　《消化内科主治医生400问》一书出版至今已20年，承蒙读者厚爱，第1版、再版及第3版先后22次印刷（由400问增至452问）。第4版《消化内科主治医生550问》现又与读者见面。近年来消化疾病和消化内镜领域诊疗技术发展突飞猛进，10年前出版的第3版中的部分题目、内容或理论需要更新。本版在保持原有风格的同时，删去第3版中不适合当今医学发展的部分题目，全部题目的内容都做了修改或补充，不仅限于消化疾病方面，也增加了消化内镜诊疗新技术内容，并增加了100余个新题目。

　　第4版共550题，由哈尔滨工业大学附属黑龙江省医院消化病院、哈尔滨医科大学附属第一医院、附属第二医院消化内科主任、专家、教授共同编写。本版主编和编委有所变动，增加了几位专家、教授。在本书编写、出版近20年过程中，有3位教授已病故，第3版主编朱权教授、王增铎教授因年事已高，不再担任第4版主编工作。第4版均由在临床、教学或科研第一线、有经验的专家和教授进行修改或撰写，突出的特点是补充和增加了一些新理论、新概念、新技术、新标准等诸多新知识。

　　本书涉及几乎所有消化系统疾病，并纳入了消化内镜诊疗内容。从基础到临床，深入浅出，其问答力求临床实用，尽量系统化，每题立足于各病的难点、疑点、争论点和知识更新点。对诊断、治疗新技术的评价和抉择以及临床上常易疏忽的概念均作了阐述，高度概括，一目了然，可读性强。读者可在会诊之前、查房之后，以较短的时间查阅一个问题，在瞬间获得满意的回答。本书答案是以国内、国外（欧美、日本等）近期杂志、书籍、指南或专家共识以及编者多年的教学、临床实践和科研中所积累的资料为基础撰写而成。前3版有些内容摘自潘国宗主编《现代胃肠病学》，江绍基主编《临床胃肠病学》，梁扩寰和李绍白主编《肝脏病学》《门脉高压症》，叶维法主编《临床肝胆病学》，于皆平等主编《实用消化病学》，江正辉主编《肝癌》，郑芝田主编《胃肠病学》，《日本临床杂志增刊辑》及《希塞尔内科学消化分册》等。第4版参考书尚包括《中华医学百科全书·消化病学》，Yamada T等主编《Textbook of Gastroenterology》，Floch MH 等 主 编《Netter's Gastroenterology，2nd edition》，Gardner TB，Smith KD 主编《Pancreatology》，Schiff ER 等主编《Schiff's Diseases of the Liver，Tenth edition》，Weinstein WN 等主编《Clinical Gastroenterology and Hepatology》，Kuntz E 等 主 编《Hepatology》，Clavien PA 和 Baillie J 主编《Diseases of the Gallbladder and Bile Duct》，《Harrison's Gastroenterology and Hepatology 3rd Edition》，Greenberger NJ 主编《胃肠病学、肝脏病学与内镜学最新诊断和治疗》及周康荣主编《腹部CT诊断学》等专著。在此谨向各位作者表示敬意和感谢！

在本书第4版出版之际，首先对第3版第一主编优秀教育家朱权教授致以衷心的感谢！另外，对黑龙江省医院消化病院夏添主任在本书制图、编辑方面所做的大量工作表示感谢！

并谨以此书对我国著名消化病专家金振锋教授（第1版的第一主编）、朱雅琪教授（第2版的第一主编）的先后逝世，致以深切的悼念和缅怀之情。

由于编者水平有限，难免有缺点或错误，敬请读者不吝赐教。

任　旭　杨幼林　张德凯

2021年1月

...目　录...

一、食　管

1. 依据食管的解剖形态与功能特点食管哪些部位容易发生疾病？

（1）食管解剖学特点：食管为长约25cm的肌性管道，其末端距门齿约40cm，有个体差异，范围35～40cm。食管径最宽处为2.0cm，上端在环状软骨与咽部相接，下端穿过膈肌约1.5cm与胃贲门相接。它位于胸骨后面，中间隔有气管、心包、右心房等。食管解剖学上分颈（Cervical）、胸（Thoracic）、腹（Abdominal）3段（图1-1）。内镜分上、中、下3段，气管分叉部以上为上段，分叉部至齿状线之距离分为二等分，分为中段和下段食管。食管有生理性狭窄和上食管括约肌（upper esophageal sphincter，UES）及下食管括约肌（low esophageal sphincter，LES）（图1-1）。食管狭窄区或括约肌功能不全可发生食管疾病或吞咽困难。

（2）食管狭窄区：食管有3个狭窄区，每个狭窄长度1.5～2.0cm。第一狭窄在咽与食管连接处，在第6颈椎体水平，距门齿15cm。第二狭窄在主动脉弓附近，气管分叉根部的左主支气管横过食管处，在第4～5胸椎体水平，距门齿约25cm。第三狭窄在食管穿过膈的食管裂孔处，在第10胸椎水平，距门齿约40cm。这些部位是瘢痕性狭窄、憩室（第二狭窄先天组织薄弱，发育不良）、异物嵌入和肿瘤的好发部位。第一狭窄和第三狭窄基本分别相当于UES和LES部位，经常处于闭合状态，相关问题在以下食管括约肌内容中叙述。

（3）UES：在咽与食管连接处，由食管壁环形肌（横纹肌增厚）构成UES，产生一个高压带（5～16kPa）。静止时关闭，以防止空气经口腔进入食管及食管内容物反流到咽内。正常吞咽时，食物在咽部引起吞咽反射，下咽部收缩，同时UES松弛（为时1～1.5秒），食团通过括约肌进入食管。食管体部在吞咽运动后，产生蠕动收缩，LES开放，并推进食物进入胃。吞咽食物通过食管进入胃内是一个协同运动，在UES功能不全时出现不协调运动，可引起吞咽障碍。见于神经肌肉病，如脑血管意外、脊髓炎、周围神经炎、肌萎缩等。此外，局部病变包括鼻咽管癌或外周的压迫等也可导致UES功能丧失。

（4）LES：在食管与胃交界处，由平滑肌构成LES，并无环形肌增厚的结构。在静止期LES也处于收缩状态，维持一个较低的压力（1.3～2kPa）。静止时由于LES的压力，使该

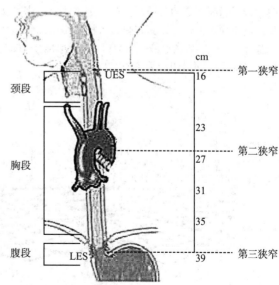

图1-1　食管3个狭窄及上食管括约肌（UES）、下食管括约肌（LES）部位

（引自Yamada's Textbook of gastroenterology，6th ed 2016.）

部处于关闭状态，能防止胃内容物反流到食管内，具有重要的括约肌功能。吞咽时 LES 开放，使食团从食管进入胃内。如果 LES 经常或反复呈弛缓状态时，胃内容物容易反流入食管，出现胃灼热等症状，甚至发展为食管炎。当 LES 松弛功能障碍时，如贲门失弛缓症等可引起咽下困难。此外，胃食管反流病导致巴雷特（Barrett）食管，有发展腺癌的倾向。

（金振锋　朱雅琪　张德凯）

 食管壁的组织结构中哪些结构层次有防御功能及扩散作用？

（1）食管组织的防御功能：食管壁基本和其他部位消化道管壁一样，由黏膜、黏膜下层、肌层（分内外两层，内层为环行肌，外层为纵行肌）及外膜（由纤维结缔组织构成）4层组成，没有浆膜层和浆膜下层。其中与防御及扩散有关的防御屏障由上皮前屏障、上皮屏障和上皮后屏障组成（表1-1），具有防御反流物对食管黏膜损伤的作用。

表1-1　**食管的防御屏障**

屏障部位	结构或功能
上皮前屏障	黏液层　非移动水层　表面重碳酸盐浓度
上皮屏障	结构屏障：复层鳞状上皮细胞膜　细胞间连接复合体
	功能屏障：上皮转运（Na^+/H^+ 交换　Na^+ 依赖的 Cl^-/HCO_3^- 交换） 细胞内和细胞外缓冲作用
上皮后屏障	黏膜下层丰富的血管网　血液中缓冲作用

1）上皮前屏障：在食管鳞状上皮表面有黏液层和非移动水层，重碳酸盐亦存在一定浓度，以阻止胃酸和胃蛋白酶直接与食管上皮接触，同时也具有缓冲作用（图1-2）。

2）上皮屏障：食管黏膜又分为上皮，固有膜及黏膜肌3层。上皮由多层鳞状上皮细胞组成，细胞膜是双层脂膜形成的角质层，在细胞之间有紧密连接装置，将各细胞连在一起，使离子不能渗透或吸收，反流物难以通过；固有膜由疏松的结缔组织组成，其中有血管、淋巴管，散在的淋巴细胞、单核细胞等。由于黏膜的血液及血流以及上皮细胞存在缓冲系统，进行 Na^+/H^+ 交换，Na^+ 依赖的 Cl^-/HCO_3^- 交换，以减低 H^+ 进入组织内（图1-2）。

3）上皮后屏障：系指黏膜下层，由疏松的结缔组织构成，内含丰富的血管网、淋巴网等，同样具有毛细血管血流及血液的缓冲系统，不但中和 H^+，也移走产生的二氧化碳及多余的 H^+。

（2）食管壁的扩散作用：食管黏膜和黏膜下层均有致密的淋巴管网。淋巴管在壁内纵行一段距离后，穿过肌层到达外膜淋巴结，食管上 1/3 淋巴液回流至颈深淋巴结，中 1/3 淋巴回流入纵隔淋巴结，下 1/3 淋巴液流入腹腔淋巴结和胃淋巴结。食管癌不但可在壁内纵行扩散，通过影像学检查，还可发现有无转移。由于食管淋巴回流与动脉血流不同，淋巴回流是非节

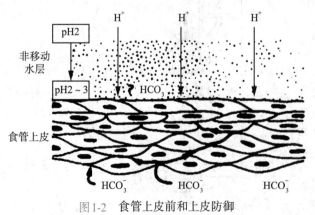

图1-2　食管上皮前和上皮防御

（引自 United nations organization of esophageal diseases by Roy Orlando，2015.）

段性的，在淋巴结链之间有广泛的相互连接，因而食管癌可为多发性癌灶。在食管下段癌，个别病例可能在颈深部转移。

（金振锋　朱雅琪　张德凯　任　旭）

 食管憩室是如何形成的？如何分型？临床诊疗上需要注意哪些事项？

（1）食管憩室（esophageal diverticula）：指食管壁局部向腔外突所形成的囊袋状物。按结构特点分真性憩室（有管壁全层结构）和假性憩室（仅有黏膜/黏膜下层）。依据部位不同，分为下咽部憩室（pharyngoesophageal diverticula）、食管中段憩室（midesophageal diverticula）及横膈上憩室（epiphrenic diverticulum）。

（2）食管憩室形成的原因：已证明这3种憩室的形成有相同的原因，即均与食管运动功能障碍有关，由于食管运动的异常，食管内压不断增高，压迫食管壁使之向外膨出，形成真性或假性憩室，现在认为食管憩室是食管运动障碍的一种表现。但每种憩室还有另外因素，促使发生憩室。60岁以上老年人占全部消化道憩室患者的一半。

1）下咽部憩室：出现于食管后壁，在斜行的咽下缩肌纤维与横行的环咽肌之间的三角区，肌纤维很少，为组织薄弱区，如吞咽时下咽部和上食管括约肌功能不协调，环咽肌未能及时松弛，使咽部内压增高，从而食管上段黏膜及黏膜下层于此弱点向外膨出，形成假性憩室。此型憩室欧美人群多见，比食管其他部位憩室发生率高10倍，称为Zenker憩室。80%～90%患者为男性，平均年龄50岁。

2）气管分叉部憩室：又称牵引性憩室（traction diverticula），为食管全层向外膨出。认为是由于气管旁或气管隆凸下淋巴结炎症与食管中段粘连或形成瘢痕，产生对食管向外的牵拉作用而形成真性憩室。内压性憩室亦可发生在食管中段，但其原因为动力障碍，与牵引性憩室发生机制不同。此部位憩室我国人群较常见。

3）横膈上憩室：食管下段憩室位于膈上，又称内压性憩室（pulsion diverticula）。发生率＜1/10万，膈上憩室患者100%有食管动力障碍。常因贲门失弛缓症、弥漫性食管痉挛（DES）、胡桃夹食管（NE）等食管蠕动不协调，导致使食管下段压力升高形成憩室。贲门失弛缓症伴食管下段憩室为食管肌切开术的禁忌证。

（3）临床表现：①下咽部Zenker憩室可有吞咽困难、食物反流、口臭和误吸等症状。憩室较大者，在仰卧位头部转向左侧时，可见颈部有肿块，呕出食物及液体后肿块缩小甚至消失。反复憩室炎有并发食管-支气管瘘可能。②气管分叉部憩室因体积小，口大无蒂，多呈帐篷状突出，属牵引性憩室，一般无症状，个别合并憩室炎。③横膈上憩室少见，多为贲门失弛缓症患者。

（4）并发症：①憩室炎、憩室出血。②Zenker憩室可并发食管-支气管瘘，气管分叉部憩室合并憩室炎或食管-支气管瘘均少。

（5）诊疗注意事项：气管分叉部憩室最常见，但通常无临床症状，临床意义相对小。Zenker憩室和横膈上憩室发生率低，治疗并不无难度，诊断主要依靠X线和胃镜。

1）X线食管钡餐造影：检查时需注意：①吞咽钡剂时，摄正位、侧位和斜位片，否则，如憩室与钡剂重叠，易于漏诊。②检查时要注意食管第三期收缩波的出现，后者在食管下段可能形成憩室影，造成误诊。

2）内镜检查：插镜时要注意循腔进镜，尤其使用十二指肠侧视镜一定不要插入憩室内，以免造成穿孔或出血。胃镜检查能观察到憩室大小、形态，要注意观察憩室底部情况。

3）治疗：无症状憩室不需治疗，合并憩室炎、憩室出血若及时治疗多数可治愈。Zenker憩室和横膈上憩室需考虑手术，前者采用如憩室切除术（diverticulectomy）、憩室固定术（diverticulopexy）及肌切开术（myotomy）等术式；后者如有严重症状或憩室＞5cm，开胸手术、胸腔镜或腹腔镜，也有推荐同时使用内镜的方法。

(金振锋　朱雅琪　关景明　任　旭)

 4.　吞咽困难如何分类及诊断？

吞咽困难又称咽下困难，是指食物从口腔至胃贲门运送过程中受阻而产生咽部或胸骨后食管部位的梗阻停滞感觉。

（1）吞咽困难分类

1）口咽性吞咽困难（oropharyngeal dysphagia）：是指食物（包括液体）难以从咽部进入食管，伴有经鼻反流、呛咳等。这与咽、下咽部、上部食管括约肌（UES）及食管横纹肌出现功能障碍有关，因而口咽性吞咽困难是中枢神经系统、周围神经系统或肌肉疾病的表现之一。

正常的吞咽是通过一系列神经肌肉协调活动实现的，由脑干吞咽中枢调节。脑血管意外、帕金森病等可累及吞咽中枢；多发性硬化症、硬皮病以及甲状腺功能亢进或减退可使咽、咽下部及UES发生功能障碍；横纹肌的病变如皮肌炎、多发性肌炎、肌萎缩等可累及咽肌和食管横纹肌，使咽肌收缩减弱，UES压力及近段食管收缩幅度均下降。以上这些疾病均可引起口咽性吞咽困难。

2）食管性吞咽困难（Esophageal dysphagia）：是指摄入的食物通过食管发生障碍，可分机械性及动力性两类：①机械性：任何原因引起食管腔狭窄都有可能出现吞咽困难，摄入何种食物出现吞咽困难与狭窄的程度有关。引起食管狭窄的原因包括食管本身疾病（食管癌、良性狭窄等）和食管外压迫（纵隔肿瘤、血管压迫等）。②动力性：食管神经节细胞或食管平滑肌运动功能异常可出现动力性吞咽困难。可见于贲门失弛缓症、硬皮病、弥漫性食管痉挛及非特异性食管运动功能障碍等。

（2）诊断：应仔细询问病史、体格检查及有关检查，首先确定为口咽性或食管性（机械性或动力性）。如为机械性吞咽困难，判定为良性或恶性及其具体定位；如为动力性吞咽困难，应鉴别是神经性或肌源性病变，还是周围或中枢神经病变引起的，或由于代谢或免疫疾病引起的。需要进行下列检查：①X线检查：这是常用的重要检查方法，以确定有无动力性或机械性狭窄，或为腔外压迫，以及有无食管病变，对咽部或食管上部病变，可摄像确定咽、UES及食管上部在吞咽过程中运动是否正常。②内镜检查：在食管性吞咽困难时，内镜可确定炎症或癌性狭窄，必要时用超声内镜以确定病变来自黏膜下或食管外，并了解病变侵及的深度。③食管测压：适用于动力性吞咽困难。④如疑为全身疾病所致，可测定代谢及免疫的有关实验室检查。

(金振锋　朱雅琪　张德凯)

 5.　食管运动功能检查法有哪几种？如何评价其临床意义？

（1）食管运动功能障碍：摄入的食团由咽部的原发性蠕动收缩经过食管传送至胃内，这一过程是通过食管运动功能完成的，同时食管运动功能也防止食物的反流。UES及下食管括约肌（LES）在静止时为高压带。在食管运动功能障碍，可出现高动力、低动力或动力不协调等现象。临床常见于5种疾病，即反流性食管炎、贲门失弛缓症、弥漫性食管痉挛、胡桃夹食管［又称超挤压食管或高振幅蠕动食管，吞咽时食管蠕动振幅高达24kPa（180mmHg）］及全身疾病引起的食管肌层病变，见于糖尿病、硬皮病等。临床表现吞咽困难、胃灼热、胸痛等。除借助内镜及钡餐检查外，通过食管运动功能检查了解食管通过速度、方向、动力强度及协调性。

（2）食管压力测定（esophageal manometry）：在食管腔内放置压力传感器，通过电子计算机收集信息。观察静止或吞咽时，UES及LES长度、压力及松弛率，以及食管体部蠕动波幅度，有无同步收缩波、重复波或逆行波。食管测压有助于诊断各种食管运动功能障碍疾病，但是除贲门失弛缓症外，其他食管动力障碍并不持续存在。测压结果正常并不能除外动力障碍疾病，因此必须反复监测，必要时辅以诱发试验。适应证：①贲门失弛缓症的诊断和分型。②拟诊GERD者。③拟诊食管源性胸痛者。④拟诊系统性疾病累及食管者。⑤抗反流术前LES及食管体部动力功能评估。⑥抗反流术后及贲门失弛缓症等疗效评价。常见的食管运动功能紊乱疾病其食管测压特点如下。

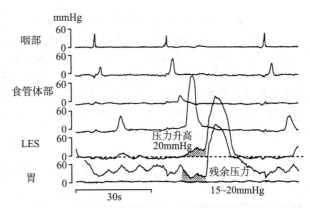

图1-3　食管下括约肌（LES）松弛异常患者的食管压力曲线

（引自 Richard Holloway.Esophageal manometry.*GI Motility*.2006.）

1）贲门失弛缓：LES 松弛障碍（图1-3），食管缺乏蠕动，且仅有同步性收缩。

2）弥漫性食管痉挛：可见额外的持续长时间高幅度的同步性收缩。

3）胡桃夹食管：食管压增高，出现异常高的振幅（高振幅蠕动收缩），但下段1/3平均收缩振幅超过16kPa（120mmHg）或峰值超过26.7kPa（200mmHg），或时间超过7秒，即可确诊。

4）胃食管反流病：见第16问。

（3）食管pH值监测（esophageal pH monitoring）：将pH值电极放置食管内进行监测，以观察有无过多的酸暴露。监测方法很多，目前普遍认为24小时监测胃食管反流最可靠。24小时食管pH值监测与食管测压及内镜联合是诊断胃食管反流病的"金标准"。适应证和判定标准见第16问。该检查虽对病人的痛苦不大，但毕竟要放置24小时，而且一台仪器每天仅能检查一名患者。有人强调多个电极监测或同步食管pH值与压力监测，更有诊断意义，这增加了检测的复杂性，给患者带来许多不便。

近年来无线食管pH值胶囊在临床应用，已有国内制品。先将胶囊送进食管，运用特殊的置放技术，将胶囊紧紧勾挂在食管下端，测得的酸碱值数据通过无线电传输至体外接受器，连续监测患者的食管pH值。但费用昂贵，尚不能普及应用。

（4）酸灌注试验（esophageal acid perfusion test）：检测食管对酸刺激反应的诱发试验。1985年由Bernstein首先介绍，又称Bernstein试验。方法为按一定速度向受试者食管内灌注0.1mol/L的盐酸（生理盐水作对照），持续10～30分钟。模拟胃食管反流病发病机制，刺激食管黏膜引起胃灼热、胸痛。适用于：①症状不典型或表现为食管外症状的胃食管反流病的诊断。②功能性胃灼热的可能病理生理机制的判定。③食管源性胸痛的鉴别。若灌酸时受试者出现胸骨后烧灼感或胸痛，则酸灌注试验阳性。随着内镜检测、食管测压及24小时食管pH值监测技术发展，此试验应用已很少。但其他检测方法诊断仍不明确者，也可作为辅助诊断方法。酸灌注阳性率为7%～64%，且有假阳性。

（5）食管胆红素监测（esophageal bilirubin monitoring）：根据胆汁内胆红素在450nm处存在特异吸收峰的特点，用分光光度计动态监测食管或胃内胆红素浓度变化，了解有无胆汁胃食管反流或十二指肠胃反流。适应证：①有典型或非典型胃食管反流症状者。②胃食管反流病抑酸疗效不佳者。③呕吐胆汁者。④胃部手术后有胆汁反流者。⑤评价抗胆汁反流（药物或手术）效果。胆红素存在的吸收阈值标准：食管内为0.14，胃内为0.25。24小时胆红素监测指标与24小时食管pH值监测指标相似。正常人存在少量的生理性胆汁反流。

（6）食管阻抗检查（esophageal impedance test）：食管监测导管上放置金属环，相邻金属环在物质通过时形成的电环路以监测物质流动的技术。根据阻抗值的特征可分辨反流物的性质、可区别反流的方向，亦可同时放置pH值电极，测pH值。方法同食管pH值监测。适用于：①疑诊非糜烂性反流病者。②抗反流手术前及术后评估。③难治性胃食管反流病（GERD）的病因诊断。④疑诊功能性胃灼热者。不足点：糜烂性食管炎和巴雷特食管影响监测结果；无法测反流量；费时且有侵入性，易引起患者不适；导管移位影响监测结果。

（7）腹部核素显像（abdominal radionuclide imaging）：用于检测食管和下食管括约肌功能，包括食管通过显像和胃食管反流显像。使用口服显像剂^{99m}Tc-硫化锝标记液体或试餐。①食管通过显像：是吞食放射性核素标记液体或食物，动态记录食物进入胃的过程，根据放射性曲线计算通过百分率。食物从食管上段到下段所需时间，正常为6.48秒±1.31秒。正常5分钟食管清除百分率为97.60%±0.11%。②胃食管反流显像：为观察显像剂进入胃后，贲门上方有无放射性再次出现，以判定是否有胃食管反流及反流程度。计算食管反流指数（GER index），＜4%为阴性，＞7%为阳性。

（金振锋　朱雅琪　张德凯　任　旭）

6. 腐蚀性食管炎损害程度怎样划分？如何处理？需注意哪些问题？

（1）腐蚀性食管炎（corrosive esophagitis）：指强酸、强碱类化学腐蚀剂损伤食管所致的急性炎症。引起腐蚀性食管炎多数为自杀性或误服腐蚀剂所致。强酸包括硫酸、硝酸、盐酸、石炭酸等；强碱包括氢氧化钾、氢氧化钠（火碱）、来苏儿液、卤水、稀氨溶液（氨水）及石灰水等。

（2）根据食管腐蚀程度分级标准：0级：黏膜组织正常；1级：黏膜充血、水肿、上皮脱落；2A级：浅表溃疡、出血、渗出；2B级：深层溃疡；3A级：小面积坏死；3B级：大面积坏死。

（3）诊断：胸腹部X线检查有助于诊断食管或胃穿孔。碘油造影通常仅能确定狭窄部位、长度，详细情况仍需胃镜检查。胃镜检查需要有经验的医师谨慎操作，宜在12～24小时内进行，评估食管损伤范围和程度，并对其进行分级。休克、穿孔、呼吸窘迫、严重的口咽或声门水肿或坏死为胃镜检查的禁忌证。吞食腐蚀剂5天后食管壁变薄，穿孔危险增加，不宜做胃镜检查。

（4）腐蚀剂的特点：强酸可引起食管黏膜凝固性坏死，不易损害食管壁深层，但易引起胃、十二指肠的损害。强碱可与脂肪起皂化反应，并溶解蛋白质。引起食管黏膜坏死、形成溃疡，甚至穿孔。

（5）初期处理：无食管或胃穿孔，能吞咽可给与鸡蛋清、牛奶等保护食管黏膜。静脉补液、营养支持，注意水电解质平衡。根据食管损害严重程度应用PPI预防应激溃疡，防治感染、镇痛等对症治疗。若食管损害1级或2A级，可根据患者咽部情况决定是否进流食。严重者要重症监护，防治并发症。

（6）食管狭窄的处理：食管腐蚀性狭窄的治疗较为困难。损伤最初2周最易穿孔，一般于发病3～6周开始用探条或柱状气囊扩张狭窄。多次扩张效果不明显应尽早外科手术处理。留置可回收的全腹膜金属支架治疗狭窄存在诸多问题，如严重胸痛、反流、支架移位、食管穿孔，支架难以回收等，不推荐此方法。

（金振锋　朱雅琪　关景明　任　旭）

7. 真菌性食管炎在哪些情况下发生？有何临床表现？如何诊断？

（1）真菌性食管炎（fungous esophagitis）：真菌感染损伤食管黏膜引起的食管炎症。念珠菌属（Candida species）主要为白色念珠菌，是食管感染中最常见病原菌。

（2）易发因素：真菌属条件致病菌，正常存在于许多人体的皮肤和黏膜，机体抵抗力减弱或菌群失调可导致感染，食管是较常侵犯的器官，真菌性食管炎的易发因素有：①长期应用抗生素导致菌群失衡。②应用非甾体类抗炎药，黏膜易受损伤。③应用糖皮质激素，抑制中性粒细胞活性，干扰体液免疫功能等。④糖尿病患者免疫功能低下。⑤过量饮酒、吸烟及生活不规律。⑥恶性肿瘤，如白血病、淋巴瘤等致免疫功能下降，化疗、放疗等进一步降低机体免疫力。⑦老年人免疫功能和抗感染能力均下降。

（3）临床表现：临床症状的有无及严重程度差异较大，与炎症发生的缓急、程度和范围有关。可以无症状在胃镜检查时发现，但通常表现为吞咽困难，吞咽痛或胸骨后疼痛。疼痛也可十分剧烈以致畏食和体重减轻，还可有厌食、恶心、呕吐甚至上消化道出血。无发热症状。

（4）念珠菌性食管炎Kodsi内镜分4级：1级，少数隆起白斑，直径＜2mm，伴充血，无糜烂、溃疡；2级，多个隆起白斑，直径＞2mm，伴有充血，无糜烂、溃疡；3级，白苔融合成线状或出现结节状隆起斑块，伴糜烂、溃疡；4级，3级表现加上黏膜脆，伴管腔狭窄。

（5）诊断：早期症状不典型容易误诊。对有咽下痛或咽下困难、胃灼热等症状，又有真菌易发因素者应高度疑诊真菌性食管炎，胃镜检查为最敏感、特异的的诊断方法。胃镜所见：特征性表现为食管黏膜表面多发豆腐渣样白苔，可呈斑点、斑块，常呈线状排列，或密集厚斑块覆盖食管黏膜，去除后食管黏膜可见发红、糜烂或溃疡。可参照Kodsi进行严重程度分级。白苔涂片见大量真菌菌丝和孢子者可确诊。

抗真菌药物有制霉菌素、克霉唑、酮康唑、氟康唑及伊曲康唑等。

（金振锋　朱雅琪　关景明　任　旭）

8. 疱疹病毒性食管炎病理学有何特征？如何诊断？

病毒性食管炎（viral esophagitis）的致病微生物多为疱疹病毒，故又名疱疹性食管炎。主要由单纯疱疹病毒1（HSV1）和单纯疱疹病毒2（HSV2）引起，也可由水痘-带状疱疹病毒（VZV）、巨细胞病毒（CMV）以及EB病毒等引起。

健康人发生疱疹性食管炎者少见，该病常出现在身体衰弱或免疫功能受损者，如白血病、恶性肿瘤、糖尿病、大面积烧伤、长期使用皮质激素、肿瘤化疗、器官移植和获得性免疫缺陷综合征（AIDS）患者。插管和食管反流造成的黏膜损伤，也可诱发疱疹感染。健康人皮肤疱疹感染往往有自限性，很少引起食管疾病。但在免疫功能受损者，疱疹病毒可成为危害很大的病原体，如不及时诊断和治疗，可引起上消化道大出血，食管穿孔形成食管瘘和感染扩散而死亡。疱疹性食管炎常同时伴有白色念珠菌感染。

（1）病理学特征：炎症主要位于食管远端，早期HSV食管炎可见水疱，边缘有黄色渗出的散在溃疡，称"火山"溃疡，大小不等，从数毫米到2cm，基底有明显的红斑和水肿，以后溃疡可愈合，但黏膜变脆，有弥漫性糜烂和出血。疱疹病毒很少侵犯黏膜下层，因此细胞变化最多出现于边缘。特征性包涵体常见于脱落的鳞状上皮。活检和细胞刷检应从溃疡边缘进行，两种取材方法均有诊断价值。组织学及细胞学检查可见典型疱疹感染的细胞变性，包括气球样变性，细胞核呈毛玻璃样，染色体靠核膜，可为多核巨细胞，细胞核内能发现Cowdry A型包涵体。

（2）诊断：轻微感染可无症状，有时有吞咽痛，常在咽下食物时突然发作或加剧疼痛。在食管疱疹感染前，可能口唇出现疱疹。以往很少在生前对本病作出诊断，多由尸检证实。近年来由于内镜等检查技术的开展，临床确诊率增加。内镜下溃疡大小不等，可呈点状、星状或线形。晚期可见斑块状、卵石形或高低不平的溃疡。内镜下在溃疡边缘活检、细胞刷检或口唇疱疹病毒培养可呈阳性，为诊断提供重要依据。阿昔洛韦（无环鸟苷）等特异性抗病毒治疗对疱疹性食管炎疗效显著也有助于诊断。

（金振锋　朱雅琪　张德凯）

9. 嗜酸细胞性食管炎有何临床表现？如何诊断及治疗？

嗜酸细胞性食管炎（eosinophilic esophagitis，EOE）是由白细胞间介素-5免疫介导引起的食管慢性炎症性疾病。病因尚不完全清楚，通常为食入或吸入过敏原所致，与胃食管反流病（GERD）无关。本病相对少见，每年儿童和青少年发病率10/100000，成年人为30/100000。

（1）临床表现：最常见的症状为固体食物吞咽困难，常导致食物嵌塞。可有胃灼热、反酸等症状，少数有胸骨后或上腹痛。国内报道吞咽困难是患者就医及进行内镜检查的主要原因（33.3%），其他症状依次为类似GERD表现（25%）、腹痛（25%）、胸痛（8.3%）。常伴有过敏性疾病史（68%），包括食物过敏、哮喘、过敏性鼻炎、鼻窦炎和过敏性皮炎等。

（2）诊断：①存在吞咽困难、食物嵌塞、胸骨后痛、反酸及胃灼热等症状。②内镜及食管黏膜活检。内镜下可有黏膜表面白色渗出物、充血水肿、黏膜质脆、纵行沟样裂隙、皱纹纸样黏膜、食管环和弥漫性食管狭窄等非特异性表现。但7%～30%内镜下食管黏膜无异常所见。活检标本中每高倍视野见嗜酸性粒细胞数≥15个为诊断必备条件。活检取材在食管胃连接处上方5～15cm范围内至少活检5处。③无嗜酸粒细胞性胃肠炎、寄生虫感染、嗜酸粒细胞增多症、骨髓增生病、硬皮病及药物过敏等，并排除GERD。

（3）治疗：对于疑诊EOE患者首先PPI治疗4到8周，排除酸反流疾病，然后决定是否药物或饮食疗法。有3种治疗方法，通常称之为3D治疗：即饮食（diet）、药物（drugs）和食管扩张术（dilation）。饮食和药物治疗通常作为一线方案，而食管扩张术则应用于食管狭窄引起严重吞咽困难的患者。

1）食物剔除疗法：研究表明食物剔除疗法可成功治疗EOE，主要包括3种疗法：①根据皮肤点刺试验及斑贴试验结果进行靶向食物剔除。②根据经验性剔除常见食物过敏原（牛奶、小麦、蛋类、大豆、坚果类以及海鲜类食物），也称为6类食物消除饮食法（SFED）。③要素饮食：从饮食中去除诱导产生症状的食物，即去除过敏性食物抗原。患者可在无需服药的情况下实现长期缓解，尚改善食管纤维化。

2）药物：皮质类固醇为儿童和成人EOE的主要治疗方法。皮质类固醇（泼尼松或甲基泼尼松龙）能够迅速缓解食管嗜酸粒细胞增多并改善症状。全身性皮质类固醇常用于急性状况，局部糖皮质激素疗法对于慢性患者缓解症状较有效（＞50%）。常用药物为氟替卡松或环索奈德喷剂，通过吞咽其喷剂使激素覆盖于食管黏膜。餐后用药，并且服药后30～60分钟禁食水。95%皮质类固醇治疗能改善症状，但停药后症状可能复发。生物制剂（奥马珠单抗，白三烯拮抗剂）、肥大细胞稳定剂（孟鲁司特又称顺尔宁）和免疫调节剂等治疗药物目前尚在研究中。

3）食管狭窄扩张术：药物或饮食治疗无效，对严重吞咽困难的患者可考虑扩张术。多数患者2次扩张能缓解症状。

（徐洪雨　任　旭）

10. 食管结核有哪些特点？如何诊断？

（1）食管结核：结核分枝杆菌侵入食管壁所致的炎性肉芽肿性疾病。食管结核临床上少见，仅占结核的0.15%。

（2）病因分类：①原发性：指结核杆菌直接侵入食管黏膜，病变部位以食管为主。食管对结核杆菌有较强的抵抗力，即使结核病人经食管吞入大量结核杆菌也很少能引起食管结核。②继发性：源于食管周围组织如肺、胸膜、纵隔淋巴结等均为结核好发区，结核病灶可由食管外周直接或间接侵入食管壁，最常见为纵隔气管淋巴结结核直接侵犯食管。淋巴结核黏连成团，在食管中段形成肿瘤样病变而致管腔变窄，或者压迫食管形成食管内结核性脓肿，并侵入黏膜破溃成溃疡。愈合后形成瘢痕性狭窄，也可穿破食管形成窦道或瘘。此外，肺结核外科术后并发结核性脓胸，结核性肉芽肿侵犯食管也是继发性原因之一。

（3）病理分型：①溃疡型：最常见，溃疡可单发或多发，大小不一。食管结核菌感染初期出现黏膜下层和浅肌层结核性肉芽肿（结核结节）。结节内可出现干酪样坏死、破溃，形成溃疡。②增生型：又分狭窄型和肉芽肿型。病变位于黏膜深层及肌层内，呈团块状增厚，黏膜完整。增生组织有时可呈假瘤样肿块突入食管腔，导致管腔狭窄。③颗粒型：最少见，常见于重症及全身性系统性疾病，表现为食管黏膜及黏膜下层多发灰白色小结节（粟粒性肉芽肿），有时可形成溃疡。

（4）临床特点：原发结核病灶常不明显，食管结核病胸部X线平片有活动性肺结核者不足50%，因而大多无结核感染的中毒症状。临床主要表现为吞咽不畅和轻度哽噎感，病人常不敢进食，又常诉胸骨后痛。合并食管-支气管瘘时，出现饮水呛咳，或咳出摄入固体食物。食管结核尚可并发外牵性憩室、喉返神经麻痹、食管-胸膜瘘、食管-上腔静脉瘘和食管-主动脉瘘等。

（5）内镜所见：常发生食管中下段。表现多样，可有溃疡、结节状隆起或管腔狭窄。溃疡常表浅，大小不一，单发或多发，基底呈灰白色，周围黏膜有黄色小结节，活检组织病理学检查可见干酪样肉芽肿。偶尔可找到抗酸杆菌，重复多次内镜活检可提高内镜诊断阳性率。

（6）诊断：需结合病史、临床表现、实验室（结核菌素试验及结核感染T细胞斑点试验阳性有助于诊断）、影像学和内镜检查（包括病理学或抗酸分枝杆菌），后两者是主要手段。凡有结核病史，吞咽困难，食管中段有瘤样增生者，应高度怀疑此病。病理学检出干酪样肉芽肿或抗酸杆菌并非容易，有时需要反复内镜活检，报道有2～3次甚至5次内镜活检仍阴性的的病例。食管结核尚需要与食管癌或贝赫切特综合征等疾病鉴别。

（金振锋　朱雅琪　关景明　任　旭）

11. 食管良性溃疡的主要病因有哪些？内镜下有何特征？

食管溃疡（esophageal ulcer）：食管黏膜破损深达黏膜下层或肌层的疾病。按溃疡的性质可分为良性及恶性，后者见于食管癌和肉瘤等。良性溃疡的原因较为复杂，主要包括长期酸反流、放射性治疗、服用药物、感染、免疫性疾病及炎症性肠病等原因。

（1）胃食管反流病（GERD）：由于胃酸反流入食管，长期反流性食管炎，易引起食管溃疡。胃镜下表现为食管下段单发或多发溃疡灶、表面有白苔、严重者溃疡融合。

（2）放疗：可引起放射性食管炎，在食管放疗中或放疗结束时出现食管溃疡。放疗后半年内发生率为79.17%，半年以上者发生率为20.83%。

（3）药物：食管溃疡中药物引起者占23%。最常见的为非甾体类抗炎药接触食管黏膜时间延长。原因可能为服药后马上卧床或未喝足量水送服，导致药物滞留在食管引起溃疡；服抗生素（如多西环素）（doxycycline）也是原因之一。

（4）炎症性肠病：克罗恩病为炎症性肠病的一种，病变可累及口腔至肛门各段消化道，少数累及食管。早期溃疡呈鹅口疮样，溃疡扩大形成纵行溃疡或深（裂隙）溃疡或黏膜增生呈鹅卵石样外观。

（5）由感染引起：不明原因占40%。①食管真菌感染：常见念珠菌（candid）感染，在感染因素溃疡中占27%，易发因素见第7问。糖尿病患者最常见的病原体为白色念珠菌。胃镜下表现：食管全程病变多呈黏膜散在斑片状白色假膜，剥落后可见局限性溃疡。②疱疹性食管炎：由单纯疱疹病毒（herpes simplex virus，HSV）引起，占5%，食管溃疡内镜所见见第8问。核内包涵体及上皮样多核巨细胞提示单纯疱疹病毒感染，其包涵体的细胞一般见于溃疡与无溃疡交界处。③巨细胞病毒食管炎：由巨细胞病毒（cytomegalovirus，CWV）感染引起。在食管间质细胞容易观察到巨细胞病毒包涵体。肉芽组织中的上皮细胞内常见典型的"枭眼样"核内包涵体，呈显著空泡状，而胞质内则为嗜酸性颗粒状包涵体为巨细胞病毒感染的表现。免疫组化染色检查亦可证实巨细胞病毒或单纯疱疹病毒感染。④人免疫缺陷病毒（HIV）感染：高发生率，来自CWV感染占45%。巨细胞病毒和HIV相关食管炎均表现为单发或多发巨型、表浅溃疡，周围有小卫星溃疡。⑤尚有食管结核（见第10问）、放线菌（actinomyces）引起。

（6）免疫性疾病：如白塞病又称为贝赫切特综合征，是一种全身性免疫系统疾病，基本病理改变为血管炎。除食管溃疡外，常伴口腔溃疡及外生殖器溃疡。胃镜下表现为：食管溃疡单发或多发，或深或浅，边缘充血，边界清楚。

（7）其他：异物、鼻饲、食管吻合口溃疡、食管裂孔疝、腐蚀性食管炎、食管贲门黏膜撕裂综合征等。

（关景明　任　旭）

12. 食管良性狭窄的主要病因有哪些？如何诊断及鉴别诊断？

（1）良性食管狭窄（benign esophageal stricture）的主要病因：①炎性狭窄：国外统计胃食管反流病

（GERD）10% ～ 15%、食管溃疡13%可发展为食管狭窄。GERD几乎占食管狭窄的70%。尚包括感染性食管炎。②纵隔放射线照射、药物性（服抗生素或非甾体类抗炎药等）、摄入或误服腐蚀性物质引起的腐蚀性食管炎。③手术后食管吻合口狭窄（包括吻合口反复炎症或溃疡形成狭窄）、④内镜治疗并发狭窄：食管静脉曲张硬化或套扎治疗后瘢痕性狭窄；食管癌早期内镜下切除（ESD或隧道法）食管黏膜超过全周2/3。⑤食管动力性障碍如贲门失弛缓症、进行性食管硬化、弥漫性食管痉挛等。⑥先天性食管狭窄、皮肤疾病等。

（2）反流性食管炎引起狭窄发生机制：长期反流的胃酸、蛋白酶侵蚀食管黏膜，由纤维组织取代，最终导致管腔缩小，严重者可变窄至2 ～ 3mm。GERD食管狭窄均伴重度反流性食管炎或巴雷特（Barrett）食管。狭窄常发生在胃-食管结合处。

（3）临床表现：咽下困难、吞咽疼痛、反流、胸痛。吞咽困难开始为固体食物，狭窄严重者液体咽下障碍。吞咽疼痛是由于食物充满狭窄区域刺激黏膜所致。患者摄入食物量少，导致体重减轻、营养不良。

（4）诊断：食管钡餐造影（barium esophagraphy）可显示狭窄段，边缘光滑逐渐变窄，无锯齿状边缘不整。胃镜直视观察加活检可确定良恶性。严重狭窄可使用超细内镜越过狭窄段。对GERD引起食管狭窄做食管24小时pH监测，不仅判定酸反流程度，尚可与其他原因如药物性食管炎等鉴别。

（5）鉴别诊断：GERD狭窄需与食管环（schatzki ring）或先天性食管蹼（weblike narrowing）鉴别。

1）食管环（Schatzki ring）：1953年Schatzki首先报道食管-胃连接部（EGJ）环周狭窄或狭窄环。现在认为常规上消化道内镜检查18%的患者能显示这一特征。关于病因、部位及狭窄环的意义尚无共识意见（Floch MH）。研究发现狭窄环见于滑动裂孔疝患者，EGJ有向近端移位，狭窄环可能由于EGJ组织向内折叠而形成。食管环患者65%有反流症状，50%有糜烂性食管炎，25%有食管非特异性运动障碍，因此需与GERD鉴别。按病理形态学食管环分A环（肌环）和B环（黏膜环）。后者常见，组织学下食管括约肌环标志着鳞状上皮和柱状上皮之间有突然变化，是由结缔组织和黏膜肌层构成，随着时间可能发展为狭窄。胃镜检查如显示食管环在疝囊内有助于鉴别诊断。食管测压通常显示高振幅收缩波。75%患者吞咽棉花糖钡造影显示棉花糖嵌塞。

2）食管蹼：为向食管腔内突出的黏膜或膜样结构。病因尚不明确，可位于食管任何部位，分上、中、下食管蹼。90%为女性，男性罕见。发病年龄通常40 ～ 50岁。上食管蹼为升高黏膜形成的蹼状隔膜。GERD食管狭窄与之需要鉴别的是下食管蹼，为一种1 ～ 2mm厚的黏膜隔膜，常位于EGJ上方2cm，表层覆盖一层角化的鳞状上皮。下食管蹼与下食管括约肌环的位置和形态也不同，X线特征为蹼的口侧端食管呈对称性膨大，远端呈双凹面，患者侧卧位做Valsalva屏气动作（瓦氏动作）时摄片易于显示。若有缺铁性吞咽困难称为Plummer-Vinson综合征（Plummer-Vinson syndrome，PVS）。最长见于斯堪的纳维亚国家的人群，PVS是发生食管和下咽部鳞状细胞癌的危险因素，为癌前病变，呈低色素小细胞性贫血。

（任　旭　关景明）

13. 食管糖原棘皮症的内镜下主要表现是什么？

食管糖原棘皮症（glycogenic acanthosis of the esophagus）是以含有大量糖原的食管鳞状上皮增生（过度角化）、多发性斑块为特征的良性病态。又称为食管白斑症。可有不同程度的角化不良棘细胞层增厚，或轻度炎性细胞浸润，呈良性经过，不需要治疗，预后良好。

本病常规内镜检查常能观察到，一般无自觉症状，很少引起注意。内镜检查显示食管黏膜散在性灰白色斑块高出或略微高于正常黏膜，大小2 ～ 10mm，活组织检查可见有些白斑呈现棘细胞增厚并含有大量糖原。其自然史、临床意义及发生率并不清楚。报道654例食管糖原棘皮症中，发生频度72.3%，发病病因与饮酒、饮食习惯、调味品及酸反流无相关性。年龄（20 ～ 60岁）、性别（男性）和吸烟为此病的危险因素，认为这几项也是食管癌的危险因素。此病不伴溃疡形成、狭窄或动力障碍，尽管某些患者同时有食管裂孔疝或胃食管反流病。

中国早期食管癌筛查及内镜诊治专家共识意见（2014）提出食管癌前疾病（指与食管癌相关并有一定癌变率的良性疾病），包括慢性食管炎、巴雷特（Barrett）食管、食管白斑症、食管憩室、贲门失弛缓症、反流性食管炎、各种原因导致的食管良性狭窄等。癌前病变（指已证实与食管癌发生密切相关的病理变化）：食管鳞状上皮异型增生为鳞癌，巴雷特食管为腺癌的癌前病变。

本病尽管列为食管癌前疾病，但仍属于良性病态，癌变发生率仍不清楚。需要与形态类似的其他病变鉴别。

（关景明　任　旭）

14. 胃食管反流病有哪些临床表现及并发症？

胃食管反流病（gastro-esophageal refeux disease，GERD）指胃十二指肠内容物反流至食管引起反酸、胃灼热等症状和/或食管损伤或咽喉、气管等食管外表现的慢性疾病。GERD分为非糜烂性反流病（non-erosive refeux disease，NERD）、反流性食管炎（refeux esophagitis，RE）和巴雷特食管（Barrett's esophagus，BE），三者可能是独立类型。GERD的临床表现包括反流症状，反流物引起的食管和/或食管外刺激表现以及严重者出现并发症。

（1）食管症状：典型症状是胃灼热和反流；胃灼热是指胸骨后或剑突下烧灼感，常由胸骨下段向上延伸。反流是指胃十二指肠内容物在无恶心及不用力的情况下涌入咽部或口腔。胃灼热和反流常发生于餐后1小时，卧位、弯腰或腹内压增高时可加重，部分病人也可发生于夜间睡眠时。非典型症状包括胸痛、上腹痛、上腹烧灼感、嗳气、胸骨后异物感及吞咽困难等。胸痛是由反流物刺激食管引起，发生部位在胸骨后，可放射至心前区、后背、肩部、颈部及耳后，有时酷似心绞痛。GERD是非心源性胸痛的常见原因之一，对于不伴有典型反流及胃灼热的胸痛患者，应先排除心脏疾病后再进行GERD的评估。少数患者有吞咽困难或吞咽痛，可能由食管狭窄引起。

（2）食管外的症状：包括咳嗽、咽喉症状或哮喘等，是由于反流物刺激或损伤食管以外的组织或器官所引起，对于原因不明且反复出现上述症状的患者特别是伴有反流和胃灼热症状，应考虑是否存在GERD。

（3）重叠症状：部分患者有消化不良、便秘、肠易激综合征等。

（4）焦虑忧郁状态：患者常担心疾病进展和并发癌症。

（5）并发症：病程较长或反复发作黏膜破损严重者，可导致食管出血、继发贫血；并发食管狭窄，出现吞咽困难；咽喉炎、呼吸道感染、肺感染、诱发哮喘等；BE及其癌变等相关表现。

（关景明　任　旭）

15. 反流性食管炎是如何形成的？

几乎每个人均出现过胃食管反流现象，甚至一天内发生多次。如胃或十二指肠内容物反流入食管引起胃灼热等症状，即称为胃食管反流病（gastroesophageal reflux disease，GERD），但仅根据症状不能诊断。大多数GERD为非糜烂性反流病（nonerosive reflux disease，NERD），只有病理性反流才引起反流性食管炎（reflux esophagitis，RE）。病理性胃食管反流是指24小时内反流次数＞50次，pH＜4的时间＞60分钟。病理性反流发展为组织损害，即反流性食管炎。它是由于反流防御机制下降和反流物对食管黏膜攻击作用的结果。

（1）抗反流屏障减弱

1）食管－胃结合部（EGJ）的结构功能降低：在胃食管交界抗反流结构包括下食管括约肌（LES）、

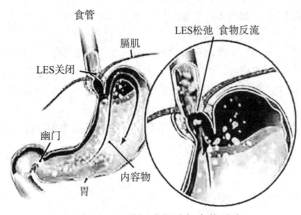

图1-4　LES关闭或松弛与食物反流

（引自医脉通，胃肠病2018年.）

膈肌、膈食管韧带、食管与胃之间的锐角（His角），现在认为其最主要为LES（图1-4）。包括LES压力低下、出现一过性下食管括约肌松弛（TLESR）及EGJ组织结构异常，如食管裂孔疝等。LES压力受神经和体液调整，静止期迷走神经保持其张力，交感神经α受体兴奋使其收缩，β受体则相反。促胃液素使其压力升高，促胰液素、缩胆囊素使压力降低。LES压力下降出现在：①迷走神经功能减低，出现非胆碱能神经的抑制作用。②胃扩张或幽门功能不全而致经常开放。③妊娠呕吐。④糖尿病、滑动性食管裂孔疝、Zollinger-Ellison综合征等。

2）食管体部的清除能力降低：在有反流物存在食管内时，食管体部出现继发性蠕动，达到容量清除作用，而在胃食管反流病时，食管体部蠕动可能减弱。同时唾液分泌也减少，致使酸性反流液停滞在食管内，引起组织损害。

3）胃排空延缓及近端胃扩张：加重反流，近端胃扩张容易诱发LES松弛，并使LES腹段变短，降低LES屏障作用。

4）食管壁的防御机制减弱：临床上，反流性食管炎仅仅发生在部分有反流症状的病人，有的症状虽然突出，却不一定有明显的组织损害，只有在食管防御屏障功能减弱，攻击因子处于优势时，始能出现组织病变。

（2）反流物对黏膜的刺激和损伤：胃酸、胃蛋白酶、胆盐及胰酶等反流物刺激并损伤食管黏膜。胃酸、胃蛋白酶损害食管黏膜作用最强。在pH＜3时，胃蛋白酶呈活性状态，消化上皮蛋白。胃或小肠部分切除者，可有胃十二指肠内容物伴随胆盐及胰酶反流到食管内，增加食管黏膜的渗透性，加重胃酸及胃蛋白酶对黏膜的损害作用。

（3）自主神经功能异常：可降低食管清除功能和胃排空功能。

（金振锋　朱雅琪　张德凯　任　旭）

16. 胃食管反流病的主要诊断手段有哪些？

胃食管反流病（GERD）的确诊除了必备的典型症状外，还需要进行反流是否存在及黏膜损坏程度的判断，诊断GERD的主要手段如下：

（1）内镜检查：是诊断GERD的重要手段，可以发现食管糜烂或浅表溃疡。约半数GERD患者的食管黏膜肉眼观察正常。食管下段黏膜损害，排除其他原因的食管炎后可确定反流性食管炎（RE）的诊断。近年来，非糜烂性反流病（non-erosive refeux disease，NERD）受到广泛的重视，因其无内镜下食管炎的证据，易被漏诊。NERD患者需特殊的检查方法进行辅助诊断，如食管pH值监测、食管测压等。

内镜下RE洛杉矶分级（LA分级）分为4级：①A级：黏膜破损长度＜0.5cm。②B级：黏膜破损长度≥0.5cm。③C级：黏膜破损有融合现象，但未达食管环周75%。④D级：黏膜破损范围≥食管环周的75%。

（2）食管pH监测（esophageal pH monitoring）：1974年Johnson与DcMeeter设计了24小时食管pH值监测仪，并应用于临床。适应证：①具有典型反流症状，但抑酸效果不佳。②酷似心绞痛发作，但抗心绞痛药物治疗无效。③非典型反流者确定GERD与慢性肺或咽部疾病的关系。④抗反流药物或抗反流手术后评价。禁忌证：食管梗阻、食管静脉曲张、食管肿瘤、不合作及严重器质性疾病未控制者。此项检查是诊断酸反流的重要手段，不仅可发现酸反流，尚能了解反流程度，能反映昼夜食管酸暴露的情况，为诊断GERD的金标准。诊断GERD的敏感性和特异性分别为79%～90%和86%～100%。

食管单纯pH监测仅能检测酸反流，食管阻抗-pH监测可同时检测酸反流和非酸反流。导管式监测时间一般为24h，无线胶囊pH监测时间最长达96h。目前建议在未使用PPI的患者中进行单纯食管pH监测以明确GERD的诊断和治疗指导，若患者正在使用PPI，则需进行食管阻抗-pH监测以评估患者症状难以控制的原因。

食管正常pH 5.5～7.0，pH<4为酸反流，24小时食管pH值监测的各项参数均以此为基础。包括总酸暴露时间、酸暴露频率、酸暴露持续时间等。Demeester评分：用于区别生理与病理性反流，>14.72为病理性酸反流。症状指数（SI）：为pH<4的症状指数与总症状数的百分比，SI<25%为低SI，表明症状与反流之间关系不密切；SI>75%为高SI，表明两者之间关系密切。食管反流监测的主要指标为酸暴露时间百分比（AET），即24h内食管pH值<4的时间百分比，为GERD患者PPI治疗有效的预测因子。通常以AET>4.2%作为异常酸反流的标准。我国研究发现里昂标准（AET>6%，2018）并不完全适合中国GERD的诊断标准，食管反流监测过程中亦可使用反流症状指数和症状相关概率评估反流与症状的关联性以辅助GERD的诊断。

（3）食管压力测定（esophageal manometry）：指检测食管动力功能的方法。适应证见第5问。此试验可定性和定量评估食管动力功能，包括上食管括约肌（UES）和下食管括约肌（LES）的基础压、吞咽时UES和LES松弛的残余压。贲门失弛缓症表现为LES松弛障碍（残余压升高）及食管缺乏蠕动收缩为其特征。GERD表现为LES低压、LES短缩，食管蠕动收缩波幅低，出现非传递性收缩。食管高分辨率测压：可检测GERD患者食管动态，并作为抗反流内镜下治疗和外科手术前的常规评估手段。

（4）内镜下功能性腔内成像探针（EndoFlip）：是一项来评价管腔结构扩张程度的新技术。用于评估抗反流屏障功能和指导抗反流手术。

（关景明　任　旭）

17. 胃食管反流病如何治疗？

胃食管反流病（GERD）的治疗目的是缓解症状，治愈RE，预防复发，防止发生并发症及并发症的处理。

（1）日常生活指导性建议：为了减少卧位及夜间反流，建议患者睡前3小时不宜进食，白天进餐后不宜立即卧床，睡觉时抬高床头。忌烟酒、减肥，避免饮浓茶、浓咖啡。避免使用降低LES压力及延迟胃排空的药物。

（2）药物的应用：抑酸剂如质子泵抑制剂（H/K-ATP酶抑制剂，PPI）埃索美拉唑或钾离子竞争性酸阻滞剂（P-CAB）伏诺拉生（vonoprazan）是治疗GERD的首选药物，单剂量治疗无效可改用双倍剂量，一种抑酸剂无效可尝试换用另一种，疗程为4～8周。维持治疗方法包括按需治疗和长期治疗。对于PPI或P-CAB停药后症状复发或重度食管炎需要长期维持治疗。促胃动力药物联合抑酸剂对缓解GERD患者的症状可能有效。我国难治性GERD定义为：双倍标准剂量、8周疗程的抑酸剂治疗后反流、烧心等症状无明显改善者。难治性GERD患者需行内镜、食管高分辨率测压和食管阻抗-pH监测等检查。

对药物治疗失败的难治性GERD，即经充分抑酸治疗后症状仍难以控制，且除外其他病因，经检测证实存在与症状相关的反流证据者可考虑行抗反流手术治疗（内镜或手术）。不应对抑酸治疗无效且未经检测的患者行抗反流手术治疗。

（3）内镜治疗：包括射频消融（RFA）、经口无切口胃底折叠术（TIF）和抗反流黏膜切除术（ARMS）等方法，PPI治疗有效的患者不主张用该类方法，但对需要持续服抑酸剂药3个月以上或不愿长期服药者适合内镜治疗。内镜下RFA显示长期疗效较好；TIF创伤小，安全性较好。国内令狐恩强正在开展内镜下贲门缩窄术抗反流作用的多中心研究。

1）RFA：是治疗巴雷特（Barrett）食管常见的方法之一，主要用于有癌变风险的异型组织。RAF治疗胃食管反流病主要机制是通过释放射频能量引起局部组织破坏、修复，增加食管下端括约肌的厚度和压力减轻反流，详见第18问。

2）TIF：是一种新型治疗GERD的内镜下手术，其设备由360度旋转的牵引器、加固器及通过内镜的导管装置组成。其原理为内镜下将在齿状线附近胃食管交界处的全层组织通过牵引器旋转下拉4～5cm并加固固定，形成一个胃腔内全层抗反流阀瓣，达到治疗食管裂孔疝、增加LES压力的作用。TIF术可在短期内改善患者症状，减少PPI使用，但其远期疗效尚需验证。

3）日本开展经口内镜下肌切开术（POEM）＋部分胃底折叠术，为一种新的抗反流术式。例数少，尚需要观察大样本效果，或对照研究。

（4）抗反流手术：主要有开腹或腹腔镜下胃底折叠术及食管裂孔疝修补术。推荐对于不愿长期使用PPI治疗的GERD患者行抗反流手术，目前认为胃底折叠术是最好的抗反流手术方式，腹腔镜下胃底折叠术优于开腹胃底折叠术。另外，磁环括约肌增强术（MSA）通过腹腔镜将磁珠环置于胃食管交界处，增强抗反流屏障。抗反流手术还适用于持续存在与反流有关的咽喉炎、哮喘，内科治疗无效及LES压力降低而食管体部动力正常的GERD患者。

（5）并发症的治疗：并发食管狭窄的患者，行内镜下探条或气囊扩张术后，需抑酸维持治疗，以改善吞咽困难症状和减少再次扩张的需要。巴雷特食管治疗包括治疗基础疾病和随访观察，对有高级别上皮内瘤变者行内镜下切除，必要时外科手术。

（金振锋 朱雅琪 关景明 任 旭）

18. 内镜下射频消融术治疗胃食管反流病是什么原理？方法和疗效如何？

胃食管反流病（GERD）包括反流性食管炎（RE）和非糜烂性反流病（NERD）。我国成年人GERD患病率为3.1%，近年来呈现上升趋势。GERD的治疗方法主要包括对患者生活指导、药物、内镜或外科抗反流手术等。药物治疗对多数患者有效，但停药后症状反复是困扰GERD患者的一大问题。近年来，国内外GERD治疗指南推荐对GERD具有明显的胃食管反流症状和/或食管外症状，PPI治疗有效，但需要持续服药3个月以上者行内镜下射频消融术（radiofrequency ablation，RFA）治疗。2013年美国胃肠及内镜外科医师协会的临床研究证明，采用环周电极进行内镜下RFA治疗GERD安全、有效，国内已开展此项技术。对于食管局部黏膜炎症重或有溃疡、伴食管裂孔疝或食管静脉曲张等不适合此方法。

（1）基本原理：多种因素导致食管下括约肌（LES）压力降低是导致GERD的重要原因之一，内镜下RFA治疗GERD目的是增加LES基础压力。原理为将RFA环周电极通过食管黏膜插入固有肌层，其发生器产生的热量通过电极传入肌层，使LES部位神经末梢失活、肌层部分纤维化，下食管括约肌增厚和压力增加，食管胃结合部处收缩变窄，减少一过性LES松弛次数，从而减少反流，显著改善胃食管反流病症状。

（2）方法：RFA治疗导管先端带有球篮、球囊和四根电极，导管为集束电极缠绕而成，呈360度均匀的放射状分布。操作方法：胃镜下先测量齿状线至门齿的距离，然后经内镜工作管道送入导丝至胃内，退出胃镜。RFA导管沿导丝插入食管，使先端带电极的球囊位于LES部位，充起气囊（图1-5a），使导管位置固定。在操作手柄处推出电极针，分别在LES上下各1.5cm区域内，共分7～9个平面（每个层面间隔0.5cm）进行RFA（图1-5b）。治疗后食管肌层点状瘢痕化，食管胃结合部：收缩变窄（图1-5c），反流减少。

（3）疗效：内镜下RFA治疗GERD，能明显增加LES基础压力，24h酸暴露时间及反流事件明显减少。Luca Dughera等（2014）报道GERD患者RFA治疗后胃灼热等GERD相关生活质量、QOL生活质

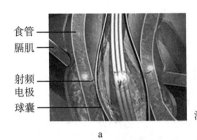
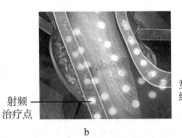
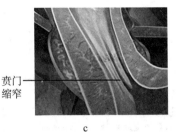

食管
膈肌
射频
电极
球囊

射频
治疗点

贲门
缩窄

a　　　　　　　　　　b　　　　　　　　　　c

图1-5　环周电极射频治疗GERD模式图

量都有明显改善，4年和8年后，分别80.7%和76.9%的患者停用PPI。Mark等（2014）对217例GERD患者行内镜下RFA治疗，研究结果显示，不论短期抑或长期（10年）疗效，GERD相关生活质量评分、满意度、PPI用量等都明显改善，70%以上患者胃食管反流相关症状评分正常。

（唐秀芬　任　旭）

19. 巴雷特食管是如何形成的？其转归如何？

食管下段的复层鳞状上皮被化生的单层柱状上皮取代的病理现象称为巴雷特食管（Barrett's esophagus，BE）。病因及发病机制尚不清楚，发病率约为2.3%，多见于50以上的中老年人。BE主要发生在白种人男性人群（男性比女性高3倍），在非裔美国人中少见。报道发生肠上皮化生的病变长度如果大于2cm，则转化为食管癌的概率比普通人群高100倍。

（1）BE的形成：①后天获得性：后天性为主要因素，包括反流性食管炎和食管裂孔疝（滑动疝长度＞4cm）：胃食管反流病（GERD）与BE之间有密切相关性，GERD的BE发生率为10%～20%。相比鳞状上皮，柱状上皮更能抵御胃酸的侵袭，在食管黏膜损害过程中，发生柱状上皮化生可能是适应性改变的结果。不仅胃酸，十二指肠内容物反流也与BE发生有关。胆汁、胃酸及胃蛋白酶破坏食管黏膜屏障引起食管炎，有研究认为酸暴露伴随柱状上皮发展，胆汁反流是形成BE的独立因素。发展过程为：胃（十二指肠）食管反流→食管黏膜屏障破坏→黏膜损害→黏膜再生为柱状上皮取代→进行性累及食管下段。严重的十二指肠胃食管反流（DGER）如食管次全切术或胃幽门成形术者，提供了发生BE的环境，容易转化为肠上皮化生。②先天性：胎儿早期食管黏膜是原肠柱状上皮，5～6个月时，逐渐为鳞状上皮替代，在出生前完成。如食管下段鳞状化不完全，则形成BE。

（2）BE的转归：BE本身无症状，其症状与GERD及并发症有关。在BE部位出现溃疡，认为属BE溃疡或称食管消化性溃疡，是长期食管酸暴露所引起。溃疡大小不定，为椭圆形，边缘锐利，常为单发，可发生出血。由于BE有时与食管裂孔疝并存，故需注意是否为疝囊内或其周边发生的溃疡。主要鉴别点为BE溃疡发生在食管内，而不是在胃食管连接处。食管狭窄主要是为长期反流性食管炎，逐渐纤维化瘢痕性狭窄，出现咽下困难，与BE并非有关。BE为癌前病变，其转归最重要的是有发展为食管腺癌的潜在性危险。很遗憾，许多患者发展成为癌之前并无癌前表现。如组织异型，或未在监管下，BE腺癌患者无症状仍占多数。

BE食管腺癌是其最终阶段，肠上皮化生为发生细胞异型和腺癌的主要危险因素。其演变过程为：食管鳞状上皮→肠上皮化生→轻度异型（LGD）→重度异型增生（HGD）→早期腺癌→浸润癌。长节段（≥3cm）与短节段（＜3cm）BE比较，前者酸暴露程度重、LES压力低。国外报道有10%～12%长期胃食管反流病人可发展为食管腺癌，在20世纪70～80年代其发生率迅速增加，成为美国15种常见的癌之一。BE发展为腺癌在我国较少见，但对于有长期GERD史的患者，定期胃镜检查可能是有益的。

（金振锋　朱雅琪　关景明　任　旭）

20. 巴雷特食管如何诊断和治疗？

巴雷特食管（Barrett's esophagus，BE）指食管下段的复层鳞状上皮被化生的单层柱状上皮所取代的一种病理现象。可通过化生－不典型增生－肿瘤的顺序导致食管腺癌的发生。BE按化生的柱状上皮长度分长节段和短节段：长节段BE（LSBE）为鳞状柱状上皮交界（SCJ）向口侧移行长度≥3cm，累及食管全周；短节段BE（SSBE）为<3cm，累及或未累及全周。按内镜下形态分全周型、舌型和岛型。

（1）诊断：BE多见于男性，常有异常的酸或胆汁反流，食管裂孔疝（滑动疝长度＞4cm），降低的LES压力，远端食管动力障碍，反流时间＞5分钟，GERD症状＞5年。主要通过胃镜所见和活检病理学诊断。典型BE内镜下为鲑鱼色（salmon）或称橘红色黏膜，呈舌形、全周或岛状分布。SCJ和食管胃结合部（EGJ）需要确定，BE时，SCJ向口侧移行（超过EGJ1cm）。BE活检病理学为柱状上皮，或伴肠上皮化生和/或细胞异型。活检部位：应从EGJ下方1cm至SCJ上方1cm，间隔2cm进行活检。

（2）治疗：BE本身并不具有危害性，无并发症或异型增生时，无需治疗，可动态观察。如果有反流性食管炎或食管裂孔疝等，应服用质子泵抑制剂（PPI）等抑酸类药物或胃动力药物治疗，防止BE进一步发展。通常BE有低度异型增生（LGD）者PPI治疗3～12周，食管炎可缓解，但细胞异型难以改善。如果活检诊断BE伴LGD可内镜监测，1年内间隔6个月内镜活检1次。如果无进展，以后每年1次内镜检查。对于BE伴重度异型增生（HGD）或黏膜内癌可考虑内镜或手术治疗。由于食管胃吻合术有较高的并发症和死亡率（3%～17%），内镜下治疗通常为首选方法。内镜方法包括内镜下黏膜切除术或剥离术、光动力或射频消融术等，报道后者可预防异时性病灶的发展。

（徐洪雨　任　旭）

21. 为什么老年人易患食管裂孔疝？它与反流性食管炎的关系是什么？有何临床特点？

（1）老年人易患食管裂孔疝的原因：食管是穿过右横膈角进入胸腔后与胃连接的，正常人食管下端由膈食管膜（弹力纤维）包绕，将食管在膈裂孔处封闭。食管下端和胃食管连接部分别由上、下膈食管韧带、胃膈韧带固定于裂孔处。一旦膈食管韧带等周围支持组织松弛（裂孔成为薄弱环节），裂孔增宽，导致食管能上下移动，很容易发生疝。食管裂孔疝可以是先天性的，但后天性则主要为随年龄增大，特别是老年人食管裂孔周围组织和膈食管膜弹力组织萎缩，使膈食管裂孔松弛、增宽。同时其周围韧带松弛，使食管和胃在腹内压增高时突入胸腔，形成裂孔疝。引起腹腔内压增高的常见原因包括肥胖、慢性便秘、长期慢性咳嗽、妊娠、腹腔积液、腹内巨大肿瘤等。

（2）食管裂孔疝与反流性食管炎的关系：食管裂孔疝分滑动型、食管旁型及混合型3型（图1-6），其中滑动型疝最常见，后两型少见。由于食管旁疝的裂孔常很宽大，部分胃体（大弯）及胃底从食管左前方进入胸腔。但胃食管结合部仍位于膈下，抗反流机制未被破坏，故食管旁疝与反流性食管炎关系不大。滑动型疝与反流性食管炎关系密切，两者有互为因果关系。长期反流性食管炎，由于食管炎症、糜烂及溃疡等导致食管纤维化，可能发生食管缩短，牵拉胃食管交接处部上移入胸腔，可形成小的裂孔疝。而在食管裂孔疝时，食管与胃形成的His角由锐角变成钝角，裂孔周围韧带的松弛，加上裂孔疝本身可使下食管括约肌（LES）松弛，使抗反酸机制破坏，导致反流性食管炎的发生（图1-7）。此外，两者也有相似之处：由于滑动疝主要出现胃食管反流的症状，故两者临床表现均相似。临床上滑动疝易误诊为反流性食管炎，或与其同时存在。

（3）临床表现：在临床上见到年龄较大，体型肥胖，出现轻重不等胃灼热、反流等症状，应警惕为滑动型疝。要进一步询问诱发本病的其他因素，如便秘、慢性咳嗽、经常做屈身劳动，以及手术史，下胸或上腹外伤史等。食管旁疝和混合型疝的主要症状是疝入到胸腔的胃压迫纵隔、心肺所引起的。

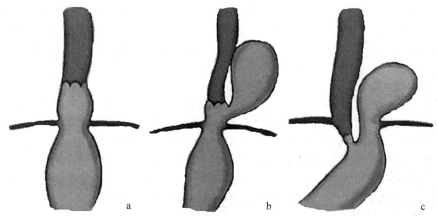

图1-6　食管裂孔疝分型

（引自中华医学百科全书·消化病学分册，2015，188.）

注：a.滑动型裂孔疝；b.食管旁疝；c.混合型裂孔疝。

疝囊溃疡可引起疼痛或出血，疝囊嵌顿引起梗阻导致吞咽困难。发生的吞咽困难以突然发作，又反复发作，几小时或几天自然消失为特征，这与食管癌不同。

（4）X线钡餐造影检查：如发现膈上有椭圆形疝囊及食管胃环或疝囊内迂曲、粗大胃黏膜皱襞影像可确诊为滑动型疝。食管旁疝X线钡餐造影疝囊位于下段食管旁，呈盲袋状，贲门仍位于膈下。混合疝兼有滑动型疝和食管旁疝两型X线表现。

（5）内镜检查：是诊断食管裂孔疝的重要方法。滑动型疝内镜下所见为齿状线上移，膈食管裂孔压迹松弛扩大，齿状线与食管裂孔压迹间距增加，两者之间（橘红色的胃黏膜）即为疝囊，根据此间距可测量疝囊大小。在食管裂孔压迹处可见随呼吸运动变化的弹簧夹样运动，为测量疝囊大小的标志

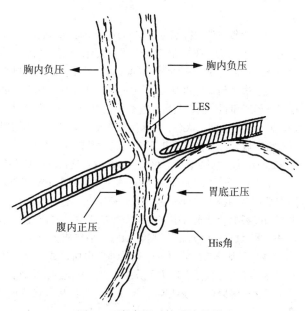

图1-7　腹内压对抗反流的影响

之一。尚有His角消失，翻转胃镜观察贲门开大等表现。滑动型疝齿状线上移与巴雷特食管（BE）鳞状柱状上皮交界处（SCJ）不同，应注意鉴别。

（金振锋　朱雅琪　张德凯　任　旭）

22. 食管滑动型裂孔疝内镜下如何判定疝囊？严重程度如何分级？

（1）食管裂孔疝（hiatus hemia）：指食管胃结合部（EGJ）或胃的一部分从食管裂孔（膈裂孔）进入胸腔侧。滑动型、食管旁型及混合型3型裂孔疝中，滑动型疝发生率最高，占75%～90%。内镜检查是诊断本病的重要方法，可观察EGJ的位置、判定疝囊的大小、有无反流性食管炎等并发症。通常在进镜时观察是否存在。

（2）疝囊：滑动型疝表现为下食管括约肌（LES）移入胸腔，His角消失，食管抗反流屏障功能减

弱。多数腹腔压力降低或站立位时，可回到接近正常的位置。EGJ与横膈裂孔之间为疝囊，EGJ为齿状线，与膈裂孔基本一致，内镜下容易判定；横膈裂孔在深吸气时关闭，呼气时开放，呈弹簧夹样运动（pinch cock action，PCA），内镜下可观察到。发生滑动型疝时LES（A环）与PCA（B环）之间有距离，两者之间的距离即疝囊的长度，通过内镜可判定。

（3）食管滑动型疝分级

1）轻度：①EGJ上移超过横膈裂孔2～3cm，可观察到A环与B环之间有距离，多数不形成疝囊。②食管下端呈直线状，贲门紧张度低。LES上移程度较轻。③内镜翻转贲门口镜身处见裂隙。④1/3合并食管炎，多数表现为黏膜增厚、发白浑浊或发红。少数合并糜烂性食管炎。

2）中度：①EGJ上移超过横膈裂孔4cm，可观察到明显的疝囊。②60%合并食管炎，糜烂或溃疡。③内镜翻转贲门口圆形扩大。

3）重度：①EGJ上移超过横膈裂孔6cm。②绝大多数合并糜烂性食管炎包括溃疡形成。③内镜翻转贲门口明显开大，可见胃皱襞。

（任　旭）

23. 食管-贲门撕裂症在哪些情况下发生？病理变化、分期和内镜下表现如何？

（1）食管-贲门撕裂症（Mallory-Weiss syndrome，MWS）：剧烈呕吐使胃内压力骤然升高，胃壁强力收缩，但贲门不扩张造成食管贲门结合部位黏膜撕裂出血。Mallory-Weiss于1929年首先报道，占上消化道出血的3%～15%。MWS通常是先干呕或呕吐胃内容物后呕血。

（2）病因与发生机制：各种原因引起的剧烈呕吐，如酗酒、妊娠反应、眩晕、糖尿病酸中毒、尿毒症、胃肠道和胆胰疾病及胃镜检查等均可导致本病的发生。而引起胃内压力增加的其他情况包括举重、分娩、剧烈咳嗽、喘息状态、癫痫发作等也可能造成黏膜撕裂。发病机制为剧烈呕吐导致胃内压力骤然升高，胃壁强力收缩，但贲门不扩张而造成食管胃连接处或食管远端黏膜撕裂出血。研究发现当胃内压持续至150mmHg，同时阻塞食管时可以引起食管胃连接部的黏膜撕裂；正常成年人恶心时胃内压可达200mmHg。

（3）病理变化：此征主要病理表现为食管胃连接部、食管远端黏膜和黏膜下层纵行裂隙状损伤。撕裂部位多为线形单处撕裂。但亦有2处甚至多处撕裂者，撕裂多在黏膜皱襞间沟内。据一组224例食管贲门撕裂综合征报告中，83%撕裂位于食管胃连接部的小弯侧。食管黏膜下层与胃贲门部有丰富的血管丛，撕裂血管多为黏膜下横行动脉，易造成大出血，严重者可导致休克和死亡。

（4）病理分期：早期可见有活动性出血，或有血凝块或纤维素块覆盖，以后甚至可形成浅表溃疡。贲门黏膜撕裂综合征病理上可分为4期：出血期：发病后24h内，活动性出血。开放期：48h～7天，创口裂开，边缘隆起。线状期：1～2周，裂口呈线状接近闭合，上有白苔附着。瘢痕期：2～3周，白苔消失，瘢痕形成。

（5）内镜下表现：胃镜检查是诊断该病的最有效手段，列为首选，胃镜应在出血24h内或在出血即时进行。胃镜下可见食管与胃交界处或食管远端、贲门黏膜的纵行撕裂，撕裂多为单发，少数为多发。大部分位于右侧壁，其次位于前壁。裂伤一般长3～20mm，宽2～3mm。胃镜下可将裂伤出血分为5种类型：①活动性动脉性喷血。②活动性血管渗血。③可见血管显露。④裂伤处黏附有新鲜血痂。⑤单纯性裂伤。

（金振锋　朱雅琪　关景明）

24. 食管-贲门撕裂症与自发性食管破裂有何不同点？

食管-贲门撕裂症（Mallory-Weiss syndrome）与自发性食管破裂虽都是与呕吐有关，但发病机制前者是胃内压力骤然升高，后者是食管内压力升高所致，两者临床表现和治疗方法也不同（表1-2）。

表1-2　食管-贲门撕裂症与自发性食管破裂不同点

	食管-贲门撕裂症	自发食管破裂
损害部位	横跨食管胃交界处	下1/3食管左侧后壁
损害深度	不超过黏膜下层	食管壁全层破裂
临床表现	呕新鲜血液　无腹痛	胸痛剧烈 放射至左肩或左季肋部
并发症	失血性休克（出血量大者）	纵隔气肿 气胸 血胸 液气胸
确诊方法	内镜检查	X线 必要时内镜检查
治　疗	保守治疗或内镜下止血	胸腔闭式引流 急诊手术
无效手术		

（1）食管-贲门黏膜撕裂：损害部位通常横跨食管胃交界处，稍上或稍下，黏膜撕裂深度一般不超过黏膜下层。患者主要表现为呕出较多新鲜血液，出血量大有时可出现出血性休克。大多数患者无腹痛。主要通过内镜检查诊断，确诊后给予抑酸剂等药物治疗或内镜下止血治疗。若内镜下止血失败，考虑手术治疗。

（2）自发性食管破裂：少见，多见于青年男性。主要见于醉酒者发生剧烈呕吐时（醉酒呕吐动作不协调，上食管括约肌不松弛或痉挛，食管内压力骤增而致），或伴食管疾病者。呕吐、胸痛和皮下气肿为自发性食管破裂的三大症状。患者胸痛剧烈，可放射至左肩、左季肋部，常并发纵隔气肿、气胸、血胸、液气胸。食管破裂部位常位于食管下1/3的左侧后壁，损害深度可至食管全层。主要通过X线（胸片、食管造影剂造影），也可口服亚甲蓝后胸腔穿刺，必要时内镜检查确诊。发病后24h内尽快做胸腔闭式引流，确诊后立即开胸探查，手术修补食管裂口。通常48h内可做一期缝合，超过48h合并纵隔脓肿者则行脓肿引流。

（金振锋　朱雅琪　张德凯　任　旭）

25. 食管源性胸痛是怎样发生的？如何诊断和治疗？

食管源性胸痛（ECP）是指由食管疾病包括胃食管反流病（GERD）、食管裂孔疝和食管运动紊乱引起的胸痛（非心源性胸痛），10%～30%与心绞痛表现相似。食管运动性疾病如贲门失弛缓、弥漫性食管痉挛和胡桃夹食管更易引起ECP。美国因ECP误诊为冠心病进行冠状动脉造影率可高达25%。GERD以反流性食管炎为代表，多在进食后1小时左右发生胃灼热、反酸、反胃或有ECP，常因弯腰、下蹲或平卧后而诱发。食管裂孔疝以滑动疝为常见，除有反酸、胃灼热等症状外，ECP也是常见的，特别是食物哽噎，胸骨后ECP症状也甚为突出。

（1）ECP的发生：食管运动性紊乱引起ECP，贲门失弛缓症是平滑肌神经节细胞丧失，导致LES痉挛。又因食管下端缺乏蠕动引起吞咽困难，本病发病之初期也可有ECP。弥漫性食管痉挛和胡桃夹食管是食管收缩导致的心前区痛（ECP），有时与心绞痛极相似。鉴别诊断原则上采用食管压力测定。在胸痛发作时，观察到食管额外的持续长时间且高幅度的同步性收缩波，为弥漫性食管痉挛的所见。食管钡餐造影可见特有之狭窄像。胡桃夹食管压力测定显示异常高的食管收缩波幅，且持续时间短（仅10秒左右），为典型的胡桃夹食管的特征。现在已证实ECP中，最常见的是胡桃夹食管（过去临床上被忽视的一种食管运动性紊乱性疾病）。有人认为它与高张力性食管下括约肌（HLES）同属一种疾病，其特点为LES静止压力增高，而且高压带也延长，约半数出现胡桃夹图像，但LES蠕动性与松弛节律正常。

（2）诊断：目前认为诊断ECP的标准为：胸痛同时有酸反流和/或食管动力障碍。但食管性胸痛常为发作性，检查时很少发生。检查时，需要用各种刺激剂诱发胸痛。如疑诊酸反流所致的胸痛，常用的诱发试验有酸灌注试验、五肽促胃液素试验及Tension试验等。最好24小时食管pH值监测或压力测定，可提供详细的信息，能提高病因的检出率。若为食管张力增加所致的胸痛，可利用食管测压气囊扩张的机械作用，或用胆碱能或肾上腺素能药物诱发。食管性胸痛无酸反流或食管张力增加表现时，其原因可能与以下因素有关：①食管痛阈暂时降低，有人称此为易激性食管。②内源性脑磷脂水平波动，每天痛阈可不同。③血管舒缓素亦可使疼痛感受器敏感性暂时下降，改变食管痛阈。④食管性胸痛病人，多有明显的心理障碍，而精神因素有可能诱发食管性胸痛。

（3）治疗：①松弛平滑肌药：适用于张力增加的病人，餐前用硝酸甘油0.6mg或硝酸异山梨醇5mg。②钙通道阻断剂：如硝苯地平10mg每次。这类药物只能缓解症状，不适合持续用药。③抗酸及促动力药物。④抗抑郁药：适用于心理障碍患者。口服阿米替林或丙米嗪，剂量都从50～75mg/d开始逐渐增加至150～250mg/d，持续2～4周逐渐减量。⑤对伴有吞咽困难、下食管括约肌压力增加者，可扩张治疗或食管肌切开术。

（金振锋 朱雅琪 张德凯）

26. 贲门失弛缓症有何临床表现？如何确定诊断？

贲门失弛缓症在临床上很常见，主要表现为吞咽困难、反流、胸骨后堵塞感等症状。病变主要位于下食管括约肌（LES）和食管体部肌层的神经病变，表现为抑制性神经细胞变性和消失，兴奋性神经尚完好，食管平滑肌改变轻微，导致LES压力增高，吞咽时不能松弛，食管中下段出现非推进性收缩。

（1）临床表现

1）吞咽困难：吞咽困难是本病最常见最早出现的症状。起病多较缓慢，吞咽时胸骨后有滞留感或阻塞感，进食时间延长，常需饮水以助进食。咽下困难多呈间歇性发作，常因情绪波动、发怒、忧虑惊骇或进食过冷和辛辣等刺激性食物而诱发。病初咽下困难时有时无，时轻时重，后期则转为持续性。66%的患者咽下液体困难。

2）胸痛：见于半数患者。常发生在进餐或冷饮后，表现为闷痛、灼痛、针刺痛，少数为痉挛样痛。胸骨后疼痛可放射至颈部、口腔等部位，酷似心绞痛，舌下含硝酸甘油片后可获缓解。随着咽下困难的逐渐加剧，梗阻以上食管的进一步扩张，疼痛反而逐渐减轻。

3）食物反流：随着咽下困难的加重，食管的进一步扩张，相当量的内容物可潴留在食管内至数小时或数日之久，而在体位改变时反流出来。从食管反流出来的内容物因未进入过胃腔，故无胃内呕吐物的特点。反流物常有异臭，夜间反流可呛醒。

4）体重减轻：体重减轻与咽下困难影响食物的摄取有关。对于咽下困难，患者多采取选食、慢食、进食时或食后多饮汤水将食物冲下，或食后伸直胸背部、用力深呼吸或屏气等方法以协助咽下动作。病程长久者有体重减轻、营养不良和维生素缺乏等表现。

5）呼吸道症状：夜间反流者常伴咳嗽、咳痰、气促等症状。

6）焦虑抑郁状态：患者常对进食时吞咽困难感到尴尬，担心聚餐，性格常较孤僻。

7）并发症：继发真菌性食管炎、食管炎。病程10年以上有严重潴留者需警惕并发食管癌。

（2）诊断：临床表现结合食管X线钡餐和胃镜检查可确定诊断，如涉及进一步治疗则需行食管压力测定（见第5问）。

1）间歇或渐进性吞咽困难、反食、胸骨后堵塞感等表现。

2）食管X线钡餐检查见食管扩张，食管蠕动减弱，食管末端狭窄呈鸟嘴状，狭窄部黏膜光滑，是贲门失弛缓症患者的典型表现。Henderson等将食管扩张分为3级：Ⅰ级（轻度），食管直径小于4cm；Ⅱ级（中度），直径4～6cm；Ⅲ级（重度），直径大于6cm，甚至弯曲呈S形。

3）内镜下贲门失弛缓症表现特点有：①食管内常见不同程度残留食物，多呈半流质状态覆盖食管黏膜，黏膜水肿增厚致使失去正常食管黏膜色泽。②食管体部扩张，并有不同程度扭曲变形。③管壁可呈节段性收缩环，似憩室膨出。④贲门狭窄程度不等，严重者完全闭锁内镜不能通过。应注意的是，有时检查镜身通过贲门感知阻力不甚明显时易忽视本病。

贲门失弛缓症有国内 Ling 分型（Ⅰ型、Ⅱ型和Ⅲ型，Ⅱ型和Ⅲ型又各分3个亚型），尚可用于贲门失弛缓症 POEM 适应证的选择。

（关景明　任　旭）

 27. 弥漫性食管痉挛与贲门失弛缓症有哪些相同点与不同点？

弥漫性食管痉挛（DES）与贲门失弛缓症属于食管运动功能障碍疾病，均有咽下困难、反流、胸痛等症状。而3%～5%的 DES 可进展为贲门失弛缓症，因此有人认为两者为同源性病。但病理生理不同，DES 主要是食管中下段出现非推进性蠕动呈持续而强烈的收缩，贲门失弛缓症是 LES 压高，不能正常松弛。两者相同点与不同点简述如下。

（1）相同点：①两者均常有精神创伤史，常因情绪激动诱发或加重。②均有食管壁环形肌增厚，DES 在食管下2/3（中下段），失弛缓症在下段，均是继发于神经病变。③均有咽下困难，为缓慢、突然或间歇性发作，对液体或固体咽下均感困难，在大量饮水后均能减轻；均有胸骨后疼痛，有时酷似心绞痛；均有反食，为未消化食物及唾液，不呈酸味；两者均可发生吸入性肺炎、睡觉有鼾声等。④两者治疗均须注意饮食习惯，服用钙通道阻滞剂有效；可采用食管气囊扩张术或手术治疗。

（2）不同点：①发病年龄：DES 多见于50岁以上者，故又称老年食管病，而失弛缓症多见于中青年人。②病理：DES 病变是在食管下2/3，食管壁神经和肌肉变性。所谓"神经肌源学说"，迷走神经食管支有变性或纤维断裂，而无神经节变性；失弛缓症是 LES 的非肾上腺素能非胆碱能神经（为肽能神经）纤维明显减少，食管体部神经节细胞变性。③心律：DES 时由于食管痉挛引起血管迷走神经反射，可出现心动过缓、结性心律、头晕、出汗、晕厥等，用阿托品可以消除；贲门失弛缓症无心律改变。④食管钡餐造影检查：DES 主要表现食管下段蠕动减弱，蠕动波只达于主动脉弓。下2/3食管出现不协调的非推进性收缩，食管管腔呈对称性狭窄，食管外形呈串珠样、螺旋结构或形成假性憩室；失弛缓症为食管下段呈锥状狭窄（鸟嘴征）、食管扩张等。⑤食管测压：DES 表现食管上、中、下段同时收缩，亦见重复收缩，高振幅非推进性收缩；失弛缓症是吞咽时 LES 不能松弛，LES 压处于升高状态，食管体部出现低振幅收缩。

综合上述，DES 与贲门失弛缓症在临床表现上有时难以区别，但进行食管钡餐造影检查，两者有明显区别。有条件辅以食管测压，即可鉴别（表1-3）。

表1-3　弥漫性食管痉挛与贲门失弛缓症的区别

	弥漫性食管痉挛	贲门失弛缓症
年龄	老年人多发	中青年人多发
病理	下2/3食管神经肌肉变性	LES 的 NANC 损害
	迷走神经断裂　神经节正常	神经节细胞消失
心律	心动过缓　结性心律	无异常
食管钡餐	食管对称性狭窄	食管下端鸟嘴征
	串珠样或螺旋状	食管扩张
食管测压	食管中下段同步性收缩	吞咽时 LES 不松弛　高压
	重复收缩等高振幅波	体部压力不高

（金振锋　朱雅琪　张德凯）

28. 贲门失弛缓症内镜下治疗方法有哪些？

近年来，随着对贲门失弛缓症（achalasia）发病机制的深入研究及内镜下微创治疗技术的发展，治疗方法有了新的进展。内镜下治疗方法如下。

（1）肉毒素注射：内镜下在下食管括约肌（LES）局部注射肉毒素可降低LES张力，其有效率可达70%～90%，1～3年持续缓解率50%左右。肉毒素阻断了食管下括约肌神经肌肉接头处突触前乙酰胆碱的释放，而使肌肉松弛，降低LES区张力。早在10多年前，肉毒素注射就被用于缓解贲门失弛缓症患者症状。注射肉毒素治疗对LES的作用是可逆性的，患者有复发的可能。

（2）食管扩张术：适用药物疗效不佳。使用柱状气囊机械性扩张LES区域，使该区域达到部分撕裂，使LES压力下降，部分或完全缓解LES松弛障碍。使用气囊直径30mm、35mm及40mm三种规格。一次治疗后经5年随访，有效率为60%～80%。有效标准为吞咽困难消失，可以恢复正常饮食。报道本疗法的食管破裂并发症发生率为1%～6%，应谨慎操作。

（3）内镜下肌切开术：经口内镜下肌切开术（peroral endoscopic myotomy，POEM）是2010年由日本学者Inoue等首先报道，目前已成为治疗贲门失弛缓症的首选方法。

1）适应证：①贲门失弛缓症影响生活质量者均可进行POEM手术。②食管明显扩张，甚至呈S形或U形的患者，既往外科Heller手术和POEM症状复发者，术前曾接受过其他治疗者（如球囊扩张、肉毒素注射等治疗）亦可进行POEM手术，但手术难度可能较高。

2）禁忌证：包括合并严重凝血功能障碍、严重心肺等器质性疾病以及食管下段黏膜大片纤维化性瘢痕或有憩室而无法建立黏膜下隧道者。

3）方法：其基本治疗原理是在内镜下通过食管隧道技术，行食管下段环行肌和括约肌切开，达到松解LES过度紧张收缩，以缓解或解除吞咽困难，基本操作步骤见第29问。

4）疗效：POEM治疗贲门失弛缓症，取得了良好的效果，最大限度地恢复食管的生理功能并减少手术的并发症，95%的患者术后吞咽困难得到缓解，部分患者可发生反流性食管炎。据大量文献报道其远期疗效可观，5年缓解率仍可达到80%左右。由于POEM手术时间短，创伤小，恢复特别快，疗效可靠，目前是治疗贲门失弛缓症的最佳选择。

（关景明　任　旭）

29. 内镜隧道技术在食管疾病中有何应用？

消化内镜隧道技术（digetive endoscopic tunnel technique，DETT）是一种在消化道黏膜层和固有肌层间建立管状隧道，通过隧道在黏膜层、固有肌层或浆膜层及浆膜层外的体腔进行的诊疗操作。

（1）DETT的共性：不论采用以下哪种方法，DETT均是在全麻下操作（气管插管）。确定隧道开口位置后，先行黏膜下注射5～10ml液体（生理盐水＋肾上腺素＋美蓝或生理盐水＋肾上腺素＋靛胭脂等）。最好使用可注水的胃镜，戴上透明帽，后者尚有可钝性分离的作用。黏膜抬起后，用Dual刀横行切开黏膜，横行切口长度约1.2cm。建立隧道直径约1.5cm。电刀剥离或钝性分离黏膜下组织，注意保护黏膜完整性。封闭隧道前仔细检查，对出血点和可疑出血点给予处置。操作结束均行常规透视，如有气胸立即给予排气处理。术后禁食水3天，并逐步过渡到正常饮食。术后常规应用预防性抗生素。

（2）隧道技术在食管疾病中的应用根据解剖层次

1）黏膜层侧治疗：如经内镜隧道法黏膜下剥离术（endoscopic submucosal tunnel dissection，ESTD）是消化内镜隧道技术之一，是通过建立黏膜下隧道，完整切除食管早期癌的方法。用于切除食管环周病变、大面积病变。此技术改变了经典ESD的操作方法，从环周标记-注射-环周切开-剥离的方式转变为环周标记-注射-肛侧切开-口侧切开-建立黏膜下隧道-切开隧道两侧黏膜的方式。

2）内镜下肌切开术（POEM）：用于治疗贲门失弛缓。对于食管腔扩张，较直无迁曲，管壁平滑，无半月状结构，适合POEM。对于食管下段有憩室或隧道通路有半月形结构，或大片纤维化瘢痕为禁忌证。具体操作包括以下4个步骤：①距食管胃结合部（EGJ）8～10cm横行或纵行，或倒T形切开食管黏膜，形成隧道入口。②经隧道入口用电刀（钩刀等）分离黏膜下层，延伸至EGJ。③内镜直视下切开食管下段环行肌（亦有采用全层离断方法，包括纵行肌）至少2cm长度，并越过EGJ 3cm。④金属夹封闭隧道口。

3）食管黏膜下肿瘤切除：经内镜隧道法黏膜下肿瘤切除术（submucosal tunneling endoscopic resection，STER）适合来源于固有肌层的食管肿瘤，包括平滑肌瘤、间质瘤等。其适应证为固有肌层肿瘤横径＜2.5cm；如其横径2.5～3.5cm为相对适应证。＞3.5cm或局部有大片瘢痕或严重心肺功能障碍者为禁忌证。方法为隧道开口选在距离肿瘤上缘口侧端至少3cm处，切开黏膜，分离黏膜下层，紧贴肌层，建立隧道。直至跨越肿瘤，完整暴露肿瘤，保证足够的操作空间。用钩刀或IT刀电刀逐步切断与肿瘤相连的肌纤维，直至完全离断。最后将肿瘤由隧道取出，并用多枚钛夹封闭隧道入口。

4）食管外病变的辅助诊疗：通过隧道穿透食管外膜到达胸膜腔或纵隔进行的操作，尚处于动物实验阶段。

（徐洪雨　任　旭）

30. 内镜下取食管异物处理原则及应注意哪些问题？

食管异物是指误吞或故意吞入食管的各种物体，异物形状有长条形异物、锐利异物、圆钝异物或不规则异物等。以往，食管异物多经外科手术取出。近年来，随着内镜治疗技术的不断发展，越来越多的食管异物通过内镜成功取出，成为首选的方法。但此技术并非无风险，需注意以下问题。

（1）严格掌握内镜取异物的适应证与禁忌证，当取异物危险性较大时，不必勉强试取，以免引起并发症。当评估取异物的安全性及成功率较高时，应积极在内镜下试取。

（2）金属性异物先进行X线检查，确定其大致位置。如异物已进入小肠，则采用其他方法处理。

（3）根据异物性质和形状选择取异物器械，并应在术前做好体外抓取异物模拟试验。

（4）如有条件应安装食管保护套管，内镜前端安放透明帽。

（5）进行内镜检查，确定食管异物的具体位置，并判断异物的形状以及相应部位的食管黏膜损伤程度。

（6）长条形棒状异物，如体温计、牙刷、筷子、钢笔、汤勺等可用圈套器套住一端取出。球形异物，如果核、玻璃球、纽扣、电池等，可用胆道取石网篮取出较方便。长形锐利异物，如钢针、刀片、张开的别针等，根据异物性状，使用食管保护管或内镜前端透明帽。

（关景明）

31. 食管锐利异物如何处理？

食管异物是指在食管内滞留的各种物体，通常是误吞或故意吞入，是临床上常见的急症之一。

（1）锐利异物：包括义齿（两端附有金属卡环的）、钢针、刀片、粗大鱼刺及禽类骨头等。由于形状复杂，边缘锐利，易嵌顿于食管的生理性狭窄（见本章第1问）处。食管内锐利异物嵌顿可导致食管损伤，患者胸骨后不适感明显。若处理不及时，可造成出血或穿孔等严重并发症，甚至导致死亡。

（2）处理锐利异物原则：嵌顿于食管的锐利异物滞留时间越长，发生食管穿孔导致纵隔脓肿、气胸、主动脉食管瘘等严重并发症的发生率越高。因此，患者就诊后应尽快检查，做急诊内镜取异物准备。对吞入金属性锐利异物，应首先行X线（颈、胸、腹）检查，判定异物位置（是否在食管）、形状、大小及有无穿孔等。如果异物已进入消化道远端（小肠等），则需要采用其他处理方法。必要时行

CT检查，评价异物及其与周围组织的关系，评估治疗风险。

预计食管异物难以排出且无明显并发症者应急诊内镜检查，并积极试取。空腹患者采用静脉麻醉，有利于操作。胃内有较多食物或高危异物为相对适应证，应在气管内插管全身麻醉下操作。对于异物导致大出血或严重全身感染者为绝对禁忌证。异物导致局部脓肿可疑或穿孔，或怀疑穿入邻近大血管者为内镜取异物相对禁忌证。

（3）内镜取食管锐利异物：①常用的器械包括异物钳（鼠齿钳、鳄口钳等）、圈套器、取石网篮，使用有保护食管和口咽部黏膜作用的外套管或保护罩（较适合儿童），内镜前端带上透明帽。口咽部、食管入口上方的异物，可先用喉镜等器械取，亦可尝试胃镜或硬质食管镜（在气管插管全身麻醉下）处理。其他部位食管异物主要通过内镜取出。②方法：食管锐利异物通常一端或两端刺入食管壁内，要判定其深度，可根据CT影像或内镜下观察。两端刺入食管壁者要先用异物钳将刺入浅的一端移出，再顺食管轴移出另一端。如刺入深，有活动性渗血，不能除外已穿入血管，移出异物后有导致大出血风险。应仔细观察，慎重决策，手术治疗可能为上策。抓（夹、套）住异物时，使异物长轴与食管平行，拉至套管内。如异物大，不能进入套管，将尖锐部位，拉入其内，内镜与套管一并缓慢拔出。上消化道异物穿孔通常应手术治疗，但有报道认为对于造成食管穿孔的异物，若时间小于24小时且影像学检查未见脓肿，可先行气管插管麻醉下内镜处理，失败者再行外科手术。

（4）术后处理：内镜取异物术后密切观察患者病情，监测生命体征。根据食管损伤情况决定禁食水时间，静脉给予抑酸剂或黏膜保护剂。异物导致局部脓肿或单纯穿孔者，取出后应保持引流通畅，应用抗生素或根据患者情况留置胃管，多可自行愈合。

（徐晓红　任　旭）

32. 食管黏膜下肿物如何处理？

（1）食管黏膜下肿物（submucosal tumor，SMT）：是指位于食管黏膜下组织的肿瘤，也称为非上皮性肿瘤（nonepithelial tumors），起源于食管黏膜肌或固有肌层的肿瘤均属SMT范畴。SMT多为良性，食管以平滑肌瘤或间质瘤最常见，脂肪瘤、神经纤维瘤及颗粒细胞瘤较少见。恶性SMT包括平滑肌瘤肉瘤、恶性间质瘤、转移癌及淋巴瘤等。

（2）食管SMT处理原则：良性SMT一般可通过内镜下切除，恶性SMT采用外科手术等方法治疗。无症状或小的（＜1cm）SMT通常不需要治疗，随访观察即可。如患者有强烈治疗意愿，可考虑内镜下切除。在内镜切除前可通过超声内镜检查（EUS）判定肿瘤起源、生长形式（腔内外混合生长等）或性质，选择治疗方法。平滑肌瘤或间质瘤通常显示低回声、均质、形态规则且边界清晰（两者EUS不能区别，免疫组化CD34和CD117染色阳性可诊断间质瘤）。对于肿瘤较大，EUS显示边缘不规则、界限不清、内部有无回声区或淋巴结肿大，提示平滑肌瘤肉瘤或恶性间质瘤可能。对疑诊恶性病变可通过EUS下细针吸引穿刺活检，鉴别良恶性。但并非所有SMT均需要EUS检查，如相对小的SMT，胃镜下SMT向腔内突出，触诊移动性良好，提示为起源黏膜肌的肿瘤，可直接内镜下切除。脂肪瘤内镜下隆起表面正常黏膜呈黄白色调，触诊呈枕头征（pillow sign），胃镜即可诊断。因脂肪瘤无恶性潜在性，不需治疗。此外，EUS判定起源结果有时并非完全准确，仍应参考胃镜下肿瘤形态和器械触诊综合判断。

（3）良性SMT内镜下切除方法：对于起源食管黏膜肌的肿瘤可用圈套器直接电切，不需注水垫。亦可通过内镜套扎器或尼龙圈行黏膜下肿物结扎，使其坏死脱落，但不易得到肿物的病理学结果为其不足。位于黏膜下层的肿瘤利用ESD技术，电刀钝性剥离，完全或大部分剥离后电切。大的固有肌层肿瘤（1.5～2.5cm）最好采用内镜隧道技术肿瘤切除法（STER），短隧道技术即可。剥离并取出肿瘤后，用金属夹封闭隧道口。此技术可避免穿孔风险，减少并发症。国内这一技术已经非常成熟，应在全身麻醉下进行，食管高位SMT不适合。

（关景明　任　旭）

33. 食管癌的自然发展过程是如何演变的?

肿瘤的形成需经过很长的病变过程,早期不易被发现。以食管癌为例,促癌或致癌因素会使食管上皮基底细胞发生变化,由上皮轻度异型增生渐进至重度异型增生而发展为癌。在食管癌癌旁的上皮中仍存在增生、癌变、原位癌等病变。我国学者对食管癌的研究颇有成就,在国际有关会议和杂志上发表很多重要成果。

异型增生及原位癌的病变除形态学改变外,生化改变是细胞内脱氧核糖核酸的逐渐增高,继之有更多的这种细胞形成。癌前病变及原位癌不形成浸润,自身生长也有限制,癌前病变是可逆的。动物实验证明与致癌因子亚硝胺脱离接触后,多数异型增生上皮可逐渐恢复正常,仅少数走向浸润生长,由限制性生长变为自主性生长,逐步发展成癌。已证实重度异型增生的癌变率约为75%。高发区普查细胞分析发现,从重度异型增生到早期癌可能需要5年或更多的时间。此期间无症状,如无大量人群内镜筛查,临床不可能发现这些早期病例。由X线不能显示的早期癌发展到明显溃疡、狭窄或充盈缺损还需3~5年,因而从重度异型增生经早期发展到中晚期癌,估计需要10年时间。目前对食管高级别上皮内瘤变(HGIN),相当于重度异型增生及原位癌积极采用内镜下切除的治疗方法,阻断其发展。

在林县应用食管拉网技术,进行大面积普查,着重于食管上皮的组织及细胞学检查,经拉网取得的直接涂片,显微镜下见到中层细胞的核大于正常同层细胞3~5倍,核染色更深,其染色质颗粒较粗,但大小一致分布均匀,核膜轻度增厚而规则,副基底层异常增生的细胞增多。从数量上至少有一个够重度异型增生标准的中层细胞就能诊断。但目前既往使用的食管拉网细胞学检查或上消化道钡餐等筛查方法因诊断效能及接受度等问题,已基本被淘汰,不再推荐。近年来我国已制定了早期食管癌筛查及内镜诊治专家共识意见,开展早期食管癌的筛查工作。对食管癌高危人群采用内镜白光、染色(色素、电子)及活检病理学检查是目前诊断早期食管癌的金标准。

(金振锋 朱雅琪 张德凯 任 旭)

34. 内镜下如何提高早期食管癌的诊断率?

在全球范围内食管癌的发病率在恶性肿瘤中居第8位,我国是食管癌的高发区,每年食管癌新发病例超过22万例,占全球一半以上。

食管癌恶性程度高,病程进展迅速,易转移和复发,预后较差,中晚期患者5年生存率仅10%左右。尽管早期食管癌5年生存率可达90%以上,但由于早期食管癌患者无明显特异临床症状,缺乏高危人群预警和早期发现的特异指标和有力手段,临床首次被确诊的食管癌患者中,95%以上均为中晚期。为提高早期食管癌检出率,我国已制定了早期食管癌筛查及内镜诊治专家共识意见,开展早期食管癌的筛查工作。内镜及活检病理学检查是目前诊断早期食管癌的金标准,内镜检查时规范化操作,能及时发现可疑病变并应用特殊技术检查是诊断的关键。

(1)内镜直视下从距门齿16cm开始缓慢循腔进镜,仔细观察每1cm的食管黏膜状态,注意黏膜色泽、光滑度、蠕动及内腔的形状等。对有黏膜颜色发红、糜烂、血管纹理变化,黏膜粗糙不规则、增厚、表浅凹陷或轻微隆起等异常变化者,进一步开展内镜精查。

(2)如果食管内不清洁,用清水或祛泡剂和黏液祛除剂及时冲洗食管黏膜表面的黏液等附着物,使食管黏膜完全清晰地暴露在内镜的视野中。

(3)色素内镜:碘染色可提高食管癌的检出率。正常食管黏膜为鳞状上皮,卢戈液染色后与鳞状上皮中的糖原反应黏膜呈棕褐色,而食管癌或异型增生则不着色或着色浅。对于内镜下黏膜有异常变化区域行卢戈液染色,可观察到不着色区范围,并进行活检病理检查可发现重度异型增生或早期食管癌。

（4）放大内镜和电子染色：近年来对早期食管癌的诊断采用放大内镜与窄带成像术（NBI）、智能电子分光技术（FICE）及蓝激光成像（BLI）等电子染色技术联合应用（后者不需与放大内镜联合亦可）提高了对病变局部微构造的观察效果，大大提高了早期病变的检出率。早期食管癌可见毛细血管环扩张、迂曲、形状各异，直径不一的肿瘤新生血管。

（5）特殊内镜：共聚焦激光显微内镜（CLE）可将组织放大至1000倍对表层下250μm处细胞及亚细胞结构进行实时成像，为体内组织学研究提供了快速可靠的诊断工具。自发荧光内镜（AFI）比白光内镜更有利于发现早期食管癌。

（关景明）

35. 何谓早期食管癌？哪些早期食管癌适合内镜下切除？主要有哪几种方法？

（1）早期食管癌概念及内镜下切除适应证：以前国内较为公认的早期食管癌定义指病灶局限于黏膜层和黏膜下层，不伴有淋巴结转移的食管癌（2014，专家共识意见）。关于早期食管癌的定义，2018食管癌诊疗规范（国家卫生健康委员会）的新标准为局限于黏膜层的食管浸润性癌，无论有无区域淋巴结转移，此概念与日本相同。早期食管癌的大体分型包括隐伏型、糜烂型、斑块型和乳头型。早期食管癌及癌前病变的内镜下切除与传统外科手术相比，具有创伤小、并发症少、恢复快、费用低等优点，5年生存率达95%以上。对无淋巴结转移或淋巴结转移风险极低、残留和复发风险低的表浅食管癌（superficial esophageal cancer）多数适合进行内镜下切除。浅表食管癌指局限于黏膜层或黏膜下层的食管浸润性癌，无论有无区域淋巴结转移。

内镜下切除的适应证包括高级别上皮内瘤变（重度异型增生/原位癌）、黏膜内癌（M2，M3）及浸润黏膜下层上1/3癌（SM1）。

（2）内镜下切除主要的方法

1）内镜下黏膜切除术（endoscopic mucosal resection，EMR）：指内镜下利用圈套器将黏膜病灶整块或分块切除。如透明帽法（EMRC）、套扎法（EMRL）、分片黏膜切除术（EPMR）等。因其操作的简便性及治疗的安全性，现已广泛应用于局限于黏膜层内的早期癌的治疗。如果病灶<2cm，可以一次性切除整个病变。对于传统EMR不能一次性完整切除的>2cm的平坦病变，采用EPMR方法可将病灶分块切除。但难以评估根治效果，且易导致病变局部残留或复发为其不足。

2）内镜下黏膜剥离术（endoscopic submucocal dissection，ESD）：是在进行黏膜下注射后使用专用高频电刀逐渐分离黏膜层与固有肌层之间的组织，将病变黏膜及黏膜下层完整剥离的方法。是一种经济、安全、可靠的治疗消化道表浅性病变的方法，适用于食管高级别上皮内瘤变、局限于黏膜层的分化型癌。

3）内镜下隧道技术切除法：见第29问。

（关景明 任 旭）

36. 何谓食管胃结合部腺癌？ESD治疗其早癌时应该注意些什么？

（1）食管胃结合部腺癌（adenocarcinoma of esophagogastric junction，AEG）：20世纪80年代，由德国Siewert等首先提出AEG为食管胃结合部（EGJ）上下各5cm之间的区域发生的癌。

1）Siewert分型：分为3种类型：Ⅰ型，位于EGJ上5cm至1cm处，称为远端食管癌；Ⅱ型，位于EGJ上1cm至下2cm处，称为贲门癌；Ⅲ型，位于EGJ下2～5cm处，称为贲门下癌或胃底癌。AEGⅠ型与Ⅱ型不同，Ⅰ型组织学类型上可以是鳞癌也可以是腺癌，其中腺癌患者常有胃食管反流病或裂孔疝，与巴雷特（Barrett）食管密切相关，80%患者有肠化生改变。而Ⅱ型AEG虽为腺癌，但又极少像胃腺癌那样伴发黏液腺癌、印戒细胞癌或神经内分泌癌。

2）2000年WHO重新对AEG作出分类：远端食管癌（病变全部位于EGJ上方），即Siewert Ⅰ型；食管胃结合部腺癌（病变跨越EGJ），即Siewert Ⅱ型；近端胃腺癌（病变全部位于EGJ下方），即Siewert Ⅲ型。不主张使用模糊的贲门癌的疾病名称。AEG在西方国家发病率逐渐升高，近年来我国城市居民的生活习惯与西方国家越来越相似，AEG患病率也在逐渐增加。

（2）ESD治疗早期AEG的相关问题：随着内镜下微创治疗技术的进展，ESD已成为治疗消化道早癌和癌前病变的常用方法，并取得了良好的近远期疗效。但是对早期AEG行ESD治疗尚有一些特殊之处，值得注意。

1）从解剖学角度讲，EGJ由于操作空间狭小，又容易受反流性食管炎等因素影响，ESD治疗在技术上相对困难。

2）术前判定浸润深度困难。由于EGJ在解剖学上是不易充分展开的部位，有时难以凭常规内镜或色素内镜对其浸润深度做出判断，特别是单纯镇静状态下内镜检查时做出评价更困难。另外，在超声内镜诊断其浸润深度方面，对AEG的SM癌诊断能力低下，其主要原因是由于其解剖学上结构的特殊性。

3）术前判定水平进展范围困难。AEG可向食管侧呈水平方向进展，特别是在鳞状上皮下层进展时，仅凭白光或色素内镜观察很难识别。此时AEG采用放大内镜与NBI联合观察会有帮助，判定困难时在病变以外的区域活检非常重要。日本专家建议ESD治疗AEG时，距病变口侧边缘1cm以外做标记，可以取得较高的完全切除率。

4）ESD治疗AEG的治愈性切除率与胃癌ESD相比略低。阿部等报道ESD治疗76例浅表型AEG（Siewert Ⅱ型），依据胃癌治疗指南选择ESD适应证和治愈性切除判定标准，结果整块切除率和治愈性切除率分别为100%和65.8%。上海复旦大学附属中山医院2006～2011年ESD治疗57例早期AEG，整块切除率68.4%。Hoteya等报道，AEG与胃癌相比，同样大小的病变，SM浸润癌和血管浸润所占的比例均高。

5）考虑到术前判定浸润深度困难，血管浸润频率高，对于AEG，内镜下ESD整块切除后必须要进行详细的病理学讨论，为了正确评价血管浸润情况，必要时应追加免疫组化检查。

总之，ESD治疗早期AEG，从技术手段和远期预后方面看，依据胃癌治疗指南标准来判断ESD治疗的治愈性切除率均是可行的。然而，在淋巴结转移风险和ESD远期预后方面，尚需进一步获得循证医学方面的证据。

（唐秀芬 任 旭）

37. 远端食管癌与食管胃结合部腺癌有哪些不同点？

Siewert等首先提出食管胃结合部腺癌（AEG），指食管胃结合部（EGJ）上下各5cm之间的区域发生的癌。Siewert分3型，包括远端食管癌（Ⅰ型）、贲门癌（Ⅱ型）和贲门下癌或胃底癌（Ⅲ型）。2000年WHO重新对AEG作出分类，将其中Siewert Ⅱ型称为AEG，不主张使用贲门癌这一疾病名称。WHO的分类中，AEG不包括Siewert Ⅰ型和Ⅲ型。AEG与远端食管癌不同，有研究认为前者起源于贲门腺的颈部干细胞（腺癌），后者起源于食管鳞状上皮（鳞癌）或起源巴雷特食管化生的柱状细胞（腺癌），两者发生部位和起源均不同（表1-4）。食管癌与AEG发病比例，不同地区差异较大。依据食管癌高发区的统计结果，AEG与食管癌的比例为1:2；非高发区AEG可能相等或多于食管癌，两者不同点如下。

1）自觉症状：AEG患者常是上腹部或心窝部不适，微痛，烧灼痛或轻度吞咽哽咽感，有时有消化不良及食欲减退，仅在晚期出现吞咽困难，程度较食管癌轻，进展也很缓慢，有时直至疾病末期，尚无严重吞咽困难。

2）出血及贫血：局部出血常见于AEG，多为潜血，有时明显甚至是大量出血，表现为间歇性柏油样便或呕血，有时呕血是AEG的首发症状，而食管癌常不出现或轻度出血。贲门癌出现贫血及贫血引起的症状较食管癌严重。

3）腹部检查：贲门癌在晚期上腹部常有压痛及包块，或有腹腔积液及腹腔广泛转移病灶。而食管癌仅有时可触及肝脏。

4）AEG较食管下端癌的临床无症状期更长，局部淋巴结转移更为常见，因而贲门癌早期诊断更难。有报道食管癌早期诊断率为7.5%，而AEG仅为2.6%。5年生存率贲门癌切除术后较之同期食管癌切除的远期效果更差。有报道称，食管癌切除术后5年生存率为44%，而贲门癌仅为19.5%。

表1-4 远端食管癌与AEG的不同点

	远端食管癌	AEG
发生部位	全部EGJ以上	EGJ上1cm至下2cm内
起源	鳞状上皮或化生上皮	可能贲门腺颈部干细胞
癌组织	鳞癌或腺癌	腺癌
吞咽困难	进行性加重	进展慢或轻
贫血或出血	少	常有
腹部体征	少	腹部包块、腹腔积液
5年生存率	相对高	低

（金振锋　朱雅琪　张德凯　任　旭）

二、胃和十二指肠

38. 胃在解剖上分成几部分?

（1）胃的大体解剖：胃是消化管最膨大的部分，在上腹部横膈下，呈牛角形或钩形（国人牛角形胃与钩形胃各半，欧美人牛角形胃居多）。正常人胃容量约为1500ml。胃有出入两口、上下两缘、前后两壁。入口称贲门，与食管连接；出口称幽门，连接十二指肠。胃上缘凹而短，朝向右上，称为胃小弯。胃小弯的最低处，有一明显切迹，称为角切迹，是胃体与胃窦部在胃小弯的分界。胃下缘凸而长，朝向左下，称为胃大弯。胃分为4部分：贲门部、胃底、胃体和胃窦（图2-1）。前面大部分在肝左右叶之后，后面构成小网膜囊前壁的大部分。胃小弯位于胃的右侧偏上，附于小网膜；胃大弯位于胃的左侧偏下，附于大网膜。

在食管胃结合部，内镜观察下可见齿状线，贲门以左凸向横膈部分称为胃底。在内镜检查时，大部分人在小弯侧形成一横行于前后壁之间的薄的黏膜折叠，即胃角，本身无特殊结构。胃角的近端为胃体，占胃的2/3；其远端的部分为胃窦部，幽门位于第一腰椎水平的中线右侧2.5cm处，与十二指肠球部相接。幽门有很多发达的环形肌形成括约肌，在胃窦部近幽门一侧形似管状的胃结构称为幽门管（pyloric canal），长1～2cm。

（2）胃壁及其黏膜微细结构：胃壁内层为黏膜，正常收缩状态下是光滑柔软的，呈粉红色；贲门、幽门部色泽较淡。胃体、胃底有许多纵行皱襞。显微镜下胃黏膜表面呈现多数纵横交错的沟，将黏膜分成许多小区称胃小区。每一胃小区表面又有许多浅沟和凹陷，这些凹陷称为胃腺窝或胃小凹（pit）。每一腺窝有3～7个腺体开口。黏膜下面为黏膜下层。肌层由内斜、中环和外纵3层平滑肌构成。外层为浆膜层，与腹膜和网膜相连。

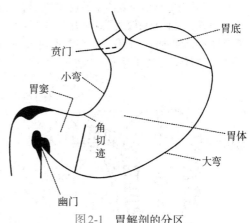

图2-1 胃解剖的分区

（朱春兰 刘家骥 任 旭）

39. 胃的血液供应和神经支配如何?

（1）胃的血液供应：胃的动脉供应来自胃左动脉（直接起自腹腔干）、胃右动脉和胃网膜右动脉（来自肝总动脉）、胃网膜左动脉和胃短动脉（来自脾动脉）。这些动脉不仅在胃的浆膜内形成广泛的吻合，而且还在胃壁肌层内、黏膜下层和黏膜层内形成吻合网，供应食管下1/3和胃的右上部血液；胃右动脉起始于肝动脉干，供应胃的右下部血液；胃网膜左动脉是胃网膜右动脉的延续终于脾动脉，和同源于脾动脉之胃短动脉一起供应胃底血液，还供应胃大弯上部血液；胃网膜右动脉起始于胃十二指肠动脉，供应胃大弯下部血液。胃较大的静脉血液总是伴随着主要的动脉流入脾静脉和肠系膜上静脉，部分胃静脉直接入肝门静脉。淋巴回流主要与血管相平行，分4组沿胃左、胃网膜左和胃短、胃网膜右等血管走行，各组间有广泛的交通。

（2）胃的神经支配：胃接受交感神经和副交感神经支配。前者来自腹腔神经丛，其神经纤维缠绕胃动脉和胃网膜动脉进行分布；部分交感神经纤维来自肝丛，走行于肝胃韧带两层之间，分布于胃小弯；还有一些纤维来自左膈丛，分布到贲门。胃的副交感神经来自迷走神经。通常在胃-食管结合处的前、后面各有1～2条分支，前面的分支由左迷走神经的纤维组成，后面的分支由右迷走神经的纤维组成，均由食管丛发出。前面的神经发细支分布至贲门，然后在食管末端再分支。迷走神经既管理胃腺的分泌又支配胃肌的运动。刺激迷走神经可引起胃蛋白酶分泌增加并增强胃的运动。迷走神经切断后可造成胃肌松弛，排空缓慢。交感神经管理胃血管的舒张和收缩。内脏感觉纤维走在交感神经干内，传导胃的痛觉。

（朱春兰　刘家骥　任　旭）

40. 胃黏膜的防御功能包括哪些方面？

黏膜防御是指允许胃或十二指肠黏膜长期暴露于腔内pH、渗透压和温度的变化中不受损伤。胃黏膜具有多层次和复杂的防御功能。

（1）黏液-碳酸氢盐屏障：胃表面上皮的颈黏液细胞分泌黏液，在胃黏膜表面有0.25～0.50mm厚的黏液层，黏液在细胞表面形成一非流动层；黏液内又含黏蛋白，黏液内所含的大部分水分填于黏蛋白的分子间，从而有利于阻止氢离子的逆弥散。胃表面上皮细胞还能分泌重碳酸盐，相当于胃酸最大排出量的5%～10%。无论是黏液或重碳酸盐，单独均不能防止胃上皮和胃蛋白酶的损害，两者结合则形成屏障，黏液作为非流动层而起缓冲作用。在黏液层内，重碳酸盐慢慢地移向胃腔，中和缓慢移向上皮表面的酸，从而产生一个跨黏液层的H^+梯度，上述任一个或几个因素受到干扰，pH梯度便会减低，防护性屏障便遭到破坏。

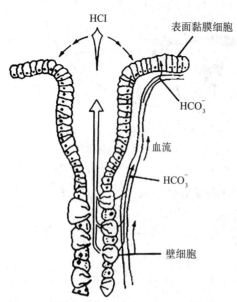

图2-2　壁细胞泌酸产生HCO_3^-经黏膜血流输送表面上皮

（引自潘国宗、曹世植主编《现代胃肠病学》）

（2）上皮完整性的整复或重建：胃黏膜损伤是表浅的，即使损伤面积广泛，也可以在短时间内被上皮覆盖而恢复上皮层的连续性。这种快速修复过程称为整复或重建，不同于再生或愈合，但要求基膜完整。上皮损伤后释出大量黏液，与坏死细胞、细胞碎片、血液成分（主要是纤维蛋白）混合，形成一层很厚的黏液样罩膜，覆盖于受损部位表面。该部位胃小窝的健康上皮细胞伸出扁平伪足，沿裸露的基膜迁移，直至将其全部覆盖。上皮细胞之间一经接触，便形成典型的细胞连接复合结构，从而恢复了上皮层的完整性。在整复过程中黏液罩膜的作用非常重要，基膜是细胞迁移不可少的基础，但对酸的损伤是十分敏感的，因有罩膜覆盖，可使基膜与胃腔隔离。

（3）黏膜血流和酸碱平衡：胃黏膜血流不仅供应营养物质和氧，而且可带走组织中的H^+和向表皮细胞运送HCO_3^-，胃黏膜毛细血管网密集分布并笼罩胃腺体。当壁细胞每分泌一个H^+进入胃腔时，同时有一个HCO_3^-从细胞膜释放入血称为"碱潮"。碱潮很容易通过血流直接达到表面上皮细胞。除壁细胞外，HCO_3^-还来自循环血流。只要黏膜血流充足，上皮细胞可从中获取足够的HCO_3^-以中和反流的H^+。除在上皮细胞表面不流动液层中和H^+外，可能主要对反流到上皮细胞内的H^+进行细胞内中和（图2-2）。

（4）前列腺素对胃黏膜的保护作用：近年发现，胃黏膜上皮细胞不断合成和释放内源性前列腺素，后者具有防止各种有害物质对消化道上皮细胞损伤和致坏死的作用。这种作用被称为细胞保护，可能与黏液分泌、细胞营养、细胞内代谢、上皮细胞新生和更新、细胞寿命延长等诸多因素有关。前列腺素可能主要通过维护和重建微循环而保护胃黏膜细胞的完整性。除前列腺素外，一些脑肠肽如生长抑素、胰多肽、神经降压素、脑啡肽等也有细胞保护作用。

（5）巯基对胃黏膜的保护作用：机制尚不十分清楚，可能与清除自由基有关。作为巯基物质的非蛋白巯基，大多为还原型谷胱甘肽，参与谷胱甘肽过氧化物酶对H_2O_2等自由基的清除反应，防止其产生的对黏膜有极强损伤力的OH^-，和防止细胞内抗氧化能力减弱而增加对自由基损伤的敏感性。

（6）胃肠激素：①生长抑素的保护作用可能与抑制泌酸和抑制肥大细胞释放组胺，防止自由基引起损伤，参与适应性保护机制有关。②表面生长因子可能与前列腺素一样，对胃黏膜有直接的保护作用，也可能通过前列腺素、巯基、生长抑素间接起保护作用。促胃液素对胃黏膜有营养作用，也可增加胃黏膜抗损伤能力。

（朱春兰　刘家骥）

41. 胃黏膜腺体是怎样分布的？有何功能？

胃黏膜表层上皮由单层柱状上皮组成，能分泌黏液，故称表面黏液细胞。表层上皮摺叠成多个小凹陷（胃小凹），为胃腺管的开口处。每一平方毫米大小的胃黏膜约有100个胃小凹，每1个胃小凹的底部有3～7条胃腺开口。胃腺体有3种，即贲门腺、胃底腺和幽门腺，其分布和功能如下。

（1）贲门腺区：位于食管-胃连接处以下的胃黏膜，贲门腺分布区域宽度为0.5～4.0cm，主要含有分泌黏液的黏液细胞，仅有少量壁细胞和内分泌细胞。

（2）胃底腺区：分布于胃底和胃体部，是分泌胃酸、胃蛋白酶及内因子的主要腺体，又称泌酸腺，包括胃小凹、峡部、颈部和底部（图2-3），由颈部黏液细胞、主细胞、壁细胞和内分泌细胞组成。

1）颈黏液细胞：位于腺体峡部或颈部（图2-3），常与壁细胞杂混。黏液细胞都在高尔基体合成大量黏蛋白，并通过小囊泡转至为大的黏液颗粒。但颈黏液细胞与表面黏液细胞不同，前者含有酸性糖蛋白，有丰富的核糖体和中等量的粗面内质网；后者分布在胃小凹及覆盖胃腔表面，仅含中性黏液（分泌中性黏液）。光镜下颈黏液细胞与表面上皮或腺窝上皮不易区别。黏液细胞有再生能力，黏膜受损后，向上增生修复表面上皮和腺窝、向下形成胃腺体细胞。

2）壁细胞：亦称泌酸细胞，分布在腺管的颈部和峡部最多，为嗜酸性三角形（锥体形）大细胞，直径25～30μm。细胞尖端圆面向腔面，宽底位于基膜侧，核大而圆，有时有两个核，位于细胞中央。壁细胞分泌0.1mol/L盐酸、内因子、组胺和血型物质。电镜下腔面内凹，有许多微绒毛，表面无

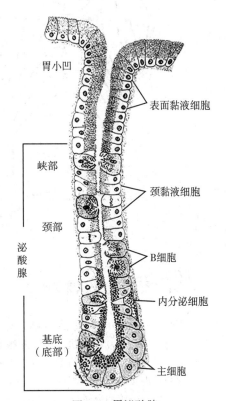

图2-3　胃泌酸腺

（引自Yamada，T.Gastroenterology，New Youk，1999，280.）

糖萼，细胞连接少。胞质内有大量特殊的分泌酸的管泡系统和小管网，毛细管与腺管腔相通，毛细管内还有大量微突。

3）主细胞：亦称酶原细胞，主要分布在腺体的下1/3～1/2。细胞呈高柱状，大小为7～16μm。电镜下主细胞有丰富的粗面内质网和大的酶原颗粒，直径0.5～3.0μm。胃蛋白酶原在酸性环境下转化成胃蛋白酶。表面有短而不规则的微绒毛和糖萼，核上有一发育好的高尔基体。

4）内分泌细胞：主要有分泌5-羟色胺的肠嗜铬样（ECL）细胞，分泌生长抑素的D细胞，分泌高血糖素的A细胞以及少量分泌促胃液素的G细胞。P/D1细胞（分布在胃底）分泌生长激素释放肽。

5）未分化细胞：位于腺颈部和胃小凹底部，该细胞不断分裂增殖，分化为腺体的各种细胞。

（3）幽门腺区：黏膜上1/2为腺窝上皮，下1/2为幽门腺，腺体较短，排列松散，为单管或分支盘状腺。上皮细胞立方或低柱状，核扁平位于基底部。幽门腺几乎全是黏液细胞，分泌中性黏液，内分泌细胞散在于黏膜细胞之间。分泌促胃液素的G细胞最多见，呈带状分布在胃窦黏膜的中带即幽门腺的中下部。前后壁G细胞密度相等，大弯较小弯多。其他内分泌细胞还有D细胞和ECL细胞。D细胞与G细胞之比正常情况下为1:3。

胃底腺区与幽门腺区之间即交界处，称为边界区，宽度约2cm。幽门腺区随年龄增大而向胃体方向上移，尤以小弯处明显，有一些老年人胃幽门腺区占据整个胃小弯。临床上研究两腺区分布，常采取注射促胃液素后用刚果红染色，胃底腺区呈蓝褐色着色，而幽门腺区不着色。本书编者朱雅琪教授曾就老年胃交界区上移进行过研究，论著发表于中华内科杂志、中华老年医学杂志（1994）。基本变化见图2-4。

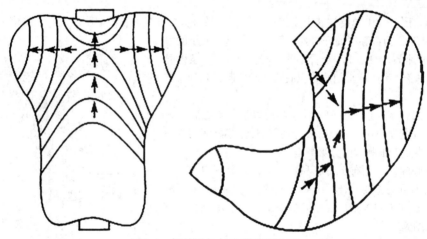

图2-4 年龄增长与幽门腺区上移

（刘家骥 朱春兰 任 旭）

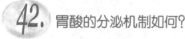 **胃酸的分泌机制如何？**

胃酸由胃黏膜的壁细胞所分泌，壁细胞大部分存在于胃底腺区黏膜，分布在腺管的峡部、颈部和底部。胃酸的分泌功能受机体神经和激素的共同调节，机体消化系统受到交感神经和副交感神经的双重支配。交感神经兴奋对胃酸分泌有抑制作用；副交感神经兴奋对胃酸分泌有促进作用。随着H^+-K^+-ATP酶的发现以及α亚单位和β亚单位的克隆，人们对胃酸分泌的分子机制有了更深的认识。

（1）胃酸分泌的分子机制：胃酸的分泌包括4个过程。

1）壁细胞受到刺激时，一方面使富含H^+-K^+-ATP酶的管泡不断扩散融合到壁细胞顶膜上形成分泌小管；另一方面Cl^-通道被激活，胞质内Cl^-主动转运进入小管腔，同时主动将Na^+从小管腔转运进入胞质。

2）胞质中的水解离成H^+和OH^--K^+-ATP酶作用下，主动将H^+分泌入小管腔内，同时将细胞外液的K^+转运到细胞内。此外，Na^+在独立的钠泵作用下，被主动重吸收。因此，大部分进入管内的K^+、Na^+被重吸收进入胞质，而H^+则代替它们在管内与Cl^-结合形成盐酸，而后经小管，末端开口分泌进入腺泡腔。

3）壁细胞中CO_2（由代谢产生或来自血液）在碳酸酐酶的作用下形成碳酸氢盐，从胞质扩散进入细胞外液以交换Cl^-，Cl^-从细胞外液进入细胞，然后被分泌进入小管。

4）由于Na^+、Cl^-、K^+进入小管内，渗透压升高，吸收水进入管腔，使小管的最终分泌物中含有大量盐酸。当刺激停止时，H^+-K^+-ATP酶（P_2型ATP酶家族）重新从分泌小管返回到管泡。H^+-K^+-ATP酶在管泡和分泌小管间的相互交替变换，称为H^+-K^+-ATP酶循环。从胃酸分泌的过程可看出，H^+-K^+-ATP酶在胃酸分泌过程中起关键作用，质子泵抑制剂就抑制此通路，从而抑制酸分泌。

（2）胃酸分泌的受体机制：目前已知有乙酰胆碱、促胃液素和组胺3种刺激物，它们分别在壁细胞侧膜和底膜表面有各自的受体。刺激物作用于受体后，先引起细胞内一系列生化反应，最终激活H^+-K^+-ATP酶而引起泌酸。乙酰胆碱是迷走神经节后纤维释放的神经递质，与壁细胞膜上的毒蕈碱能M受体结合，激活细胞膜上的磷脂酶C，释放磷酸肌醇，使分泌小管和管状囊泡结构中的钙进一步释放，致使细胞内钙离子浓度增高。也有人认为乙酰胆碱与受体结合后，激活细胞膜上的钙通道，外源性钙离子进入细胞内。细胞内钙的增高将作为第二信使，引起泌酸效应。乙酰胆碱抑制剂对毒蕈碱M受体起抑制作用而减少泌酸，如哌吡氮平（pirenzepine）。促胃液素与受体结合后也是通过增高钙离子浓度起作用的。组胺是壁细胞分泌胃酸最重要的刺激因子，与壁细胞膜上的组胺H_2受体结合而发挥作用。胃内组胺主要来自肠嗜铬样（ECL）细胞分泌，旁分泌作用于壁细胞H_2型组胺受体。肠嗜铬样（ECL）细胞是位于胃体黏膜的主要内分泌细胞，与胃内酸度和血浆促胃液素浓度有密切的关系，因此在胃酸分泌调控中起着非常重要的作用。首先增加GTP调节蛋白与细胞内GTP结合，从而活化腺苷酸环化酶，使细胞内ATP转化成cAMP。cAMP在细胞内聚集可活化依赖性蛋白的激酶系统。激活H^+-K^+-ATP酶，产生泌酸效应。H_2受体阻断剂阻断组胺与H_2受体结合，起到减少泌酸目的，如西咪替丁。3种刺激物虽各有单独的受体，但其共同作用时具有互相加强作用，比单独作用的效果要强得多。

（刘家骥　朱春兰　任　旭）

 43. 临床上如何做胃酸分析？有何临床意义？

（1）胃液分析：指经胃管抽取胃液，对其量、成分和酸度等进行分析。该方法可作为疾病诊断的参考，后来逐渐演变为胃酸（gastric acid）分析，更简单、可靠。胃酸是指分泌在胃液中的盐酸。人的胃是持续分泌胃酸的，胃酸的基础排出率约为最大排出率的10%，且昼夜水平不同，入睡后几小时达高峰，清晨醒来之前最低。当食物进入胃里时，胃酸即开始分泌。胃在排空时pH值在7.0～7.2之间，食物进入胃内时，pH值可降达2～3。胃酸分析是测定基础和刺激状态下的胃酸分泌。

（2）胃酸分析试验：①基础胃酸分泌试验：测定空腹状态下1小时的胃酸分泌。②胃酸刺激试验：基础胃酸分泌试验结束后注射刺激胃酸分泌的药物（五肽促胃液素等），再测定1小时的胃酸分泌。

1）测定胃酸首先要收集胃液，测试前晚禁食。次日上午采取坐位或左侧卧位经鼻将胃管置于胃体下部（可结合透视证实）。

2）30分钟内尽可能吸干所有胃液，弃之。然后，每15分钟吸取1次胃液，共4次，分别放入标记的容器内，记录容量。用已知浓度的NaOH溶液滴定部分标本，计算1h内胃液中可滴定酸，即基础酸排量（basic acid output，BAO）。胃液酸度滴定和酸量的计算法：根据滴定所用NaOH的浓度和指示剂显色时所用的碱量，计算胃液的酸度。指示剂有托弗（Topfer）试剂（pH3.5时红色消失）和酚酞（pH8～10时变微红色），前者表示游离酸，后者表示总酸。认为改用酚红（pH7.0变红色）可能更为合理。酸度（mmol/L）＝NaOH浓度（mmol/L）×NaOH消耗量（ml）/被滴定的胃液量（ml）。壁细胞分泌盐酸酸度不超过160mmol/L。酸量（mmol/h）＝酸度（nmol/L）×胃液量（L/h）。

3）注射五肽促胃液素：注射五肽促胃液素后再收集1小时胃液，分4段，每段15分钟。计算五肽促胃液素刺激后1小时内胃液中的可滴定酸，即为最大酸排量（maximum acid output，MAO）。2个最高泌酸段之和×2为高峰酸排量（peak acid output，PAO）。BAO受神经内分泌因素影响较多，变异范围较大。MAO、PAO与壁细胞数有关，受种族、年龄、性别、体重等因素影响，且BAO和MAO值在正常人与患者之间有重叠。中国正常人BAO为3.90±1.98mmol/L，MAO为15～20mmol/L，PAO为20.26±8.77mmol/L。

4）胰岛素低血糖刺激胃酸分泌试验：此方法目前很少应用。原理为利用注射胰岛素后产生低血糖，兴奋迷走神经释放乙酰胆碱，刺激胃酸分泌。主要用于迷走神经切断术后，了解是否切断完全。在术后10～14天，收集基础胃液后，静点普通胰岛素0.2U/kg。每15分钟收集一次胃液标本，连续收集2小时。注射后胃酸度增加20mmol/L，或基础胃酸为零，注射后大于10mmol/L为阳性。必须严密观察低血糖反应。

（3）临床意义：①MAO和PAO可间接评估功能性壁细胞总数。②胃泌素瘤有自主性高胃酸分泌，MAO＞15mmol/h，BAO/MAO＜0.6。③五肽促胃液素刺激后胃液分析无盐酸，称为无酸，见于A型萎缩性胃炎和恶性贫血。

（刘家骥　陶　铸　朱雅琪　任　旭）

44. 什么是胃肠激素受体？胃黏膜有哪些内分泌细胞及其受体？

（1）胃肠激素受体概念：受体是细胞的一种能与特定配体相结合而引发细胞生物反应的蛋白质。胃肠激素作为特定配体，它们的受体均位于细胞膜上，它们以高度的特异性和一定的亲合力形成配体−受体偶联后可向细胞内部转发信号，通过不同的信号传递途径，引起相应的细胞反应，其强度大体上与被激素占据受体数成比例。不同受体之间可相互增强或相互抑制。

胃肠激素受体结构都是含有多个糖配基的糖蛋白，它们均有游离在细胞外、可被糖化的氨基端，多含有疏水的跨膜区。糖蛋白的羧基端在细胞内，具有各自的特异结构和功能，有的羧基片段含有蛋白激酶，可触发细胞膜、细胞内和受体本身的磷酸化反应。多数跨膜区通过和细胞膜上的GTP结合蛋白偶联而触发不同的细胞内信息传递系统。受体和激素偶合后，空间结构可以发生变化，有的可以变为双体。胃肠激素受体调节：其受体的亲合力、数量和反应的敏感性受多种因素调节，其中最主要是激素对受体的调节。受体调节又分为正性调节和负性调节，或称上调、下调。激素对其本身特异性受体的调节称为自身调节，一种激素对另一种激素受体的调节称为异源性调节。某些药物通过对激素水平的影响也有调节受体的作用。

（2）胃内、外分泌细胞及其激素受体：①胃壁细胞受体：促胃液素、缩胆囊素、铃蟾肽、阿片肽、生长抑素、胰高血糖素、表皮生长因子等受体。②主细胞的受体：包括促胃液素、缩胆囊素、血管活性肠肽、促胰液素、酪酪肽、生长抑素，垂体腺苷酸环化激活肽等受体。③平滑肌细胞受体：P物质、K物质、血管活性肠肽、胃动素、缩胆囊素、生长抑素、5-羟色胺（5-HT）等受体。④胃G细胞受体：铃蟾肽（蛙皮素）/促胃液素释放肽、生长抑素等受体。⑤胃D细胞受体：促胃液素、缩胆囊素、生长抑素、促胰液素、胰高血糖素、血管活性肠肽、抑胃肽等受体。

（刘家骥　陶　铸　朱雅琪　朱春兰）

45. 促胃液素族的主要功能有哪些？

促胃液素族包括促胃液素和缩胆囊素（CCK）。

（1）促胃液素：由胃窦部黏膜的G细胞分泌，作用于壁细胞分泌盐酸。这一作用是由G蛋白偶联受体介导的，该受体的作用与在中枢神经系统大量存在的B型CCK受体是完全相同的。促胃液素至少有6种不同的化学结构，而有生物学活性形式的主要为含有17个和34个氨基酸残基的G-17和G-34，其余还有G-14、G-24、G-50等形式。促胃液素对胃黏膜的G细胞分泌胃酸有强烈的刺激作用，对胰腺腺泡也有刺激作用。迷走神经兴奋、胃扩张、酒精、食物中的蛋白质水解产物均能刺激G细胞分泌。当胃窦已被酸化，pH < 3时，G细胞的分泌即受到抑制。G-17的半衰期为7分钟，G-34为30分钟，空腹时循环中的促胃液素主要是G-34，进餐后主要是G-17释放。

（2）CCK：它是促进胆囊收缩的主要激素之一，免疫组化显示合成CCK的细胞主要分布于十二指肠和空肠上端的黏膜层，其中CCK-8的生物活性最强。已证实存在的CCK分子形式有33肽、8肽、58肽、39肽、22肽、83肽和5肽。CCK受体分2个亚型，称为CCK-A受体和CCK-B受体，前者主要分布在周围神经系统，后者主要分布于中枢神经系统，且与促胃液素受体存在交叉性。进食后刺激胆囊收缩和胰酶分泌是CCK最主要的生理作用。松弛Oddi括约肌，加强促胰液素的作用，从而促进胰液和胆汁中水的含量，有利于胰液和胆汁进入十二指肠。CCK是胃排空和摄食的生理性抑制因子，它可抑制近段胃收缩，抑制胃排空。CCK尚参与情绪、疼痛、睡眠、学习及记忆等高级神经活动。

（刘家骥　朱春兰　任　旭）

 46. 空腹和进餐后胃运动是如何进行的？胃排空特点和检测方法有哪些？

胃按区域划分为胃底、胃体和胃窦三部分，近端胃包括胃底和胃体近端1/3，远端胃包括胃体远端2/3和胃窦、幽门。它们互相协调，与十二指肠运动相互联系，来完成胃运动的主要功能即对食物的受纳，对固体食物的碾磨，对液体和固体食物的排空。

（1）空腹时胃运动：胃在空腹时并非静止，当食物通过小肠后，胃和小肠的运动才会停止。在消化间期大约有90分钟周期性运动，称为空腹或消化间期的运动，又称为移行运动复合波（MMC）。空腹时胃运动分3期：Ⅰ期为静止期，约40分钟；Ⅱ期为间断的不规则的收缩，持续约40分钟，胃的电控活动3次/分；Ⅲ期时胃的收缩逐渐加强达到高峰，持续10分钟左右又回到静止期，Ⅲ期为推进性收缩，收缩非常有力，可将1.0cm大的未消化食物推入十二指肠，扫清胃内细菌和未消化食物残渣及黏液等。

（2）餐后胃运动：近端胃的运动包括容纳食物后受纳性和顺应性舒张及胃压力性收缩，缓慢迫使食物向远端胃推进。远端胃运动包括胃蠕动，终末胃窦收缩，以完成对食物的混合，碾磨。蠕动波节律与胃电节律一致，平滑肌收缩并向幽门方向移行，频率为每分钟3次，蠕动波到达幽门前远端胃窦，几乎同时，幽门收缩闭合。食物在远端胃反复被推进、碾磨，与胃液充分混合，碾碎成小颗粒，最后形成食糜。幽门括约肌运动：蠕动收缩在近端胃窦时，幽门开放，允许液体和小颗粒食糜通过排出。到达远端胃窦时，幽门括约肌即收缩关闭幽门，胃内容物返回，反复运动，使大颗粒被碾碎，形成食糜（0.5～1.0cm）后方可通过幽门。

（3）胃排空：食糜进入十二指肠的过程为胃排空，其动力是胃的收缩蠕动，胃内压力大于十二指肠压力才会排空。餐后只有当胃蠕动波到达幽门时十二指肠才收缩，即胃窦十二指肠协调运动。胃排空分液体和固体排空，是一个复杂过程，需要胃窦十二指肠协调运动。液体排空速度很快，特别前几分钟。前20分钟是其后20～120分钟期间速度的3倍，由近端胃的张力和胃-十二指肠压力差控制其速率。幽门括约肌，胃窦运动，胃-十二指肠协调运动也参与。固体排空速度很慢，取决于固体食物溶解度和被分裂成直径0.5cm或更小颗粒的速度，也就是远端胃蠕动和终末胃窦收缩作用，胃-十二指肠协调运动，近端胃压力性收缩也有一定作用。如果是固体液体混合物则先排空大部分液体，少量液体和固体混合，形成食糜后排空。固体大于2.5cm时，在液体和可消化固体排空后，在MMCⅢ相烈烈收缩，协调胃十二指肠运动，幽门松弛，使之排空。食物对排空影响不仅与液体固体有关，还与食入的容量、性状、颗粒大小、渗透压，热卡及组成成分有关。

（4）胃排空检测法：适合疑诊胃排空异常者，幽门梗阻为禁忌。①盐水负荷试验：仅用于评估液体排空功能。经胃管注入750ml盐水，30分钟后胃内仍有200ml以上盐水提示胃有异常潴留。②插管法：

经胃管注入染料，定时抽取做比色检查，计算胃排空时间。③X线法：进食1份标准餐和1个不透X线的标志物胶囊，5h后拍X线片。④实时超声法：观察胃窦、幽门的运动频率，逆蠕动及排空。检测不同试餐前后胃容积等。⑤胃阻抗测定：给予试餐后，通过记录电极，计算机提供胃排空曲线。⑥胃磁图：摄入磁示踪剂标记的试餐，30分钟后测定胃磁场的变化。⑦^{13}C-辛酸盐呼气试验：评估固体和液体排空。⑧磁共振成像：摄入造影剂钆络合物，多层横断扫描。⑨放射性核素扫描：放射性核素加入试餐，连续γ照相计数检测，绘制时间－活性曲线，计算50%试餐排出时间。

（刘家骥　陶　铸　朱雅琪　唐秀芬）

 胃运动的调控是怎样完成的？

胃运动受慢波电位所控制，受副交感神经和交感神经控制。迷走胆碱能神经兴奋可促进胃运动，交感肾上腺素能神经兴奋对胃运动有抑制作用。非肾上腺素能非胆碱能神经（NANC）为抑制性神经（肽能神经纤维），是通过释放神经递质发挥调节作用的，其递质大部分是内源性的，而节前神经纤维的递质由中枢神经细胞释放向胃输送。胃肠道神经系统（ENS）通过局部反射方式调节。另外中枢神经系统（CNS）除通过皮质和皮质下中枢，起调节作用外，脑内神经元或可释放许多肽类，直接调节胃运动。

（1）近端胃运动调控：近端胃（胃底和胃体近端的1/3）的容受性舒张和保持较高的胃内压使适应贮存大量食物和促使液体的排空。近端胃平滑肌具有稳定的跨膜电位，缺乏自主电活动，其张力性收缩由微小缓慢去极化所造成，受外来因素控制。控制受纳性舒张和顺应性舒张主要是NANC，其神经递质为血管活性肠肽（VIP）。迷走兴奋性神经末梢释放ACh，可促进近端胃平滑肌收缩。胃动素可加强近端胃收缩，促胃液素、缩胆囊素（CCK）、抑胃肽（GIP）、生长抑素等可抑制近端胃收缩。

（2）远端胃运动调控：远端胃（胃体远端2/3和胃窦区）则具有明显的收缩活动，具有机械泵的特性，其运动从胃体中部起始向更远地区扩展，环周收缩，并受到从胃近端至远端慢波电位越来越高电压的驱动，使收缩力越接近幽门越强，对食物进行磨碎、混合，最后把食糜推进十二指肠。远端胃平滑肌在静息电位基础上可发生自发去极化，形成每分钟3次的慢波，慢波控制胃运动的节律。远端胃、小肠的感受器对机械性牵张刺激和pH值、食物变化较敏感，通过CNS和ENS反射增加以抑制远端胃运动。在迷走神经干中含有胃运动的兴奋性和抑制性两种纤维，迷走神经兴奋性纤维是远端胃运动的主要调控因素，迷走神经抑制性纤维和交感神经作用较弱。促胃液素增加胃慢波节律，促进胃窦动作电位出现，加强平滑肌收缩。胃动素可诱发动作电位之产生，加强远端胃活动。CCK、铃蟾肽促进胃窦收缩。生长抑素、VIP、GIP、促胰泌素抑制胃运动。

（刘家骥　陶　铸　朱雅琪　徐晓红）

 迷走神经是如何影响胃的运动和分泌？何谓"高选迷"？何谓Latarjet神经？

（1）迷走神经影响胃的运动和分泌：①胃充盈时迷走神经活动使胃近端部的平滑肌舒张，胃即可舒张。这一反应在吞咽动作时即可反射性的发生所谓"纳食性松弛"。胃近端松弛也可由胃内压因食物充实而升高，引起"调节性松弛反射"的发生。这一反射的迷走神经节后运动神经元递质可能是释放血管活性肠肽（VIP）的抑制性运动神经元发挥作用的。在许多情况下，迷走神经刺激可增强胃活动，特别对其远端部，是由胃肠内神经系统（ENS）的乙酰胆碱（ACh）能运动神经元所司管。②迷走神经对胃酸分泌的调控：通过ENS的ACh能神经元对壁细胞的M受体作用；通过ENS的促胃液素释放肽（GRP）神经元刺激胃G细胞分泌促胃液素，促胃液素致使壁细胞兴奋，加上局部分泌组胺刺激，使壁细胞分泌胃酸；还可以通过ENS的ACh能神经元刺激黏膜D细胞的M受体，使之分泌生长抑素，后者通过旁分泌形式抑制G细胞分泌促胃液素影响胃酸分泌。迷走神经可刺激非壁细胞分泌重碳酸盐，以缓冲胃内pH值，其神经元可能为ACh能。

（2）迷走神经切断术：临床在治疗消化性溃疡，应用选择性迷走神经切断术，即只切断通过胃的迷走神经分支而保留前迷走神经的肝支和后迷走神经的腹腔支。而高度选择性迷走神经切断术（高选迷），又称为酸分泌迷走神经切断术。只切断支配胃体部即支配壁细胞区域的迷走神经，包括细致地分离切断支配胃体和胃底分泌胃酸的黏膜前、后迷走神经的分支；完整保留支配胃窦和幽门管的鸦爪分支，保证了胃窦部的蠕动功能。

（3）Latarjet神经就是前后迷走神经支配胃的神经，肝支的前迷走神经称胃Latarjet神经前支，腹腔支的后迷走神经称胃Latarjet神经后支，其远端支配胃窦幽门内的分支称为鸦爪神经，高选迷手术切断前后Latarjet神经支上的支配胃底胃体的分支，保留Latarjet神经干和鸦爪神经（图2-5）。

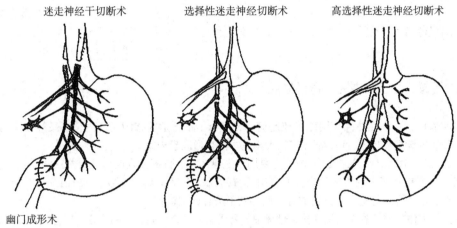

图2-5 各种迷走神经切断术
（《胃肠动力学》，斯莫特著，柯美云译，1996.）

（刘家骧　陶　铸　朱雅琪　朱春兰）

 胃镜和上消化道X线钡餐透视检查各有何优缺点？

胃镜检查可直接观察胃黏膜改变，包括病变的具体形态、色调等，特别是可以活检获取病理学诊断。而上消化道X线钡餐透视检查有利于判定胃的大体形态、收缩功能、黏膜下或胃壁的外压性病变，并且定位较好。胃镜从硬管镜到纤维光学镜，再发展到如今具有各种特殊功能的电子胃镜，内镜技术的发展日新月异。然而，内镜发展到这么先进的今天，是不是就不需要上消化道X线钡餐透视检查了？回答是否定的，有些情况仍需要钡餐透视检查或者说胃镜无法替代。二者仍可结合应用，优势互补。

（1）胃镜检查的优点：①白光：通过胃镜可以直接观察食管、胃、十二指肠黏膜。电子胃镜画面大，图像清晰，可以直观病变色泽、大小、形态及周边黏膜情况。②电子染色技术或色素内镜：可以采用内镜本身具有的如窄带成像（NBI）、智能电子分光技术（FICE）等电子染色技术或色素内镜技术观察病变。③放大内镜：与电子染色技术联合应用，能进一步更清楚地观察病变黏膜的腺管开口及微血管结构，判定其良恶性。除了共聚焦内镜外，放大内镜目前可放大至520倍（此型内镜尚未进入中国），可观察到细胞超微结构。④可以同时活检，这是其他检查方法无法比拟的。⑤诊治并行：检查能与治疗同时进行，如非静脉曲张出血内镜下止血或食管-胃静脉曲张内镜下套扎等处置。对于内镜诊断早期食管癌或胃癌可择期行内镜下切除。⑥安全：电子胃镜镜身较为柔软，应用安全，并且无射线辐射。随着内镜技术水平的普遍提高，胃镜检查的绝对禁忌证明显减少，保证了及时诊断，提高了治愈率。⑦资料完整可靠：胃镜检查同时能将资料直接录像或拍片，以电子版形式保存，还可以同时打印成文件，直接放入病例，图文并茂，便于会诊和复查。胃镜检查属侵入性检查，有一定的禁忌证。患者对胃镜检查会有恐惧感，清醒状态下胃镜检查过程中可有恶心、呕吐等不适反应等为其不足之处。近年来无痛胃镜技术的开展解决了这一问题。另外，鼻胃镜的开发也大大减轻了患者的不适反应，特别适合于有严重食管狭窄者。

（2）X线上消化道钡餐透视检查的优点：属于非侵入性、无痛苦性检查。可以从整体上了解上消化道管状或囊状腔的形态、位置、蠕动状态，有无狭窄或扩张，病变部位或狭窄长度等，如观察食管狭窄和贲门失弛缓症等。对于胃下垂和十二指肠淤滞症，上消化道钡餐透视检查是胃镜无法替代的诊断方法。气钡双重造影可显示胃黏膜凹陷或隆起病变，至今为止，日本仍将上消化钡透检查项目保留在胃癌筛查和上消化道健康体检方法中，作为一般人群的初筛手段之一。钡餐透视的不足点为需要在X线下进行，病变检出率不及胃镜，并且不适宜妊娠女性及儿童。怀疑食管瘘者不适宜钡餐检查。

（刘家骧　朱雅琪　唐秀芬　任　旭）

50. 何谓磁控胶囊内镜？有何优点？

磁控胶囊内镜：是在体外利用磁场控制运动，进行上消化道检查的胶囊内镜，又称胶囊内镜机器人。磁控胶囊内镜重量较轻，一枚约5克，大小基本同普通胶囊内镜。

（1）适应证和禁忌证：磁控胶囊内镜主要用于健康体检、胃癌筛查或怀疑胃部疾病需要胃镜检查，而受检者不接受或不能耐受胃镜检查。亦可用于胃病药物治疗或手术后复查及随访等；对于体内安装心脏起搏器、电子耳蜗等电子装置者或妊娠期妇女不适合此项检查。

（2）操作方法：磁控胶囊内镜的检查过程中需要受检者配合不同体位的改变，以达到最佳观察效果。常用体位有左侧卧位、仰卧位和右侧卧位。胶囊机器人会在进入人体的第一时间开始螺旋式扫查，同时高速高清拍摄，并将拍摄画面实时传输到电脑。操作步骤如下：①受检者采取左侧卧位，分次用少量清水吞服胶囊胃镜，以便有效观察食管全段及齿状线。②胶囊胃镜进入胃内后，操作者依次按照以下步骤逐步对胃进行检查。患者左侧卧位，控制胶囊镜头观察胃底、贲门远景。③患者调整体位至仰卧位，控制胶囊镜头观察贲门近景、胃体后壁、大小弯、前壁和胃角。④受检者采取右侧卧位观察胃窦及幽门，此后操作者调整磁球，使磁控胶囊胃镜靠近幽门，近距离观察幽门，等待幽门张开时，胶囊随胃蠕动进入幽门。⑤胶囊胃镜进入十二指肠后点击"360度自动扫描按钮"，自动扫描十二指肠球部。⑥胶囊通过十二指肠后，点击"实时查看"界面"小肠模式"切换到小肠检查模式，受检者即可离院。

（3）优点：医生通过操作杆可以精准控制胶囊胃镜机器人在胃里的运动轨迹，对可疑病灶进行重点观察。胶囊机器人采用高分子医学材料，可安全地对胃、小肠等消化疾病进行早期检查，检查结束后会随消化道排泄排出身体，一次性使用，不再回收。磁控胶囊内镜具有无创、无死角、无交叉感染的优点，可以安全、舒适地进行全胃观察。

（孙晓梅　任　旭）

51. 急性胃炎如何分类？常见的疾病和病因有哪些？

急性胃炎：是由各种原因引起的胃黏膜急性炎症。病变多局限于黏膜层，严重时可累及整个胃壁甚至达浆膜层，病理上以中性粒细胞浸润为特点。

（1）急性胃炎临床上按病因和病理变化分为急性单纯性胃炎、急性糜烂性胃炎、特殊病因引起的急性胃炎（急性腐蚀性胃炎、急性感染性胃炎、蜂窝织炎性胃炎等）。其中以细菌（包括幽门螺杆菌）及其毒素引起的急性单纯性胃炎最常见。

（2）按照病因可分为外源性和内源性

1）外源性（经口入胃）：①生物因素（细菌、毒素及病毒感染），在临床上最常见的是幽门螺杆菌感染，或由于食入细菌或其毒素污染食物引起的急性单纯性胃炎或急性食物中毒性胃炎，常伴急性肠炎。②物理化学因素：引起急性药物性胃炎最常见的是非甾体类抗炎药物，如水杨酸制剂吲哚美辛、布洛芬、阿司匹林及抗肿瘤药等。由于大量酗酒后引起急性酒精性胃炎亦很常见；误服或吞服强酸、强碱、来苏儿等腐蚀性化学物质引起急性腐蚀性胃炎，放射损伤及胃的机械创伤性急性胃炎。大量食入不易消化食物、高度辛辣食物，或浓茶、咖啡等也可能引起急性单纯性胃炎。

2）内源性（有害因子由机体内产生）：包括全身感染性疾病（败血症、脓毒血症等）、尿毒症、应激（颅脑疾病及手术、烧伤、严重创伤，心、肺、肝、肾等器官衰竭、大量应用肾上腺皮质激素等）、缺血（胃黏膜缺血、缺氧引起急性缺血性胃炎）以及免疫功能低下时继发感染。

急性胃炎的各种病因直接或间接削弱胃黏膜防御机制某一环节或多个环节，即攻击因子与防御因子平衡遭到破坏而发病。

（刘家骧　朱雅琪　唐秀芬　任　旭）

52. 急性糜烂性胃炎的病因及发病机制是什么？内镜下有什么特点？

急性糜烂性胃炎（acute erosive gastritis）：是以胃黏膜多发性糜烂和出血为特征的急性胃炎。因常常伴有出血，又称为急性糜烂出血性胃炎。

（1）病因及发病机制：急性糜烂性胃炎的病因尚未完全阐明，一般认为与下列因素有关。

1）外源性因素：①最常见的是非甾体抗炎药（NSAID），包括阿司匹林，保泰松、吲哚美辛等。NSAID类药物可损伤胃黏膜上皮的脂蛋白层，导致黏膜通透性增加。胃液中的H^+反渗，使黏膜内肥大细胞释放组胺类物质，引起血管充血，黏膜水肿，导致胃黏膜糜烂和出血，并且除了胃黏膜外还可累及小肠黏膜。还可以通过抑制环氧合酶的作用，继而阻断了局部内源性前列腺素的产生，阻碍胃黏膜的修复。另外，糖皮质激素、氯化钾、某些抗肿瘤药、中药等也可刺激或损伤胃黏膜。②化学物质、物理因素等也是引起急性糜烂性胃炎的常见原因。如乙醇可引起导致胃黏膜充血、水肿、糜烂甚至出血。乙醇具有亲脂性和溶解能力，特别是高浓度乙醇会直接引起胃黏膜上皮细胞损伤，使胃黏膜屏障遭到破坏，引起H^+反渗，进一步加重胃黏膜损伤；乙醇可引起血管内皮损伤，血管扩张，血流缓慢，血浆外渗，小血管破裂，黏膜下出血等改变；由于黏膜上皮及血管内皮损伤，局部产生大量炎性介质，引起中性粒细胞浸润，进一步加重胃黏膜损伤。

2）内源性因素：急性应激，一些危重疾病如严重创伤、脑血管意外、重要器官衰竭、大手术等可引起急性糜烂性胃炎。应激状态下交感神经和迷走神经兴奋，内脏血管收缩，胃血流量减少，导致黏膜缺血、缺氧，上皮细胞黏液和碳酸氢盐分泌减少，前列腺素合成不足，胃黏膜屏障受到严重破坏，H^+离子和胃蛋白酶反向弥散入胃黏膜，进一步损伤黏膜和黏膜内血管，引起糜烂和出血。另一方面，严重应激状态时胃肠运动迟缓，幽门功能失调，胆酸、胰液等反流，次级胆酸及胰液等均对胃黏膜有损伤作用。

（2）胃镜表现：胃镜检查是诊断急性糜烂性胃炎的金标准，一般主张在急性腹痛或出血后的24～48小时内进行胃镜检查。胃镜下的病变特征为胃黏膜多发性糜烂、出血灶和浅表性溃疡。一般急性应激状态所致的胃黏膜损害常以胃体、胃底为主，而NSAID或乙醇所致的损害常在胃窦部位胃黏膜呈多发性糜烂，呈点片状新鲜黏膜出血或陈旧性出血灶及浅溃疡。

（唐秀芬　任　旭）

53. 急性腐蚀性胃炎的特点是什么？治疗上应注意哪些问题？

（1）急性腐蚀性胃炎：本病的特点是因吞服强酸、强碱等腐蚀剂引起的胃壁急性损伤。急性腐蚀性胃炎病变程度与腐蚀剂种类、浓度、吞服量、胃内有无食物贮存以及与黏膜接触时间长短等因素有关。轻者引起胃黏膜充血、水肿，严重者发生坏死、穿孔，且后期出现瘢痕和狭窄引起食管和胃腔变形，引起上消化道梗阻。通常吞服腐蚀剂后即刻损伤口咽、食管黏膜，引起口腔、咽喉及胸骨后烧灼痛，胃黏膜损伤可出现上腹痛、呕吐。强酸（硫酸、硝酸、盐酸）与组织接触后，使细胞发生凝固性坏死，与强酸接触部位的组织形成界限分明的病变区域，严重者可深达浆膜层导致穿孔。吞服强酸对胃窦部和幽门侵蚀较重。强碱如氢氧化钾、氢氧化钠（火碱）等可迅速吸收组织内的水分并与组织蛋白质结合为胶冻样的碱性蛋白质，发生液化性坏死，常导致胃壁全层损伤。急性期不宜行内镜或上消化道钡餐透视检查，以防穿孔。来苏儿由于对感觉神经末梢有麻醉作用，虽然它也能引起接触口腔、食管、胃黏膜部位组织蛋白质变性与沉淀，使浅表血管发生凝固等改变，但消化道刺激症状并不明显。

（2）治疗上应注意的问题：腐蚀性胃炎急性期需要紧急治疗，应禁食、静脉给予抑酸剂、输液、抗休克及应用抗生素等综合治疗。吞服强酸或强碱者，可口服牛奶、蛋清或植物油。一般忌洗胃，禁止催吐或使用中和剂，因酸碱中和反应可产热，加重组织损伤。并发穿孔应及时手术治疗。合并消化道狭窄采用内镜下扩张术（见第6问）或手术治疗。

（刘家骥　唐秀芬　任　旭）

54. 急性感染性胃炎有哪些特点？

（1）急性感染性胃炎：为细菌、病毒或真菌等感染所致急性胃黏膜炎症。幽门螺杆菌（H.pylori）感染是本病的重要病因之一，但临床遇见的急性H.pylori感染性胃炎较少，可能与症状不典型未能及时确诊有关。其他常见的感染性致病微生物包括肺炎球菌、链球菌、伤寒杆菌、沙门菌等，也可由身体其他部位的感染灶通过血循环或淋巴播散达到胃黏膜引起急性炎症；也可继发于全身系统性感染或免疫力低下。免疫力低下时，巨细胞病毒、疱疹病毒及肠道病毒感染可引起本病。

（2）病理学表现：急性感染性胃炎多表现为全胃弥漫性炎症，胃黏膜充血、水肿、黏膜固有层出血，甚至出现广泛性出血，糜烂。组织学镜下检查可见细菌菌体和大量中性粒细胞浸润。H.pylori引起的则在黏膜下出现大量中性粒细胞和嗜酸性粒细胞浸润；病毒感染者可见细胞内有大量包涵体。H.pylori引起急性胃炎多在2～3个月转为慢性胃炎。

（3）急性感染性胃炎特点：表现为上腹痛、饱胀、恶心、呕吐、腹泻和伴有原发性疾病系统性感染症状，病情严重可有发热、呕血或黑便。本病轻者可自然治愈，严重者可并发消化道出血。正确治疗，有效控制感染后，短期内大多数患者可恢复正常。

（刘家骥　唐秀芬　任　旭）

55. 蜂窝织炎性胃炎有哪些特点？

（1）蜂窝织炎性胃炎：少数情况细菌侵入胃壁发展为严重的化脓性感染，又称急性化脓性胃炎，并不属于急性感染性胃炎的范畴。为少见的重症胃炎，起病急骤，病死率高。

（2）病因和发生机制：多发生于免疫力低下者，高龄、酗酒为高危因素。常继发身体其他部位感染灶，如败血症、细菌性心内膜炎及骨髓炎等。致病菌通过血循环和淋巴播散到胃，亦可通过受损害的胃黏膜直接侵入胃壁，常见于胃溃疡等。常见致病菌为α-溶血性链球菌（占70%），其次为金黄色葡萄球菌、大肠埃希菌及肺炎球菌，尚可由铜绿假单胞菌、炭疽杆菌、产气荚膜杆菌等引起。炎症累及黏膜下层，也可穿透肌层达浆膜层，发生穿孔并引发化脓性腹膜炎。产气杆菌还可使胃壁增厚，产气，胃腔扩张，小静脉内有血栓形成。如能及时发现，静脉输注大量敏感抗生素，可明显降低死亡率。

（3）临床表现及并发症：临床上起病凶险，突然上腹部疼痛，可进行性加重。伴寒战、高热、恶心、呕吐、上腹部肌紧张、明显压痛。严重病例早期即可出现周围循环衰竭、休克。可并发胃穿孔、弥漫性腹膜炎、血栓性门静脉炎及肝脓肿。

（4）缺乏特异性症状，诊断困难。对有上述症状，存在其他部位感染灶且并发急性腹膜炎，血白细胞计数明显升高，胃腔大量积气，超声或CT检查显示胃壁增厚等表现，应怀疑本病。蜂窝织炎性胃炎预后差，死亡率高，早期诊治是降低死亡率的关键。

（刘家骥　唐秀芬　任　旭）

56. 慢性胃炎内镜下有哪些所见？如何分型？

慢性胃炎是以淋巴细胞、浆细胞浸润为特征的胃黏膜慢性炎症。分为非萎缩性胃炎、萎缩性胃炎和特殊类型胃炎。

（1）慢性胃炎内镜下表现主要有：①浅表性胃炎：胃黏膜斑点、片状、线条样或弥漫性发红，好发于胃窦部。②糜烂性胃炎：胃黏膜平坦或轻度隆起状糜烂，其周边黏膜常用充血发红。常为多发性。③出血性胃炎：胃黏膜内有红色或暗红色出血斑点。④萎缩性胃炎：胃黏膜灰白色，色调不均匀或红白相间，以灰白色调为主。黏膜变薄，皱襞变细，黏膜下血管显露。可弥漫性或局限分布，有时可见黄色瘤。上皮增生或肠上皮化生时，可见黏膜表面呈颗粒或扁平状，黏膜增厚。⑤疣状胃炎或称痘疮样胃炎：亦称为慢性糜烂性胃炎。胃窦和/或胃体下部多发性丘疹样隆起，其中央呈脐样凹陷，凹陷表面常有糜烂，常纵行排列。⑥结节状胃炎（鸡皮状胃炎）：黏膜表面小结节呈密集性分布，好发于胃窦至体部。与幽门螺杆菌（HP）感染有关，淋巴滤泡增生明显，认为癌变率较高。

（2）慢性胃炎分型

1）慢性非萎缩性胃炎：内镜表现主要包括浅表性胃炎、糜烂性胃炎和出血性胃炎等。

2）慢性萎缩性胃炎（CAG）：以胃黏膜萎缩和/或肠上皮化生为特征的慢性胃炎。①分为A、B两型，A型主要在胃体部，壁细胞抗体阳性，与自身免疫有关。见于60岁以上老年人，中国人较少见，合并恶性贫血者发生胃癌较多；B型胃窦炎症比胃体重，临床上多见，癌变率<1%。②根据萎缩范围分为闭锁型和开放型。③日本慢性萎缩性胃炎较早的内镜下分类：单纯CGA；萎缩-浅表性胃炎；化生性胃炎；伴不典型增生性胃炎；伴增生性胃炎。

3）特殊类型胃炎：包括化学性胃炎（原发胆汁反流性胃炎和继发胆汁反流性胃炎如毕Ⅱ式胃大部切除术后残胃炎或吻合口炎、酒精性胃炎和药物性胃炎如非甾体类抗炎药）、放射性胃炎、慢性淋巴细胞性胃炎、胶原性胃炎、巨大肥厚性胃炎（Ménétrier病，少见）、嗜酸细胞性胃炎、非感染性肉芽肿性胃炎（常见病因为克罗恩病或结节病相关性胃炎）、门脉高压性胃病、血管炎相关性胃炎、结节性胃炎（鸡皮状胃炎，与幽门螺杆菌感染有关，癌变率较高）、疣状胃炎或称痘疮样胃炎以及感染性（细菌、病毒、真菌和寄生虫）胃炎等。

（徐晓红　任　旭）

57. 慢性萎缩性胃炎程度如何判定？

萎缩性胃炎（CGA）严重程度病理学可以分级，内镜下根据局部黏膜萎缩程度日本亦有轻、中、重度分级。

（1）根据萎缩范围分级：从胃整体角度来看，竹本忠良等根据萎缩范围将CGA分为闭锁型（closed type）与开放型（open type）两型，亦进行了程度分级（图2-6）。①闭锁型：指萎缩从胃窦部沿体部小弯上移，C1：萎缩限于胃窦未超过胃角；C2：上移至胃体小弯；C3：达胃体中部小弯。②开放型：指萎缩上移到贲门区，并达胃体前、后壁，O1：达贲门区；O2：向两侧扩展至胃体前后壁；O3：扩展到大弯的一部分。C1、C2为轻度萎缩，C3、O1为中度，O2、O3为重度。

CGA萎缩主要从胃窦部沿体部小弯向口侧扩展，萎缩界限内镜下多数能观察到，但有时也很困难。

内镜下用刚果红染色并注射五肽促胃液素刺激酸分泌，内镜下能观察有酸分泌的胃底腺区，表现为红色变为蓝黑色为变色区，而无酸分泌区域仍为红色，为非变色区。变色区与非变色区分布情况基本可代表CGA的萎缩范围。作者用此方法在刚果红染色后，通过多点活检（9～12点）病理证实：变色区属正常胃底腺区，而非变色区绝大多数（占93%）符合萎缩区域。

（2）CGA病理学分级（龟田等）：活检病理显示固有层腺体萎缩即可诊断CGA。轻度：固有腺体减少不超过原有腺体的1/3；中度：固有腺体减少介于原有腺体的1/3～2/3之间；重度：固有腺体减少超过2/3，仅残留少数腺体，甚至完全消失。局限于胃小凹区域的肠上皮化生不属于萎缩，要根据腺体周围区域的情况而定。

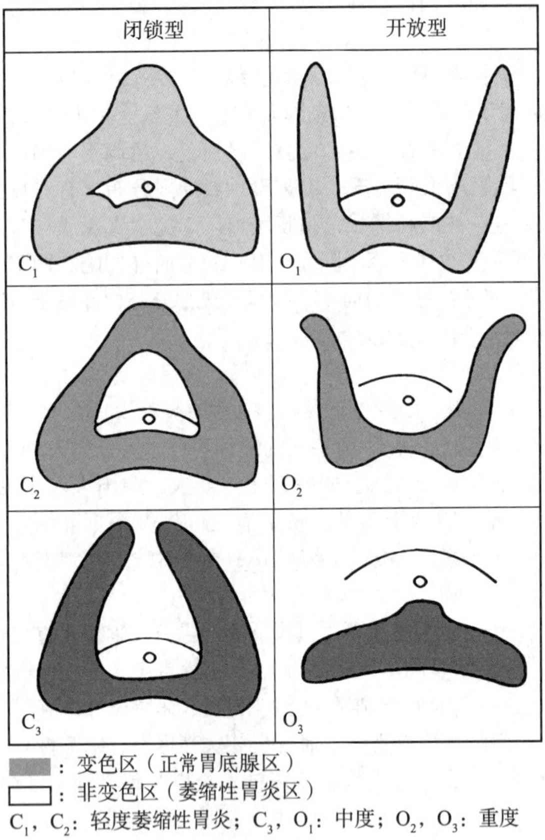

闭锁型	开放型
C₁	O₁
C₂	O₂
C₃	O₃

■ ：变色区（正常胃底腺区）
□ ：非变色区（萎缩性胃炎区）
C₁, C₂：轻度萎缩性胃炎；C₃, O₁：中度；O₂, O₃：重度

图2-6　萎缩性胃炎萎缩范围发展上移演变过程
（引自竹本忠良主编新しい消化器病の诊断と治疗.）

（刘家骧　徐晓红　任　旭）

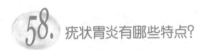

58. 疣状胃炎有哪些特点？

疣状胃炎（verrucosa gastritis，VG）：是指胃黏膜呈疣状隆起、中央脐样凹陷状糜烂表现的一种慢性胃炎，通常为多发性、多数分布于幽门腺。又称痘疹状胃炎（varioliform gastritis）或慢性糜烂性胃炎（chronic erosivegastritis）。VG是慢性胃炎的一种特殊类型，属于悉尼分类中的隆起糜烂性胃炎。

（1）病因：尚未明了，认为可能与以下因素有关：①幽门螺杆菌（H.pylori）感染：许多报道认为H.pylori感染是疣状胃炎的主要病因。针对病因给予根除H.pylori治疗，或内镜下消融治疗，也有报道抑酸治疗可缓解症状，病变消失或无变化。但仍有相反的观点，日本kato教授等在探讨内镜的胃黏膜所见时报道了H.pylori与疣状糜烂关联很少。多数认为疣状糜烂是未感染H.pylori的内镜所见，根除

H.pylori后可出现与疣状糜烂相似的黏膜斑状发红及地图样发红，病变多存在境界明了的轻度凹陷，凹陷处没有腺管构造的不整，病理组织学上与肠上皮化生相关。②免疫机制异常：部分学者认为VG可能与变态反应有关。③高酸学说：消化性溃疡虽然非直接来自VG，但二者并存的概率很高，认为VG与胃酸高有关。

（2）病理学变化：近期的研究也证明VG有更高的萎缩、肠化与高级别上皮内瘤变（HGIN）的发生率，国内近年来也有VG癌变的报道。如姚忆蓉等通过对73例VG患者进行5年的随访观察，共发现4例癌变，病理结果均显示为黏膜内癌，并在随访过程中发现了"疣状胃炎-不典型增生-息肉-早期胃癌"逐渐癌变的特点。

（3）形态学特点：是再发性或持续性胃多发性糜烂，其病因及发病机制尚不明确。因为糜烂的形状类似章鱼的吸盘，在日本也称章鱼吸盘胃炎，在新悉尼系统（update Sydney system）的胃炎分类中也有记载。疣状糜烂的形态多样，有圆形或椭圆形、息肉样、柱状、串珠样等，好发于胃窦及窦体交界区，胃体也有发生，大多数是多发，也偶有单发。糜烂常沿皱襞嵴排列，直径多＜10mm，隆起高度约2mm。多数中央有凹陷性糜烂，色浅红或覆有黄色薄苔，但是没有虫蚀样的恶性所见。病理组织学表现为中心凹陷处有糜烂渗出，周边隆起处胃固有腺体增生的所见，糜烂治愈后可见半球样隆起。

本病诊断不难，单发的隆起型糜烂需要与Ⅱc型早期胃癌、假性淋巴瘤相鉴别。NBI加放大内镜观察有助于鉴别，早期胃癌的凹陷部可见异常血管像。

（刘家骧　孙晓梅　任　旭）

59. 残胃炎的特点有哪些？临床上应注意哪些问题？

（1）残胃炎：胃大部切除术后的残胃和/或吻合口黏膜发生的慢性炎症，称为残胃炎。

（2）病因：①毕Ⅱ式比毕Ⅰ式术后更易发生，胆汁、胰液反流为本病的主要病因。胃大部切除术后，幽门括约肌功能丧失，胃肠动力学发生改变，胆汁、胰液容易反流入胃内破坏黏膜屏障功能。②幽门螺杆菌或其他细菌感染、促胃液素分泌减少（因胃窦切除）亦与残胃炎发生有关。促胃液素是胃的营养因子，残胃黏膜细胞缺少营养因子，黏膜防御功能减弱。据报道，胃大部切除术后萎缩性胃炎发生较快，最快的术后二年即可发生。国内报道毕Ⅱ式胃大部切除术10年后活检证实76%～85%有萎缩和/或肠上皮化生。

（3）残胃炎胃镜和病理学表现：残胃炎半数以上炎症较轻。胃镜下吻合口处黏膜变化明显，表现为发红、水肿、糜烂或溃疡，黏膜结节样增生（胃吻合口处）等，常见有胆汁反流。残胃炎组织病理学特点：胃黏膜表面上皮和胃小凹上皮增生明显，细胞质黏蛋白缺失，固有膜平滑肌纤维增生和血管扩张。黏膜浅层和深层腺体可见囊状扩张，有时可延伸到黏膜下。

（4）临床上需要注意的问题

1）残胃癌多发生在吻合口附近，而此处也是残胃炎好发部位，二者之间有无直接联系尚不清楚。胃大部切除术后胃炎发生率高，而残胃癌发生率也高。良性疾病胃切除术后残胃癌是指胃良性疾病行胃切除术五年后残胃出现的新发癌，可在残胃炎基础上发生。对胃良性病变胃大部切除术后患者，5～10年后应定期行胃镜随访。

2）幽门螺杆菌（H.pylori）感染的残胃炎必须根除H.pylori。对明显胆汁反流者在药物治疗方面与通常的胃炎不同，主要采用胃肠动力药和胃黏膜保护剂。胃肠动力药如多潘立酮（有报道可引起严重的心律失常）、伊托必利、莫沙必利及西尼必利，可防止或减少胆汁反流。而胃黏膜保护剂应首选有结合胆酸作用的铝碳酸镁制剂，可增强胃黏膜屏障，并能结合胆酸，从而减轻或消除胆汁反流所致的胃黏膜损伤。此外，可考虑短期应用熊去氧胆酸制剂和适度抑酸治疗。

3）对于药物治疗无效的碱性反流，症状持续1年以上，影响日常生活的重症病例应采取手术治疗。主要有2种手术方式，Roux-en-Y胃-空肠吻合术和将毕Ⅱ式改为毕Ⅰ式。前一种术式认为是最有效的，有效率可达85%，但有一定的并发症。

（刘家骥　唐秀芬　任　旭）

60. 巨大肥厚性胃炎的特点有哪些?

（1）巨大肥厚性胃炎：胃黏膜过度增生导致胃壁广泛增厚的胃炎，又称Ménétrier病，亦曾称为巨大皱襞肥厚、肥厚增生性胃炎、胃黏膜息肉样肿胀等。本病1888年由Menetrier首先提出，属特殊类型的慢性胃炎或胃病，报道的病例较少。本病可发生在任何年龄，常见于50岁以后，男性多见。

（2）病因：仍不明确。成年人可能与幽门螺杆菌（H.pylori）感染有关（阳性率高达75%），有根除H.pylori后治愈的报道。儿童可见于巨细胞病毒感染。由于血浆蛋白从增生的胃黏膜漏到胃腔内，造成低蛋白血症和水肿，体重下降，无力，甚至恶病质。Citrin首先在病人胃液发现有清蛋白，证实有蛋白从胃丢失。蛋白丢失原因为电镜发现胃上皮细胞之间紧密连接明显增宽，是蛋白漏出的主要原因。其次为胃黏膜糜烂或溃疡导致蛋白质经炎性渗出物丢失。

（3）大体形态改变特点：在胃底、胃体部黏膜皱襞巨大，呈脑回状，充气后不消失。有的呈结节状或融合性息肉状隆起，皱襞肿胀无弹性，伴大量黏液。巨大皱襞多在大弯侧，可广泛分布，也有局限的，与正常黏膜连接可突然改变，也可逐渐连续。

（4）组织学变化：显示表层上皮增生，胃小凹增生延长，伴明显的囊性扩张，囊可穿透黏膜肌。黏膜面上发生叠褶状黏膜肌，同时血管伸入，两皱襞之间的基底黏膜可以正常也可能变厚，炎细胞浸润不明显。胃底腺变细长，主细胞、壁细胞相对减少，代之为黏液细胞化生，在整个黏膜中约占1/3，造成低胃酸，无酸并不多见。

（5）临床表现：无特异性，可有上腹痛、呕吐、腹泻、水肿、贫血等症状，便潜血常阳性。如发生在儿童则与成人不同，低蛋白血症很轻，可能与巨细胞病毒感染有关。AIDS患者也可有类似本病样肥厚性皱襞，可能也与巨细胞病毒感染有关。

（6）诊断和鉴别诊断：胃黏膜皱襞粗大，低蛋白血症和组织学表现胃小凹上皮增生为本病特征性表现，出现上述三联征即可诊断。本病需与胃恶性淋巴瘤、浸润性胃癌、胃泌素瘤，胃淀粉样变及Cronkhite-Canada综合征等疾病鉴别。

（刘家骥　徐晓红　任　旭）

61. 什么是肉芽肿性胃炎? 临床上有何特点?

（1）肉芽肿性胃炎（granulomatousgastritis）：是胃黏膜层或深层有肉芽肿形成的胃炎，属特殊类型胃炎，临床上少见。

（2）病因：分为感染性、非感染性和特发性肉芽肿性胃炎。常见的病因包括克罗恩病，播散性结节病，感染如结核杆菌、梅毒螺旋体或真菌感染，异物反应。巨大肥厚性胃炎或胃肿瘤等。特发性肉芽肿性胃炎原因不明，可能与幽门螺杆菌（H.pylori）感染有关。真菌感染常见于全身免疫功能低下者，主要是白色念珠菌病、荚膜组织胞质菌病、毛霉菌病和放线菌病感染。

（3）大体特征：肉芽肿样改变可发生在胃的任何部位，多见于胃窦。多数为单发肉芽肿，6个以上者少见。胃黏膜有炎症、水肿和纤维化改变，引起黏膜层或胃壁其他各层增厚，使胃腔狭窄。黏膜表面呈结节状，皱襞粗糙不规则，糜烂和溃疡，可发生穿孔、出血。胃梅毒的特点是皱襞增厚，伴有糜烂，类似恶性肿瘤；Ⅱ期晚期和Ⅲ期可出现肉芽肿改变。毛霉菌典型病变是深溃疡，边缘有黑色硬结，可发生出血和穿孔。西方国家肉芽肿性胃炎大部分继发于克罗恩病，多为分布在胃窦的单个小结节。播散性结节病侵犯胃肠道的很少见，可见分布胃窦多发较大的肉芽肿，或胃幽门梗阻、消化道出血。结核杆菌很少侵犯胃。

（4）临床表现：临床上轻症可无症状。除全身系统性疾病表现外，可因出现黏膜糜烂、溃疡或胃排空障碍而引起胃的症状，表现为上腹痛，进食后上腹部不适、恶心、呕吐。尚可有腹泻、消化道出血和贫血等表现。

（5）胃镜和X线钡餐检查可发现胃窦或幽门狭窄，偶见胃体狭窄，有时出现沙漏样胃，黏膜不规则、结节状、铺路石样、糜烂和/或溃疡。深部黏膜活检病理学可见肉芽肿样改变。有时会发现特异性病变，通过特殊染色，进一步明确结核、真菌等病原体。

（刘家骥　唐秀芬　任　旭）

 62. 慢性淋巴细胞性胃炎的病因有哪些？有何临床及病理学特点及如何治疗？

慢性淋巴细胞性胃炎是指胃黏膜上皮有显著成熟淋巴细胞浸润的特殊类型的慢性胃炎，是以淋巴细胞浸润于胃黏膜的表面上皮及胃小凹上皮为特点，较少见。亦称胃反应性淋巴增生、胃局限性淋巴组织增生或胃良性淋巴组织增生。

（1）病因：本病临床上较为少见，病因尚未明了。①免疫因素：有人认为与小肠淋巴结增生类似，大多数学者认为是胃溃疡在持续受到环境和/或抗原刺激下逐步发展成胃反应性淋巴增生。也就是说，它可能是胃溃疡或胃炎的一种反应性过度增生，或是对某种抗原刺激的组织反应。本病见1/3的麦胶性肠病。②幽门螺杆菌（H.pylori）感染：近年的研究表明，本病与H.pylori感染有关。多数成功根除H.pylori后，胃炎显著改善。

（2）临床和病理学特点：①临床表现无特异性，常见症状似消化性溃疡，如上腹痛、厌食、腹胀、恶心、呕吐等。少见症状也有呕血、黑便或水肿。胃镜下表现与普通胃炎相似，严重者黏膜皱襞粗大、增厚，可伴结节状隆起、糜烂或溃疡。②本病特征性病理改变为大量成熟淋巴细胞浸润胃表面上皮及胃小凹上皮。胃黏膜上皮内淋巴细胞增加，常伴固有层中大量中性粒细胞、浆细胞和嗜酸性粒细胞浸润，可并发胃上皮萎缩、肠上皮化生和不典型增生。按其大体形态不同分为结节型、溃疡型、糜烂型3种类型。淋巴组织浸润与正常组织界限清楚，受累的黏膜表面可发生糜烂及浅溃疡。在胃液内可有大量的淋巴细胞存在，大小形态一致，为成熟的淋巴细胞。诊断标准为病理活检以上皮细胞与基膜间淋巴细胞浸润数大于25个/100个上皮细胞，以T细胞为主，约98%为CD8$^+$的抑制细胞。本病应与淋巴瘤，尤其是黏膜相关性淋巴组织（MALT）淋巴瘤鉴别。

（3）治疗：如合并H.pylori感染，应常规进行根除治疗。长期随访，监测H.pylori十分重要。有麦胶性肠病者针对其病因治疗。

（徐晓红　任　旭）

63. 幽门螺杆菌感染引起慢性胃炎的机制和病理学改变有哪些？

自从Warren和Marshall 1983年报告从人胃黏膜分离出幽门螺杆菌（H.pylori）后，就认为H.pylori与慢性胃炎之间有密切关系。后来大量研究资料充分表明H.pylori是慢性胃炎的一个重要致病原因：①H.pylori感染率与慢性胃炎发病率大致平行。②慢性胃炎H.pylori感染率随年龄增加而增高。③当H.pylori相关性胃炎经有效抗菌治疗H.pylori被根除后，慢性胃炎病理改变随之有好转。④健康志愿者口服H.pylori 3天后就出现急性胃炎的症状和改变。

（1）H.pylori相关性慢性胃炎的发病机制：尚不十分清楚，与多种因素有关。其中尿素酶在H.pylori致病机制中起十分重要的作用。H.pylori黏附在胃黏膜上，产生多种酶及其代谢产物或毒素，包括尿素酶及其代谢产物氨、过氧化物歧化酶、蛋白溶解酶，空泡细胞毒素（VacA，对上皮细胞有直接毒性破坏作用）等，均可造成胃黏膜损伤，形成胃炎。

慢性胃炎患者的H.pylori感染与慢性胃炎的活动性呈正相关，活动性慢性胃炎H.pylori感染率为84%～89%，而非活动性胃炎H.pylori感染率在27%～33%。胃黏膜不同部位H.pylori检出率亦不相同，胃窦部高于胃体部。慢性胃炎患者胃黏膜炎症程度其病理组织学改变与H.pylori感染轻重程度呈正相关。

（2）病理学改变：H.pylori感染可引起3种类型慢性胃炎，包括浅表性胃炎、弥漫性胃窦炎和多灶性萎缩性胃炎。持续感染H.pylori患者可从浅表性胃炎发展成萎缩性胃炎、肠上皮化生和不典型增生。H.pylori感染后胃黏膜首先呈非特异性炎性反应，黏膜层有以淋巴细胞、浆细胞为主的慢性炎症细胞浸润。H.pylori相关性胃炎的病理特点：①胃黏膜表面上皮变性。②胃黏膜固有层出现中性粒细胞浸润，提示活动性胃炎存在，为H.pylori感染的敏感标志。

（刘家骥　唐秀芬　任　旭）

 64. 胃幽门螺杆菌感染有哪些危害？根除幽门螺杆菌有哪些适应证？

（1）胃幽门螺杆菌（H.pylori）感染的危害：H.pylori是定植于人类胃黏膜的一种弯曲杆菌，其毒力及致病性强，与多种临床疾病相关。1983年澳大利亚病理科医生Warren和Marshall在慢性活动性胃炎患者胃镜活检标本中分离出H.pylori，并发现其与胃黏膜炎症密切相关。我国是H.pylori高感染率国家，感染率为40%～90%。H.pylori能抵抗胃酸和中性粒细胞的杀灭作用，并通过产生细胞毒素相关基因A蛋白（CagA）、空泡毒素A（VacA）、脂多糖、尿素酶等毒力因子，直接损伤黏膜上皮细胞引发炎性反应，使胃酸分泌过多，破坏黏膜-碳酸盐屏障，诱发胃炎、消化性溃疡等。H.pylori感染者中几乎都存在慢性活动性胃炎，与胃黏膜萎缩和/或肠化生发生、发展密切相关。H.pylori感染者15%～20%发生消化性溃疡，5%～10%发生H.pylori相关消化不良。H.pylori感染与胃癌和胃黏膜相关淋巴组织淋巴瘤（MALT淋巴瘤）发生有关。1994年WHO所属国际癌症研究机构将H.pylori感染列入胃癌的Ⅰ类致癌因子。胃MALT淋巴瘤H.pylori感染率为85%～90%，早期根除H.pylori治疗，其淋巴瘤可缩小或消失。

此外，H.pylori感染通过系统性炎性反应和自身免疫等机制尚可诱导胃肠道外疾病，如心脑血管疾病（CagA阳性H.pylori感染是动脉粥样硬化发生的独立危险因素之一）、不明原因的缺铁性贫血、特发性血小板减少性紫癜、维生素B_{12}缺乏症、口腔疾病等疾病相关。

（2）根除H.pylori适应证：第五次全国幽门螺杆菌感染处理共识报告（2017）H.pylori根除指征为消化性溃疡（不论是否活动和有无并发症史）、胃MALT淋巴瘤、慢性胃炎伴消化不良症状、慢性胃炎伴胃黏膜萎缩或糜烂、早期胃癌术后（内镜下或胃次全切除）、长期服用质子泵抑制剂、胃癌家族史、计划长期服用非甾体类抗炎药（包括低剂量阿司匹林）、不明原因的缺铁性贫血、特发性血小板减少性紫癜、其他幽门螺杆菌相关性疾病（如淋巴细胞性胃炎、增生性胃息肉、Ménétrier病）和个人有要求治疗者。对于根除H.pylori的指征目前仍有争议，主要涉及大量抗生素应用带来的危害。近期有专家提出，考虑到我国是H.pylori高感染率国家，治疗方面还是应该个体化，可结合患者年龄、接受程度等综合评估。H.pylori感染致病的多样性与携带不同H.pylori毒力菌株密切相关，有些低毒菌株对胃黏膜的侵犯弱，引起慢性胃炎的概率小，而带有致癌基因的CagA菌株感染可使机体处于高毒状态，这种高毒菌株对胃癌的发生发展有重要意义。根除H.pylori区分菌株的状态，可能有指导价值。

（徐晓红）

 65. 我国幽门螺杆菌的流行病学特点是什么？药物治疗有什么需要注意的以及有哪些方案？

（1）幽门螺杆菌（H.pylori）的感染遍及全世界，但不同人群中H.pylori检出率有很大区别。发展中国家H.pylori检出率高于经济发达国家，我国H.pylori感染率较高（40%～90%），2017年报道为52.2%。H.pylori检出率随着年龄增长而上升，每增加一岁就会增高1%～2%。经济发达国家的儿童H.pylori感染并不多见。北京协和医院应用^{13}C尿素呼气试验法调查山东和广州两个地区学龄前6～12岁儿童，H.pylori感染率分别为48%和42%。广州地区对健康人群进行调查，儿童期感染率每年以

3%～10%递增，10岁以后感染速度变慢。H.pylori感染途径目前仍认为是粪-口传播，也有人认为与水源污染有关，家庭成员密切接触亦可引起H.pylori的传播。

（2）药物除菌治疗注意事项：H.pylori的药物治疗主要是抗菌治疗，理论上讲，多种抗菌药物可用于抗H.pylori治疗，包括阿莫西林、红霉素、克拉霉素、甲硝唑、替硝唑、喹诺酮类、呋喃唑酮等。但是，由于H.pylori比较顽固，根除H.pylori需要两种以上抗菌药物联合治疗，并且需要同时应用PPI降低胃酸，改善胃内微环境。目前还没有一种药物或一个方案对H.pylori治疗根除率能达100%，近年来H.pylori对抗菌药耐药给临床除菌带来困难。我国根除H.pylori的抗菌药物耐药率未纳入相关权威机构的系统监测，其耐药率资料主要来自各项研究报道。我国H.pylori对克拉霉素、甲硝唑和左氧氟沙星的耐药率呈上升趋势，近年报道的H.pylori原发耐药率克拉霉素为20%～50%，甲硝唑为40%～70%，左氧氟沙星为20%～50%。H.pylori可对这些抗菌药物发生二重、三重或更多重耐药，报道的克拉霉素和甲硝唑双重耐药率＞25%。相比之下，阿莫西林、四环素和呋喃唑酮的耐药率仍很低。

在克拉霉素、左氧氟沙星和甲硝唑高耐药率情况下，三联疗法加入铋剂仍能提高H.pylori根除率。铋剂的主要作用是对H.pylori耐药菌株额外地增加30%～40%根除率。选择与铋剂联合治疗有铋剂不耐药，短期应用安全性高，治疗失败后抗菌药物选择余地大等优势。因此，除有铋剂禁忌外，经验治疗根除H.pylori应尽可能联合应用铋剂。

（3）根除H.pylori方案：我国2017年第五次全国幽门螺杆菌感染处理共识报告推荐的H.pylori根除方案见表2-1。

表2-1　H.pylori 根除四联方案中抗菌药物组合

方案	抗菌药物1	抗菌药物2
1	阿莫西林1000mg，2次/天	克拉霉素500mg，2次/天
2	阿莫西林1000mg，2次/天	左氧氟沙星500mg，1次/天或200mg，2次/天
3	阿莫西林1000mg，2次/天	呋喃唑酮100mg，2次/天
4	四环素500mg，3次/天或4次/天	甲硝唑400mg，3次/天或4次/天
5	四环素500mg，3次/天或4次/天	呋喃唑酮100mg，2次/天
6	阿莫西林1000mg，2次/天	甲硝唑400mg，3次/天或4次/天
7	阿莫西林1000mg，2次/天	四环素500mg，3次/天或4次/天

注：标准剂量（PPI＋铋剂）（2次/天，餐前半小时口服）＋2种抗菌药物（餐后口服）。标准剂量PPI为艾司奥美拉唑20mg、雷贝拉唑10mg（或20mg）、奥美拉唑20mg、兰索拉唑30mg、泮托拉唑40mg、艾普拉唑5mg，以上PPI选择1种；标准剂量铋剂为枸橼酸铋钾220mg。

根除H.pylori与其毒力、菌量及基因突变等有关，H.pylori基因突变导致耐药，包括大环内酯、喹诺酮、阿莫西林和甲硝唑等。近年观察到高效抑酸剂与根除H.pylori有关。大剂量PPI如艾斯奥美拉唑＋阿莫西林双联方案与铋剂四联方案作用相当，副作用少。判断H.pylori感染的治疗效果应根据H.pylori的根除率，而不是清除率。实际上H.pylori被清除后1个月内又恢复阳性者可达30%以上，所以清除率不能真正反映药物疗效。H.pylori根除评估应在除菌治疗结束后4～8周进行。

（刘家骥　唐秀芬　任　旭）

66. 消化性溃疡是如何发生的？

消化性溃疡主要包括胃溃疡、十二指肠溃疡、复合性胃十二指肠溃疡、幽门管溃疡、球后溃疡、老年消化性溃疡及胃手术后吻合口溃疡等。1910年Schwarz提出"无酸无溃疡"的著名理念，胃肠道黏膜被胃酸和胃蛋白酶自身消化而形成溃疡，故称为消化性溃疡。1983年Warren和Marshall在人体胃的黏膜活检标本中分离出幽门螺杆菌（H.pylori）之后，确定了H.pylori感染在消化性溃疡发病机制中的重要作用。

消化性溃疡的发生是损害因素与防御因素之间平衡失调所致。损害因素包括H.pylori感染，胃酸和胃蛋白酶的作用，非甾体抗炎药（NSAID）及应激等。防御因素包括胃黏液、碳酸氢盐、黏膜血流、前列腺素和表皮生长因子等。其他因素：遗传因素、精神心理因素、伴系统性慢性疾病等在溃疡病的形成中也起着一定的作用。非H.pylori感染和非NSAID的消化性溃疡约占全部患者的4%。

近年来已肯定H.pylori感染与溃疡病的发病和治愈后复发密切相关。十二指肠和胃溃疡患者H.pylori感染率分别为90%～100%和80%～90%，而正常成人H.pylori感染率约50%。前瞻性研究H.pylori感染者溃疡病的检出率13%～23%，显著高于非H.pylori感染者。根除H.pylori缩短溃疡病治疗时间，提高溃疡愈合率，尤其可使顽固性溃疡愈合。循证医学研究显示根除H.pylori后，溃疡病的1年复发率降至10%以下。甚至无H.pylori重复感染者，5年或更长时期中，溃疡无复发。H.pylori已进化为对胃酸具有特殊适应能力的细菌，它能在胃的酸性环境中生存，形成某种吸附因子，避免被宿主免疫系统清除，引起胃黏膜炎性反应，具有致病作用。

Goodwin把H.pylori对胃黏膜屏障的破坏作用比作雨水对"屋顶"的破坏，给屋内造成灾难一样，称为"屋漏"学说。H.pylori致病机制主要为：①使H.pylori穿透黏液层在胃上皮细胞表面定植。②产生对黏膜屏障起破坏作用的多种酶及其代谢产物，如尿素酶及其代谢产物氨等。③宿主的免疫应答介导的各种炎症细胞及炎症介质反应损伤黏膜屏障。④产生对上皮细胞有直接毒性破坏作用的空泡毒素相关蛋白A（VacA）或细胞毒素相关蛋白A（CagA）等。H.pylori破坏了包括上皮细胞的黏膜屏障，使胃酸得以反向弥散侵入黏膜，导致黏膜进一步损伤，并最终形成溃疡。南美学者Narks综合了近年来观点，认为溃疡病本质上是H.pylori相关性疾病，而胃酸、胃蛋白酶的作用是决定发病的关键因素。

NSAIDs和阿司匹林也是消化性溃疡的重要病因之一。服用NSAIDs和阿司匹林的人群中，有15%～30%会发生消化性溃疡。NSAIDs和阿司匹林使溃疡出血、穿孔等并发症发生的危险性增加4～6倍，而老年人中消化性溃疡及其并发症发生率和病死率约25%与NSAIDs和阿司匹林有关。NSAIDs和阿司匹林对胃肠道黏膜损伤的机制包括直接局部作用和系统作用两方面。局部作用为NSAIDs和阿司匹林透过胃肠道黏膜上皮细胞膜弥散入细胞内，直接对胃肠道黏膜产生毒性，从而激活中性粒细胞介导的炎性反应，促使上皮糜烂、溃疡形成；系统作用主要是NSAID和阿司匹林抑制环氧合酶1，减少对胃黏膜具有保护作用的内源性前列腺素的合成，进而引起胃黏膜血供减少，上皮细胞屏障功能减弱，进一步损伤黏膜上皮，导致糜烂、溃疡形成。

（徐晓红　陶　铸　任　旭）

 67. 消化性溃疡主要有哪些？各有何特点？

消化性溃疡主要包括胃溃疡、十二指肠溃疡、复合性胃十二指肠溃疡、幽门管溃疡、球后溃疡、老年消化性溃疡、胃手术后吻合口溃疡及促胃液素瘤相关溃疡等。各部位溃疡应有各自的临床特点，但从胃镜检查与临床症状对照结果来看，临床症状的差异难以区分不同部位的溃疡，分型应以胃镜检查为准。本题就胃、十二指肠溃疡以外的其他几种特殊类型溃疡（special ulcer）特征分述如下。

（1）幽门管溃疡：指发生于幽门前区（prepyloric）的溃疡，占消化性溃疡的4%～5%。幽门管溃疡也可由NSAID引起，解剖学上属于胃溃疡，而病理生理和临床表现则与十二指肠球部溃疡相似。常伴有高胃酸分泌，疼痛节律性不明显，疼痛多发于餐后不久。因易发生幽门管黏膜水肿，幽门相对狭窄，患者常伴有恶心、呕吐。采取根除幽门螺杆菌（H.pylori）结合PPI和改善黏膜屏障的药物治疗，能提高疗效，需外科手术治疗的病例减少。瘢痕收缩可引起慢性幽门梗阻，需要内镜下扩张术或手术治疗，要注意除外胃癌。

（2）复合性溃疡：指胃和十二指肠同时存在的溃疡。占消化性溃疡的6%～7%，多见于男性，临床症状无特异性。一般球部溃疡在先，后出现胃溃疡，认为高胃酸分泌是主要原因。在复合性溃疡中，伴有恶性溃疡的较单纯胃溃疡低。出血（40%～50%）或幽门梗阻并发症较多。

（3）多发性溃疡：指在胃或十二指肠同一解剖部位同时发生两处或两处以上的溃疡，胃多发溃疡多数是由于阿司匹林或NSAID药物所致。促胃液素瘤可引起十二指肠多发溃疡，较一般消化性溃疡症状重，治疗所需药物剂量大。位于十二指肠球部的多发性溃疡在愈合过程中容易引起球部变形或狭窄。

（4）球后溃疡（postbular ulcer）：指发生在球后环形皱襞（Kerchring皱襞）移行部以下的（降部、水平部，包括胆胰管开口的乳头附近）的溃疡，临床上较少见，约占全部十二指肠溃疡的5%。临床症状主要是右上腹痛伴恶心或呕吐，少数患者腹痛剧烈与胆胰疾病相似。60%患者有腹泻，约半数患者有瘢痕痉挛所致肠腔狭窄。70%～86%有消化道出血。注意与肿瘤浸润十二指肠鉴别。

（5）老年消化性溃疡：临床表现多不典型，无症状或症状不典型者比率较高，疼痛多无规律。老年人无症状溃疡（silence ulcer）在NSAID相关溃疡中占30%～40%，多在内镜检查时或因出血、穿孔等并发症时被发现，详见第72问。

（6）促胃液素瘤（gastrinoma）：少见。曾称胃泌素瘤、卓－艾综合征，详见第515问。

（陶　铸　徐晓红　任　旭）

 68. 消化性溃疡内镜下如何分期？各期有何特征？

消化性溃疡的分期是将溃疡的发生、发展的临床演变过程分为几个不同阶段，内镜下可分为3个病期。分期可作为一种客观指标，对指导临床用药、观察疗效或学术研究有实用价值。

溃疡病分期方法是20世纪中期纤维胃镜在临床广泛应用以后，镜下对溃疡病的临床经过有了深入了解，先由日本学者畸田隆夫提出，之后进一步完善，目前国内广泛采用崎田、三轮分类法。崎田、三轮分期是将消化性溃疡（胃、十二指肠溃疡）临床经过分为3期：活动期（A期）、愈合期（H期）和瘢痕期（S期）。各期分为两个阶段（A_1、A_2、H_1、H_2、S_1、S_2）。

（1）活动期：为急性期，即溃疡病发病初期。此期特点是溃疡底部苔厚，周边炎症显著，与正常组织界限模糊。

A_1期：溃疡多呈圆形或椭圆形，边缘水肿，界限清晰。底部覆盖厚苔，苔亦可超出溃疡边缘呈溢出现象。有时可见渗血、新鲜血凝块或裸露的血管等。

A_2期：溃疡深度较A_1期深，边缘水肿减轻，底部苔仍较厚，溃疡边缘无红色再生上皮。

（2）愈合期：此期溃疡面积缩小、变浅，苔变薄，急性炎症表现的充血、水肿消失，出现再生上皮和黏膜皱襞集中。

H_1期：溃疡变形（非圆形）、面积缩小，苔变薄，边缘水肿消失，出现红色栅状再生上皮和黏膜皱襞集中像。

H_2期：溃疡面积进一步缩小，仍有少许薄的白苔，边缘可见明显的红色再生上皮和皱襞集中像。

（3）瘢痕期：此期溃疡已愈合，形成瘢痕，表面已完全由再生上皮覆盖。

S_1期：此期溃疡面已消失，仅有黏膜皱襞集中的瘢痕像，原溃疡处由红色的再生上皮覆盖，又称为红色瘢痕期。此期仍不稳定，溃疡可以再发。

S_2期：此期在S_1期的基础上进一步愈合，再生上皮增厚，皱襞集中处新生黏膜由红色转为白色，称为白色瘢痕期。代表溃疡愈合并稳定。

崎田、三轮溃疡病内镜下分期中还分出H_3期（图2-7），是指溃疡基本进入S期，但仍有少许白苔，将介于H_2期与S_1期之间的溃疡称为H_3期溃疡。另外，特殊类型十二指肠溃疡中有霜斑样溃疡，一处或多处白苔形如霜斑样，是活动期抑或愈合期在分期中未能表述。值得注意的是，并非所有的溃疡都会按上述生活周期顺序演变，有时会在发展途中返回前一期。从S_1期变成S_2期所需的时间也因人而异，

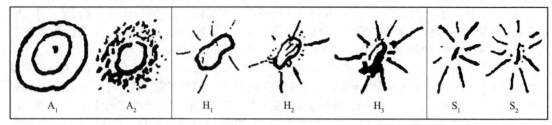

图2-7　溃疡病崎田-三轮分期内镜所见
（引自日本医师会编《消化管内视镜のABC》）

有人可长时间停留在S₁期。

溃疡愈合后局部瘢痕的形态结构和功能，即所谓溃疡愈合质量（quality of ulcer healing，QOUH）与溃疡的复发率之间有明显相关性。随访发现，瘢痕处再生黏膜的形态与其功能密切相关，处于S₁期患者复发率明显高于S₂期。对此竹本忠良等结合色素内镜、放大内镜、超声内镜观察所见，将瘢痕期又细分为Sa期、Sb期、Sc期。

Sa期：瘢痕中央凹陷，再生黏膜发红，呈向心性放射状排列。Sb期：瘢痕中央凹陷消失，再生黏膜发红呈颗粒状，但颗粒较粗。Sc期：瘢痕中央凹陷消失，再生黏膜色泽与周围黏膜大体相同，再生黏膜呈细致、均匀的颗粒状。随访资料显示。Sc期溃疡复发危险性显著低于Sa期和Sb期，提示Sc期的愈合才是溃疡较完全愈合。

（陶　铸　徐晓红　任　旭）

69. 难治性溃疡的形成因素和治疗原则是什么？

难治性溃疡是指经正规内科治疗3个月未愈合的溃疡。内镜下难治性溃疡的特征为：①溃疡深而大，壁如凿。②溃疡周边隆起显著，且有结节。③溃疡周围黏膜皱襞显著集中。④各种线状溃疡或溃疡伴弧形样变。对难治性溃疡在胃镜检查时一定要做多部位活检，以除外恶性或癌变。

（1）难治性溃疡的形成因素：随着有强效抑酸作用的PPI问世和以根除幽门螺杆菌（H.pylori）列为溃疡病常规疗法之后，难以愈合的消化性溃疡现已很少见。导致难治性溃疡的可能因素如下。

1）治疗中患者未遵守医嘱、不能按时连续服药、服药量不足、停药过早、生活不规律、吸烟、饮酒等因素影响溃疡愈合，造成溃疡反复发作。

2）伴有影响溃疡病用药的疾病，如结核、糖尿病，或风湿症等需长期服用非甾体抗炎药（NSAID）者。研究认为未能有效根除H.pylori感染是造成溃疡复发和慢性过程的重要因素。

3）溃疡深度：溃疡深度比溃疡面积大小对影响愈合的关系更密切。溃疡深，且瘢痕多的溃疡，再生上皮不易覆盖，难以愈合。

4）溃疡部位：胃角和胃窦部溃疡较胃体部难愈合，后壁溃疡较前壁难愈合。

5）溃疡的形态：线状溃疡和反复发作慢性胼胝性溃疡可形成难治性溃疡。据日本竹本等报道，十二指肠球部或胃窦部的线状溃疡，长度＞3cm多形成难治性溃疡。

6）高胃酸分泌状态未除去：如存在甲状旁腺功能亢进症或胃泌素瘤等。

（2）治疗原则

1）明确病因并相应治疗：是否有H.pylori感染或服用NSAIDs/阿司匹林药物；明确其他原因如克罗恩病、结核等所致溃疡，排除恶性溃疡。吸烟者要戒烟。明确溃疡病因后作相应处理。

2）优化抑酸作用：空腹（餐前半小时）服用PPI的疗效比餐后服用高。PPI的代谢或抑酸强度受到宿主细胞色素CYP2C19基因多态性影响。建议选择受CYP2C19基因多态性影响较小的PPI（如埃索美拉唑或雷贝拉唑），可提高疗效。尽管多数消化性溃疡用标准剂量PPI每日1次治疗即可愈合，但少数患者需要用加倍剂量PPI治疗（每日2次）才能获得满意的抑酸效果。

3）酌情延长疗程：溃疡的愈合速度与溃疡大小有关，胃巨大溃疡（直径＞2.5cm）愈合所需要的时间一般＞8周，故应适当延长疗程。

（徐晓红　陶　铸　任　旭）

 70. 溃疡病的复发因素有哪些？预防复发维持治疗适合哪些患者？

许多研究显示在服用PPI抑酸剂1～4天后溃疡病疼痛等症状即可缓解，根除幽门螺杆菌（H.pylori）后，继续服用PPI治疗4周（十二指肠溃疡）或8周（胃溃疡），其溃疡愈合率都在90%以上，甚至高达98%。但停药1年后仍有较高复发率，甚至根除H.pylori组也不能完全避免溃疡复发。如何消除溃疡复发因素、减少复发对治疗溃疡病非常重要。

（1）溃疡病复发因素

1）根除H.pylori：根除H.pylori后，溃疡复发率显著低于单用抑酸剂治疗组和未根除H.pylori组，提示H.pylori是导致溃疡复发的主要因素，这其中包括未进行根除H.pylori治疗和根除治疗后H.pylori再次转为阳性者。后者包括再燃和再感染两种可能，近年来多项研究表明再燃可能是H.pylori感染复发的主要因素，应对H.pylori感染者再次进行根除治疗。

2）消除不良生活习惯：引起溃疡病复发因素包括不良的生活习惯，吸烟、嗜酒和长期服用对胃黏膜有损伤的药物，如非甾体抗炎药（NSAID），以及生活高度紧张，睡眠不足等。因此戒烟、限酒和建立良好的生活习惯对减少溃疡病复发有重要临床意义。

3）治疗伴随疾病：如甲亢、门脉高压性胃黏膜病变等。

4）NSAIDs溃疡的处理：暂停或减少NSAIDs用药剂量，既往有溃疡病史或必须用NSAIDs药物治疗的溃疡高危人群，同时服用PPI治疗。

（2）药物维持治疗：药物维持治疗曾是预防胃溃疡复发的重要措施之一，但根除H.pylori的预防效果应更好。对有下述情况的患者应给予维持治疗：①有复发史的H.pylori阴性溃疡。②根除H.pylori后仍复发的溃疡。③H.pylori难以根除的溃疡。④需要长期服用NSAID的高龄患者。维持治疗的方法很多：①全剂量或半剂量维持治疗（通常用半剂量）。②短程或长程维持治疗。后一种方法因服药时间过长，费用高，目前已很少有人采用。③间歇疗法或自我监护疗法：间歇疗法即溃疡病发作期间给予充分治疗，缓解期不服药，当溃疡再次复发时，再给予充分治疗。自我监护疗法为患者根据自觉症状有复发预兆或疼痛时立即服药，症状消失后停药，即症状自我监护法（SSC）方案。间歇疗法和自我监护疗法的区别在于：前者的服药和停药以医生诊断为主，而后者多凭自我感觉。在这些治疗方案中，早期应用的抑酸药物是H$_2$受体拮抗剂，近年来多由PPI替代。

（陶　铸　徐晓红　任　旭）

 71. 消化性溃疡并发出血的特点是什么？内镜下溃疡容易发生再出血有哪些所见及如何治疗？

（1）消化性溃疡出血流行病学：占各种原因的急性上消化道出血的50%以上。通常十二指肠溃疡并发出血比胃溃疡稍高，老年溃疡病无论是十二指肠溃疡抑或胃溃疡并发出血，均高于中青年人群。一般初发溃疡的出血倾向较大，患病10年以上溃疡出血率减少。统计资料显示十二指肠溃疡再出血发生率为30%～50%，胃溃疡的第二次出血率为6%～40%。

（2）并发出血的特点：溃疡出血可以突然发生，表现为呕血和/或黑便，也可以隐性出血，患者如长期少量出血可表现为小细胞低色素性贫血。出血量的多少与被侵蚀的血管大小有关，动脉性出血一般速度快、出血量大，迅速出现临床症状。通常认为每日出血量在5ml以上时，大便潜血呈阳性，出血量达50～100ml时出现柏油样便，胃内积血量大于250ml时可引起呕血。一次性出血量小于400ml时，循环血量可由组织液和脾贮血补充，一般不引起全身循环状态改变。

溃疡病出血的临床症状轻重取决于出血量和失血速度、出血前机体的健康情况以及有无其他疾病和血红蛋白的水平。少量出血或缓慢中等量出血可不出现明显症状。急性大出血，可出现休克，如心悸、冷汗、口渴、恶心、上腹部不适、烦躁、晕厥等。体检时表现面色苍白、皮肤湿冷、心率加速、血压下降等。急性出血量判定通常可通过收缩血压、休克指数（休克指数＝脉搏/收缩压）、血细胞比容、血红蛋白等评估。

（3）内镜下溃疡容易发生再出血的所见：根据溃疡基底特征可判断患者发生再出血的风险，凡基底有血凝块，血管显露者易于再次出血，Forrest分级（表2-2）有助于指导后续治疗。Forrest Ⅰ a级为喷射样出血，Ⅰ b级活动性渗血，Ⅱ a级血管显露，Ⅱ b级附着血凝块，Ⅰ a至Ⅱ b的再出血率为22%～55%，为高危征象者，需要内镜下止血治疗。Ⅱ c级黑色基底，Ⅲ级基底洁净，再出血率为分别为10%和5%，认为不需要内镜下止血处置。非动脉性出血（Ⅰ b，Ⅱ b和Ⅲ级）的转归明显优于动脉性出血（Ⅰ a和Ⅱ a级）。

表2-2　消化性溃疡Forrest分级及再出血率

Forrest分级	内镜下表现	再出血率（%）
Ⅰ a	喷射样出血	55
Ⅰ b	活动性渗血	55
Ⅱ a	血管显露	43
Ⅱ b	附着血凝块	22
Ⅱ c	黑色基底	10
Ⅲ	基底洁净	5

（4）治疗：主要是补充血容量，应用抑酸药物，建议在内镜诊疗前静脉给予大剂量PPI，如艾司奥美拉唑（80mg静脉注射＋8mg/h速度持续输注72h）。常用的内镜止血方法包括药物局部注射、热凝止血和机械止血3种，药物注射可选用1∶10000肾上腺素盐水、高渗钠－肾上腺素溶液等，优点是简单易行；热凝止血包括高频电凝、氩离子凝固术、热探头、微波等，止血效果可靠；机械止血主要是采用各种止血夹，尤其适用于活动性出血。其他新型止血方法，例如喷洒止血粉（Hemospray和多聚糖止血粉等）或组织胶注射等。对于低危征象者（Forrest分级Ⅱ c和Ⅲ级）可采用常规剂量PPI治疗，如埃索美拉唑40mg静脉输注，2次/日。

（徐晓红　陶　铸　任　旭）

 72. 老年消化性溃疡有何特点？

（1）老年消化性溃疡及病因：指发生在65岁以上人群的消化性溃疡（溃疡病变深达黏膜下层或以上）。主要病因包括幽门螺杆菌（H.pylori）感染；服用非甾体抗炎药（NSAID）；应用其他药物（激素、抗血小板、抗凝药物等）；合并其他疾病（胃大部切除吻合口溃疡等）；原因不明（占20%～25%，可能与胃排空减慢，黏膜血流减少及吸烟等有关）。老年人消化器官同身体其他器官一样，在功能方面和生理方面均出现一系列退行性变化，表现对疾病的反应性降低，愈合能力差，老年消化性溃疡与青壮年人相比有许多特点。

（2）发生部位特点：以胃溃疡为主，青壮年十二指肠溃疡多，二者之比为（2.0～5.6）∶1。随着年龄增长，十二指肠溃疡患病率下降，胃溃疡患病率呈上升趋势。据北京地区统计显示61岁以上十二指肠溃疡占11.04%，胃溃疡占23.93%。老年溃疡病男女患病率较接近，男性比女性稍多，国内统计资料老年组男女之比为（2.1～3.2）：1。青壮年溃疡病男女之比为（3.36～7.4）：1（男性多发）。

（3）临床表现：无症状或症状不典型者的比率较高，仅有1/3病例有典型上腹痛症状。部分病例以出血或穿孔为首发症状。溃疡症状多数表现为模糊的上腹部隐痛或不适感，疼痛周期性和节律性不明显，易误诊为功能性消化不良。

（4）病程迁延、复发率高、初发病例多：老年消化性溃疡面积大，愈合慢，且容易复发。H.pylori感染者必须根除治疗，防止复发。约25%老年十二指肠溃疡和40%老年胃溃疡与服用NSAID有关（初发病例）。不能停用NSAID或阿司匹林者，溃疡愈合后，仍要长期维持PPI治疗防止复发。

（5）巨大溃疡和高位溃疡：常见于老年人，直径1.0cm以上的溃疡占46%～64%，少数胃溃疡直径2.5cm以上（巨大溃疡），直径达5.0cm的胃溃疡和2.0cm的十二指肠溃疡也并非少见。在溃疡发生部位上，随着年龄的增高，高位溃疡增多。溃疡经药物治疗多能痊愈，但在诊断时应与胃癌进行鉴别。

（6）复合性及多发性溃疡增多：胃及十二指肠同时发生溃疡的概率较青壮年为高，复合型溃疡占总例数的7.7%～14.3%。胃多发性溃疡较青壮年增多，这与老年人胃肠黏膜防御能力降低有关。

（7）并发症多、死亡率高：①出血：老年溃疡病出血率高，50岁以上患者，并发出血者占50.5%。出血量大，统计老年人出血量大于1000ml者达25%，而青年组仅占10%。出血伴休克者，老年组占14.6%，青年组占4%。②老年人胃溃疡穿孔比青壮年高2～3倍，而且穿孔死亡率也由老年前期的2.3%增长至13.7%。穿孔的临床体征不明显，很少出现剧烈腹痛、板状腹等急腹症的特征，因此常延误诊断和治疗。③并发幽门梗阻多，易出现碱中毒、脱水、低血钾及全身衰竭症状，增加治疗难度。④癌变：巨大溃疡较多，伴萎缩性胃炎多，癌变发生率比青壮年高。

（陶　铸　徐晓红　任　旭）

73. 诱发应激性溃疡的常见应激源和危险因素有哪些？如何合理预防性用药？

应激性溃疡（stress ulcer，SU）是指机体在各类严重创伤、危重疾病或严重心理疾病等应激状态下，发生的急性胃黏膜糜烂、溃疡。严重者可并发消化道出血、甚至穿孔，病死率高。应激性溃疡的病因、发病机制目前尚不清楚，目前认为胃黏膜防御屏障功能降低与胃黏膜损伤因子作用相对增强是SU发病的主要机制。

（1）常见的应激源：诱发SU的基础疾病称为应激源，根据应激性溃疡防治专家建议（2018版）常见的应激源包括：①严重颅脑、颈脊髓外伤。②严重烧伤，烧伤面积超过30%。③严重创伤、多发伤；④各种困难、复杂手术；⑤脓毒症；⑥多器官功能障碍综合征（MODS）；⑦休克，心、肺、脑复苏后；⑧严重心理应激；⑨心脑血管意外等，脑出血量大，出血部位在脑室、丘脑或脑干。以上两种情况（①和②）发生的SU又分别称为Cushing溃疡和Curling溃疡。

（2）危险因素：在应激源存在的情况下，以下因素会增加SU并发出血的风险：①机械通气超过48h或接受体外生命支持。②凝血机制障碍或使用抗凝或抗血小板药物。③原有消化道溃疡或出血病史。④大剂量使用糖皮质激素或合并使用NASIDs。⑤急性肾衰竭或肾脏替代治疗。⑥急性肝衰竭或慢性肝病。⑦急性呼吸窘迫综合征（ARDS）。⑧器官移植等。⑨存在以上3种危险因素出血风险更高。

（3）临床经过（疾病过程）：SU或应激性急性胃炎多在严重的应激因素作用24小时之后出现，大多集中在原发病发生的3～5天内出现上消化道出血，也有少数患者在24小时内或2周左右。一般出血量较少，能在短期内恢复。出血多时可出现失血性休克，如果得不到及时的处理，死亡率高达50%。国际多中心调查显示高达80%ICU的患者接受了不当的SU的预防（SUP）治疗。因此，严格把握SUP用药和停药指征，对无指征患者避免使用SUP药物，避免PPI等药物的过度使用。

（4）治疗：SUP包括积极处理原发病和危险因素，加强胃肠道监护及尽早行肠内营养。对有SUP用药指征者，根据应激性溃疡防治专家建议（2018版）给予药物治疗。

1）SUP用药指征包括：①机械通气超过48h或接受体外生命支持。②凝血机制障碍或使用抗凝或抗血小板药物。③原有消化道溃疡或出血病史。④严重颅脑、颈脊髓外伤。⑤严重烧伤（烧伤面积＞30%）。⑥严重创伤、多发伤。⑦各种困难、复杂手术。⑧急性肾衰竭或肾脏替代治疗。⑨慢性肝脏疾病或急性肝衰竭。⑩ARDS。⑪休克或持续低血压。⑫脓毒症。⑬心脑血管意外等。⑭严重心理应激，如精神创伤等。

2）SUP用药：PPI静脉滴注，12h滴注1次，至少连续3天，亦可再服黏膜保护剂。当病情稳定，可肠内营养或已进食，或转入普通病房后，改为口服用药，并逐渐停药。

（徐晓红　任　旭）

 74. 应激性溃疡有何临床表现？如何诊断和治疗？

（1）临床表现：应激性溃疡（SU）的发生大多集中在原发病发生的3～5天内，少数可发生在2周左右。Cushing溃疡多于颅脑损伤后1～2周内发生，Curling溃疡常在重度烧伤数小时后出现。患者常无明显的前驱症状，主要表现为呕血和/或黑便，严重者可出现失血性休克。少数SU发生穿孔而出现急腹症。可有非显性出血患者，对于便潜血实验阳性或不明原因血红蛋白浓度下降≥2g/L，要考虑SU出血可能。

（2）诊断：有应激源相关病史及相关危险因素，在原发病后2周内出现上消化道出血，实验室检查异常，可拟诊SU。内镜检查发现急性糜烂、溃疡等病变存在，即可确诊SU。镜下表现通常以多发性糜烂、溃疡为主，伴随点状或斑片状出血或黑褐色大面积地图样血痂。溃疡深浅大小不一，深度可至黏膜下层、固有肌层甚至浆膜层。病变以胃体、胃底为主，也可波及食管、十二指肠或空肠。轻症经治疗病变黏膜在数日内即可修复。

（3）治疗：首先是治疗原发病，消除应激源。轻症者以适当禁食、补液、静脉给予抑酸剂。对中重度病人除上述治疗外，应严密观察生命体征，及时补液，必要时输血，纠正休克。迅速提高胃内pH值，使之≥6，促进血小板聚集和防止血栓溶解。选择PPI静脉给药（建议大剂量），对有凝血机制障碍者给予血小板悬液、凝血酶原复合物。早期肠内营养对危重症病人具有良好的营养支持作用，而且持续的食物刺激有助于胃肠道黏膜完整性的维持、增强黏膜屏障功能，可能对预防SU有重要意义。药物治疗仍不能控制病情，如果条件许可，应紧急内镜检查明确诊断，同时进行内镜下止血处置。出血停止后应继续使用抗溃疡药物，直至溃疡愈合，推荐使用PPI，疗程4～6周。治疗无效者（包括放射介入）可考虑手术治疗。

（徐晓红　任　旭）

 75. 何谓Dieulafoy溃疡及有何临床特点？内镜和病理学特征如何？

（1）Dieulafoy溃疡：又称杜氏溃疡或胃黏膜下恒径动脉出血，是一种较罕见的上消化道出血性疾病。1884年首先由Garland首次描述了这种病变（报告2例称胃黏膜下粟粒样动脉瘤），1898年法国外科医生Dieulafoy报道7例突发致命性大出血，称其为"胃浅小溃疡"，并指出其溃疡的特征。本病的发病机制现尚不完全清楚，多数学者认为病因为先天性血管畸形，是以黏膜下层小动脉畸形或微小动脉瘤为病理基础。85%的病变发生在胃左动脉供血区，局部黏膜因炎症、受压或机械性损伤时，发生动脉（直径通常为1～3mm）破裂引起上消化道大出血，是较罕见的出血原因。随着急诊内镜的普及，检出率呈逐年增多趋势，文献报告占急性上消化道出血的1.1%～2.0%。

（2）临床特点：本病可发生在任何年龄，以男性多发，常以突然大量上消化道出血起病，而无明显溃疡病病史和症状。并发失血性休克者达54%，以往报告病死率达61%，现经急诊内镜止血治疗死亡率已明显下降，有报告低于10%。多数病例出血可自行停止，但常反复间断发作。80%以上的病变位于胃食管交界处以下的胃侧6cm以内的小弯侧，日本大岛等报告以胃上部后壁为多见，少数发生在胃窦部、十二指肠和直肠。其次内镜检出率与距出血时间有关，一般情况是在有活动性出血时镜检确诊率较高。

（3）内镜下特点：急诊内镜检查是本病的主要诊断方法，半数病例是在两次以上胃镜检查时发现。①溃疡大多数见于贲门部和胃体部，最大直径10mm以下者较多。②溃疡呈圆形或椭圆形，境界清晰，周边无隆起及硬结。③溃疡表浅，表面多数无苔，少数有轻微糜烂。④溃疡底部常有暴露的血管、凝血块、血栓和淤斑。⑤在急诊内镜检查时可见到动脉喷射性或搏动性出血。对糜烂和浅小溃疡底部有搏动性出血、局部有血痂和血栓覆盖或见见血管断端时有利于本病诊断。

（4）病理组织学特征：多数病变部位都有先天畸形和走行异常血管。组织学表现：①局限黏膜浅表溃疡性病变。②溃疡周围黏膜正常，无隆起或硬结。③溃疡底可见破裂动脉，直径为0.4～2.0mm。近年来对本病治疗的首选方法是内镜下治疗，包括经内镜下局部注射、热凝或机械（金属夹）止血等治疗方法。仅有5%的病例需要手术治疗。

（陶　铸　徐晓红）

76. 临床常见的胃石症有哪些类型？如何治疗？

（1）胃石症（gastric bezoar）：是胃内源性异物的一种，因摄入了某些既不能被消化又不能及时通过幽门的物质，在胃内滞留并凝结成块。

（2）胃石的种类：分为植物性胃石、动物性胃石、药物性胃石和混合性胃石等，其中以植物性胃石最常见。统计资料表明在胃镜检查中胃石的检出率可达0.4%，说明胃石症在临床上并非少见。病程在6个月以内为急性，常见于空腹摄入大量柿子、山楂或黑枣者，在黑龙江省医院消化病院胃石症患者中最多的是山楂性胃石，其次是柿胃石。在山楂性胃石中进食最少的1例中年女性仅吃过两粒山楂。笔者曾遇到因一次性服用250ml牛油治疗胃痛而形成牛油性胃石的病例。病程超过6个月为慢性，患者常不能提供特殊物质摄入史。毛发性胃石形成中，患者中多有嚼食毛发的怪癖或用毛发治病的经历。国内曾有长达40cm，中部直径9cm，重达1400g的特大毛发性胃石的报告。药物性胃石中，除了医用硫酸钡、制酸剂和铋剂以及一些坚硬的中药丸剂可形成医源性胃石外，近年来有因用高浓度牛奶喂养低体重新生儿，形成乳酸性胃石的报告，已引起了临床医生的注意。

（3）临床特点：胃石在临床上常见症状是上腹部疼痛、饱胀、恶心、呕吐、厌食，常见的并发症为胃溃疡和慢性出血性胃炎。山楂性胃石多在进食山楂后5天至2周内发病，多表现为急性上腹痛和消化道出血。胃石病人除胃区有压痛外，部分病例尚可以在胃区触及质硬、光滑可移动的包块。胃镜检查常可发现胃黏膜的伴发炎症和溃疡（90%以上伴有胃角和胃窦溃疡）。

（4）治疗：①药物治疗：植物性胃石可口服碳酸氢钠、α-糜蛋白酶及胃蛋白酶等松解、溶解，或给于促胃肠动力药、抑酸剂以及黏膜保护剂治疗。②内镜下碎石、取石：常用的治疗方法包括碎石术（用活检钳、异物钳、套圈器、取石或碎石网篮等行机械性碎石，碎石后取出或待排出）或向胃石内注入碳酸氢钠等碱性药液使胃石崩解。胃石质地坚硬（少见）而无法破碎者，可在内镜直视下激光或液电碎石治疗，胃石一经排出疾病即得到治愈。

（5）预防：为预防胃石发生，首先避免空腹进食大量柿子、黑枣等。因其鞣酸、柿涩酚含量较高，在胃酸作用下易与蛋白质结合形成分子较大、不溶于水的鞣酸蛋白沉淀在胃内。鞣酸蛋白再与柿子中的树胶及果胶一起将柿皮、柿核等植物纤维粘合在一起，而形成胃石。其次不要过量进食山楂、并克服嚼食毛发的怪癖。

（陶　铸　徐晓红）

胃内异物的诊断和治疗要点如何？

上消化道异物包括食管异物、贲门口异物、胃内异物和十二指肠异物。食管异物在第一章食管部分已有论述，胃内异物与食管异物有些不同点，下面专门讨论。

（1）胃内异物种类：①外源性异物：多数为此类。主要为误吞或故意吞入的各种物体，误吞服的常见硬币、纽扣、钥匙等，故意吞入的常见物有钢笔、牙刷、餐具等，少数是由于手术后器械遗留在消化道内等。②内源性异物：最常见的原因为胃石，偶然有通过瘘管进入胃内的胆石等。

（2）异物损伤：异物在胃内引起的症状和停留的时间随异物的大小、形状、性质而定。通常直径不超过2cm，边缘圆钝的长圆形异物多可通过食管进入胃内，并经肠道自行排出体外。尖锐异物如通过食管，锐利带钩的异物可以卡在或钉在胃壁上，细长型的异物在成年人超过10cm，儿童超过6cm时一般不易通过十二指肠，而嵌顿在十二指肠弯曲处。胃内异物可以对胃壁黏膜造成机械性损伤，形成糜烂性胃炎或溃疡，化学性异物可以造成相应的化学性损伤。异物进入肠道后，在移动中仍可能中途停顿，导致肠道炎症、穿孔。直径过大的异物通过胃和十二指肠后还可以卡在回盲瓣。

（3）诊断要点：主要根据病史、临床表现、X线透视和内镜检查诊断。多数吞服异物病例可以通过详细询问病史确定，但异物具体位置或有无消化道穿孔等并发症应明确。对于不透X线的异物可以通过透视或颈、胸、腹部摄片检查通常可确定其位置，并能观察异常气体像。对怀疑吞入可卡因贩毒者，给予X线透视和直肠检查，但应小心谨慎，以防弄坏包装。判定异物在胃内行胃镜检查，切勿行吞钡检查，以免影响视野。

（4）取异物：经内镜取出胃内异物是一种简便、安全、有效的方法，成功率大于95%。①内镜取异物适应证：自然排出有困难的任何胃内异物，尤其是锐利异物。②禁忌证：估计异物全部或部分穿出消化道，或通过贲门不能取出以及吞入小包毒品者。

1）胃内异物的处理原则：主要遵循适应证和禁忌证而定，急诊或择期取异物。除判定异物在经过消化道时对机体不会构成威协，并且能排出体外，一般均应在异物进入幽门前及时取出，以免失去内镜取出的良好机会，也可避免因异物停留在十二指肠或回盲部，造成穿孔或需要手术治疗的痛苦。

2）小的表面光滑的异物如纽扣、小的硬币等容易通过幽门，进入肠道后又不容易卡在肠道造成意外，可以观察异物在胃肠道通过的情况，不必急于处置。

3）对于有潜在危险的锐利异物，如尖钉、刀片等，以及异物直经大于2cm，长度超过5cm，或异物在胃内停留超过24小时，均应行急诊内镜取出。对于内源性异物（如胃石），胃镜下将大块碎成（机械或激光）小块，待自然排出或直接取出。

4）取胃内尖锐异物或多个异物时，可使用透明帽或先插入保护性外套管，这样内镜取异物通过食管时，不至于损伤食管或咽部黏膜，使用外套管尚便于反复下镜操作（见第31问）。

（陶　铸　徐晓红　任　旭）

 急性胃扩张的临床表现是什么？如何治疗和预防？

（1）急性胃扩张：是指短时间内大量液体或食物集聚导致胃和十二指肠上段突然过度膨胀。病因：常见于暴饮暴食、腹部手术、创伤、麻醉、严重感染、代谢紊乱、尿毒症、糖尿病酸中毒和应用抗胆碱药物等。其中糖尿病患者合并急性胃扩张多因自主神经病变所致，特别容易发生于糖尿病酮症酸中毒者，少数神经性厌食患者有时也可因吞入大量气体而发生急性胃扩张。胃壁因过度扩张而变薄，腔内压力增高可影响胃壁血供，导致胃黏膜糜烂、出血，严重者发生坏死或穿孔。

（2）临床表现：主要有腹胀、上腹部或脐周围持续性胀痛、恶心和呕吐。疼痛一般起病多缓慢，呈持续性加重。腹痛之后3～12小时开始呕吐。呕吐因病因不同，频繁程度不等，常逐渐加重。呕吐物常染有胆汁或咖啡色液体，甚至大量胃内容物自口中溢出。呕吐后腹胀等临床症状多无明显减轻，随着呕吐和腹胀加重，重症病人可出现脱水和电解质紊乱，血压下降甚至休克。腹部检查上腹部饱满、不对称性膨隆，轻度压痛，常有振水音。伴发腹膜炎时有反跳痛、肌紧张。腹部平片可见左上腹巨大胃泡影，严重可达盆腔。腹部超声或CT检查胃腔明显扩大，胃壁变薄，胃内大量液体潴留。

（3）诊断和治疗：①根据病史、临床表现和影像学检查即可做出诊断，需与幽门梗阻、机械性肠梗阻、肠麻痹、弥漫性腹膜炎等急腹症鉴别。②治疗：主要是禁食、持续胃肠减压、纠正水电解质紊乱和酸碱失衡。注意预防感染、休克。对饱食后严重胃扩张，胃内容物无法吸出；经内科积极治疗8～12小时不见缓解或加重者；并发胃穿孔或胃十二指肠大出血；胃功能长期不能恢复，营养难以维持者应采取手术治疗。本病如不及时治疗，死亡率约20%，胃穿孔合并弥漫性腹膜炎死亡可高达60%。③预防：对糖尿病伴有神经性改变时要积极治疗原发病，避免暴饮暴食，以预防急性胃扩张的发生。腹部大手术后持续胃肠减压，早期变换体位（特别是对骨科病人），注意水、电解质平衡可显著降低发病率。

（陶 铸 任 旭）

 79. 胃扭转的临床类型、诊断和治疗要点如何？

胃扭转指胃正常位置的固定机制障碍或其邻近器官病变使胃全部或部分沿不同轴向扭转，本病在临床上少见。

（1）分型：按病程分急性和慢性胃扭转，其临床表现取决于起病缓急和扭转的范围与程度。急性胃扭转起病急骤，发展迅速，不易诊断，常延误治疗。慢性胃扭转症状不典型，多在上消化道钡餐造影检查时发现。胃扭转按胃旋转的轴分为3种类型，即纵轴型（器官轴型）、横轴型（系膜轴型）和混合型。纵轴型为胃绕贲门和幽门的连线向上、向前旋转，造成胃大弯、小弯错位。多见于急性胃扭转。横轴型为胃绕系膜轴旋转、折叠。是以胃的小弯和大弯中部连线为轴的扭转，扭转后胃窦部与胃体部折叠，使胃形成两个腔（图2-8）。胃扭转可以向前或向后扭转；扭转角度可以＜180°或＞180°；可以部分或全部扭转。

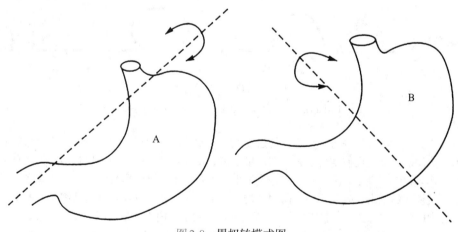

图2-8　胃扭转模式图
A.器官轴型；B.系膜轴型

（2）临床表现：急性胃扭转表现为突发性上腹部疼痛，可放射至背部，左肋缘或左胸部，继而发生干呕或呕吐。有时可误诊为心肌梗死。查体可见上腹部膨隆，下腹部平坦。急性胃扭转患者易发生胃血管绞窄、闭塞，导致胃壁缺血坏死、穿孔以及上消化道出血，甚至休克，如诊治不及时，死亡率在30%以上。上腹部局限性膨胀性疼痛、反复干呕、不能将胃管插入胃内为典型的Brochardt三联征。慢性胃扭转可无临床症状，仅在钡餐造影或胃镜检查时发现。临床常见症状有上腹隐痛、烧灼感、饱胀不适或呕吐。常因进食和饱餐后诱发或加重。腹痛发作时上腹可触及张力性包块。慢性胃扭转常有反复的急性发作史。

（3）诊断依据：临床表现、X线及内镜检查。①有Brochardt三联征提示为急性胃扭转。②X线检查：横轴型胃扭转腹平片显示两个有液平面的胃腔，上方较小的部分为胃窦，下方较大的液气平面为胃底；钡餐造影纵轴型胃扭转胃大小弯倒置，胃体变形，幽门向下，胃黏膜皱襞扭曲走行；钡剂停留在食管下端，不能通过贲门。③胃镜检查：横轴型胃扭转胃底较多滞留液，胃体大弯皱襞中断。皱襞突然顺钟向或逆钟向螺旋状扭转，胃大小弯位置颠倒；纵轴型胃扭转内镜通过贲门有阻力，皱襞呈顺钟向旋涡状扭转，胃大小弯倒置，胃腔狭窄。诊断需要与急性胃扩张、胃溃疡或肿瘤所致幽门梗阻，或心肌梗死等疾病鉴别。

（4）治疗：急性胃扭转应迅速确诊，及时内镜或手术治疗。①一般治疗包括禁食、抗炎、抑酸、补液、纠正水电解质紊乱等。②胃肠减压（胃管通过贲门困难者切忌盲目插入，应采用引导的方法）。③内镜转复术：方法是大量注气后，根据扭转类型采取不同方法复位，一般可使扭转的胃恢复为正常形态和位置。④手术治疗（复位、固定）。对慢性轻度胃扭转，无需特殊治疗。有明显症状者内科治疗（部分病例可自动复位）或内镜下复位、对保守治疗无效或反复发作者可考虑手术治疗。

（陶　铸　任　旭）

80. 胃增生性息肉有什么特点？会癌变吗？如何治疗？

（1）增生性息肉特点：胃的增生性息肉（hyperplastic polyp）多见于胃窦和胃体下部，常呈山田Ⅱ～Ⅳ型（图2-9）的红色隆起。据报道胃增生性息肉发病率0.5%～2.0%。与胃底腺息肉不同，增生性息肉76%～100%伴有幽门螺杆菌（H.pylori）感染。

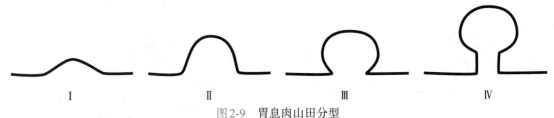

| Ⅰ | Ⅱ | Ⅲ | Ⅳ |

图2-9　胃息肉山田分型

（引自山田達哉等，胃隆起性病变。胃と腸.1996.1：145-150.）

一般认为，其主体部分是与炎症相关的过度增生，或呈错构瘤样结构，病理上分为腺窝上皮型和幽门腺型两大类。腺窝上皮型增生性息肉在内镜上多表现为发红的典型的山田Ⅲ型或Ⅳ型息肉，表面可有糜烂。病理组织学方面，由于腺上皮过度增生，腺管扩张，导致形成大小不等的囊张扩张，此乃其特征性表现。大的息肉伴有间质内不同程度的细胞浸润或水肿，以及丰富的毛细血管增生。幽门腺型增生性息肉内镜下被称为"疣状胃炎"，为幽门腺区域发生的山田Ⅱ型的隆起。病理组织学上可见幽门腺增生，与腺窝上皮型不同的是，几乎见不到间质内的细胞浸润和水肿。

（2）增生性息肉癌变率：以往是将有癌变倾向或出血的息肉作为内镜切除对象。据报道，增生性息肉总体癌变率为0.8%～4.5%，＞2.0cm者，癌变率为5.0%～8.2%。NBI放大内镜对判定息肉癌变有诊断价值。

（3）治疗：由于增生性息肉与H.pylori感染关系密切，有报道根除H.pylori后约80%的增生性息肉会消失，因此也将根除H.pylori作为其治疗方法之一。2.0cm以上的增生性息肉（因有癌变倾向）或伴有黏膜微细结构及微血管异常变化，建议内镜下切除。通常增生性息肉可随访观察。

（唐秀芬）

 81. 胃底腺息肉有什么特点？

胃底腺息肉（fundic gland polyp；FGP）最早是作为伴发家族性腺瘤性息肉病（familial adenomatous polyposis；FAP）的胃部病变来报道的。后来，随着内镜检查的普及，发现越来越多的病例单独发生于胃部，并没有FAP。据报道其发生率0.08%～4.40%，多发生于30～50岁，男女比为1∶（2～7）。内镜检查多表现为与周边黏膜一致的半球形上皮性隆起，境界清晰，大小常在5mm以下，多发生在没有萎缩和炎症、H.pylori阴性的胃黏膜。常常多发，境界比较明确，色调和周边黏膜一致或稍稍发红，也可看到伴有扩张的血管。NBI放大内镜下可以观察到与周边黏膜一样的规则的圆形腺管隐窝开口。病理组织学上可见胃底腺上皮增生形成的囊状扩张，也可看到增生和极性紊乱的异常结构。另外，长期服用PPI也容易发生胃底腺息肉，或使原有的胃底腺息肉增多、增大。因此由于PPI引起的息肉也被称为胃底腺息肉样病变（FGP-like lesion），也有的长期服用PPI的病例虽没达到息肉的程度，但可看到类似息肉形态的多发的铺路石样的黏膜改变，表现为"鸡皮样胃炎"，病理组织学上胃底腺呈锯齿样壁细胞突起（parietal cell protrusions）改变。

通常认为，由于散在的胃底腺息肉常发生于非萎缩的胃黏膜，这种黏膜与通常的胃癌的背景黏膜不同，所以恶变的潜在性低，没有必要切除。但由于近年来有报道其具有与肿瘤相近的特性，所以，对于增大的或表面伴有凹凸不平所见的息肉要仔细观察，必要时活检或内镜下切除。另外应该注意的是，伴随FAP的胃底腺息肉病恶变的报道比较多，所以对息肉数量多，连成片状的病例要注意有癌变的可能。

（唐秀芬　任　旭）

 82. 胃黏膜下肿物内镜下治疗的适应证和禁忌证有哪些？

（1）黏膜下肿物（submucosal tumor，SMT）：是指起源于消化道黏膜层以下各层（主要包括黏膜肌层、黏膜下层、固有肌层）的隆起性病变，为非上皮源性肿瘤。胃是消化道SMT最好发部位，胃镜检出率为0.33%～0.76%。食管最常见的SMT为平滑肌瘤，胃最常见的SMT为间质瘤（GIST）、平滑肌瘤及异位胰腺，尚有脂肪瘤、施万细胞瘤（既往称为神经鞘瘤）等。胃肠道最常见的间叶源性肿瘤为GIST，起源于Cajal间质细胞，其中60%～70%发生于胃。平滑肌瘤超声图像与GIST相似，需病理和免疫组织化学检查鉴别。

（2）内镜治疗的适应证和禁忌证：对于转移风险低且可能完整切除的所有SMT都可考虑内镜下切除。①适应证：术前检查怀疑或活检病理证实存在恶性潜能的肿瘤，在内镜切除技术允许的前提下，考虑内镜下切除；有症状（如出血、梗阻）的SMT，考虑内镜切除；术前检查怀疑或病理证实为良性，但不能规律随访或随访期内瘤体短时间增大及内镜治疗强烈意愿的患者，可选择行内镜下切除。②禁忌证：明确发生淋巴结或远处转移的病变，需要获取大块病理组织进行活检视为相对禁忌证；一般情况差、无法耐受内镜手术者。内镜下治疗需注意以下问题。

1）对于胃间质瘤（GST）小于2cm者，根据EUS表现确定风险分级，如有不良因素存在考虑切除，见第84问。

2）超声内镜鉴别良恶性肿瘤的敏感性和特异性分别为64%和80%，且对于＜2cm的SMT要优于CT和MRI等检查。但需注意超声内镜也有它的局限性，仅能显示肿物的某一个截面，可能误判起源层次；各种伪像的干扰，成像不稳定；操作者主观判断和不正确的操作都可能导致误诊。通常GST＜2cm、无症状者随访观察。

3）当肿瘤较大时，单靠内镜难以切除，并发症可能性较高或腹腔镜手术时肿瘤难以寻找，病变部位难于准确定位者采用内镜和腹腔镜联合术。联合术方式有腹腔镜辅助内镜下切除术和内镜辅助腹腔镜下切除术。

（徐晓红　任　旭）

 胃黏膜下肿物内镜下切除有哪些方法？术后如何处理？

（1）胃黏膜下肿物（SMT）内镜下切除方法：对于大的SMT采取内镜治疗者，需要在气管插管，全身麻醉下操作。根据SMT大小、形态、位置、起源采取不同的切除方法：①内镜圈套切除术（EBL）；适用于较为表浅、术前超声内镜等检查确定突向腔内的且可通过圈套器一次性完整切除者。②内镜下黏膜下挖除术（endoscopic submucosal excavation，ESE）：适合最大径≥2cm，以及术前超声内镜和CT检查确定肿瘤突向腔内的SMT，或虽最大径＜2cm，但起源较深，内镜圈套切除困难的肿瘤。穿孔发生率为0～14%。③经黏膜下隧道内镜肿瘤切除术或称为内镜下经黏膜下隧道切除（submucosal tunneling endoscopic resection，STER）：适合最大径＜5cm的SMT，可尝试用胃体小弯、胃窦易于建立隧道部位的GIST治疗。④内镜下全层切除术（endoscopic full-thickness resection，EFTR）：适用于起源于固有肌层和CT检查发现肿瘤突向浆膜下或部分腔外生长，以及ESE术中发现瘤体与浆膜层紧密粘连而无法分离者。EFTR治疗SMT的完整切除率达87.5%～100%，且并发症发生率极低。成功修补穿孔，是EFTR治疗成功的关键。因此，熟练掌握金属夹缝合术包括"网膜垫缝合"技术、"荷包缝合"等闭合技术至关重要。困难部位或瘤体较大可内镜与腹腔镜联合切除术。

（2）内镜切除后处理：SMT经内镜切除并经病理学的最终诊断后，根据不同病理类型，选择不同处理方式：①病理提示为良性病变，如脂肪瘤或平滑肌瘤等，术后常规处理及随访。②无恶性潜能SMT，术后病理检查确定切缘阴性后，常规随访，见第84问。③低恶性潜能SMT，如低风险胃肠间质瘤（GIST），需在治疗后每6～12个月进行内镜超声（EUS）或影像学评估，再按照临床指示进行处理；④中-高恶性潜能SMT如术后病理证实为3、4型胃神经内分泌肿瘤（NET）或中-高风险GIST，需追加治疗，见第84问。

（徐晓红　任　旭）

 如何判定胃肠间质瘤良恶性及风险评估？如何治疗？

胃肠间质瘤（GIST）：为起源胃肠间叶源性肿瘤，也是迄今为止靶向药物治疗最成功的实体肿瘤。GIST＜2cm者为小GIST，＜1cm者称为微小GIST。

（1）GIST分类：依据细胞形态可将GIST分为3大类：梭形细胞型（70%）、上皮样细胞型（20%）及梭形细胞-上皮样细胞混合型（10%）。免疫组化染色通常CD117和DOG1阳性表达。

（2）消化道GIST发生率：报道GIST胃发生频度最高（60%），其次为空回肠（30%）、十二指肠（5%）、结直肠（4%）、食管（＜1%）、阑尾（＜1%）。GIST多数为良性，不会继续长大或生长缓慢，无临床症状。10%～30%为高度恶性，易发生肝脏或腹膜转移。无论治疗前、后判定良恶性均有重要意义。

（3）GIST良恶性判定（采用Sircar标准）：①确切恶性：浸润邻近器官或有远隔转移。②潜在恶性（有以下任何1项）：a.胃间质瘤（GST）＞5.5cm，肠间质瘤＞4cm；b.GST核分裂数＞5个/50HPF，肠间质瘤核分裂数＞1个/50HPF（肠间质瘤只要存在核分裂即具潜在恶性）；c.肿瘤坏死明显；d.核异型大；e.细胞密度大；f.显微镜下见黏膜固有层或血管浸润；g.上皮样间质瘤中出现腺泡状结构或细胞球结构。③良性：无恶性指标。有研究发现GIST的发生部位与良恶性有关，间质瘤发生在胃且肿瘤直径＜5cm常为良性，如发生在小肠，体积大的多为恶性。

（4）GST治疗原则：GIST发生于胃以胃体中上部最多见。治疗应根据解剖部位、肿瘤大小及与胃壁解剖类型（腔内型、腔外型、壁间型）而决定切除方式。①GST最大径＞2cm，局限性，原则上切除。采用开腹、腹腔镜或内镜下切除。②不建议对切除的肿瘤标本切割后取出，因此内镜切除不适合较大的GIST。③GST＜2cm、无症状者，原则上EUS随访观察。但需根据EUS表现确定风险分级，不良因素为边缘不整、溃疡、强回声及异质性，如有不良因素考虑切除。但这尚缺乏前瞻性临床研究证实，关于哪些征象与恶性程度最相关，目前还没有统一意见。④如无上述EUS异常表现，尽管GST＜2cm，但有症状者（梗阻或出血）也应内镜下或手术切除。⑤对于超声显示病变与浆膜层紧密粘连无法分离或CT显示有腔外生长的GIST亦需考虑外科手术。⑥对于不能切除或切除风险大，应先分子靶向药物（伊马替尼）治疗6～12个月，待肿瘤缩小达到手术标准后，应尽快切除。⑦也有指南（中国循证指南共识，2018版）与中华消化内镜学会、中国医师协会内镜分会等制定的中国消化道黏膜下肿瘤内镜诊治专家共识（2018版）不同，前者认为GIST内镜不容易根治性切除，且操作并发症的发生率高（出血、穿孔、瘤细胞种植等），缺乏中、长期安全性对比研究，不作为常规推荐。而后者则认为内镜下切除SMT具有创伤小、并发症少、恢复快、费用低等优点。

伊马替尼是复发转移/不能手术切除GIST的一线治疗药物，标准剂量400mg/d。

（5）GST切除术后风险评估（根据NIH 2008改良版）：风险度（恶性潜能）分级：①低风险：肿瘤大小2.1～5.0cm，核分裂象计数≤5个/50HPF。②中度风险：肿瘤大小2.1～5.0cm，核分裂象计数6～10个/50HPF，或肿瘤大小5.1～10.0cm，核分裂象计数≤5个/50HPF。③高度风险（以下任何1项）：肿瘤破裂；肿瘤大小＞10cm；核分裂象计数＞10个/50HPF。

（任　旭）

 85. 胃癌的癌前疾病及癌前病变有哪些？

胃癌前期变化包括癌前状态和癌前病变。前者是指胃癌前期疾病，后者是病理概念，包括肠上皮化生（intestinal metaplasia，IM）、上皮内瘤变（IN）等。近期也有将IM归类于癌前状态。胃癌前期疾病包括的更广泛，常有癌前病变的存在。

（1）癌前疾病：包括萎缩性胃炎、胃溃疡、胃腺瘤、残胃等。

1）萎缩性胃炎：胃黏膜萎缩（gastric mucosal atrophy，GA）指胃固有腺体减少，胃黏膜变薄，胃小凹变浅。GA病理性萎缩包括化生性和非化生性萎缩2种类型，认为GA是胃癌发生发展过程中的早期形态学变化。又称为癌前状态。萎缩性胃炎病史的长短及病变的严重程度与胃癌发生率有关，每年约有0.1%发展为胃癌。国内胃癌高发区萎缩性胃炎发生率远较低发区为高，胃癌伴有萎缩性胃炎者为52%～97%。萎缩性胃炎有单纯萎缩和萎缩伴增生或化生（增生性或化生性胃炎）两种类型，后者黏膜不平呈颗粒或结节状。IM是萎缩性胃炎的后期改变，因此，化生性胃炎是判断GA的可靠指标。多灶性萎缩性胃炎与幽门螺杆菌（H.pylori）感染有关，更易发展为肠上皮化生。由于萎缩性胃炎时，胃黏膜结构和功能异常，胃液pH值升高。胃内细菌量增加，特别是在硝酸盐还原酶阳性细菌存在的情况下，NO_3^-可被还原为NO_2^-，而NO_2^-可合成致癌的亚硝基化合物，并存的肠上皮化生和/或不典型增生也促进癌变。

2）胃溃疡：目前认为胃溃疡本身并不是一个癌前期状态，但大量流行病学资料显示有胃溃疡病史的患者胃癌发生的概率增加。癌变一般发生于溃疡周围的黏膜，溃疡边缘的黏膜反复损伤、修复、发生肠上皮化生，增加了细胞恶变的危险性，癌变率为1%～3%。

3）胃息肉：报道胃息肉检出病例中，胃底腺息肉最多占50%，其次为增生性息肉（40%），腺瘤性息肉约占10%。增生性息肉是胃黏膜对慢性刺激的反应，多数都有H.pylori感染，报道＞2cm者癌变率为5.0%～8.2%。有H.pylori感染者，除菌治疗，息肉消失率80%。胃底腺息肉40%存在不典型增生，亦有一定的癌变率，见第81问。故目前一般认为无蒂、直径＞2cm、细胞学检查有恶变可疑者应予胃息肉切除治疗，小的息肉可不必切除。但腺瘤性息肉的癌变率为13%～22%，直径1～2cm的胃腺瘤应做内镜下切除。

4）残胃癌：因胃的良性病变行胃部分切除术后5年以上出现的胃新发癌称为残胃癌，发生率为1%～10%。胃癌术后残胃癌为胃癌行胃切除术后10年以上出现的新发癌。残胃癌一般发生在吻合口胃侧，不向小肠扩散。

（2）近期研究（2019）的结果GA和IM、胃低级别上皮内瘤变（low-grade intraepithelial neoplasia, LGIN）是胃癌发生的独立危险因素。因此，将GA和IM归类为癌前状态，将GIN定为癌前病变。部分高级别上皮内瘤变（high-grade intraepithelial neoplasia, HGIN）的生物学行为与早期胃癌近似，通常和早期胃癌归为一类。HGIN者应尽早内镜下切除或手术治疗。

1）IM：是指胃黏膜上皮被肠型上皮所替代。大肠型或不完全型肠上皮化生与胃癌有关系密切，小肠型肠上皮化生认为不引起癌变。近年来认为肠上皮化生的范围大小可能比分型更有意义，范围广者发生胃癌的危险性增加。肠化上皮具有胃黏膜所缺乏的吸收能力，与正常空肠上皮相似，能吸收脂类，有很多致癌物质如黄曲霉毒素、苯并芘及其他多环芳香碳氢化合物等均具有脂溶性，而能被吸收。但由于肠化上皮的酶系统不够完善，虽被吸收但不能迅速运走，在胃内停留时间长。而胃黏膜解毒功能比近端小肠差，过量的致癌物停滞在胃的局部而致癌。

2）LGIN：肠上皮化生不能直接转变为肠型胃癌，需要经过异型增生过程，肠上皮化生癌变多数为分化型癌等，称为癌前病变。轻度异型增生可见于胃的急、慢性炎症，炎症消退后可恢复正常。中度者应结合内镜所见严格观察，或近期内再次活检，因中度异型增生癌变率较高，尚可与癌同时存在。对于GA和IM等癌前状态患者的防控目标是避免其进展为HGIN和早期胃癌。

（李宝杰 金振锋 张德凯 任 旭）

86. 十二指肠溃疡为什么胃黏膜萎缩少而轻？与胃癌的关系如何？

（1）十二指肠溃疡（DU）的特点：DU患者的基础胃酸或在刺激后胃酸分泌明显高于正常人。DU的发病基础是对胃十二指肠黏膜有损害作用的攻击因子增强，其中胃酸扮演了重要角色。1910年Schuatz提出"无酸无溃疡"的名言，虽然现在看来此言过于绝对，但仍不失其权威性意义。高酸问题与壁细胞的数目增多、壁细胞对泌酸刺激的敏感性增高、迷走神经兴奋性增高等因素有关。

（2）慢性萎缩性胃炎的特点：以胃黏膜萎缩和/或肠上皮化生为特征的慢性胃炎。萎缩是指胃黏膜固有腺体（胃底腺和幽门腺）的数量减少，分非化生性萎缩和化生性萎缩。由于腺体数量减少、黏膜层变薄、黏膜下血管显露，黏膜由于增生或化生变得凹凸不平，呈颗粒状甚至结节状。由于腺体萎缩，其分泌功能降低，轻度萎缩时胃酸正常或者轻度减少，严重萎缩时低酸甚至无酸，表明壁细胞几乎完全消失，往往在刺激后也不见胃液和胃酸分泌。同时血清促胃液素增高，但严重萎缩时促胃液素可以降低。少数萎缩性胃炎肠上皮化生、上皮内瘤变可发展为胃癌，中重度萎缩性胃炎发生胃癌的危险性为0.2%～0.5%。

（3）DU与慢性萎缩性胃炎：DU壁细胞增多，分泌高酸；慢性萎缩性胃炎腺体萎缩，壁细胞减少，低酸或无酸，二者的病理基础截然不同。萎缩主要在胃窦时，胃酸可正常或稍降低。但如胃体广泛萎缩，胃酸减少或无胃酸。笔者医院1994年对老年DU疡患者胃年龄代进行过研究，采用刚果红染色后注射五肽促胃液素（5μg/kg）观察胃底腺区的范围（包括活检），确定萎缩境界位置，并与老年人胃炎（无球溃疡）及年轻人进行对比。结果观察到老年DU患者多数为轻度萎缩性胃炎（闭锁型，$C_0 \sim C_2$），无重度萎缩，具有与年轻人相似的胃年龄代，而老年人胃炎患者多数为重度萎缩（开放型，$O_2 \sim O_3$）。

（4）DU与胃癌：胃癌多在低酸状态下发生，高酸则不易发生胃癌。①DU患者多为高酸，有球溃疡者即使是老年人也具有与年轻人相似的胃年龄代，萎缩性胃炎相对轻，不易发生胃癌。②DU与胃癌两者称为互相排斥的疾病（mutually exclusive diseases），DU或有溃疡病史患者胃癌发生风险显著降低。③较早报道4510例DU合并胃癌6例，检出率为0.13%，DU老年人伴随胃癌风险增加。④DU和胃癌都与幽门螺杆菌（H.pylori）感染有关，即均有H.pylori高感染率，但DU与胃癌的风险呈负相关。比较 DU 和胃癌 H.pylori 细胞毒素相关基因 A 蛋白（CagA）EPIYA 类型的区别，结果显示 H.pylori CagA EPIYA 羧基端（C 端）的数量伴随增加胃癌风险，EPIYA C 端数量增多提示有胃黏膜萎缩和肠上皮化生，与 DU 有区别。H.pylori CagA 是在人类胃癌首次发现的一种细菌性肿瘤蛋白。⑤报道 DU 或溃疡瘢痕患者中 7.6%（41/541）合并胃癌，DU 伴胃癌者常有体部胃炎或全胃炎，胃体部小弯或大弯中－重度慢性炎症为 DU 合并胃癌的危险因素。

（刘家骥　唐秀芬　任　旭）

 什么是肠上皮化生和异型增生？

（1）肠上皮化生：指胃黏膜上皮，被肠型腺上皮被所替代的现象。主要见于萎缩性胃炎，浅表性胃炎有时在胃小凹也可见肠腺化生细胞。肠上皮化生分为大肠型和小肠型两种。肠上皮化生具有以下特点：①胃黏膜中出现有纹状缘的吸收上皮细胞、分泌黏液的杯状细胞和潘氏细胞。②中性黏液消失，被酸性黏液取代。③细胞刷状缘出现了小肠双糖酶等。④出现异常蛋白：甲胎蛋白、癌胚抗原等。肠上皮化生严重者胃固有腺可消失，全部为肠化腺体所取代。肠化生上皮中有杯状细胞和吸收上皮细胞者，称为完全化生，只有杯状细胞者为不完全化生。肠上皮化生范围和亚型对胃癌风险有一定预测参考价值，范围越广发生胃癌的风险性越高，一般认为不完全性大肠化生与肠型胃癌的关系比较密切。病理组织学上将肠上皮化生分为轻、中、重度。轻度：肠上皮化生区占胃腺体和表面上皮总面积 1/3 以下。中度：肠上皮化生区占腺体和表面上皮总面积 1/3 ～ 2/3。重度：肠上皮化生区占腺体和表面上皮总面积 2/3 以上。

肠上皮化生可能与年龄有非常密切的关系，竹本研究年龄增长因素与肠上皮化生的关系，认为肠上皮化生是胃黏膜退行性变，对肠上皮化生的定义应结合年龄因素考虑才比较全面。也曾有学者提出"胃龄"的概念，以此反应胃黏膜细胞的衰老情况，认为实际年龄与"胃龄"相差较大者更需要密切随访。

（2）异型增生：胃黏膜上皮和腺体偏离正常分化，形态和功能上呈异型性表现的增生性病变，呈现肿瘤生长性质，为癌前病变。异型增生和上皮内瘤变是同义词，后者是 WHO 国际癌症研究协会推荐使用的术语。异型增生分为轻、中、重度 3 级，轻、中度异型称为低级别上皮内瘤变（LGIN）；重度异型增生称为高级别上皮内瘤变（HGIN）。

异型增生是一动态过程，可以由轻度向重度发展。轻度异型增生是黏膜对损伤的过度增殖性反应，常出现于溃疡边缘，或各型胃炎、增生性息肉等，大多属可逆性。中度异型可见于萎缩性胃炎、腺瘤性息肉等，也可以出现于癌旁黏膜。中度异型可逆或长期保持原状，或发展为重度异型，故需做定期的胃镜随访。发展为重度异型增生不易发生逆转，处理原则同早期癌。在肠化生和非肠化生的胃黏膜中均可发生异型增生，可分胃型和肠型异型增生。胃黏膜上皮异型增生表现类型可分为：①腺瘤型异型增生：来源于肠型上皮（肠型），癌变后为高分化腺癌。②隐窝型异型增生：起源于隐窝，癌变后为中分化或高分化腺癌。③再生型异型增生：见于再生上皮，癌变后为低分化或未分化腺癌。

（刘家骥　徐晓红　任　旭）

 早期胃癌有哪些特殊的类型？

（1）多发性早期胃癌（EGC）：报道我国 1477 例早期胃癌中有 78 例（5.3%），共有 208 个癌灶，二重癌最多（67.3%），最多 1 例为 12 个癌灶。多发癌的检出，对肉眼难以发现的病变是在病理多块系列取材后被证实的，多发癌在胃小弯及胃窦前后壁最多，直径＜1.0cm 者多，大体表现为隆起型（Ⅰ型、Ⅱa 型）及平坦型（Ⅱb 型）者多，各癌灶组织学相同者多。早期多发癌发生率较进展期多发癌高，可能相邻病变融合在一起之故。了解多发癌的特点，能提示临床医生在术前或术中应注意检查多癌灶，以防遗漏。

（2）微小胃癌：指癌灶直径在 5mm 内的癌。癌灶直径 6 ～ 10mm 称为小胃癌。微小胃癌是早期胃癌的始发阶段，检出率占早期胃癌的 4.3% ～ 13.9%。"一点癌"（又称"点状癌"，占 7.1%）亦属微小胃癌范畴，是指胃黏膜活检诊断为癌，但在手术切除标本上经系列取材也未找到癌组织。"一点癌"可能癌灶微小，有认为癌灶直径＜2mm的微小癌为"一点癌"，放大内镜＋电子染色有助于诊断。微小癌多为Ⅱa型及Ⅱb型，浸润至黏膜下层者分别为22%，29%有转移。小胃癌多为Ⅱc型，侵袭至黏膜下层者高达37.2%，其中5.1%有转移。

（3）残胃早期癌：残胃是癌前疾病，残胃早期癌占0.05%，在大部胃切除术后，残胃内的环境变化，促胃液素分泌减少，激素平衡失调，胃肠吻合引起胆汁反流，胃内幽门螺杆菌（H.pylori）值增高，促进细菌繁殖增长，使胃炎加重。如同时有反复致癌因素存在，则易发生残胃病变，如治疗及时可有较长的存活期。

（4）浅表扩展型癌（superficial spreding type）：指癌灶最大直径＞4cm的黏膜内癌、黏膜肌无破坏或轻度破坏的黏膜下癌，国内又称平坦弥散型早期胃癌。浅表局限型癌：指癌灶最大径＜4cm的黏膜下癌。

（5）胃异时癌：指发病间隔超过6个月的第二处原发胃癌。国内专家共识规定早期胃癌内镜治疗后，超过12个月发现新的病灶。EGC内镜下切除术后异时癌并不多见，但不容忽视。大部分病灶多出现在胃原发病灶的邻近部位，且组织病理类型相同。对分化型EGC且术前病灶周边黏膜中-重度萎缩者，须警惕术后异时癌的发生。

（李宝杰　金振锋　张德凯　任　旭）

 89. 筛查早期胃癌的目标人群有哪些？如何判定胃癌高危人群及发现早期胃癌？

（1）筛查早期胃癌的目标人群：早期胃癌常无明显或特殊的临床症状和体征，为了尽早发现早期胃癌患者，根据中国早期胃癌筛查流程专家共识意见我国胃癌筛查目标人群的定义为年龄≥40岁，且符合以下任何一项者建议其作为胃癌筛查对象人群：①胃癌高发地区人群。②幽门螺杆菌（H.pylori）感染者。③既往患有慢性萎缩性胃炎、胃溃疡、胃息肉、手术后残胃、肥厚性胃炎、恶性贫血等胃癌前疾病。④胃癌患者一级亲属。⑤存在胃癌其他高危因素（高盐、腌制饮食、吸烟、重度饮酒等）。

（2）胃癌高危人群：我国早期癌检出率约10%，近年有提高，但仍明显低于日本70%和韩国50%。内镜及内镜下活检是目前诊断胃癌的金标准，尤其是对于浅表型胃癌的检出率要高于X线钡餐等方法。我国人口众多，依靠内镜检查对上述的目标人群也难以完成普查，而且患者接受程度也较差。因此，中国医师协会内镜医师分会及中华消化内镜学会制定出非侵入性筛查方案，对筛查出的胃癌高风险人群进行内镜精查，提高早期胃癌检出率。

血清学筛查：血清胃蛋白酶原（pepsinogen，PG）检测，血清促胃液素17（gastrin-17，G-17）检测，H.pylori感染检测（血清H.pylori抗体检测或^{13}C尿素呼气试验）。根据新型胃癌筛查评分系统（表2-3）可判定胃癌高危人群程度，从而进一步选择内镜精查。

表2-3　新型胃癌筛查评分系统

变量名称	分值	变量名称	分值
年龄（岁）		性别	
40～49	0	女	0
50～59	5	男	4
60～69	6	H.pylori抗体	
＞69	10	阴性	0
G-17（pmol/L）		阳性	1
＜1.50	0	PGR	

变量名称	分值	变量名称	分值
1.50 ～ 5.70	3	≥3.89	0
＞5.70	5	＜3.89	3
总分			0 ～ 23

注：G-17为血清促胃液素17，PGR为胃蛋白酶原比值；表2-3中胃癌高危人群（17 ～ 23分），胃癌发生风险极高；胃癌中危人群（12 ～ 16分），有一定胃癌发生风险；胃癌低危人群（0 ～ 11 分），胃癌发生风险一般（引自中国早期胃癌筛查流程专家共识意见2017，上海.）。

（3）内镜筛查：专家共识推荐用电子胃镜筛查，磁控胶囊胃镜筛查及高清内镜精查。胃镜前10分钟给予患者黏液祛除剂及祛泡剂口服，清除胃内黏液与气泡，可以改善胃部视野，提高微小病变的检出率。早期胃癌的白光内镜表现并不具有明显的特征性，易与胃炎等良性病变的黏膜改变相混淆。检查时应特别注意黏膜局部色泽变化（变红或发白），局部黏膜细颗粒状或小结节状粗糙不平，局部黏膜隆起或凹陷，黏膜浅表糜烂或溃疡。黏膜下血管网消失，皱襞中断或消失，组织脆、易自发出血，胃壁局部僵硬或变形等。对于可疑病灶色素内镜、NBI等电子染色结合放大内镜。如发现可疑病灶，应活检。取材块数视病灶大小而定：病变最大径＞1cm，取标本数≥2块；＞2cm，取标本数≥3块；＞3cm，取标本数≥4块。标本应足够大，深度应达黏膜肌层。目前我国早期胃癌的检出率仍处于较低水平，发现早期胃癌之路任重而道远，需要我们消化科同道共同努力，利用好手中的"武器"，真正为广大患者造福。

（徐晓红　朱雅琪　金振锋　任 旭）

90. 胃癌如何分型？早期胃癌在内镜下有何特征？诊断时应注意哪些问题？

（1）胃癌分型：早期胃癌是指癌组织仅限于黏膜或黏膜下层。早期胃癌在我国的检出率不高，只有患胃癌病人的10% ～ 20%。①早期胃癌（浅表型胃癌）分型（图2-10）：分隆起型（0-Ⅰ）、浅表型

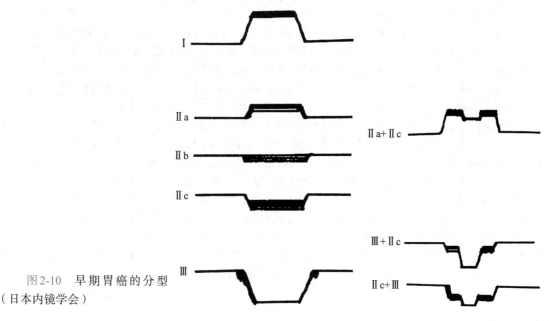

图2-10　早期胃癌的分型
（日本内镜学会）

（0-Ⅱ）和凹陷型（0-Ⅲ）。0-Ⅰ型又分为有蒂型（0-Ⅰp）和无蒂型（0-Ⅰs）。0-Ⅱ型又分浅表隆起型（0-Ⅱa）、浅表平坦型（0-Ⅱb）、浅表凹陷型（0-Ⅱc）3个亚型，病变隆起及凹陷均欠显著。0-Ⅲ型病灶凹陷较显著。②进展期胃癌分型（Borrmann分型）：Ⅰ型：隆起型；Ⅱ型：局限溃疡型；Ⅲ型：浸润溃疡型；Ⅳ型：弥漫浸润型（图2-11）。临床上以Ⅲ型或Ⅱ型为主，Ⅳ型较少。

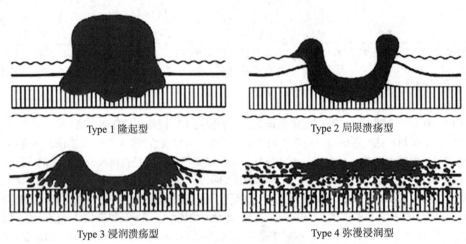

图2-11　进展期胃癌Borrmann分型

（2）早期胃癌组织学类型：早期胃癌的组织学类型与进展期胃癌相同，常见的是不同分化程度的腺癌和印戒细胞癌。早期胃癌的组织学有以下倾向：隆起型（Ⅰ型和Ⅱa型和Ⅱa型＋Ⅱc型）和无皱襞集中的Ⅱc型多数为高分化型；凹陷型中有皱襞集中的Ⅱc型，Ⅱc型＋Ⅲ型或Ⅲ型＋Ⅱc型多数为低分化型。中村报告指出从肉眼看未分化型癌属于隆起型极稀少，大部分为凹陷型，他报告早期胃癌269例，其中凹陷型（Ⅱc型、Ⅱc型＋Ⅲ型）220例，隆起型49例，属于未分化型癌又为凹陷型161例（98%），而隆起型仅3例（2%）；而分化型癌105例，属凹陷型59例（56%），隆起型46例（44%）两型接近各半。

（3）早期胃癌在内镜下特征：内镜检查是诊断早期胃癌最有效的方法，直接观察加活检优于其他检查方法，但小的病变容易漏诊或被忽视。①隆起型（Ⅰ型）：一般直径＜2cm，多发生于胃幽门前窦部，贲门附近及胃体上部的后壁部分，常呈息肉状隆起，表面不平，色红或有糜烂，与周围正常黏膜无明显分界。②浅表型：包括Ⅱa型、Ⅱb型和Ⅱc型（图2-10），病变略凸或略低于周围黏膜，病变部的黏膜呈局限性或较广泛的褪色或发红，表面粗糙有颗粒感，境界不清楚，色素或电子染色内镜检查有助于发现病变指导活检。典型的Ⅱc型凹陷区周边聚集的黏膜皱襞可骤然变细如牙签状，增粗如棍棒状，有的皱襞融合，或皱襞突然中断呈虫蚀状。凹陷区常有污秽的渗出物或出血点，无皱襞集中者仅表现形态不整的凹陷。混合型如Ⅱa型＋Ⅱc型（图2-10）等。③凹陷型（Ⅲ型）：好发于幽门前区，大弯侧及贲门部，与周围组织有明确的分界，病变底部黏膜像消失，凸凹不平，出现发红或褪色等变化。有时与良性溃疡鉴别困难，需依靠活检诊断。混合型包括Ⅱc型＋Ⅲ型、Ⅲ型＋Ⅱc型。

（4）诊断早期胃癌的注意事项：①早期胃癌演变成进展期胃癌有时需要7～8年，病变一旦侵入肌层病程进展迅速。因而病检时，需要把病变处及其周围黏膜甚至切除的全部胃标本连续切片检查，仅依活检标本不能判定早期或进展期时，需结合手术标本根据连续切片病理判定。②起始阶段表现为微小病灶，如小的隆起、凹陷、糜烂、褪色、发红或不光滑等，内镜检查常容易忽视。③早期胃癌凹陷性病变，特别是有溃疡形成者，临床经过可有与溃疡相似的周期。如内镜检查时正遇到病变愈合期，则看到的是趋于良性溃疡状态，极易误诊。④癌灶位于病灶底部或周边部，如一次取材少，则容易漏诊，重要的是结合色素内镜或电子染色所见，反复活检可提高阳性率。

（李宝杰　金振锋　张德凯　任　旭）

91. 胃癌TNM分期中T分期如何？分化型癌与未分化型癌生长方式以及形态学有何区别？

（1）T分期：胃癌TNM分期是根据原发肿瘤、淋巴结累及及远处转移情况制定的分期。其中T因子，即原发肿瘤，从Tis～T4b见表2-4和图2-12，有图对照，很容易掌握。T分期与浸润深度有关，T1期属于早期癌，T2期即进入进展期。

表2-4　胃癌TNM分期标准T分类（第7版，2010年）

原发肿瘤（T）	
Tis	原位癌：限于黏膜上皮，未侵犯黏膜固有层
T1a	侵犯黏膜固有层或黏膜肌层
T1b	侵犯黏膜下层
T2	侵犯固有肌层
T3	肿瘤穿透浆膜下结缔组织，未侵犯脏层腹膜或邻近器官
T4a	侵犯浆膜（脏层腹膜）
T4b	侵犯邻近器官

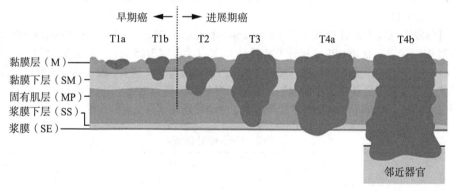

图2-12　胃癌TNM分期T分类
引自［胃癌治療ガイドライン医師用2018年（第5版）］.

（2）分化型癌与未分化型癌生长方式的区别：根据癌组织有无腺管形成分为分化型癌和未分化型癌两大类，生物学行为也有区别：①分化型癌（高分化、中分化管状或乳头状腺癌）即肠型胃癌，来源于肠上皮化生黏膜；未分化型癌（印戒细胞癌和低分化腺癌）即胃型胃癌，则来源于胃固有腺。②分化型癌具有在胃壁内进行膨胀形发育的倾向，所以进展期隆起型癌（Borrmann Ⅰ型）或局限溃疡型癌（Borrmann Ⅱ型）较多；而未分化型癌则多为弥漫浸润型（Borrmann Ⅳ型）或浸润溃疡型（Borrmann Ⅲ型）。③胃发生转移时，分化型癌多血行性转移至肝脏等，而未分化型癌则多为淋巴性转移或腹膜播散性转移。

（3）分化型和未分化型早期胃癌形态学的区别：掌握早期胃癌分化型和未分化型形态学特征对选择ESD适应证有重要价值。①早期胃癌未分化型癌浅表型中大部分为浅表凹陷型，隆起型非常少见。而分化型癌多半呈不规则扁平状隆起（0-Ⅱa型），表面颗粒大小不一、多种色调（从发红到呈褐色状）。②凹陷型（0-Ⅲ型）早期癌中既有分化型癌也有未分化型癌，根据其凹陷面的性状和凹陷边缘的特点可以鉴别分化型癌和未分化型癌。未分化型癌的凹陷比分化型的深，糜烂面更广，其边缘与正常黏膜呈断崖状；而分化型癌的凹陷则较浅，较少形成糜烂，癌的边缘与正常黏膜逐渐过渡，其角度呈缓斜坡状的，多半有边缘隆起。③分化型癌在病灶的黏膜处多发红，这是因为分化型癌的黏膜内血管密度较高所致；而未分化癌内血管密度低而呈褪色状，未分化癌的再生黏膜部分则也发红。

（徐晓红　任　旭）

 92. 早期胃癌从分化型与未分化型形态及一般生长特征上如何判定癌浸润深度？何谓DPS评分系统？

（1）癌分化程度形态与浸润深度：浸润深度诊断主要集中在决定早期癌的内镜下切除适应证上。隆起型早期癌的黏膜层因癌增生而变厚，所以黏膜下层浸润部的增厚变化很难根据形态做出判断，病灶大小是最重要的指标。病灶小于2cm者90%都是黏膜内癌，而且都是早期癌；超过3cm时浸润至黏膜下层的比率增加，从形态上来看隆起有蒂病灶没有进展期癌，隆起中央有凹陷的无蒂病灶则没有黏膜内癌。未分化型凹陷型癌浸润至黏膜下层以深时，作为胃壁增厚的表现，可见凹陷内的隆起和凹陷面形成大小不等的凹凸形状，凹陷边界明显呈断崖状；分化型的凹陷面颗粒状隆起，凹陷边界不清晰。未分化型癌的凹陷边缘断崖状隆起及分化型癌的凹陷内隆起可作为黏膜下层浸润的根据。

（2）根据形态特征判定：同时有皱襞集中时，观察到皱襞头端杵状或融合，胃壁有弧线变形，改变空气量后伸展性不良，以及皱襞集中的间距变窄等均提示有黏膜下层浸润。凹陷型病灶内有溃疡时，会因溃疡的水肿或纤维化造成的变化使浸润深度的诊断变得困难，这种情况下应先治疗溃疡，等溃疡消退后再进行浸润深度评估。凹陷周围有隆起如Ⅱa型＋Ⅱc型胃癌中央部凹陷多伴有黏膜下浸润，隆起部分有时与黏膜内癌的平坦型隆起差别不大，有时是因黏膜下层以深的癌浸润形成，此时隆起黏膜往往被非癌上皮覆盖。

（3）胃癌浸润深度预测评分系统（depth-predicting score，DPS）：通过DPS（表2-5）来预测早期的浸润深度相对简单。报道DPS敏感性、特异性和准确性分别为25.7%～45.9%、93.1%～93.7%和82.5%～84.8%。日本和我国新的早期胃癌内镜切除方面的指南或专家共识提出胃分化型黏膜内癌（M）内镜切除绝对适应证不受肿瘤大小的限制，但我国专家共识黏膜下癌（SM）不作为适应对象见第95问，即不包括SM1（＜500μm）。DPS对选择内镜切除适应证应该有一定的作用。

表2-5　DPS评分系统

特　征	计分
肿瘤直径大于30mm	2
病灶边缘隆起	2
病灶明显发红	1
病灶表面不平坦	1

注：评分≥3分，提示黏膜下浸润。

（徐晓红　任　旭）

 93. 消化道浅表癌巴黎分类如何？

（1）消化道癌分型：消化道黏膜肿瘤性病变浸润深度限于黏膜（M）或黏膜下层（SM）称为浅表（superficial）病变。消化道癌巴黎（Paris）分类根据日本胃癌协会发表的胃癌分类指南，将其大体分型分浅表癌（0型）即早期癌和进展期癌Ⅰ～Ⅴ型（源于Borrmann分型）（表2-6）。浅表癌（0型）分为3种类型，即隆起型（0-Ⅰ）、浅表型（0-Ⅱ）和凹陷型（0-Ⅲ）以及混合型（Mixed patterns），见表2-7和图2-13。

表2-6　日本消化道癌大体分型（巴黎分类引用）

分　型	特　征
浅表型0型	浅表隆起或非隆起型癌
进展期Ⅰ型	隆起型癌，广基底，分界明显
进展期Ⅱ型	溃疡型癌，边缘隆起，界限清楚
进展期Ⅲ型	溃疡型癌，边界不清
进展期Ⅳ型	无溃疡形成，弥漫浸润癌
进展期Ⅴ型	不能分型的进展期癌

表2-7　内镜下消化道浅表癌大体分型

分　型	表　现
隆起型（0-Ⅰ）	息肉状肿瘤
有蒂（0-Ⅰp）	
无蒂（0-Ⅰs）	
浅表型（0-Ⅱ）	肿瘤相对于周围黏膜有或没有轻度的隆起或凹陷
浅表隆起型（0-Ⅱa）	肿瘤轻度隆起
浅表平坦型（0-Ⅱb）	肿瘤无隆起或凹陷
浅表凹陷型（0-Ⅱc）	肿瘤轻度凹陷
浅表隆起＋浅表凹陷（0-Ⅱa＋Ⅱc）	
浅表凹陷＋浅表隆起（0-Ⅱc＋Ⅱa）	
凹陷型（0-Ⅲ）	深度凹陷的肿瘤
凹陷型＋浅表凹陷（0-Ⅲ＋Ⅱc）	
浅表凹陷＋凹陷型（0-Ⅱc＋Ⅲ）	

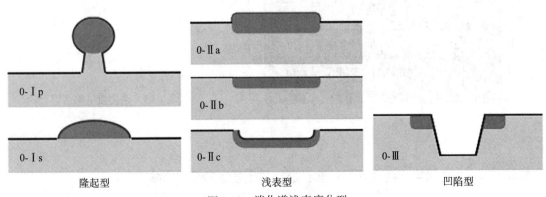

图2-13　消化道浅表癌分型

（引自 Lambert R et al.Endoscopy，2005；37：570.）

（2）消化道浅表癌分型中隆起和凹陷的区分：消化道浅表癌隆起型（包括有蒂和无蒂）与轻微隆起型的区别是根据隆起比邻近黏膜高的程度，胃或肠即柱状上皮的临界值为2.5mm（图2-14），食管即鳞状上皮为1.2mm。即隆起超过临界值为0-Ⅰ型，未超过1.2mm为0-Ⅱa型。测量通过活检钳，其前端闭合时即2.5mm，张开时单侧活检钳杯（1/2活检钳厚度）为1.2mm。轻微凹陷型（0-Ⅱc）和凹陷型（0-Ⅲ）的区别是根据比邻近黏膜凹陷的深度，胃或肠的临界值为1.2mm，食管为0.5mm。

（3）浅表癌浸润深度的区分：浅表癌属于T1期，包括M或SM癌（图2-15）。病变仅局限上皮内，未突破基膜为M1（原位癌/重度异型增生；Tis）；M2指微浸润癌突破上皮基膜，浸润黏膜固有层（LPM）；M3指病变浸润黏膜肌层（MM）；黏膜下癌分SM1、SM2和SM3，分别指病变浸润黏膜下层上1/3、中1/3和下1/3。食管以200μm，胃500μm和大肠1000μm作为黏膜下浅层和深层浸润的临界值。关于黏膜下浸润深度适合黏膜切除标准，即黏膜下浸润深度食管<200μm，胃<500μm，大肠<1000μm属于黏膜下浅层浸润，相当于SM1，适合内镜下切除。如果浸润深度超过上述标准，属于SM2或SM3，不适合内镜切除。胃SM1癌是否适合内镜下切除我国与日本标准有所不同，见第95问。

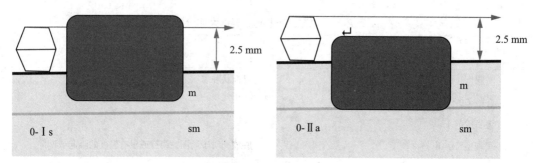

图2-14　判断消化道病变高度示意图
（引自中国早期结直肠癌及癌前病变筛查与诊治共识，2015年.）

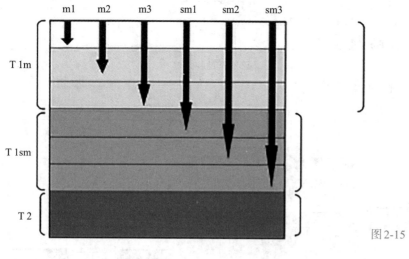

图2-15　消化道早癌病理分期

（任　旭）

94. 早期胃癌及癌前病变如何处理？哪些早癌适合内镜下切除？

（1）早期胃癌（early gastric cancer，EGC）与癌前病变：早期胃癌是指癌浸润深度限于黏膜层和黏膜下层，无论有无淋巴结转移。EGC内镜下分型（Paris 分型）：隆起型（Ⅰ型）、平坦型（Ⅱ型）和凹陷型（Ⅲ型）。0-Ⅰ型又分为有蒂型（0-Ⅰp）和无蒂型（0-Ⅰs）。平坦型又分为轻微隆起型（Ⅱa）、平坦型（Ⅱb）和轻微凹陷型（Ⅱc），详见本章第91问。癌前病变（见第88问）是病理概念，包括肠上皮化生和不典型增生。重度异型（高级别上皮内瘤变）者应尽早内镜下切除或手术治疗。

（2）处理原则：早期胃癌的治疗方法包括内镜下切除和外科手术。对于无淋巴结侵犯的早期胃癌主张行内镜下微创治疗，而已有淋巴结转移，或者尚未发现淋巴结转移但风险较高的SM2、SM3癌，以及有远处转移的病变仍首选外科手术治疗。与传统外科手术相比，内镜下切除具有创伤小、并发症少、恢复快、费用低等优点，且疗效相当，5年生存率均可超过90%。因此，国际多项指南和我国早期胃癌筛查及内镜诊治共识意见均推荐内镜下切除为早期胃癌的首选治疗方式。

（3）术前内镜评估的内容主要包括：病变形态（Paris 分型）、范围（大小）、性质（良、恶性及恶性病变分化程度）以及浸润深度（判定M抑或SM）等。以白光内镜为基础，充分结合图像增强内镜检查技术，必要时可行超声内镜检查。图像增强内镜检查技术主要包括：放大内镜（ME）、窄带成像技术（NBI）、智能电子分光技术（FICE）、联动成像技术（LCI）/蓝激光成像（BLI）和高清智能电子染色内镜（I-scan）等。表面的血管形态及黏膜表面结构，可提高早期胃癌的诊断率。EUS检查，其对病变的浸润深度、区域淋巴结转移有较大的指导意义。但EUS鉴别T1a和T1b具有一定局限性，其鉴别能力和常规内镜差别不大。另外，判定受术者操作水平影响较大，辅助判定能否内镜切除的作用非常有限。早期胃癌内镜切除术前，建议行增强CT等影像学检查，明确有无区域淋巴结转移及远处转移。

（4）方法：早期胃癌及癌前病变内镜下切除术主要包括内镜下黏膜切除术（EMR）、内镜黏膜下剥离术（ESD）和内镜黏膜下隧道剥离术（endoscopic submucosal tunnel dissection，ESTD）。EMR主要适用于无溃疡且病变≤2cm，分两类：①非吸引法：包括黏膜下注射-圈套切除法、黏膜下注射-预切-切除法等。②吸引法：包括透明帽法和套扎器法。ESTD是消化内镜隧道技术的分支之一，是通过建立黏膜下隧道，完整切除消化道早癌的新方法，主要适用于切除病变横径≥3cm的大面积早期胃癌，贲门部、胃体小弯侧和胃窦大弯侧是比较合适的操作部位。报道ESTD对于大面积早期胃癌，以及伴有溃疡、严重纤维化的病变也安全有效。

（5）ESD与EMR比较：同EMR相比，ESD不受病变大小和溃疡的限制，实现了病变的整块切除，提供了准确的病理评估，有利于肿瘤的治愈性切除。多项回顾性研究及荟萃分析证实，ESD在提高胃癌整块切除率和降低局部复发率上优于EMR。报道内镜下早期胃癌整块切除率和完全切除率ESD明显高于EMR（92.4%vs 51.7%和82.1% vs 42.2%），ESD局部复发率也明显降低（0.6% vs 6.0%）。

（徐晓红　任　旭）

95. 哪些早期胃癌适合内镜下切除？

（1）我国早期胃癌内镜下切除的适应证（表2-8）

1）绝对适应证和扩大适应证：①绝对适应证：无合并溃疡的分化型黏膜内癌（cT1a）；病灶大小≤3cm、有溃疡的分化型黏膜内癌（cT1a）；胃黏膜高级别上皮内瘤变（HGIN）。②扩大适应证：病灶大小≤2cm、无溃疡的未分化型黏膜内癌（cT1a）。

2）分化型癌多半呈膨胀性发育，病灶内没有溃疡的分化型黏膜内癌（M癌）在2cm以下时几乎没有淋巴结转移，可以通过内镜的切除得到根治。目前我国专家共识（2018年）内镜切除适应证包括日本对分化型黏膜内癌已不受病变大小的限制，这是一项巨大进步。

表2-8　早期胃癌内镜下切除适应证

浸润浓度	溃疡	分化型		未分化型	
		*		≤2cm	>2cm
cT1a（M）	UL（-）				
	UL（+）	≤3cm	>3cm		
cT1b（SM）					

■ 绝对适应证　　▨ 扩大适应证　　□ 非适应证

引自（早期胃癌内镜下规范化切除的专家共识意见，2018年）.

注：cT1a（M）：术前诊断为黏膜内癌；cT1b（SM）：术前诊断为黏膜下癌；UL：溃疡形成（瘢痕）；*：不再限定病变大小。

　　3）胃低级别上皮内瘤变（LGIN）：对于活检提示LGIN，有以下高危因素者，在获得患者知情同意后，可尝试进行内镜下诊断性切除。HGIN或早期胃癌的高危因素：①病变大小＞2cm。②表面发红的凹陷型病变。③伴有结节样改变的病变。

　　4）内镜下诊断性切除：①伴有高危因素的LGIN患者。②病变可疑黏膜下浅层浸润，但内镜下评估困难，内镜切除或外科手术难以决策的患者。③适应证以外的早期胃癌，但一般状况差，存在外科手术禁忌或拒绝外科手术的患者。

　　（2）日本早期胃癌内镜下切除的适应证

　　1）ESD适应证：①分化型黏膜内癌、无溃疡发生。②溃疡、分化型黏膜内癌，病变直径＜30mm。③SM1浸润分化型腺癌，无溃疡发生，无淋巴即血行转移，病变直径小于30mm。④低分化型黏膜内癌，无溃疡发生，病变直径＜20mm。

　　2）相对适应证：对于年老体弱，有手术禁忌证或疑有淋巴结转移的黏膜下癌。目前已证实ESD在一般状况较差的高龄胃癌患者当中安全可行。既往EMR术后复发病变也可考虑行ESD治疗。

　　3）EMR/ESD绝对适应证的病例：直径≤2cm的黏膜内癌（cT1a）、分化型癌、不伴溃疡，根据现有证据，弱推荐ESD。

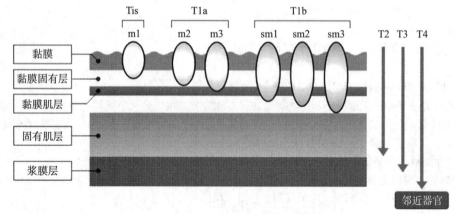

图2-16　胃癌TNM分期T分类浸润深度

（引自日本胃癌取扱い规约第15版，金原出版，2017年.）

4）早期胃癌内镜治疗的扩大适应证：①无血管或淋巴管浸润的高、中分化腺癌：黏膜内或微小浸润的黏膜下癌（SM1＜500μm），无溃疡形成，任意大小，预计可行整块切除；黏膜内或微小浸润的SM1，有溃疡形成：直径≤3cm，预计可行整块切除。②无血管或淋巴管浸润的未分化腺癌：黏膜内或微小浸润的SM1，无溃疡形成：直径≤2cm；预计可行整块切除。

（3）禁忌证：明确淋巴结转移的早期胃癌；癌症侵犯固有肌层；患者存在凝血功能障碍（心脏、大血管手术术后服用抗凝剂、血液病、凝血功能障碍者，在凝血功能没有得到纠正前，严禁ESD治疗）。另外，ESD的相对手术禁忌证还包括抬举征阴性，提示病灶基底部的黏膜下层与肌层之间有粘连，或肿瘤可能已浸润至肌层组织。

（徐晓红　任　旭）

96. 如何判断进展期胃癌的预后？胃癌的转移途径是什么？

进展期胃癌是指癌浸润深度超过黏膜下层，均有转移。从进展期胃癌的大体类型和组织学类型可对预后进行判断。以下阐明进展型胃癌的形态学与预后的关系。

（1）大体类型（Borrmann分型）：Ⅰ型即肿块型：也称菜花或蕈伞型，肿瘤向胃腔内生长，形成巨块或宽基底息肉样，可有糜烂及继发感染，边界清楚，病变较局限，向深层浸润的程度较其他型略轻，转移发生较晚；Ⅱ型溃疡型和Ⅲ型溃疡浸润型：主要向深部浸润，肿瘤中央坏死形成深在的溃疡，底凸凹不平，覆以较厚污秽苔，边缘隆起呈堤状，质硬。此型早期可侵入浆膜层，并可广泛侵入胃壁的淋巴管。Ⅱ型和Ⅲ型的肉眼区别主要在于周边的环堤是否完整，后者环堤部有破坏。Ⅳ型即弥漫浸润型：是沿胃壁各层组织的间隙向深层扩散，常先累及黏膜下层的疏松结缔组织，病变可局限或广泛累及胃的大部，病变仅限于幽门时形成该处的环形狭窄引起胃极度扩张，累及全胃时则整个胃壁僵硬而呈革袋状，称皮革胃，此型的恶性度高，早期即可发生转移。

（2）组织学类型：胃癌的组织学，常见为腺癌（管状或乳头状），其次为黏液癌，低分化癌及未分化癌等，其中黏液癌更为广泛浸润。另外，按照组织结构及组织学分为分化型癌（肠型）和未分化型癌（胃型）。肠型胃癌常伴有广泛萎缩性胃炎，是由肠上皮化生演变的，老年及男性多，组织结构有纹状缘的柱状细胞、杯状细胞，偶有嗜铬细胞及潘氏细胞，此型手术后预后较好。胃型胃癌起源于胃固有黏膜，不伴或仅有局限的萎缩性胃炎，青壮年及女性多，组织结构为黏附力差的小圆形细胞，单个或分散在胃壁内，此型胃癌预后差。

（3）胃癌转移途径：①淋巴：胃壁富含淋巴，故淋巴转移最常见，也出现最早。胃的淋巴结可分为3组：第一组是邻近癌肿的胃壁旁淋巴结；第二组是较远的淋巴结，如脾门、肝总动脉，胃左动脉等淋巴结；第三组包括腹腔动脉旁肠系膜根部的淋巴结。又可经胸导管转移到左锁骨上淋巴结（Virchow征），亦可通过肝圆韧带淋巴结转移到肝。女性可通过淋巴管或直接扩散到卵巢称Krukenberg征。第三组淋巴结有转移时，肿瘤已失去根治的机会。②血运：胃癌还可通过血运转移到远处组织如肝、肺、脑、骨骼等。③种植或局部蔓延：常见的种植转移是癌细胞由浆膜层表面脱落，种植到腹腔形成癌性腹膜炎，或种植到直肠前凹陷，在盆腔内腔形成肿块（Schnitzler征），经直肠指诊可触及。临床医生遇到胃癌时，均应仔细检查锁骨上淋巴结并进行直肠指诊，这是决定是否可以手术治疗的必须检查项目。

（李宝杰　金振锋　张德凯）

97. 老年人胃癌与青年人胃癌有何不同？

我国75岁以上老年胃癌患者占全部胃癌新发病例和死亡病例数的21%和30%，其发病率和死亡率仅次于肺癌位居第2位。胃癌患病年龄＞60岁为老年人胃癌，＜40岁为青年人胃癌，将两者不同点对比如下。

（1）性别：老年人胃癌患者中男性多见（70%），男女比例为：2.3∶1，可能与男性人群吸烟、酗酒等各种不良生活习惯的有关。青年人胃癌以女性多见，女性发病率高于男性，男女之比为1∶（1.3～2.6），伴卵巢转移者（约14%）多见。

（2）癌发生部位：胃癌发生于胃底部和贲门部称为"高位癌"，发生于老年人多，而胃窦和胃体癌青年人多。报道高位胃癌发病年龄＞60岁者占55.5%，青年人组高位癌占6.5%。老年人胃底贲门处癌发病率高可能有以下几个方面的原因：①胃底贲门处缺少泌酸细胞，胃酸分泌减少，胃酸对肿瘤的生长的抑制作用减弱。②老年人抗反流机制减弱、食管的清除作用减弱、食管黏膜遭到破坏导致胃－食管反流发生，使胃壁炎症、增生、癌变。③中老年人长期吸烟、酗酒等不良生活习惯增多加重胃－食管反流。

（3）病理组织学分型的区别：老年人以高、中分化的管状、乳头状腺癌为主，青年人以低分化、印戒或黏液腺癌为主。据李少华等报告，老年人管状腺癌占85.4%，而青年人胃癌以低分化型占大多数（63.6%）。青年人胃癌恶性程度高，分化很差的黏液腺癌占青年人胃癌的50%～60%，是老年患者的3～6倍；年龄小于20岁的患者更是高达80%～90%。据于惠珍等报道，青年人54例胃癌组织病理学分型为低分化型47.4%，未分化型28.4%，印戒细胞癌11%，黏液细胞癌5.6%。

（4）病程进展不同：①老年人胃癌多进展缓慢，据报告病程在1年以上老年人为43.4%；而青年人胃癌为14.5%。②老年人胃癌转移率较青年人胃癌低，前者为53.2%，后者为83.7%。③老年人胃癌手术可切除率高（61.7%），青年人胃癌手术可切除率低，特别是可根治手术率低（40.5%），因此5年生存率老年人胃癌较青年人胃癌高。④青年人胃癌侵袭力强，腹膜种植、大网膜、肝和结肠等两处以上转移多，而老年人胃癌则转移较少。

（5）临床表现：老年人胃癌临床表现不特异，其中上腹部不适、腹胀、腹痛等症状出现比例相对较少。而吞咽困难，消瘦症状较为常见，这与老年人营养状况下降、痛觉减退等有关。年轻人溃疡，以呕血和黑便症状表现居多。胃癌不论老年人与青年人其临床共同的症状是胃纳减少、消瘦和乏力，据各家统计为70%～92%。然而，这些并非特征性的，不做胃镜检查难以发现。老年人早期胃癌容易误诊慢性胃炎，青年人胃癌易被误诊溃疡病。

（6）青年人胃癌中Borrmann Ⅲ、Borrmann Ⅳ型所占比例较高，老年人胃癌Borrmann Ⅱ、Borrmann Ⅲ型所占比例较高。其中Borrmann Ⅳ型（弥漫浸润型）在青年胃癌患者中常见，显示出青年胃癌的浸润、侵袭能力较强，容易穿破浆膜向远处转移。

（7）伴随疾病：老年患者常同时伴有两种或两种以上基础疾病，以心血管系统疾病、呼吸系统疾病、肝肾功能异常、糖尿病、贫血和低蛋白血症等合并症为主，全身脏器储备功能差，发生手术相关并发症风险较高。

（8）治疗方面：老年人胃癌和青年人胃癌接受手术治疗的患者构成比相当。青年人胃癌根治性手术的构成比低于老年人胃癌，姑息手术的构成比高于老年人胃癌，这可能与青年人胃癌发病隐匿，病情进展迅速，确诊时大多已发生广泛转移，失去根治性手术的机会有关。但青年患者身体素质较好，对手术的耐受较好，实施根治性手术的可能性较大，即使不能行根治性手术，行姑息手术对青年人胃癌患者生存也有积极的意义。老年人胃癌肿瘤分化程度高，分期早，根治的可能性较大，但老年患者一般合并较多的慢性疾病，部分患者不能耐受根治性手术带来的创伤，会选择姑息性手术，有报道显示青年人胃癌和老年人胃癌的预后差别不大。

老年人胃癌与青年人胃癌不能理解为胃型和肠型胃癌之分，这不是一个概念。胃癌不论发生于老年人或青年人，其发生、发展的过程中一个比较常见的生物学行为即基因突变。涉及各种抑癌基因，是多种癌基因改变累积的结果，是多阶段、多步骤、不同基因可能在不同阶段起作用。青年人与老年人胃癌有不同的临床病理特点，S100A4、基质金属蛋白酶-7（MMP-7）、乙酰肝素酶（Heparanase）和nm23H1基因可能是参与调控青年人与老年人胃癌不同生物学行为的重要基因。

（陶　铸　朱雅琪　徐晓红）

98. 胃淋巴瘤如何分型？与假性淋巴瘤如何鉴别？

（1）胃淋巴瘤（gastric lymphoma）：指原发于胃的恶性淋巴瘤。占全部消化道淋巴瘤的55%～65%，占所有胃恶性肿瘤的3%。多发生于50～60岁年龄组，男性多见。在日本胃恶性淋巴瘤编集委员会收集的252例患者中，男135例，女113例，50岁组占31.2%。淋巴瘤39.7%位于胃体部，29.8%在胃窦部，胃底部占16.3%。发生在大弯侧23%，此处发生率较胃癌（6%）高。

（2）分型

1）肉眼分型：1952年Snoddy提出的分型有肿瘤形成型、溃疡型和弥漫型。1980年八尾提出如下分型：①表浅扩展型（20.2%），形态类似Ⅱc型早期胃癌，病变部境界不明确。②巨大皱襞型（4.4%），可见纵行的皱襞呈水肿样不规整，表面有浅溃疡。③肿瘤形成型（54%），此型最多，约占胃淋巴瘤的半数。另外各型混合存在的也不少，类似Borrmann Ⅱ型胃癌，典型的呈"皿"状。胃淋巴瘤几乎均有溃疡，肿瘤周围柔软又见蠕动为其特点，依此与胃癌相鉴别。

2）组织学分型：90%以上为非霍奇金淋巴瘤。病理分型主要为B细胞淋巴瘤，包括：①胃黏膜相关淋巴组织（mucosa-associated lymphoid tissue，MALT）型结外边缘区B细胞淋巴瘤，即MALT淋巴瘤。②弥漫性大B细胞淋巴瘤。

（3）假性淋巴瘤（pseudolymphoma）：由Jacobs提出，日本中林提出的胃反应性淋巴样增生（gastric reactive lymphoid hyperplasia，GRLH）相当于假性淋巴瘤。此病为胃黏膜局限性或弥漫性淋巴组织增生的炎症性疾病，分为局限肥厚型和弥漫扁平型。临床上较为少见，与H.pylori感染有关。在临床上，它与胃淋巴瘤的鉴别较为困难，报道本病也有转变为恶性的可能。发病年龄多在40～60岁，男女性别比例相近。1980年前后GRLH一度成为热点报告内容，后来有些学者不承认它是一个独立性疾病，认为是溃疡或慢性胃炎的反应性表现。

1）胃淋巴瘤与假性淋巴瘤鉴别点：两者的内镜或X线所见相似，因此鉴别困难。食田等在关于两者鉴别诊断的报告中提出以下几点：①两者年龄、性别无大差异。②在病变发生部位方面，胃淋巴瘤表现为全周性胃病变者少（3%），假性淋巴瘤则比较多（26%）。③在病变形态方面：肿瘤形成型胃淋巴瘤为68%，假性淋巴瘤很少（6%）；表浅扩展型在胃淋巴瘤为30%，而假性淋巴瘤为83%。④表现Ⅱa形态者胃淋巴瘤较多。

2）组织学鉴别：此外，在组织学方面，胃淋巴瘤与假性淋巴瘤有区别。前者根据细胞形态和组织结构为非霍奇金B细胞淋巴瘤。而后者黏膜固有层中大量淋巴细胞浸润，并有生发中心，也常有巨噬细胞、浆细胞、多形核粒细胞浸润等，这些特点与淋巴瘤不同。

（4）排除继发淋巴瘤：详见第99问。

（朱雅琪 刘家骥 唐秀芬 任 旭）

99. 何谓胃黏膜相关淋巴组织淋巴瘤？有何特点？

（1）胃黏膜相关淋巴组织（MALT）淋巴瘤：指源于胃黏膜和腺体组织，具有边缘区B淋巴细胞分化和表型的结外B淋巴细胞瘤，为低度恶性淋巴瘤。原发胃淋巴瘤中95%为结外型非霍奇金淋巴瘤，其中MALT最常见。约半数MALT淋巴瘤在胃肠道，胃MALT淋巴瘤约占85%。在西方国家，胃MALT淋巴瘤多见于50～60岁患者，女性多于男性。国内发病年龄偏低，平均较胃癌年轻10岁。

（2）病因及发病机制：①幽门螺杆菌（H.pylori）感染：90%胃低度恶性MALT淋巴瘤患者感染H.pylori，70%～80% H.pylori相关的胃MALT淋巴瘤根除H.pylori后病变可消失，间接证明H.pylori与本病有关。②分子生物学和细胞遗传学改变。

（3）胃MALT淋巴瘤分期（1994年）：分为4期。Ⅰ期：肿瘤局限于胃，无淋巴结受累。Ⅰ1期限于黏膜下层；Ⅰ2期浸润累及肌层、浆膜下和/或浆膜。Ⅱ期：累及腹腔淋巴结。Ⅱ1期累及胃周淋巴结；Ⅱ2期累及肠系膜、腹主动脉旁、腔静脉旁或腹股沟等膈下淋巴结；ⅡE期穿透浆膜累及邻近器官和组织。Ⅲ期/Ⅳ期：播散累及结外器官或膈上淋巴结。

（4）临床表现：无特异症状，起病隐匿。主要为无明显规律的上腹疼痛、消化不良，尚可有食欲减退、恶心、呕吐、黑便、体重下降、贫血等症状。

（5）内镜表现：病变以胃体和胃窦部多见，早期病变不明显，可表现为平坦型病变，如糜烂、浅溃疡等。中晚期表现为肿块型、溃疡型或浸润型。肿块型呈单发肿块或多发结节，不规则，表面可有糜烂或溃疡；溃疡型形态不规则、单发深大溃疡或多发浅表溃疡，周边隆起，底部凹凸不平，污秽苔；浸润型皱襞粗大、脑回样，表面不平、糜烂或浅溃疡。壁厚、僵硬，弹性差。活检时注意多点深活检可提高诊断阳性率。由于病变原发于黏膜深层，又伴随炎症，一次活检阴性不能否定诊断。

（6）病理诊断：病理学检查是诊断胃MALT淋巴瘤的金标准，其标准为：①淋巴滤泡边缘区有滤泡中心细胞样细胞肿瘤性增殖。②淋巴瘤细胞浸润于腺上皮之间，破坏腺上皮，形成淋巴上皮病变。③肿瘤性滤泡和反应性淋巴滤泡同时存在。④滤泡中心细胞样细胞有浆细胞分化倾向。免疫组化有助于胃MALT淋巴瘤的诊断（CD19、CD20、CD74、CD79a等B细胞标志阳性表达，CD5、CD10、CD23等阴性）。

（7）诊断：主要根据临床表现、胃镜和活检病理学检查（金标准），并排除继发性淋巴瘤。X线上消化道钡餐确诊率低，EUS可判定浸润深度和胃周围淋巴结转移情况。

（8）排除继发性淋巴瘤：由于继发性胃肠淋巴瘤常见，诊断此病需符合Dawson标准：①无浅表淋巴结肿大。②胸部X线片无纵隔淋巴结肿大。③肝脾正常。④周围血白细胞总数及分类正常。⑤除胃肠道受累部位和区域淋巴结外，术中未发现其他肉眼可见侵犯。

（芦　曦　任　旭）

100. 功能性消化不良的概念如何？其发病机制或原因可能有哪些？

（1）功能性消化不良（functional dyspepsia，FD）：是指具有一种或多种消化不良症状，但缺乏器质性、系统性或代谢性疾病证据的临床综合征。临床表现为餐后饱胀、早饱、上腹痛、上腹部烧灼感。

（2）FD分型：分为两个亚型，包括餐后不适综合征（postprandial distress syndrome，PDS）和上腹痛综合征（epigastric pain syndrome，EPS）。诊断主要依据FD罗马Ⅲ诊断标准，必须包括以上1项或多项临床症状，病程至少6个月。排除器质性、系统性或代谢性疾病，包括消化性溃疡、胃肠道肿瘤、肝胆恶性肿瘤、寄生虫感染、慢性胰腺疾病、甲状腺功能亢进和/或减退、慢性肾衰竭等。

（3）病因：FD的发病机制至今未被完全阐明，可能与多种因素有关。各种因素之间并不是完全独立的，而是相互影响、相互作用的，可能的发病机制或病因如下。

1）精神心理因素：心理因素与FD之间的联系尚不清楚，心理障碍如焦虑、抑郁及对生活事件的应激反应敏感等人群易患FD。

2）饮食、环境及生活方式：FD症状可因摄入食物引起或加重，研究发现，碳酸饮料、牛奶、洋葱等可能与FD的腹胀症状相关。国内有研究显示，加餐、偏爱甜食和产气食物等饮食习惯是难治性FD的危险因素。另外，FD患者多有运动少、睡眠不足、进食不规律和压力大等特点。

3）胃十二指肠动力异常：主要表现为餐后胃排空延迟和胃容受性舒张功能（进食后胃底反射性扩张以容纳食物）下降，引起餐后饱胀、早饱等症状。与健康人相比，约40%FD患者胃排空时间显著延长。此外，近端胃张力增加，胃窦-幽门-十二指肠协调运动失常，十二指肠内容物反流增加可引起上腹痛。自主神经系统功能异常，尤其是迷走传出神经功能障碍，被认为是胃容受功能受损和胃窦动力低下的可能机制之一。

4）内脏高敏感：表现为胃肠黏膜和平滑肌对生理性刺激出现不适感或有害刺激反应强烈，如酸的感觉阈值降低，对机械性扩张敏感性增高，容量阈值降低等。

5）幽门螺杆菌（H.pylori）感染：对容量扩张的感觉阈值降低。有研究显示，根除 H.pylori 后部分 FD 患者症状缓解，提示 H.pylori 感染可能是 FD 的原因之一。

6）免疫因素：肠道菌群失调以及中枢神经系统处理功能异常有关。

7）肠－脑互动异常（disorders of gut-brain interaction）：即机体通过脑－肠轴之间的神经内分泌网络的双向环路进行胃肠功能的调节功能异常。近年来脑－肠轴调节功能异常作为 FD 发病的重要原因之一受到重视，功能性胃肠病（包括 FD、IBS 和功能性便秘）又被称之为肠－脑互动异常。

8）胃肠激素异常：胃肠激素约有 40 余种，不仅存在消化系统，尚存在于中枢神经系统，对胃肠系统运动功能有重要调节作用。许多激素或神经递质与 FD 发病相关，主要包括胃动素（对消化间期移行性收缩起作用）、CCK（抑制胃排空，诱发饱胀感）、促胃液素（促使胃窦收缩，延缓胃排空）、VIP（抑制性神经递质，抑制胃肠运动）、生长抑素（抑制胃肠蠕动）、神经降压素（延迟胃排空）及一氧化氮（胃肠运动抑制性神经递质）等。

（唐秀芬　任　旭）

101. 功能性消化不良如何治疗？

（1）调整饮食：有助于改善功能性消化不良（FD）症状。某些食物或食物添加剂能够导致或加重 FD 症状，如粗粮、高脂饮食、刺激或辛辣食物、碳酸饮料、酒精和浓茶等。有的食物则可能有助于减轻症状，如面包、酸奶、蜂蜜等。进餐方式和进餐是否规律也可能影响消化不良症状。我国的一项研究结果提示，不吃早餐、多餐、食用甜食和产气食物是诱发 FD 的危险因素。

（2）抑酸治疗：质子泵抑制剂（PPI）和 H_2 受体拮抗剂（H_2RA）可作为 FD 的经验性治疗。随机对照研究发现 PPI 改善 FD 患者症状的疗效优于安慰剂。荟萃分析显示 PPI 对 FD 上腹痛综合征（EPS）亚型患者的症状缓解效果较好。在抑酸治疗方面，一些研究结果表明 PPI 和 H_2RAs 可以有效改善 FD 总体症状，然而对缓解动力障碍样消化不良的症状是无效的（罗马Ⅳ）。我国共识意见推荐 PPI 或 H_2RA 作为 FD 尤其是 EPS 患者的首选经验性治疗药物，疗程为 4～8 周，推荐 PPI 治疗 FD 的剂量为标准剂量。

（3）促胃肠动力药：可作为 FD 特别是餐后不适综合征（PDS）患者的首选经验性治疗，也有研究显示莫沙必利能明显改善 FD 患者的临床症状，对 PDS 和 EPS 均有效。除了多潘立酮和西沙比利等传统促动力药外，《新英格兰医学杂志》发表的一项前瞻性、多中心、随机对照双盲研究和荟萃分析发现促动力药伊托必利通过多巴胺受体拮抗剂＋乙酰胆碱酯酶抑制剂的双重机制，对 FD 的餐后饱胀和早饱症状有效，且不良反应发生率低。

（4）根除幽门螺杆菌（H.pylori）治疗：对于 H.pylori 感染的 FD 患者，根除 H.pylori 治疗对患者症状的改善是有益的。近年来，以 2015 年京都共识意见为代表的多项国际共识意见认为，H.pylori 相关 FD 应该定义为一种器质性疾病。无论 H.pylori 相关 FD 列入功能性疾病还是器质性疾病，除菌治疗都将使患者受益。对于 H.pylori 感染的消化不良患者进行根除 H.pylori 是最优成本效益的治疗方法（罗马Ⅳ），因为部分患者仅 1 周的治疗就能观察到长期疗效，而其他治疗方法都需要长期服药。

（5）消化酶可作为 FD 的辅助治疗。消化酶制剂有助于食物的消化吸收。国内一项随机双盲、双模拟、阳性药物平行对照的多中心研究显示，复方消化酶制剂能有效缓解 FD 患者的症状。

（6）精神心理治疗对伴有焦虑抑郁的 FD 患者有效。目前应用抗焦虑和抑郁药物治疗功能性胃肠病多为肠易激综合征（IBS），对于 FD 的治疗临床大宗研究数据非常有限，抗焦虑抑郁药物对于 FD 症状的改善效果存在不一致性。对于 FD 患者是否给予抗焦虑抑郁治疗应有针对性的选择。如患者的焦虑抑郁症状比较明显，应建议患者咨询心理科医师。

（7）中医中药。有研究显示中药治疗和针灸穴位刺激可改善部分 FD 患者的症状，但尚发缺乏大样本、高水平的对照研究。对于常规治疗效果不佳的患者可以尝试采用中医治疗。

（唐秀芬）

102. 胃轻瘫综合征的概念是什么？如何分类？有何表现？

（1）胃轻瘫综合征（gastroparasis syndrome）：简称胃轻瘫，指以胃排空延缓为特征的上消化道综合征。胃轻瘫是神经肌肉受损害的最终结果，可发病于任何年龄，主要为胃动力障碍。表现为胃体和胃窦动力低下，胃窦、幽门十二指肠运动不协调致食物通过幽门受阻。另外，胃电节律失常胃动力过速或过缓。

（2）胃轻瘫分类

1）按病因分为特发性和继发性，前者病因不明，占30%。多发于青年女性。后者常见代谢性疾病（自主神经病变糖尿病胃轻瘫、甲状腺功能减退）、胃大部切除和/或迷走神经切断术后、结缔组织病（系统性硬化症、皮肌炎肌病）、感染、酸中毒、低血钾、中枢神经系统疾病及药物诱发等。糖尿病胃轻瘫多发于糖尿病未经治疗，治疗不当或治疗不规范的患者，以胰岛素依赖型糖尿病为最多见。

2）按发病急缓分急性胃轻瘫和慢性胃轻瘫，前者多见于急性重症感染或胃手术后（急性术后胃轻瘫）；后者多见于功能性消化不良（特发性胃轻瘫）和神经性厌食等。由药物引起的急性胃轻瘫，多有明确的用药史并同时存在代谢紊乱。

（3）临床表现：主要为早饱、餐后持续性上腹饱胀和腹痛，恶心呕吐表现突出，可吐宿食。严重者可有贫血、消瘦和营养不良。而临床检查未发现胃肠道和/或上腹部有器质性疾病，也有称之为胃无力，胃麻痹等。随着原因的祛除和原发病的治疗，急性胃轻瘫的症状也随之缓解。而慢性多隐袭起病，持续或反复发作，从数月至十余年。

（刘家骥　唐秀芬　任　旭）

103. 胃轻瘫的发病机制如何？

胃轻瘫的发病机制尚不甚清楚，胃动力障碍被认为是其发病机制中最重要的因素。胃肠运动不协调，胃壁顺应性降低，以及胃的电运动异常与胃轻瘫发病都有着密切关系。胃动素及其他胃肠激素、迷走神经的紧张性、病人痛阈降低以及代谢、药物等因素也可能参与胃轻瘫发病。

（1）胃动力障碍：①胃体动力低下：表现为液体和固体食物向远端胃转运延迟，部分患者仅有固体食物转运延迟，严重者空腹胃液的排空也有限。相当一部分胃轻瘫病人存在明显的胃排空迟缓，糖尿病胃轻瘫患者，餐后近端胃张力性收缩弱。②胃窦动力低下：延迟胃内容物通过幽门。胃内压力测定发现胃轻瘫病人胃窦压明显降低，尤其餐后胃窦压力明显降低，其降低为胃排空障碍的原因。糖尿病胃轻瘫患者，胃窦部蠕动性收缩稀少，收缩力也弱。

（2）胃肠运动不协调：胃排空依赖于胃窦-幽门-十二指肠的协调运动，胃肠运动不协调也是造成胃排空障碍的原因之一。不协调包括孤立性幽门活动增加，同步的胃窦-幽门-十二指肠运动、逆向传导的十二指肠-幽门-胃窦运动。有研究发现胃窦和近端小肠过多的不协调成串的收缩，也可延迟胃排空。便秘病人也可出现典型的功能性胃轻瘫症状，提示胃-小肠、胃-结肠之间的运动失调也在胃轻瘫发病中起一定作用。

（3）胃壁顺应性降低：胃壁顺应性对胃轻瘫症状有一定意义。手术后胃轻瘫患者其胃底对进餐产生的容量性扩张刺激缺乏收缩反应，残胃壁顺应性异常与胃轻瘫发病有关。

（4）胃电活动异常：包括胃动过速、过缓和快速节律紊乱等形式。胃电活动紊乱原因不清楚，可见于糖尿病胃轻瘫，术后胃轻瘫，以及一些特发性胃轻瘫。特发性胃轻瘫常有胃电活动异常，引起胃窦收缩稀少甚或完全缺如。

（5）胃肠激素和肽类物质的作用：已发现胃轻瘫患者胃动素水平明显降低，但也有少数相反的结果（胃轻瘫胃动素水平增高）。胃动素及胃动素受体激动剂、红霉素及类似物有改善糖尿病胃轻瘫患者胃排空迟缓的作用。

（6）迷走神经的紧张性降低：手术切断迷走神经、糖尿病累及自主神经、抗胆碱药物可诱发胃轻瘫。

（7）其他：胃轻瘫病人对胃扩张的感觉阈值降低。感染和急性胃炎可延缓胃排空等。

（刘家骥　唐秀芬）

104. 十二指肠分几部分？其血液供应和神经支配的特点是什么？

（1）十二指肠的区分：为一管状器官，长25cm（约相当于人十二个手指宽度）。上接胃的幽门，下连空肠。大部分位于腹膜后，形成C字形弯曲、包绕胰头，解剖学上分四部：球部、降部、横部（水平部）和升部。①球部：从幽门到十二指肠上角（上曲部），长3～4cm，向右向上向后走行，近端2.5cm有腹膜包裹，能自由活动，内部黏膜光滑。球部前上为肝右叶，方形叶和胆囊，其后为胆总管、胃十二指肠动脉和门静脉。②降部：长8～10cm，仅前、外侧覆盖腹膜，主要位于腹膜后。肠腔有环形或称新月形皱襞形成，自上角至下角（下曲部），弯向左侧。此段中段内侧壁有十二指肠乳头（胰管和胆管开口汇合于此处），其右上2cm处有副乳头，副胰管开口在此处。关于十二指肠乳头详见第445问。十二指肠降部内侧紧靠于胰头部，后面为右肾和下腔静脉，间以疏松的结缔组织。③横部（水平部）：长5～9cm，自下角横行向左方延伸，亦位于腹膜后。其上为胰腺钩突部，远段的前面有肠系膜上动脉跨过。④升部：长2.5～6.0cm，沿主动脉左缘上升，然后急转向前向下呈锐角与空肠相连（十二指肠空肠曲），有Treitz韧带（十二指肠悬韧带）固定。十二指肠壁与小肠其他部位大致相同，黏膜有许多绒毛，底较宽，呈铲状，两侧有锯齿状凹陷，球部的绒毛大小不规则。十二指肠黏膜上皮包括绒毛和肠腺上皮以及Brunner腺内拥有全消化道种类最多的内分泌细胞。肌层由内环外纵肌构成，两肌层之间有肌间神经丛，外层在游离腹腔部分有腹膜覆盖。

（2）十二指肠血液供应和神经支配：十二指肠的动脉来自胃右动脉、十二指肠上动脉、胃网膜右动脉和胰十二指肠上、下动脉。十二指肠上部由肝固有动脉和胃十二指肠动脉的分支供应。这些分支也供应附近的幽门管，在肌层内形成吻合跨过幽门十二指肠结合处。十二指肠的静脉引流入脾静脉、肠系膜上静脉和肝门静脉。来自腹腔神经丛的交感神经和来自迷走神经肝支和腹腔支的副交感神经，含运动和感觉神经纤维。神经纤维进入肠壁后形成许多位于黏膜下和肌间的神经丛。

（朱春兰　刘家骥　任　旭）

105. 十二指肠炎有何表现？其转归如何？

（1）十二指肠炎：是指由各种原因所引起的急性或慢性十二指肠炎症。十二指肠球炎作为一种独立的疾病，是在内镜应用后被临床认可的。分原发性与继发性两种，前者属非特异性炎症，是消化不良的原因之一；继发性十二指肠炎又称特异性十二指肠炎（病变多在壶腹部），指有伴随疾病，如寄生虫、胰腺炎、胆石症、克罗恩病等病累及十二指肠黏膜，引起的十二指肠炎症。

（2）临床症状：十二指肠炎的临床表现缺乏特异性，可有类似慢性胃炎或溃疡病的症状。表现为上腹部疼痛，疼痛性质与溃疡病相似，可呈节律性、周期性，也可变化不定，进食或服碱性药物可使疼痛暂时缓解；另外病人多有腹胀、嗳气、反酸、恶心、呕吐等消化不良表现。可发生消化道出血，但不引起穿孔。

（3）十二指肠炎内镜下分4型：Ⅰ型为浅表型，病变部位充血、水肿、反光增强、糜烂、出血；Ⅱ型为增厚型，黏膜肥厚，粗乱，可见乳头充血及多发扁平结节，Brunner腺增生；Ⅲ型为萎缩型，黏膜变薄，血管透见；Ⅳ型为增生型，呈颗粒状改变。

（4）诊断：主要依靠内镜和活检病理学检查：十二指肠炎的诊断除有内镜下肉眼所见外，还应有组织学上相应的炎性变化。病理学变化主要为慢性炎症细胞和少量中性粒细胞浸润，有时也可见到淋巴样增生及胃上皮化生。

（5）转归：国外研究发现胃窦幽门螺杆菌（H.pylori）定值与活动性慢性胃十二指肠炎有密切关系，十二指肠壶腹部H.pylori定值与十二指肠炎有密切关系。慢性十二指肠炎可能是十二指肠溃疡的发生基础，两者之间可能有因果关系。十二指肠炎如果未治疗，进一步发展，可能发生球溃疡。临床上观察到二者常常合并存在，都以球部为主，在球溃疡活动期常同时伴有溃疡周围炎症。对十二指肠炎患者的长期观察，多数患者在某个时期可发生溃疡，特别是在充血糜烂基础上伴有降霜样苔时，多为溃疡早期，可发展成溃疡。

（陶　铸　徐晓红　任　旭）

106. 胃和十二指肠憩室的临床意义是什么？

（1）胃和十二指肠憩室：指胃或十二指肠管壁局部向肠腔外突出所形成的囊袋状物。分真性憩室和假性憩室，详见第3问。胃憩室较少见，发生频度0.03%～0.30%。小肠憩室常发生于十二指肠，75%位于十二指肠乳头附近。据Chto等50例低张十二指肠造影发现十二指肠憩室中，位于降部占86%。

（2）病因：70%的胃憩室发生于贲门下2cm处的胃后壁，多为先天性；15%的胃憩室发生于幽门前区，多为炎症或手术造成。另有10%的胃憩室位于其他位置。通常十二指肠憩室为后天获得性。憩室产生的确切原因尚不清楚。多数认为是由先天性肠壁局限性肌层发育不全或薄弱，在肠内突然高压或长期持续或反复的压力增高时，肠壁薄弱处，肠壁黏膜及黏膜下层组织脱出而形成憩室。亦可由于肠壁外炎症组织所形成粘连瘢痕的牵拉导致憩室的发生。

（3）临床表现：大多数胃、十二指肠憩室患者无任何症状，仅仅是在做X线钡餐透视或内镜检查时发现。较大的憩室，尤其是当憩室有炎症时，可以出现餐后上腹部饱胀不适，或下胸部疼痛、恶心、呕吐及胃灼热等症状，这些症状或许是食物和分泌物充满憩室使之扩张所致。憩室的潜在并发症是憩室炎、出血和食物嵌塞，少见的并发症是穿孔。十二指肠乳头旁憩室压迫胆总管或胰腺管开口时，可引起胆管炎、胰腺炎（Lemmel综合征）以及十二指肠乳头旁憩室与胆总管结石的关系见第451问。

（陶　铸　徐晓红　任　旭）

107. 十二指肠布氏腺增生如何分型及有何表现？与十二指肠腺瘤有何区别？

十二指肠布氏腺增生（Brunner's gland hyperplasia）为布氏腺结节性增生。布氏腺主要分布于十二指肠黏膜下层，以球部最多，球后少见。偶见于胃窦及空肠上段。布氏腺增生多发生于十二指肠球部，前壁居多，也可累及降部，有人认为其是对胃酸过高的反应性增生，也有学者认为其是一种炎症性改变。

（1）布氏腺增生分型：Feyvter分3型。①局限性增生：仅球部布氏腺增生。②弥漫性增生：增生的布氏腺波及大部分十二指肠。③腺瘤样增生（布氏腺瘤）：表现为有蒂或无蒂的息肉。Weinbeng等也有类似分型。①单发瘤样增生型：单发，大小不等，大者可达数厘米，位于十二指肠球部。②弥漫性结节性增生型，系由十二指肠腺所构成的多个结节，界限不清，分布于大部分十二指肠。③由多个布氏腺所形成的孤立性散在结节，分布于十二指肠乳头邻近，两者之间的腺体常有萎缩。

（2）布氏腺增生形态学表现：多样，单发型表现为单发结节状，大小不等，可有蒂或无蒂，呈圆形或椭圆形，可与十二指肠球炎引起黏膜增生鉴别。多发型表现为球部或降部广泛结节状充盈缺损，可达数毫米到数厘米、边缘光滑、圆形、卵圆形或卵石样隆起性病变，有蒂者可随蠕动或推压移动，周围黏膜皱襞一般较规则。

（3）临床表现及预后：增生较小时无症状，大多在上消化道内镜检查时发现。病变增大后，可出现上腹部不适、腹痛、恶心等消化道症状。如其表面发生糜烂或溃疡形成可出现黑便等消化道出血症状，少数瘤体较大，而且有蒂可出现呕吐等上消化道梗阻症状。布氏腺增生一般无需特殊治疗，如合并消化道出血，或者体积较大引起十二指肠梗阻症状尽早行内镜下电切治疗，或者手术治疗。本病几乎不恶变，预后良好。

（4）十二指肠布氏腺瘤与腺瘤的区别：均可发生于任何年龄，前者多发生于30岁以上的成年人，男性占绝大多数。十二指肠布氏腺瘤属于小肠错构瘤而不是真正的肿瘤，在镜下无明显的结缔组织包膜，可与真正腺瘤加以鉴别。而十二指肠腺瘤主要由分化较成熟的十二指肠腺体组成，有完整的纤维结缔组织包膜，约占所有小肠肿瘤的1/3，多发生于十二指肠和回肠。多突向腔内，小的直径仅数毫米，大的3～4cm不等，多带蒂，呈息肉样生长。组织病理学分为管状腺瘤、绒毛状腺瘤以及绒毛管状腺瘤。十二指肠布氏腺瘤和腺瘤不论单发抑或多发两者在大体形态学上均难以鉴别，需要依靠电子染色加放大内镜及病理检查才能确定。十二指肠腺瘤含有绒毛结构、不典型增生、直径较大是腺瘤恶变的相关因素，部分小肠绒毛状腺瘤最终发展为恶性。

（孙晓梅　任　旭）

108. 十二指肠淤积症的病因有哪些？

十二指肠淤积症为任何原因阻碍食糜顺利通过十二指肠所产生的一种综合征，常发生在十二指肠第3段、第4段，阻塞部位以上肠管有扩张和食糜滞留，临床上主要是高位肠梗阻的表现。引起十二指肠淤积症的病因很多。

（1）肠系膜上动脉压迫十二指肠横段（水平段）：是最常见的原因，又称为威尔基病（Wilkite disease），详见第109问。

（2）先天性畸形或异常：先天性腹膜束带阻断十二指肠在成人是非常少见的疾病，术前很难诊断，有3种类型：①横结肠系膜与第一段空肠之间存在Mayo膜，可将空肠向右拉而使十二指肠空肠角关闭。②横段十二指肠与后壁层腹膜之间有一束带，可压迫十二指肠水平段引起梗阻。③Treitz韧带过短及邻近的肠系膜过厚，可牵拉和阻断十二指肠空肠角引起梗阻。④环状胰腺环绕十二指肠降段中部，可引起十二指肠梗阻或梗阻性黄疸。⑤十二指肠严重下垂可引起十二指肠空肠角关闭。

（3）肿瘤：十二指肠肿瘤发病率低，良性主要是腺瘤，恶性为十二指肠腺癌。腹膜后肿瘤如肾脏肿瘤、胰腺癌等偶尔可压迫十二指肠横段引起梗阻。十二指肠乳头癌或胰头癌等侵犯十二指肠降部引起狭窄、梗阻不属于十二指肠淤积症的范畴，属于恶性胃流出道梗阻，非手术治疗病例主要是行胃十二指肠支架或EUS下胃空肠吻合术。

（4）十二指肠远端或近端空肠浸润性疾病和炎症：进行性系统性硬化症（硬皮病）至少有2/3的患者有胃肠道病变，少数累及十二指肠横段（平滑肌被纤维组织替代）引起梗阻。十二指肠末端或空肠上段克罗恩病或偶尔结核可引起肠狭窄。

（5）胆囊和胃手术后：可发生粘连牵拉十二指肠。胃空肠吻合口溃疡瘢痕性狭窄，引起输入袢淤积、扩张。

（任　旭）

109. 何谓肠系膜上动脉综合征？有何特点及如何诊断和治疗？

（1）肠系膜上动脉综合征（superior mesenteric artery syndrome，SMAS）：指肠系膜上动脉压迫十二指肠水平段引起的急、慢性肠梗阻，又称为十二指肠动脉压迫综合征。最早由Rokitansky（1861年）

提出，1927年Wilkite等报道后才引起重视，故又称为威尔基病（Wilkite disease），为十二指肠淤积症最常见的原因（占50%以上）。40岁左右成人多见，女性多于男性，常见体型瘦长伴胃下垂者。

（2）发病机制：先天性因素：正常情况下肠系膜上动脉（SMA）从腹主动脉约在第1腰椎水平分出，与腹主动脉形成一个40～60度的锐角。十二指肠第三部（水平部）在第2腰椎水平，横跨于腹主动脉前，恰位于主动脉-肠系膜动脉夹角（AMA）内，而肠系膜根部越其前方下行，对其产生轻度（生理性）压迫。SMAS是由于AMA过小（＜15度），主动脉-肠系膜动脉间距（AMD）变短，则对横过其间的十二指肠产生机械性压迫，使十二指肠内容物通过障碍，形成高位肠梗阻，也称为慢性间歇性动脉肠系膜十二指肠阻塞（图2-17）。实际上对十二指肠形成的压迫，并非单纯由SMA，而是由动脉、静脉及神经等组成的肠系膜鞘压迫所致，故肠系膜上动脉综合征之称有欠全面。但因该名称临床沿用时间较久，所以目前多数文献仍称之为肠系膜上动脉综合征。

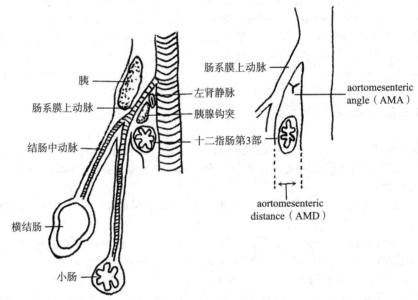

图2-17　肠系膜上动脉与十二指肠第三部之位置关系

（3）症状产生的诱发因素：解剖方面的先天变异是症状产生的基础，但下列因素可诱发症状发生：①引起肠系膜根部向后方、下方牵引的疾病：如内脏下垂，手术操作。②长期卧床十二指肠向背侧压迫。③高度脊柱前屈，腹主动脉瘤。④屈氏韧带异常，毕Ⅱ式手术使十二指肠第三部向上方牵引。Akin等对94例SMAS病因分析，指出约半数病人体重减轻使AMA变锐、AMD变窄，然而，还有40%的病人找不到原因，这部分人都是18岁左右的年轻人，认为身高增长大于体重增长是可能的诱因。

（4）临床表现：多缓慢起病，呈间歇性、反复发作。主要为十二指肠梗阻症状，即餐后数分钟或1～3小时出现腹痛，多为隐痛，伴恶心、呕吐、腹胀、嗳气。胸膝位、俯卧或侧卧位、或呕吐后可使症状缓解，呕吐物中含有胆汁，有时含有隔夜宿食是另一特点。少数患者可呈急性发作，剧烈的胆汁性呕吐，可见胃扩张、脱水、电解质紊乱。

（5）诊断：根据临床症状、上消化道X线钡餐透视及其他影像学检查。胃镜检查通常表现为胆汁反流或炎症，慢性发病者临床上容易误诊为胆汁反流性胃炎或功能性胃肠病。立位腹平片可见十二指肠梗阻特有的双液面征。钡餐透视表现为十二指肠水平段和升部交界处有笔杆征（纵行压迫现象），钡剂通过受阻，近端十二指肠降段和水平段扩张，有逆蠕动。必要内镜检查十二指肠水平段或CT等影像学检查，除外肿瘤性病变。增强后三维重建亦可明确SMA与腹主动脉夹角及对十二指肠的压迫。

（6）治疗：无明显症状者可不必处理，平时加强腹肌锻炼。有症状期间，治疗主要是减少肠系膜根部对十二指肠的压迫。餐后俯卧位，臀部高于上腹部，或转膝胸位10分钟 有助加快恢复，内科治疗多数症状可缓解。急性发作期给予静脉营养包括脂肪乳剂，必要时鼻饲管减压和抗痉挛药物治疗急性胃扩张。对于病程长、症状重、十二指肠有中重度扩张以及保守治疗无效可考虑手术治疗。十二指肠空肠吻合术和十二指肠悬韧带松解术为主要术式。

（朱雅琪 陶 铸 徐晓红 任 旭）

110. 十二指肠肿瘤临床常见哪些类型？有何特点？

十二指肠肿瘤的发生率明显低于胃、结肠等其他消化道，但从整个小肠肿瘤发病率来看，仍占相当比例。有统计资料显示，十二指肠肿瘤可占整个小肠肿瘤的1/3到1/2，其中良性肿瘤占全部小肠良性肿瘤的15%左右。十二指肠具有特殊解剖位置和生理作用，了解掌握十二指肠肿瘤常见类型和特点，对临床有重要意义。

（1）十二指肠良性肿瘤：上皮性肿瘤腺瘤约占一半，非上皮性黏膜下肿瘤平滑肌瘤及脂肪瘤约各占15%，其余有间质瘤、纤维肌瘤、纤维瘤、错构瘤样病变、神经源性肿瘤、血管瘤及囊肿等。肿瘤发生部位以球部较多见（52.8%），降部次之（33.1%），水平部及升部最少（14.1%）。十二指肠Brunner腺增生为错构瘤样病变，约占十二指肠良性肿瘤的5%，分3型：局限性增生、弥漫性增生和腺瘤样增生3种类型，Brunner腺瘤则指后者。1983年Mazur和Clark结合病理组织学检查，提出既不是平滑肌来源也不是神经源性的消化道肿瘤称胃肠道间质瘤（gastrointestinal stromal tumors，GIST）的概念。GIST是胃肠道最常见的间叶源性肿瘤，组织学上根据瘤细胞的形态可分为梭形细胞型（70%）、上皮样细胞型（20%）及梭形细胞－上皮样细胞混合型（10%）。胃肠道间质瘤可分为良性、潜在恶性、恶性三类，5%发生在十二指肠。认为除了胃间质瘤（<2cm通常不需要切除）外，其他部位恶性度较高，一旦发现十二指肠间质瘤均应积极治疗（切除）。

（2）十二指肠恶性肿瘤：恶性肿瘤在十二指肠较罕见，分原发性和继发性。

1）原发性：包括腺癌、各种肉瘤、类癌、间质瘤等。十二指肠腺癌，极少发生于十二指肠球部，多数发生在十二指肠降段的壶腹部周围。原发性十二指肠腺癌占胃肠道恶性肿瘤的0.33%，占小肠恶性肿瘤的45%～55%。并呈增加趋势，可能与内镜检查水平提高有关。十二指肠肉瘤，约占十二指肠恶性肿瘤的1/10。十二指肠恶性间质瘤少见，仅见少数病例报道。一般小肠间质瘤潜在恶性指标有：①肠间质瘤直径>4cm。②肠间质瘤核分裂象>1个/50HPF。③肿瘤出现坏死。④肿瘤细胞有明显异型性。⑤肿瘤细胞生长活跃，排列密集。当肿瘤具备两项及以上潜在恶性指标时，则为高度恶性GIST。胃肠道间质瘤文献报告5年生存率为35%，肿瘤完全切除5年生存率仅为50%～65%，不能切除者生存期<12个月。较少见的还有淋巴瘤、类癌等。我院曾发现一例更为少见位于十二指肠乳头节细胞性副神经节瘤，发表在日本杂志。

2）继发性：恶性十二指肠肿瘤多继发于邻近脏器如胃、结肠、胆管、胰腺等肿瘤直接浸润或是转移。

（陶 铸 徐晓红 任 旭）

111. 上消化道出血的病因分类如何？常见哪些疾病？内镜下治疗有哪些方法？

上消化道出血是指屈氏韧带以上消化道疾病引起的出血，包括食管、胃、十二指肠和胰胆疾病引起的出血，也包括胃空肠吻合术后空肠上段病变所致的出血。

（1）上消化道出血按病因分类

1）上消化道自身疾病：如消化性溃疡、应激性溃疡或急性胃黏膜病变、肿瘤、贲门撕裂综合征、杜氏病、毛细血管畸形、胃肠吻合术后吻合口或空肠溃疡、间质瘤等。①消化性溃疡出血：多见于活动性溃疡边缘与基底部血管被侵蚀，但也可以在溃疡愈合期甚至瘢痕期出血。胃溃疡出血多见于胃小弯后壁，胃左动脉分支范围。十二指肠溃疡出血多见于球前壁，胃十二指肠动脉分支范围。近些年来，随着非甾体抗炎药（NSAID）和抗血小板聚集药物的广泛使用，药物相关性胃肠黏膜病变导致出血的病例在逐年增加。NSAID导致胃十二指肠溃疡属消化性溃疡范畴。②应激性溃疡或急性胃黏膜病变：包括颅脑疾病和严重创伤、烧伤引起的急性溃疡，以及全身多器官功能衰竭引起的上消化道出血。药物和酒精等也可引起胃黏膜病变出血。

2）门静脉高压性食管－胃静脉曲张出血：最常见于肝硬化失代偿期门静脉高压，另外还可见于脾静脉阻塞后的区域性门静脉高压，下腔静脉阻塞综合征，特发性门静脉高压等。

3）上消化道邻近器官或组织疾病：如胆道和胰腺疾病。

4）全身性疾病：如凝血功能障碍、肾功能障碍、感染及结缔组织病等。

（2）上消化道出血常见疾病：①消化性溃疡，包括NSAID药物所致。②食管－胃静脉曲张。③急性胃黏膜病变，包括应激因素。④消化道肿瘤胃癌（由于组织坏死，表面糜烂或溃疡，侵蚀血管出血）、食管贲门黏膜撕裂综合征等。

（3）内镜治疗上消化道出血的方法

1）非静脉曲张性上消化道出血（nonvariceal bleeding）内镜止血方法：止血方法可单独应用，也可联合应用。①局部注射：常用1:10000肾上腺素盐水等，在出血灶或周围黏膜下注射，每点注射1～4ml，需多点注射，总量10～20ml。此方法再出血率高。对于裸露的粗大血管出血，血管内注射组织胶止血效果好。②机械止血：各种金属夹，应用广泛。适于裸露血管出血的治疗，包括消化性溃疡、杜氏病等引起的活动性出血。复杂出血可使用内镜吻合夹（Over-The-Scope-Clip，OTSC）治疗。③热凝固：包括高频电凝、氩离子凝固术（APC）、微波、热探头、激光等。再出血率高于机械止血。④药物喷洒：如止血微球等局部喷洒。

2）食管－胃静脉曲张出血内镜治疗方法：①静脉曲张结扎术（EVL）：橡皮圈，套扎器，间隔2～4周；适合曲张静脉直径＜2.0cm。②硬化注射疗法（EIS）：硬化剂，一次总量一般不超过40ml；间隔1～2周。③组织胶栓塞术：组织粘合剂（α-氢基丙烯酸酯）主要用于胃底静脉曲张。也可根据具体情况采用钳夹法的治疗。在食管静脉曲张一、二级预防治疗时，组织粘合剂不作为首选方案，急诊治疗时也要注意尽量小剂量使用。对于食管和胃底静脉同时曲张的病例，先对胃静脉曲张进行组织粘合剂治疗，同时或择期对食管静脉曲张进行EVL或EIS治疗。

（唐秀芬 刘家骥 任 旭）

112. 上消化道出血少见病因有哪些？

上消化道出血是指Treitz韧带以上食管、胃、十二指肠、胰胆病变以及胃空肠吻合术后引起的出血。引起上消化道出血的常见病因仍是消化性溃疡、肝硬化门脉高压食管胃底静脉曲张破裂、急性胃黏膜病变、胃癌及食管-贲门黏膜撕裂综合征等，而少见病因引起的出血仅占5%左右。

（1）Dieulafoy病：有文献报道杜氏病发病率占上消化道出血的0.28%，其典型表现为无先兆的、间歇性的、反复发作的大呕血或黑便、便血。Dieulafoy病是源于先天性发育异常的胃肠道小动脉分支即恒径小动脉，由浆膜面垂直贯入黏膜下，经浆膜层进入肌层后动脉口径不变而进入黏膜层，如该处胃黏膜发生炎症、糜烂，畸形的恒径小动脉血管裸露，失去黏膜保护及外周支持而易扩张，终致破裂出血，导致上消化道大出血。全消化道均可出现，但95%来源于胃左动脉供血区，贲门下5～6cm小弯侧内镜下表现为孤立性（数毫米至10毫米）圆形或椭圆形糜烂或浅表溃疡，中央可见小动脉搏动性喷血，其周围黏膜正常。治疗可选内镜下电凝止血、注射肾上腺素或硬化剂、止血夹夹闭或套扎等治疗。

（2）十二指肠憩室：多见于老年人，由于肠道功能减退，肠壁薄弱，容易收缩牵拉或炎症刺激造成局部薄弱，肌肉收缩运动使小血管血流发生障碍致局部缺血，发生糜烂出血。

（3）胃切除术后残胃炎、吻合口炎出血：内镜下可见吻合口处黏膜充血、水肿、糜烂、渗血，少数可见浅溃疡形成。

（4）胃息肉：内镜下息肉表面可有糜烂并附有陈旧性血痂。

（5）上消化道少见恶性肿瘤：恶性间质瘤、淋巴瘤（包括MALT淋巴瘤）、十二指肠腺癌、类癌、卡波西肉瘤（Kaposi肉瘤，常见艾滋病病毒感染者）等均可引起出血，约占急性上消化道出血病因的2%～3%。胃镜下可见隆起型或溃疡型病变，表面糜烂、坏死，应行病理诊断。

（6）胃肠道血管畸形：占上消化道出血的0.1%～0.3%包括：①血管发育不良：特征是黏膜及黏膜下静脉和毛细血管畸形，表现为管壁变薄、血管扩张，胃及近端十二指肠为常见部位。②遗传性毛细血管扩张症：血管畸形的方式可有毛细血管扩张、真性动静脉畸形和动脉瘤，多有阳性家族史，特点为慢性、复发性、无痛性的上消化道出血，可导致不同程度的缺铁性贫血。③胃窦血管扩张：也称"西瓜胃"，详见第113问，是一种少见的获得性血管畸形，多血管的胃窦黏膜皱襞似车辐样或西瓜条纹样覆盖于幽门部，或胃窦呈弥漫性界限清楚的红斑样病变。

（7）主动脉消化道瘘：有主动脉食管瘘及主动脉十二指肠瘘。可出现于主动脉瘤术后，或者可为梅毒、结核或真菌主动脉炎引起，消化道肿瘤或胰腺假性囊肿侵蚀至主动脉、腹部放射性治疗、穿透性的消化性溃疡亦可造成主动脉小肠瘘。主动脉瘤破裂致上消化道出血常为大出血，病死率高，临床上易被误诊。反复发作的上消化道大出血病例应高度怀疑主动脉消化道瘘，及时行急诊内镜、腹腔动脉数字减影血管造影、腹主动脉增强CT可增加诊断率，出血原因不明时可行剖腹探查以避免误诊。

（8）食管黏膜剥离：进食过热、过快、粗糙食物损伤黏膜，引起食管痉挛，反射性剧烈呕吐，导致食管黏膜机械性损伤。临床特点为突发的胸骨后疼痛、呕血或黑便。内镜下表现：食管无黏膜覆盖的食管壁，暗红色或紫红色的黏膜下血肿等。

（9）肝胆胰腺出血：可由肝脏及胰胆管的炎症、结石、肿瘤、损伤引起。典型的临床表现为胆绞痛、阻塞型黄疸和消化道出血。

（10）血管炎：结节性多动脉炎可造成缺血性溃疡而出血，皮肤改变及自身抗体阳性可做鉴别。

（11）钩虫病：钩虫是吸血的寄生虫，寄生于人体的小肠上段为主，主要为十二指肠，借口囊内锐利的板齿咬破宿主的肠黏膜，可造成出血及形成小溃疡，有时为大块出血性淤斑，可深达黏膜下层甚至肌层，咬破血管可造成大出血。

（徐洪雨）

113. 何谓西瓜胃？有何临床表现及如何治疗？

（1）西瓜胃（watermelon stomach）：限于胃窦的血管扩张性病变。1953年Rider等首次报道伴有显著毛细血管扩张的胃切除病例。1984年Jabbari等将在胃窦部放射状纵行的血管扩张称为西瓜胃，现在称为胃窦毛细血管扩张症（gastric antral vascular ectasia，GAVE）。本病多见于女性和老年人，女性患病率为男性的2～4倍。多数患者年龄>70岁，50岁以下者甚少见。其发病机制尚未明确，可能与门静脉高压、胃黏膜脱垂、肠系膜血管栓塞、血管活性物质（5-羟色胺）分泌异常等有关。GAVS患者30%伴有肝硬化，60%伴有自身免疫性疾病，100%伴有萎缩性胃炎和5%～25%伴硬皮病。

（2）GAVE主要临床表现：患者常有长期消化道隐性出血，粪便潜血试验持续阳性。失血量多者每天可达100～200ml，可伴有黑便和呕血，病程可长达数年至数十年。由于长期消化道失血，患者常有严重的缺铁性贫血，血红蛋白低于70g/L者相当多见，多数患者需反复输血以改善严重贫血状态。除严重贫血外，体检多无异常所见。

（3）诊断：病史、家族史、体检及实验室检查亦不能提供先天性血管疾病如遗传性毛细血管扩张症的证据。内镜检查是最主要的诊断手段。Minak将胃窦血管扩张特点分为条状型和点状型两型：条状型胃窦血管扩张表现为呈红色条纹状，沿胃长轴向幽门集中，呈辐射状排列，类似西瓜皮表面的条纹。

其边界清晰，条纹间黏膜正常，完整且无糜烂。点状型表现为扩张的血管呈红色小点弥漫性分布于胃窦部，用活检钳局部压迫红斑可迅速褪色。少数患者病变向近端胃或十二指肠延伸。

（4）鉴别诊断：本病需与门静脉高压性胃病鉴别，后者病变多位于胃底和胃体，内镜下黏膜有特征性马赛克征、猩红热样疹或樱桃红色斑点，与西瓜胃所见不同。尚需与幽门螺杆菌相关性胃炎、酒精性胃炎、药物相关性胃炎、胃血管发育不良等鉴别。

（5）治疗：药物治疗可用黏膜保护剂、抑酸剂等，但通常不会取得显著疗效；贫血需补充铁剂，严重者需输血；内镜下治疗为有效的治疗方法，可以达到止血目的。从安全性、有效性角度来看，推荐热凝固方法如氩离子凝固术（APC）、热探头等治疗，根据病情亦可选用硬化剂注射、激光电凝治疗等疗法。内镜治疗后需要定期随诊观察，对于复发病例需要随时追加内镜下治疗。胃镜及药物治疗无效者可考虑采用外科胃窦切除术。

（徐晓红　任　旭）

114. 什么是残窦旷置综合征？如何预防该综合征的发生？

残窦旷置综合征是毕Ⅱ式胃切除术后的一种并发症。其原因是由于胃窦残端黏膜切除不彻底，胃窦保留过长，致使部分胃窦黏膜被包埋在十二指肠闭锁残端内。由于残留黏膜长期处于碱性环境中，失去胃酸的反馈性抑制作用，持续分泌促胃液素，致使血清促胃液素水平增高。高促胃液素又刺激胃黏膜中壁细胞生长和高胃酸分泌，从而造成吻合口附近溃疡，称这一综合征为残窦旷置综合征。

残窦旷置综合征的特点是：基础血清促胃液素浓度升高，残胃高胃酸分泌和反复的吻合口附近空肠侧溃疡形成。促胃液素主要由胃窦黏膜的G细胞所分泌，十二指肠前半部的黏膜所含促胃液素只有胃窦的一半，后半部和空肠则含量较少。G细胞主要是在迷走神经刺激、胃窦黏膜受机械性扩张或食物刺激、特别是食物中蛋白质分解产物蛋白胨等刺激时引起分泌。正常情况下，毕Ⅰ式手术后促胃液素分泌接近正常，毕Ⅱ式手术后，促胃液素对进餐的反应消失，只有胃窦黏膜残留过长时，方出现血清促胃液素升高。

残窦综合征的预防：一般胃窦黏膜可超出幽门括约肌0.5cm，如术中对这部分黏膜处理不完全，术后有80%的病例可发生溃疡。残窦综合征引起的溃疡，约占胃术后复发性溃疡的9%左右。预防主要是提高对胃窦解剖和该综合征发生机制的认识，术中认真彻底切除胃窦黏膜，可预防该综合征发生（目前临床上残窦旷置综合征已很少见）。

（陶　铸）

115. 经皮内镜下胃造瘘术有哪些适应证和禁忌证？

随着营养治疗在临床的广泛应用，有关肠内营养及肠外营养的方法也越来越被临床医生关注。肠内营养由于符合人体生理特点，具有可维持正常肠道生理功能、减少肝胆并发症、经济及护理方便等优点，成为营养治疗的首选方法。而对于胃肠道功能正常，但不能经口进食的患者，行胃造瘘术成为肠内营养的主要治疗手段。胃造瘘术种类较多，1837年Edeberg首先提出了胃造瘘的概念，1846年Sedillot完成了首例开腹胃造瘘术，1980年Gauderer等开展了经皮内镜下胃造瘘术（percutaneous endoscopic gastrostomy，PEG）。由于PEG可以避免开腹手术，具有技术安全、操作容易、费用低廉的特点已成为目前胃造瘘管饲的主要方法，目前PEG基本已经替代了外科胃造瘘，作为长期营养治疗的首选方法。

（1）适应证：适合各种神经系统疾病及全身性疾病所致经口进食困难引起营养不良，胃肠道功能正常，需要长期营养支持者。①慢性疾病不能进食者，如中枢神经系统疾病导致吞咽障碍或意识不清者（如脑卒中、脑外伤、脑肿瘤等）。②各种肌病及运动神经元损伤所致的吞咽困难、完全不能进食的神经性厌食及呕吐患者。③头颈部肿瘤（鼻咽、口腔）放疗或手术前后、咽麻痹、经口腔或鼻饲补充营养有困难者。④食管穿孔、食管吻合口瘘、食管癌致食管狭窄、食管广泛瘢痕形成者。⑤摄入不足（如烧伤、AIDS、厌食、骨髓移植者）。关于植物人以及认知症中的应用是否合适，还有待伦理学的进一步探讨。以上为PEG适应证，另外，如果存在各种原因所致持续、顽固呕吐、重症胰腺炎、胃排空障碍者、胃瘫、胃幽门梗阻、恶性肿瘤等需要利用PEG进行胃肠减压术、胆外瘘、胆汁外引流者，可考虑经皮内镜下胃/空肠造瘘术（PEG/J）治疗。

（2）禁忌证：①绝对禁忌证：通常胃镜检查的绝对禁忌证、不能纠正的凝血功能障碍、生存时间短、内镜通过困难的咽部及食管狭窄、不能保证胃壁与腹壁紧密接触者。②相对禁忌证：一般内镜相对禁忌证、既往腹部手术（特别是胃手术）、极度肥胖、妊娠、大量腹水、腹壁肿瘤及炎症、明显肝肿大、门静脉高压、腹膜透析、全身状态不佳及有出血倾向者。

（陶　铸　孙晓梅）

116. 经皮内镜下胃造瘘术有几种方法？如何操作？

目前在临床应用的经皮内镜下胃/空肠造瘘术（PEG/J）方法有3种，即拖出法、推入法和直接穿刺插入法。

（1）术前准备：血常规、凝血常规、生化等血液检查、咽拭子菌培养。胸腹平片、腹部超声和/或CT（腹水、肿瘤、胃壁及胃前方确认）等影像学检查。患者术前1周停用抗凝药物、术前禁食8小时、手术当日彻底口腔护理、预防应用抗生素等。可采用咽喉局部麻醉加静脉应用镇静镇痛药物，也可以采用静脉麻醉。

（2）操作方法：穿刺点确定：将内镜送入胃内，并持续注入空气使胃膨胀，采用指压法和透光法确定腹部穿刺点。

1）拖出法（图2-18）：为首选方法。穿刺点皮肤消毒、局麻并实验穿刺后，切开皮肤至胃壁，切口约3mm。经此将穿刺针刺入胃腔，拔出针芯，经外鞘管插入导线，通过胃镜活检孔用异物钳钳住导

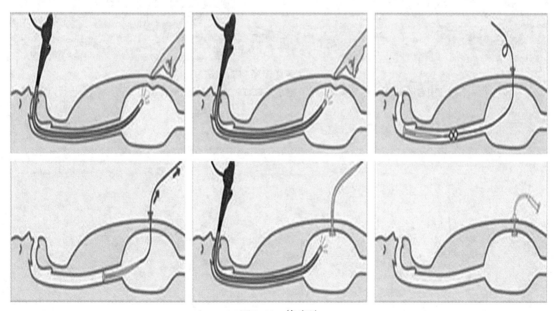

图2-18　拖出法

（引自冈田晋吾主编.病院から在宅までPEGケアの最新技術，2010年.）

线，连同胃镜一起经口拉出体外。将导线与胃造瘘管尖端的牵引塑料导线连接，造瘘管的外壁涂上润滑油，将导线连同造瘘管由口腔经食管、经胃拉出腹壁，在合适的长度处剪断牵引导线侧造瘘管，安装腹壁外固定贴片。

2）推入法：该法与"拖出法"的操作基本相同，只是置管时需将口腔和腹壁外导线的两端拉紧，沿导线将硬的有扩张尖端的造瘘导管经口、食管推入胃内，直至其尖端露出腹壁，剪去多余的造瘘管，安装腹壁外固定贴片。

3）直接穿刺插入法：胃镜向胃内充气，腹壁处穿刺点皮肤消毒、局麻并实验穿刺后，切开皮肤至胃壁，切口约3mm，经此将穿刺针刺入胃腔，插入导丝，再沿导丝将套管针直接插入胃腔，拔出导丝和套管针内芯，经外鞘管内送入带水囊的胃造瘘管，拔出外鞘管，造瘘管水囊注水，向外拉水囊，使水囊与胃壁、腹壁贴紧，将造瘘管固定腹壁外。另外，还有采用日本改良的插入法（图2-19），应用腹壁固定器的双穿刺针，分2～3次将胃壁全层与腹壁缝合固定，在4个针眼的中心，按"插入法"穿刺置管。由于先将胃壁与腹壁缝合、固定，使操作更安全，成功率更高。

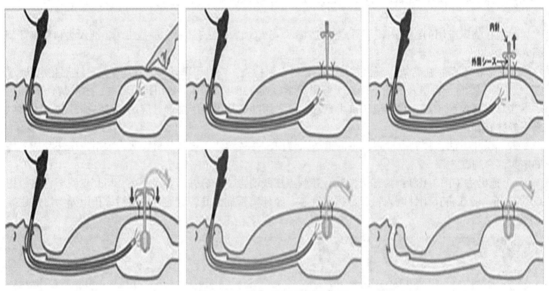

图2-19　改良直接穿刺插入法

（引自冈田晋吾主编.病院から在宅までPEGケアの最新技術，2010年.）

（陶　铸　孙晓梅）

三、小肠和大肠

117. 小肠有哪些内分泌细胞？各分泌何种物质？

1902年发现人的胃肠道能分泌胃肠激素。胃肠激素具有：内分泌功能、自分泌作用、旁分泌信号和神经内分泌功能。小肠黏膜上皮内有多种产肽、产胺的内分泌细胞，分布在小肠上段或下段的绒毛上皮及肠腺内，有的还见于十二指肠腺内。根据其超微结构特点、分泌颗粒形态和所含激素种类，目前已知的小肠内分泌细胞有十余种。

（1）G细胞（G cells）：见于小肠各段，以十二指肠和空肠为主，分泌促胃液素（gastrin）调节胃分泌。两个重要的形式G34和G17，在胃窦由肠嗜铬细胞（enterochromaffin cells）分泌。

（2）D细胞（somatostatin-producing cell）：见于小肠各段，相当于胃窦的D细胞，分泌生长抑素。

（3）S细胞（secretin-producing cell）：见于小肠各段，以十二指肠和空肠为主，分泌促胰液素。

（4）I细胞（intermadiate或cholecystokinin-producing cell）：主要分布在十二指肠和近段空肠，也偶见于回肠黏膜内。分泌缩胆囊素（CCK），是外周CCK的主要来源。

（5）H细胞、L细胞（enteroglucagon-producing cell）：见于回肠和结直肠，分泌肠高血糖素（enteroglucagon）、酪酪肽（PYY）。

（6）EC_1细胞（enterchromaqqin cell 1）：又称肠型EC细胞，见于小肠各段，分泌P物质、5-羟色胺、亮氨酸脑啡肽。

（7）EC_2细胞（enterochromaqqin cell 2）：又称十二指肠型EC细胞，多见于十二指肠腺内，也见于空肠，分泌胃动素、5-羟色胺、亮氨酸脑啡肽。

（8）K细胞：多见于十二指肠和近段空肠黏膜内，偶见于回肠，分泌肠抑胃肽（gastric inhibitory polypeptide，GIP）。

（9）D_1细胞：见于空肠、回肠以及十二指肠腺内，分泌血管活性肠肽（VIP）或血管活性肠肽样物质。

（10）N细胞（neurotensin-producing cell）：见于空肠和回肠，分泌神经降压素。

（11）P细胞：见于空肠，分泌铃蟾肽（bombesin）。

（12）M细胞：主要分布在十二指肠和空肠，分泌促胃动素。

（13）TG细胞：见于近端小肠，偶见于远端小肠，分泌羧基端促胃液素。

（14）pp细胞：见于胰腺、十二指肠，分泌胰多肽。

（15）ECn细胞：见于十二指肠，分泌物质未明。

（朱 权 任 旭）

118. 何谓胃肠激素？主要有哪些种类？

（1）胃肠激素：是由存在于胃肠道（包括胰腺）黏膜上的内分泌细胞和旁分泌细胞分泌，或由神经末梢分泌释放的一类高效能小分子活性物质（具有激素作用的一组多肽）。因其在化学性质上属于肽类，又被称为胃肠肽。体内胃肠激素主要有两个来源，大部分胃肠激素由胃肠道分泌，少部分同时存在于中枢神经系统中，如促胃液素、缩胆囊素（CCK）、促胃动素、生长抑素、血管活性物质、脑啡肽和P物质等，这种双重分布的肽类，被称为脑-肠肽。与胃肠肽相比，脑肠肽的作用范围更广，不仅可在外周循环中调控胃肠道功能，还可通过中枢作用调节胃肠道生理活动。

胃肠激素是由消化道内分泌细胞产生的，通过血液循环传递，作用于机体各器官，主要是消化器官上的靶细胞，发挥其生理调节作用的特殊化学物质。胃肠激素就分泌方式可有经典的内分泌，还有旁分泌和神经分泌，自分泌以及外分泌等形式而发挥其生理功能。从性质上又可分为胃肠激素、胃肠神经肽和胃肠道生长因子三大类。

（2）胃肠激素分类：某些胃肠激素的前体结构，氨基酸残基序列存在相似性，据此可对胃肠激素进行分类，称为族。可分为11个家族，属于同族的胃肠激素功能上也具有相似性。①促胃液素-CCK族：包括促胃液素和CCK。②促胰液素族：促胰液素、胰高糖素、胰高糖素样肽、肠高血糖素、血管活性肠肽（VIP）、肠抑胃肽、生长激素释放因子、垂体腺苷酸环化酶激活肽、生长激素释放因子及胃泌酸调节素等。③胰多肽族：胰多肽（PP）、酪酪肽（PYY）、酪神经肽（NPY）。④神经降压素族：神经降压素、神经介素N。⑤甘丙素族：甘丙素、甘丙素信息相关肽、甘丙素样肽、Alarin等。⑥阿片肽族：甲啡肽、强啡肽、β内啡呔、亮啡肽。⑦速激肽族：P物质、神经激肽α、神经激肽β、神经肽K和神经肽γ。⑧降钙素基因相关肽族：降钙素基因相关肽、淀粉素。⑨铃蟾肽族：促胃液素释放肽、铃蟾肽和神经介素B。⑩胰岛素族：胰岛素、胰岛素样生长因子Ⅰ、胰岛素样生长因子Ⅱ。⑪表皮生长因子族：表皮生长因子、转化生长因子α、表皮调节素、双向调节素。⑫其他胃肠激素：生长抑素、促胃动素、生长激素释放肽、肥胖抑制素、瘦素、转化生长因子β及内皮素。

（朱春兰　刘家骥　任　旭）

119. 胃肠激素有哪些新概念？其内容如何？

胃肠道是人体最大的内分泌器官，但有些激素是由胰腺分泌，故又称胃肠胰激素。近年来胃肠激素的研究取得了显著的进展，其概念和内涵也得到了不断地更新和发展，现在胃肠激素完全超出了单一内分泌激素的范畴，而是一类具有多种来源、多种成分、多种作用方式和功能的激素。

（1）神经内分泌概念：神经和内分泌本来是截然不同的概念，但随着内分泌学的发展，逐渐发现神经细胞也能分泌激素，这种细胞被称为神经内分泌细胞。某些胃肠激素在神经细胞内合成，通过突触抵达靶细胞并释放激素直接作用于该靶细胞。以旁分泌机制发挥作用的胃肠激素类似神经递质的作用，有别于传统的激素和内分泌的概念。这样，神经组织和内分泌组织已经不是截然不同的两种组织了。实际上许多胃肠激素具有激素和神经递质的双重作用，从神经递质的角度又将其称为神经肽，脑内有大量的神经元含肽。如P物质在脑内有30处以上的部位存在，缩胆囊素（CCK）也是脑内含量很高的一个神经肽，它的最高浓度在大脑皮质。近年来还发现在自主神经系统中有一种既非胆碱能神经，也非肾上腺素能神经的第3种成分，它的末梢释放的递质是肽类物质，这种神经被称为肽能神经。它所释放的肽类物质在胃肠道有缩胆囊素、血管活性肠肽、P物质、生长抑素等。正因如此，便产生了神经内分泌学这样一个专门研究二者关系的边缘学科。

（2）脑-肠肽概念：发现某些首先在消化道发现并命名的胃肠激素在脑组织中也大量存在，而某些原来认为只存在于脑组织中的肽类激素也广泛分布于胃肠道，这些具有双重分布特点的肽类激素又称脑-肠肽。P物质就是最早发现的脑肠肽，目前已发现有十余种。关于胃肠肽在脑中的功能现在了解甚少，有可能它们参与记忆、行为等重要的生理过程，也可能在精神疾病的发生中具有一定的意义。

（3）APUD细胞概念：Pears发现，产生肽类的神经元和有些产生肽激素的细胞，具有共同的细胞化学特征和超微结构特点。最突出的生化特性是具有摄取胺前体，进行脱羧而产生肽类或活性胺的能力，如多巴脱去其羧基而变为活性胺——多巴胺。这类细胞统称为胺前体摄取和脱羧基作用（amine precursor uptake and decarboxylation，APUD）细胞。近年来 APUD 细胞系统的概念又有所扩大，凡分泌肽类和/或胺类活性物质的内分泌细胞统称为 APUD 细胞，包括广泛分散在身体各个部位的神经内分泌细胞和内分泌细胞，即弥散的神经内分泌细胞，目前已有40余种这样的细胞。胃肠内分泌细胞属于 APUD 细胞，这些细胞的肿瘤，被称为 APUD 瘤（apudoma）。

（朱 权 任 旭）

120. 胃肠激素一般都有哪些生理作用？这些作用是通过哪些途径发挥的？

（1）一般生理作用：胃肠激素可通过与细胞上相应的受体结合而产生作用，其生理作用如下。

1）调节消化腺分泌：这一作用的靶器官有胃腺、胰腺、肝细胞等，其分泌物包括水分、胃酸、电解质、消化酶和黏液等。如促胃液素促进胃酸分泌、促胰液素促进胰液分泌、血管活性肠肽促进肠液分泌等。

2）调节消化管运动：这一作用的靶器官有胃肠平滑肌、括约肌及胆囊。如促胃液素、铃蟾肽促进胃收缩；缩胆囊素（CCK）促进胆囊收缩等。

3）调节机体代谢：食物消化时，胃肠道释放抑胃肽强烈刺激胰岛素分泌，从而调节吸收入血的营养物质。

4）营养作用：促胃液素有刺激胃的泌酸部位黏膜和十二指肠等处的黏膜生长；缩胆囊素有促进胰腺外分泌组织生长，胃肠激素这种促进消化道组织的生长作用称为营养作用。

5）细胞保护作用：生长抑素具有广泛的细胞保护作用，它能防止氧自由基对胃黏膜的损伤，使细胞存活率、乳酸脱氢酶漏出和谷胱甘肽氧化酶活性恢复正常。神经降压肽对实验性溃疡有保护作用。神经降压肽对肝细胞亦有保护作用。

6）调节其他激素的释放：抑胃肽有促胰岛素分泌作用，促胰液素、缩胆囊素也有促胰岛素分泌作用；而甘丙素和降钙素基因相关肽有抑制胰岛素分泌作用。生长抑素具有抑制多种激素的分泌作用；铃蟾肽能刺激促胃液素的释放。

7）调节胃肠道血流、调节食欲作用：血管活性肠肽有广泛的血管扩张作用；神经降压肽可引起小肠血管舒张和血压降低；生长抑素能减低内脏及门静脉血流。胃动素和脑啡肽能刺激食欲，而缩胆囊素在中枢神经系统内可抑制摄食，酪神经肽既能引起血管收缩，又能刺激摄食。

（2）可能通过以下途径发挥作用：①通过血液循环将释放入血的胃肠激素和肽类运送到靶细胞发挥作用。②通过细胞外液间隙将胃肠肽弥散至邻近的靶细胞以传递局部信息，这种方式称为旁分泌，这种作用方式的特点是，少量肽即可起作用，对于分散的胃肠道内分泌细胞来说，可能是一种最经济、最适宜的作用方式。③作为肽能神经递质而发挥作用。④某些胃肠激素如促胃液素、促胰液素等也可释放到消化管腔内，以外分泌的形式起作用，但生理意义尚不清楚。

（朱 权）

121. 小肠运动形式有几种？有何反射？哪些因素参与小肠运动调节？

（1）小肠的运动形式有3种：①紧张性收缩：使小肠保持一定的形状和位置，并使腔内保持一定压力，有利于消化和吸收。②分节运动：以环行肌为主的节律性收缩和舒张运动，作用主要在于使食糜和消化液充分混合，便于化学性消化，并与肠壁密切接触，为食物的吸收创造良好条件。③蠕动：纵行肌和环行肌协调的连续收缩，收缩力弱，速度较慢，每分钟数厘米。意义在于使经过分节运动的食糜向前推进一步，达到一个新肠段并开始新的分节运动。有研究认为蠕动形式有两种：即环收缩和套收缩，前者表现为小肠环行肌的收缩；后者表现为小肠纵行肌的收缩。其时程用"节律性"（短的重复收缩）或"紧张性"（长时间收缩）来描述。用"移行"来表示一种向前的推进性运动。

小肠运动有4种基本形式：消化间期移行性运动复合波、餐后混合运动、推动性蠕动和神经调控的肌动力静止。消化间期移行性复合运动（MMC）是哺乳类空腹时胃和小肠特异的周期性运动方式，也是空腹状态下清除肠腔未消化的食物残渣，为下一次进食做好准备。

（2）小肠反射：①胃肠反射：食物进入胃内后，回肠出现快而较持久的动力效应。②肠-胃反射：回肠受到感受器或十二指肠和空肠受到某种刺激，可使胃的运动抑制。③肠-肠反射：某一段小肠扩张或刺激腹膜，如肠梗阻时，病变段小肠异常扩张，通过脊髓反射使邻近小肠段的动力和张力降低，使更多的肠段扩张和麻痹。

（3）参与小肠运动调节的因素：①基本电节律控制：小肠平滑肌收缩的显著特征是节律性收缩，显示在肠道存在一个时钟控制系统，这个系统就是小肠的慢波电位或起搏电位。近代研究证明，慢波是由小肠纵肌与环肌层间的Cajal间质细胞所产生。虽然目前对间质细胞的特点和来源还不很清楚，但可以把它看作是肠道神经肌肉复合体，是它起着小肠运动节律性的调节作用。②迷走神经与交感神经：迷走神经的影响是弥漫性的，对空肠的影响较对回肠的影响为大，迷走神经的胆碱能神经兴奋使小肠运动加强，交感肾上腺素能神经兴奋使小肠运动抑制。③肠肌间神经丛和黏膜下神经丛：其中存在大量不同的神经元，胆碱能神经元释放乙酰胆碱，对平滑肌起兴奋作用，肾上腺素能神经元，释放去甲肾上腺素，对胃肠运动起抑制作用，肽能神经元，以抑制性作用为主。④胃肠黏膜内分泌细胞释放的肽类激素：促胃液素、缩胆囊素和胃动素刺激小肠收缩，而促胰液素、胰高血糖素、血管活性肠肽和抑胃肽抑制小肠的运动，肠内的5-羟色胺、前列腺素和P物质等亦可刺激肠管运动，而内源性吗啡样物质，如脑啡肽对肠管运动有抑制作用。

（朱　权　任　旭）

122. 小肠的分泌与吸收功能是由哪些因素调节的？

（1）小肠液分泌的调节

1）局部因素：食物及其消化产物对小肠黏膜的局部机械刺激和化学刺激，可通过小肠黏膜下神经丛的局部反射，引起小肠的分泌。

2）神经因素：刺激迷走神经或注射拟副交感神经药物，均可引起肠液的分泌。有人认为，只有切断内脏大神经后，刺激迷走神经才能引起小肠分泌。

3）体液因素：进食后小肠内可能形成一种激素——促肠液素，通过体液途径使小肠液分泌增加，但此种激素的化学本质尚未明确。但已知作为肽能神经递质的血管活性肠肽（VIP）可能调节小肠水分和电解质的分泌。

（2）小肠吸收功能的调节

1）局部因素：小肠腔内的胆酸和脂肪酸能抑制小肠黏膜对水分的吸收。某些细菌毒素，如霍乱毒素和大肠杆菌内毒素能刺激小肠上皮细胞的腺苷酸环化酶，使细胞内cAMP含量大大增加，后者抑制水和盐的吸收，促进Na^+和水从肠壁向肠腔移动，引起严重的水泻。

2）神经因素：刺激内脏神经可减弱小肠对水和胨的吸收；反之切断内脏神经可使水、胨、葡萄糖、脂肪、氯化钠的吸收加强。刺激迷走神经可加强小肠的吸收过程；切断迷走神经则相反。小肠的吸收可建立条件反射，说明大脑皮质也能影响小肠吸收。

3）体液因素：①甲状腺素能增加小肠对糖类、氯化钠和水分的吸收。②肾上腺皮质激素也能促进小肠对半乳糖和葡萄糖的吸收。③生长抑素和促甲状腺素释放激素（TRH）则抑制小肠对葡萄糖和木糖的吸收。④甲状旁腺素和降钙素能间接的影响小肠对钙的吸收。⑤绒毛收缩素（villikinin），可加强绒毛运动，促进绒毛内血液和淋巴的流动，亦有利于肠内物质的吸收。

（朱　权）

123. 何谓梅克尔憩室？常见并发症有几种？

（1）梅克尔（Meckel）憩室：该憩室是胃肠道先天性畸形中最常见的一种，也是憩室中最常见的类型之一，发生率1%～3%。它是胚胎早期卵黄管（vitelline duct）萎缩退化不全，多数患者其卵黄管连脐端退化闭合。但可能仍留有一纤维索条，小肠端的整个卵黄管作为永久的导管仍与肠腔相通形成脐肠瘘（umbilical-intestinal fistula）。这一所见通常在婴儿能观察到。因该憩室1809年首先由Meckel全面描述，故称为梅克尔憩室。

（2）病态：梅克尔憩室位于距回盲瓣近端30～90cm。其长度1～10cm，宽度1～3cm。梅克尔憩室属真性憩室，具有与肠壁相同的组织层次，其黏膜90%为回肠型。在有症状的患者中，50%以上有异位黏膜或异位组织，其中70%～80%为带有壁细胞的胃黏膜组织，是产生出血、穿孔等并发症的原因。其余为十二指肠、空肠、结肠、胆管和胰腺组织。

梅克尔憩室大多无症状，出现并发症时产生相应症状。从这个意义上来说梅克尔憩室的临床表现主要是并发症的临床表现。

（3）常见并发症：并发症的发生率为15%～30%。有溃疡出血、肠梗阻、憩室炎和憩室穿孔。

1）溃疡出血：50%患者有肠道出血，为典型表现。是10岁以下儿童肠道大出血最常见的原因，表现为反复多次的大量便血，常表现为酱紫色血便（maroon stools），如出血缓慢可呈黑便。经内镜或X线检查除外上消化道和结肠病变后，可行剖腹探查明确诊断。部分患者在出血后出现慢性腹痛。亦有报道憩室内有胃黏膜移位发生消化性溃疡。

2）肠梗阻：占并发症的25%～50%。其主要原因是肠套叠（intussusception）和肠扭转（torsion），容易发生绞窄（strangulation）；其次是炎症粘连带、异物和结石等。临床表现恶心、呕吐、腹胀和腹痛等。

3）憩室炎：急性憩室炎临床表现与急性阑尾炎相似，首发症状为上腹痛或脐周痛伴恶心、呕吐，体检为右下腹压痛。术前常误诊为急性阑尾炎，于术中确诊。其原因常由憩室过长、开口窄小、引流不畅等所致。

4）穿孔：憩室穿孔主要由溃疡出血和憩室炎进一步发展所致，一旦穿孔迅速出现急性腹膜炎表现。

（朱权 任旭）

124. 结肠憩室发病机制是什么？有何临床表现？如何诊断？

结肠憩室指结肠黏膜和黏膜下层在肠壁肌层薄弱处向肠腔外形成囊袋状膨出。壁的构成包括疝出的结肠黏膜及覆盖的浆膜，而不含肌层，是属于假性憩室。本病单发或多发，直径通常3～10mm，也有超过2cm者。欧美人憩室多位于左半结肠，90%在乙状结肠；而东方人60%～90%位于右半结肠。

（1）发病机制：①肠壁结构缺陷：憩室发生于肠壁薄弱处。如某些结缔组织病胶原沉积致肠壁缺陷可能为形成憩室的原因。②肠动力障碍：其发生与结肠运动功能紊乱引起的肠腔内高压状态和肠壁上的结构环行肌变厚有关。根据结肠通过节段性收缩运动向远方推进肠内容物的特点，收缩时常可产生相当大的肠腔内压。结肠腔内压在正常人与有憩室者是相同的，但在用吗啡或新斯的明后，正常人可增加20～40mmHg（2.7～5.3kPa），而憩室病人可增高至90mmHg（12kPa），但比肠腔内压增高，只限于憩室附近的局部，不是整个结肠。当环形肌分节收缩时，被分割的肠腔内压力骤增。久之，可迫使肠黏膜向肠壁薄弱处膨出。西方人发病率（钡透或剖检）为5%～10%，大多为60岁以上的病人。在持续性结肠内高压的影响下（例如慢性习惯性便秘），结肠黏膜便可通过肠壁上肌层的薄弱处疝出，形成憩室。由于结肠的纵肌形成了3条结肠带，结肠带之间的肠壁便只靠环肌保持张力，因此血管进入肠壁处便构成了环肌上的缺损，成为薄弱环节。所以憩室突出的位置常在结肠系膜缘和对系膜缘结肠带之间。③膳食纤维：常年食精面粉等少渣饮食（低纤维素膳食）者肠传输时间延长、粪容积减少、肠腔内压力增高，从而有利于憩室的形成。

（2）临床表现：通常无临床症状，仅在因其他消化道疾病行钡透或内镜检查时偶然发现。少数合并憩室炎时表现为腹痛（间歇性或持续性）、腹胀或腹部不适，伴发热。局部腹部压痛、肌紧张，有时也可触及炎性包块等。憩室炎可发展为憩室周围炎，急性期肠壁水肿或慢性期肠粘连可致肠梗阻。严重者可发生肠穿孔，导致腹膜炎，或炎症局限形成结肠周围脓肿。有时症状与阑尾炎很相似，因此有人称之为"左侧阑尾炎"。憩室炎可发生出血，是下消化道出血的常见原因之一，70%来源右半结肠憩室出血，通常为小量出血（隐血阳性）。3%～5%为显性出血，紫红或鲜血便。据一份5000例憩室的统计，憩室出血率为15%，其中大出血需输血紧急抢救者占5%，Bdey等指出这是老年人下消化道出血最常见的病因之一。

（3）诊断：确定症状与憩室间是否有关联通常比较困难，多数结肠憩室为亚临床型。①对于年老、不明原因腹痛、排便习惯改变、腹部触及包块或肠祥应考虑本病的可能。②结肠镜检查：可直接观察结肠憩室和底部黏膜，但需注意避免内镜引起穿孔，不宜多注气。憩室炎急性期不推荐首选结肠镜检查，而疑诊憩室出血为首选，最佳时间为出血后24～48小时内，对活动性出血可进行止血处置。③X线：钡灌肠气钡双重对比造影：可显示憩室的轮廓，但在憩室炎急性期有穿孔的风险，一般不推荐此项检查，可用水溶性造影剂做低压灌肠造影。

（王明俊　芦　曦　任　旭）

125. 肠扭转是如何发生的？其临床表现是什么？如何治疗？

肠扭转（intestinal volvulus）：指肠管的某一段肠祥沿其肠系膜旋转。常常是闭祥性梗阻（closed-loop obstruction），可以引起血管损害。肠扭转主要包括乙状结肠扭转（sigmoid volvulus）和盲肠扭转（volvulus of the cecum），大肠其他肠管部分固定在腹后壁，不易发生扭转。

（1）乙状结肠扭转：在欧洲和亚洲较常见，发生率为盲肠扭转的两倍。常见于有习惯性便秘史、中、老年人。患病大概反应不同的饮食习惯，过量食入大块蔬菜有较高的发生率。高纤维块体引起较大粪块残余，导致肠管扩张并拉长，容易发生旋转。在美国乙状结肠扭转患者通常表现为便秘，常用泻剂。常见于有神经或精神方面疾病如阿尔茨海默病或帕金森病患者。慢性症状与便秘鉴别困难。然而，通常可突然发作，表现急性下腹痛、便秘和腹胀症状。当发生绞窄（图3-1）、缺血时，可迅速出现腹膜刺激征。

是否存在缺血、穿孔以及单纯急性肠扭转需要尽早判定。乙状结肠扭转肠梗阻腹部平片上可看到典型扩张的乙状结肠祥（图3-2），腹部平片诊断率＞60%。诊断如有疑问，用可吸收的染料灌肠有助于诊断。不能采用钡灌肠方法，可能导致穿孔。CT也能迅速作出诊断。

（2）盲肠扭转（图3-3）：在西方国家少见，约占肠梗阻的1%。多发生于20～40岁人群，常见于过量食入蔬菜和纤维性食物人群，肠道持续存在大的粪块为发病原因之一。诱发因素为先天性盲肠和升结肠在腹后壁固定不良以及肠系膜过长。此外，肠内容过多，用力过度以及腔内炎症和后天性粘连也可能是扭转发生的诱因。盲肠扭转通常表现为突然剧烈脐区腹痛、很快出现呕吐。疼痛持续性，阵发性加剧。若疼痛停止，提示扭转解除，然而又可自发反复。少数情况，膨胀扩张的盲肠和升结肠没有任何扭力而向前折叠（cecal bascule）亦可出现与盲肠扭转相同的症状。虽然不是真正的扭转，但有多数患者需要手术治疗。对于复发性或持续性腹痛、腹胀要考虑发生此种情况的可能。

腹部平片为盲肠扭转最好的诊断方式。X线平片见到巨大扩张的盲肠不再位于右下腹部，而出现在上腹部（图3-2）。泛影葡胺或钡灌肠及CT检查诊断率仅60%～90%。然而，临床表现如腹痛、腹胀、呕吐、停止排便以及扩张的肠祥足以疑诊并有充分理由立即行开腹手术。

（3）治疗：①乙状结肠扭转：采用可曲式乙状结肠镜下复位，由于有镜管细，可弯曲性大的特点，已成为治疗乙状结肠扭转的首选方法。成功率95%～98%，取决于内镜医师的经验。如有肠缺血应立

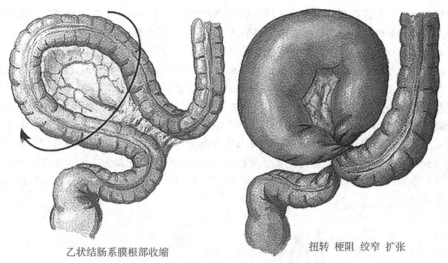

乙状结肠系膜根部收缩   扭转 梗阻 绞窄 扩张

图3-1　乙状结肠扭转
（引自 FlochMH，Netter's Gastroente rology，2010.）

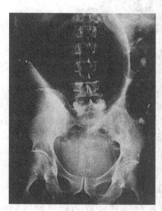
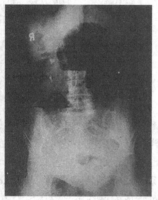
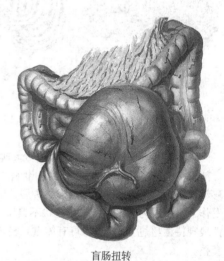

Volvulus of singmoid   Volvulus of cecum
乙状结肠扭转   盲肠扭转   盲肠扭转

图3-2　肠扭转   图3-3　盲肠扭转
（引自 FlochMH，Netter's Gastroente rology，2010.）   （引自 Floch MH，Netter's Gastroente rology，2010.）

即手术缓解血管损害。少数情况长袢乙状结肠扭转症状轻、反复发作，偶然被发现，但需要手术处理。内镜下复位复发率40%，如果症状复发，推荐做选择性肠切除。②盲肠扭转：诊断明确后，尤其怀疑有肠坏疽，应及时行开腹切除术。若不怀疑腹膜炎或肠坏死，可尝试结肠镜减轻扭转。然而，盲肠扭转结肠镜下复位比乙状结肠扭转成功率低，多数外科医师认为疑诊盲肠扭转就手术，不要延误。手术扭转肠管复位之后行盲肠固定术，以避免复发。根据患者疾病情况，可行右半结肠和盲肠切除术。

（王明俊　任　旭）

126. 肠套叠如何分型？影像学特征性表现及治疗方法有哪些？

肠套叠（intussusception）是指一段肠管套入与其相连的肠腔内，并导致肠内容物通过障碍。临床上以急性腹痛、便血及腹部包块为主要表现。肠套叠占肠梗阻的15%～20%。肠套叠按病因分原发性和继发性，前者大多数发生在4～10个月的婴幼儿，又称小儿肠套叠；后者多见于成年人。

（1）肠套叠分型与发病机制：①分型：按发病部位可分为回肠-结肠型（ileocolic）、回肠-回结肠型（ileo-ileocolic）、回肠-回肠型（ileo-ileal）以及空肠-回肠型（jejunoileal）。最常见的是回肠-结肠型套叠（图3-4a），也可能发生双重套叠（图3-4b）。回肠-回肠型套叠常由于带蒂肿瘤引起（图3-4c）。②发生机制：肠套叠的发生常与肠管解剖特点（如盲肠活动度过大）或存在病理因素（如息肉、肿瘤）以及肠功能失调、蠕动异常等原因有关。儿童肠套叠最常见的原因是伴随感染；成人最常见的原因是肿瘤，老年患者常伴随息肉、恶性肿瘤、Peyer's集合淋巴结肿大或Meckel憩室等。有30%～50%的小肠套叠和50%～65%的大肠套叠伴随恶性肿瘤。肿块引起肠套叠通常是由于肠腔内肿物被蠕动推至远侧而将其所附着的肠壁折叠带入远侧肠腔。套叠后肠管受压，引起肠管水肿，腹膜渗出、血管绞窄，最终发生肠坏死。

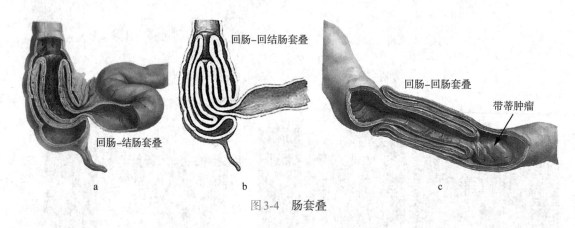

图3-4　肠套叠

（2）临床表现：小儿肠套叠临床3大典型症状为腹痛、血便和腹部包块。肠套叠的报警症状表现为突然发生的剧烈腹痛，每10～20分钟痉挛样发作一次。小儿可表现休克，约85%的小儿腹部可触及移动性包块，呈腊肠样。如果病情进展，出现血便，便呈紫红色或"猪肝色"，并有黏液。成人可急性发作，但通常为间歇性，临床症状不典型。痉挛性腹痛伴随恶心、呕吐或腹部包块，便血很少见。慢性表现持续超过1周，患者可有体重减轻。对于成人慢性不全性肠梗阻者需高度怀疑成人肿瘤所致肠套叠。

（3）影像学诊断：超声（US）对诊断有帮助，可显示"假肾征"或"夹心面包征"，但结肠癌本身也可表现为假肾征。钡剂灌肠和增强CT可确定肠套叠诊断：其特征为目标病变的基本所见、腊肠状（sausage-shaped）肿块及伴随的梗阻现象。

（4）治疗：婴儿或儿童急性肠套叠，回肠-结肠型可采用造影剂灌肠的复位方法，其压力减轻肠套叠。发病已超过48小时，疑有肠坏死者不宜采用此法。然而，成人主要为肿瘤引起，多数需要手术治疗。

（芦　曦　任　旭）

127. 肠气囊肿病的临床表现是什么？如何确诊？

（1）肠气囊肿病（pneumatosis cystoides intestinalis，PCI）：指黏膜下或浆膜下气性囊肿，又称囊样肠积气。可发生于任何年龄，以30～60岁之间较多见。气囊肿可单发或多发，几毫米～数厘米不等，以小肠或大肠最为多见，亦可发生于肠系膜、大网膜或肝胃韧带等部位。

（2）临床表现：如囊肿小或少可不引起任何症状。但由于PCI仅15%为原发性，85%为继发性，故临床上可出现伴发疾病的表现。①疾病的某一时期，由于囊肿较多可出现发作性腹泻，粪质稀，有较多黏液和气泡，小肠多发气囊肿时可出现吸收不良综合征表现。②患者可有腹部不适或胀痛，伴有便秘或便条变细。③严重者有大的气囊肿可出现不全或完全性肠梗阻。④偶尔可发生小肠麻痹、肠套叠或肠扭转。⑤浆膜下气囊肿破裂时，可发生气腹，患者腹部胀满或伴有疼痛，但此时只有气腹体征，而无腹膜炎表现。⑥腹部触诊时偶可触及有弹性的肿块，多在左下腹。

（3）肠气囊肿症的诊断

1）X线检查：①腹部平片显示沿肠管走行可见有多个大小不等的类圆形透光区，浆膜下气囊肿破裂时，立位片可见膈下有少量或中等量游离气体，如发现肝横膈之间有间位肠曲征（Chilaiditi征），是PCI诊断的有利佐证。气囊肿的肠曲更容易形成间位，使肠壁的囊状透光区显示更清楚。②钡剂造影检查，在充钡肠壁边缘可见多发类圆形充盈缺损，缺损部的X线透明度超过息肉、肿瘤等软组织的透明度，如气囊肿在肠壁浆膜下且向外伸展，囊状透亮区常在充钡肠腔的轮廓之外。③CT检查亦有利于本症的诊断。

2）内镜检查：由于肠气囊肿症多发生于小肠特别是回肠，并约8%在结肠，因此结肠镜检查是常用的重要确诊手段。亦可进行小肠镜检查。镜下可见黏膜下有大小不等的囊状，透明或半透明隆起，黏膜表面光滑完整、基底较宽，无蒂。触之柔软有弹性，活体或穿刺针刺破囊壁，囊内气体可排出，气囊肿塌陷甚至消失。

（朱　权　任　旭）

128. 回肠末端淋巴细胞增生症是如何发生的？有何临床表现及内镜下特点是什么？

（1）回肠末段淋巴滤泡增生症（lymphonodular hyperplasia of the terminal ileum）：是以淋巴滤泡增生为特点的肠道非特异性炎症性疾病。近年来回肠末端淋巴滤泡增生症肠镜检出率增加。

多数认为其属于回肠末端炎的一种特殊类型。可能与感染、免疫、结肠-回肠反流、食物过敏、药物等因素有关。推测具有遗传易感性人群肠道菌群失调后，细菌及其产物等抗原可能诱导肠黏膜免疫功能失衡。当右半结肠处于高压状态或逆蠕动显著时，结肠内容物反流到回肠末端，细菌定植和易位形成内源感染，使肠黏膜免疫系统对肠腔内抗原失去耐受，刺激末端回肠发生免疫反应，导致黏膜炎性损害和/或回肠末端淋巴滤泡增生。认为内源性感染是启动因子，免疫反应是致病的关键。

（2）临床表现：无特异性，可表现为腹痛、腹泻、腹胀、便秘、右下腹痛等症状，类似于慢性结肠疾病，且易与之并存。偶尔发生消化道出血。

（3）结肠镜下主要表现：为末端回肠大小不等的增生结节，呈半球形、界线清楚，边缘整齐，表面光滑，一般直径0.2～0.5cm，从数个到数十个不等，部分淋巴滤泡密集融合，且大部病例伴有回盲瓣附近或结肠其他部位的黏膜充血、血管网不清、糜烂、浅溃疡或黏膜出血等慢性结肠炎症性改变，尤以回肠末端本身及右半结肠病变更为常见，病变较局限，无全身性表现。

（4）病理学诊断及鉴别诊断：此病表现为淋巴滤泡非特异性增生，腺管开口正常，可有黏膜水肿。结节性淋巴样增生（nodular lymphoid hyperplasia，NLH）大小、发生部位及形态等与本病极相似，需要病理学鉴别。NLH表现为淋巴滤泡含有由淋巴细胞包绕覆盖的有丝分裂活跃的生发中心（germinal centers），高倍视野淋巴细胞无异常分裂或异型。而本病仅见淋巴滤泡，无生发中心。另外，病理学也要与滤泡性淋巴瘤（follicular lymphoma）鉴别。

（芦　曦　任　旭）

129. 旋毛虫病是如何传播的？临床分几期？如何确诊？

（1）旋毛虫病：是人畜共患的寄生虫病，其成虫寄生于肠内，幼虫侵入肌组织和内脏器官引起相应的临床症状。

（2）流行病学：本病分布于全世界，以欧美发病率较高。我国南起云南，北至黑龙江发现流行的猪旋毛虫病就有10余个省份，以西藏、云南为主要流行区。哈尔滨市1980年曾因涮羊肉感染引起数十人发病，国内亦有数篇报告。

（3）传播方式：①传染源：本病流行于哺乳类动物间，猪为人类肉食动物主要传染源，其他如鼠、猫、犬、羊以及多种野生动物都可以感染旋毛虫。②传播途径：人因生食或半熟食（涮羊肉）含有旋毛虫包囊的猪肉、狗肉、羊肉或野猪肉等而感染。③易感人群：人对本病普遍易感，感染后可产生免疫力，再感染者远较初次感染者为轻。

（4）临床分期：本病症状的发生与食入幼虫包囊数的多少和宿主的免疫力有关，轻者可无症状，重者可致死。潜伏期长短不一，西藏报告2～16天，哈尔滨报告为14～44天。按感染过程临床分三期。

1）幼虫侵入期：约半数于1周内出现恶心、呕吐、腹泻呈稀水样便，上腹或脐周隐痛。上述症状的病理基础是由于幼虫钻入小肠肠壁而引起的十二指肠、空肠炎症所致。

2）幼虫移行期：感染后两周，幼虫侵入血循环，移行至横纹肌，出现以下表现：①发热：80%以上病人发热，以不规则发热或低热为多，通常持续2周。②水肿：发生率为70%～80%，主要发生于眼睑、球结膜，以进展迅速为其特点。③皮疹：多与发热同时出现，好发于胸背部，以斑丘疹、猩红热疹为多见，哈尔滨报告为76%，沈阳为22%。④肌痛：亦与发热同时出现，有压痛，以腓肠肌、颈外肌、腰背肌痛为著。重症感染者可累及心、肺和中枢神经系统。此期临床表现的病理基础为异性蛋白反应和肌炎所致。

3）包囊形成期：感染后1～2个月，患者症状减轻、发热消退，部分患者仍有持续肌肉酸痛，消瘦、乏力。

（5）诊断依据：①发病前1～4周有生食或半熟食猪、羊、牛、狗肉等史。②临床特点：早期有胃肠症状，继之出现发热、肌肉酸痛、水肿、皮疹等表现。③血白细胞总数和嗜酸性粒细胞显著增多，血清白蛋白降低，α、β球蛋白增高，肌酸磷酸激酶活性增高。④血清免疫学检查，于感染后2～4周多呈阳性。免疫荧光素标记抗体和酶联免疫吸附试验、间接免疫过氧化物酶试验等均有助于本病的早期诊断。⑤肌肉活检可发现蜷曲的幼虫，虫体周围有多数炎细胞包绕，形成小型肉芽肿。感染初期自粪中查到成虫，移行期在血液，乳汁中找到幼虫，诊断即可明确。

（朱　权　杨幼林　任　旭）

130. 肠道菌群失调可引起哪些肠道疾病？

众所周知，肠道固有菌以一定比例寄生于人体肠道内（以厌氧菌为主），对外来致病菌具有抑制作用，成为人体防御肠道感染的一条主要防线，构成生物屏障和化学屏障。一旦肠内某些固有菌过度繁殖，而另一些肠固有菌受到抑制明显减少，肠固有菌的正常比例被破坏则出现肠道菌群失调。肠道菌群失调引起的肠道疾病如下。

（1）抗生素相关性肠炎：典型的菌群失调腹泻病例，大多发生在抗生素应用之后，此时大部分正常菌群中的生理性专性厌氧菌减少或消失，而其中具有耐药性的外籍菌（过路菌），如假单胞菌属、克雷伯菌属、葡萄球菌、白色念珠菌、变形杆菌等过度繁殖。此外，正常肠菌由于在抗生素影响下发生结构上的改变，也可引起腹泻。对这些病例的检测结果表明，需氧或兼性厌氧菌，如肠杆、肠球菌等明显减少或消失，并且厌氧的双歧杆菌与乳酸杆菌也明显减少。在腹泻停止后，肠道菌群也恢复正常。

临床与动物实验均已证明肠道菌群失调可引起急性腹泻。某些旅游者腹泻的原因之一，可能就是因为气候和环境的改变而发生的肠道菌群失调所致。国内外的研究证明，急性腹泻的一些非特异病原菌，如假单胞菌属、克雷伯菌属、变形杆菌属等亦可引起慢性腹泻。但事实上，引起慢性腹泻的病原菌就是常住菌的比例失调，只有少数外籍菌是引起慢性腹泻的病因。

（2）小肠细菌过度生长（SIBO）：又称小肠淤滞综合征或盲袢综合征。小肠细菌过度生长以胃肠道解剖异常和生理功能紊乱为特征，此种改变促使外籍菌群在小肠上部定植。SIBO常导致：①吸收不良：一旦发生SIBO，小肠内滋生的厌氧菌降解结合胆酸为游离胆酸，脂肪微粒形成障碍，可导致脂肪泻、碳水化合物吸收不良等临床表现。并影响脂溶性维生素的吸收，临床上可出现多种维生素缺乏症、大细胞性贫血。本病患者的小肠细菌分析证明需氧菌和厌氧菌都存在。②肠源性感染：小肠内过多的细菌和游离胆酸可破坏肠黏膜屏障，并使细菌及其毒素通过损伤的肠黏膜进入肠系膜淋巴结，经门静脉进入腹腔内外器官和血液循环，引起肠源性感染。③内毒素血症：肠道菌群失调肠内革兰阴性杆菌在肠道菌群中的比例增加，进一步导致内毒素水平增高。一般情况下结肠内的内毒素可被细菌灭活或部分经门静脉入肝再经库普弗（Kupffer）细胞解毒。如果内毒素水平异常增高，肝脏解毒功能降低，则出现体循环的内毒素血症。④热带脂肪泻：本病患者粪便中需氧菌和兼性厌氧菌明显多于厌氧菌，而健康人则前者是后者的1‰。进一步研究证明在热带脂肪泻患者的回肠内已分离出能产生肠毒素的肺炎杆菌、阴沟肠杆菌和大肠杆菌。这说明本病的临床表现可能是近端小肠定植了上述细菌所致，而在正常情况下，这些细菌主要定植在大肠。

（朱 权 任 旭）

131. 何谓肠道细菌移位？有何临床意义？如何处理？

（1）肠道细菌移位（bacterial translocation）：是指肠道细菌及其产物从肠腔移位至肠系膜或其他肠外器官的过程。研究证明，肠道细菌移位的发生部位主要在小肠。菌种主要是大肠埃希菌、变形杆菌、肺炎克雷伯菌等。众所周知，正常结肠长期暴露于大量菌群之中，为什么结肠不出现细菌移位呢？理由是结肠黏膜屏障作用强，结肠黏膜上皮连接较为紧密，离子通透性较差，具有较好的表面细菌清除能力。小肠发生细菌移位除了与自身的结构和功能有关以外，同时与在正常情况下小肠特别是十二指肠和空肠是相对无菌的有关。研究证明，每毫升空肠液细菌浓度为$10^3 \sim 10^5$个/毫升，当出现细菌移位时，小肠的细菌量$>10^7$个/毫升。如此大量致病细菌进入小肠并在其内过度生长繁殖，结果势必引起许多疾病和/或原有疾病的加重。

（2）肠道细菌移位的临床意义：轻者导致小肠吸收不良引起患者腹泻、营养不良、贫血、维生素缺乏症等；重者以严重肝病为例，导致自发性细菌性腹膜炎、内毒素血症、肝肾综合征、肝肺综合征和肝性脑病等。因此，临床医生对此必须引起足够重视并及时处理。

（3）肠道细菌移位的处理：认识并了解肠道细菌移位的病理生理基础和临床危害之后理应防患于未然。

1）降低门脉压力、增强小肠黏膜屏障作用：门脉高压可致肠黏膜充血、细胞间隙增宽、黏膜肌层增厚水肿。电镜下可见上皮细胞体积变大，微绒毛变短变宽，肠黏膜的屏障作用明显受损而减低。故当临床上发现患者有侧支循环的建立和开放证据时，应口服普萘洛尔，如无禁忌证，患者能耐受应连续服用3～6个月；同时口服谷氨酰胺，有资料证明，小肠上皮细胞以谷氨酰胺为营养和能量来源，足够量谷氨酰胺可以防止小肠黏膜萎缩，并防止细菌移位。

2）清除小肠细菌的过度繁殖：小肠细菌的过度繁殖是肠道细菌移位的始动因素，有研究表明，无小肠细菌过度繁殖的大鼠，发生肠道细菌移位的概率仅有0～11%，与正常大鼠相同。临床研究发现，肝硬化失代偿期可疑自发性腹膜炎时口服抗生素阿莫西林或诺氟沙星等，有利于从源头上清除肠道细菌移位的基础并明显降低自发性腹膜炎的发生率。也有研究显示应用全胃肠道动力药物，如西沙必利、莫沙必利、邦消安等可以降低空肠菌落数和细菌移位的发生率，值得试验应用。

3）治疗原发病，增强机体的自身免疫力。

（朱　权　杨幼林）

132. 何谓肠道微生态失调症？其分类如何？

（1）肠道微生态失调症概念：又称肠道菌群失调症。指由于某种原因破坏了正常菌群内各种微生物之间的相互制约关系，即肠道菌群组成改变而引起的失衡状态。肠道正常菌群是指在宿主消化道部位，并随宿主长期进化过程中所形成的，在一定时期定植在宿主肠道黏膜上的微生物群落。人们将定植在宿主消化道有益于宿主，并成为对于宿主所必需的微生物群落统称为肠道正常微生物群。分为原籍菌（固有菌），外籍菌（过路菌）及共生菌。原籍菌在正常情况下对宿主健康有益，具有一定免疫、营养及生物拮抗作用。肠道中的菌群按一定比例，在质和量上保持生态平衡稳定。

（2）肠道菌群失调症的病因与临床表现：菌群失调相关的消化系统疾病主要包括小肠细菌过度生长和抗生素相关性肠炎2种情况。病因与年龄、环境、饮食、药物、免疫状态及胃肠动力等因素有关，多见于老年人及婴幼儿。使用广谱抗生素可使肠道有益定植菌被抑制，条件致病菌大量繁殖，为常见的诱发因素。此外，手术、外伤、化学物品、应激状态等亦可诱发肠道菌群失调。主要表现为腹泻、腹痛、腹胀、呕吐、发热等症状。可出现水电解质紊乱和低蛋白血症。

（3）肠道菌群失调症：根据临床表现按失调的程度，可分为3度。

Ⅰ度：又称为潜伏型菌群失调症，主要表现为正常菌群在组成上出现比例失调，以优势种群数量上减少，或过路菌增加。这种潜伏型菌群失调症早期多无临床症状，随着病程延长或许出现轻度腹泻等症状，一般来说只需除去引起失调原因，不需药物治疗便可以自然恢复。

Ⅱ度：又称为局限性菌群失调症，即使消除诱发原因患者仍保持原来的失调状态，并转为慢性腹泻。这种状态可以有较明显的病理改变，如不进行医疗干预多数可转变成为不可逆的菌群失调症。

Ⅲ度：即菌群紊乱症，又称菌交替症，二重感染或内源性感染症。为肠道原籍常住菌大部分被抑制，只有少数菌种过度繁殖占优势。临床上表现为急性感染性疾病过程，如急性假膜性肠炎等，必须治疗。

菌群紊乱症又可分为3度。Ⅰ度多发生于抗生素使用不当（时间过长或剂量过大），或随意加用激素类药物，肿瘤病人开始使用免疫抑制剂或放疗和化疗等。Ⅱ度一些严重感染性疾病又长时间使用广谱抗生素，或长时间使用激素类药物或肿瘤病人重复使用免疫抑制剂或放疗和化疗等。Ⅲ度多发生于严重创伤（大面积烧伤、重症创伤、交通伤）大型手术如器官移植病人，严重糖尿病、肝硬化（合并重症肝炎）、白血病或其他恶性肿瘤病人，为抗感染已反复大量使用抗生素或使用激素、放疗、化疗或反复使用肠道外营养，出现明显肠通透性改变者。

（杨幼林　芦　曦　任　旭）

133. 胃肠道黏膜微生态屏障功能障碍和衰竭的病因和发病机制如何？如何诊断？

（1）胃肠道黏膜微生态屏障功能障碍（gastrointestinal dysfunction，GID）：是指肠实质和/或功能的损害，导致消化、吸收营养和/或屏障功能发生严重障碍。胃肠道作为人体内最大的储菌库和内毒素库，目前被认为是全身炎性反应综合征（SIRS）的触发器和始动器，是多器官功能障碍综合征

（MODS）的中心器官。

（2）胃肠道黏膜微生态屏障功能损伤的病因及机制

1）缺血缺氧与肠黏膜损伤：在某些情况下，如低灌注状态，机体出现全身血流重新分布，通过减少四肢、胃肠道的血流量，来保护心、脑等重要器官，肠道血流灌注相对减少，胃肠组织氧供下降，致肠道功能受损。另外，组织细胞缺血最根本的治疗是恢复血流灌注，然而恢复灌注后同样也会引起损伤，即缺血-再灌注损伤。黏膜损伤主要是由于缺氧及缺血再灌注后的过氧化损伤引起，导致黏膜上皮坏死，黏膜修复能力降低，致病微生物入侵，进一步加快了SIRS/MODS及多器官功能衰竭（MOF）的发展。

2）内毒素与肠黏膜损伤：内毒素是革兰阴性菌菌胞壁的脂多糖（LPS）部分，其生物学效应是由脂多糖的类脂A部分所致，胃肠道黏膜通透性增高，内毒素、细菌入血，刺激单核细胞和巨噬细胞，释放大量细胞因子和炎症介质（NO和PG等），引起肠黏膜一系列病理改变：黏膜下水肿、肠绒毛细胞坏死、肠黏膜通透性增加，从而破坏肠黏膜屏障功能。

（3）GID及衰竭的诊断要点：美国胸科医师协会和美国危重症医学会（ACCP/SCCM）联席会议制定的标准，凡符合"急性胃肠黏膜病变、应激性溃疡出血、腹胀及肠鸣音减弱、中毒性肠麻痹、非结石性胆囊炎或坏死性小肠结肠炎"5项之一，即可诊断为GID。我国MODS病情分期诊断及严重程度评分标准中，有关GID的评分标准：腹部胀气，肠鸣音减弱为1分；腹部高度胀气，肠鸣音接近消失为2分；麻痹性肠梗阻或应激性溃疡出血为3分。该标准中所用测量指标简便、可评价性相对较强，目前国内多采用该诊断标准。大量的实验研究和在临床救治过程中的体会表明，胃肠道功能障碍及衰竭的诊断在危重症治疗中至关重要，诊断要点如下。

1）有引起胃肠道衰竭的疾病或原因：如重症感染、休克、黄疸、烧伤、脑血管意外，大手术后，以及有肺、心、脑、肾、肝等器官衰竭的患者，出现上消化道出血，应高度警惕胃肠道衰竭的发生。胃肠道本身的疾病和一些全身性疾病也可引起胃肠道衰竭，如胃肠道炎症、急性出血坏死性胰腺炎、高位肠瘘、短肠、中枢神经系统疾病、严重创伤、某些药物因素等。

2）临床及内镜表现：①进行性腹部胀气，肠鸣音减弱，不能耐受饮料和食物超过5天。②胃肠蠕动消失。③出现中毒性肠麻痹，有高度腹胀。④应激性溃疡，无结石性胆囊炎等。⑤经内镜检查确定胃黏膜有糜烂、溃疡、出血。⑥疑有应激性出血，24小时内失血超过800ml。

3）需要有以下至少一种病理生理的改变：①肠道微生态失衡：革兰阴性大肠埃希菌菌群扩增即异常增殖，粪便细菌/优势菌培养、粪便球/杆菌比例检查、肠道菌群宏基因组测序（菌群多态性检测）、特定菌群的定量分析、特定菌群的PCR指纹图动态监测等可提供诊断依据，并可作为治疗效果监测指标。②宿主自身的防卫功能发生障碍：血分泌型IgA（SIgA）表达水平和粪便SIgA含量检测可某种程度上反映肠道黏膜免疫功能。③黏膜屏障结构与功能发生改变：动态监测血液D乳酸含量、二胺氧化酶（DAO）活性、细菌内毒素水平、尿乳果糖和甘露醇比值（L/M）等生物标志物，可为肠道通透性监测提供诊断和治疗依据，以此来评价肠道屏障通透性、肠黏膜损伤、细菌移位及其程度，指导临床进行合理的肠道屏障功能的修复和肠道复苏。

（芦　曦）

134. 胃肠道黏膜微生态屏障功能障碍和衰竭的营养和微生态治疗原则是什么？

胃肠道黏膜屏障功能障碍及衰竭时，由于患者机体可能存在多器官衰竭以及不同程度的代谢紊乱及营养素利用障碍，需强调个体化治疗。有计划、有针对、循序渐进的营养支持治疗在阻止病情进展中可以有效的发挥协同作用，是临床治疗的基础和保障。可以考虑遵循以下原则。

（1）尽量早期采用经口营养补充（ONS）或肠内营养（EN）用于恢复胃肠道功能和肠道微生态，其余份额可通过肠外营养（PN）途径予以补充。

（2）肠内营养治疗的剂型、浓度、给药速度需强调循序渐进，初期可给予预消化制剂、糊精为主，使用低脂配方或加入部分的中链脂肪酸（MCT）；热量来源以碳水化合物为主；早期氮源应使用水解后分子量低于10000道尔顿以下的蛋白肽，从而确保小肠吸收，同时避免结肠微生态恶化。浓度从0.5kcal/ml能量密度起始，流量保持每次20～30ml或20～30ml/h。

（3）应用大剂量微生态调节剂冲击治疗，促进肠道微生态的恢复。建议微生态调节剂口服剂量应达10^{10}～10^{12}CFU以上，必要时配合微生态调节剂灌肠。

（4）添加益生元制剂可促进肠道微生态功能的恢复，可以和益生菌起到协同作用；益生元可诱发高渗性腹泻，建议根据患者大便次数调节益生元剂量使用。

（5）应用充足的维生素和抗氧化剂可减轻肠道黏膜损伤；肠内营养中添加适量的谷氨酰胺可促进肠黏膜恢复。

（芦　曦）

135. 何谓脑-肠轴和脑-肠-微生物轴？

（1）脑-肠轴：是一种将脑和肠道之间的神经、激素和免疫信号整合在一起的通讯系统，脑-肠轴即中枢神经和肠道神经之间的双向通信系统。肠道微生物群及其代谢物可通过上述通路参与脑-肠轴的功能反应，在肠道与大脑的信息交流中发挥重要的作用，因此提出脑-肠-微生物轴的概念。

（2）脑-肠-微生物轴：是由脑、肠和肠道微生态在神经解剖学及功能方面构建的一条双向交通通路，也称微生物-脑-肠轴（图3-5）。通过神经-内分泌-免疫系统控制脑功能和肠道功能，肠道微生物在脑-肠轴调节中发挥关键作用，会对宿主的应激反应、焦虑、抑郁和认知功能产生重要影响。同样压力或抑郁等情绪因素也可通过脑-肠轴影响慢性胃肠疾病的自然病程，如炎症性肠病（其中最常见的是克罗恩病和溃疡性结肠炎）和肠易激综合征（IBS）。微生物-脑-肠轴的紊乱与抑郁、焦虑、IBS、炎症性肠病和中枢神经系统（central nervous system，CNS）疾病等相关。此轴的基本元素包括CNS、自主神经系统（auto-nomic nervous system，ANS）和肠神经系统（ENS，为外周自主神经系统的一部分，被称为"第二大脑"）、下丘脑-垂体-肾上腺（hypotha-lamic pituitary adrenal，HPA）轴和肠道微生物群等。

胃肠道是人体内唯一由CNS、ANS和ENS共同支配的器官，受3个层次的神经调控。神经系统对胃肠道的调控通过脑肠肽实现，主要包括5-羟色胺、去甲肾上腺素（norepinephrine，NA）、促肾上腺皮质激素释放因子（corticotropin releasing factor，CRF）、缩胆囊素和P物质等。其中5-羟色胺是一种与胃肠道功能密切相关的重要脑肠肽，广泛存在于CNS，ENS和肠黏膜内分泌细胞内，参与调节内脏敏感性，与ENS内部神经元上的受体结合调节胃肠道的运动和小肠的分泌，也与痛感和腹泻相关。研究显示，无菌小鼠的小神经胶质细胞存在缺陷，导致CNS先天免疫受损，而肠道菌群重建或补充菌群发酵形成的代谢产物短链脂肪（short-chain fatty acid，SCFA）可使受损的小神经胶质细胞的大小、树突长度及节段与分支数目得以恢复。上述研究充分体现了脑、肠和微生态的相互作用。外界环境压力对大脑产生的影响会持久地破坏肠道功能，肠道功能紊乱能改变菌群的结构和代谢能力。肠道菌群可能通过迷走神经向大脑发出信号，或在肠道中刺激产生神经递质，从而影响情绪和认知，但仅在动物得到验证（图3-5）。

（芦　曦　任　旭）

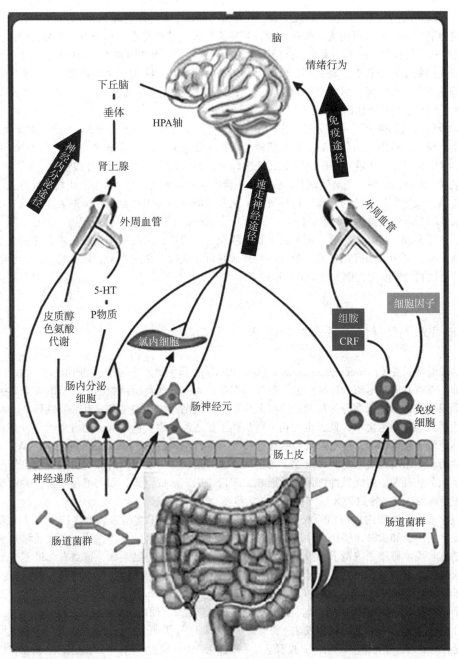

图3-5　微生物－脑－肠轴

136. 抗菌药物相关性肠炎结肠镜下表现有哪些特点？难辨梭菌肠炎临床如何分型？

　　抗生素相关性肠炎（antibiotic associated colitis，AAC）是指抗菌药物所致腹泻，为抗生素治疗常见的不良反应。根据病情轻重依次分为抗菌药物相关性腹泻，抗菌药物相关性肠炎和假膜性肠炎。多伴明显腹部绞痛、发热、外周血白细胞计数增多，低蛋白血症和便检白细胞异常等。

（1）引起抗菌药物相关性肠炎的抗生素：几乎所有的抗生素均能引起 AAC 的发生，但与抗生素相关性肠炎显著相关的有林可霉素、头孢菌素、阿莫西林等广谱青霉素，其中以头孢菌素最多，几乎占70%；较少相关的是第一代头孢菌素、其他青霉素类、氯霉素、大环内酯类、四环素；极少引起抗生素相关性肠炎的是氨基糖苷类、利福平、磺胺等。用药时间越长，腹泻发生率越高。本病临床表现从轻度腹泻到重度假膜性肠炎，后者会加重原发病，使病死率增加，需引起临床医生重视。本病早期诊断尤为重要，结肠镜是其早期诊断的重要手段之一。

（2）难辨梭菌肠炎分型：分为轻、中、重3种类型。①轻型：每天排便3～4次，黄绿色黏液状，可有发热、腹痛，停用抗菌药物数天后症状即可缓解。②中型：每天排便10余次，蛋花样，可见假膜和血便，伴腹痛发热。③重型：每天排便20余次，常有刺鼻臭味，假膜呈大片或管状，中毒表现严重，可出现脱水、低蛋白血症、电解质紊乱、弥散性血管内凝血、休克，也可发生肠出血或肠穿孔。

（3）结肠镜下所见：结肠黏膜节段性炎症，从升结肠至直肠均可受累。早期表现直肠或乙状结肠黏膜浅表性、局限性、黄绿色、椭圆隆起，直径2～30mm，边界清楚，粘连牢固，不易脱落，周围可有红晕，可见假膜。清除假膜后，可见其下肠黏膜充血、糜烂、出血和浅溃疡，病变周围黏膜充血水肿或正常，易与真菌性肠炎相鉴别。晚期严重者假膜可连成片，粘连不紧，较易脱落，更重者可出现肠黏膜广泛性剥脱样改变，伴大量渗血。病理组织学可见上皮下层出血和水肿，偶见中性粒细胞。

（王 玺 任 旭）

137. 何谓假膜性肠炎？有何临床表现？如何诊断及治疗？

（1）假膜性肠炎（pseudomembranous colitis，PMC）：指主要发生在结肠和小肠的急性纤维素的渗出性炎症，以点状假膜形成为特征的急性肠黏膜损伤，为抗菌药物所致腹泻中严重的一类。抗菌药物所致腹泻根据病情轻重依次分为抗菌药物相关性腹泻，抗菌药物相关性肠炎和假膜性肠炎。本病通常为用抗生素后导致肠道菌群失调，也包括严重疾病（如恶性肿瘤、糖尿病、心力衰竭与败血症等）时所致机体免疫力极度低下，使得难辨梭状芽孢杆菌大量繁殖（C. difficile infection），产生A、B两种毒素，导致肠黏膜出现充血、水肿，增加了肠壁通透性，患者会出现腹泻的症状。难辨梭状芽孢杆菌又称艰难梭状芽胞杆菌，属厌氧性细菌。长期或大剂量使用广谱抗生素，如头孢菌素类、碳青霉烯类抗生素亚胺培南等，极易导致PMC，早期诊断甚为重要。

组织学上由于血管内皮损伤（或较轻的上皮损伤），使浅表隐窝与表浅上皮产生大量的微小坏死灶，上皮下层出血和水肿，偶见中性粒细胞。渗出的纤维素、脱落的上皮细胞、黏液及坏死细胞碎片形成初期点状炎性假膜。内镜下一般可见到红斑性（但不是溃疡）黏膜面，覆盖有大量不连续的呈星罗棋布状的细小（2～5mm）而隆起于表面的圆形黄色乳酪样斑块（假膜）。假膜往往涉及直肠，但也可局限于乙状结肠或右侧结肠，但也可侵犯全结肠。

（2）临床表现：除腹泻症状外，常伴腹痛、高热、里急后重、便血。根据临床表现分轻、中、重3型。轻型：每天排黏液便3～4次，可有发热、腹痛。中型：每天排便10余次，蛋花样，可见假膜或血便，伴发热、腹痛。重型：每天排便20余次，假膜呈大片或管状；中毒表现严重，可出现脱水、低蛋白血症、电解质紊乱、严重者进展为肠梗阻或中毒性巨结肠腹泻量反会减少；可发生DIC、休克、肠出血或穿孔。

（3）诊断：①患者近2个月有广谱抗生素应用史。②临床表现。③排除其他原因所致腹泻。④结肠镜下较典型表现：水肿、充血、黏膜白斑、假膜和非特异性的小溃疡或糜烂。⑤谷氨酸脱氢酶（GDH）是难辨梭状芽胞杆菌的代谢产物，检测快速。组织培养难辨梭状芽胞杆菌虽为诊断本病的金标准，但程序烦琐，很少单独应用。⑥用酶联免疫吸附法或聚合酶链反应检测难辨梭菌毒素A和毒素B。纤维原细胞毒性试验虽为金标准，但时间长、成本高。

（4）治疗：一旦确诊立即停用相关的抗生素，补充益生菌，维持水、电解质及酸碱平衡。轻到中度难辨梭状芽胞杆菌感染患者应该给予甲硝唑（Metronidazole）500mg，3次/日，口服，共10天。若甲硝唑治疗5～7天后无效果，应及时考虑更换为标准剂量万古霉素（Vancomycin）治疗。严重难辨梭状芽胞杆菌感染的患者应给予万古霉素125mg，4次/日，共10天，加大万古霉素的剂量并不能增加疗效。对于不能口服的患者则可以甲硝唑和万古霉素联合静脉应用，以保证有足够的肠腔浓度。在早期对患者实施胃肠道内营养支持可以有效地促进内脏血管的血流循环速度，使得血流灌注不断地增加，对胃肠道黏膜的完整性起到了保护作用。而且可以有效地恢复肠道黏膜屏障，减少细菌移位和内毒素的产生，肠道毒素的吸收也相应地减少，使患者机体的免疫力不断地增加，促进了肠黏膜可以快速恢复正常。目前，粪菌移植对治疗复发性PMC具有显著疗效，报道粪菌移植治疗CD的总治愈率高达98%，但未能广泛应用。

（徐洪雨　任　旭）

138. 何谓显微镜下结肠炎？临床流行病学特点是什么？

（1）显微镜下结肠炎（microscopic colitis，MC）：是以慢性或间歇性水样泻为主要症状、肠道X线和内镜检查未见异常的结肠黏膜非特异性炎症。又称水泻-结肠炎综合征（watery diarrhea colitis syndrome）或胶原性淋巴细胞性结肠炎。根据结肠黏膜上皮下有无增厚的胶原带分为：①胶原性肠炎（collagenous colitis），1976年Lindstrom等首次报道，女性多见。②淋巴细胞性结肠炎（lymphoocytic colitis）：1980年Read最早描述，当时称为显微镜下结肠炎（microscopic colitis）。1986年Lazenby等命名为淋巴细胞性结肠炎。1989年Sylwestrowicz根据这两种疾病本质的主要特征性临床症状，提出水泻-结肠炎综合征。30年来我们对此病本质的认识明显增多，2003年发表了第一篇荟萃分析，2005年布地奈德在英国进入市场，成为第一种治疗胶原性肠炎的药物在世界范围内应用。

（2）流行病学特点：①胶原性肠炎常规结肠镜检标本检出率0.9%，发病率为3/10万（西班牙，1999年）。首次诊断的平均年龄为53岁，女性为主，男女性别之比为1∶20。②淋巴细胞性肠炎常规结肠镜检标本检出率0.4%，欧洲年发病率为10/10万～16/10万，男女性别之比无差异。首次诊断平均年龄59岁，从1985～2001年MC的发病率逐渐增高（美国，2004年），从0.8/10万（1985～1989年）升高到19.1/10万（1998～2001年），增高的原因不仅是诊断方法的改进，病例数也确实在增加。MC好发年龄为60～80岁。病变部位主要在近端结肠，也可累及胃和十二指肠。

（杨幼林　王　玺　任　旭）

139. 显微镜下结肠炎有何临床表现？病理学有何特征？如何诊断和治疗？

显微镜下结肠炎（microscopic colitis，MC）临床病理组织学主要分为两种类型：淋巴细胞性结肠炎（lymphocyticcolitis，LC）和胶原性结肠炎（collagenous colitis，CC）。两型患者的临床表现相似，主要根据结肠黏膜活检有无胶原带增生而区别。

（1）临床表现：MC多数起病隐匿，以慢性或间断性水样腹泻为特点，极少数患者出现脱水。常有脐周阵发性绞痛或夜间肠蠕动增加（夜间腹泻），可有疲劳、体重减轻、关节痛等非特异性临床表现，通常无发热、呕吐和血便表现。病程大多超过3个月，预后良好。大多数MC患者临床症状与肠易激综合征（腹泻型）症状相似、重叠，常难以区分。对于有自身免性疾病且伴慢性腹泻的患者应考虑MC可能，MC患者常伴乳糜泻、关节炎、桥本甲状腺炎等自身免疫性疾病。

（2）内镜下表现：30%以上患者可见黏膜水肿、粗糙、红斑或苍白。少数LC患者有黏膜充血和渗出性出血的表现。

（3）病理学诊断：诊断主要基于病理组织学特征改变，目前尚未形成统一的病理学上MC的诊断共识标准。MC主要包括LC、CC和特殊类型MC。

1）LC的病理特点：表层上皮细胞变性、脱落，表面完整性破坏，隐窝结构轻度变形或正常。上皮内淋巴细胞和/或隐窝上皮内淋巴细胞数量增多，免疫组织化学显示为CD8、CD3和CD45阳性的T淋巴细胞增多，每100个表层上皮细胞内淋巴细胞数大于20个。固有层慢性炎性细胞弥漫性浸润，主要为淋巴细胞和浆细胞，偶有中性粒细胞、嗜酸性粒细胞。继发黏蛋白缺失和黏膜萎缩，通常不累及直肠。

2）CC的病理特点：其特征性的表现为全结肠基底层上皮细胞下连续或散在胶原层增厚，超过10μm（正常情况上皮下黏膜层为0～3μm），或黏膜见3个以上紧密连接的腺窝在垂直方向破坏。以近端结肠为主，胶原层内可见炎性细胞和成纤维细胞浸润及蜷曲的毛细血管，免疫组织化学显示上皮下胶原带为Ⅵ型胶原和黏蛋白组成。上皮病变主要为空泡变性及上皮表面分离，也可见上皮内淋巴细胞浸润。固有层炎性细胞以淋巴细胞和间质细胞占优势，也可见嗜酸性粒细胞，但极少见到中性粒细胞。

（4）特殊类型MC的病理组织学特征：①肉芽肿性MC：特点为位于黏膜表层或深层肠黏膜急性或慢性肉芽肿炎症，常散布于隐窝周围。②巨细胞性MC：特点为上皮下出现多核巨细胞，CD68呈阳性。③假膜性CC：特点为胶原性结肠炎患者结肠黏膜的上皮缺损部位出现由纤维素和中性粒细胞组成的假膜。④隐窝型MC：特点为隐窝表层上皮内淋巴细胞数量明显增多，淋巴细胞CD3、CD8阳性。⑤少细胞型LC：有MC相似的临床症状和内镜特征，上皮内淋巴细胞仅轻度升高，每100个表层上皮细胞间淋巴细胞数常少于20个。⑥儿童MC：发生于儿童，特征为结肠黏膜固有层出现大量单核透明细胞。

（5）MC的临床诊断：不明原因慢性水样泻，伴胃肠道疾病、风湿性疾病或自身免疫性疾病者应疑诊本病。确诊主要基于结肠黏膜病理组织学检查（病理学诊断）。结肠镜检查结肠黏膜通常完全正常或轻度异常及结肠黏膜典型的病理组织学特征性改变，通常是诊断MC重要的2个依据。

（6）MC治疗：MC治疗的主要目的是获得临床缓解，提高患者生活质量。有研究发现止泻剂是安全有效的，但不能维持临床缓解。非特异性抗腹泻药物洛哌丁胺、地芬诺酯为一线药物。无效者可口服次水杨酸铋、5-氨基水杨酸或柳氮磺胺吡啶。报道美沙拉嗪联合考来烯胺治疗CC有效。基于MC与自身免疫有着密切关系，故糖皮质激素如布地奈德对MC有效，可用于5-氨基水杨酸治疗无效且排除其他疾病者。布地奈德治疗的患者结肠镜下肠黏膜固有层炎性细胞浸润显著减少，获得组织学缓解，疗效可靠，但停药后容易复发。对布地奈德治疗无效或依赖者，可用免疫调节剂如硫唑嘌呤、氨甲蝶呤或环孢素。

（杨幼林　芦　曦　任　旭）

140. NSAID肠病是如何发生的？有何临床特点及如何治疗？

（1）非甾体抗炎药（nonsteroidal anti-inflammatory drug，NSAID）：是一类不含有甾体结构的抗炎药，是全球使用最多的药物种类之一。NSAID通过抑制环氧化酶，即环氧合酶（COX），减少炎性介质前列腺素合成，发挥其解热、镇痛、抗炎和抗风湿作用。NSAID包括阿司匹林、对乙酰氨基酚（扑热息痛）、吲哚美辛、萘普生、萘普酮、双氯芬酸（双氯灭痛）、布洛芬、尼美舒利、罗非昔布、塞来昔布等。

（2）NSAID肠病（NSAID enteropathy）：主要是NSAID引起小肠黏膜损害，发生结肠炎少。NSAID肠病常表现吸收不良、出血、蛋白丢失及溃疡形成，后者常发生严重并发症，包括穿孔、显性出血和狭窄。NSAID肠病可能比NSAID胃病（NSAID gastropathy）更常见，引起小肠出血与胃出血发生率基本相当。流行病学调查显示，50%～60%服NSAIDs的患者在用药几周内发展为NSAID肠病，阿司匹林很少伴小肠黏膜损害。

（3）NSAID肠病发病机制：尚不清楚，引起小肠损伤不是单因素，是由不同的生化作用，可能包括：①COX-1和COX-2的双重抑制作用。②COX-1抑制＋局部效应（指非前列腺素介导的效应，需要直接从肠腔黏膜侧接触药物）。③可能COX-2抑制和局部效应（不伴随全部黏膜前列腺素水平减少）。

（4）细胞水平损伤机制：①NSAID的酸性部分直接损伤膜脂质，并使氧化磷酸化解偶联而损伤线粒体。②线粒体损伤导致细胞能量耗竭、Ca^{2+}超载及大量自由基产生，结果使细胞间结构完整性破坏及小肠通透性增加。③肠黏膜通透性增加，黏膜屏障受损。细胞易受肠内容物包括胆汁、食物、细菌及各种酶的损伤。

（5）临床表现：本病尽管可有糜烂或溃疡，但可能并无症状，作为临床问题多数医师并未意识到。然而，NSAID肠病最常见的临床表现为贫血和低蛋白血症。此病的病理结果导致长期慢性失血，而发生贫血。虽然失血1～8ml/d不足以引起缺铁性贫血，然而，活动性类风湿关节炎食欲减退，由于用PPI胃酸分泌减少以及铁吸收不良为发生缺铁性贫血的重要因素。有时低蛋白血症常不明显，因为肝脏增加蛋白合成进行代偿。

（6）严重的并发症：包括显性出血、穿孔和狭窄。显性小肠出血血红蛋白突然下降＞2g/L，需要紧急处置。小肠穿孔为罕见的并发症，急腹症需要急诊手术治疗。肠腔狭窄为NSAID肠病伴发的特征性病理损害，是由于形成了基底较宽的横隔膜样的结构所致，称为小肠隔膜样狭窄。为肠腔内多发、环状、2～3mm厚度的纤维隔板。狭窄通常在中部小肠，严重管腔狭窄可至针眼大小。多数隔膜样狭窄患者有反复的缺铁性贫血，伴有低蛋白血症提示为重度NSAID肠病。

（7）诊断：NSAID肠病缺乏特异的诊断标准。诊断主要依据NSAID用药史、临床表现及胶囊内镜等检查。较长时间服用NSAID后出现贫血、消化不良或低蛋白血症应考虑NSAID肠病可能，进一步相关辅助检查包括胃镜、结肠镜及胶囊内镜等检查，除外肿瘤等其他疾病。NSAID肠病胶囊内镜可发现溃疡或特征性隔膜样狭窄。

（8）药物治疗：对于NSAID肠病仅是非对照药物疗效试验，故治疗多数是根据经验治疗。缺铁性贫血和低蛋白血症根据患者情况给予治疗。如果可能，停药是NSAID肠病首选治疗措施。给予甲硝唑（metronidazole）400mg，每天两次口服，4～6周对减轻炎症、出血和蛋白丢失均有作用，即使患者仍继续服用NSAID。观察疗效通过连续测粪钙卫蛋白。通常治疗2～3周低蛋白血症开始改善，但血红蛋白水平不能很快改善，除非补充铁剂。对于希望继续服NSAID的患者，可柳氮磺吡啶（sulfasalazine）1.0，每天3次，长期服药。可用米索前列醇（misoprostol）200μg，3～4次/天，能治疗或预防NSAID肠病。谷氨酰胺能缓解肠道通透性增高，与米索前列醇合用有协同作用。质子泵抑制药可能有潜在的抗氧化损伤的作用，起保护肠黏膜作用，与其抑酸机制无关。

（徐洪雨　任　旭）

141. 放射性肠炎如何分类？其病理和临床表现有何特点？如何诊断和治疗？

放射性肠炎是由放射治疗盆腔、腹腔或腹膜后恶性肿瘤所引起的肠道炎症。以直肠受累为最多，回肠次之，不论应用何种放射源，5周内照射剂量＞50Gy时，就可引起放射性肠炎（8%左右）。

（1）分类：依临床经过分类：①急性放射性肠炎：照射后短时间内发病，辐射剂量通常在5～12Gy。反复发生血便、腹泻、直肠溃疡、穿孔和瘘道形成。②慢性放射性肠炎：多发生于放疗结束后12～24个月，个别患者于数年甚至数十年后发病。

（2）病理改变：主要取决于辐射剂量，低剂量病理损伤可逆。①急性放射性损伤表现：早期黏膜内嗜酸性粒细胞浸润，肠黏膜高度水肿、糜烂和浅表溃疡，属非特异性急性炎症性改变。随着放射剂量增加，病变范围扩大，病变程度加重，严重者可引起肠腔狭窄或肠瘘。②慢性放射性肠炎：主要造成小动脉和细小动脉发生闭塞性肠系膜血管炎和肠道缺血。常进行性加重，血流供应不足缺血而发生深的溃疡或穿透性溃疡，可发生出血、形成窦道或肠穿孔。黏膜下层纤维化，结缔组织增生，引起肠壁增厚、挛缩等使肠腔狭窄，以致并发肠梗阻。肠黏膜活检为非特异性慢性炎症。

（3）临床和内镜表现：①症状：便血为最常见症状，约占75%，无脓血相伴为其特征。其次为腹泻，有里急后重感和腹痛。病情严重者可出现完全性肠梗阻、肠穿孔和肠瘘。肠溃疡与阴道、膀胱或腹壁形成瘘孔者，则可见有粪便和气体排出，非常难治，数年不愈。国外统计严重放射性肠炎病死率为22%。②内镜所见：病变发生在易暴露可照射的部位，直肠和回肠末端可移动又无后腹膜遮盖最易受照射。急性期内镜下表现为肠黏膜水肿、糜烂、出血或溃疡，病变常连续。黏膜有簇状毛细血管扩张为慢性放射性肠炎的特异性表现。

（4）诊断：①详细询问放射治疗史，是本病诊断的突破口。②临床表现（胃肠道症状）。③X线、CT和内镜检查符合放射性肠炎的特点。④除外其他疾病（如炎症性肠病、假膜性肠炎、缺血性肠炎及系统性结缔组织病累及肠道等）。

（5）治疗：急性放射性肠炎主要为对症治疗，多数3个月内自愈。慢性放射性肠炎疗效欠佳，尽量肠内营养。传统硫糖铝口服联合灌肠或糖皮质激素联合5-氨基水杨酸灌肠治疗有一定疗效。高压氧治疗亦有一定疗效。部分合并肠出血者内镜下电凝等止血有效。约1/3肠梗阻、肠瘘或严重出血并发症者需要手术治疗。

（王明俊　任　旭）

142. 何谓肠型贝赫切特综合征？有哪些临床表现及内镜下有何特点？

贝赫切特综合征1937年由土耳其皮肤科医生贝赫切特（Behcet）最早提出。以口腔溃疡、外阴溃疡、眼炎及皮肤损害为主要临床表现，以血管炎为病理基础，一种原因不明、慢性反复发作的多系统疾病。病因尚不清楚，发病机制与自身免疫有关。

（1）肠贝赫切特综合征分型：由于贝赫切特综合征口腔黏膜的溃疡出现率最高，很早以前人们就推测胃肠黏膜也会出现溃疡。出现胃肠道病变患者（占10%～35%）的好发年龄为20～50岁，男女性别之比为1.4:1，半数以上是不完全型。主要表现为口腔黏膜的反复发作性溃疡；结节性红斑样皮疹、皮下血栓性静脉炎、毛囊炎样皮疹、针刺试验阳性等皮肤症状；反复发作性眼前房积脓性虹膜炎、视网膜、脉络膜炎；外阴部溃疡。此外，往往合并有关节炎、附睾炎以及消化道、心血管、中枢神经、呼吸系统、泌尿系统等症状作为该病的副症状。病程中4个主症状全部出现者为该病的完全型。病程中出现3个主症状，或是出现两个主症状加上两个副症状，或是眼的症状再加上一个其他的主症状者为该病的不完全型。根据内脏系统损害的不同而分为血管型、神经型、胃肠型等。

（2）肠贝赫切特综合征的临床表现

1）反复口腔溃疡：发生率98%～99%。每年至少发作3次，发作期间在颊黏膜、舌缘、唇、软腭等处出现多个有痛感的红色小结，继以溃疡形成，溃疡直径一般为2～3mm。有的以疱疹起病，7～14天后自行消退，不留痕迹。亦有少数持续数周不愈最后遗留瘢痕者，溃疡此起彼伏。本症状几乎见于所有患者，且是本病的首发症状，它被认为是诊断本病的必需症状。

2）皮肤病变：皮损发生率62%～69%。表现多种多样，有结节性红斑、疱疹、丘疹、痤疮样皮疹、多形红斑、环形红斑、坏死性结疹样损害、大疱坏死性血管炎、脓皮病等。患者可有1种或1种以上的皮损。特别有诊断价值的皮肤体征是结节红斑样皮损和对微小创伤（针刺）后的炎性反应。

3）眼炎：发生率35%～42%。最为常见的是葡萄膜炎或称色素膜炎，也有因血管炎而造成的视网膜血管炎。上述情况的反复发作，可以导致严重的视力障碍甚至失明。男性患者有眼炎者多于女性。

4）反复外阴溃疡：发生率76%～86%。口腔溃疡性状基本相似，只是出现的次数较少，数目亦少。常见的是女性患者的大、小阴唇，其次为阴道，男性的阴囊和阴茎，也可以出现在会阴或肛门周围。溃疡深大，疼痛剧烈、愈合慢。

5）胃肠道病变特点：主要症状为右下腹痛、腹部包块、腹部胀满、嗳气、呕吐、腹泻、便血等。严重者表现为肠出血、肠麻痹、肠穿孔、瘘管形成等。本病溃疡罹患部位从食管到大肠全消化道都可见到。

6）其他系统性症状：关节病多见，少数有关节肿，以膝关节受累多见。部分患者在疾病活动时出现发热，以低热多见，时有高热，可有乏力、肌痛、头晕等症状；部分患者因局部血管炎引起内脏病变。大动脉受累时可出现狭窄或形成动脉瘤，肺血管受累则表现为咯血、气短、肺栓塞等症状。神经系统可出现脑膜脑炎、脑干损害、良性颅内高压、脊髓损害和周围神经病变。

7）针刺反应阳性：以20号针头斜刺入前臂皮肤5mm，24～48小时出现红色丘疹>2mm为阳性，有诊断价值。

（3）内镜表现：贝赫切特综合征的肠管溃疡好发于回盲部，结肠镜检查最有意义。溃疡多发生于肠系膜附着的对侧，呈圆形或卵圆形、底部干净，周边整齐。小肠镜检查对发现小肠溃疡有帮助，小肠溃疡和大肠溃疡的外观形态不同。小肠溃疡小而深，常多发，黏膜向溃疡集中，溃疡的周边隆起不明显，溃疡为边缘非常清楚的圆形凿样的急性溃疡，在溃疡底部不附有白苔，大多在2cm以下，亦有直径大到2～3cm者；内镜可见对向溃疡中心部的黏膜明显集中，溃疡周边形成明显隆起。

（王　玺　任　旭）

143. 嗜酸粒细胞性胃肠炎有哪些临床表现？需与哪些疾病鉴别？

（1）嗜酸粒细胞性胃肠炎（eosinophilic gastroen teri-tis，EGE）：指嗜酸性粒细胞浸润消化道所致的炎症性疾病。与进食某种特殊食物密切相关，以胃肠道症状为突出表现的一种胃肠过敏性疾病。X线检查可见胃皱襞肥厚，息肉样隆起，小肠环形皱襞变粗，挛缩，易激惹和分泌亢进。1937年Kaijser首次报告EGE以来，截至1993年为止据Lee等搜集欧美文献发表EGE共250例。EGE较少见，发病率约为1/10万。EGE分类较多，对此Klein（1976）依嗜酸性粒细胞对消化管壁浸润层病理组织学为基础分3种类型。因病变部位不同临床表现有所差异。

（2）临床表现

1）黏膜病变为主型：本型多见，占全部病例50%。主要表现为恶心、呕吐、腹部绞痛、腹泻，偶有脂肪泻。可表现为吸收不良和蛋白丢失性肠病、隐匿性消化道出血及贫血。体检时可发现皮肤湿疹、鼻炎、贫血、低蛋白水肿，病程长者体重减轻。约50%患者有过敏性疾病或食物过敏史，80%患者有外周血嗜酸性粒细胞增多。

2）肌层病变为主型：本型占20%～30%。嗜酸性粒细胞浸润肌层可引起胃肠道管壁增厚、僵硬，出现消化道梗阻症状。主要表现为恶心、呕吐、腹痛和腹胀等幽门梗阻和肠梗阻症状。胃窦部肌层浸润可出现肥厚性幽门狭窄；病变广泛时，全胃壁硬化胃腔变小；小肠黏膜皱襞消失，管壁增厚或腔狭窄。

3）浆膜下病变为主型：本型少见，占全部病例10%。表现为腹水，可合并其他两型表现。腹水检查嗜酸性粒细胞比值明显升高。剖检可见浆膜肥厚。通常胃、小肠的X线所见甚少。患者常有过敏史和外周血嗜酸性粒细胞明显增多。

（3）诊断与鉴别诊断：1990年Talley等提出本病诊断的4条标准：①有胃肠道症状。②胃肠道一个或多个部位活检证实有嗜酸性粒细胞浸润。③患者胃肠道以外其他器官无嗜酸性粒细胞浸润。④除外寄生虫感染。满足EGE诊断的标准必须是组织学诊断，活检评价是关键。通常每高倍视野超过10个嗜酸性粒细胞即为异常，但诊断EGE要求嗜酸性粒细胞＞25个每高倍视野。要除外淋巴瘤、血管炎、结缔组织病、嗜酸性粒细胞增多症或弥漫性血管炎等疾病。尚需与其他疾病鉴别（因病变部位不同而异）。

1）以黏膜病变为主型应与吸收不良综合征、蛋白丢失性肠病、麦胶性肠病、胃淋巴瘤、巨大肥厚性胃炎、克罗恩病等相鉴别。鉴别要点：①症状的发生与进食某种特殊食物有关，如排除有关食物症状改善或消失。②血嗜酸性粒细胞增多。③借助于其他相关检查。

2）以肌层病变为主者应与其他原因引起的幽门梗阻和肠梗阻鉴别，如胃癌、嗜酸性肉芽肿等。鉴别手段：①X线检查。②内镜及活检检查。

3）以浆膜下层病变为主者应与其他原因引起的腹膜炎和腹腔积液相鉴别，如肝硬化腹腔积液或自发性腹膜炎、结核性腹膜炎等。鉴别要点：①各原发病的病史和临床表现。②腹腔穿刺腹腔积液的常规、病理、细菌培养及结核杆菌的检查，如腹腔积液中检出大量嗜酸性粒细胞则有利于嗜酸性胃肠炎的诊断。嗜酸性粒细胞性胃肠炎外周血检查大多嗜酸性粒细胞增多，并有明确的胃肠症状，故应与肠道寄生虫病相鉴别。

EGE 属自限性变态反应性疾病，停止某些食物或药物症状缓解或消失，预后良好。本病用肾上腺皮质激素治疗有特效。

（朱　权　任　旭）

 144. IgG4相关性疾病的胃肠道表现有哪些？

IgG4相关疾病（IgG4-related disease，IgG4-RD）是以IgG4阳性浆细胞浸润为特点、自身免疫反应介导的、累及多器官的慢性炎症伴纤维化疾病。据报道IgG4-RD可累及中枢神经系统、甲状腺、泪腺、唾液腺、乳腺、肝、胆管、胰腺、胃肠道、肾、前列腺、腹膜后、动脉、淋巴结、和皮肤等多个器官或部位，且对类固醇激素治疗反应良好。

（1）IgG4相关消化系统疾病（IgG4-related digestive system disease，IgG4-DSD）：IgG4-RD累及的病变部位中以消化系统最为常见，故称为IgG4-DSD。其中包括自身免疫性胰腺炎（AIP），IgG4相关硬化性胆管炎（IgG4-SC），IgG4相关自身免疫性肝炎（IgG4-AIH）和AIP相关性胃炎（AIP-related gastritis，AIP-G）。胃肠道也是IgG4相关性疾病受累的脏器，但相对少见。

1）IgG4-RD胃肠道表现：多种多样，可累及胃、十二指肠、小肠、结肠和肠系膜等几乎各个部位。IgG4相关小肠疾病罕见，结肠炎与炎症性肠病表现相类似，病理局限性纤维结节性病变。报道溃疡性结肠炎手术切除结直肠发生储袋炎中有28.9%为IgG4相关性储袋炎。肠系膜炎性疾病可有IgG4阳性浆细胞浸润，同时肠系膜受累也是IgG4相关性疾病消化道的表现之一，如硬化性肠系膜炎是以肿块形成、血清IgG4增高和组织中大量IgG4阳性浆细胞浸润为特点的纤维化炎症病变。

2）AIP-G：最初国外研究发现AIP患者胃溃疡患病率明显增加，后来证实AIP-G是一种与AIP相关的慢性胃炎，胃镜下多表现为胃溃疡及慢性炎症，幽门螺杆菌检测阴性，黏膜活检见固有层大量浆细胞、淋巴细胞及嗜酸性粒细胞浸润，尤其是IgG4阳性浆细胞浸润，但中性粒细胞浸润少见，支持该病是IgG4-RD的受累部位之一。有报道IgG4相关胃溃疡病变，质子泵抑制剂治疗1年溃疡未见愈合。Anjiki等研究观察到AIP患者存在胃排空障碍，胃是IgG4相关性疾病的一个靶器官。

3）十二指肠乳头：是十二指肠和胰胆管系统相连的导管结构，在AIP患者进行乳头活检，免疫组织化学染色显示IgG4阳性浆细胞浸润，对AIP诊断具有一定价值，十二指肠乳头活检标本IgG4免疫组织化学染色对AIP和胰腺癌的鉴别诊断具有一定意义。

（2）诊断：IgG4-RD血清IgG4水平升高。组织病理学检查是诊断IgG4-DSD的"金标准"，血清及组织中IgG4增高亦是重要的诊断指标。国外研究显示，血清IgG4＞2.8g/L时，诊断的敏感性和特异性高达93%、99%，而联合检测IgG4和IgG4/IgG比值则能进一步提高诊断的敏感性。各种IgG4-DSD具有共同的组织病理学以浆细胞浸润、席纹状纤维化和闭塞性静脉炎为特点，免疫组织化学显示，在胃肠道病变组织中有大量IgG4阳性浆细胞浸润，通常超过10～50个/高倍视野，亦有研究认为IgG4阳性浆细胞在产IgG4浆细胞中所占比例在50%以上更具有诊断意义。

（芦　曦　任　旭）

 145. 孤立性直肠溃疡综合征是什么病？

孤立性直肠溃疡综合征（solitary rectal ulcer syndrome，SRUS）指直肠前壁良性孤立性急慢性溃疡引起胃肠道功能紊乱，以血便、黏液便、排便困难及肛门坠胀为主要症状的慢性良性直肠疾病。1969年由Modigan和Movison描述并命名。虽然称为孤立性直肠溃疡综合征，但有些病例并无溃疡或有多发溃疡，认为这一命名并非准确。以前曾称为直肠黏膜脱垂症、直肠孤立性溃疡。

（1）病因及发病机制

1）直肠套叠、直肠脱垂和骨盆底肌肉的矛盾运动导致直肠内压力升高、血管损伤、局部缺血。其中直肠脱垂导致溃疡的可能是由于①排便时过度用力，腹压过度增加，使直肠黏膜脱出于肛门。由于黏膜脱垂导致局部缺血、外伤、慢性刺激引起溃疡或隆起性病变。②黏膜脱垂时引起黏膜血管过度伸展、破裂。③纤维肌阻塞，导致血流减少。④脱出的黏膜在肛管内被压。

2）手助排便、器械损伤或栓剂使用不当，损伤局部黏膜。

3）骨盆底肌肉的不协调运动和创伤。

（2）病理学表现：孤立的溃疡最常见于直肠的前壁或前侧壁溃疡距肛门缘上4～15cm，溃疡直径1～5cm。肉眼观察基底平坦为白色，其溃疡缘通常不规整，其周围绕以红晕；有的看不见明确的溃疡，仅见充血区。病理学表现：①最早的表现是正常的固有层被成纤维细胞所替代，使黏膜肌板增厚，平滑肌纤维延长，使纤维肌阻塞（确诊的依据）。②表层糜烂。③腺管上皮增生。④腺管绒毛样所见。⑤黏膜下层腺管呈囊肿状扩张，这也是特征性所见之一。

（3）临床表现：多见于20～30岁的年轻人，60岁以上占25%左右，女多于男。症状以肛门出血为最多，其次为排出黏液和肛门痛，排便时腹压加大后出现肛门脱垂。其他尚有排便时里急后重，排便时间延长，残便感。

（4）内镜所见：病变部位在直肠，距肛门缘4～15cm，前壁或前侧壁多（68%）。内镜见溃疡型、隆起型和平坦型。①溃疡型：境界鲜明、底平坦为特征，有薄白苔，周边隆起发红，溃疡形态圆形、不整形、纵行。②隆起型：发红、糜烂和白苔，表面呈脑回状或绒毛状，为无颈的扁平隆起，境界不鲜明，也有波及整个全周的。③平坦型：发红糜烂为特征。

（5）鉴别诊断：需与急性出血性直肠溃疡进行区别，此病发生于患脑血管病或重症心肺疾病的老年人，主要症状为突然发生的、无痛性、大量的新鲜血便，病变亦在直肠下部，为浅的地图状或带状溃疡，此病具有自愈倾向，出血量大者可经内镜止血或经肛门结扎止血。

（6）治疗：采取内科治疗为主。首先是指导排便习惯，多食高纤维食品，必要时用泻药。难治性溃疡或隆起性病变可采取局部切除；对已形成直肠脱垂可进行手术治疗（如Gant-Miwa法），用可吸收缝线将脱垂黏膜层和黏膜下层缝合在一起，使脱垂变小。但经会阴手术复发率均较高。

（王明俊　朱雅琪　任　旭）

146. 腹泻根据病理生理的特点如何分类？常见病因有哪些？

（1）腹泻定义及小肠生理：指排便次数≥3次，粪便量>200g（ml），伴粪便性状改变。小肠为有分泌和吸收功能的器官。每天进入小肠的液体约10L，来源经口摄入以及唾液腺、胃、胰腺、胆管包括小肠的分泌。大约7.5L在小肠被吸收，剩余在结肠进一步吸收。最终正常粪便排出的液体量<200ml。小肠液主要由隐窝排出，由小肠绒毛吸收。

（2）腹泻分类及发生机制：发生腹泻与小肠分泌增加、吸收抑制、渗透性物质及增加肠管运动有关，多数腹泻不是单因素的，这4个病理生理过程通常有重叠，不易严格划分。根据病理生理的特点可分为以下4种。

1）分泌性腹泻（secretory diarrhea）：发生机制为：①肠毒素与肠黏膜上皮细胞壁的受体相结合，激活腺苷酸环化酶，使肠腺细胞分泌大量水和电解质，并通过直接或间接激活神经回路抑制其吸收。见于细菌性肠毒素：如霍乱弧菌、沙门菌感染和食物中毒等；内源或外源性泻剂：如胆酸、泻剂等通过环磷酸腺苷加重腹泻。②通过结合肠浆膜面或激活刺激分泌的神经可引起促肠壁分泌。这些包括肠激素如VIP和炎性介质前列腺素E_2和组胺。a.神经内分泌肿瘤：可直接引起肠分泌导致腹泻。如促胃液素瘤、血管活性肽瘤（VIP瘤）、类癌综合征、甲状腺髓样癌；b.炎性介质前列腺素E_2（PGE_2）等诱导：见于炎症性肠病、结肠癌、胶原性肠炎、淋巴性肠炎、药物（红霉素促动力作用，抗生素改变肠道菌群，化疗药损害肠黏膜等）及甲状腺功能亢进等。③肠神经系统功能：通过手术、神经病变或IBS使肠分泌增加和动力改变。见于迷走神经或交感神经切除术后、糖尿病自主神经病变等。

腹泻的特点：是粪便多为稀水便，粪便量＞1L/d（最多可达10L/d以上），液体的离子含量与血浆类似，粪便中无脓血，腹痛和发热较轻。禁食48小时后腹泻仍持续（粪便量＞500ml/d）。

2）渗透性腹泻（osmotic diarrhea）：渗透性腹泻主要是渗透性物质如碳水化合物吸收不良，还有渗透性泻药等对肠腔液体移动的影响。小肠能转运大量液体和电解质，腹泻是吸收和分泌之间的平衡破坏的结果。摄入或因肠绒毛萎缩、乳糖酶（lactase）缺乏而使高渗性液体蓄积。常见的病因：①腔内因素：如胃空肠吻合术后、吸收不良综合征、短肠综合征、盲袢综合征、小肠细菌过度生长、胰腺外分泌功能不全等。先天性乳糖酶缺乏导致的乳糖吸收不良性腹泻亦属于高渗性腹泻。②黏膜因素：麦胶性肠病（成人乳糜泻）、Whipple病等。③黏膜后因素：小肠淋巴瘤、肠结核、克罗恩病、成人小肠淋巴管扩张等。

渗透性腹泻特点：粪便多呈水样，粪便中含有未消化或吸收的食物成分，电解质含量不多。粪便量一般＜1L/d；禁食48小时后腹泻停止或较轻；粪便渗透压差＞125mmol/L；粪便酸度增高，pH5左右。

3）炎症性腹泻（inflammatory diarrhea）（渗出性腹泻）：机制为：①肠腔侵入性感染：导致小肠黏膜破坏，绒毛丧失。见于霍乱、致病性大肠杆菌、沙门菌属、轮状病毒、巨细胞病毒（CMV）、疱疹病毒、志贺杆菌（shigella）、原虫（阿米巴、鞭毛虫）等引起的感染性腹泻。②内源性感染：缺血性结肠炎、放射性肠炎、结肠癌（黏膜破坏，继发感染）及炎症性肠病（克罗恩病常引起胆盐吸收不良，尤其在回肠切除术后）。③免疫和变态反应及某些维生素缺乏：见于食物过敏、嗜酸性粒细胞性胃肠炎及烟酸缺乏症等。

炎症促进分泌的病理过程通过3方面机制：①肠绒毛破坏，减少吸收肠腔，引起吸收障碍并使管腔渗透压增加。②细胞渗出物进一步增加管腔渗透压。③免疫反应炎性介质如前列腺素E_2和组胺的作用直接或间接通过神经和细胞途径引起分泌增加。

特点：粪便多含黏液和脓血，镜检可见较多红白细胞；腹泻和全身表现的严重程度取决于肠黏膜受损程度。

4）动力性腹泻（altered intestinal motility）：肠腔内容量增加引起反射性肠蠕动加快；促动力性激素或介质释放；支配肠运动的神经系统异常等原因均可引起腹泻。此种腹泻常见于淀粉样变、类癌综合征、硬皮病、糖尿病性神经病变、胃大部切除术后、神经性腹泻、肠易激综合征、甲状腺功能亢进等。腹腔或盆腔炎症也可引起反射性肠蠕动加快。

（王明俊　芦　曦　任　旭）

147. 病毒性胃肠炎常见哪几种病毒？各有何临床特点？如何确诊？

（1）感染性腹泻：细菌、病毒、寄生虫感染引起的腹泻称为感染性腹泻。但除霍乱、细菌性和阿米巴性痢疾、伤寒和副伤寒以外的感染性腹泻才能称为感染性腹泻，属丙类传染病。

（2）病毒性胃肠炎：由病毒引起的感染性腹泻称为病毒性腹泻，又称为病毒性胃肠炎。近20多年来的大量调查资料和科学研究对病毒引起的腹泻的了解有了很大进展，无论在发达国家或发展中国家，病毒性腹泻已占所有腹泻病人的一半或一半以上。这种以粪-口传播或人与人接触为感染途径的腹泻，其病原学轮状病毒占有最重要的地位。本病属自限性疾病。

（3）病毒种类：常见的病毒有轮状病毒、诺沃克样病毒、肠腺病毒、杯状病毒、星状病毒引起。冠状病毒、小轮状病毒等引起的急性胃肠炎较少见。本病为自限性疾病，大多数患者1周内痊愈。病毒性胃肠炎临床特点如下。

1）轮状病毒性胃肠炎：轮状病毒根据其基因片段不同分为4组（A、B、C、D），A组集中发生于2岁以下的婴幼儿，B组轮状病毒可感染任何年龄的人，多发于成年人或年长儿。我国1980年在黑龙江省鸡西、牡丹江地区发生由B组轮状病毒引起的胃肠炎流行。发病机制是由于轮状病毒感染局限于小肠，侵犯小肠绒毛刷状缘酶（双糖酶），腹泻是吸收不良所致，不同于细菌肠毒素引起的腹泻。成人腹泻轮状病毒感染潜伏期2～3天，起病急剧，先呕吐，后腹泻，排水样便或黄绿色稀便，每日10余次，多则20余次，有酸臭味，无黏液和脓血。伴随症状有轻度腹痛、头痛和肌肉酸痛等。重症有脱水、电解质紊乱，甚至出现手足搐搦。发热少见，病程多在5～6天。C组主要侵袭儿童，潜伏期24小时，发热、腹泻、腹痛、恶心、呕吐等，病程2～3天。

2）诺沃克样病毒性胃肠炎：此种胃肠炎约占集体机构和家庭中暴发流行的40%。污染水源或食物均可引起。年长儿或成人为多。潜伏期18～24小时；成人以腹泻、腹痛为主，儿童首发症状为呕吐，起病较急，粪质为水样或黄稀便，无黏液及脓血，日数次或10余次；伴随症状有恶心、呕吐、食欲不振、乏力、头痛、低热，有的可伴有上呼吸道症状。全身中毒症状不重。

3）肠腺病毒性胃肠炎：肠腺病毒现已分离出两型即40型和41型。主要发生于儿童，3岁以下占85%，占儿科腹泻的2%～22%，成人极少发病。潜伏期7～10天；日泻数次，稀水样便。症状较轮状病毒性胃肠炎轻，很少脱水、酸中毒；伴随症状有中度发热1～2天后出现呕吐，可出现上呼吸道症状。为自限性疾病，病程5～12天。

4）杯状病毒：空肠病变，可引起肠上皮细胞内线粒体肿胀，绒毛变短变粗，细胞坏死少见。潜伏期1～2天，症状与轮状病毒感染相似，每天排便数次或10数次，黄色稀便或水样便，伴低热，症状持续1～3天。

（4）确诊依据：①流行病学特点（流行季节、流行地区，较多病例同时发生）。②典型的临床表现。③除外非感染性急、慢性腹泻，粪便检查无红白细胞，致病菌培养阴性。④病原学检查：应用电镜或免疫电镜直接查找患者粪便中的病毒颗粒或应用PCR方法检测病毒核酸。⑤粪便病毒抗原检查：通过酶联免疫吸附测定法（ELISA）或免疫荧光法，特别是前者敏感性、特异性均较高。发现轮状病毒颗粒或粪便上清液中有病毒抗原可确诊。

（朱　权　任　旭）

 148. 何谓旅游者腹泻？有何临床表现？如何治疗？

（1）旅游者腹泻是指旅游者因旅行而罹患的一种以腹泻为主的肠道疾患。腹泻症状可出现在旅行期间或旅行稍后。成人每天有3次以上未成形便，儿童未成形便为平时2倍以上。腹泻常伴恶心、呕吐、腹痛、黏血便及发热等，甚至包括症状轻微，但影响旅行计划的肠道功能紊乱。腹泻多为自限性，3～5天可得到缓解。从流行病学角度来说本病应包括感染性腹泻和/或功能性腹泻。

（2）临床表现：取决于感染病原的种类；轻者多为非侵袭性病原体所致（病原体感染者病变在小肠），全身中毒症状不明显。腹泻表现为水样便，量大，易导致失水与酸中毒。不伴有里急后重，无腹痛和发热，病程一般较短，粪便检查无炎性细胞；重者多为侵袭性病原体所致（志贺菌、沙门菌、产气荚膜杆菌等和某些特殊的病毒等侵袭性病原体），肠道病变明显，腹泻为黏液血便，量少而便次多，伴有里急后重、腹痛和发热，全身中毒症状较明显。

（3）治疗：应注意饮食与饮水卫生，发病后24小时内禁食（不禁水），之后可酌情进清淡流食。治疗旨在维持水电解质平衡、保持营养状态、减少腹泻次数及严重程度、对抗或清除病原微生物。病毒性腹泻是自限性疾病，不需要用抗生素，经口补液（口服平衡盐）为最佳选择。对于有发热、腹痛、里急后重和频繁呕吐的细菌性腹泻患者，经静脉补液和给予抗生素。如果无频繁呕吐可经口给予抗生素。复方磺胺甲基异噁唑和喹诺酮类抗菌药物（如诺氟沙星、环丙沙星等）均是有效的一线抗菌药物，但要注意药物的副作用（如喹诺酮类抗生素不宜用于儿童和老年人）。其他如呋喃唑酮和甲硝唑亦可。对症治疗如双八面体蒙脱石（思密达）有肠黏膜保护作用，稳定肠上皮细胞的吸收和分泌功能，与肠道黏液糖蛋白相互作用可增强其屏障功能，可吸附病原体和毒素，阻止病原微生物对肠上皮的侵袭，有止泻作用。肠蠕动抑制剂如类阿片药物洛哌丁胺（易蒙停）作用于肠壁的阿片受体，阻止乙酰胆碱和前列腺素的释放，从而抑制肠蠕动，通过增进Na^+-Cl^-协同转运的间接作用或抑制由钙依赖性促分泌素诱导的分泌的直接作用，减少水和电解质的丢失。临床症状出现后，服用调节肠道菌群失调的药物（如乳酸菌素、双歧杆菌等）是有益的。

（4）预后：旅游者腹泻中，病毒性腹泻是一种自限性疾病，细菌性腹泻需积极治疗。本病与环境、饮食不适应，旅行（特别是长途旅行）、生活规律的打破、旅途疲劳等导致肠道菌群失调、肠道病毒感染以及进食不洁食物等有关，如旅行出发前注意上述相关知识，本病是完全可以避免的。

（杨幼林 芦 曦 任 旭）

149. 何谓沙门菌属？哪种沙门菌引起食物中毒为最多？

（1）沙门菌属（salmonella）：是寄生于人类和动物肠道内生化反应和抗原构造相似的革兰阴性杆菌，这些杆菌又统称为沙门杆菌。1880年Eberth首先发现伤寒杆菌，1885年Salmon等在霍乱流行时分离到猪霍乱沙门菌，由于发现本属细菌的时间较早，故定名为沙门菌属。至今已发现近1000种（或菌株），按其抗原成分，可分为甲、乙、丙、丁、戊等基本菌组。沙门菌病是指由各种类型沙门菌所引起的对人类、家畜以及野生禽兽不同形式的总称。沙门菌病的病原体属肠杆菌科，为革兰阴性肠道杆菌。感染沙门菌的人或带菌者的粪便污染食品，可使人发生食物中毒。据统计在世界各国的种类细菌性食物中毒中，沙门菌引起的食物中毒为最多，平均致死率为4.1%。沙门菌是一种常见的食源性致病菌，在水中不易繁殖，但可生存2～3周，冰箱中可生存3～4个月，在自然环境的粪便中可存活1～2个月。沙门菌最适繁殖温度为37℃，在20℃以上即能大量繁殖。

（2）沙门菌属感染食物中毒：沙门菌不仅对人而且对许多动物（爬虫类、鸟类、哺乳动物）均可致病。被感染动物的肉类、乳制品、鸡蛋可经口感染给人（所谓人畜共患）。①我国食用畜禽肉、禽蛋类较多，多年来一直以沙门菌食物中毒居首位，亦是最常见的食物中毒的原因，一般从病人的粪便或呕吐物中分离出沙门菌。笔者曾多次参加我省内的沙门菌属感染引起的食物中毒诊疗工作，感染者少则几十人，多则上百人。其中一起由鼠伤寒菌，另一起为猪霍乱引起。沙门菌属菌颇多，其中常见的为鼠伤寒和肠炎沙门菌（Salmonella enteriticdis）。食物中毒可由不同沙门菌型引起，以鼠伤寒沙门菌、肠炎沙门菌、汤卜逊沙门菌等最为常见。②欧美国家过去沙门菌感染食物中毒以沙门鼠伤寒菌（鼠伤寒沙门菌病是人畜共患病之一）引起的为最多，但从1986年以后则以肠炎沙门菌占首位，其中44%发病与进食生鸡蛋有关。日本在1989年后也证实来自鸡蛋壳表面附着的肠炎沙门菌污染与发生食物中毒有关。此外，又证实产蛋鸡的鸡蛋感染，生食鸡蛋而引起食物中毒。美国每年全国大约报告40000例沙门菌感染病例，每年大约有1000人死于急性沙门菌感染。暴发的疫情几乎都与人们吃了染上沙门菌的肉类、蛋类、乳类有关，沙门菌主要污染肉类食品，鱼、禽、奶、蛋类食品。美国人吃鸡蛋的习惯与国人不同，他们喜欢吃半熟的鸡蛋甚至是生鸡蛋，所以一旦鸡蛋里含有沙门菌，感染的概率就比较高。此外，食用西红柿或其他瓜果蔬菜也一样（也可受沙门菌污染），亦可发生食物中毒。

（朱雅琪 朱 权 任 旭）

150. 沙门菌属食物中毒有哪些症状？如何诊断与治疗？

（1）沙门菌感染：通过食物传播、水源传播、直接接触或通过污染用具传播，其中食物传播为引起人类沙门菌感染的主要途径。肠炎型（食物中毒）是沙门菌属感染最常见的表现形式，约占75%。多由鼠伤寒、猪霍乱及肠炎沙门菌引起。

（2）肠炎型临床症状：沙门肠炎菌感染潜伏期通常为8～24小时，潜伏期长短与摄入的菌量有关。临床症状大致与其他细菌引起的肠炎相似，多数起病急骤，常伴恶寒、发热（一般38～39℃），同时伴有恶心、呕吐、腹痛、腹泻（1日数次或10数次）等症状。鼠伤寒沙门菌感染者，以腹泻、高热为主，脓血便多见。腹泻伊始少数病例有黏液血便，特别是小儿感染者。但一般为水样便，呈胆汁色或黑褐色，一日排便十余次，持续4～5日或更长，尚有白细胞增多。年老、小儿，免疫低下者可发生菌血症，在重症者较多。大便中可查出肠炎菌，并可较长时间带菌，2周后为92%，4周后为42%，10周后为12%。有0.2%～0.6%成为长期带菌者。

偶有呈霍乱样暴发性胃肠炎型者，患者呕吐、腹泻剧烈，重症表现，如抢救不及时可发展为休克和急性肾衰竭而死亡。

（3）诊断：①询问摄入食物（鸡蛋、肉类等）史，结合临床症状（发热、腹泻）。②病原学检查：由可疑食品、患者呕吐物或腹泻便中检出血清学型别相同的沙门菌。培养检出沙门菌，再进行分离菌株（决定血清型），如有持续高热不退应进行血培养。③血清学检查：患者血清对病原菌或密切相关菌种的菌体抗原（"O"抗原）的凝集效价增高，如大于或等于1∶160或双份血清效价增高达4倍以上者有诊断意义。

（4）治疗：①矫正脱水：特别对腹泻较重者，血压低，尿量少的首先是输液补充液体和电解质；②腹泻：单纯胃肠炎型一般不需应用抗生素治疗，认为不能改变病程，反而易促使肠道耐药菌株产生。重度感染给予抗生素，伤寒、副伤寒以外的其他沙门菌对复方磺胺甲噁唑、氨苄西林、氯霉素、喹诺酮等敏感。可持续用药7天，停用抗菌药物后，补充益生菌，如双歧杆菌、乳酸杆菌等。

（朱雅琪　朱权　任旭）

151. 毒蕈中毒流行病学和临床如何分型？各有何特点？

（1）毒蕈中毒流行病学：毒蕈（毒蘑菇）中毒在国内各地均有发生，广西（1958～1964）发生毒蕈中毒700多人，死亡33人，上海郊区（1960～1977）有361人中毒，死亡24人，黑龙江省有23个县市（1960～1963）70起中毒共572人，死亡14人。河北邢台（1976）550人中毒，死亡34人，河南（1978）有几个地区几乎同一时期发生中毒，人数较多，仅任县就有212人中毒，死亡17人。笔者前后曾去河北、河南参与现场抢救。2004～2011年我国毒蕈中毒事件累计报告2856例，死亡606例，病死率达21.2%。2017年，毒蕈误食中毒死亡人数占食物中毒总死亡人数的60.7%，毒蕈误食成为导致我国食物中毒死亡的主要原因。

（2）毒蕈中毒临床分类：毒蕈中毒因毒蕈科属和种类不同，与其所含成分不同，分类相当繁杂，根据Bendiet（1972）依毒理学和有毒成分为基础，临床上可分四型。

1）胃肠炎型：因误食粉褶蕈属（毒粉褶蕈）、乳菇属、白菇属、红菇属及牛肝蕈科的一部分。潜伏期为0.5～6小时。表现为恶心、呕吐、剧烈腹泻、腹痛等症。腹泻待续2～3天。国内报告较多，但死亡率甚低。

2）神经精神型：以毒蝇伞中毒为代表，由误食毒蝇伞、豹斑蕈伞、毛锈伞及杯伞蕈属所致。国内亦见牛肝蕈中毒也可发生。中毒后典型症状和乙酰胆碱作用相似，如瞳孔缩小、流涎、流泪、出汗、脉搏变慢等。本蕈中毒潜伏期短，食后10～30分钟就可发生症状，除上述副交感神经兴奋症状外，尚有部分胃肠症状和精神错乱与幻视幻觉。光盖伞、花褶伞属均含有致幻觉诱发物质，可发生幻视、幻觉、狂笑、手舞足蹈和共济失调，形如醉汉，又有谵语、谵妄及特征性的视物变小（小人国幻视症）。

3）溶血型：误食鹿花蕈（河豚蕈）所致，其含有红蕈溶血素，有强烈的溶血作用，可发生溶血性贫血和血红蛋白尿及肝脾大。潜伏期：据黑龙江省伊春一起报告24小时内发病者占34.4%，短者数小时，长者达7天。

4）中毒性肝炎型：此型占50%以上。误食毒伞属（毒伞、白毒伞、鳞柄白毒伞、盔孢伞属、褐鳞小伞、褐肉小伞），均可引起中毒性肝炎。这类毒蕈有两大毒肽（环肽）：毒伞毒（amatoxins）与鬼笔伞毒（phallotoxins）两者均为致肝毒，前者作用于肝细胞核，后者作用于肝细胞内质网，又作用肾，使肾小管坏死。两者均可使肝细胞从最初的混浊肿胀，迅速发展为微泡性脂肪性肝坏死。凡是肝肾同时坏死的是毒伞毒，而毒作用只限于肝的是鬼笔伞毒。毒伞毒为剧毒，最小致死量为0.1mg/kg，一次进食鲜蘑菇50g（1两）就可致死。大凡毒蕈中毒死亡例中的95%来自毒伞蕈。

（3）分型与预后：第三军医大学附属新桥医院任成山等分析1995年1月至2004年12月191篇毒蕈中毒文献及本院诊断病例共3466例。胃肠炎型571例，全部治愈；急性肾衰竭型1450例，治愈1414例（97.5%），死亡36例（2.5%）；中毒性肝炎型1010例，治愈841例（83.3%），死亡169例（16.7%）；神经精神型214例，治愈197例（92.1%），死亡17例（7.9%）；溶血型73例，治愈71例（97.3%），死亡2例（2.7%）。分型不详者320例，其中以多器官功能障碍综合征者222例，治愈98例（44.1%），死亡124例（55.9%）；无法分型者98例，治愈90例（91.8%），死亡8例（8.2%）。认为4型分类法与毒蕈中毒临床实际情况和研究结果不相符，分5型可能更恰当。即①胃肠炎型。②急性肾衰竭型。③中毒性肝炎型。④神经精神型。⑤溶血型。

（朱雅琪　任　旭）

152. 毒伞属毒蕈中毒有何临床表现？如何治疗？

（1）毒伞属中毒的分期和临床表现：依其症状特征可分六期。

1）潜伏期：从食后到发病6～72小时，而食后24小时发病的占大多数（70%以上），可见此毒蕈出现症状较慢（食蕈后又进餐一次）。

2）胃肠炎期：恶心、呕吐、腹痛和腹泻，腹泻较重，但无脓血便，有的类似霍乱，持续1～2天自然缓解。据研究已证实毒伞中另有成分可刺激胃肠，并非仅毒伞毒所致。

3）假愈期：胃肠炎症状缓解后出现一短暂的无症状期，似治愈，有的能进食，给医生一种轻松感。笔者曾遇到有的医院让患者出院，但不久又返回，事后发生争执。在此时期毒肽从血液进入实质脏器，与肝或肾靶细胞相结合。本期伊始进行血液透析是挽救生命最有利的时机。

4）内脏损害期：大多数病人在中毒后3～4天进入此期，毒伞毒对心脑也有损伤作用，不过以肝和肾为主，而鬼笔伞毒则以肝脏为主。肝大、黄疸、肝功改变，但均不重，笔者的经验是查体与化验结果与病理改变不相一致。肝脏为微泡性脂肪改变，导致肝坏死，发生急性或亚急性肝衰竭，最后出现肝昏迷。侵犯肾脏可发生肾小管病变，特别是髓祥小管坏死为重。有血尿、少尿或无尿，出现尿毒症和酸中毒，迅即发生急性肾衰竭。

5）精神症状期：吐泻之后迅速出现精神神经症状。有狂躁、抽搐、惊厥，很快进入昏迷，未经肝肾衰竭期就可发生中毒性脑病，但不是所有毒伞蕈中毒必经此期。

6）恢复期：少数可进入此期，经过2～3周，肝功能和肾功能逐渐好转，肝肾功能通常4～6周方可完全恢复。

（2）毒蕈中毒的治疗：毒蕈中毒的严重程度决定于毒蕈的种类、毒素的性质和食量的多少，胃肠类型毒蕈中毒如无其他合并症甚少死亡。神经精神型病势虽似凶险，但应用阿托品可迅速控制，死亡率也甚低。溶血型如采用皮质激素及输血等疗法预后亦甚满意。唯以中毒性肝炎型即以毒伞毒和鬼笔伞毒迄至无特效疗法，笔者根据多年多次大小抢救经验教训提出以下方案。

确定为毒伞蕈中毒后，凡是进食的，包括吃一个蘑菇者也必须接受抢救治疗，在胃肠炎症状前首先是洗胃和服用快速泻药（结肠镜检查用洗肠剂），并同时反复用水飞蓟素（利肝隆、利加隆），如有注射剂可静注，此药美国研究认为有解毒作用。胃肠炎期大量补液，并给予呋塞米注射，继之准备血液透析。过去曾提倡用基础解毒药如二巯基丁二酸钠或丙磺酸钠，为取到此药，甚至在电视台向全国药站求救。笔者用此药在几处抢救，凡食毒蕈多的无一例成活，那些幸存者都是食蕈量少。希望寄托在水蓟剂能有注射剂，持续用此药直至恢复期。在进入胃肠炎期后应立即进行血液透析，尤其是存在肾功能损害者。

（3）对毒蕈中毒的预防：毒蕈并无特异之气味，有的尚有香味，不苦。预防上一是政府应禁止自由市场买卖未经防疫站检验过的鲜菇。几起中毒案例均是从自由市场买进毒蕈，带来的横祸招致食后全家死亡；二是所谓虫食后的蘑菇无毒是不可信的。蕈盖、蕈托和其他蘑菇的识别不是专业的人群和从事蕈属生物学的人难以鉴别。在一次中国科学院讲解毒蕈与可食蕈科普讲座之后，拿出几个毒蕈和可食蕈让听众辨别，仍有不少错认的。

（朱雅琪）

153. 急性坏死性小肠结肠炎临床上分为哪几型？有哪些临床特征？

（1）急性坏死性小肠结肠炎（ANEC）：指以广泛出血、坏死为特征的肠道急性、节段性或弥漫性疏松结缔组织炎。病变主要在空回肠，累及肠壁全层，受累肠壁出血、坏死和溃疡形成。又称急性出血性坏死性肠炎或急性出血坏死性小肠炎。曾称出血性肠炎、坏死性肠炎、节段性肠炎。本病原因并不十分清楚，多认为本病是机体由肠内感染的Welchii杆菌（C型产气荚膜梭状杆菌）分泌的B毒素所致，好发于儿童和青少年。呈散发，但有流行趋势。

（2）临床分型：常见5种类型：①肠炎型：病变初期表现为发热、腹痛、水样便伴恶心、呕吐。②便血型：继发热、腹痛后，迅即反复便血，以血水样或暗红色血液为主。③腹膜炎型：表现为剧烈腹痛伴恶心、呕吐、腹胀，腹壁紧张，压痛，反跳痛等急性腹膜炎征。腹腔有血性渗出。④中毒性休克型：以周围循环衰竭为突出表现。早期出现乏力、发热、寒战、神志障碍等全身中毒症状，迅速发生休克。⑤肠梗阻型：少数患者起病为腹痛、腹胀、呕吐和排便、排气停止，肠鸣音减弱或消失。

（3）临床表现：起病急，常用饮食不当、受寒、摄入变质肉类等诱因，缺乏前驱症状，多以腹痛、腹泻、便血和发热起病。

1）腹痛：为首发主要症状，初起较轻，后逐渐加重，多呈持续性疼痛伴阵发性绞痛。疼痛部位以脐周和上腹、左中上腹常见，个别在右下腹，严重者全腹痛。

2）腹泻、便血：初为水样便，继之排鲜红色或暗红色血便和果酱样便，粪质少而恶臭。每日排便少则2～5次，多则10次以上。便前腹痛，但无里急后重。腹泻和血便，短者数日，长者可达月余。

3）恶心、呕吐：常与腹痛，腹泻同时发生，呕吐可为黄色胆汁，重者多为咖啡样或血水样物。

4）发热：大多为中、低度发热，少数可达到39℃以上高热。多在4～7天后渐退，持续在2周以上者少见。出现休克者体温可正常或反而呈下降趋势。

5）中毒症状：患者可迅速出现衰竭，面色苍白、无力、冷汗、口唇青紫、四肢厥冷、血压下降、心率加快等休克表现。也可出现高热、抽搐、神志模糊和昏迷等中毒症状。严重者亦可出现麻痹性肠梗阻、肠穿孔和急性腹膜炎等并发症。

6）腹部平片：可见肠管扩张、充气或有液平。

（朱权　任旭）

154. 小肠多发性溃疡常见病因有哪些？各有何特点？

（1）隐源性多灶性溃疡性狭窄性小肠炎：原因不明的小肠溃疡性疾病，此病罕见，1964年由Debry报道。因为对糖皮质激素治疗反应较好，普遍认为是一种自身免疫性疾病。其特征性表现为空肠和近端回肠溃疡、狭窄和出血。病灶可单发或多发，无克罗恩病、药物性肠炎、系统性结缔组织病、缺血性肠病及小肠恶性肿瘤等疾病证据。

（2）小肠克罗恩病：临床表现以右下腹、脐周腹痛、腹泻，可伴有腹部包块、肠梗阻、肠瘘、肛门病变、反复口腔溃疡以及发热、贫血等。内镜下可见节段性、非对称性、纵行或阿弗他溃疡、鹅卵石样改变。组织学特征为非干酪性肉芽肿。

（3）原发性溃疡型肠结核：临床表现既有结核中毒症状，又有肠道症状，由于本病以增殖病变为基础，故经常可以触及包块和右下腹压痛等体征。本病病变以回盲部、回肠末端为主。肠腔狭窄，回肠受累肠壁增厚，黏膜表面可见多发性小溃疡，向黏膜面水平方向扩展，主要为浅溃疡。肠结核的最后确诊以在病变区查到结核杆菌或活检为干酪性肉芽肿为金标准。抗结核系统、规范化三周以上的治疗如有效也是诊断的有力佐证。

（4）肠型白塞病：易发于回盲部，急性恶化期可见于全消化道，特征性改变是口疮样糜烂或阿弗他溃疡。白塞病在小肠黏膜病变的特点是：一般为散在分布，溃疡形态圆形或椭圆形，深溃疡也是肠型白塞病的特点，易穿孔。肠型白塞病口疮样改变出现的频度几乎100%，特点是无苔，局限性浑浊，数毫米的发红、糜烂。

（5）耶尔森菌肠炎：耶尔森菌肠炎为人畜共患疾病，因食用被污染的食物、肉、水等经口感染，潜伏期长。本病好发部位为回肠末端，可见界限清楚的不规整的溃疡和糜烂、章鱼吸盘样的隆起、口疮样病变、皱襞肥厚等。由于本病菌对淋巴组织亲和性强，所以常侵入孤立淋巴结和集合淋巴结，导致受侵淋巴结肿大。本病确诊有赖于低温增菌法和活检组织培养法证明菌的存在以及抗体效价的升高。

（6）小肠缺血性疾病：小肠缺血性疾病临床上分急性与慢性，急性常为血管完全闭塞性或肠梗死，而慢性表现为肠缺血。急性的肠梗死则需当机立断，刻不容缓，多不给内科医生仔细考虑的时间，而急需内外科联合会诊即刻处置。慢性的小肠缺血病变主要是指由动脉硬化、动脉或静脉血栓形成、栓塞以及小血管和结缔组织病，如结节性动脉炎、类风湿、变应性肉芽肿性血管炎等的非闭塞性肠缺血小血管性病变所引起的小肠缺血性疾病。病理特征为由于长期供血不足，肠黏膜萎缩、黏膜溃疡、黏膜下慢性炎细胞浸润、结缔组织增生、肠管狭窄，组织学上有含铁血黄素的巨噬细胞。铺路石征除克罗恩病以外还见于缺血性肠病的慢性期。缺血性小肠炎以腹痛、发热为主急性发病，其后有一过性的症状减轻，3周~2个月出现管状狭窄，大多还可以引起肠梗阻。本病好发于远端回肠。其溃疡性病灶以环形溃疡（或全周性溃疡）为主，很少有纵行溃疡，狭窄型较多见。

（7）原发性小肠溃疡、又称非特异性小肠溃疡、单纯性小肠溃疡。病因可能与服用氯化钾、利尿剂有关，但不十分清楚，好发于50岁以上人群，特别是患有高血压、动脉硬化的患者。临床特点有反复发作的消化性溃疡样症状而胃镜未发现病变；消化道出血，大便潜血长期阳性，而内镜未发现食管、胃、大肠病变者；不明原因的肠梗阻、肠穿孔；正在或近期服用氯化钾或利尿剂并出现消化道症状，内镜检查可协助确诊。病理表现为肠血管缺血改变，好发于空肠近端和回肠远端，空肠病变多于回肠，溃疡呈圆形和椭圆形，大小为0.5~4.0cm，多数单发，少数多发，溃疡边缘整齐，底有炎性肉芽组织，主要浸润黏膜、黏膜下层，表现为黏膜坏死、溃疡、炎症细胞浸润。

（徐洪雨 朱 权 任 旭）

155. 盲袢综合征发病机制与临床特征是什么？

（1）盲袢综合征（blind loop syndrome）：指小肠内容物在肠腔内淤滞，从而使细菌过度繁殖引起腹泻、营养不良、贫血和体重减轻的一组症状和体征。

（2）病因和发病机制：正常胃酸有抑制细菌生长作用，正常回盲瓣可防止结肠内细菌逆入小肠，正常的肠蠕动排空有清除细菌的作用。正常生理功能发生障碍或手术导致正常解剖的改变均可发生盲袢综合征。

正常小肠内细菌含量很少，通常空肠细菌不超过为10^3CFU（菌落形成单位）/ml。回肠约为10^6CFU/ml，末端回肠不超过10^9CFU/ml。近端小肠细菌超过10^6CFU/ml或空肠吸引液培养出口咽型、结肠型细菌，即为小肠细菌过度生长。肠内容物淤滞及肠内细菌过度生长可损伤肠黏膜，肠绒毛萎缩、变少，酶分泌减少，使其摄入营养成分的功能减弱或丧失。绝大多数盲袢综合征是不适当的吻合术后所引起，从发病机制上说可称为细菌过度生长综合征或小肠污染综合征。

此病常见病因：①手术改变正常解剖关系，如肠肠侧侧吻合或端侧吻合术后形成肠管旷置或盲袋。②回盲部或右半结肠切除术后，回盲瓣丧失，结肠细菌逆行入末端回肠。③手术切断肠管环形肌导致肠蠕动功能丧失。④某些肠道疾病引起肠腔狭窄，如巨大憩室、克罗恩病、肠结核、溃疡、肠粘连等。⑤全身性疾病引起的肠紊乱，如硬皮病、淀粉样变、小肠假性梗阻等。⑥胃次全切除或全胃切除术后或长期应用抑酸药物，胃酸减低。⑦回肠横结肠侧侧吻合等；⑧手术后输入袢留置过长造成淤滞，术后盲袢，空肠旁路等；⑨神经功能失调导致的肠蠕动排空障碍，如迷走神经切断术、糖尿病性神经损害等。

（3）临床特征：①脂肪泻：是半数以上患者的突出表现。原因是小肠细菌将结合型胆盐分解成游离型胆盐，致摄入脂肪不能形成乳糜微粒，影响脂肪吸收，导致脂肪泻。②腹泻：是常见症状之一。单糖和双糖在肠腔内形成高渗环境，导致腹泻。亦可能是游离胆酸刺激肠黏膜，使肠液分泌增加所致。③维生素B_{12}吸收不良和大细胞性贫血：原因是盲袢中的细菌利用大量的维生素B_{12}及维生素B_{12}与内因子的结合物，导致宿主的维生素B_{12}缺乏，从而产生大细胞性贫血和神经系统障碍。④其他：消瘦、水肿、低蛋白血症、手足搐搦、夜盲、骨质疏松等。

（朱　权　任　旭）

156. 吸收不良综合征的发病机制是什么？

吸收不良综合征（malabsorption syndrome，MAS）：为肠内一种或多种营养物质不能顺利经肠黏膜进入组织而经粪便过量排泄，致营养物质缺乏的临床综合征。多数以慢性腹泻、体重减轻和维生素及矿物质缺乏为主要表现。MAS常见病因为乳糖不耐受、麦胶性肠病（gluten-induced enteropathy）又称乳糜泻（coeliac disease）、蛋白丢失性胃肠病及小肠细菌过度生长。

MAS的病因和发病机制错综复杂，通常包括营养物质消化和吸收过程的障碍（糖、脂肪、蛋白质和维生素吸收不良）或共同的缺陷，其发病机制如下。

（1）肠道疾病：①小肠吸收面积不足或肠解剖异常：前者包括小肠大面积切除、短肠综合征等。后者包括小肠狭窄、憩室病和自发性内瘘等。②小肠黏膜损害或感染：如麦胶性肠病（又称乳糜泻、非热带性脂肪泻、特发性脂肪泻）、热带脂肪泻、小肠免疫缺陷病、内分泌疾病（肾上腺皮质功能减退、促胃液素瘤、VIP瘤）等。细菌（小肠细菌过度生长）、病毒及寄生虫（蓝氏贾第鞭毛虫、隐孢子虫）感染，各种病原体损伤肠黏膜、降低肠消化酶活性，影响肠动力等可导致营养物质消化和吸收障碍。③黏膜转运障碍：为遗传性疾病，如葡萄糖半乳糖载体缺陷、无B脂蛋白血症、胱氨酸尿症；④肠壁浸润性病变：包括Whipple病（肠源性脂肪代谢障碍）、克罗恩病、恶性淋巴瘤、肠结核、淀粉样变性、系统性硬化症等。⑤肠黏膜刷状缘疾病（肠消化酶缺陷）：为先天性疾病。双糖酶缺陷导致糖吸收不良，肠激酶缺陷导致蛋白质吸收不良。如乳糖酶、蔗糖酶等缺乏引起消化不良。临床上出现腹泻、脂肪泻、体重下降等。⑥小肠动力障碍或循环障碍（肠系膜血管供血不足、缩窄性心包炎）。

（2）肝胆胰系统疾病：①胰酶缺乏：如慢性胰腺炎、胰腺癌、胰腺囊性纤维化、胰腺全切除；②胆盐缺乏：影响脂肪微胶粒的形成，如胆汁性肝硬化、肝外胆道梗阻、严重慢性肝病；③新生儿肝炎综合征、胆道闭锁等。

（3）全身性疾病：免疫缺陷病、结缔组织病等。

（4）淋巴回流障碍：如小肠淋巴瘤、小肠淋巴管扩张、淋巴管阻塞、淋巴系统发育不良、小肠血运障碍，特别是淋巴回流障碍影响脂肪及脂溶性维生素的吸收。

（5）其他：①食物因素：牛奶蛋白过敏、大豆蛋白过敏、麦胶性肠病等，病程长者均可导致MAS。②药物、放射性小肠炎。

（朱　权　任　旭）

157. 吸收不良综合征如何确诊?

吸收不良综合征诊断要点:在于通过病史采集和各种实验室检查明确:吸收不良综合征的病因和病变部位;一种抑或多种营养物质吸收不良;何种营养物质吸收不良。

（1）病史询问:吸收不良综合征病因复杂涉及数十种疾病,因此详细询问病史可为临床诊断提供重要线索,并为进一步检查指明方向。

（2）临床表现:本综合征早期症状以腹泻、乏力、体重减轻、水肿、腹胀、肠鸣、排气增多、贫血等为常见。典型症状为脂肪泻和严重的营养吸收障碍而出现低蛋白血症、全身水肿、多种脂溶性维生素缺乏症、严重的贫血和恶病质等。

（3）一般化验检查:可出现大细胞性贫血或小细胞性贫血。血清清蛋白减低、凝血酶原低下。同时可出现低血钙、低血磷、低血钾、低血钠、低血镁等。血清碱性磷酸酶活性升高,而胆固醇和维生素 B_{12} 水平降低等。

（4）小肠吸收功能检查:①脂肪吸收试验:粪脂定性检查苏丹Ⅲ染色阳性,提示脂肪泻;粪脂定量检查:患者每日进食脂肪 $80 \sim 100g$ 时,粪便脂肪量 $>6g/24h$ 或脂肪吸收率 $<90\%$,提示脂肪吸收不良。重度胰腺外分泌功能不全脂肪泻,粪便排泄脂肪 $>7.5g/d$ 。②14C-甘氨酸-呼气试验:肺内 $^{14}CO_2$ 和粪内 ^{14}C 排出明显增多。③蛋白质吸收不良检测。

（5）小肠吸收不良部位或病因检测:① D-木糖吸收试验:低于正常,由于本试验只测定口服后5小时尿中木糖的排出量,易受肾功的影响,近来采用D-木糖氢呼气测定,认为特异敏感。②维生素 B_{12} 吸收试验:回肠吸收功能不良或切除后或小肠内细菌过度繁殖时,尿内排量均低于正常。③小肠X线检查:可发现肠道形态或功能改变,如肠腔扩张、狭窄、瘘管或盲端肠袢;肠曲分节呈雪片样改变,羽毛样黏膜消失;黏膜皱襞增粗呈蜡膜样,钡剂通过时间延缓或缩短。④胶囊内镜、小肠镜检查和小肠黏膜活检:小肠黏膜绒毛有不同程度的萎缩,亦可见小肠黏膜绒毛变短、增粗、倒伏及剥脱等异常改变。⑤肠渗透试验:口服受试物质或分子探针,测定其在尿液的回收量及相应比值了解肠黏膜渗透性。⑥胰腺外分泌功能试验异常(粪弹力蛋白酶-1 $<200\mu g/g$)。

（朱 权 任 旭）

158. 何谓蛋白丢失性肠病? 引起蛋白丢失的常见疾病有哪些?

（1）蛋白丢失性肠病（protein-losing enteropathy）:指血浆蛋白经肠道大量丢失引起的疾病。血浆蛋白也可以经胃丢失,代表疾病为巨大肥厚性胃炎又称Ménétrier病。若包括经胃丢失蛋白的疾病则称为蛋白丢失性胃肠病（protein-losing gastroenteropathy）。胃肠道是维持血浆蛋白质动态平衡的重要器官,因为制造血浆蛋白质的基本原料氨基酸是从肠道吸收而来的。

（2）血浆蛋白质肠道丢失:血浆蛋白质主要由肝脏合成,仅免疫球蛋白由免疫系统制造。正常人自肠道丢失的蛋白质量很少,每日仅占清蛋白池的1% $\sim$ 2%,或占每日清蛋白降解总量的10%,其中大部分在肠道分解为氨基酸后又重新吸收入血。蛋白丢失性肠病时,血浆蛋白的丢失远超过正常的丧失量,每天蛋白质的降解率高达循环血浆蛋白总量的60%以上。这样使血浆蛋白的半衰期缩短,周转率加快。此时机体可通过两种机制来进行代偿,即使蛋白质合成增加和非肠原性蛋白质分解代谢减慢,但是这种代偿功能难以抵消从肠道的丢失。因此,蛋白丢失性肠病患者在临床上出现低蛋白血症,特别是低清蛋白血症,患者自然出现全身性水肿和贫血征象。

（3）引起蛋白丢失的基础疾病

1）消化系统疾病:原发性小肠淋巴管病（小肠淋巴管扩张症、先天性淋巴管发育不良、淋巴管炎等）、小肠淋巴瘤、炎症性肠病、肠结核及肠系膜淋巴结结核、消化道恶性肿瘤、小肠细菌过度生长、溃疡性小肠炎（包括克罗恩病）、嗜酸性粒细胞性胃肠炎、病毒性胃肠炎、肠道寄生虫感染（钩虫病、鱼类线虫病，菲律宾毛线虫病等）、麦胶性肠病、假膜性肠炎、Whipple病、慢性胰腺炎，肠系膜间皮瘤，非特异性小肠和肠系膜肉芽肿、小肠血管病、小肠肿瘤和 Cronkhite-Canada 综合征、盲袢综合征、胃切除术后综合征、NSAID相关肠病、腹膜后纤维化，腹膜后肿瘤、硬化性肠系膜炎。

2）其他系统疾病：淀粉样变性，系统性红斑狼疮（SLE）、淤血性心脏病（如缩窄性心包炎、心肌疾病，心瓣膜疾病，先天性心脏病等）、过敏性胃肠炎（如牛奶、蛋白、碘过敏等）、类癌综合征、艾滋病、干燥综合征、混合结缔组织病（同时或不同时具有SLE、多发性肌炎、硬皮病、类风湿关节炎等疾病的混合表现）、后腹膜或胸导管周围的慢性炎症上腔静脉血栓症、腹部广泛性射线照射、大面积烧伤、淋巴-肠瘘、肾病综合征等。

（朱　权　任　旭）

159. 蛋白丢失性肠病是如何发生的？如何确诊？

（1）发病机制：那么大量的血浆蛋白是怎样从胃肠道丢失的呢？概括有3个方面：①黏膜通透性增加：如胃肠道黏膜炎症，细胞受损，肠绒毛细胞脱落增加、细胞间紧密连结变宽等导致的胃肠黏膜对蛋白质的通透性增加，使蛋白质由细胞内或细胞间漏入肠腔。如过敏性疾病、系统性红斑狼疮、嗜酸性粒细胞性胃肠炎、小肠细菌过度生长等。②胃肠道黏膜破坏，黏膜糜烂或溃疡，使蛋白质大量渗入肠腔，如炎症性肠病、肠道肿瘤、肠结核等。③肠淋巴管直接受累（阻塞）或静脉回流障碍间接造成肠道淋巴管内压力升高，小肠淋巴淤滞、管腔破裂，血浆蛋白随淋巴液漏至肠腔，如小肠淋巴管扩张症、肠系膜淋巴结结核、小肠淋巴瘤、克罗恩病及缩窄性心包炎等。

（2）诊断：诊断包括两个方面：①证实蛋白经肠道丢失。②确诊基础疾病。蛋白丢失性肠病的原发病很多，可根据详细的病史和临床表现、实验室检查、特殊检查和影像学检查，大多数的原发疾病可以得到确诊。对诊断确有困难的病例可进行下列检查：①脂肪吸收不良检查；②胃肠 X 线检查；③空肠黏膜活检；④淋巴管造影检查；⑤有腹腔积液时，腹腔穿刺作常规、病理、生化检查等。

（3）确定蛋白经肠道丢失的特殊实验室检查：①粪便 ^{51}Cr 白蛋白测定：为诊断胃肠道蛋白丢失的经典方法，后来又衍生出粪便 ^{111}In 转铁蛋白测定和粪便 ^{67}Cu 铜蓝蛋白测定方法。转铁蛋白测定正常人排泄率为注射量的 0.1% ～ 0.7%，蛋白丢失性肠病患者 ＞1%。静脉注射 ^{67}Cu 铜蓝蛋白后，正常人每日粪便内排泄量为血浆内铜蓝蛋白的 2%，而蛋白漏出性肠病患者达 17% ～ 45%。这两种测定方法缺点是需连续收集48 ～ 72小时无尿液粪便，非常不方便及价格等原因未能普及应用。②粪便 α_1 抗胰蛋白酶测定。③ ^{99m}Tc 标记人血清白蛋白核素显像。上述 3 种检查一种阳性即可确诊此病。

（朱　权　任　旭）

160. Whipple 病的病因、病理及临床表现是什么？如何确诊？

（1）惠普尔病（Whipple disease）：为累及小肠、关节、心血管和神经等多个系统的肠道脂肪代谢障碍性疾病。1907年由 Whipple 首先报道，故称 Whipple 病。此病临床少见，其临床特征为小肠吸收不良，曾称肠脂肪营养不良。本病主要分布于欧美及南美，国内到1990年仅报告1例。

（2）病因：本病主要由细菌感染引起，除革兰阳性杆菌外，尚有棒状菌、类菌体、异型性链球菌、α链球菌、嗜血杆菌、类布氏杆菌等。这些微生物可使肠黏膜产生过 PAS 染色阳性的泡沫状巨噬细胞，导致肠绒毛变形、吸收不良而引起腹泻。临床上呈多系统受累症状，发病与机体细胞免疫功能缺陷有关，治疗后细胞可恢复正常吸收功能，细菌消失。

（3）病理所见：本病主要累及十二指肠和空肠近端，向远端则逐渐减轻。受损的小肠呈肠管扩张、肠壁增厚、水肿、变硬。黏膜呈粉红色鸽绒状，密布淡黄色小颗粒。同时可见肠系膜及腹腔动脉附近淋巴结肿大、脾脏大、多浆膜炎、心瓣膜、心内膜、肝、肺、肾、内分泌腺、中枢神经系统、骨关节等均有损害。显微镜下，近端小肠绒毛呈杵状或萎缩。固有层可见PAS染色阳性的泡沫状巨噬细胞。电子显微镜下患者的巨噬细胞内可见大量棒状杆菌，该菌分布于黏膜的各层次，存在于多种细胞包括巨噬细胞、小肠上皮细胞、淋巴细胞内。这种杆菌也见于上述各受累组织和器官。然而，棒状杆菌经有效的抗生素治疗数天后便开始消失，小肠黏膜亦逐渐变为正常。随着进一步治疗，PAS阳性物质也可从巨噬细胞内消失。

（4）临床表现：本病小肠症状出现较晚，首发症状为体重减轻或关节痛。多见于中年男性，起病缓慢，病程迁延。腹泻最常见，5～10次/天，大量水样便或呈稀薄恶臭的脂肪泻，伴有腹胀和定位模糊的腹痛，但有时腹痛较剧烈。腹泻严重者常伴有大量清蛋白丢失，可出现贫血、水肿和腹腔积液。少数患者出现消化道出血。肠外症状常先于小肠症状数年发生。其中以关节炎和发热最为常见，70%左右的患者有关节症状。主要累及大关节，表现为对称，间歇发作的急性游走性关节炎，持续数日后消退，一般不引起永久性关节畸形。约半数患者有发热，多为间歇性低热，晚期病例可有高热。畏食为常见症状是导致体重下降的原因之一。并可出现多种营养缺乏症。呼吸系统患者90%有咳嗽、胸痛，甚至出现胸腔积液。循环系统可表现为心瓣膜炎、心包炎，甚或出现充血性心力衰竭的症状和体征。神经系统症状患者可表现为痴呆和定向障碍、记忆丧失、感觉障碍、惊厥、昏迷、运动失调以及不同的脑神经症状等。

（5）诊断：①患者如为中年男性，有体重下降，腹泻，关节痛及腹痛等应怀疑本病，若关节痛先出现则应高度怀疑。②X线钡餐检查可见十二指肠和近端空肠黏膜水肿增厚、肠管扩张。③D木糖试验提示有吸收功能减退。④小肠黏膜活检发现PAS染色阳性的泡沫状巨噬细胞浸润，结合临床表现，诊断即可确立。⑤抗生素治疗有效。关节症状首先恢复，腹部症状亦随之改善和消失，亦有利于诊断的建立。

以上若D木糖试验提示有吸收功能减退，小肠黏膜活检发现PAS染色阳性的泡沫状巨噬细胞，结合临床表现可确诊。

（朱 权 任 旭）

161. 短肠综合征症状的发生与哪些因素有关？如何治疗？

（1）短肠综合征（short bowel syndrome，SBS）：是指因小肠切除过多或因小肠病变广泛，使小肠吸收面积极度减少，从而引起肠道消化吸收严重障碍所致的营养不良和代谢紊乱性疾病。通常所谓短肠综合征是指小肠切除过多而言。其主要临床表现为腹泻、低蛋白血症、多种维生素缺乏症和体重减轻等。广泛小肠切除术后2个月以内者，可发生严重腹泻、脱水、电解质紊乱，易合并感染。术后2个月至2年者，残留的肠管功能可逐渐代偿恢复，但吸收不良的表现日益突出。2年后如残留小肠有效代偿了切除肠管的功能，不需要额外补充营养。

（2）症状及严重程度的影响因素

1）小肠的切除长度：正常小肠长度450～500cm。切除40%～50%，消化、吸收功能可无明显障碍；切除50%～80%可造成吸收不良，如残留肠功能正常，尚维持生命；切除75%以上，可致严重消化、吸收障碍。空回肠全部切除常不能存活。

2）小肠的切除部位：不同部位的小肠对于某些营养物质的吸收是不同的。一般认为，保留十二指肠、近端空肠、远端回肠和回盲瓣，即使切除中段小肠达小肠全长的一半患者仍可耐受。如自远端起切除回肠约2/3，或在回盲瓣切除的同时再切除小肠虽不足全长的1/4，但可引起严重的腹泻和吸收不良。除十二指肠外仍能保留空肠或回肠60cm以上，否则能够存活者极少。

3）回盲瓣保留与否：完整的回盲瓣可以延长肠内容物在小肠中的停留时间，有利于小肠剩余肠段的吸收，减少小肠液中胆盐对结肠黏膜刺激，防止小肠剩余段受结肠内容物的污染，因此回盲瓣的保留与否对症状的发生及严重程度十分重要。

4）机体状态及剩余小肠的代偿能力：影响代偿程度的因素与患者的年龄、一般状态、原发病和有无夹杂症等有关。青壮年患者如因创伤或急性血管病变所致，无夹杂症、状态良好者则代偿程度较好；反之，如因克罗恩病、严重的动脉硬化性缺血性肠病所致者则较差。剩余小肠的代偿表现为管腔增大，黏膜显著增厚，绒毛增多变长，吸收细胞增加，表面肽酶活性增强。单位长度有效吸收面积，空肠可增加2倍或回肠可增加3倍，对营养物质的吸收功能可有不同程度的改善。

5）肝胆胰腺等消化器官的功能状态以及小肠切除术前的原发病的情况也为症状及严重程度的影响因素。

（3）治疗

1）急性期（acute phase）：指术后2个月内。即早期主要治疗手段是静脉营养和补充水分和电解质。防治感染、控制腹泻（抑制肠蠕动药物，严重者用奥曲肽）。

2）适应期（adaptation phase）：2个月至2年。术后2个月逐渐恢复肠内营养。同时口服胰脂肪酶、考来烯胺（消胆胺），必要时用抗生素等。尽早恢复经口进食，可给予高蛋白低脂适量碳水化合物的少渣饮食。这一阶段残留的肠管功能可逐渐代偿恢复，小肠开始使其适应通过轻微抻长增加绒毛的高度以增加吸收面积，但吸收不良的表现日益突出。

3）稳定期（long-term maintenance period）：术后2年以上。可进高蛋白、高碳水化合物、低脂肪易消化软食。同时限制水果和蔬菜量，并口服各种对症治疗药物。经口摄入食物需要反复试验调整，目的是获得充足的能量和蛋白质维持机体平衡。蛋白是关键的营养物质，每天必须维持摄入0.8～1.2mg/kg体重。如果结肠仍存在，中链脂肪酸甘油三酯加入食物中，通过结肠黏膜能吸收。可逐渐过渡到正常膳食，不能恢复正常膳食者，需终生人工营养支持，尽可能用肠内营养。内科治疗无效，营养状态不断恶化者，可行循环肠袢成形术或小肠移植手术。

4）补充维生素和微量元素：如维生素K、维生素B_{12}、复合维生素B族、维生素C和维生素D等。微量元素锌、硒、铜、镁、磷等，在不同病期亦应进行补充。

5）原发病及合并症的治疗：如克罗恩病患者部分小肠切除后，剩余肠段的炎症仍需应用水杨酸偶氮磺胺吡啶，5-氨基水杨酸或肾上腺皮质激素等的治疗。

（朱　权　任　旭）

162. 肠梗阻时肠腔内过多的气体和液体是怎么产生的？

（1）肠腔内气体过多的原因：①患者自行咽下的气体约占70%，其中大部分是氮气，不易被肠壁吸收，动物实验性肠梗阻，如切断食管，肠梗阻以上的肠管很少有积气，临床上应用胃肠插管减压，吸出吞入的气体和滞留的液体，保持胃内空虚，肠管积气明显减少。②肠内酸碱中和与纤维素、糖经细菌分解产生的气体。③血液弥散到肠管的气体，如N_2、CO_2、H_2。后两种原因占全部肠腔气体的30%左右，肠梗阻发生后，排便排气停止，梗阻近端肠腔内过多的积气失去出路，自然肠腔内就会积存过多的气体。

（2）肠腔内液体过多的原因：①绝大部分是积存的消化液，正常人的消化道24小时内分泌8～10L消化液，除100～200ml随粪便排出外，绝大部分都被回吸收到血液中，维持体液的动态平衡，小肠低位梗阻时，由于梗阻近端的肠管扩张，肠内压增高，肠黏膜的吸收功能减低。此外，肠壁静脉回流受阻，肠管水肿，分泌水、钠、钾增多，加之呕吐较少，因此肠腔内液体增多。②小部分是摄入的水分。

（朱　权）

163. 何谓慢性假性肠梗阻？如何分类其发病原因有哪些？

（1）慢性假性肠梗阻（chronic intestinal pseudo-obstraction，CIPO）：指先天性者患儿自出生后起持续2个月或获得性者持续6个月的假性肠梗阻。本病源于肠道神经或肌肉病变所致肠道节律性收缩、推进障碍。病变主要累及小肠，也可部分结肠或全肠道。患者具有腹痛、腹胀、呕吐等肠梗阻样症状，体格检查可有腹部膨隆，肠蠕动波，无器质性肠梗阻证据。

（2）分类：特点是反复发作，按病因分为原发性和继发性两类。不论是原发性还是继发性慢性假性肠梗阻，其基本病理改变都是肌病（平滑肌退行性变）和神经病变（肌间或黏膜下神经丛退行性变）。有的病例早期表现为神经源性病变，随病程发展，出现肌源性病变。

1）原发性CIPO病因：起源于肠道肌肉或神经本身病变，无胃肠道外致病因素，可能与常染色体显性遗传有关。①家族性：家族性自主性功能障碍、家族性内脏肌病（Ⅰ型、Ⅱ型、Ⅲ型）、家族性内脏神经病（Ⅰ型、Ⅱ型、Ⅲ型）。②非家族性（散发性）：内脏肌病、内脏神经病。

2）继发性CIPO病因：多源于其他疾病或应用药物引起的平滑肌或肌间神经丛功能障碍。①累及肠道平滑肌的疾病：结缔组织病（进行性系统性硬化症、皮肌炎、系统性红斑狼疮、混合性结缔组织病等），原发性肌病（肌强直性营养不良、进行性肌营养不良等）。②神经肌肉功能障碍：原发性和继发性淀粉样变性、副肿瘤综合征（肺癌、乳腺癌、卵巢癌）、帕金森等。③内分泌疾病：糖尿病、甲状腺功能低下、甲状旁腺功能低下、嗜铬细胞瘤等。④药物：抗胆碱能药、三环类抗抑郁药、抗帕金森病药物、酚噻嗪类、可乐宁、神经节阻断剂、吗啡、哌替啶等。⑤特发性肠肌神经节炎。⑥中毒：铅中毒、蘑菇中毒。⑦电解质紊乱：低钾血症、低钙血症、低镁血症、低钠血症等。⑧其他：放射性肠炎、南美洲锥虫病、硬化性肠系膜炎、麦胶性肠病等。

（朱 权 任 旭）

164. 慢性假性肠梗阻如何诊断和治疗？

（1）慢性假性肠梗阻诊断困难，主要依据典型病史，临床表现，并结合影像学、实验室检查、胃肠压力测定、内镜和病理学等辅助检查确诊。临床上与不完全性机械性肠梗阻鉴别困难。当今，关键在于提高对本病的认识。CIPO临床有以下特点，可供诊断参考：

1）临床上本病女性多于男性，特发性者有家族史。

2）临床表现：患者有间歇性发作呈进行性加重的腹痛、腹胀、呕吐、便秘等症状，既往曾疑有肠梗阻病史。①小肠梗阻：a.原发性慢性假性小肠梗阻多见于儿童或青少年，最早出生后既有肠梗阻表现；b.继发性慢性假性小肠梗阻多见于成年人，早期主要表现消化不良，可有腹胀、腹痛、便秘或腹泻（源于小肠细菌过度生长和吸收不良），以后逐渐发展为小肠梗阻。发作期与间歇期交替，间歇期可达数月或数年。②慢性假性结肠梗阻：即巨结肠，多见于左半结肠，常合并慢性假性小肠梗阻。原发性主要表现出口梗阻型便秘。继发性慢性假性结肠梗阻主要表现慢传输型便秘，枯氏锥虫感染最常见。

3）肠外表现：多见于原发性慢性假性小肠梗阻。有Ⅰ型（巨十二指肠、巨膀胱、巨输尿管）或Ⅱ型（进行性眼外肌麻痹、上睑下垂、耳聋等）家族性内脏肌病表现。

4）原发病表现：见于继发性慢性假性小肠梗阻。近端肌无力（见于多肌炎、皮肌炎）、皮肤改变（硬皮病）等。

5）X线检查：①腹部平片可明确肠管扩张部位，并除外机械性肠梗阻。②钡餐检查（肠梗阻体征不明显时）显示胃肠排空时间延长，肌病性假性小肠梗阻有十二指肠显著扩张，结肠亦扩张，收缩减弱或消失，结肠袋缺乏，而神经病性的主要特征为小肠平滑肌收缩不协调。

6）实验室检查：血常规可显示继发于小肠细菌过度生长及吸收不良缺铁性或巨幼细胞性贫血；生

化检查了解患者营养和吸收不良状态。

7）胃肠道压力测定：直接小肠测压可明确是否存在胃肠动力异常，并判断可能的假性小肠梗阻的病理生理类型，但缺乏特异性。

8）内镜检查：胃十二指肠镜或小肠镜主要用于抽吸小肠液细菌培养，明确有无小肠细菌过度生长，同时可行小肠黏膜活检排除麦胶性肠病。

9）剖腹探查：适用于原因不明的肠梗阻或症状急剧需外科手术者。可取全层肠壁组织学标本，病理学检查。

（2）治疗：目前本病尚无特效治疗，旨在缓解症状，纠正营养不良，促进肠道功能恢复。①饮食疗法：急性发作期应禁食，持续胃肠减压，静脉输液和纠正水、电解质紊乱；非发作期或病情较轻时，以低脂肪、低乳糖、纤维流食有助于缓解症状。②病因治疗：主要针对继发性CIPO，治疗原发病。③并发症治疗：口服抗生素抑制小肠内细菌过度繁殖引起的脂肪吸收不良和脂肪泻。补充铁剂和维生素B_{12}治疗缺铁性和巨幼细胞性贫血。④胃肠动力药物应用：均可试用，但多数疗效不佳或无效。生长抑素类似物奥曲肽对硬皮病患者的小肠运动障碍有效，奥曲肽和红霉素可能对慢性假性小肠梗阻有效。

（3）其他疗法：特殊减压治疗、手术治疗、肠道电起搏点治疗等均有待深入研究和评价。小肠移植是唯一治愈CIPO的方法，适于小肠功能完全丧失，需依赖全胃肠道营养者。

（朱 权 任 旭）

165. 肠梗阻的诊断确立后，如何进一步鉴别梗阻类型？

肠梗阻是一种常见的急腹症，典型病人诊断不难，重要的是在肠梗阻诊断确立后，进一步鉴别梗阻的类型。临床上根据本病的病因、发病原理、肠壁血循环状态、梗阻部位及程度区分为不同类型。急诊医生根据病人就诊当时所患肠梗阻的病理阶段、临床表现和X线检查资料初步确定梗阻的类型，这对选择是手术治疗还是非手术治疗至关重要。但应当指出，肠梗阻的类型不是固定不变的，它可随病理过程的演变而转化。对此，在临床观察过程中必须引起足够的重视。

（1）区别是机械性肠梗阻还是动力性肠梗阻

1）机械性肠梗阻：临床上最为常见，有机械性梗阻因素，比如肠粘连、肠套叠、肠扭转、肠内外肿块压迫等导致的肠腔狭窄或闭塞，以致肠内容物不能通过。特征是阵发性绞痛，肠鸣音亢进并可闻及气过水声，有时出现非对称性腹胀，不排气、不排便。腹部X线平片检查，肠胀气局限于梗阻部位以上肠段，并可见液平，阶梯状液平为机械性肠梗阻的特征。

2）动力性肠梗阻：①麻痹性肠梗阻比较常见，特征为绞痛发作，肠鸣音消失和全肠均匀膨胀，停止排气、排便，X线检查小肠、结肠肠腔普遍积气；腹部平片可见同一断面发生两个液平时，其液平面在同一水平线上。②痉挛性肠梗阻比较少见。

（2）区别是单纯性肠梗阻还是绞窄性肠梗阻：这里主要是根据肠梗阻时肠壁的血液供应而区分，肠壁血供正常，仅有肠腔阻塞称为单纯性肠梗阻；反之，肠壁血供阻断，肠壁出血、坏死，称为绞窄性肠梗阻。前者大部分患者可经非手术治疗，后者则必须及早进行手术，故确定有无绞窄十分重要，直接影响患者的预后。下列所见应考虑绞窄性肠梗阻：①急骤发生的剧烈腹痛，持续不减，有时由阵发性绞痛转为持续性腹痛，位置固定。②腹部膨隆不对称，并可触到痛性肿块，伴反跳痛、肌紧张，肠鸣音由亢进转为沉寂。③肠梗阻伴呕血、便血或血性腹腔积液。④出现中毒性休克。⑤辅助检查血清无机磷增高。X线腹部平片检查可见梗阻以上肠段充满液体，并可见液平。在扩张的肠管之间有腹水征。螺旋CT诊断肠梗阻，预测肠绞窄性能优于腹部平片详见166问。

（3）区别是小肠梗阻还是结肠梗阻

1）小肠梗阻：呕吐出现早而频繁和剧烈，梗阻部位越高症状越重，但腹部膨隆程度越轻。X线腹部平片检查见数个扩张的小肠袢，并可见在腹中部有阶梯状液平面，肠壁可见环状黏膜皱襞像，而结肠内无积气（详见166问）。

2）结肠梗阻：一般无呕吐或呕吐较轻，腹部膨隆较重。X线检查在腹周围可见到扩张的结肠和袋形，梗阻以下无积气，小肠内胀气不明显。钡剂灌肠检查有利于进一步确定梗阻部位。

（朱　权）

166. 小肠梗阻最常见的病因及有何特征？如何诊断和治疗？

小肠梗阻：指肠内容物在小肠通过受阻。严重者有肠壁血供障碍，继而发生肠坏死，是普通外科急症。

（1）小肠梗阻的特征：①多发液-气平面，小肠肠袢扩张，大肠缺乏气体的三联征为小肠梗阻的特征性表现。②粘连是小肠梗阻唯一最常见的病因，即粘连性小肠梗阻（adhesive small bowel obstruction，ASBO）。其他少见病因包括嵌顿疝、梗阻性病变（肿瘤等）或肠外肿块压迫、胃肠结石（bezoars）、炎症性肠病、肠扭转等。腹膜粘连是指连接表面或腹腔内器官的纤维组织形成，通常将腹腔分隔开。子宫切除、阑尾切除和盆腔结肠切除是粘连性肠梗阻最大的危险因素。③ASBO临床表现特征为腹痛、呕吐、腹胀及停止排气、排便。开始有轻度间断性绞痛发作。如果腹胀不缓解，腹痛将成为持续性。

（2）诊断：①X线腹部平片的敏感性前者约70%，而且不能发现腹膜炎和肠绞窄的早期征象，应用价值受到一定限制。②水溶性造影剂：系统性回顾和荟萃分析显示对ASBO为有价值的诊断方法，如果在服药24小时后，拍腹平片造影剂未能达到结肠，高度提示非手术治疗失败。许多研究显示水溶性造影剂有准确预测需要手术的作用，并能缩短住院时间。用水溶性造影剂也能提高CT的诊断作用。③螺旋CT不仅对小肠梗阻具有良好的诊断性能，包括确定梗阻部位，例如在高位空肠，还是低位近盆腔。虽然即使CT也不能直接观察到粘连，但CT能鉴别不同病因肠梗阻，排除其他疾病。还能预测肠绞窄和是否需要急诊手术。如有肠袢闭合、肠缺血、游离液体的征象提示需要手术不能延误。最终确定ASBO的粘连病因是通过手术，其他无创伤方法包括以前发生粘连性肠梗阻的病史，CT影像学，排除其他肠梗阻原因。

（3）治疗：多数ASBO非手术治疗是有效的，有效率为70%～90%。非手术治疗包括禁食水、鼻胃管或小肠置管减压、静脉补充能量、水电解质及应用抗生素等。非手术治疗的禁忌证包括：腹膜炎、肠绞窄和肠缺血。当需要手术时，对于简单的病例，腹腔镜的方法可能为最佳。非手术治疗失败需要尽早手术探查，以下3项为探查指征：①持续性梗阻超过72小时。②第3天引流量>500ml。③腹膜炎或肠缺血：腹痛加重，C反应蛋白（CRP）>75mg/L，腹水>500ml。

（任　旭）

167. 肠易激综合征的病因有哪些？如何分型？

（1）肠易激综合征（IBS）：指以慢性、反复发作性腹痛或腹部不适伴排便异常为主要特征的功能性肠病。可伴精神、心理障碍。曾称结肠易激惹综合征、过敏性结肠。罗马Ⅲ诊断标准：反复发作的腹痛或腹部不适6个月，最近3个月每月发作至少3天，伴以下至少2项：①排便后症状缓解。②发作时伴排便频率改变。③发作时伴粪便性状改变。

（2）病因：其病因和发病机制尚不十分清楚，现有研究结果显示与下列因素有关。

1）胃肠道动力紊乱：部分腹泻型IBS表现为胃肠通过时间缩短，结肠收缩增强等肠道动力亢进，而部分便秘型IBS则可存在肠道动力不足表现。常与功能性消化不良和GERD同时存在。

2）内脏高敏感性：是IBS的核心发病机制，是一个重要原因或病理生理特征。直肠气囊扩张试验表明IBS患者痛阈下降，对直肠扩张等机械性刺激增高。对较小的刺激有放大反应，并伴皮肤感觉过敏。

3）遗传易感性：有家庭聚集现象，可能与遗传因素有关。

4）脑-肠轴调节异常：是引起内脏高敏感性和胃肠道动力障碍的原因。肠壁内有密集的肠神经丛，通过与周围神经的联系和多种神经内分泌介质的介导，将肠感受的信息传递至中枢神经。肠功能也受大脑调控。中枢神经系统对肠道传入信号的处理及肠神经系统的调节异常与IBS的发生有关。IBS可表现为中枢神经系统对肠道刺激的感知异常和脑-肠轴调节异常。

5）胃肠道感染与免疫因素：弯曲菌和沙门菌引起急性胃肠炎可能为IBS诱因。约1/4的患者症状起自胃肠炎、志贺菌痢疾等，称为感染后IBS。

6）肠道微生态失衡：IBS患者存在明显的小肠细菌过度生长。部分腹泻型IBS患者乳酸菌、脱硫弧菌和双歧杆菌数量明显减少，而部分便秘型IBS患者韦荣球菌数目增多。

7）精神心理障碍：精神因素和负性生活事件也可诱发IBS，某种神经类型如有焦虑或抑郁倾向者，在不良环境因素的作用下，更易发生IBS。说明精神心理因素与IBS有密切的关系。

8）生活饮食因素。

9）肠道通透性增加：已经证明肠道异常通透性在多种人类疾病中起着非常重要的作用，包括糖尿病、克罗恩病、乳糜泻、特异性皮炎、IBS等。

（3）IBS分型（罗马Ⅲ标准）：①IBS腹泻型（IBS-D）：患者超过25%的时间大便性状为不成形稀便，而出现便质干而硬的粪便时间不超过25%。②IBS便秘型（IBS-C）：超过了25%的时间大便性状为便质干硬，而出现不成形稀便的时间小于25%。③IBS交替型（IBS-U）：不成形稀便和干硬便均超过25%的时间。④IBS混合型（IBS-M）：是指出现的症状并不符合上述限制。以上4种分型可以互相转化。

（王明俊　王　玺　任　旭）

168. 如何治疗肠易激综合征？

肠易激综合征（IBS）尚无特效治疗方法。治疗目标是消除患者顾虑，缓解症状，建立患者信心、提高生活质量。治疗原则是在建立良好医患关系基础上，根据主要症状类型进行对症治疗和根据症状严重程度进行分级治疗。并针对发作诱因和患者精神心理情况采取综合疗法。

（1）建立良好的医患关系：对患者进行健康宣教，建立良好的医患关系，解除患者对疾病的担心。

（2）饮食治疗：膳食纤维的补充对某些便秘型的患者有一定疗效。避免：①过度饮食。②大量饮酒。③咖啡因。④高脂饮食。⑤某些具有"产气"作用的蔬菜、豆类等。

（3）对症治疗

1）解痉剂：腹痛用奥替溴铵、匹维溴铵、阿托品、东莨菪碱、马来酸曲美布汀等。

2）止泻剂：腹泻可用洛哌丁胺或复方地芬诺酯（苯乙哌啶）。轻症者可选用八面体蒙脱石等吸附剂。

3）渗透性泻剂：容量性泻剂如甲基纤维素可能加重腹痛、腹胀症状，刺激性泻剂可导致腹部绞痛，渗透性泻剂乳果糖可增加腹胀症状。渗透性轻泻剂如福松（聚乙二醇4000散）可显著改善便秘型IBS便秘症状，但渗透性泻剂不能改善腹痛、腹胀整体症状。令泽舒（利那洛肽胶囊）为鸟苷酸环化酶-C激动剂，可增加肠液分泌，加快胃肠道移行，降低痛觉神经的敏感度。

4）抗抑郁焦虑药：可试用于IBS的治疗。对症状顽固伴抑郁、焦虑者，给予小剂量三环类抗抑郁药或认知治疗。

5）调节内脏感觉的药物：5-羟色胺3（5-HT$_3$）选择性拮抗剂如阿洛司琼有强效镇吐作用，能改善腹泻型患者的腹痛及大便次数。5-羟色胺4（5-HT$_4$）受体激动剂普卡必利存在增加心血管缺血事件的风险，已被停止使用。

6）促胃肠动力药：莫沙必利（混合型5-HT$_4$受体激动剂/5-HT$_3$受体拮抗剂）、依托比利、西尼必利。

7）心理和行为治疗。

8）益生菌：适用于伴有肠道菌群失调的IBS患者，对改善IBS症状有一定疗效。

9）中医药：可能对改善IBS症状有一定疗效。

（王明俊　王　玺　任　旭）

169. 基于脑-肠-微生态轴机制，如何进行肠易激综合征的防治？

肠道菌群可能通过根据脑-肠-微生态轴的机制详见第135问，防治肠易激综合征（IBS）原则如下。

（1）益生菌：益生菌可通过调节免疫系统、提高肠黏膜上皮防御功能、调节神经递质的表达、调节肠道微生态及下丘脑-垂体-肾上腺轴（HPA）活性、降低应激相关激素水平等改善认知和行为功能障碍。IBS模型益生菌制剂干预后，内脏高敏感明显缓解。

（2）益生元：益生元是一种不被消化的可发酵的食物成分，能够选择性地刺激肠道内的益生菌（主要指双歧杆菌和乳酸杆菌）生成短链脂肪酸（SCFA）和二氧化碳、氢气、甲烷等气体，为宿主提供营养和能量，并调节肠道菌群，减少肠道感染，调节免疫，减少过敏。

（3）抗菌药物：IBS使用抗生素可引起菌群失调。然而，有20%～30%的IBS患者存在小肠细菌过度生长（SIBO），报道利福昔明能有效清除小肠过度生长的细菌，改善IBS总体状况。认为非吸收性广谱抗菌药物利福昔明的作用机制包括：抑制SIBO进而改善非便秘型IBS患者的腹痛、腹胀、腹泻等症状，增加细菌代谢产生的饱和及非饱和脂肪酸和碳水化合物水平，纠正肠道微生态失调，调节内脏高敏感性。针对SIBO也推荐给予抗厌氧菌药物，如甲硝唑。

除了乱用抗生素可引起肠道菌群失调外，肠道准备也能导致肠道微生态的紊乱，用清肠剂引起黏膜菌群丢失；结果引起拟杆菌属（为厌氧菌）数量增加，且粪丝氨酸蛋白酶升高，后者使内脏敏感性升高，认为是肠易激综合征腹泻型（IBS-D）的主要因素。

（4）粪菌移植（faecal microbiota transplantation）：是指将健康人粪便中的功能菌群通过多种方式移植到患者肠道内，重建具有正常功能的肠道菌群，实现肠道及肠道外疾病的治疗。目前，粪菌移植主要应用于艰难梭菌感染的治疗，近年来在IBS、炎症性肠病（IBD）、代谢综合征和神经精神疾病，如帕金森病和自闭症等疾病的治疗中也有尝试应用，使患者睡眠障碍、嗜睡和疲乏的症状得到缓解。目前粪菌移植治疗IBS的样本量较小，且粪菌移植本身尚存在一些安全隐患，长期疗效尚不确定。

（5）抗焦虑抑郁治疗：IBS患者的并发症包括精神障碍，表现为焦虑、抑郁、肌痛、慢性疲劳综合征（CFS）和慢性盆腔痛等。抗抑郁药对于疼痛感知、心态和胃肠动力具有调节作用，已成为中重度IBS患者的一个治疗选择。研究显示，用小剂量三环类抗抑郁药（tricyc lic anti depressant，TCA）治疗能调节肠道5-羟色胺水平，延长肠道通过时间，缓解IBS腹痛、腹泻症状，增加血中多巴胺浓度，亦可降低HPA轴对应激的反应，降低内脏高敏感性，抑制肠道收缩，缓解IBS腹痛，对IBS-D具有更显著的疗效。

（芦　曦　任　旭）

170. 便秘的危害及分类有哪些？

（1）便秘及其危害：便秘指排便次数减少（每周少于3次）、粪便干结、排便费力。人群中便秘患病率为1.9%～7.2%。慢性便秘严重影响生活质量，可导致肛门直肠病，并与大肠癌、肝性脑病、乳腺疾病及早老性痴呆等发生有关。滥用泻药导致泻剂依赖、泻剂结肠等不良反应。

（2）便秘分类：便秘是一个症状，按病程或起病方式可分为急性便秘和慢性便秘，后者为便秘≥6个月者。慢性便秘57%属于功能性疾病。按粪块滞留的部位可分为结肠和直肠便秘，直肠便秘是指粪便早已抵达直肠，但滞留出现规律的排便急迫感而未排出，故又称排便困难，可能是肛门直肠病变，如果患者罕有便意则通常是结肠传输异常所致。可按器质性、功能性便秘进行分类。

1）器质性便秘：①直肠和肛门病变：直肠炎、痔疮、肛裂、肛周脓肿和溃疡引起肛门疼痛、痉挛、肿瘤、瘢痕性狭窄等均可妨碍排便。②结肠病变：良恶性肿瘤、肠梗阻、肠狭窄、结肠憩室炎、特异性与非特异性结肠炎症、肠粘连、先天性巨结肠症、硬皮病、慢性假性肠梗阻等。由于影响粪便的推进而排便困难。③肌力减退：肠壁平滑肌、肛提肌、膈肌或腹壁肌无力，慢性肺气肿，严重营养不良，多次妊娠、全身衰竭、肠麻痹、急性结肠假性梗阻综合征（Ogilvie综合征）等，由于肌力减退而使排便困难。药物和化学药品如吗啡、阿片制剂、抗胆碱药物、神经节阻断剂及抗抑郁药物、次碳酸铋、氢氧化铝、铅中毒等均可引起便秘。④内分泌、代谢疾病：甲状旁腺功能亢进、甲状腺功能减退和腺垂体功能减退时，尿崩症、糖尿病并发神经病变均可出现便秘。⑤神经系统疾病：截瘫、多发性神经根炎、均可累及支配肠肌的神经引起便秘。

2）非器质性便秘：慢性功能性便秘包括功能性便秘、功能性排便障碍和便秘型肠易激综合征3型。

功能性便秘：指非全身疾病或肠道疾病所引起的原发性持续性便秘。功能性便秘包括慢传输型、出口梗阻型、混合型便秘以及正常传输型便秘（NTC）。2006年罗马Ⅲ功能性胃肠病出口梗阻型便秘归入功能性肛门直肠病中，称为功能性排便障碍。功能性便秘特指以结肠动力低下、结肠传输时间延长为主的慢传输型便秘（STC），又称为习惯性便秘或单纯性便秘。常见原因为：①进食过少或食品过于精细，缺乏残渣，对结肠运动的刺激减少。②排便习惯受到干扰：由于精神因素、生活规律的改变、长途旅行过度疲劳等未能及时排便的情况下，易引起单纯性便秘。③滥用泻药使肠道的敏感性减弱，形成对某些泻药的依赖性，造成单纯性便秘。由于肠道收缩运动减弱，使粪便从盲肠到直肠的移动减慢，或由于左半结肠的不协调运动而引起，最常见于年轻女性在青春期前后发生较多，其特征为排便次数减少每周少于3次，缺乏便意，粪便质地坚硬，排便困难。

功能性排便障碍：是由于盆底肌肉不协调收缩或直肠推进力不足，导致粪便排出障碍，排便障碍患者如果有明确的直肠炎症、直肠孤立性溃疡、直肠前突，直肠黏膜内套叠，直肠黏膜内脱垂等形态学结构改变，则不属于功能性排便障碍范畴。①根据功能性胃肠病罗马Ⅲ标准分为不协调排便和排便推进力不足两个亚型。慢性便秘患者中，不协调排便所占比例为20%～81%。大多数患者靠服泻药治疗效果不佳，出口梗阻型便秘可表现为排便费力、肛门直肠堵塞感，排不净感或有便意而排不出，需用手指协助排便。患者常伴肛门直肠部位疼痛等症状。②诊断前症状出现至少6个月，且近3个月症状符合以下标准：a.患者必须符合功能性便秘诊断标准；b.反复试图排便过程中至少包括以下两项检查证实直肠排出功能减弱：检查证实盆底肌肉不协调性收缩或括约肌基础静息压松弛率＜25%，或证实排便时直肠推进力不足。

便秘型肠易激综合征（IBS）：便秘是本症的主要表现之一，是由于胃肠道平滑肌的运动障碍所引起。结肠传输时间也延长，粪便的性状与传输时间相关。便秘型IBS腹痛、腹部不适表现突出，且排便后腹痛症状改善，与功能性便秘有所不同。

（王明俊　芦　曦　任　旭）

171. 习惯性便秘如何治疗？

（1）习惯性便秘：为慢性便秘中慢传输型功能性便秘，不包括功能性肛门直肠病中的功能性排便障碍。慢性便秘表现为患者排便次数减少，每周排便少于2次，缺乏便意。粪便干硬和/或排便困难。习惯性便秘的发生主要是生活、饮食及排便习惯的改变以及心理因素等原因息息相关，详见第170问。

（2）治疗：习惯性便秘治疗旨在缓解症状、恢复正常肠动力和排便生理功能。强化个体化、综合性的治疗原则。

1）建立合理的饮食和生活习惯。饮食习惯不良或过分偏食者，应纠正不良习惯和调整饮食内容，增加含纤维素较多的蔬菜和水果，适当摄取粗糙而多渣的杂粮如标准粉、薯类、玉米、大麦等。油脂类的食物、凉开水、蜂蜜水均有助于便秘的预防和治疗。

2）建立良好的排便习惯：每日定时排便，形成条件反射，建立良好的排便规律。有便意时不要忽视，排便的环境和姿势尽量方便，免得抑制便意破坏排便习惯。及时治疗肛裂、肛周感染、子宫附件炎等疾病，泻药应用要谨慎，不要使用洗肠等强烈刺激方法。

3）调整精神心理状态：要合理安排生活和工作，做到劳逸结合。适当的文体活动，特别是腹肌的锻炼利于胃肠功能的改善，对于久坐少动和精神高度集中的脑力劳动者更为重要。

4）药物治疗：根据便秘原因、疗效等合理选择通便药，避免滥用泻剂。①膳食纤维制剂：小麦纤维素颗粒、甲基纤维素。②溶剂类轻泻剂如酚酞每次100～200mg、双醋酚汀每次10～20mg。③渗透性轻泻剂：如乳果糖及聚乙二醇（福松）等。④刺激性泻剂：如比沙可定、果导片、番泻叶。⑤促胃肠动力药：莫沙必利、依托比利、西尼必利等。⑥中成药：六味安消胶囊、麻仁润肠丸、牛黄上清丸等。⑦痉挛性便秘者用溴剂，镇静解痉类药物等为宜。

本病可采用分级诊治方法（三级）：第一级诊治：轻中度患者，经验性治疗4～6周；第二级诊治：经验性治疗无效，未发现器质性疾病，依据肠道功能检查调整治疗方案；第三级诊治：第二级诊治无效，需进一步明确形态结果有无异常，必要时多学科会诊，制定合理的治疗方案，包括心理治疗和手术治疗。经非手术治疗无效、严重影响工作与生活者，可考虑手术治疗，包括结肠次全切除，但需严格掌握手术适应证。

（王明俊　芦　曦　任　旭）

172. 何谓肠缺血症？如何分类？缺血性结肠炎的病因和分型如何？

肠缺血症（intestinal ischaemia）：肠道血液灌注不足或回流障碍导致肠道结构破坏和功能障碍的临床综合征。按起病急缓分为急性肠系膜缺血症和慢性肠系膜缺血症。按血管是否闭塞分为闭塞性肠系膜血管缺血和非闭塞性肠系膜血管缺血。按部位分小肠缺血和结肠缺血，后者即缺血性结肠炎（ischemic colitis）。肠缺血症中，以下仅涉及根据血管是否闭塞区分肠系膜血管缺血，并叙述缺血性结肠炎的病因和分型。

（1）闭塞性肠系膜血管缺血：①动脉阻塞：a.肠系膜上动脉栓塞：最常见，多源于心脏疾病（如心房颤动、心肌梗死）伴发的附壁血栓脱落，多来自左心房或左心室。肠系膜上动脉与主动脉夹角小，近乎平行，栓子容易进入并嵌顿。尚可见于动脉粥样硬化的脱落物、心内膜炎、人工瓣膜置换或心脏搭桥术后的患者；b.肠系膜动脉血栓形成：缺血的发生较动脉栓塞缓慢。多继发于肠系膜上动脉粥样硬化，其次为真性红细胞增多症、弥散性血管内凝血（DIC）、淀粉样变性、夹层动脉瘤以及口服避孕药等；c.动脉炎：年轻人见于结缔组织疾病（结节性多发性动脉炎、系统性红斑狼疮等）、放射性血管炎、过敏性紫癜、血栓闭塞性脉管炎（Buerger病）。d.其他：肠管内压升高引起缺血，肿瘤压迫或浸润、手术引起的损伤、血管造影的并发症。②静脉阻塞：a.血栓形成：真性红细胞增多症和血小板增多症、妊娠、静脉硬化症；b.局部血流淤滞、门脉高压症（肝硬化）、食管静脉曲张硬化术（EIS）；c.其他：腹膜炎、胰腺炎伴胰腺脓肿或假性囊肿、腹腔肿瘤压迫或浸润、腹部手术（脾切除术后）、腹部外伤及炎症性肠病等。

（2）非闭塞性肠系膜血管缺血：多为自发性，通常无明显血管阻塞，临床上难以找到明确原因，大部分患者为老年人。最常见的原因是充血性心力衰竭或低血压，如休克（心源性、低血容量性、感染性、过敏性）；药物性（洋地黄、合成青霉素、氯化钾）。缺血性结肠炎通常并非肠系膜血管闭塞引起，而属于非闭塞性肠系膜血管缺血，由于结直肠血流障碍引起。

（3）缺血性结肠炎：1966年Marstone报告16例缺血性结肠炎，大多数发生在左半结肠。肠缺血症按部位分为小肠缺血和结肠缺血，后者即缺血性结肠炎，临床常见。

1）病因：结直肠血供主要来源于肠系膜上动脉（SMA）、肠系膜下动脉（IMA）和髂内动脉。结肠脾曲和直-乙交界两个部位吻合支较少，血供相对薄弱，是缺血性结肠炎发生较多的部位。临床上缺血性结肠炎是缺血性肠病中最常见的，主要由非阻塞性肠系膜血管缺血引起，常伴充血性心力衰竭或低血压。超过90%的病例发生在60岁以上的老年人群，女性占2/3，在下消化道出血病因中占3%～9%。年轻人发生本病主要为口服避孕药、妊娠、长跑，有结缔组织疾病（结节性多动脉炎、系统性红斑狼疮）及凝血病等。

2）分类：①广义的分类（分3型）：a.急性坏死型（10%）：发生于肠系膜上动脉（栓塞或血栓）或肠系膜静脉血栓形成，由于急性坏死型临床经过快，形成肠穿孔死亡率高，因此将该型单列（见第175问）。b.狭窄型。c.一过性型。②缺血性肠炎属于非闭塞性肠系膜血管缺血范畴，即仅包括上述狭窄型和一过性型。缺血性小肠炎发生于小肠者以狭窄型为最多，肠管呈环周性溃疡为其特征；而缺血性结肠炎多数为一过性型（60%），狭窄型少（30%），纵行溃疡为其特征。

（王明俊　任　旭）

173. 缺血性结肠炎有何临床表现？如何诊断及治疗？

缺血性结肠炎（ischemic colitis）：指不伴结直肠系膜动脉闭塞，而是结直肠血流障碍引起的可逆性、区域性急性炎症（临床消化器内科，2011）。常见中老年女性，患有动脉硬化、高血压、心血管疾病、糖尿病者。近年来有报道在年轻人由于便秘引起的肠管内压升高，微循环不畅而发生一过性型。

（1）临床表现：腹痛、腹泻和便血最常见，无明显诱因。本病常以突发痉挛性腹痛，持续数小时或数天。伴有呕吐、腹泻和血便。一过性型（transient colitis）最常见，通常24～48小时症状消失。狭窄型反复发作，可出现肠腔狭窄，由纵行溃疡形成瘢痕所致。然而，肠狭窄早期临床上未必皆能反映出狭窄的症状或体征。一般白细胞计数不增加，不发热。

（2）诊断注意要点：①中老年患者，尤其女性，有高血压病、动脉硬化、冠心病、糖尿病等病史，突发痉挛性腹痛伴便血，应考虑本病可能。②持续性发热、腹胀、肠梗阻、腹膜刺激征提示有肠梗死。③腹部X线平片、CT：非常重要。结肠扩张、积气是潜在危险的征象。肠系膜静脉有气体像和肠管扩张呈气肿状提示疾病进展。④结肠镜检查好发于降或乙状结肠，结肠镜所见结合临床表现基本可确诊。镜下见黏膜水肿、纵行糜烂或溃疡为缺血性结肠炎的特征。要注意使结肠过度充气膨胀能加重肠缺血。⑤病理上可见黏膜水肿、出血、糜烂或溃疡等非特异性改变，但幻影样表现（ghost-like appearance）可能为本病的病理特征（见第174问）。⑥血管造影：因属非闭塞性血管疾病，血管造影难以发现其异常，且可能加重血栓形成。⑦钡剂灌肠造影：可见拇指样充盈缺损（拇指印征）。但该检查有诱发结肠穿孔风险，已基本被内镜检查代替。

鉴别诊断：一过性型要与能引起便血的肠炎相鉴别，狭窄型要与Crohn病、肠结核等相鉴别，见第174问。

（3）治疗

1）改善肠道微循环：包括禁食（可以减少肠道的氧耗，防止肠黏膜的进一步损伤）、吸氧、静脉补液扩充血容量，应用右旋糖酐、罂粟碱、前列腺素、丹参等改善微循环药物。停用任何引起血管收缩和加重缺血的药物（如地高辛、血管加压素和利尿剂等）。纠正贫血、心律失常或充血性心力衰竭。

2）抗生素的应用：对中、重度患者，应用抗生素预防肠道细菌穿过损伤的结肠引起感染，推荐使用抗厌氧菌抗生素联合喹诺酮类或三代头孢菌素。

3）对于持续性发热、出血或腹泻、白细胞增多、酸中毒和腹膜刺激征要给予监护。

4）手术治疗：急诊手术指征有：①结肠梗死或肠穿孔（保守治疗过程中腹痛加重病情恶化、有腹膜炎体征或休克早期表现，提示梗死或穿孔）。②大量便血。③伴或不伴中毒性巨结肠的暴发性结肠炎。

5）内镜治疗：结直肠狭窄可采用内镜下球囊扩张和/或金属支架置入术治疗。

（王明俊　王　玺　任　旭）

缺血性结肠炎结肠镜表现有哪些?

缺血性结肠炎常见中老年女性。临床上主要见于一过性型，多数患者随着侧支循环建立，一周内症状改善。狭窄型少见。

（1）结肠镜检查：最有效的诊断方法，对于无腹膜炎、肠梗阻或穿孔者在患病后的2天内，行肠镜检查有助于早期诊断。但行结肠镜检查时不要过度充气，避免结肠的过度扩张，尽量减少腹腔及肠道空气压力，减少结肠壁缺血。结肠镜检查最好使用CO_2气体。因为二氧化碳在肠壁可以被迅速吸收，使结肠镜检查更安全。

（2）缺血性结肠炎结肠镜下表现：好发于降结肠脾曲和直乙状结肠移行部，升结肠和直肠少见。急性期黏膜水肿、发红、出血、纵行糜烂或溃疡，常沿结肠系膜侧分布。溃疡少数呈环形或散在片状，与正常黏膜界限清晰。黏膜水肿、纵行糜烂或溃疡为缺血性结肠炎的特征。受累肠段黏膜可见淤点或淤斑、黏膜出血性结节（隆起的结节内蓝色的出血和淤血）。慢性期一过性型表现正常或纵行溃疡瘢痕；狭窄型治愈期（反复发作者急性期过后2周）可出现肠腔狭窄，纵行溃疡瘢痕。

活检病理学检查可见黏膜变性、坏死、出血、水肿等非特异的缺血性改变。残留的隐窝呈凹陷状坏死，称为幻影样表现（ghost-like appearance），为本病的病理特征（临床消化器内科，2011）。

本病需要与缺血性结肠炎有类似病变并能引起便血的感染性肠炎等疾病鉴别，包括出血性大肠菌肠炎（EHEC肠炎）、病原性大肠菌肠炎（EPEC肠炎）、肠毒素原性大肠菌肠炎（ETEC肠炎）、弯曲杆菌肠炎、沙门菌肠炎、肠炎弧菌肠炎、葡萄球菌肠炎、抗生素相关出血性大肠炎如产酸克雷伯菌（Klebsiella oxytoca）相关肠炎、克罗恩病、溃疡性结肠炎、假膜性肠炎等。

（王　玺　任　旭）

 急性肠系膜缺血症剧烈腹痛为突出表现，如何区别由动脉抑或静脉闭塞所致?肠道血供又是如何分布的?

在急性肠系膜缺血症（acute mensenteric ischemia）中，肠系膜上动脉（SMA）栓塞或血栓和肠系膜静脉血栓的病理变化相似，均表现为肠管水肿、出血和坏死。早期临床上又均以剧烈腹痛为突出表现，但查体缺乏体征，是以症状重体征轻为特征的疾病。不发热，白细胞不增多，化验无特异改变，两者鉴别比较困难。下列几点对鉴别诊断有一定帮助。

（1）肠道正常血液供应和血管分布：肠道供血主要来自SMA、肠系膜下动脉（IMA）和髂内动脉。SMA起自腹主动脉，供应所有小肠、右半结肠和大部分横结肠的血液，第一分支为胰十二指肠下动脉。IMA发出左结肠动脉、乙状结肠动脉和直肠上动脉3支动脉。IMA供应降结肠、乙状结肠和直肠上段的血液。SMA和IMA与肠系膜动脉弓有血液互供，IMA也可以通过直肠上、中动脉供血到髂内动脉。髂内动脉发出直肠下动脉，供应直肠下段的血液。

（2）急性肠系膜缺血症的病因

1）SMA栓塞或血栓：①SMA栓塞：本病多数发生于SMA的主干部位，主要是栓子脱落所致。SMA走行几乎与腹主动脉平行，直径较粗。来自心脏附壁血凝块、赘生物或动脉粥样硬化的脱落斑块，很容易随血流进入腹主动脉，在SMA主干狭窄处或分叉处导致血管栓塞。约50%发生在SMA的第一分支，30%发生于SMA的起始部位。引起栓子脱落的疾病主要见于心脏瓣膜病、心房颤动、感染性心内膜炎以及心肌梗死早期附壁血栓脱落（多来自左心房或左心室）。SMA栓塞早期即可造成小肠和升结肠的严重缺血、坏死，而单独IMA闭塞很少引起肠缺血变化。SMA闭塞，肠管缺血发生部位与属于非闭塞性肠系膜缺血范畴的缺血性结肠炎主要位于左半结肠不同。②肠系膜动脉血栓形成：占10%～15%。多发生在原有肠系膜上动脉粥样硬化慢性小肠缺血的患者，缺血发生较动脉栓塞缓慢。其他如红细胞增多症、夹层主动脉瘤等亦可并发本病。

2）肠系膜静脉血栓形成：本病较动脉梗死少见，约占10%。血栓形成后，肠系膜血管床压力升高呈淤血状态，间接导致肠血供障碍。有原发性和继发性，后者常见于：①门静脉系统血流淤滞（肝硬化、充血性脾大）。②局部肠系膜血流受阻，如肿瘤压迫、肠扭转等。③腹腔内感染。④腹部手术后状态、创伤、脾切除继发血小板增多症等。⑤血液高凝状态：如口服避孕药、真性红细胞增多症、肿瘤释放凝血因子等。⑥腹腔内感染等。肠系膜静脉血栓临床经过比动脉栓塞缓慢。血栓的静脉位于肠系膜上静脉干处可导致整个小肠和部分右侧结肠和其肠系膜水肿、出血、坏死；如其他大分支静脉（如回结肠静脉支）血栓，则可见部分肠管坏死。国内宋少柏报告11例中源于肝硬化者6例，真性红细胞增多症、脾切除、肿瘤、原发性血栓性静脉炎、肠系膜及血管受损各1例。因此，临床上应特别注意肝硬化和脾切除术后患者。

（3）临床表现：突发腹部剧痛、强烈的胃肠道症状、心血管疾病伴栓塞史为Bergan三联征，应拟诊急性肠系膜动脉栓塞。肠系膜动、静脉血栓形成者起病较隐匿，可有数周至数月的餐后腹痛反复发作、吸收不良和体重下降。早期为绞痛，腹部体征与自觉症状不符，可有轻压痛，肠鸣音正常或活跃，无腹肌紧张。血白细胞不增多，镇痛药无效。肠系膜静脉血栓早期腹痛为间歇性，尚可忍受，进食后加重。一旦发生肠梗死转为持续性剧痛不能忍受，几乎所有病人均有恶心、呕吐及排便次数增多，但呕吐后症状不缓解。出现腹肌紧张、压痛和反跳痛。肠鸣音减弱或消失，腹胀逐渐加重。肠黏膜坏死可出现消化道出血。腹腔穿刺可抽出血性腹腔积液。

（4）实验室检查：血清D-二聚体是血栓形成的标志物，诊断特异性约80%，敏感性约60%。

（5）X线检查：腹部平片检查早期多无明显异常，主要是排除其他急腹症。后期可见小肠呈不同程度扩张，肠腔积气，有厚而呈螺旋状肠黏膜皱襞（提示系膜水肿），肠间隙加宽，肠袢固定及肠壁肿胀等改变。

（6）数字减影血管造影（DSA）：选择性SMA造影是诊断本病的金标准，可鉴别栓塞和血栓形成，明确非闭塞性肠系膜缺血症的狭窄程度和范围，亦可同时进行治疗。SMA栓塞表现为动脉内圆形或类圆形充盈缺损，SMA血栓形成显示为其动脉起始处或1～2cm内血管突然中断。急性肠系膜静脉血栓形成显示其静脉充盈缓慢或血管内血栓，血管部分或完全闭塞，同时可见明显的肠系膜动脉痉挛等间接征象。

（7）CT：多排螺旋CT三维重建提高了对肠系膜血管诊断的敏感性和特异性。可发现肠系膜动、静脉阻塞，对静脉血栓形成诊断效果更佳（不及血管造影）。

（8）内镜和腹腔镜：结肠镜可观察结肠黏膜缺血情况和程度。必要时可行腹腔镜检查，作为探查手段观察肠管色泽、蠕动及肠系膜血流情况等。

（朱 权 任 旭）

176. 小肠出血的病因有哪些？如何诊断？

（1）小肠出血常见的病因：小肠出血的常见病因国内外文献报道差异较大，欧美文献报告常见的病因如下。

1）小肠血管性疾病：小肠的血管畸形占首位，特别是老年人，其中包括小动脉、毛细血管及小静脉的复合扩张。病理研究证明，出血病灶与其覆盖的黏膜变薄和溃疡有关，而黏膜变薄和溃疡则是黏膜局部局灶性缺血所致。

2）小肠肿瘤：包括小肠间质瘤、腺癌、类癌和淋巴瘤占小肠出血病因的5%～10%。肿瘤引起的出血为间歇性大出血或慢性少量出血，良性肿瘤病程可达10余年，反复出血。

3）小肠黏膜的损伤：如服用非甾体抗炎药包括阿司匹林等药物，可引起小肠黏膜的损伤，导致溃疡及便血。

4）疾病：如炎症性肠病、克罗恩（Crohn）病或血液病骨髓移植术后的患者引起小肠黏膜弥漫性的损伤等可以导致小肠出血。日本的多中心研究报告小肠出血的病因依次是慢性炎症性疾病、血管疾病、肿瘤和息肉、药物损伤和放射性肠炎。国内广州南方医院报告小肠出血的病因前3位是小肠良性溃疡（包括Crohn病）、肿瘤、慢性炎症，其次是寄生虫感染，憩室和血管畸形，但梅克尔憩室是儿童小肠出血的主要原因。其他还有卓-艾综合征，此征患者14%可发生球后溃疡，11%发生空肠溃疡，其出血与溃疡活动有关。小肠感染性疾病如肠伤寒、小肠结核，组织胞浆菌感染等也是我国小肠出血的病因之一。

（2）少见病因：有血管炎、结节性多动脉炎、贝赫切特综合征、小肠缺血性肠病（一过型或狭窄型）、肠系膜上动脉栓塞、急性坏死性小肠炎、腹型紫癜、门脉高压症小肠异位静脉曲张出血等。小肠的畸形、小肠憩室出血。

（3）诊断：小肠出血的病因较多，但临床上相对少见，诊断比较困难。对于消化道出血的患者，在胃镜、肠镜检查之后，都没有发现出血病灶，才考虑是小肠出血。在出血的间歇期可行X线钡餐透视或小肠双重对比造影检查，但检出率仅占5%～10%，应用价值小。非活动性出血期胶囊内镜、小肠镜检查为小肠出血最有价值的诊断方法。

1）胶囊内镜：胶囊内镜是一种较为安全的检查方式，是小肠出血病因诊断的有效手段之一。国内报道，胶囊内镜对不明原因的消化道出血的诊断率为81%，但对出血量较大、有吞咽困难或肠梗阻的患者不适宜应用。其局限性为非操控式胶囊的运行依赖胃肠道的自身蠕动，可能存在拍摄盲区而出现假阴性以及不能取材活检。

2）小肠镜检查：小肠镜的观察方法类似于结肠镜，通常边推进边观察，退镜过程中再做细致观察。有时可借助X线透视了解插入深度和判断病变确切部位。发现病灶可以进行活检、黏膜染色、标记病变部位、息肉切除和止血处置等。①推进式小肠镜：对小肠出血的确诊率为25.0%～48.8%，尚有半数以上的小肠出血患者仍不能得到确诊，目前应用较少。②气囊辅助小肠镜：包括双气囊小肠镜和单气囊小肠镜诊断小肠疾病。气囊辅助小肠镜操作性能优于推进式小肠镜。双气囊小肠镜国内2003年引进后，对不明原因的消化道出血的病因确诊率达91.3%。

3）血管造影检查：适合不明原因的小肠活动性出血以及胶囊内镜和/或小肠镜未发现出血病灶。血管造影对55%～75%大出血的患者可确定其出血部位，但对其出血速度＞0.5ml/min方有诊断价值。此外，可发现出血间歇期的血管畸形和小肠肿瘤。血管造影下尚可进行血管栓塞止血治疗。

4）其他：①放射性核素显像：对有活动性出血者亦可行^{99m}Tc标记红细胞核素扫描，以明确出血部位，但应用较少。②术中内镜和手术探查：经过上述检查仍不能诊断或在没有小肠镜或胶囊内镜的医院且患者有活动性出血，应用术中内镜，仍不失为一种有效的检查方法。术中内镜是指开腹手术时对小肠进行内镜检查，通常用胃镜或结肠镜多从肠管切口进镜，结合术前的胃镜或结肠镜检查，可使小肠出血的检出率提高到93%～100%。

（朱　权　任　旭）

177. 何谓不明原因消化道出血？如何诊断？

不明原因消化道出血（obscure gastrointestinal bleeding，OGIB）指经常规内镜检查（包括胃镜和肠镜）不能明确病因的持续或反复发作的出血。OGIB占消化道出血的3%～5%，可以分为不明原因的隐性出血及显性出血，前者表现为反复发作的缺铁性贫血和/或粪隐血试验阳性，后者表现为呕血和/或便血等肉眼可见的出血。在OGIB中，约75%的病变主要位于小肠。诊断方法有内镜下诊断及影像学诊断。

（1）内镜下诊断方法

1）重复胃镜及肠镜检查：在初次检查为阴性的患者中，复查胃镜和结肠镜后可提高阳性发现率，多数专家推荐在小肠检查前可先评估患者以前的胃肠镜检查结果，判断检查结果的准确性，必要时重复胃镜或结肠镜检查。常见的漏诊病变有Cameron糜烂（胃黏膜皱襞脊上的线形糜烂）、血管畸形、异常新生物（息肉或肿瘤等）等。出现漏诊的常见原因为：①内镜医师的操作及认知水平。②初次胃肠镜检查的时机。一般认为，出血后48小时内的内镜检查可以增加出血病灶的发现率。③病灶的大小、部位以及病灶是否存在活动性出血或是否被覆盖。④机体的状态或药物的影响。

2）胶囊内镜（CE）：胶囊内镜以其非侵入性、患者易耐受、检查过程中活动不受限、安全性高、基本可以完成全小肠的检查、诊断率较高等一系列优势已逐渐成为小肠疾病的一线检查手段和OGIB诊断的主要方法。胶囊内镜检出OGIB前3位的病因为血管性病变（以血管畸形最常见）、炎症性病变（以小肠糜烂与溃疡最常见）、肿瘤性病变（以间质瘤最常见）。CE对OGIB的诊断率为59.4%～80%。有研究指出，诊断阳性率及检出率的差异主要与以下因素有关：①检查时机：在出血2周内行CE检查的检出率要明显高于出血2周后行CE检查的检出率。但在活动性出血时应禁止行该检查，肠道内的积血会遮挡视野，影响CE对病灶的观察，从而影响诊断的准确性。②出血量：中-重度出血小肠疾病的检出率高于轻度小肠出血的检出率。③缺乏CE图像的判读标准等。④大部分CE在工作时间内能够拍摄到回盲瓣或者结肠，即完成全小肠检查，但少数CE在这一时间内无法到达回盲瓣，不能对全小肠进行拍摄。

3）小肠镜（DBE/SBE）：小肠镜的临床应用在小肠疾病的诊断和治疗中的价值日益得到广泛认可。小肠镜对OGIB病因的诊断率为60%～80%。小肠镜检查出OGIB的最常见前3位病因为血管性病变、溃疡、肿瘤。DBE虽为侵入性检查，费时、费力、费用高、对操作技术要求高。但由于DBE的可控制性、反复观察性、可行镜下活检及治疗、安全性好等突出特点，是目前小肠疾病诊疗的理想方法。

（2）影像学诊断方法

1）CT/MRI小肠成像（CTE/MRE）：①CTE不但能发现肠道外的病变，还能准确反映肠壁的异常情况，对OGIB的诊断率为40%。CTE对于血管性病变和溃疡等黏膜性病变的诊断不敏感，但对于肿瘤等诊断较敏感。在肿瘤性病变中，CTE能更全面地显示肿瘤与肠壁之间的关系、肠周侵犯及淋巴结转移情况。MRE中，肠道准备起到非常重要的决定作用，要求充分扩张、小肠清洁、扫描时期相对静止等。②MRE的优势在于可以获得多平面、多参数的图像，无辐射暴露，必要时可获得动态的MRI影像，有助于评价肠道运动和肠道的延展性。

2）多排螺旋CT（MSCT）：MSCT作为非侵入性检查，易被患者接受，适用于不能耐受内镜检查、内镜检查失败者或作为急性OGIB的筛查。

3）血管造影（DSA）：DSA是一项有创检查，尤其适用于活动性出血的患者。消化道出血速度0.5ml/min以上时诊断阳性率为50%～72%。DSA可确定消化道出血的部位和原因，尤其是对于胃肠道血管病变，可达到确诊的目的。DSA除了定位准确，还可给予立即治疗（栓塞等），给进一步手术治疗定位等。

4）核素扫描：显示出血的征象，出血量0.05～0.12ml/min的活动性出血灶即可被发现。

（3）外科手术及术中内镜检查：对仍未能明确诊断又有活动性大出血者，病情紧急可考虑剖腹探查，可在术中结合内镜检查，明确出血部位。

（徐洪雨）

 178. 何谓胃肠道血管畸形？发病机制如何？为什么老年人发病率高？

（1）胃肠道血管畸形：指胃肠道血管的结构畸形。可累及静脉、动脉或毛细血管，占消化道出血的3%～6%，占老年人不明原因消化道出血的20%～30%。最常见的为血管发育不良和门静脉高压性胃病，其次为Dieulafoy病变，胃窦血管扩张等血管畸形罕见。本症多见于成年人或老年人，其中70岁以上者占绝大多数。病变可累及全消化道，但以下消化道为主，约80%病变位于右半结肠，15%生于胃和小肠。胃肠道血管发育不良内镜表现为单发或多发的平坦红斑状或蜘蛛样，表面可见扩张的毛细血管，通常5～10mm大小。

（2）发病机制：病因和发病机制尚未完全阐明。

1）胃肠道黏膜下层的终末动脉畸形：有研究认为与血管持续恒径现象有关，即血管从浆膜层到黏膜下层、黏膜层，其管径一直不减小，甚至呈锐角进入黏膜层，这必然导致病变处血液交换障碍，相对粗大血管的表面黏膜由于缺少细小分支和毛细血管供血而易产生缺血、坏死，暴露的血管更易受到机械性损伤或消化液的侵蚀损伤，引起出血。又称恒径动脉出血，即Dieulafoy病变。

2）胃肠道血管发育不良：患者年龄多为60岁以上，30岁以下者少见。慢性心肺功能不全、主动脉瓣狭窄和慢性肾衰竭等患者的肠道血管畸形发病率明显升高。发病机制尚不十分清楚，一般认为此病为慢性、间断性黏膜下静脉轻度阻塞导致的退行性病变。因为老年人多见，尤其多见于结肠血管畸形，推测其与黏膜下静脉随年龄增长而发生的退行性变有关。肠壁黏膜下静脉进入肌层时，膜下小静脉受肌肉收缩阻力的影响，血流呈间断性和低程度阻塞，渐致黏膜下层静脉血管扩张。随静脉流出阻力上升，相继累及黏膜、黏膜下小静脉、毛细血管和小动脉系统扩张和迂曲。毛细血管前括约肌失去功能，最终形成小动脉-静脉瘘交通，成为大出血的病理基础。根据Laplace定律，在一定腔内压情况下，肠壁张力与肠腔直径成正比。由于右半结肠肠腔相对较大，该处肠壁张力也较强，较易引起肠黏膜下静脉间断和部分受阻，所以结肠血管畸形多见于右半结肠。

（徐洪雨　任　旭）

179. 炎症性肠病患者合并的机会性感染有哪些？如何确定或处理？

（1）机会性感染定义：是指对健康人体致病能力有限或无致病能力的微生物，当疾病（如艾滋病）或治疗因素诱发机体免疫功能低下时，则可致病而引发感染。就是说机体免疫功能下降后，我们体内的一些非致病微生物，由于抵抗力降低而具有致病性了。

（2）炎症性肠病（IBD）机会性感染的风险：此病为原因不明的肠道非特异性炎症，包括克罗恩病（CD）和溃疡性结肠炎（UC）。IBD是临床常见病，反复发作的肠道溃疡和炎症、腹泻、便血等患者常有营养不良，应用糖皮质激素或免疫抑制剂治疗可使患者的免疫功能降低，IBD患者更容易发生免疫受损从而继发机会性感染，成为机会性感染的高风险人群。合并机会性感染微生物包括病毒、细菌、真菌、寄生虫等，积极预防、早期诊断和及时控制机会性感染，认为是改善IBD预后的前提。IBD合并机会性感染情况如下。

1）巨细胞病毒感染：见第180问。IBD合并巨细胞病毒结肠炎患者抗病毒治疗建议3～6周。免疫抑制剂酌情减量或停药。

2）EB病毒（EBV）感染：EBV又称疱疹病毒Ⅳ型，是一种嗜人类淋巴细胞的疱疹病毒。研究显示IBD发生淋巴瘤与感染EBV有关，尤其是接受巯基嘌呤治疗的患者。用免疫抑制剂过程中如果出现活动性EBV感染，建议停用免疫抑制剂。停用免疫抑制剂后，EBV相关淋巴增殖性疾病通常可缓解。

3）合并病毒性肝炎：①所有IBD患者均应筛查乙型肝炎病毒（HBV）标志物，并对HBsAg、抗-HBc和HBeAg阳性检测和HBV DNA。国外报道用激素或类克治疗IBD导致HBV激活。②对于HBsAg阳性IBD患者，若拟进行免疫抑制剂治疗，不论HBV DNA水平高低，均需预防性使用抗病毒治疗，推荐用耐药率低且强效的恩替卡韦或替诺福韦。应在糖皮质激素、免疫抑制剂治疗前1～2周开始，持续至免疫抑制治疗停止后至少12个月。③IBD患者丙型肝炎病毒（HCV）感染率为0.42%，与非IBD发生率相仿。HCV不是免疫抑制治疗的绝对禁忌证，但可能增加HCV再次活动风险；抗HCV治疗推荐用小分子直接抗病毒药物（DAA）。

4）细菌感染：用免疫抑制剂可能导致患者免疫力下降，容易合并细菌感染。若合并细菌感染应减量或停免疫抑制剂，并应用敏感抗生素治疗。但合并难辨梭状芽胞杆菌感染首选甲硝唑，无效者用万古霉素治疗。

5）结核分枝杆菌感染：①抗肿瘤坏死因子（TNF）制剂治疗可致潜伏结核感染（LTBI）再激活，或导致结核感染机会增加，抗TNF制剂和糖皮质激素治疗前须常规筛查结核。②对LTBI的IBD患者，在抗TNF制剂、糖皮质激素（相当于泼尼松≥15mg/d）治疗前建议给予1～2种结核杀菌药治疗3周，抗TNF制剂或糖皮质激素治疗中继续用抗结核治疗方案6个月（异烟肼0.3g/d，利福平0.45g/d）。③一且诊断活动性结核，应立即开始规范抗结核治疗，并停用抗TNF制剂和免疫抑制剂，糖皮质激素是否继续应用或减量则需权衡利弊。抗结核治疗2～3个月，如IBD需要治疗，且结核指标改善，可用生物制剂治疗。

6）真菌感染：①真菌是人类胃肠道的常驻菌，对肠道稳态起重要作用，在IBD发病中的作用尚不明确，可成为IBD患者真菌感染的条件致病原。②IBD患者一旦合并侵袭性真菌感染，原则上需要停止使用对人体免疫功能具有抑制作用的药物，并及时启动抗真菌治疗。

7）IBD患者疫苗应用：①减毒活疫苗在IBD患者行免疫抑制剂治疗时是禁忌。②IBD患者如果抗-HBs和抗-HBc均阴性，可接受IBD药物治疗，同时建议接种HBV疫苗。

（王 玺 任 旭）

180. 炎症性肠病合并巨细胞病毒感染有何表现？巨细胞病毒结肠炎如何诊断？

近年来国内炎症性肠病（IBD）发病率逐渐升高。IBD的发生证实与遗传、免疫、环境、微生物等有关，有研究报道相关病原微生物可能参与了IBD的发生。巨细胞病毒（cytomegalovirus，CMV）属疱疹病毒科β属双链DNA病毒，1961年Powell等首先报道重症溃疡性结肠炎（UC）患者合并CMV感染。

（1）IBD患者出现下列情况应考虑CMV感染：①出现系统症状和体征，如高热、呼吸困难、淋巴结疾病或者脾肿大。②激素治疗无反应。③使用免疫抑制剂后出现短暂的症状改善，之后临床症状进一步恶化。

（2）临床表现：胃肠道CMV感染可发生在任何部位，从口腔到直肠，通常形成黏膜溃疡伴随出血。CMV结肠炎可引起腹泻、便血、里急后重、腹痛，并常伴发热、不适、食欲减退和体重下降。CMV阳性IBD患者比CMV阴性的IBD患者更多见发热、颈部淋巴结肿大、脾大、白细胞计数减少、血小板计数减少和全结肠炎。

（3）CMV血清特异性抗体检测：巨细胞病毒IgM于感染2周内升高，可维持3个月～2年，其用于诊断CMV近期感染的敏感性可达100%，特异性达98.6%。

（4）CMV活动性感染：巨细胞病毒IgM抗体阳性和/或CMV pp65抗原血症（每150000个白细胞中CMV阳性细胞数≥1）和/或血浆CMV DNA实时定量聚合酶链反应（qPCR）检测阳性，提示CMV活动性感染。

（5）结肠镜表现：广泛黏膜脱失、深凿样溃疡、纵行溃疡、鹅卵石样改变、不规则溃疡等特殊的内镜表现提示CMV结肠炎，应行活检并鉴别诊断。Suzuki等分型纵行溃疡对于预测CMV结肠炎的敏感性达100%，特异性为95%。

（6）CMV结肠炎的诊断：临床表现、结肠镜表现可供诊断参考，有以下5项中任意1项即可确诊。①结肠黏膜组织HE染色病毒包涵体阳性伴CMV抗体免疫组化染色（IHC）阳性可确定诊断。但HE染色敏感性低，早期诊断价值有限。②若观察到巨细胞（25～35μm）、核内包涵体（8～10μm）、核周晕圈，即"猫头鹰眼"亦可诊断CMV结肠炎。CMV包涵体多在溃疡周边肉芽组织或溃疡深部，此部位活检更易发现CMV感染。③CMV抗体IHC阳性。敏感性高（78%～93%），为CMV结肠炎诊断的金标准。④巨细胞病毒DNA检测：结肠黏膜组织巨细胞病毒DNA qPCR阳性。结肠黏膜组织qPCR检测巨细胞病毒DNA被认为是敏感性最高的方法，敏感性和特异性分别为92.0%～96.7%和93.0%～98.7%。⑤血清特异性抗体检测或血浆qPCR检测CMV DNA阳性。

（王 玺 任 旭）

181. 炎症性肠病患者营养不良的原因有哪些？后果是什么？

（1）炎症性肠病（IBD）营养不良的原因：①营养物质摄入减少：研究发现IBD门诊患者的营养不

良发生率为16%。a.主动限制食物、饥饿感降低、饮食味道感降低，摄入量减少可能会导致其营养状况恶化；b.IBD患者可能出现食欲减退，摄入减少。食欲减退可能与细胞因子如白介素1和肿瘤坏死因子水平的增加或使用甲硝唑治疗，或锌、铜、镍缺乏也会引起味觉变化有关。②吸收不良：肠壁浸润性病变可导致吸收不良综合征。约1/3克罗恩病（CD）患者的炎症波及小肠，广泛小肠炎症可引起吸收不良，表现为腹泻或脂肪泻。胆盐缺乏影响脂肪和脂溶性维生素的吸收；克罗恩病小肠狭窄，或因其回盲部或右半结肠切除术后，

回盲瓣丧失，结肠细菌逆行入末端回肠会引起小肠细菌过度生长，或盲袢综合征，从而引起吸收不良。③营养素丢失增加：血浆蛋白质经肠道大量渗出性丢失导致蛋白丢失性肠病，蛋白质丢失的程度与疾病严重程度有关。④药物的影响：用于IBD的药物会引起营养缺乏的发生。由于柳氮磺吡啶（SASP）竞争性抑制空肠叶酸结合酶而使叶酸吸收不良；皮质激素能抑制小肠钙的吸收和增加尿钙的排泄；考来烯酸能引起钙、脂肪和脂溶性维生素的缺乏。⑤IBD患者往往处于分解代谢状态，出现负氮平衡。

（2）不良后果：营养素缺乏会影响IBD的预后，①部分IBD患者可引起蛋白丢失性肠病、小肠细菌过度生长及吸收不良综合征，出现慢性腹泻或脂肪泻，导致低蛋白血症、全身水肿、多种脂溶性维生素缺乏症、贫血和体重减轻，尚可导致免疫功能缺陷。②蛋白质－能量营养不良会导致儿童生长发育延缓，青春发育期前就患上炎症性肠病会导致青少年生长发育不良。③缺铁性贫血：贫血是IBD最常见的肠外表现，主要原因为失血、吸收不良、饮食限制和小肠功能障碍，近期荟萃分析显示57%的IBD有缺铁性贫血。④维生素缺乏：多种脂溶性维生素缺乏：维生素D缺乏的CD患者中会产生代谢性骨病；维生素B_{12}缺乏发生贫血；维生素A、维生素C和维生素E是重要的抗氧化营养素，这些维生素缺乏会增加疾病活动期以及致癌作用增强。⑤微量元素缺乏：硒充当谷胱甘肽过氧化物酶的辅因子以防止细胞免受自由基的损伤，严重硒缺乏和IBD患者潜在性死亡间有相关性。锌和铜是超氧化物歧化酶的辅因子，能保护细胞免受自由基损害。锌缺乏能抑制伤口愈合，可能为CD瘘管经久不闭合的原因。⑥女性营养不良体内的激素水平产生影响，往往导致月经不规则甚至闭经。

（王　玺　任　旭）

182. 炎症性肠病患者如何进行营养支持治疗？

（1）营养支持治疗原则：营养支持治疗的途径包括肠内营养（EN）以及肠外营养（PN），两者各有利弊，但总的应遵循"只要肠道有功能，就用肠道；如果部分肠道有功能，就用这部分肠道；如果部分肠道有部分功能也要用这部分肠功能"的原则，首选EN，包括经口和经导管输入两种，其中经导管输入包括鼻胃管、鼻十二指肠管、鼻空肠管及鼻空肠造瘘管。

（2）EN适应证：营养支持治疗用于诱导活动期CD缓解时推荐采用单一肠内营养（EEN），其诱导缓解率高于部分肠内营养（PEN），其中儿童及青少年推荐疗程为6～12周，成人为4～6周。使用EN维持CD缓解时，可采用EEN或PEN，为提高患者的依从性，可采用PEN维持缓解，病情活动时转为EEN，其中PEN的推荐量为每日总能量需求的50%以上。

（3）肠内营养配方：EEN的依从性是一个难题，患者的宣教及管饲可增加依从性。此外，近期的研究表明每日热量需要量80%～90%由EN提供可能可达到与EEN类似的效果，EN的3类配方（整蛋白配方、短肽配方及要素膳配方）在进行营养支持治疗时疗效并无明显差异，但应根据患者情况个体化选择不同制剂。对于肠功能不全的患者推荐短肽或要素膳配方，而IBD的活动期应控制膳食纤维的摄入。对于EN的成分研究表明，低脂制剂能提高EN诱导CD缓解的效果，但长期限制脂肪摄入可能导致必需脂肪酸缺乏，Ω-3不饱和脂肪酸能降低活动期UC的内镜及组织学评分，具有激素节省效应，并可提高临床缓解率，但没有足够证据证实鱼油能维持UC或CD缓解，益生菌诱导及维持贮袋炎缓解的效果确切，联合应用益生菌和益生元可能对UC和CD有益。

（4）需要注意的问题：EEN供给量低于每日总能量需求的60%且持续3天以上时，应补充PN。PN

的途径首选周围静脉向中心静脉置管，其并发症相对较少。只有预计使用PN时间较短（10～14天）和PN的渗透压≤850mOsm/L时方可采用周围静脉输注，并应警惕血栓性静脉炎的发生。

（王　玺）

183. 炎症性肠病女性患者妊娠、育儿时应注意哪些问题？

（1）炎症性肠病（IBD）女性患者怀孕生子：怀孕对患者病情的影响以及妊娠末期和哺乳期使用激素安全性等问题通常为患者所关注。众多研究探讨了IBD（克罗恩病、溃疡性结肠炎）患者对怀孕、分娩和婴儿健康的影响，结果显示大约85%的IBD妇女妊娠过程正常，无并发症发生；胎儿先天性畸形的发病率约1%，流产的风险并未增加，上述这些情况与健康妇女妊娠时几乎无差别。

（2）应注意或存在的问题

1）报道与妊娠有关的并发症和对婴儿健康产生影响的发生率大约是15%。

2）来自欧洲与美国的资料显示：妊娠期间IBD的活动性增加，会对妊娠产生不利影响，且与并发症的升高有关。所以应选择IBD的非活动期妊娠或病情轻微时妊娠，如果受孕发生在疾病活动期，流产、早产和其他妊娠并发症的概率会明显增加（近50%）。

3）如果有妊娠计划，一定要对当时疾病的状态做评估，对一个人炎症性肠病的病史做回顾，预计妊娠时妊娠期的疾病状态是否会干扰妊娠（在IBD的静止期妊娠是最理想的），避免不必要的风险，使母子平安。

4）通常IBD患者使用激素（泼尼松、泼尼松龙、氢化可的松）并不增加流产和新生儿畸形。但妊娠末期或哺乳期服用高剂量皮质激素对胎儿有影响。①妊娠末期可导致胎儿肾上腺皮质激素生成减少，导致出生后循环中激素水平降低、情感淡漠、活动性差。②分娩后如果是母乳喂养，皮质激素可以经由乳汁进入婴儿体内，婴儿由哺乳所摄入的糖皮质激素会导致婴儿肾上腺皮质抑制。所以，如果母亲在妊娠末期服用了高剂量皮质激素，分娩后应由经验丰富的新生儿专家对新生儿进行密切监测。必要时婴儿可接受皮质激素替代疗法，直至肾上腺能够产生足够的皮质激素。然而这两种情况都不会产生持久的损害。一旦停用皮质激素，婴儿肾上腺功能恢复，即可生成正常水平的糖皮质激素。

5）沙利度胺对成人难治性克罗恩病有效，但有致畸作用，妊娠者禁用。

（杨幼林　王　玺　任　旭）

184. 妊娠期IBD复燃的患者如何治疗？

妊娠期炎症性肠病（IBD）：复燃与疾病活动度密切相关，即怀孕时处于疾病静止期，而妊娠期间复发或怀孕时处于疾病活动期而妊娠期间加重，最易发生在妊娠最初3个月和产后。对于少数妊娠期IBD复燃并需住院治疗的患者中，83%需要药物治疗以达到临床缓解，而17%的患者需行结肠切除术。故药物及手术治疗的安全性及有效性是IBD孕妇及医生最关心的问题。

（1）药物治疗

1）5-氨基水杨酸（5-ASA）：在计划妊娠并且应用含邻苯二甲酸二丁酯（DBP）的5-ASA制剂的溃疡性结肠炎（UC）女性患者中，因DBP有抑制胎儿的生长并影响神经发育的不良作用，故不推荐孕期应用。对于已经应用含DBP的5-ASA药物治疗的妊娠3个月的患者更换治疗方案不会增加畸胎的风险。在经口和/或直肠应用5-ASA维持治疗的妊娠IBD女性患者中，推荐在整个妊娠期间继续5-ASA治疗；其间出现轻、中度疾病突然加重的UC患者，推荐经口和直肠5-ASA联合治疗。

2）氨甲蝶呤（MTX）：计划妊娠的IBD患者，推荐至少在受孕前3个月停用MTX，以使致畸风险最小化。若在应用MTX期间怀孕，应立即停用MTX并转诊至妇产科就诊。大量研究表明MTX拮抗胎儿对叶酸的利用，易造成流产、畸胎、新生儿心血管及神经系统发育异常、唇腭裂等妊娠不良结局。

3）硫唑嘌呤（AZA）：AZA类药物维持治疗的妊娠IBD患者可继续用AZA类药物治疗。众多研究证实 AZA 不会增加先天畸形等不良妊娠结局，且不会影响胎儿发育及免疫功能，但停药后复发或处于疾病活动期会增加早产发生率。

4）抗肿瘤坏死因子（抗-TNF）：抗-TNF 维持治疗的妊娠 IBD 患者，可继续该治疗；但对有可停用抗-TNF 的依据时，为使胎儿暴露最小化，建议妊娠22～24周应用最后一次抗-TNF 治疗。临床上抗-TNF 药物主要包括英夫利昔单抗（infliximab，IFX）、阿达木单抗（adalimumab，ADA）及赛妥珠单抗（certolizumab，CZP），IFX 和 ADA 属于免疫球蛋白（IgG1）多克隆抗体，可通过胎盘主动转运，且在孕中期逐渐升高至孕晚期达峰值，而 CZP 属于 IgG1 的 Fc1 蛋白片段，仅少量通过胎盘主动转运，故若 IBD 处于静止期可于孕晚期结束该治疗。

5）糖皮质激素：在 5-ASA 或 AZA 类药物维持治疗期间出现疾病突然加重的妊娠 IBD 患者，可用糖皮质激素或抗-TNF 治疗以诱导症状缓解。而糖皮质激素耐药者，推荐抗-TNF 治疗以诱导症状缓解。孕早期应用糖皮质激素治疗不会增加先天畸形的发生率，但会增加子痫前期及早产等风险。报道孕晚期应用糖皮质激素可导致新生儿肾上腺皮质抑制，故在孕晚期应避免大量应用。

6）其他药物：合并肛周脓肿需抗生素治疗的妊娠 CD 患者，建议用甲硝唑和/或环丙沙星治疗，但仅适合在孕中期应用。阿莫西林-克拉维酸不会导致妊娠不良结局，故可作为一个安全的选择。因需住院治疗的妊娠 IBD 患者，推荐在院期间应用抗凝药预防血栓。

（2）手术治疗：在妊娠期间 IBD 患者若出现无法控制的出血、梗阻、穿孔、中毒性巨结肠及腹腔脓肿等并发症时，不应单纯考虑妊娠，应积极行急诊手术。有报道称虽然急诊肛周病变及肠段切除会增加早产及低体重儿的风险，但拒绝急诊手术会导致更加严重的后果。对于已接受回肠储袋-肛管吻合术（IPAA）的妊娠 IBD 患者及伴有活动性肛周疾病的妊娠 CD 患者，为了保证肛门括约肌的完整性及避免顺产时引导撕裂或侧切导致感染，建议行剖宫产手术。

（王　玺）

185. 溃疡性结肠炎有哪些并发症？

溃疡性结肠炎（UC）：是一种病因尚不十分清楚的结肠和直肠慢性非特异性炎症性疾病，病变局限于大肠黏膜及黏膜下层。病变多位于乙状结肠和直肠，也可延伸至降结肠，甚至整个结肠。病程漫长，常反复发作。本病见于任何年龄，但20～30岁最多见。并发症包括如下几个方面。

（1）胃肠道并发症（多见于重型和暴发型病例）

1）中毒性巨结肠：由于炎症波及结肠肌层及肌间神经丛，以致肠壁张力降低，呈节段麻痹，肠内容物和气体大量积聚，从而引起急性结肠扩张、肠壁菲薄，多累及乙状结肠或横结肠。在急性活动期发生，发生率2%～10%。诱因有低血钾、钡剂灌肠、使用抗胆碱能药物地芬诺酯或阿片类药物可待因等。临床表现为病情迅速恶化，中毒症状明显，伴腹胀、压痛、反跳痛、肠鸣音减弱或消失以及白细胞计数增多。X线腹部平片可见肠腔加宽、结肠袋消失等，易并发肠穿孔。

2）肠穿孔：发生率3%左右，多在中毒性巨结肠扩张基础上发生，引起弥漫性腹膜炎，出现膈下游离气体。

3）下消化道大出血：出血量大而且要输血治疗，其发生率1.1%～4.0%。除因溃疡累及血管外，低凝血酶原血症亦是重要原因，治疗时应注意纠正。

4）息肉：并发率为9.7%～33%。可分为黏膜下垂型、炎性息肉型、腺瘤样息肉型。好发部位有人认为降结肠和乙状结肠最多，向上依次减少。可随炎症的痊愈而消失，随溃疡的形成而破坏，长期存留或癌变。据文献最近报告溃结发生大肠癌为常人的4倍。

5）上皮内瘤变和癌变：多见于病变累及全结肠，幼年起病和病史超过10年者，其癌变发生率约5%。病理学检查应注意隐窝上皮异型增生（上皮内瘤变）。蒙特利尔 E3 型起病8～10年结肠镜检查后，隔年结肠镜复查，20年后每年复查结肠镜，E2 型则从起病15年开始隔年肠镜复查，E1 型不需肠镜监测。

6）其他：结肠狭窄、肛旁脓肿及瘘管占3%～4%。并发小肠炎时，病变主要是回肠远端，表现脐周或右下腹痛、水样便及脂肪便，使病人全身衰竭加速。

（2）肠外表现（与自身免疫反应有关的并发症）

1）关节炎：溃疡性结肠炎并发关节炎，主要包括外周关节炎、脊柱关节。发生率在国外报道较高（11.5%左右），国内较低（5.26%），其特点是多在肠炎病变阶段并发。以大关节受累较多见，且常为单个关节病变，关节肿胀，滑膜积液，而骨关节无损害。无风湿病血清学方面的改变。且常与眼部及皮肤特异性并发症同时存在。

2）皮肤黏膜病变：主要包括口腔溃疡、结节性红斑和坏疽性脓皮病。结节性红斑较为多见，发生率为4.7%～6.2%。其他如多发性脓肿、坏疽性脓皮病、多形红斑等。口腔黏膜顽固性溃疡亦不少见。有时为鹅口疮，治疗效果不佳。

3）眼部病变：如虹膜炎、巩膜炎、葡萄膜炎等。发病率5%～10%。

4）肝胆疾病或血栓栓塞性疾病：如脂肪肝、原发性硬化性胆管炎、胆石症等。

（3）其他表现：有贫血、低蛋白血症、水电解质紊乱、肝损害、肾损害、心肌炎、闭塞性血管炎、胰腺萎缩及内分泌障碍、骶髂关节炎、强直性脊柱炎和原发性硬化性胆管炎等。

（王明俊 王玺 任旭）

186. 何谓难治性远端溃疡性结肠炎？如何治疗？

溃疡性结肠炎（ulcerative colitis，UC）是一种病因未明，以结肠直肠黏膜弥漫性炎症损害为特征的慢性非特异性肠道炎性疾病。病变仅累及直肠或直乙状结肠，称为远端溃疡性结肠炎（distal ulcerative colitis，DUC），在我国占UC的41.2%。

（1）难治性远端溃疡性结肠炎（refractory distal ulcerative colitis，RDUC）：是指DUC采用口服氨基水杨酸制剂和局部应用糖皮质激素类药物治疗反应不佳，或停激素后疾病复发且再次治疗无效，或激素停药后症状改善持续时间有限或治疗过程中病变向近端发展。限于直肠的溃疡性炎症治疗不佳者又称为难治性直肠炎（refractory proctitis）。随着UC的发病率升高，出现对常规治疗反应差或者无反应的患者即RDUC亦增加。激素抵抗和激素依赖是定义难治性的两个主要的要素，可能与巨细胞病毒（CMV）感染、基因异常（易感基因、基因突变以及异常调节因子等）以及糖皮质激素受体（glucocorticoid receptor，GR）功能紊乱等因素有关。

（2）治疗：难治性远端溃疡性结肠炎应用免疫抑制剂、生物制剂等治疗或者借助干细胞移植、高压氧等非药物治疗其临床症状可能得到缓解。

1）活动性DUC的初始治疗，口服氨基水杨酸制剂和局部应用糖皮质激素。美沙拉嗪可以防止溃疡性直肠炎黏膜的炎症向近端进展。有研究报道局部应用美沙啦嗪（5-氨基水杨酸，5-ASA）可以提高肠道黏膜5-ASA浓度，美沙拉嗪是柳氮磺胺吡啶（SASP）治疗溃疡性结肠炎的活性成分。将口服和局部5-ASA剂量加倍可使组织5-ASA浓度增加100倍，其复发率降为10%。对难治性远端结肠炎患者应着力于提高肠黏膜5-ASA浓度，通过增加5-ASA剂量和给药方式提高治疗效果。

2）免疫抑制剂：激素治疗无效或依赖患者可考虑加用免疫抑制剂。巯嘌呤类药物是难治性DUC治疗中最为常用的免疫抑制剂，尤其是硫唑嘌呤和6-巯基嘌呤。虽然硫唑嘌呤治疗有效，然而易发生不良反应，最主要为骨髓抑制，尤其是与氨基水杨酸联合应用时，会增加其发生。近年来应用环孢素A，同样的问题是有效，但有毒副作用，尤其是肾毒性。我国的数据显示：低剂量硫唑嘌呤（每天1.23±0.34mg/kg）对难治性UC患者有较好的疗效和安全性。

3）生物制剂：临床应用最广的是抗肿瘤坏死因子α（抗TNF-α）单克隆抗体，包括英夫利昔单抗（Infliximab，IFX）即类克等。2012年IBD诊断与治疗共识意见推荐IFX应用于激素及免疫抑制剂治疗无效或激素依赖或不能耐受的中重度UC患者的诱导缓解及维持治疗，以利于改善患者预后。

4）抗病毒：对于激素难治性DUC或症状恶化者，应考虑合并巨细胞病毒（CMV）感染，确诊（见第180问）后行抗CMV治疗可诱导缓解。

5）干细胞移植：间充质干细胞（MSCs）移植正成为治疗难治性UC的热点。据意大利报道利用干细胞治疗IBD，连续向肠管内注射MSCs，结果10例中7例获得临床缓解，余3例的炎症活动指数显著降低。国内报道从脐带血提取干细胞，治疗11例激素抵抗型UC患者，结果症状缓解，达到黏膜愈合，激素逐渐减量，最终停药。

6）粪菌移植和高压氧：对难治性UC有一定疗效，认为有临床应用和推广的价值。高压氧能抑制厌氧菌、加强巨噬细胞及抗生素杀菌的作用，并且能刺激新生血管的形成和恢复受损黏膜的作用。沙利度胺：适用于难治性UC的治疗，但由于国内外均为小样本临床研究，故不作为首选治疗药物。

7）手术治疗：需要外科手术治疗的病例较少，要严格掌握适应证。若出现无法控制的出血、梗阻、穿孔、中毒性巨结肠及腹腔脓肿等并发症时，应积极行手术治疗。

（王　玺　任　旭）

187. 溃疡性结肠炎与克罗恩病如何鉴别?

炎症性肠病（IBD）需要与许多肠道疾病鉴别，如与肠结核、肠道白塞病等，有时鉴别很难。溃疡性结肠炎与克罗恩病之间区别根据临床表现、内镜和病理组织学特征并不难，鉴别见表3-1和表3-2。

表3-1　溃疡性结肠炎与克罗恩病的鉴别要点

项　目	溃疡性结肠炎	克罗恩病
起病	缓渐或突然	缓渐、隐匿
症状	脓血便多见	有腹泻，但脓血便较少见
病程	反复再发、缓解或慢性持续性	缓慢进行性
发病部位	常从直肠开始向近端结肠发展	发生于结肠或小肠，或同时受累，可全消化道
病变分布	病变呈连续性	呈节段性或跳跃式分布*
病变深度	肠壁浅层（黏膜和黏膜下层）	肠壁全层（全壁炎）*
直肠受累	绝大多数	少见
末端回肠受累	偶见	多见
腹部肿块	罕见	见于10%～30%
肛周病变	罕见	屡见、较多*
裂沟、瘘管	罕见	屡见、较多*
肠腔狭窄	少见，中心性	多见，偏心性
内镜表现	溃疡浅，黏膜弥漫性充血水肿、颗粒状，脆性增加	纵行溃疡、卵石样外观* 病变间黏膜外观正常（非弥漫性）
活组织检查特征	固有膜全层弥漫性炎症、隐窝脓肿、隐窝结构明显异常、杯状细胞减少	裂隙状溃疡、非干酪性肉芽肿* 黏膜下层淋巴细胞聚集

注：*为克罗恩病诊断要点（世界卫生组织推荐的克罗恩病诊断标准）；裂沟（裂隙状溃疡，fissures）；非干酪样肉芽肿（包括淋巴结）；纵行溃疡：融合的纵行线性溃疡。

表3-2　溃疡性结肠炎和克罗恩病的鉴别

项　目	溃疡性结肠炎	克罗恩病
症状	脓血便多见	有腹泻但脓血便较少见
病变分布	病变连续	呈节段性
直肠受累	绝大多数受累	少见
肠腔狭窄	少见，中心性	多见，偏心性
内镜表现	溃疡浅，黏膜弥漫性充血水肿、颗粒状，脆性增加	纵行溃疡　卵石样外观 病变间黏膜外观正常（非弥漫性）
活组织检查特征	固有膜全层弥漫性炎症、隐窝脓肿、隐窝结构明显异常、杯状细胞减少	裂隙状溃疡　非干酪性肉芽肿 黏膜下层淋巴细胞聚集

（引自炎症性肠病诊断与治疗的共识意见，2018年.）。

（王明俊　任　旭）

188. 远段溃疡性结肠炎与慢性细菌性痢疾、慢性阿米巴肠炎如何鉴别？

（1）溃疡性结肠炎（ulcerative colitis，UC）：是一种病因未明，结肠直肠黏膜慢性非特异性肠道炎性疾病。炎症可波及全结肠，常从直肠开始向近端结肠发展，对于病变局限在直肠或直肠乙状结肠者，称为远段溃疡性结肠炎（DUC）。UC表现为肠黏膜弥漫性充血、水肿、脆而易出血，糜烂及多数形状不规则，大小、深浅不同的溃疡（溃疡之间无正常黏膜），覆盖有黄白色渗出物。临床上反复发作，病程漫长，主要表现腹泻、黏液脓血便和腹痛，严重者黏液脓血便每天可达10次以上。DUC与慢性细菌性痢疾炎性病变和慢性阿米巴肠炎症状有相似之处，并且炎性病变均可累及直肠或直乙状结肠，长期均可出现肠壁增厚，肠腔狭窄，假息肉形成等，需要加以鉴别。

（2）慢性细菌性痢疾（chronic bacillary dysentery）：菌痢病情迁延不愈超过2个月以上者称为慢性细菌性痢疾。慢性菌痢主要病理变化是结肠溃疡性病变，直肠与乙状结肠受累最重，活动期所见与溃结很难区别。溃疡边缘可有息肉形成，溃疡愈合后留有瘢痕，导致肠狭窄与溃疡性结肠炎也不易鉴别。常有细菌性痢疾病史，抗菌药治疗有效，粪便多次培养可分离出痢疾杆菌（志贺菌）。应在用抗菌素之前选取大便的脓血或黏液部分做培养或结肠镜检查时采取黏液脓血培养，提高其阳性率。

（3）慢性阿米巴肠炎（chronic amebic colitis）：病变主要侵犯右侧结肠，但国内和日本报告侵犯直肠不少见，亦可累及左侧结肠。内镜检查可见直肠和乙状结肠黏膜可见大小不等的散在类圆形及不整形溃疡，溃疡表面覆有黄白色苔，边缘略突出，稍充血，即有红晕又隆起为其特征。本病溃疡与溃疡之间的黏膜正常，与远段溃疡性结肠炎不同。粪便中找到阿米巴的滋养体是重要的鉴别点，特别是在血性黏液处仔细寻找阿米巴原虫，一旦找到了活动的吞噬有红细胞的溶组织阿米巴滋养体，即可确诊。通过结肠镜采取溃疡面渗出物或溃疡边缘处刮取材料作镜检，发现滋养体机会较多。血清学检查通过ELISA、间接血凝及间接免疫荧光等检测患者血清抗体有诊断意义。抗阿米巴治疗有效。

（王明俊　任　旭）

189. 对肠结核诊断有较大价值的辅助检查或手段有哪几种？其主要征象是什么？

（1）肠结核：指结核分枝杆菌引起的肠道慢性特异性感染性疾病。肠结核随肺结核发病率减少亦在减少，但发生于无肺结核的肠结核并非少见。肠结核无特征性症状或体征，因此诊断并非易事。

（2）肠结核诊断标准（Paustian，1985）：①肠壁和肠系膜淋巴结组织浸浆行动物接种成功或培养出结核菌。②病变部病理组织学证明有结核菌。③病变部病理组织学检查，见干酪样坏死伴肉芽肿。④肠系膜淋巴结的病理学检查检出结核，切除标本证实有典型的肉眼所见。然而这一诊断标准仅适用外科手术（切除标本）。临床诊断尚需参考下述辅助检查。

1）X线钡剂造影检查主要征象：①回盲部病变处钡剂不停留，而病变的两端则有钡柱停留，即末端回肠跳跃征，又称 Stierlin 征。②双重对比造影检查，可见盲肠部位扭曲，回盲瓣可出现裂隙，回肠末端出现宽底三角形，底向盲肠，称为 Fleischner 征。③以回盲部为中心的末端回肠或升结肠 X 线显示有带状、轮状倾向的多发性溃疡、溃疡瘢痕伴发的萎缩带，肠管长轴变短缩，狭窄（特别是升结肠）和瘢痕性憩室样变形的特征性所见。

2）结肠镜检查：可直接观察到溃疡，有带状或轮状，从小糜烂直到多数融合的大溃疡，边缘不整呈锯齿状，亦可见多发性溃疡瘢痕及回盲瓣闭锁不全像（瓣口固定开放）。

3）活检：如病理学检查发现结核性肉芽肿结构中心有干酪坏死，诊断即可明确。活检抗酸杆菌染色或结核杆菌聚合酶链反应阳性有助于诊断。

4）其他辅助检查：①红细胞沉降率（血沉）测定：约90%肠结核病例血沉增快。②结核菌素试验强阳性，或结核感染T细胞斑点试验阳性，对诊断有参考价值。③血清诊断法：作为结核杆菌特殊成分索状因子（cord factor），Kashima 等用 ELISA 法测定肠结核患者血清中抗 Cord factor 抗体阳性率83%，但尚有其他交叉反应有待解决。

5）下列表现倾向肠结核诊断：①伴活动性肺结核，结核菌素试验强阳性。②结肠镜下见典型的环形溃疡，回盲瓣口固定开放。③活检见肉芽肿分布在黏膜固有层且数目多、直径大（长径＞400μm），特别是有融合，抗酸染色阳性。④活检组织结核分枝杆菌DNA检测阳性有助于肠结核诊断。

（3）鉴别诊断仍困难者可给予诊断性抗结核治疗，如果治疗2～4周症状明显改善，2～3个月后复查结肠镜，病变痊愈或明显好转，支持肠结核，可继续完成正规抗结核疗程。有手术指征者手术探查，绝大多数肠结核可在病变肠段或肠系膜淋巴结发现干酪样坏死性肉芽肿或抗酸杆菌可确诊。

（朱 权 任 旭）

190. 英夫利西单抗治疗溃疡性结肠炎疗效如何？什么情况适合应用？

溃疡性结肠炎（UC）临床上蒙特利尔分型按照病变范围分为直肠型（E1）、左半结肠型（E2）及广泛结肠型（E3），按照疾病严重程度分为轻、中、重度，根据疾病部位及严重程度可选择相应的药物治疗。治疗目标是诱导并维持临床缓解以及黏膜愈合，防治并发症，改善患者生命质量，加强对患者的长期管理。

（1）UC传统治疗方法：对于活动期轻、中度UC可选用氨基水杨酸制剂口服，如柳氮磺胺吡啶及5-氨基水杨酸（美沙拉秦），也可联合或者单独使用美沙拉秦栓剂治疗溃疡性结肠炎直肠型的患者。对于足量氨基水杨酸制剂治疗后（一般2～4周）症状控制不佳者，尤其是病变较广泛者应及时改用激素治疗，达到症状缓解后开始逐渐缓慢减量或者停药。对于激素无效或者依赖的中度UC患者，指南推荐选用硫嘌呤类药物。沙利度胺适用于难治性UC的治疗。

（2）英夫利西单抗（infliximab，IFX）：于1998年经美国食品药品监督管理局（FDA）批准，2006年5月在中国获批上市。英夫利西单抗是一种抗肿瘤坏死因子-α（TNF-α）单克隆抗体，能抑制TNF-α与受体结合，从而使TNF-α失去活性。既往英夫利西单抗的适应证包括常规治疗效果不佳的中、重度克罗恩病、瘘管性克罗恩病，以及强直性脊柱炎、类风湿关节炎及银屑病等。欧美国家使用IFX治疗UC已有14年历史了，其疗效及安全性已经得到广泛认可，2018年类克在我国获批用于治疗UC。

针对接受传统治疗效果不佳的中重度活动性UC患者，一项国际多中心、随机、双盲、安慰剂对照临床实验（药物Ⅲ期临床实验）结果显示并用IFX治疗组中获得临床缓解和黏膜愈合的患者比例高于安慰剂治疗组，获得持续疗效和持续缓解的患者比例高于安慰剂治疗组，并用IFX治疗组中能够在糖皮质激素停药的同时维持临床缓解的患者比例高于安慰剂治疗组。在中国进行的Ⅲ期临床研究也显示IFX在治疗中国中重度UC患者是安全和有效的。

（3）IFX治疗UC的适应证：适应于接受传统治疗效果不佳、不耐受或有药物禁忌的中重度活动性UC成年患者，可用于减轻症状和体征，诱导并维持临床缓解和黏膜愈合、使患者减少或者停止使用糖皮质激素。UC有如下情况者可考虑应用IFX：①中度UC激素或免疫抑制剂治疗无效，或者激素依赖或不能耐受上述药物治疗者。②重度UC患者需要转换治疗时，IFX是较为有效的挽救治疗措施。③以IFX诱导缓解后可继续应用IFX维持缓解。

（孙晓梅）

191. 克罗恩病临床和内镜检查有何表现？如何诊断？

克罗恩病（CD）：是病因不明的消化道慢性肉芽肿性炎，是炎症性肠病（IBD）的一种。病变可累及从口腔至肛门各段消化道，约半数回肠末端与邻近右侧结肠同时受累，约1/3仅累及小肠，局限在结肠约占20%，右半结肠多见。1932年Crohn首先对本病进行描述。

（1）临床表现：慢性起病、反复发作的右下腹或脐周腹痛、腹泻，可伴腹部肿块，肠瘘和肛门病变，以及发热、贫血、体重下降、发育迟缓等全身症状。CD家族史有助于诊断。全身表现及并发症：发热：较常见。营养障碍：源于慢性腹泻，表现消瘦、贫血、低蛋白血症和维生素缺乏等；肠外表现：可有口、眼、关节、皮肤、泌尿及肝胆等系统受累。

（2）肠外表现：本病可有全身多个系统损害，肠外表现与溃疡性结肠炎相似，主要见于关节炎、结节性红斑、坏疽性脓皮病、口腔黏膜溃疡、虹膜睫状体炎、葡萄膜炎、小胆管周围炎、原发性硬化性胆管炎等，偶有淀粉样变性或血栓栓塞性疾病。

（3）并发症：常见的并发症有瘘管、腹腔脓肿、肠腔狭窄和肠梗阻、肛周病变（肛周脓肿、肛周瘘管等），较少见的有消化道大出血、肠穿孔，病程长者可发生癌变。

（4）影像学检查：胃肠钡餐造影或钡剂灌肠可见多发性，节段性黏膜皱襞粗乱、匐行性或纵行溃疡、多发性狭窄、鹅卵石征及瘘管形成等，可有线样征。腹部超声、CT等检查可显示肠壁增厚，腹腔或盆腔脓肿。

（5）内镜检查：内镜下可见病变呈节段性或跳跃式分布、非对称性黏膜炎症、纵行溃疡，有时呈不规则形，溃疡周围黏膜增生，呈鹅卵石样改变，可有肠腔狭窄和肠壁僵硬等。超声内镜检查有助于确定病变范围和深度，发现腹腔内肿块或脓肿。胶囊内镜为无创性小肠检查方法，严重狭窄可能发生胶囊内镜滞留，成为禁忌，可改用小肠镜检查。活检病理学黏膜固有膜见非干酪样坏死性肉芽肿或固有膜底部和黏膜下层大量淋巴细胞聚集支持本病诊断。

（6）诊断：主要根据临床表现、X线等影像学和内镜检查综合分析。需要除外肠结核、阿米巴痢疾、耶尔森菌感染等慢性肠道感染、肠道淋巴瘤、缺血性肠炎及贝赫切特综合征等疾病。

克罗恩病诊断标准（WHO推荐）：①非连续性或节段性改变。②肠黏膜呈卵石样外观或纵行溃疡。③全壁性炎性反应改变。④非干酪性肉芽肿。⑤裂沟或瘘管。⑥肛周病变，有难治性溃疡、肛瘘或肛裂。具有①②③者为疑诊，再加上④⑤⑥3项中之任何1项可确诊。有第④项者，只要加上①②③3项中之任何两项亦可确诊。

（王　玺　任　旭）

192. 克罗恩病应与哪些常见疾病进行鉴别？

（1）肠结核：鉴别要点详见第189问和第195问。

（2）小肠淋巴瘤：原发与小肠的淋巴瘤占胃肠淋巴瘤的25%～35%。90%以上为非霍奇金淋巴瘤（NHL），包括肠病型和非肠病型T淋巴细胞淋巴瘤、弥漫性大B细胞淋巴瘤、黏膜相关淋巴组织（MALT）型结外边缘区B细胞淋巴瘤、套细胞淋巴瘤和滤泡性淋巴瘤等。以回肠末端常见，其次是空肠，后者为身体部位其他淋巴瘤等继发表现。临床表现为非特异性胃肠道症状主要有恶心、呕吐、食欲及体重下降、腹痛某些，显示不良尤为明显，呈脂肪泻，可有发热、进行性不完全性肠梗阻或肠穿孔，有时与克罗恩病鉴别有一定困难。如X线检查见小肠结肠同时受累，节段性分布，裂隙样溃疡、鹅卵石征，瘘管形成等有利于克罗恩病诊断。如X线检查见一段肠内广泛侵蚀、呈较大的指压痕或充盈缺损，超声或CT检查肠壁明显增厚、腹腔淋巴结肿大，有利于淋巴瘤的诊断。淋巴瘤比克罗恩病进展快。确诊和组织学分型依靠病理学检查，小肠镜下活检及必要时手术探查可获病理确诊。

（3）溃疡性结肠炎：鉴别要点详见本章第187问。

（4）阿米巴肠炎：结肠溃疡较深，边缘潜行，溃疡间黏膜多属正常。粪便或结肠镜取溃疡渗出物可找到溶组织阿米巴滋养体或包囊。血清抗阿米巴抗体阳性。抗阿米巴治疗有效。

（5）血吸虫病：有疫水接触史，常有肝脾大，粪便检查可发现血吸虫卵，孵化毛蚴阳性，直肠镜检查在急性期可见黏膜黄褐色颗粒，活检黏膜压片或组织病理检查发现血吸虫卵。免疫学检查亦有助于鉴别。

（6）其他：贝赫切特综合征、HIV相关肠炎、缺血性结肠炎、放射性结肠炎、耶尔森菌感染、空肠弯曲菌感染、艰难梭菌感染、巨细胞病毒（CMV）感染、NSAIDs肠病、大肠癌、嗜酸粒细胞性肠炎、以肠道病变为突出表现系统性红斑狼疮、原发性血管炎等各种感染性肠炎及应与本病鉴别。

（王　玺　任　旭）

193. 克罗恩病CT小肠成像表现有哪些？

小肠影像学检查包括全消化道钡餐、计算机断层扫描小肠成像（CTE）、磁共振小肠成像（MRE）、胶囊内镜、腹部超声检查等。小肠钡剂造影敏感性低，已被CTE或MRE代替，CTE或MRE是评估小肠炎性病变的标准影像学检查，应作为诊断克罗恩病（CD）的常规检查。该检查可反映肠壁的炎症改变、病变分布的部位和范围、狭窄的存在及其可能的性质（炎症活动性或纤维性狭窄）、肠腔外并发症，如瘘管形成、腹腔脓肿或蜂窝织炎等。CTE诊断CD的表现如下。

（1）肠壁增厚及肠腔狭窄：正常空肠直径约3cm，回肠2.5cm，回肠末端＜2.0cm。活动期CD典型的CTE表现为肠壁明显增厚（＞4mm）。CT造影可以显示增厚的肠壁呈节段性，多以系膜侧增厚为主，对侧肠壁基本正常。肠腔扩张通常提示下端有狭窄，肠狭窄的动态观察可与CTE/MRE互补，必要时可两种检查方法同用。

（2）肠壁、肠系膜及肠周血管病变：CD活动期CT表现为肠黏膜明显强化伴有肠壁分层改变，黏膜内环和浆膜外层明显强化，呈"靶症"或"双晕征"；肠系膜血管增多、扩张、扭曲，呈"木梳征"；相应系膜脂肪密度增高、模糊；肠系膜淋巴结肿大等。此表现提示肠壁炎症和肠腔周围的出血水肿，也是CD处于活动进展期的特征之一。

（3）肠外并发症的显示：当CD处于活动期时，较多出现肠外并发症，有炎性肿块、脓肿、瘘管、窦道、小肠梗阻等。CD的炎症容易穿透肠壁形成肠周蜂窝织炎，CT表现为增厚肠壁周围的脂肪密度增高，边缘模糊不清，增强后轻中度不同程度强化。当蜂窝织炎局限并伴有纤维增生时，可形成炎性肿块，增强后肿块明显强化，边界较清楚，周围肠管受压移位。腹腔脓肿表现为肠道周围脂肪间隙模糊，腹腔内可见边界不清的液性密度影，如脓液比较浓稠，其CT值可接近软组织密度。窦道和瘘管在CT上表现为肠管的瘘口，肠道见异常穿通及腹腔积气积液等。另外，内外窦道形成，肠腔狭窄，肠壁增厚、强化，形成"木梳征"，和肠周脂肪液化。

（王　玺　任　旭）

194. 克罗恩病疾病活动度评估方法有哪些？

临床上使用克罗恩病活动指数（CDAI）评估疾病活动性的严重程度以进行疗效评价，认为临床上采用 Harwey 和 Bradshow 标准（简化 CDAI）较为简便实用。CDAI 亦可将无全身症状、腹部压痛、包块与梗阻者定为轻度；明显腹痛、腹泻及全身症状与并发症定为重度；介于其间者定为中度。Best 的 CDAI 计算法亦广泛应用于临床和科研，根据 8 个变量，通过 1 周的观察计分，乘以规定的权重，求得各自的分值。另外，内镜下病变严重程度及炎性标志物如 CRP 亦是疾病活动性评估的重要参考指标。简化 CDAI 和 Best CDAI 计算法分别见表 3-3 和表 3-4。

表 3-3　简化克罗恩病活动指数计算法

项　目	0分	1分	2分	3分	4分
一般情况	良好	稍差	差	很差	极差
腹痛	无	轻	中	重	-
腹块	无	可疑	确定	伴触痛	-
腹泻	稀便每日1次记1分				
伴随疾病[1]	每种症状记1分				

注："-"为无此项。1）伴随疾病包括关节痛、虹膜炎、结节性红斑、坏疽性脓皮病、阿弗他溃疡、裂沟、新瘘管和脓肿等。≤4分为缓解期，5～7分为轻度活动期，8～16分为中度活动期，＞16分为重度活动期。
（引自炎症性肠病诊断与治疗的共识意见，2018.）。

表 3-4　Best 克罗恩病活动指数计算法

变　　量	权　　重
稀便次数（1周）	6
腹痛程度（1周总评，0～3分）	5
一般情况（1周总评，0～4分）	7
肠外表现与并发症（1项1分）	20
阿片类止泻药（0、1分）	30
腹部包块（可疑2分；肯定5分）	10
血细胞比容降低值（正常[1]：男40，女37）	2
100×（1-体重/标准体重）	1

注：1）血细胞比容正常值按国人标准。总分为各项分值之和，CDAI＜150分为缓解期，CDAI≥150分为活动期，150～220分为轻度，221～450分为中度，＞450分为重度。（引自炎症性肠病诊断与治疗的共识意见，2018.）。

（王　玺）

195. 克罗恩病与肠结核主要鉴别点有哪些？

（1）克罗恩病（CD）与肠结核鉴别：两者鉴别很重要，但很难。均有肠壁的慢性非特异炎症、溃疡和肉芽肿性病变，两者鉴别点见表 3-5。

表3-5　克罗恩病与肠结核的鉴别点

项　目	克罗恩病	肠结核
肠外结核史	罕见	可有
病程	病程长，缓解与复发交替	复发不多
便血、肠瘘、 肠壁及器官脓肿	多见 多见	少见 少见
肛周病变	多见	少见
溃疡形状	多为纵行溃疡	环形溃疡
回盲瓣口开放	无	固定开放为其特征
结核菌素试验	弱阳性	强阳性
术后复发率	高	低
病理变化	裂隙状溃疡，淋巴细胞聚集 及黏膜下层显著增宽 非干酪样坏死性肉芽肿	肌层破坏 黏膜下层闭锁 肠壁及淋巴结干酪样坏死性 肉芽肿
组织抗酸杆菌	无	可有
抗结核治疗	无效	好转或减轻

（2）下列表现倾向肠结核诊断：①伴活动性肺结核，结核菌素试验强阳性。②结肠镜下见典型的环形溃疡，回盲瓣口固定开放。③活检见肉芽肿分布在黏膜固有层且数目多、直径大（长径＞400μm），特别是有融合，抗酸染色阳性。④活检组织结核分枝杆菌DNA检测阳性有助于肠结核诊断。

（王　玺　任　旭）

196. 英夫利昔单抗治疗克罗恩病的适应证有哪些？

英夫利昔单抗（infliximab，IFX）又称类克（remicade）是一种被广泛接受的用于诱导克罗恩病（CD）缓解和维持治疗的有效药物，其应用多数采用升阶梯治疗原则。随着治疗经验或科学数据的积累，参考"病情难以控制"高危因素，某些情况可不必经过"升阶治疗"阶段，而直接或联合应用。对CD患者确诊时具有预测病情难以控制的高危因素，包括儿童和青少年CD患者具有危险因素，建议早期应用抗TNF药物。

（1）预测"病情难以控制"高危因素：①伴肛周病变。②病变范围广泛，小肠受累长度＞100cm。③伴食管、胃、十二指肠病变。④发病年龄＜40岁。⑤首次发病即需要激素治疗。

儿童和青少年CD患者危险因素：①经足量激素和/或全肠内营养诱导，病情仍持续活动。②明显生长迟缓，身高Z评分＞-2.5。③合并严重骨质疏松症。

（2）IFX治疗CD适应证：①特殊部位CD的治疗：存在广泛性小肠病变（累计长度＞100cm）的活动性CD，常导致营养不良、小肠细菌过度生长或小肠多处狭窄而多次手术造成短肠综合征。应早期用IFX治疗。②食管、胃或十二指肠CD与其他部位CD同时存在时，如病情严重者可早期考虑给予IFX治疗。③除上述①②特殊情况外，对于有2个或以上高危因素的患者宜在开始治疗时就考虑给予早期积极治疗，直接给予IFX，或与硫唑嘌呤联合应用。④合并肠皮瘘、肛瘘或直肠阴道瘘经传统治疗（包括充分的外科引流、抗菌药物、免疫抑制剂等）无效者。复杂肛瘘经充分外科引流和抗感染治疗者。⑤药物诱导缓解后的维持治疗，免疫抑制剂维持治疗期间复发者，可改用IFX诱导缓解并继以IFX维持治疗。未接受过免疫抑制剂治疗者，IFX与硫唑嘌呤合用可提高撤离激素缓解率和黏膜愈合率。

（3）优先推荐使用IFX药物的指征（供参考）：①考虑因疾病活动并发的消化道出血；②广泛结肠受累，存在结肠深大溃疡；③肠外表现突出（如关节、皮肤损害）者；④有妊娠愿望的育龄期患者；⑤接受过激素治疗而复发频繁（每年≥2次复发）；⑥病程＜2年；⑦存在炎性非纤维性狭窄性病变。

（4）IFX诱导及诱导缓解后维持治疗：IFX使用方法为5mg/kg，静脉滴注，在第0、2、6周给予作为诱导缓解；随后每隔8周给予相同剂量行长程维持治疗。

（5）IFX维持时间：尚无足够资料提出何时可以停用IFX。对IFX维持治疗达1年，维持无激素缓解伴黏膜愈合和C反应蛋白（CRP）正常者，可考虑停用IFX，继以免疫抑制剂维持治疗。对停用IFX后复发者，再次使用IFX可能仍然有效。

（6）禁忌证：①此药物成分过敏。②感染：活动性结核病或其他活动性感染，包括败血症、腹腔和/或腹膜后感染或脓肿、肛周脓肿等CD并发症、机会性感染如巨细胞病毒、难辨梭状芽胞杆菌感染、深部真菌感染如组织胞浆菌病（histoplasmosis）或其他条件致病菌引起的感染等。用药期间如果发生感染，需要停药。③中重度心力衰竭。④神经系统脱髓鞘病变。⑤近3个月内接受过活疫苗接种。⑥抗TNF药物与巯嘌呤类联用可增加淋巴增殖性疾病的发生风险。IFX治疗前需排除淋巴瘤或其他恶性肿瘤（包括现症和既往史），治疗期间须注意监测。

用药前筛查：结核分枝杆菌感染和慢性乙型肝炎病毒标志物，处理方法见第197问。

（王　玺　任　旭）

197. 英夫利昔单抗应用时可能发生哪些感染？如何预防？

（1）应用英夫利昔单抗（infliximab，IFX）发生感染：一项临床研究观察到使用IFX治疗后继发感染的发病率平均为36%，使用安慰剂者继发感染率为26%，其中最为常见的感染为的上呼吸道和泌尿道感染。各个大样本研究数据表明，使用IFX（维持）治疗期间，年均严重感染发病率仅为1.30%～4.09%。其中包括致命的败血症、肺炎、肠炎、腹腔脓肿。对慢性乙型肝炎病毒（HBV）感染者，给予IFX可发生HBV再激活。应高度警惕IFX治疗后结核分枝杆菌感染的发生，用药期间要监测患者有无活动性结核，即使之前结核方面检查阴性。

（2）预防：感染为IFX应用的禁忌证，使用前需注意以下几点：①使用英夫利昔单抗治疗前必须排除的感染性疾病如败血症、脓肿和结核病。瘘管型克罗恩病治疗前必须排除脓肿的存在。②用IFX治疗前至少得行下列检查以排除潜伏或活动期结核病：了解详细的病史，是否有结核病接触史。胸部影像学（推荐胸部CT）和结核菌素皮内试验。有条件者建议行结核分枝杆菌抗原特异性T细胞酶联免疫斑点试验。诊断为潜伏结核感染的患者，IFX治疗前建议给予1～2种结核杀菌药预防性抗结核治疗3周，抗TNF治疗时继续用该抗结核方案6～9个月。既往陈旧性结核患者在抗TNF治疗期间是否预防性抗结核治疗，建议根据既往治疗等情况采取个体化方案。治疗期间一旦诊断活动性结核，应立即停用抗TNF药物，并予规范抗结核治疗。③IFX治疗前均应筛查血清乙型肝炎病毒（HBV）标志物和肝功能。并对HBsAg阳性、抗-HBc阳性者定量检测HBV-DNA。高病毒载量是发生HBV再激活最重要的危险因素。HBsAg阳性且肝功能正常患者，不论HBV的DNA水平，均需预防性使用核苷酸类药物进行抗病毒治疗，推荐在抗TNF治疗前2周开始，持续至IFX停用后至少6个月，并建议选用强效低耐药的抗病毒药物如恩替卡韦或替诺福韦维持。对潜在HBV携带（HBsAg阴性、抗-HBc阳性）的患者，不推荐预防性抗病毒治疗。但治疗中要定期（每3个月）监测HBV血清学指标和HBV-DNA。

（王　玺　任　旭）

198. 幼年性息肉综合征有何特点？如何治疗？

幼年性息肉综合征（juvenile polyposis syndrome，JPS）：以胃肠道多发幼年性息肉为特征的遗传性疾病。属少见病。多发生于1~7岁的儿童，以学龄前及学龄期儿童最多见，青年期则锐减，成人仅占15%。

（1）病理组织学：大体表现为单发或多发有蒂息肉，多位于直肠和乙状结肠，偶见于胃和小肠。息肉是由上皮的管状腺构成，其中常见腺管囊状扩张，同时有大量的固有层和炎性细胞。息肉切面可见多个小囊，囊内充满胶冻状黏液。JPS息肉较大、色泽发红呈圆形、表面光滑，但可有溃疡形成。

（2）临床表现：本病是儿童下消化道出血的原因之一，而在成人主要表现为腹泻、腹痛、便血、黏液便，其中以无痛性血便为主要表现，可同时出现两个或两个以上症状。若患者息肉数量多，病程长，症状重，出血量多则可继发贫血及营养不良。有部分不典型病例表现为黏液脓血便、腹胀、腹部隐痛。

（3）JPS分型：①婴儿型：较少见，息肉多位于末段回肠和结肠，可表现为黏液性腹泻。呕吐、便血、贫血等。②结肠型：最常见，息肉多位于结肠，表现为便血或黏液便。③胃肠道弥漫型：息肉位于全消化道，以反复上消化道出血为主要症状。可合并杵状指（趾）、肥大性肺性骨关节病（与肺动静脉瘘有关）、脑积水、唇裂、腭裂、先天性心脏病、肠旋转不良和梅克尔憩室等先天性畸形。然而，这些先天性畸形并不常见。据报道成人幼年性息肉患者中，可同时合并其他病理类型息肉，也可合并非特异性慢性结肠直肠炎、憩室等，故患者也可出现其他合并疾病的症状。

（4）治疗：可内镜下或手术切除胃肠道息肉。内镜下电切术通常为首选，安全及创伤小已得到公认，预后好，成人一般不复发。对于继发贫血及营养不良患者，应纠正贫血及营养支持。多发性幼年性息肉及幼年性息肉病仍具有恶变的潜在危险性，建议幼年性息肉病或多发性幼年性息肉患者应定期复查。

（王明俊　芦　曦　任　旭）

199. 波伊茨-耶格综合征在组织学及临床表现上有何特点？

波伊茨-耶格综合征（Peutz-Jeghers syndrome，PJS）是以皮肤、黏膜特定部位色素斑和胃肠道多发息肉为特征的遗传性疾病。又称黑斑息肉综合征。Peutz和Jegher 1921年及1949年先后报道此病，1954年被命名为Peutz-Jeghers综合征。PJS比较少见，据估计发病率约为家族性结肠息肉的1/10。多见于儿童和青少年，诊断时平均年龄为22.5岁，最低年龄为2岁。本病为常染色体显性遗传，下一代遗传机会相等，男女均可发病，但临床上仅半数病例有家族史。

（1）组织学特点：组织学结构是错构瘤。主要表现为黏膜肌层之树枝样分叉，覆盖正常黏膜上皮，无不典型增生，有较多杯状细胞，并有黏液分泌。本病之癌变率较其他多发性息肉病低。有报道癌以发生在胃、十二指肠内的息肉较多，并多发生在有错构瘤及腺瘤同时发生的病例。因此认为癌变很可能来自腺瘤，而不是来自错构瘤。亦有报道本病经内镜摘除的十二指肠及直肠内错构瘤息肉，可见错构瘤内含有腺瘤成分并发生癌变。黑色素斑点平坦，边缘清楚，直径1~2mm。显微镜下表现为真皮基底黑色素细胞数量增加和黑色素沉着。

（2）临床表现：本病特征性表现为皮肤及黏膜特定部位色素斑和多发性胃肠息肉。皮肤及黏膜的黑色素斑在出生后不久即可出现，以后逐渐增多，但很少引人注意。色素沉着主要位于面部、口唇周围及颊部黏膜，亦可发生于指（趾）、手掌、足底部等皮肤处，偶然亦可发生于肠黏膜内。上下唇和颊部黏膜的色素斑多为黑色，其余部位多为棕色或黑褐色。色素斑至青年期最明显，至年长后口唇部色素斑可逐渐消退，但颊黏膜的色素斑多不消退。

本病多因息肉产生症状而被发现，息肉可分布于整个胃肠道，但以小肠最多见，也可发生在大肠、胃、甚至食管、鼻腔、膀胱、支气管内。多数息肉<1cm，表面光滑，多数有蒂，蒂长短、粗细不一。严重者可有腹痛、腹泻、便血、贫血，少数情况发生不完全肠梗阻或肠套叠。特征性色素沉着和肠镜

检查发现多发息肉，病理学证实为错构瘤即可确诊。多数预后良好，个别可发生癌变。

（王明俊　芦　曦）

200. 家族性腺瘤性息肉病有何特点？如何治疗？与其他少见息肉在发生部位上有何不同？

家族性腺瘤性息肉病（familial adenomatous polyposis，FAP）是APC基因种系突变所致以青少年时期出现多发性息肉为特征的常染色体显性遗传病。男女皆可遗传，但仅40%儿童可发生本病的遗传。然而本病有1/3的患者无家族史，似乎发生了新的变异，但这些人仍可遗传本病。FAP组织学表现为管状、绒毛管状和绒毛状腺瘤。

（1）息肉的数量、分布及癌变：切除的肠管标本可见1000个以上，甚至上万个息肉，多数直径＜1cm。发生癌变时，近半数病例发生同时癌。据Stmark医院的报告，按平均数首次发现肠息肉为25岁，有症状为33岁，发现癌变为39岁，息肉癌变率高达50%。显然本病息肉癌变率较常见的腺瘤性息肉癌变率要高。直肠是必发的，密集于左半结肠，但可累及整个结肠；胃和小肠亦可发生，胃腺瘤仅占5%，胃底息肉多为非肿瘤性，胃窦息肉有可能发生癌变。60%～90%的FAP患者有十二指肠腺瘤性息肉，多集中十二指肠乳头附近，4%～12%可发生癌变。20%～40%的患者伴空肠和回肠息肉，很少癌变。

（2）临床表现：本病的主要症状是便血和/或腹泻，有时附加有腹痛和黏液便。2/3的病人有症状时已发生了癌变，笔者所见几例均有息肉并直肠脱垂。

（3）诊断：有家族史，结肠镜检查和活检即可确诊。内镜检查可见黏膜上多数息肉，息肉周围无炎性反应，不发红为其特征，此点可与腺瘤性息肉有所区别，钡剂灌肠，特别是气钡双重造影可发现多个圆形充盈缺损像。

（4）治疗：原则上是将可能发生癌变的大肠息肉全部切除，最好在发现癌变前。对不能接受大肠切除者，如可能在内镜下分批电凝电切，但不易彻底。手术可分3种术式：①结肠直肠切除加回肠造口，目前仅使用于已有下段直肠癌形成的病例。②全结肠切除加回肠直肠吻合术，保留12～14cm的下段直肠与回肠吻合，适用于直肠内无或仅有少量腺瘤的病例。直肠需终生定期复查，每年2次，有新息肉出现时随时电灼去除。③全结肠切除如直肠黏膜切除加回肠贮袋虹管吻合术：将末端回肠制成贮袋，以备粪便存留，将直肠黏膜切除，回肠贮袋通过直肠肛管与肛管齿状线吻合。近年来此手术已成为无直肠癌形成的患者的首选式术。

（5）FPA与其他息肉病综合征如加德纳综合征（Gardner syndrome）、特科特综合征（Turcot syndrome）、波伊茨-耶格综合征（Peutz-Jeghers syndrome）及卡纳达-克朗凯特综合征（Canada-Cronkhite syndrome）息肉发生部位的比较见表3-6。

表3-6　息肉病综合征的息肉发生部位

部　位	FPA	Gardner 综合征	Turcot 综合征	Peutz-Jeghers 综合征	Cronkhite-Canada 综合征
食管	－	－	－	－	＋
胃	＋	＋	－	＋＋	＋＋＋
小肠	＋	＋	－	＋＋＋	＋＋
结肠	＋＋＋	＋＋＋	＋＋＋	＋＋	＋＋＋

注：－无　＋少见　＋＋常见　＋＋＋多见。

（王明俊　任　旭）

201. 几种少见的多发性息肉病综合征各有何特点？

（1）加德纳综合征（Gardner syndrome）：1951年由Gardner首先描述，可发现于个别的家族性息肉病中，认为是家族性息肉病的变异基因。Gardner综合征特点是除胃肠道多发性息肉外，还有头颅、下颌和长骨的骨瘤，其他多种软组织肿瘤及视网膜上皮增生等胃肠道外的症状。

（2）特科特综合征（Turcot syndrome）：特科特综合征是另一型变异的家族性息肉病，发生于脑和脊髓的神经胶质瘤。对此综合征遗传学属染色体显性或隐性尚有争论。有一份家族病例分析认为是常染色体隐性遗传，通常其肠息肉少于100个。有人认为此征与家族性息肉病无关。

（3）卡纳达-克朗凯特综合征（Canada-Cronkhite syndrome）：本征是少见的综合征，在整个胃肠道出现息肉，以空肠为多，另有脱发、脱毛，指甲萎缩脱落和弥漫性重度色素沉着。息肉为多发性，无蒂，长在肥厚的肠黏膜上，组织学见有类似幼年性息肉病的管型囊状扩张。胃黏膜与Menetrier病相似，有重度腹泻、水和电解质丧失、脂肪泻和蛋白丢失。这些症状不具有遗传性，可自动缓解。治疗：以营养支持，维持水电解质平衡等对症治疗为主，部分患者应用糖皮质激素、抗生素和内镜下切除部分息肉有效。

（4）波伊茨-耶格综合征（Peutz-Jeghers syndrome）：本症多发生于儿童或青年，色素沉着为暗褐色斑点，发生于口唇、口腔内侧，也见于颜面，手掌或足距。症状上有腹痛或因肠息肉引起肠套叠引起肠梗阻，直肠出血可引起缺铁性贫血。本病癌变少见，外科治疗也难于彻底根除全胃肠息肉，故以内科保守疗法为主。

（5）德文综合征（Devon syndrome）：以胃肠道多发性炎性纤维样息肉为特征的遗传性疾病。又称德文息肉综合征。属罕见病，病因尚不清楚。病理表现为胃肠道多发性炎性纤维样息肉，多源于黏膜下层，以回肠多见，直径0.5～10cm，大于2cm者可有溃疡形成。慢性起病多见，表现为腹痛、呕吐、腹泻等。可发生急性肠套叠（多因直径＞5cm的息肉或小息肉聚集所致）。治疗：内镜下或手术切除息肉，急性肠套叠需外科手术。尚无癌变报道。

（王明俊　任　旭）

202. 大肠腺瘤性息肉与癌变有何关系？应采取什么治疗措施？

大肠肿瘤性息肉包括腺瘤和腺瘤病，前者最常见。隆起的息肉形态学分有蒂（Ip）、亚蒂（Isp）和无蒂（Is）。无蒂的腺瘤性息肉中不仅隆起型Is（广基），也包括扁平、侧向发育性肿瘤（LST）。

（1）大肠腺瘤性息肉与癌变的关系：息肉癌变通常指腺瘤性息肉出现恶性变化，根据其浸润深度可分原位癌和浸润癌，前者未侵及黏膜肌层，其内无淋巴管，一般不转移，内镜下切除与外科根治手术效果无异；浸润癌是指癌细胞穿入或穿透黏膜肌层，淋巴管受累，癌变早期就可有局部转移。

大肠息肉位于乙状结肠和直肠约占70%，尚有25%位于右侧结肠。大肠腺瘤与大肠癌的发生关系密切，被认为是一种癌前期病变。及时检出和切除大肠腺瘤，对防止大肠癌的发生具有积极意义。各种腺瘤的癌变可能性并不一致，与以下几种因素有关。

1）腺瘤的组织学类型：按病理类型分为管状腺瘤（75%）、绒毛状腺瘤（10%）和混合型腺瘤（15%）。管状腺瘤癌变率低，绒毛状腺瘤癌变率为57%，比管状腺瘤高10～20倍；混合型腺瘤亦明显高于管状腺瘤。说明腺瘤上皮的绒毛成分越多，恶性潜能越大。

2）腺瘤的大小：通常随腺瘤增大，癌变机会显著上升。腺瘤直径＜1.0cm者癌变率约2%，如直径＞2cm者癌变率为34%～46%，绒毛腺瘤＜1.0cm与＞2.0cm其癌变出现率分别为10%与52%。LST非颗粒型中，假凹陷型"LST-NG（PD）"肿瘤即使＜20mm也有30%，＞30mm可达50%的黏膜下层癌（SM癌）发生率，ESD时要注意准确判定。

3）腺瘤不典型增生：腺瘤癌变率与不典型增生程度有密切关系。轻度不典型增生的癌变率为

$6\% \sim 17\%$，中度不典型增生者癌变率为$35\% \sim 60\%$。腺瘤在小的管状腺瘤中很少有严重的不典型增生，随着腺瘤增大，不典型增生也趋严重，癌变可能性也随之增加。

4）与肠黏膜的关系：有蒂腺瘤的恶性潜能比广基腺瘤或LST低。LST按其形态特征分为颗粒型（granulartype：LST-G）和非颗粒型（non-granulartype：LST-NG）。前者根据有无大的结节，分为颗粒均一型"LST-G（H）"和结节混合型"LST-G（M）"；后者分为扁平隆起LST-NG（F）和LST-NG（PD）。LST-G比LST-NG癌变率低，在LST-G中，LST-G（M）比LST-G（H）的SM癌发生率高，主要发生在粗大结节部分；LST-NG（PD）的SM癌发生率为最高。

5）外观：Segana报道腺瘤的癌变率在表面光滑者为3.7%，表面细颗粒状者为33.3%，表面呈菜花状者50%。LST表面呈非颗粒形态中的假凹陷形态和与颗粒型中有粗大结节形态的癌变率高。

（2）治疗：原则上一旦发现结直肠腺瘤均应切除。肠镜下切除为首选方法，采用高频电切、激光、氩气凝固、热凝固等方法。结肠镜检查通过白光、电子染色、色素内镜、放大内镜、活检等诊断。根据腺瘤形态、大小、是否有癌变等采取不同的方法，包括圈套器息肉切除术（SS）、内镜下黏膜切除术（EMR）、分片切除法（peacemeal EMR，pEMR）及内镜黏膜下剥离术（ESD）等。

1）有蒂腺瘤性息肉的处理：采用内镜下切除术。腺瘤有癌变，尚未超过腺瘤颈部，切除完整，无脉管浸润及分化程度良好，不推荐再行手术切除。

2）无蒂腺瘤的处理：①结肠原发扁平病变（Ⅱa）为无蒂结肠息肉。②侧向发育性肿瘤（LST）为无蒂腺瘤的亚分类。③广基息肉应属于隆起型息肉中Is型。无蒂腺瘤11～20mm，采用EMR或ESD，其中非颗粒型LST（LST-NG）或Ⅱa形态即使＜20mm，也常采用ESD方法；对于＞20mm者pEMR或ESD或手术。EMR和ESD处置需要抬举征阳性（但有时是纤维化所致）。切除标本垂直切缘、水平切缘判定有无残留。推荐分块切除无蒂型腺瘤性息肉的患者应该在2～6个月进行随访，确认息肉是否被完全切除。腺瘤癌变侵犯黏膜下层或肌层原则上手术治疗。

（王明俊　任　旭）

203. 结肠息肉内镜下切除术后如何进行随访和监测？如何诊断锯齿状息肉病综合征？

（1）腺瘤检出率（ADR）：结肠息肉70%～80%为腺瘤，95%以上的结直肠癌来源于腺瘤性息肉。ADR是预测结肠镜检查后间期结直肠癌的一个独立因素。ADR每增加1.0%间期癌发病率就降低3.0%，ADR＞33.5%时，患者间期癌风险最低。对在结肠镜下切除1个或多个腺瘤性息肉患者，应根据结肠镜所见进行相应处理。2012年美国结直肠癌多学科工作组（USMSTF）修订了2006年息肉结肠镜监测指南（表3-7），提出随访间隔时间不仅依据患者最近一次肠镜检查结果，尚应考虑之前发现的新生物第一次结肠镜检查结果。除个体因素外，两个重要的结直肠癌风险因素为结肠镜检查的质量及确保大的无蒂息肉完全切除。在欧美国家中，就结肠镜检查质量而言，50岁以上首次就诊的平均风险人群中ADR应大于20%，男性＞25%，女性＞15%。2013年欧洲胃肠内镜学会（ESGE）颁布了ESGE临床指南：息肉切除术后结肠镜监测，通常分片切除（pEMR）的病例，按评估复发风险不同在2～6个月内行首次复查为宜，其中对于无蒂腺瘤，应在2～3个月后进行复查。

（2）2012USMSTF息肉切除术后监测指南：详见表3-7。

表3-7　息肉切除术后监测指南（USMSTF，2012）

基线结肠镜所见	结肠镜随访间隔	推荐证据质量
无息肉	10年	中等
直肠或乙状结肠增生性息肉（＜10mm）	10年	中等

续　表

基线结肠镜所见	结肠镜随访间隔	推荐证据质量
1～2个（＜10mm）管状腺瘤	5～10年	中等
3～10个管状腺瘤	3年	中等
＞10个腺瘤（高风险组）	＜3年	中等
1个或以上管状腺瘤 （≥10mm）（高风险组）	3年	高等
1个或以上绒毛状腺瘤（高风险组）	3年	中等
腺瘤伴HGD（高风险组）	3年	高等
无蒂病变		
无蒂锯齿状息肉（＜10mm）不伴异型	5年	低
无蒂锯齿状（＞10mm）	3年	低
或无蒂锯齿状息肉伴异型		
传统的锯齿状息肉		
锯齿状息肉病综合征	1年	中等

注：推荐前提是基线结肠镜为全结肠检查并且所有息肉均切除；LGD（低度异型）；HGD（高度异型）。

（3）腺瘤风险评估及处理：对于低风险腺瘤（1次结肠镜检查发现1～2个管状腺瘤，直径均＜10mm）切除术后，5～10年行内镜检查（具体间隔视病人意愿、医生的选择而定）。高风险腺瘤（advanced adenoma）指1次结肠镜检查发现3个及以上腺瘤，或其中有1个腺瘤直径≥10mm，或有1/3以上绒毛结构或HGD。对于高风险腺瘤，建议每隔3年进行结肠镜检查，或第一次结肠镜随访没有发现高风险腺瘤者可间隔5年。另外，将＜10mm的无蒂锯齿状息肉而无异型者视为低风险，锯齿状息肉≥10mm或伴异型者视为高风险患者。

此前发表的英国胃肠病学会（BSG）指南提出了一个更广泛的危险分层，特别是建议≥5个腺瘤或≥3个腺瘤且其中一个直径≥10mm的患者1年后进行结肠镜检查，ESGE为每隔3年与BSG不同。

（4）锯齿状息肉病综合征（serrated polyposis syndrome，SPS）：WHO（2010）公布的诊断标准：①在乙状结肠近端的结肠中发现＞5个锯齿状息肉，且2个或2个以上＞10mm。②乙状结肠近端的结肠发现任何锯齿状息肉且有锯齿状息肉病家族史。③全结直肠有20个以上大小不同的锯齿状息肉。符合上述之一即可诊断。SPS发展为结直肠癌的风险较高，25%～70%的SPS患者在诊断的同时或随访期间诊断为结直肠癌。

（芦　曦　任　旭）

204. 大肠侧向发育型肿瘤有何特点？

大肠侧向发育型肿瘤（laterally spreading tumor，LST）的概念由日本学者工藤1993年提出，最初指大肠黏膜的颗粒集簇样病变，亦称葡行性肿瘤，这类病变主要沿黏膜面侧向表浅生长，而不是向肠壁深层垂直生长。工藤于1998年重新对LST病变做出定义：LST病变指直径10mm以上，呈侧向扩展而非垂直生长的一类浅表型病变，包括颗粒集簇样病变及非颗粒型病变。LST病变可以存在于消化道的其他部位，如胃、食管等处。大肠LST与结肠癌关系密切，容易发生黏膜下浸润。

LST按其形态特征分为两型，颗粒型（granular type：LST-G）和非颗粒型（non-granular type：LST-NG）。颗粒型根据病变有无大的结节，又分为两个亚型：颗粒均一型［LST-G（H）］和结节混合型［LST-G

（M）]，内镜下LST-G（H）表面颗粒大小形态基本一致，直径一般＜3mm；LST-G（M）表面亦呈颗粒状，但颗粒大小不一，病变周边或中央混杂有较大的结节，其最大直径常＞3mm。LST-G（H）肿瘤较大，但基本是非SM癌的病变，大部分由腺瘤构成。LST-G（M）和LST-G（H）相比，SM癌的癌变率高，其主要发生在粗大的结节部分。非颗粒型根据病变有无凹陷病变，分为扁平隆起型［LST-NG（F）］和假凹陷型［LST-NG（PD）］。LST-NG（F）随着肿瘤直径的增大，SM癌发生率会增加。LST-NG（PD）的SM癌发生率最高，肿瘤很小时，就开始发生SM浸润病变，小于20mm时SM癌为30%，30mm以上时SM癌为50%。LST-NG（PD）形态上类似凹陷型肿瘤，具有SM浸润的倾向，是LST中恶性程度非常高的肿瘤。

在病理组织学上，LST包括管状、绒毛状腺瘤及管状绒毛状腺瘤，部分病变内有高级别上皮内瘤变。经动态观察发现，即使是良性的LST病变，3年之内也有可能演变为进展期大肠癌，而且不同类型的LST，其恶变概率也不同。Teixeira等研究指出，LST-NG与隆起型腺瘤、LST-G相比，恶性潜能更高，但与病变大小无关，这在大肠癌的发生中具有指导意义。尽管LST-G直径大，与隆起型腺瘤相比，却并未表现出更高的恶性潜能。与其他类型的LST及隆起型腺瘤相比，结节混合型与假凹陷型的LST存在更高的恶性潜能。内镜下发现LST，可注水垫行黏膜抬举实验、空气变形实验、染色放大内镜检查及超声内镜检查等进一步了解LST的病变浸润程度。

（徐洪雨）

205. 大肠侧向发育型肿瘤如何诊断和治疗？

（1）大肠侧向发育型肿瘤（lateerally spreading tumor，LST）：最早于1993年由日本学者工藤提出，指直径≥10mm，沿肠壁侧向扩展而非垂直生长的一类浅表性结直肠病变。LST为起源于大肠黏膜的平坦隆起型病变，实际是一种特殊类型的大肠腺瘤。LST多发生在直肠、乙状结肠和右半结肠，具有比息肉状腺瘤更高的恶性潜能，日本报道LST癌变率为8.4～52.5%。

（2）LST分型：分为颗粒型LST（LST-G）及非颗粒型LST（LST-NG），前者又分出颗粒均匀型（LST-G-H）和结节混合型（LST-G-M）；后者分为平坦隆起型（LST-NG-F）和假凹陷型（LST-NG-PD）。LST两型之间有显著差异，LST-G比LST-NG直径更大，更好发于直肠，组织中绒毛成分更多。但是LST-NG，尤其是假凹陷型LST具有更高的恶变率及恶性度，值得临床重视和研究。

（3）LST组织学和腺管开口：为管状、绒毛状腺瘤，多数为绒毛状，少数为管状腺瘤。染色/放大内镜能通过观察腺管开口形态（pit pattern）对其良恶性病变进行鉴别及分类，放大染色内镜下腺管开口根据工藤分型分为5型（图3-6）。LST的腺管开口，几乎均为ⅢL型（长腺管型）和Ⅳ型（脑回型），少数表现为Ⅲs型（小腺管型）。一旦看见Ⅴ型腺管开口要警惕恶变发生。

	Ⅰ型	Ⅱ型	ⅢS型	ⅢL型	Ⅳ型	Ⅴi型	ⅤN型
表面结构	类圆形	星芒形	小类圆形或小管状	杆状	树枝状、脑回状	不规则形	无结构
可能组织学类型	正常黏膜及炎性病变	增生性病变锯齿状腺瘤	Ⅱc型病变多为腺瘤或早期结直肠癌	管状腺瘤、LST-NG	绒毛状腺瘤	早期癌（黏膜肌层癌）	黏膜下深层浸润癌
示意图	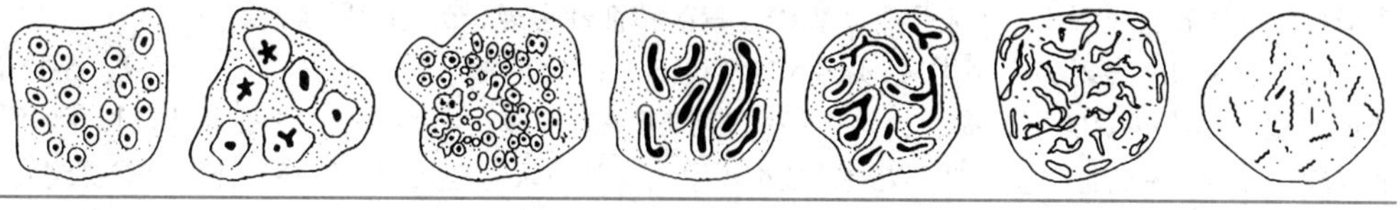						

图3-6 大肠pit pattern工藤分型

（4）超声内镜检查：对帮助判断LST是否恶变，以及恶变浸润、深度的判断具有极大参考价值。大肠壁在超声内镜下分五层，其第三层高回声是黏膜肌层明显标志。如果已经恶变，范围在第一、第二层，说明是局限于黏膜层，一旦突破第三层，说明有黏膜下层的侵犯，这对于判断外科手术还是内镜治疗很有意义。熟练的内镜医师超声内镜判定结直肠癌浸润深度准确率为70%～90%。

（5）治疗：LST癌变率高，因此必须进行治疗。通常采用两种治疗方法，即内镜切除和外科手术，前者为首选方法。

1）内镜下切除适应证选择及注意事项：对于良性的LST，应选择内镜切除；对于已经癌变的病灶，如仅局限于黏膜层，可通过内镜方法切除，如已经浸润至黏膜下层，内镜切除还是手术切除存在争议。一般认为，黏膜下层，即SM1，超声下在第三层黏膜肌以上，如果黏膜下注射有抬举征，内镜下空气变形试验，即在吸气时病变有变形抬高征象，认为可在内镜下切除，其他均应手术治疗。因为一旦浸润黏膜下层，淋巴及血行转移概率大，需做根治性手术。LST如无明显癌变征象则不必行组织活检，择期行内镜下切除术。主要原因是组织活检不能反映病变全貌，同时还因为活检后易造成病变组织破坏导致与黏膜下层或肌层粘连，从而造成肿瘤组织剥离困难，易导致肿瘤组织残留。

2）内镜治疗方法：包括内镜下黏膜切除术（EMR）和内镜下黏膜下剥离术（ESD）。如果LST直径小于2cm，均可采取内镜下EMR方法切除，大于2cm可用ESD或分片黏膜切除法（EPMR）。因为LST往往病灶范围较大，且存在癌变可能，因此尽量采用ESD治疗。ESD是内镜黏膜下剥离术，属于内镜下的微创手术。手术过程包括标记（多数可不标记）、黏膜下注射，切开，剥离，创面处理等。ESD可对病变作整块切除，能够彻底切除病变，提供准确的病理诊断。总体来讲，结直肠病变的ESD，整块切除率高，复发率较低。

总之，LST是一种特殊类型的大肠型肿瘤，与大肠癌的发生关系密切，容易发生黏膜下浸润。内镜治疗LST是行之有效的治疗措施。ESD是治疗结直肠LST病变的一种安全、有效的方法，尤其适用于直径较大的病变。对于≤20mm的LST病变，EMR可取得与ESD相近的整块切除率，可作为此类病变的治疗选择。

（孙晓梅 任 旭）

206. 何谓pit pattern分型？各型有何特点和临床意义？

Pit pattern分型：指根据放大内镜观察结直肠黏膜腺管开口的形态（pit形态）对其进行的分型，也称工藤分型。"pit"是指大肠黏膜腺管的开口部分，是黏膜的表面微细结构。从而诊断肿瘤与非肿瘤并进一步对癌的浸润深度等进行判断的诊断方法。Pit pattern分型不仅可以用于诊断，还可以大体判断肿瘤浸润的深度。结直肠黏膜腺管开口pit pattern分为五型（图3-7）。

（1）Ⅰ型：类圆形pit。正常组织中，从凹陷表面观察通常为圆形pit。Ⅰ型见于正常黏膜或炎症病变。

（2）Ⅱ型：星芒状pit。黏膜组织增生后，病理学上腺管开口会形成锯齿状改变，从水平断面观察可看到类似星星一样的星芒。此型包括增生性病变、平坦的锯齿状腺瘤或广基锯齿状腺瘤/息肉（SSA/P）。

（3）ⅢL型：pit又分为ⅢL-1型和ⅢL-2型，前者以管状pit为主，但比正常pit大；后者为ⅢL-1与Ⅰ型的混合型。形成肿瘤性病变以后，上皮出现腺管与腺管融合性改变，形成了纵行的开口，表面观察成杵状（比正常pit大），一般是管状腺瘤发育的特征性表现，为良性肿瘤。

（4）ⅢS型：表现为小型类圆形或小型管状pit，由比正常小的腺管开口组合而成，是以Ⅱ型为主的凹陷型黏膜内病变的主要形态，该类型病变随着浸润发展，向Ⅴ型衍变。ⅢS型腺管开口没有分支，而是较矮的全层性的直腺管。ⅢS通常很难观察，经常被认为是无结构的腺管开口，需要放大观察。

（5）Ⅳ型：树枝状或脑回状pit。上皮形成绒毛状增殖的时候，腺凹变得十分模糊，从表面很难

Pit pattern Ⅰ型 圆形pit

Pit pattern Ⅱ型 星芒状pit

Pit pattern ⅢL型 管状pit为主，但比正常pit大

Pit pattern ⅢS型 小型类圆形pit，但比正常pit小

Pit pattern Ⅳ型 树枝状pit（ⅣB）或脑回状pit（ⅣV）

图3-7　结直肠黏膜腺管开口分型
（参照中国早期结直肠癌及癌前病变筛查与诊治共识，2015.）

Pit pattern Ⅴ型 不规则pit（ⅤI）或无结构pit（ⅤN）

观察到开口部，此时只能观察到绒毛与绒毛之间的缝隙，这种构造使其呈树枝状（ⅣB型）或脑回状（ⅣV型）。此型是以绒毛状腺瘤为代表的大的隆起性病变的形态，多见于Ip、Isp、Is型隆起，肿瘤长到一定大小时多伴有局灶癌。

（6）Ⅴ型：pit分2型：①ⅤI型：排列不规则的ⅢS、ⅢL以及Ⅳ型pit，主要是可疑黏膜肌层癌的指征，适合内镜下治疗。②ⅤN型：无结构pit。随着癌腺管从黏膜层向黏膜下层浸润，黏膜层的构造被破坏，黏膜下层露出于表面，黏膜下层露出处，能够见到明显的间质反应（间质反应在组织学上是由富含成纤维细胞和毛细血管的纤维增生而来）。在间质反应的情况下，病变表面的肿瘤成分遭到破坏，而间质成分露于表面，pit基本上就观察不到了。这种表现反映了SM浸润癌巢的显露或癌巢表面荒废，以及异常间质的组织像，浅表型早期癌中，黏膜下层癌多表现为ⅤN型pit。

（徐洪雨　任　旭）

207. 放大内镜结直肠毛细血管分型如何？有何临床意义？

放大肠镜下利用窄带成像技术（NBI）观察结直肠黏膜的表面结构和微血管形态，可提高早期癌的检出率。白光肠镜观察发现结直肠黏膜病变后，更换NBI观察，在非放大的模式下，可根据NBI下结直肠病变国际化内镜分型（NICE）判断病变的性质（分为3型，我国采用此分型）。

电子染色内镜加放大内镜观察结直肠黏膜毛细血管形态有许多分型，我国主要采用电子染色内镜加放大内镜下毛细血管分型（capillary，CP），也称Sano分型（佐野分型），尚有广岛分型、昭和分型等。2014年日本NBI专家组（Japan NBI Expert Team，JNET）制定了JNET分型。

（1）Sano分型及其临床意义：Ⅰ型，Ⅱ型，Ⅲ型，其中Ⅲ型又分为ⅢA型和ⅢB型（图3-8）。Sano分型（CP分型）中，Ⅰ型：规则的六角形蜂窝样结构微血管，内镜不易发现；提示炎症或增生样病变，不需内镜治疗；Ⅱ型：正常或较为增粗的血管围绕腺管周围呈管状或卵圆状分布，部分蜂窝样

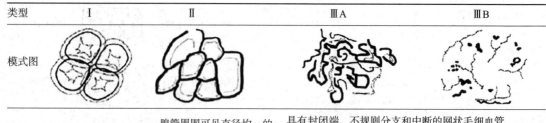

类型	I	II	IIIA	IIIB
模式图				
特征	网状毛细血管不可见	腺管周围可见直径均一的毛细血管	具有封闭端、不规则分支和中断的网状毛细血管	
			不规则的高密度毛细血管	无血管或松散的微小血管

图3-8　结直肠黏膜毛细血管分型（Sano分型）

（引自中国早期结直肠癌及癌前病变筛查与诊治共识，2015.）

结构微血管残存，内镜较易观察；提示腺瘤样病变，需要内镜治疗；IIIA型：正常或较粗血管卷入不规则腺管周围，蜂窝样结构的微血管部分被破坏，内镜仍能发现；提示早期肿瘤且浸润深度小于1000μm，是内镜治疗指征；IIIB型：微血管网状结构完全被破坏，血管显示粗细不一致和分布不均或呈无结构状，提示浸润程度较深的恶性肿瘤。

　　（2）JNET分型及其临床意义（图3-9）：1型为正常及增生性病变；2A型为腺瘤～低级别黏膜病变；2B型为高级别黏膜病变或浅部黏膜下浸润癌，深度为Tis或黏膜下浅层≤1000μm（T1a）；3型为深部黏膜下浸润癌，深度为黏膜下深层≥1000μm（T1b）。NBI放大观察微血管形态可鉴别肿瘤性病变或非肿瘤性病变，提高肿瘤性病变的诊断准确率。NBI放大观察还能从病变表面微血管形态了解早期大肠癌浸润的深度，指导临床实施内镜下微创治疗或外科手术治疗。其中2A型、2B型病变（黏膜下层浅层）可行内镜下切除，3型则需要外科手术。然而，2B型的处理需要谨慎，因为其中可能有T1b癌的可能，2B型的精确诊断是决定内镜治疗还是手术治疗的关键。因此，如果在判断是2B型，还是3型出现犹豫的时候，需要再放大色素内镜观察腺管开口进一步评价。

	1型	2A型	2B型	3型
血管结构	●不可见	●口径规则 ●分布规则（网状/螺旋形）	●口径大小不规则 ●分布不规则	●血管区松散 ●粗血管中断、破裂
表面结构	●规则暗色或白色斑点 ●与周围正常黏膜相似	●规则（管状、分枝状、乳头状）	●不规则或模糊	●不清楚、消失
可能的组织学类型	●增生性息肉/无蒂锯齿状息肉	●低级别黏膜病变	●高级别黏膜病变/浅部黏膜下浸润癌	●深部黏膜下浸润癌
示意图	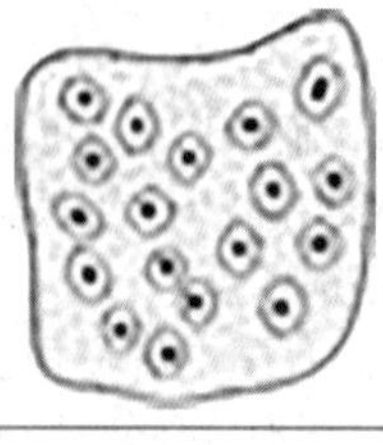	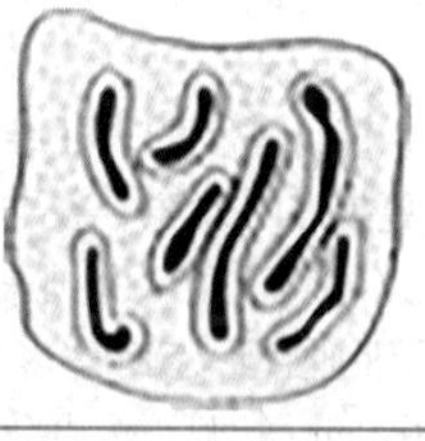	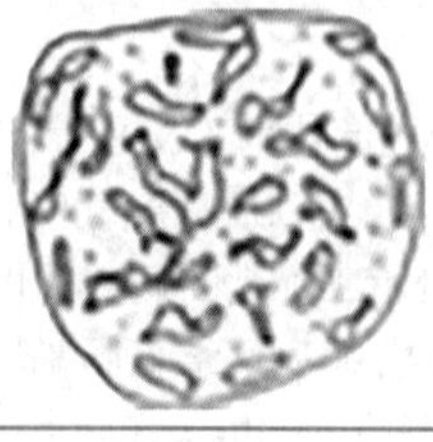	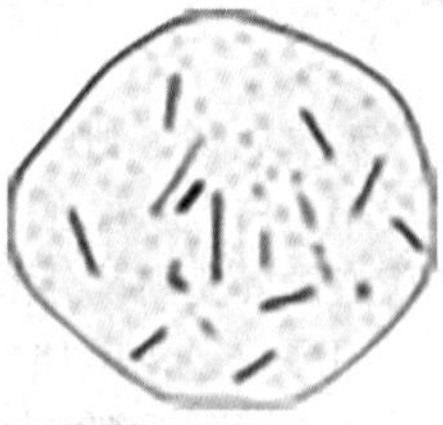

图3-9　JNET大肠放大NBI分型

（引自Digestive Endoscopy，2016，28：526-533.）

（孙晓梅　任　旭）

208. 结直肠癌的发生途径和早期癌病理形态的特征如何？如何诊疗？

（1）结直肠癌的发生途径：通常认为结直肠癌的组织发生有3种途径：①结肠腺瘤—腺癌途径（主要途径）；②de novo学说：不经过特定的良性病变或癌前病变，而直接由正常黏膜发生癌，发生的癌也称为de novo癌；③锯齿状通路（增生性息肉→锯齿状腺瘤→癌）：微卫星不稳定性（microsatellite instability，MSI）是其最主要分子特征，认为具有锯齿状特征的结直肠息肉是MSI散发性结直肠癌的前期病变。

（2）结直肠癌病理学特征

1）组织病理学分型：常见病理学分型为乳头状腺癌、管状腺癌、黏液腺癌、印戒细胞癌、未分化癌、腺鳞癌、鳞状细胞癌等，管状腺癌又可根据其管状结构分化程度分为高分化、中分化和低分化腺癌，且低分化腺癌的淋巴结转移率显著增加。

2）早期结直肠大体形态分型（图3-10）：分为隆起型（Ⅰ型）和浅表型（Ⅱ型）。Ⅰ型又分为有蒂型（Ⅰp型）、亚蒂型（Ⅰsp型）和无蒂型（Ⅰs型）。Ⅱ型分为浅表隆起型（Ⅱa）、浅表平坦型（Ⅱb）、浅表凹陷型（Ⅱc）。隆起高度＞2.5mm为Ⅰ型，测量方法即相当于关闭的活检钳的直径，高于活检钳的即为Ⅰ型，而隆起低于活检钳的为Ⅱa型。

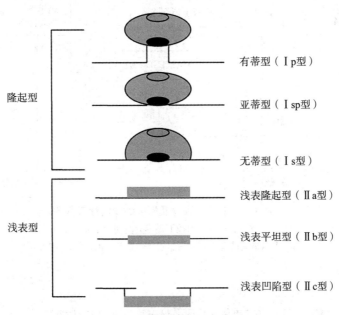

图3-10　早期结直肠癌分型

（参照中国早期结直肠癌及癌前病变筛查与诊治共识，2014.）

3）早期癌浸润深度：早期结直肠癌根据其浸润深度又可分为黏膜内癌和黏膜下癌。Tis深度为黏膜上皮~黏膜肌层，为黏膜内癌（M癌）；T1a浸润深度为黏膜下浅层≤1000μm，即SM1（肿瘤组织浸润黏膜下层上1/3）；T1b黏膜下深层≥1000μm，相当SM2（肿瘤组织浸润黏膜下层中1/3）或SM3（肿瘤组织浸润黏膜下层下1/3），不适合内镜下切除。当癌组织侵犯黏膜下层时，其浸润深度是决定早期结直肠癌淋巴结转移的关键因素，肿瘤组织浸润越深，发生淋巴结转移的概率就越大。

4）肿瘤出芽：肿瘤出芽是指肿瘤浸润的前沿间质内散在单个肿瘤细胞或小灶性肿瘤细胞群（少于5个细胞）。肿瘤出芽是早期结直肠癌高侵袭性行为的一个重要的病理学特征，是发生淋巴结转移的独立危险因素。

5）淋巴管侵犯：早期结直肠癌淋巴结转移主要依靠肿瘤细胞经由肿瘤组织周围淋巴管播散至淋巴结，故淋巴管侵犯是早期结直肠癌淋巴结转移最有力的证据之一，是转移的独立预测因素。

（3）早期结直肠癌治疗见以下诊疗流程（图3-11）。

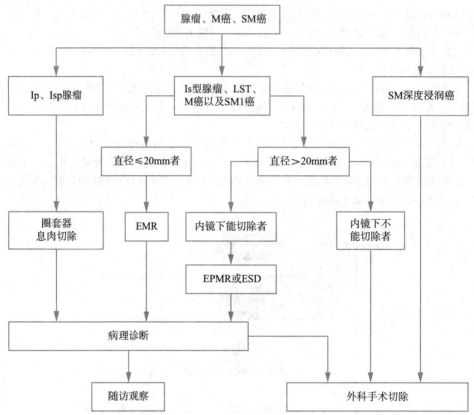

图3-11　早期结直肠癌及癌前病变治疗流程图
注：EPMR：内镜下黏膜分割切除术。
（引自中国早期结直肠癌及癌前病变筛查与诊治共识，2014.）

（芦　曦　任　旭）

209. 蓝激光成像技术有何特点？诊断早期结直肠癌的价值如何？

（1）蓝激光成像技术（blue laser imaging，BLI）原理：2012年在日本应用蓝激光内镜"Lasereo"系统，改变了过去内镜系统中常用的氙气灯光源，采用激光光源。白光用激光（波长450nm）图像清晰，蓝激光（波长410nm）的窄带光图像能够突出黏膜表层的微血管及微结构。蓝激光能观察到表面微细血管和深层血管，是基于血红蛋白对光的吸收和黏膜对光反射的特性的原理。激光的发光强度可调整，可实现蓝激光成像亮度模式（BLI-bright），在此基础上加用红色强调信号，又可形成联动成像模式（LCI）。蓝激光模式主要用于病变接近放大观察，对早期结直肠癌进行分型。蓝激光有助于发现中、远景的病变。联动成像模式强调图像红色与白色对比，有助于黏膜病变的筛查。

（2）提高息肉检出率及鉴别诊断：普通白光的肠镜检查，息肉的漏诊率达20%。蓝激光成像系统图像明亮、清晰、有层次感，有利于发现结肠息肉及消化道早癌。日本京都府立大学的一项研究显示，对100个大肠息肉病变的白光图像及蓝激光成像亮度模式图像进行对比，结果无论有无内镜经验的内镜医师，对于后者图像的辨识力的评分都高于前者。蓝激光用于鉴别肿瘤性和非肿瘤性息肉，在直径小于10mm息肉的诊断准确率达95.2%，明显高于白光的83.2%。我国一项多中心临床研究联动成像模式可以显著降低大肠息肉的漏诊率。

（3）诊断早期结直肠癌的价值：系列临床研究表明，无论是广岛分型、佐野分型，还是目前广泛应用于临床的NBI的JNET统一分型，同样都适用于蓝激光下大肠的放大诊断标准。一项来自日本的多中心研究对比BLI与NBI诊断早期结直肠癌，结论两者具有相同的临床价值。2017年Bisschops等通过对结直肠息肉的表面构造、血管形态等BLI特征进行分类，发表了BLI锯齿状腺瘤国际分类。

蓝激光的不足点为在肠道准备差、视野不良情况下，蓝激光模式及蓝激光成像亮度模式对肠道内残液均会显示红色，影响观察。联动成像模式下的视野明亮度高，受肠液影响较小。

（孙晓梅　任　旭）

210. 哪些早期结直肠癌适合内镜下切除？疗效如何？

早期结直肠癌：指局限于结直肠黏膜层及黏膜下层的癌，其中局限于黏膜层的为黏膜内癌，浸润至黏膜下层但未侵犯固有肌层者为黏膜下癌。2000年版的WHO肿瘤分类则规定结直肠发生的上皮恶性肿瘤，只有穿透黏膜肌层、浸润到黏膜下层时才被认为是恶性的。2014年《中国早期结直肠癌筛查及内镜诊治指南》建议使用WHO推荐的定义。但也可沿用原位癌、黏膜内癌等术语。2019年WHO结直肠癌分期Tis定义为浸润黏膜固有层的原位癌，未穿透黏膜肌层进入黏膜下层。T1为癌浸润至黏膜下层。结直肠癌前病变包括结直肠腺瘤、腺瘤病和炎症性肠病相关异型增生。另外，传统锯齿状腺瘤和广基锯齿状腺瘤/息肉等锯齿状病变也属于癌前病变的范畴。在病理学上，结直肠腺瘤性息肉（adenomatous polyp）分低级别上皮内瘤变（轻、中度异型增生）和高级别上皮内瘤变包括重度异型增生和原位癌。

在早期结直肠癌的治疗上，与外科手术相比，内镜切除具有创伤小、并发症少、恢复快、费用低等优点，5年生存率均可达约90%。原则上，没有淋巴结转移或者淋巴结转移风险极低、使用内镜技术可以完整切除，残留和复发风险低的病变均可内镜下切除。早期结直肠癌及癌前病变内镜治疗包括内镜下圈套息肉切除术、内镜下黏膜切除术（endoscopic mucosal resection，EMR）、内镜下分片黏膜切除术（EPMR）及内镜下黏膜下层剥离术（endoscopic submucosal dissection，ESD）。结直肠腺瘤、黏膜内癌为内镜下治疗的绝对适应证，向黏膜下层轻度浸润的SM1癌为内镜下治疗的相对适应证，内镜切除适应证见表3-8。由于结直肠ESD的技术难度较大，相关并发症发生率较高。在选择ESD作为内镜下治疗的结直肠早期癌，以及癌前病变治疗的方案时一定要慎重。另外，应注意利用ESD治疗LST时更容易穿孔。

表3-8　早期结直肠癌及癌前病变内镜切除术

内镜切除方法	适应证
内镜下圈套息肉电切术	≤5mm病变或隆起型病变Ⅰp型、Ⅰsp型
内镜下黏膜切除术（EMR）	可一次性完全切除的Ⅱa型、Ⅱc型，以及一部分Ⅰs型病变，最大直径<20mm
内镜下分片黏膜切除术（EPMR）	>20mm病变（Ⅰs型、Ⅱa型、LST-G）；LST-G-M 应先切除最大结节（如≥10mm）并整块送检
内镜黏膜下剥离术（ESD）	①超过20mm且必须在内镜下一次性切除的病变 ②抬举征阴性的腺瘤及部分早期癌 ③>10mm的EMR残留或复发再次行EMR治疗困难者 ④反复活检不能证实为癌的低位直肠病变

对于<5mm的结直肠病变还可以使用热活检钳除术，由于热活检钳除术会损坏组织，要慎用。分块切除的组织标本体外拼接困难，局部残留/复发的风险高，需要密切随访。国外EMR治疗早期结直肠癌的整块切除率为85%，治愈性切除率为68.5%～86.0%，而当病变≥20mm时，整块切除率仅有19.9%～30.7%。

结直肠ESD治疗早期结直肠肿瘤的整块切除率在亚洲为88.0%～98.3%，完全切除率为89.0%～92.0%；而欧美的结果显示整块切除率为67.1%～78.6%，完全切除率为62.4%～74.0%的局部复发率仅为0～0.2%，与EMR相比，ESD局部复发的OR值为0.09。国内文献报道，EMR复发率为0～3.2%，ESD的局部复发率为0～4.9%。

（孙晓梅　任　旭）

211. 阑尾肿瘤有哪些以及有何临床特征？如何诊断？

阑尾原发肿瘤少见，最常见的是起源上皮和间叶组织肿瘤。恶性上皮性肿瘤组织学主要包括腺癌、阑尾神经内分泌肿瘤（NETs）、杯状细胞腺癌、高级别黏液性肿瘤（HAMN）等，不推荐使用黏液性囊腺癌用语。腺癌亚型主要有印戒细胞腺癌（signet-ring cell adenocaci noma）、黏液腺癌、未分化癌。阑尾肿瘤发病率仅占胃肠道恶性肿瘤的0.04%～1%。阑尾常见的炎症相关性疾病包括急性阑尾炎、坏疽性阑尾炎、阑尾周围脓肿。良性或恶性潜在性肿瘤包括增生性息肉、无蒂锯齿状病变（无异型～低级别～高级别）和阑尾低级别黏液性肿瘤（low-grade appendiceal mucinous neoplasm，LAMN）等。后者为纤维或绒毛状黏液上皮增生伴黏蛋白分泌，不推荐使用阑尾黏液性囊腺瘤用语；不推荐使用无蒂锯齿状息肉或腺瘤用语。

（1）阑尾NETs：NETs阑尾发生率仅次于小肠，位于第二位。2019年WHO分类阑尾NETs组织学包括①NETs（G1～G3）、L细胞型肿瘤（L-cell tumour）、产生胰高血糖素样肽肿瘤、产生PP/酪酪肽（PYY）肿瘤、肠嗜铬细胞类癌（enterochromaffin-cell carcinoid）和产生5-羟色胺的类癌。②神经内分泌癌（大细胞和小细胞神经内分泌癌）。③混合性神经内分泌和非神经内分泌肿瘤（MiNEN）。本病无特异性症状，80%因为急性阑尾炎手术后偶然发现。Guraya等报道1547例阑尾手术病例中，阑尾类癌9例（0.6%），平均年龄29.8岁。少数患者有右下腹疼痛或触及包块，易被误诊为急性阑尾炎或阑尾周围脓肿、附件肿瘤等。

阑尾类癌一般认为是最常见的阑尾肿瘤，也有报道阑尾类癌占阑尾肿瘤的1/3～1/2，女性发病是男性的2倍。发病率0.05～2/10万。多数阑尾类癌<1cm，少数1～2cm，极少数>2cm。肿瘤<1cm发生转移罕见，>2cm转移率为20%～80%。大约10%的患者有类癌综合征（见第215问），有类癌综合征预示恶性潜在，通常已发生转移。

（2）阑尾腺癌：是阑尾恶性腺体肿瘤。腺癌发病率为1.2/10万，腺癌占阑尾癌的60%，包括黏液性和非黏液性腺癌2类，以黏液腺癌最为常见。印戒细胞癌和未分化癌属于其亚型。阑尾结肠型腺癌的形态和起源于结肠的腺癌相似，转移途径亦相同，发生腹腔转移的结肠型腺癌主要是黏液腺癌。

本病半数以上病例以急性阑尾炎就诊，或发生穿孔、形成阑尾周围脓肿。Ito等回顾性分析36例阑尾腺癌患者资料，发现88%的患者误诊为急性阑尾炎，而Esmer-Sanchez等报道阑尾肿瘤误诊率更高，97%被误诊为急性阑尾炎。

（3）阑尾杯状细胞腺癌：以前认为本病具有腺体和内分泌化特征，属于NETs，称为杯状细胞类癌（goblet cell carcinoid tumors，GCTs）。1974年由Subbuswamy首先提出这一概念，2000年WHO将其归入混合性外分泌-内分泌肿瘤亚型。GCTs基本均发生于阑尾，认为阑尾GCTs是传统类癌和阑尾腺癌之间的中间型，后来研究此病免疫组化表型和生理特性更偏向于腺癌。Taggart等（2015）报道142例阑尾肿瘤中，23例（16%）为GCTs或GCTs+25%以下的腺癌；27例（19%）为GCTs+25%～50%腺癌；24例（17%）为GCTs+50%以上的腺癌；68例（48%）为腺癌无GCTs成分。国内报道的GCTs多数病例都混有印戒样细胞，亦有研究认为典型的杯状细胞类癌有向印戒细胞和低分化腺癌转化的潜在性，并建议分为3组：典型杯状细胞类癌（A组）；杯状细胞类癌基础上产生的低分化癌即阑尾型隐窝细胞腺癌（appendiceal-type crypt cell adenocarcinoma）进一步分出印戒细胞型（B组）和低分化腺癌型（C组）。

2019年WHO消化系统肿瘤分类将阑尾杯状细胞类癌/癌重新命名为杯状细胞腺癌，并非属于NETs。组织学由杯状细胞样（goblet-like）黏液细胞、内分泌细胞及潘氏样细胞（Panth-like cell）组成，管状结构酷似肠隐窝。不推荐使用阑尾杯状细胞类癌、隐窝细胞癌、微腺体（microglandular）癌及腺癌用语。

（4）诊断：主要包括影像学检查和结肠镜及活检病理学检查。螺旋CT对阑尾炎是最准确（超过90%）的诊断方法，特别诊断不明确时螺旋CT检查极有作用。显示肿瘤部位CT和MRI也均有作用。腹部超声也有较高的准确性，但受医疗机构、超声医生技术等影响。对检查提示回盲部或阑尾病变的患者，进一步行结肠镜检查，仔细观察阑尾开口，可能有异常所见。若有肿物露出可行活检。生长抑素受体核素显影（SRS）是神经内分泌肿瘤定位最敏感的检查，用68Ga-DOTA-NOC作为替代SRS做PET-CT检查能显示高代谢肿块。

（芦曦　任旭）

212. 原发性结直肠淋巴瘤有哪些病理类型？临床和内镜有何表现？

原发性结直肠淋巴瘤：指原发于结直肠的淋巴瘤。发病率低，仅占大肠恶性肿瘤的0.2%～0.6%，占胃肠道淋巴瘤10%～15%。原发性大肠恶性淋巴瘤好发于回盲部（71.5%），其次为直肠16.9%，其他部位很少。组织学类型90%以上为非霍奇金淋巴瘤（NHL），包括肠病型T淋巴细胞淋巴瘤、弥漫性大B细胞淋巴瘤和套细胞淋巴瘤。

（1）原发性结直肠淋巴瘤病理类型

1）肠病型T细胞淋巴瘤：结直肠最常见的部位在盲肠部，偶见结肠其他部位。呈多发病灶，多为环状溃疡或黏膜增厚呈斑块状。肿瘤细胞分两类：小至中细胞性（包括多形性和单形性）和大细胞性。肿瘤细胞可在黏膜内，亦可形成血管中心性浸润。受累淋巴结以肿瘤细胞浸润淋巴窦和副皮质区为特征。1年存活期30%，5年存活期10%。

2）弥漫性大B细胞淋巴瘤（DLBCL）：组织学上以瘤细胞体积较大为其特点，形态类似中心母细胞或免疫母细胞。瘤细胞向周围肌层、浆膜外、血管浸润均很显著。

3）套细胞（mantle cell）淋巴瘤：常累及回盲部。单核样B细胞或淋巴母细胞。瘤细胞主要在淋巴滤泡外套层呈同心圆分布，向外侵袭边缘区及滤泡间区，向内植入滤泡生发中心。常局限于黏膜层分布。

（2）临床表现：病情进展快，预后差。症状不如小肠淋巴瘤明显，腹痛较轻，粪便改变突出，表现腹泻、脓血便、腹泻与便秘交替、里急后重等。DLBCL多表现为上腹痛和消化不良，肠病性T细胞淋巴瘤多表现为腹泻和营养不良。

（3）内镜下表现分4型：①隆起型：除套细胞淋巴瘤外，见于所有淋巴瘤。隆起基底宽，表面光滑或呈结节状息肉样肿块，瘤体大的表面可出现溃疡及出血，可见肠腔狭窄。②溃疡型：多数为DLBCL。跳跃性的大而深的溃疡，亦可平坦表浅。肠病型T细胞淋巴瘤溃疡多为环状溃疡。③弥漫型：主要见于T细胞淋巴瘤。肠壁弥漫性增厚变硬，肠腔狭窄，蠕动消失，注气后肠腔仍不能扩展，黏膜面可见增厚似脑回状的皱褶，也可呈弥漫性结节状改变，表面糜烂或浅表溃疡，类似于浸润癌。④多发性淋巴瘤性息肉病（multiple lymphomatous polyposis，MLP）MLP型：多发、数不清、大小几乎相等的半球状息肉样病变，为套细胞淋巴瘤的特征性表现，但后来发现也见于滤泡性淋巴瘤。

由于淋巴瘤细胞以黏膜下浸润为主，一次活检阴性不能否定诊断。活检时注意深取、重复取材，必要时内镜下大块切除，诊断阳性率可达90%。

（4）排除继发淋巴瘤：见第99问。

（芦 曦 任 旭）

213. 胃肠间质瘤临床病理特点有哪些？如何处理？

（1）胃肠间质瘤（GIST）：最常见发生于胃（60%～70%），其次为小肠（20%～30%）、结直肠（约5%）和食管（<5%）。GIST属黏膜下肿瘤，有良性、潜在恶性和恶性。依据《2017版胃肠间质瘤诊断和治疗中国专家共识》将直径小于或等于1cm的GIST称为微小GIST；小于2cm的GIST统称为小GIST。尽管绝大多数小GIST或微小GIST呈现良性临床过程，仍有少数病例显示侵袭性生物学行为，特别是那些核分裂象高的肿瘤。中国消化道黏膜下肿瘤内镜诊治专家共识（2018）推荐在内镜切除技术允许的前提下，对于转移风险低且可能完整切除的所有黏膜下肿瘤（SMT）都可考虑内镜下切除。但也有国内专家共识关于内镜下切除GIST不作为常规推荐。

（2）GIST分类和病理学表现：依据瘤细胞的形态组织学分为三大类：①梭形细胞型（70%）；②上皮样细胞型（20%）；③梭形细胞-上皮样细胞混合型（10%）。即使为同一亚型，GIST的形态在个例之间也可有很大的差异。除典型形态外，GIST还可有一些特殊形态，少数病例还可见多形性细胞，尤多见于上皮样GIST。间质可呈硬化性，可伴有钙化，特别是小GIST，偶可呈黏液样等。此外，发生于小肠的GIST内常可见嗜伊红色丝团样纤维小结（skeinoid fiber）。

（3）小GIST处理：多数小GIST是偶然发现的。对胃小GIST应行超声胃镜检查，如有超声内镜的不良因素（边缘不规则、溃疡、强回声和异质性）应考虑手术切除，但尚缺乏前瞻性临床研究证实。关于哪些征象与恶性程度最相关，目前还没有统一意见。通常胃小GIST无超声内镜不良因素、无症状者原则上EUS随访观察。但对于不能规律随访、随访期内瘤体短时间增大、内镜治疗意愿强烈的患者可选择行内镜下切除。有症状者（梗阻或出血）应内镜下或手术切除。绝大多数的胃小GIST镜下呈非侵袭性形态，生物学行为表现为自限性生长。只对出现超声内镜不良因素而提示其生长较为活跃的小GIST进行切除，而其余多数进行随访观察应该是安全合理的。多数胃小GIST可能伴随终生或自行萎缩退化，并不需要积极地干预。除了胃间质瘤外，其他部位恶性度较高，一旦发现小肠或结直肠拟诊的小GIST，均应积极治疗（切除）。因此，对于这些部位的小GIST，倾向于更积极的早期切除。而对于术中偶然发现的可疑小GIST，无论部位，都应尽可能予以切除。局部切除是小GIST的主要术式，但具体术式应根据肿瘤部位和生长方式决定。治疗原则仍是保证肿瘤的完整切除和阴性切缘。无论使用内镜、腹腔镜、双镜联合或传统开腹手术，GIST外科治疗的基本要求是必须保证手术安全，同时满足GIST切除原则。

（芦 曦 任 旭）

214. 小肠肿瘤发病率较低与哪些因素有关？常见的小肠良、恶性肿瘤有哪几种？如何诊断？

（1）已知小肠黏膜面积约占消化道90%，但小肠癌只占全消化道1%～2%，小肠肿瘤发病率较低可能与下列因素有关：①小肠内容物呈液体性状，可稀释并降低进入小肠的致癌物的浓度。②小肠排空速度较快，可减少进入胃肠道内致癌物与小肠黏膜接触的时间。③小肠内细菌少，由细菌代谢导致的致癌化合物少。④小肠内保护性酶多，如苯并芘水解酶可使某些潜在致癌物去毒。⑤小肠内含有高浓度的免疫球蛋白A（IgA）。已知免疫球蛋白缺陷者，小肠癌的发病率较高，间接证明，小肠免疫功能与恶性肿瘤发生有关的观点。⑥小肠有一种类似脾脏的特殊保护系统以防御肿瘤。小肠对用3-甲基胆蒽诱发的实验性胃肿瘤的局部侵犯有较强的抵抗能力。临床上胃癌或结肠癌切除后与小肠吻合，吻合口复发的机会少，复发于小肠侧更少，也证明这一点。

（2）常见的小肠良、恶性肿瘤：良性肿瘤约占所有小肠肿瘤的1/4，包括腺瘤、腺瘤病、错构瘤样病变、脂肪瘤、平滑肌瘤、间质瘤（良性）、血管瘤、淋巴管瘤、纤维瘤、神经鞘瘤、节细胞神经瘤等；恶性肿瘤有腺癌、淋巴瘤、平滑肌肉瘤、间质瘤（恶性）、网织细胞肉瘤、血管内皮细胞瘤和类癌等。小肠淋巴瘤包括黏膜相关淋巴组织（MALT）型结外边缘区B细胞淋巴瘤、弥漫性大B细胞淋巴瘤（DLBCL）、套细胞淋巴瘤及滤泡性淋巴瘤等。

（3）小肠肿瘤的诊断对比消化管中的胃癌和结肠癌来说要困难，小肠肿瘤无论良、恶性早期均无特异临床征象，当发现小肠梗阻或出血时多数已属晚期，故早期诊断比较困难。目前认为有价值的诊断方法有以下几方面。

1）小肠X线钡剂造影检查：对小肠肿瘤等病变检出率低。检查中如发现肠管僵硬，黏膜破坏，充盈缺损、溃疡或不规则狭窄伴近侧端肠管扩张者，有利于小肠恶性肿瘤的诊断。

2）内镜检查：胃镜检查有利于十二指肠球及降部的良、恶性肿瘤的诊断；而结肠镜检查如通过回盲瓣进入回肠末端有利于局部肿瘤的诊断，同时可进行活检。目前小肠疾病诊断主要采用胶囊内镜或气囊辅助小肠镜检查（单气囊或双气囊小肠镜）。小肠肿瘤内镜下特征是隆起性病变或溃疡形成，组织脆易出血，亦可见肠腔狭窄，黏膜凸凹不平等。气囊辅助小肠镜下可行活检、止血、息肉电切等治疗。

3）多排螺旋CT检查：对跨腔内外生长或以腔外生长为主的小肠间质瘤，CT平扫境界大多显示清晰，其形态多为圆形或椭圆形，肿瘤较大者形态不规则呈分叶状；增强扫描，病灶明显强化，对肿瘤的大小、形态、范围、边缘清晰可见。

4）肠系膜动脉造影检查：病变活动性出血时，可显示肿瘤的出血部位及肿瘤血管。

（朱　权　任　旭）

215. 类癌与类癌综合征临床表现的病理生理基础是什么？

（1）类癌（carcinoid）：是神经内分泌肿瘤，是由起源于胺前体摄取和脱羧基作用（amine precursor uptake and decarboxylation，APUD）细胞系统的肿瘤，80%由肠嗜铬样细胞（enterochromaffin-like cells）肿瘤、十二指肠促胰液素G细胞肿瘤和直肠小梁型L-细胞类癌构成。少数神经内分泌肿瘤为神经节细胞副神经节瘤（paragangliomas），生长抑素瘤（somatostatinomas）和神经鞘瘤（schwannomas）。尚应该包括原发于阑尾的杯状细胞类癌。本病临床上少见。神经内分泌细胞属于APUD细胞系统，可以从细胞外摄取胺的前体，并通过细胞内氨基脱羧酶的作用，使胺前体形成相应的胺（如多巴胺、5-羟色胺等）和多肽激素。L-细胞分泌肠高血糖素和酪酪肽。

类癌是临床、生化最具特征性表现的肿瘤，可以发生在全身各个部位，最常见的是胃肠道。胃肠道最常见的部位是小肠，其次为阑尾，还有相当数量的是在直肠。类癌生长缓慢，病程较长，具有恶性变倾向，因与癌相似而称之为类癌。

Williams等（1963）将消化系统类癌依胚胎起源分为前肠（foregut）、中肠（midgut）和后肠（hindgut）3种。前肠的类癌包括位于食管、胃、胰腺及近端十二指肠，5-羟色胺（5-HT）分泌较少；中肠的类癌位于十二指肠远端、空肠、回肠、阑尾、升结肠和部分横结肠及肝脏，常产生较多的5-羟色胺（5-HT）等物质，容易出现典型类癌综合征；后肠的类癌指位于降结肠、乙状结肠及直肠，因非起源嗜铬细胞，不分泌5-HT，即不产生类癌综合征。

（2）类癌综合征（carcinoid syndrome）：指类癌细胞分泌的5-HT等生物活性物质引起皮肤潮红、腹痛、腹泻、哮喘和心瓣膜病变的临床综合征，是类癌的晚期表现，见于约10%的类癌患者。其特点是：①常有典型的阵发性皮肤血管症状，如颜面潮红；②原发性类癌多位于回肠；③症状多发生在肝脏转移以后；④多数患者尿内5-羟吲哚乙酸水平升高。

（3）类癌综合征的临床表现的病理生理基础：类癌综合征的病理生理至今尚未完全清楚。近年来研究发现，约84%类癌综合征患者血5-羟色胺或尿5-吲哚乙酸增高。类癌细胞可产生多种生物活性物质，除5-羟色胺以外，尚有血管活性肠肽、生长抑素、组胺、缓激肽、P物质、前列腺素、降钙素、胃动素、神经降压素、胰多肽、生长激素、促胃液素、胰岛素、ACTH、绒毛膜促性腺激素等。类癌细胞释放的5-HT，65%经肝灭活，35%经肺灭活，可不出现类癌综合征。若5-HT分泌量超过肝、肺灭活能力或类癌细胞转移至肝，可直接通过肝静脉进入体循环。大量5-HT进入血液不能被灭活，血液中5-HT浓度骤增，即引起类癌综合征。类癌综合征的主要临床表现与类癌分泌的激素有关：①皮肤潮红与P物质、前列腺素、神经降压素、缓激肽、5-羟色胺、组胺有关。②腹痛、腹泻与5-羟色胺和前列腺素有关。③哮喘与组胺、前列腺素和5-羟色胺有关。④心血管系统症状和病变与5-羟色胺有关。⑤其他表现如毛细血管扩张与血管活性肠肽有关；关节症状与5-羟色胺有关；Zollinger-Ellison综合征与促胃液素过多有关；Cushing综合征与ACTH过多有关；肢端肥大与生长激素过多有关；糙皮病与大量色氨酸转变为5-羟色胺不能生成烟酸有关。⑥类癌危象与5-羟色胺有关。

（朱　权　任　旭）

216. 哪些疾病适合胶囊内镜检查？有哪些注意事项？

胶囊内镜2003年开始在我国应用于临床，大大提高了小肠疾病的检出率，胶囊内镜能动态、清晰地记录小肠黏膜的情况，是目前检查小肠疾病的重要手段，而针对食管、胃、大肠等部位的胶囊内镜检查也逐渐应用于临床。

（1）胶囊内镜检查适应证

1）不明原因的消化道出血及贫血：胶囊内镜检查是不明原因消化道出血的首选检查手段，可用于急性、复发性及隐性消化道出血。当常规胃镜及肠镜检查未明确出血原因时，可选择胶囊内镜检查。据文献统计，胶囊内镜检查对不明原因的消化道出血的诊断率为55%～80%，较高的诊断率及其无创性的特点使胶囊内镜检查成为不明原因消化道出血的首选。针对贫血，尤其是缺铁性贫血，它可作为消化道失血的初筛。综合国内外文献报道，胶囊内镜检查发现的不明原因消化道出血的主要病因为血管畸形，其次为小肠肿瘤和克罗恩病、肠道寄生虫等。此外，对不明原因的消化道出血，胶囊内镜检查还能为随后的小肠镜检查提供线索，提示进镜的途径（经口还是经肛检查）。

2）疑似小肠克罗恩病：1/3的克罗恩病累及小肠，而局限在小肠的克罗恩病的诊断比较困难，既往大多在出现肠道梗阻及瘘管形成等合并症时，才通过造影或者CT发现。对于中青年患者，出现腹泻、腹痛、贫血和C反应蛋白增高等临床疑似克罗恩病表现的患者，胃镜和肠镜检查正常的情况下，可行胶囊内镜检查。文献报道胶囊内镜对克罗恩病的诊断率在43%～77%，诊断敏感性和特异性达89.6%和100%。

3）疑似小肠肿瘤：既往胶囊内镜问世之前，认为小肠肿瘤的发生率很低，出现明显症状时大多晚期。国内外研究表明，胶囊内镜的应用明显提高了小肠肿瘤的诊断率。常见的小肠肿瘤包括腺癌、间质瘤、淋巴瘤、类癌、血管瘤及腺瘤等。

4）监控小肠息肉综合征的发展：胶囊内镜可用于监测家族性或者遗传性息肉病，文献报道其可发现大约90%以上的息肉，用于监测家族性腺瘤型息肉病以及黑斑－息肉综合征。

5）疑似或难以控制的吸收不良综合征（如乳糜泻等）：小肠吸收不良综合征的病因繁多，胶囊内镜检查能通过对小肠黏膜的直接观察，发现绒毛萎缩等改变，也可发现其并发症相关表现，如溃疡型空肠炎、T细胞淋巴瘤及小肠腺癌等。

6）药物相关性小肠黏膜损害：药物相关性小肠黏膜损害包括红斑、糜烂、小溃疡、狭窄蹼等，胶囊内镜可以清晰地展示药物对小肠黏膜的损伤，研究表明，胶囊内镜对非甾体抗炎药相关性小肠黏膜损害的检出率为55%，远远超过其他检查手段。

7）需要排除小肠疾病者：一些临床病例虽无明确证据证明病变部位在小肠，但是需要临床排除（如不明原因的腹痛、腹泻、消瘦等），也适用于胶囊内镜检查。

8）消化道功能性疾病：胶囊内镜在消化道内的运行时间可体现消化道的运动功能。

（2）胶囊内镜注意事项：胶囊内镜需要注意滞留的风险。如果胶囊在胃肠道内停留超过2周可定义为胶囊滞留，滞留的胶囊一般不引起不良反应，但是还是有部分胶囊需要内镜取出或者外科手术取出。因此在进行胶囊内镜检查前，要注意适应证，也要注意哪些情况不适合胶囊内镜检查。如果患者不能接受手术、怀疑或已知胃肠道梗阻或瘘管、心脏起搏器植入者、吞咽障碍、孕妇等不适合胶囊内镜检查。

（孙晓梅）

217. 胶囊内镜检查如何进行肠道准备？

胶囊内镜能够直接观察全小肠黏膜，广泛应用于临床小肠疾病的诊断及监测。但是胶囊内镜的诊断能力与小肠黏膜的可见度密切相关，疾病的检出率受到小肠内食物残渣、胆汁、气泡等的影响。此外，如果消化道动力欠佳，胶囊内镜在胃内或者小肠内停留时间过长，在工作时间内不能达到回盲瓣，就可能对小肠远端的病变存在漏诊。因此，要做好充分的检查前准备，包括适用清肠剂、消泡剂和促动力药物等肠道准备来提高胶囊内镜的诊断能力。

（1）肠道准备方法

1）检查前两日清淡少渣饮食，禁食粗纤维、产气多、带籽的食物。检查前一日可以吃面条、粥、鸡蛋羹等食物，晚餐可进食半流质饮食。

2）检查前日晚4点进晚餐，餐后禁食，可饮水，餐后2～3小时，即晚上8时起进行肠道清洁准备。可选用聚乙二醇电解质散剂或20%甘露醇。一袋复方聚乙二醇电解质散（清肠剂）兑1000ml温水服用，服用过程中来回走动。多数情况下，服药1小时候开始第一次排便，排泄5～8次，正常排便至没有便意即可睡觉。

3）检查当日上午做胶囊内镜检查，需在术前4小时开始服用清肠剂，2袋清肠剂兑2000ml温水服用，检查前半小时服用30ml消泡剂（如二甲基硅油或西甲硅油）。肠道清洁准备后可饮水，但不能进食，在检查前4小时停止饮水。

（2）服用肠道准备药物的作用

1）清肠剂：最初胶囊内镜的检查前准备不需要肠道准备，只需要空腹12小时，但此后的多项荟萃研究显示，单纯空腹相比，适当应用清肠剂进行肠道准备可提高胶囊内镜的诊断率、小肠成像质量，但对小肠检查的完成率和小肠运转时间并无影响。中华消化内镜学会于2008年制定的胶囊内镜临床应用规范也指出，为提高图像的清晰度，建议检查前夜开始进行肠道清洁准备。研究显示，考虑到患者对清肠剂的耐受程度等因素，利用复方聚乙二醇电解质散2L进行肠道准备的方案目前被广泛应用于临床。

2）祛泡剂：除了食物残渣外，胃肠道黏膜表面的泡沫和黏液也会导致胶囊内镜视野模糊，影响内镜医师的观察，导致漏诊或误诊。因此指南推荐所有患者在检查前服用适量的祛泡剂。临床常用的祛泡剂有西甲硅油，其主要成分为活化的二甲硅油和二氧化硅。西甲硅油的表面活性作用可促使消化道中食糜和黏液中的气泡分解，达到净化黏膜作用。一项随机对照研究显示，单独口服西甲硅油可显著提高小肠近段能见度，但对小肠远段没有积极影响。

3）胃肠动力药：胶囊内镜的工作时间有限，如果在胃内停留时间过长，或者小肠运动缓慢，均可能导致胶囊内镜在有限的时间内不能完成全小肠的检查，从而可能会导致远段小肠病变的漏诊。胃肠动力药物原则上可以增加胃和小肠的运转时间，增加全小肠检查的完成率和诊断率。但是实际的临床研究没有足够的证据支持胃肠动力药物对胶囊内镜检查全小肠检查的积极影响，还有的研究认为，其加快了胶囊运转时间，也有可能因运转过快而漏检病变。因此国内指南不推荐应用胃肠动力药物。

（孙晓梅）

218. 小肠镜下治疗小肠疾病有哪些方法？

小肠以前是检查的盲区，随着胶囊内镜及小肠镜的普及，越来越多的小肠疾病被诊断，并且一部分小肠疾病可以通过小肠镜进行治疗。临床上应用的气囊辅助小肠镜有单气囊小肠镜（SBE）和双气囊小肠镜（DBE）。由于小肠疾病相对少，小肠壁薄（易穿孔），小肠镜较长，配套的附件并非完善等原因，使小肠疾病治疗受到一定限制。气囊辅助小肠镜治疗小肠疾病尚未普及，数量相对少，对小肠疾病常用的治疗方法如下。

（1）小肠出血治疗：小肠出血占整个消化道出血的5%，其中血管性病变最多，其次为炎症性病变或肿瘤性病变。内镜治疗小肠出血适合于出血量不大、内镜视野清晰的情况。小肠出血量较大时，可能会出现较重的贫血，而且镜下视野不容易保持清晰，应该在患者充分输血、补液，全身状况稳定的情况下进行内镜止血治疗。方法：以渗血为主病灶可采用镜下烧灼止血或局部注射；溃疡等病变表面可见裸露的血管导致活动性出血等采用镜下金属夹止血效果较好。血管畸形可采用氩离子凝固（APC）治疗。小肠静脉瘤（如蓝色橡皮疱痣综合征等）可采用内镜下套扎术及硬化剂注射的方法，也有报道可采用EMR的方法治疗。但是较大的血管瘤、动静脉畸形等病变，较难通过小肠镜止血时，选择血管栓塞或先将病变部以墨汁标记后行外科治疗等其他疗法。

（2）小肠息肉切除术：小肠息肉包括增生性息肉、腺瘤、黑斑息肉综合征（P-J综合征）、炎性纤维性息肉（IFP）又称炎性假瘤、家族性腺瘤性息肉病及家族性幼年性息肉病。除增生性息肉及IFP外，其他息肉都有潜在恶变的风险，需要监测和治疗。小肠壁薄，切除息肉时，注水垫后再用圈套器电切（注射-圈套切除法）或EMR，优于单纯用圈套器电切，可降低出血和穿孔风险。当病变较大时，可采用分次分片切除。切除粗蒂息肉时，要先用尼龙绳结扎或钛夹处理蒂部后，再行电切术，防止出血。

（3）小肠狭窄扩张术

1）病因：克罗恩病、长期服用非甾体类抗炎药物、肠结核、慢性非特异性多灶性小肠溃疡（CNSU）等疾病可导致小肠良性狭窄。以往大多需要外科手术切除小肠或者行狭窄成形术，目前对肠管或吻合口狭窄可以通过内镜下球囊扩张术（EBD）进行治疗。

2）适应证：①对于无症状或偶然发现的狭窄，如果利大于弊，可行EBD。如内镜不能通过狭窄，可行EBD。②狭窄长度≤4～5cm，EBD有效且安全。如狭窄段长度为≥4～5cm的长段狭窄，EBD治疗效果降低，但不伴随并发症增加的风险。③狭窄段有活动性炎症或使用抗炎药似乎不影响EBD效果。④病变肠管无严重屈曲。狭窄段有深溃疡提示EBD伴随穿孔和出血的高风险，作为禁忌。要除外恶性狭窄。肠狭窄段邻近有瘘或脓肿不推荐EBD。EBD后不推荐局部注射类固醇。EBD对狭窄上方有肠腔扩张者的治疗效果很差。

3）方法：扩张需要在放射线下进行，内镜下发现狭窄病灶，造影进一步确认狭窄数量及狭窄段长度，经活检孔道留置导丝，沿着导丝插入扩张球囊，内镜直视下注气扩张，所用扩张球囊大小需参照狭窄程度（狭窄直径与长度）选择，通常使用10～15mm气囊，用3，5，8标准大气压3次增压，每次维持1～2分钟。球囊直径膨胀到18～20mm为最终目标，要循序渐进，分级扩张，防止穿孔或出血。术后禁食24小时，术后48小时复查腹部平片。有报道球囊扩张术后穿孔及出血率分别为0.8%及0.2%。

4）疗效：国内多个单中心、小样本病例研究报道内镜下球囊扩张术和/或药物治疗后，一部分小肠狭窄引起的梗阻症状能逐渐缓解。有报道对25例克罗恩病患者初次实施EBD治疗，近期成功率为72%，未发生穿孔并发症。EBD治疗克罗恩病肠管或吻合口狭窄，可反复实施，有效率为50%～80%。可提高患者生活质量、改善预后。对于间隔多长时间再次进行内镜治疗目前尚无统一标准。国外报道利用针状刀行狭窄局部肠管肌层纵行切开即内镜下狭窄切开术（endoscopic stricturotomy EST）和用金属夹行内镜下狭窄成形术，对EBD和EST治疗无效采用全覆膜可回收金属支架留置治疗克罗恩病肠管狭窄，目前尚无多中心或大样本的报道。

（4）取小肠异物：包括胶囊内镜滞留或异物石等。可通过小肠镜用异物钳、圈套器或网篮等附件套取后取出。目前取小肠异物报道最多的是胶囊内镜，胶囊内镜的滞留率为1%～5%。小肠镜取出的成功率为70%左右，目前国际上将小肠镜取出或保守治疗作为胶囊内镜滞留的首选治疗措施。

（孙晓梅　任　旭）

219. 小肠镜的应用价值如何？

　　小肠是消化吸收的主要场所，也是消化道最长的器官，由于其冗长迂曲的解剖学特点，深部小肠长期成为消化道检查的盲区，人们对小肠疾病的认识也相对不足，小肠疾病的诊断一直是临床上的一个难点。近年来，随着胶囊内镜和双气囊/单气囊小肠镜相继在临床推广应用，小肠疾病的诊疗技术取得了突破性进展。尤其是小肠镜不仅能完成小肠的检查，同时能进行小肠镜下的各种治疗，使小肠疾病的诊治水平大幅提高。

　　（1）不明原因消化道出血（OGIB）：不明原因的消化道出血是指胃镜、结肠镜检查均为阴性的不明来源的持续或反复发作的消化道出血。不明原因消化道出血是小肠镜检查最主要的适应证之一。其不仅能够迅速明确出血原因及部位，提高诊断准确性，也能及时发现活动性出血灶并行内镜下止血治疗。小肠出血占整个消化道出血的5%，但41%～75%的OGIB由小肠疾病引起，可分为显性和隐匿性小肠出血。内镜下止血主要适用于出血量不大、内镜视野清晰者。治疗方法有：以渗血为主的溃疡/糜烂病灶采用内镜下烧灼止血或局部注射、喷洒止血剂；溃疡表面裸露血管所致的活动性出血（如Dieulafoy病）采用内镜下钛夹止血；小肠静脉瘤（如蓝色橡皮疱痣综合征）导致的隐匿性出血可采用内镜下套扎术及硬化剂注射；毛细血管扩张性病变可采用氩离子凝固术。

　　（2）小肠肿瘤：小肠肿瘤临床表现不典型，研究表明，87.7%有临床症状，其中70.2%伴有胃肠道症状。30～50岁之间的患者小肠出血的主要原因多为肿瘤，占小肠出血的5%～10%。小肠肿瘤的病理类型复杂多样，常见的良性肿瘤包括错构瘤、腺瘤、平滑肌瘤、脂肪瘤和淋巴管瘤等，常见的恶性肿瘤包括淋巴瘤、间质瘤、神经内分泌肿瘤、原发性小肠癌和转移性小肠肿瘤等，我国的研究表明以间质瘤多见。小肠镜检查不仅可以明确诊断，同时可以明确病变位置。

　　（3）小肠息肉及息肉电切：小肠息肉的类型包括增生性息肉、腺瘤、家族性腺瘤性息肉病、家族性幼年性息肉病以及黑斑息肉综合征（P-J综合征），除增生性息肉外，其他息肉都有潜在的恶变风险，需要监测并及时治疗。目前，对小肠息肉多采用内镜下圈套器切除术，小肠镜下多采用内镜下黏膜切除术（EMR），可降低出血和穿孔的发生率。

　　（4）小肠狭窄扩张术（EBD）、金属支架植入术：内镜发现狭窄病灶时，经活检孔道放置导丝，沿导丝插入扩张气囊，内镜直视下注气扩张，扩张气囊的直径选择依据狭窄直径的大小。适应证和禁忌证见第218问。对EBD或内镜下狭窄切开术治疗无效的克罗恩病顽固性狭窄可行全覆膜可回收金属支架植入术。

　　（5）小肠异物取出术：小肠镜能够取出小肠内的多种异物，包括胶囊内镜等，从而使患者免于外科手术治疗。异物可以用异物钳、圈套器或网篮等附件套住后连同外套管一同取出。报道最多的小肠异物是胶囊内镜，胶囊内镜的滞留率为1%～5%，小肠镜取出的成功率为70%左右。

　　（6）气囊小肠镜辅助ERCP：对于消化道重建（Roux-en-Y吻合术等）和胆道重建（肝肠吻合术等）伴胆管结石或胆道感染，不能行常规十二指肠镜下ERCP治疗者，采用此项技术。目前尚缺少某些相应的配件，应用受到一定限制。

（徐洪雨　任　旭）

220. 如何判断小肠镜插入深度?

中国小肠镜临床应用指南（2018）指出行小肠镜检查时，在空肠上段和回肠末段进镜深度及病变部位可以相对准确地判断，但是当内镜进入小肠较深部位以后，判断进镜深度及病变部位就不准确了，只能做到大概的判断，判断方法大致如下。

（1）粗略判断法：①小肠黏膜形态：一般空肠肠腔大、黏膜皱襞高、皱襞间距短，而回肠肠腔小、黏膜皱襞平坦、皱襞间距长、可见树枝状血管。②距解剖标志部位的距离：可根据内镜与明确的解剖部位如屈氏韧带、回盲瓣、手术吻合口等的距离进行判断。但仅限于距离上述部位50cm以内，超出范围不易判断。也可在病灶处注入造影剂，观察造影剂的流向及抵达标志性区域的距离等。

（2）精确判断法

1）距离累加法：可根据每次小肠镜的有效进镜距离（插入深度）进行累加，通过每个回合记录内镜镜身前进的距离（A），减去脱落或无效进镜的距离（B）。缺点是增加工作量和时间，并且当后期无效进镜增多时误差较大。进镜深度（cm）=（A1-B1）+（A2-B2）+……+（An-Bn）。具体操作方法如下：选择经口或经肛进镜，先将镜身和外套管插入至屈氏韧带或回肠末端，向外套管气囊注气固定肠管后开始进镜，注意此时镜身的刻度，至镜身不能再前进时记录此次进镜深度（A），通常可允许的最大进镜深度为40cm，最少为0cm，然后将外套管气囊放气，将外套管沿着镜身向前插入至头端附近（通常外套管末端位于内镜镜身刻度155cm），打开外套管气囊，同时回拉镜身和外套管使肠管缩短，注意回拉过程中镜身有无滑脱，如有，记录滑脱的距离（B），（A-B）为此次进镜深度，将镜身气囊放气，再次进镜，并记录此次进镜深度（A），和滑脱距离（B），反复重复上述过程，使内镜缓慢向小肠深部推进，直至发现病灶或难以进镜，计算出每次进镜深度并加和，就是进镜总深度。理论上，这是一种较为可靠的评估进镜深度和病变部位的方法。然而，实际操作中往往有一定困难。在实际操作中受操作者个人技术水平、患者自身情况，疾病特点等因素影响，有时很难准确判断内镜有效推进的长度，而在进外套管或回拉镜身过程中发生黏膜皱襞滑脱的长度也往往难以准确评估。

2）外套管深度估算法：依据检查结束时套叠在外套管上的小肠长度，按照一定的拉伸系数计算进镜深度，优点是简便易行，不需频繁记录，仅记录外套管的起始和结束两个刻度，缺点是拉伸系数易受肠系膜脂肪厚度、肠壁厚薄、肠腔残留气体的影响，存在个体差异。进镜深度（cm）=（末次回拉-首次回拉时外套管在门齿或肛缘刻度）×（5～8）。具体操作方法如下：当内镜经过屈氏韧带或回盲瓣时，打开镜身前端气囊，推送外套管至其上端在内镜刻度155cm处，此时外套管前端到达镜身气囊处。然后打开外套管前端气囊，同时回拉内镜和外套管至阻力增大难以后退时，记录此时外套管在门齿或肛缘的刻度（A）。数次推拉内镜至发现明确的病灶或由于肠袢形成等而难以继续进镜时，同时打开内镜和外套管前端气囊并回拉直至阻力增大难以后退时，再次记录外套管在门齿或肛缘的刻度（B）。注意此时外套管上端还应在内镜刻度155cm处。将（B-A）×8cm作为内镜在小肠中前行的距离，即屈氏韧带或回盲瓣至病灶的距离，B-A为外套管向体内的回缩距离。

（徐洪雨）

221. 何谓电凝综合征? 如何处理?

（1）电凝综合征（electrocoagulation syndrome，ECS）：尚无明确定义，发生于肠道息肉样病变内镜下高频电切除术后（多发生于术后6～12小时内）。临床表现与穿孔相似，均有腹痛、腹肌紧张等症状，伴有发热、畏寒等全身症状，实验室检查示白细胞和C反应蛋白（CRP）升高，但无膈下游离气体，无肠道穿孔证据。通常认为ECS是由于电流产生的热量透过创口延伸到肠壁的固有肌层和浆膜层，造成透壁性烧伤，且由于肠道菌群及粪便的存在，细菌通过暴露的创口进行播散，引起不同程度的炎性反应，导致局限性腹膜炎症状。随着ESD广泛开展，电凝止血设备在内镜手术中使用频率越来越高，电凝和电切产生的热量不可避免地接触到固有肌层，导致ECS的发生率逐渐升高。报道结肠ESD术后电凝综合征的发生率12.1% ～ 40.2%，显著高于胃ESD。电凝综合征的预后良好，一般仅需内科保守治疗即可，因此提高对电凝综合征的认识，可以有效避免不必要的手术。

（2）电凝综合征的常见原因：包括ESD，或黏膜下肿瘤（起源于肌层）内镜下切除时反复电凝止血，肌细胞导电，电凝时热量易穿透肠壁；圈套器未收紧，接触邻近肠壁；电流强度过大，电凝时间过长；右半结肠肠壁较薄，易传导热量。韩国的一个多中心临床研究显示，病灶的大小是结直肠息肉切除术后电凝综合征的一个独立危险因素；也有研究表明右半结肠电凝综合征发生率较高，可能因为右半结肠肠壁更薄，电流的损伤和感染更容易达到肌层和浆膜层；起源于固有肌层的黏膜下肿物，电凝综合征的发生率更高也是同样的原因。

（3）电凝综合征的治疗措施：包括禁食、卧床休息、补液支持及抗生素预防感染。预防性使用抗生素可能可以降低肠道局部炎性反应和全身性的炎性反应，病人术后CRP水平和腹痛程度降低，降低电凝综合征的发生率。对于ESD或EMR后出现电凝综合征表现（与术后肠穿孔症状相似），如未见游离气体不必急于外科手术，应密切观察。但ECS本身还有可能引发迟发性穿孔，所以经上述治疗后症状不缓解或有加重趋势者应警惕肠穿孔，并及时治疗。

（徐洪雨　任　旭）

四、肝　脏

222. 肝脏的叶和段是如何划分的?

（1）肝脏的大体形态：肝的膈面和前面分别有左、右三角韧带，冠状韧带，镰状韧带和肝圆韧带（图4-1）。脏面有肝胃韧带和肝十二指肠韧带，后者包含有门静脉、肝动脉、淋巴管、淋巴结和神经，又称肝蒂，且被包裹在Glisson纤维鞘内。门静脉、肝动脉和肝总管在肝脏面横沟各自分出左、右干进入肝实质内，称第一肝门。三条主要的肝静脉在肝后上方的静脉窝进入下腔静脉，称第二肝门。

（2）肝叶划分（依据解剖，图4-1）：传统的解剖学命名以肝脏外部结构——镰状韧带为界将肝分为左、右叶，其右叶还包括了方叶和尾叶，目前基本不采用此种肝叶划分法。右肝叶约占全肝的75%，左肝叶约为25%。这是以解剖形态为基础划分的，与进出肝脏的管道系统（肝静脉、门脉、肝动脉、胆管）走行和分布并不相关。

（3）肝叶划分（依据肝静脉，图4-2）：按肝内血管分布情况分区为外科学肝叶划分法。以肝中静脉（位于肝正中裂内，相当于Cantlie线）将肝分成左、右两叶；以肝右静脉将右叶（位于右叶间裂）分为右前叶和右后叶；以肝左静脉（位于左叶间裂，相当于镰状韧带）将左叶分为左内叶和左外叶；加上按形态学分叶的尾状叶，共5叶。

（4）肝段划分：Couinaud根据门静脉鞘系的分布和肝静脉走行，将肝分为左右半肝、5叶、8段。此划分法既考虑了出肝的肝静脉系统，同时又考虑了入肝的肝动脉、门静脉和胆管系统。Couinaud肝8段划分法（图4-2和图4-3）：分别为尾状叶（S1）、左内侧叶（S4）、左外侧叶上段（S2）、左外叶下段（S3）、右前叶上段（S8）、右前叶下段（S5）、右后叶上段（S7）和右后叶下段（S6），如从膈面观则呈顺时钟方向S2 ～ S8。

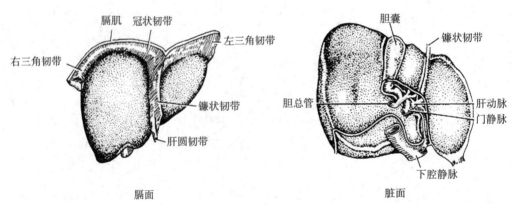

膈肌　冠状韧带　左三角韧带　右三角韧带　镰状韧带　肝圆韧带
胆囊　镰状韧带　胆总管　肝动脉　门静脉　下腔静脉

膈面　　　　　　脏面

图4-1　肝脏大体形态

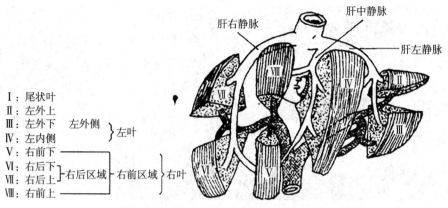

Ⅰ：尾状叶
Ⅱ：左外上
Ⅲ：左外下　左外侧 } 左叶
Ⅳ：左内侧
Ⅴ：右前下
Ⅵ：右后下
Ⅶ：右后上 } 右后区域 右前区域 } 右叶
Ⅷ：右前上

肝右静脉　　　肝中静脉
肝左静脉

图 4-2　Couinaud 肝段划分（肝静脉与肝段划分之关系）

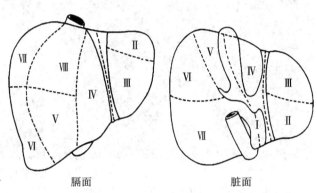

图 4-3　膈面和脏面观看 Couinaud 肝段划分

膈面　　　　脏面

（朱雅琪　张沛怡　任　旭）

223. Couinaud 肝段划分法在肝脏 CT 影像上如何定位？

　　肝脏 CT 检查时，可在下述 4 个层面上明确识别 3 支肝静脉和门静脉左、右支，据此可在 CT 图像上明确区分各个肝段（图 4-4）。

　　（1）近膈顶的层面（图 4-4A）：为 3 支肝静脉和下腔静脉汇合的层面。从下腔静脉经过 3 支主肝静脉的连线，将肝脏断面分为 4 个扇区。该层面尚位于门静脉左、右支水平面的上部，从受检者左侧向右侧依次为Ⅱ段、Ⅳ段、Ⅷ段和Ⅶ段。

　　（2）肝门静脉左支层面（图 4-4B）：CT 图像显示门静脉左支，该层面为左半肝上、下部分的分界平面，相当于Ⅱ段、Ⅲ段的分界面及Ⅳ段。

　　（3）肝门静脉右支层面（图 4-4C）：肝门静脉右支层面 CT 图像，显示门静脉主干和右支。该层面为右半肝上、下部分的分界平面，相当于Ⅷ段、Ⅴ段及Ⅶ段、Ⅵ段的分界面。在此层面上肝左静脉已不能显示，可取下腔静脉至肝圆韧带的连线来界定左半肝的内、外扇区。

　　（4）最下端的层面（图 4-4D）：为肝门静脉主干和胆囊水平层面 CT 图像，该层面不能见到肝静脉，可用下腔静脉至胆囊连线作为左、右半肝的分界线，可取下腔静脉至镰状韧带的连线来界定左半肝的内、外扇区，该层面上的肝段解剖从人体左侧向右侧依次为Ⅲ段、Ⅳ段、Ⅴ段（右半肝前部）和Ⅵ段（右半肝后部）。

（朱雅琪　张沛怡　任　旭）

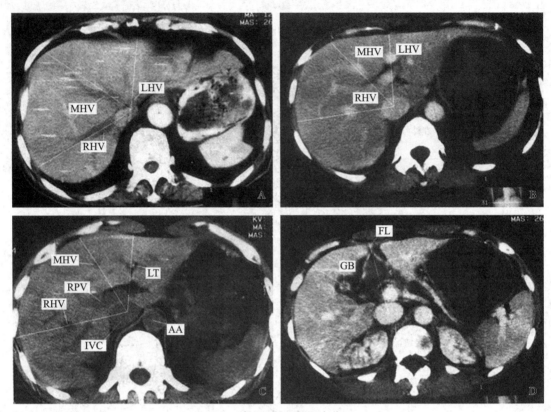

图4-4　肝脏CT肝段定位

注：LHV（肝左静脉）；MHV（肝中静脉）；RHV（肝右静脉）；LT（肝圆韧带）；AA（腹主动脉）；IVC（下腔静脉），RPV（肝门静脉右支）；GB（胆囊）；FL（镰状韧带）。

[引自张大海等.临床放射学杂志1999，（18）：6.]

224. 肝脏的供应血管是如何分支的？与肝动脉、门脉造影有何关系？尾状叶的定位及供应血管如何？

肝脏的供应血管是由肝动脉和门静脉双重供血的，两者作为输入血管与肝管（胆管）并行，在肝外走行于十二指肠韧带内，由Glisson鞘包绕进入肝内再分支（左支和右支），在肝内肝动脉变异较多。对肝癌进行介入肝段支动脉栓塞或外科手术做肝段的切除，掌握肝动脉与门静脉的分支和变异十分必要。

（1）肝动脉：从发生学有3种径路：①胃左动脉→肝左动脉；②腹腔动脉→肝中动脉；③肠系膜上动脉→肝右动脉。出生后①与③退化，保留②为最多，然而确有少数人，成人后肝左动脉发自胃左动脉，肝右动脉发自肠系膜上动脉。这种迷走性动脉给肝动脉造影或肝动脉栓塞术（TAE）插管带来许多困难。

肝动脉：由腹腔动脉前方开口分出肝总动脉，向前延伸2～3cm后发出胃十二指肠动脉（向下走行）和肝固有动脉的两个较大分支，由肝固有动脉分出肝左动脉与肝右动脉。

1）肝右动脉分前区支（A）和后区支（P），A与P的起始部和其分支有各种各样的变异。通常A支可分前上段支（S_8），有3～4个小分支；前下段支（S_5）通常分支少，有1～2个小分支。P支可分后上段支（S_7）通常有3～4个小分支；后下段支（S_6）亦有3～4个小分支。

2）肝左动脉：多起源于肝固有动脉，也有来自胃左动脉（约25%），肝左动脉缺乏典型分支模式，但多数可分成左内叶动脉和左外叶动脉（肝左动脉的延伸）。依肝左叶段间裂平面可分左外叶外上段支

（S_2）和外下段支（S_3），而左内叶动脉支（S_4）由一支形成。由于解剖的关系肝左动脉分支像在肝动脉造影显影不满意。

肝动脉在肝内与门脉并行，当发生门脉癌栓时，肝动脉可与门脉形成短路，因此肝动脉造影可显示出门脉分支像。

3）胆囊动脉：据报道发自肝右动脉占多数（63.9%），发自肝固有动脉少（26.9%），尚有少数由肝左动脉或胃十二指肠动脉供血，TAE时如发自肝右动脉者经常可引起胆囊动脉阻塞而致无菌性胆囊炎。

（2）门静脉：门静脉本干长5～6cm，是由肠系膜上静脉和脾静脉汇合后形成的，多数进入肝门后分成左右两主支。由于门脉走行变异少，因此Couinaud是依门静脉和肝静脉而划分肝段的，门静脉肝内分支见图4-5。

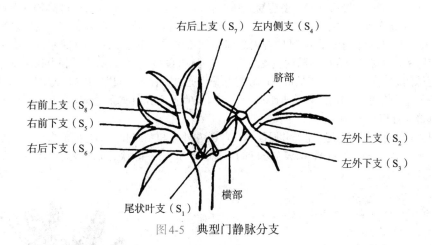

图4-5　典型门静脉分支

1）肝左门静脉支：从门静脉本干分支后向左横行约2cm，称此为横行部，在其上缘发出1～3条小分支构成尾状叶的左支。在横部之后向左走行中突然呈直角的弯曲，形成角部即脐部，它与脐静脉末端相连形成盲端，在其背侧之左上方发出一个分支即左外上支（S_2），为左门静脉支延续；由盲端之腹侧向左下外侧发出一个分支（S_3）；又由盲端向内侧分支（S_4），后者有多数之小分支（8～13支）。脐部盲端之左侧为S_3右侧为S_4。

2）肝右门静脉支：粗而短，分支后沿横沟右侧走行，分右前叶支（A）和右后叶支（P）。A支又分前上段支（S_8）和前下支（S_5）。P支也分后上段支（S_7）和后下段支（S_6）。尾状叶的右半侧是由门静脉的右支1～2分支供血的。

（3）尾状叶的定位及供应血管：①定位：尾状叶位于第一肝门和3条主要的肝静脉之间，其后方是下腔静脉。尾状叶分为3部分：在下腔静脉突出之部分称Spiegel叶是尾状叶的左侧部，位于肝后下腔静脉左侧，为尾状叶的主体部分；腔静脉旁部是尾状叶的中间部分；尾状突部是尾状叶的右侧部，位于肝后下腔静脉的右侧（图4-6）。②血管供应：尾状叶由肝左与肝右动脉的发出的尾状叶支（一般有三条尾状叶动脉）和门静脉左、右支的分支供血，尾

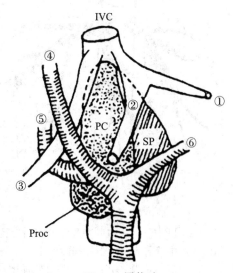

图4-6　尾状叶

①左肝静脉。②中肝静脉。③右肝静脉。④门脉右叶前区域支。⑤门脉右叶后区域支。⑥门脉右叶支

注：SP：尾状叶Spiegel叶；PC：尾状叶腔部下腔静脉部；Proc：尾状叶突起部；IVC：下腔静脉。

状叶静脉直接汇入下腔静脉。尾状叶一旦发生肝癌最容易招致门静脉主干癌栓，这是由于支配尾状叶动脉血可直接流入门静脉主干。

（ 朱雅琪 张沛怡 任 旭 ）

225. 肝静脉及其分支走行与门静脉之关系如何？又与TIPS有何关系？

　　肝脏的输出血管为肝静脉，离肝进入下腔静脉。肝静脉分支与走行较门静脉简单，分肝左静脉、肝中静脉和肝右静脉三主支（图4-7），它走行于肝叶和肝段之间，成为肝叶和肝段划分境界的依据。肝静脉壁薄，无结缔组织包绕，肝手术易造成肝静脉撕裂。然而，因为其壁薄，经颈静脉肝内门体分流术（TIPS）时，穿刺针穿透肝静脉壁容易成功。肝静脉和门静脉走行相反，肝静脉越靠近膈肌口径越大，最后汇入肝静脉三大主干注入下腔静脉。门静脉则越靠近肝门口径越大，肝内门静脉和肝静脉互相穿插，肝静脉与走行于Glisson纤维鞘内之门静脉的立体关系是Elias所称的左右手十指交叉（图4-8）。肝静脉3个主支走行在门静脉两主支之后方，因此TIPS可从肝静脉右、肝中和左支穿过，向其前下方之门脉的右或左支做成人工的肝内门腔静脉分流通道，置入支架即TIPS。通常经肝右静脉穿刺，这是因为肝右静脉较粗又与门脉右前支距离近，而且又直；经肝中或肝左静脉穿刺应从门静脉左支的横部或脐部最为理想。

　　（1）肝左叶静脉：走行于肝左外叶段裂内，收集左外叶和左内叶上部之回流血液。肝左叶静脉可分上支和下支，上支与左后缘静脉构成左外叶的上段（S_2）；肝左静脉下支即构成左外侧下段（S_3）。

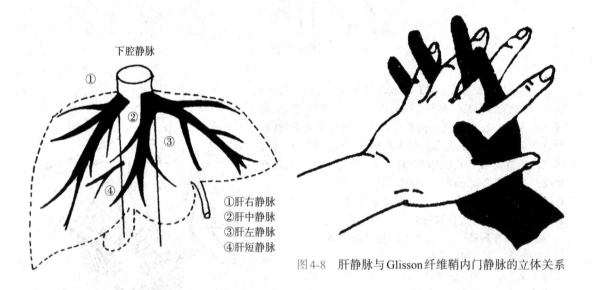

下腔静脉

①肝右静脉
②肝中静脉
③肝左静脉
④肝短静脉

图4-8　肝静脉与Glisson纤维鞘内门静脉的立体关系

　　（2）肝中静脉：由肝左静脉分出后走行于肝中裂，收集右叶前区上段（S_8）和左内叶（S_4）之回流血液。肝中静脉在注入下腔静脉前多呈一条共干。

　　（3）肝右静脉：开口于下腔静脉前壁或后壁，其主干较粗（1.7±0.5cm），构成肝右叶前与后的境界之血管，分前后两大支，将右肝分成前后两区，收集右后上下支和右前支三支的回血，包括右后上段（S_7）、右后下段（S_6）和右前下段（S_5）。

　　（4）肝短静脉：又称肝小静脉，有8～10个分支，收集尾状叶和右后叶上段等的血液，回流于肝右静脉或下腔静脉，在肝硬化或肝癌时此静脉可以变粗。

（ 朱雅琪 任 旭 ）

226. 肝脏的主要功能和基本功能单位是什么？

（1）肝脏的主要功能：肝脏是人体最大的实质器官，重量1200～1500g，是由肝细胞、胆管细胞、血窦壁细胞、血管（门静脉、肝动脉、肝静脉）、胆管、神经、淋巴管和结缔组织所构成，其中肝细胞占肝的体积及数量的80%。肝脏是人体最大的外分泌腺体，肝脏分泌的胆汁通过胆管系统排放于肠管，可谓外分泌腺体，但血窦壁细胞也具有内分泌腺的功能。肝脏是新陈代谢最旺盛的器官，在肝内进行生物化学反应达500种以上，含有700多种酶，具有合成蛋白质、贮存蛋白质的功能；具有合成、分解、运输、转化脂质的功能；具有合成、异生和分解糖原的功能；具有贮存和转化维生素的功能；具有产生许多激素，又有灭活多种激素和药物的功能。肝内含有丰富的吞噬细胞，吞噬和清除血中的异物，又是机体防御系统中的主要组成部分。此外，胚胎期还有造血功能。

（2）肝基本功能单位：①经典肝小叶；②门管小叶；③肝腺泡（liver acinus），3种学说均与肝内血流和胆汁排出有关。

1）经典肝小叶学说：肝小叶的主体形态一般呈六角形棱状体，长约2mm，宽0.7mm。其中心是小叶中央静脉，肝细胞以中央静脉为中心呈放射状排列，称为肝细胞索，其两侧是血窦，来自血窦的动静脉血液经小叶中央静脉流入肝静脉。肝脏由50万～100万个肝小叶组成。肝小叶是由肝细胞、毛细胆管、血窦相当于毛细淋巴管的窦周隙（狄氏间隙）所组成。肝小叶分为3个区（图4-9a、图4-9b）：汇管周围区（periportal zone，1区）、过度区（transitional zone，2区）和中央静脉周围区（perivenous zone，3区）。

2）门管小叶学说：所谓门管区是指相邻肝小叶间的三角形或椭圆形区域，含有肝动脉，门静脉和肝管的分支称为小叶间动脉、小叶间静脉和小叶间胆管。1906年Mall根据胆管和血管都是从门管区发出分支进入肝实质，因此认为肝小叶应以排泄导管为中轴，是以门管区为中心的小叶结构，即门管小叶。门管小叶（图4-9a）呈三角形柱状体，其长轴与肝小叶一致，其中心为胆管，周围以3个中央静脉的连线为界。门管小叶强调了肝细胞分泌的胆汁从门管小叶的周边向中央汇集导入胆管，侧重了外分泌的功能。

3）肝腺泡学说：1954年由Rappaport等提出，是近年来被公认的肝基本功能单位，体积较小，呈卵圆形，它是以门管区小叶间静脉、小叶间动脉和小叶间胆管所各发出的一支终末管道为中轴，两端以

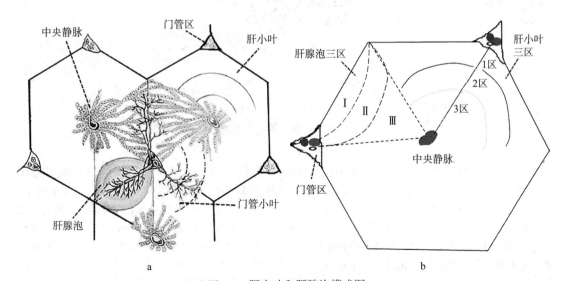

图4-9　肝小叶和肝腺泡模式图

中央静脉为界，一个经典肝小叶可包含6个肝腺泡。肝腺泡内的血流方向是从中央流向外围，于是可分3个区。Rappaport 肝腺泡分区（图4-9a、图4-9b）：腺泡第Ⅰ区指紧靠门脉终末支中轴的肝细胞区域，此区的肝窦内血液氧分压最高（约65mmHg），且富含营养；腺泡第Ⅱ区为Ⅰ区和Ⅲ区之间（过渡区）；腺泡第Ⅲ区为近中央静脉腺泡两端区域，血中氧和营养含量最少。因此，腺泡第Ⅲ区最容易发生缺血性损伤。肝腺泡学说有利于说明肝细胞结构功能，对解释肝脏病理变化和再生过程的现象有意义。

（朱雅琪 张沛怡 任 旭）

227. 何谓肝 Glisson 鞘？它与血管、胆管、淋巴管有何关联？在肝小叶的血流调节机制如何？

（1）肝 Glisson 鞘（Glisson sheath）：指包绕肝内门管三联（portal triad）的纤维结缔组织鞘（图4-10）。鞘内包裹的门管三联指伴行的门静脉、肝动脉和胆管及其分支，鞘内尚含有淋巴管和神经纤维。Glisson 鞘加肝内门管三联称为 Glisson 系统，经肝脏面的第一肝门出入肝脏实质，是肝分叶、分段的基础。门管三联的肝外部分和肝内部分在解剖上具有相同的结构，均被纤维结缔组织所包绕。实际上门管三联在肝门处被结缔组织包裹成束形成肝十二指肠韧带（肝蒂），并非 Glisson 鞘，后者通常指 Glisson 鞘的肝内部分，而肝外部分为肝十二指肠韧带。

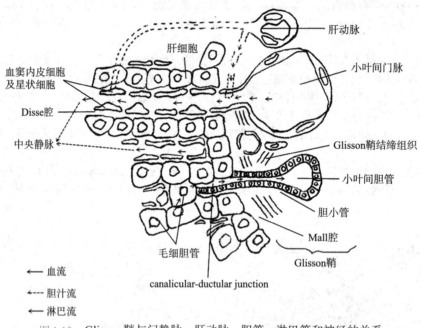

图4-10 Glisson 鞘与门静脉、肝动脉、胆管、淋巴管和神经的关系

（2）在肝内组织学上可见 Glisson 鞘有门静脉支1个至数个，门静脉腔较大，其腔壁由薄的内皮细胞围绕；肝动脉多数有1个，其动脉腔呈圆形，其壁由较厚的内皮细胞所组成；胆管可见1个或数个，由柱状上皮所组成，大的胆管壁有4个以上的上皮细胞，胆小管壁其上皮细胞少（4个以下），成为肝实质细胞境界的一部分。淋巴管的末端终于 Glisson 鞘，用光学显微镜很难确认，神经纤维及其终末支也存在于此区内，不用电子显微镜和免疫组织化学染色法无法观察到。国内有研究观察到肝内起始淋巴管（毛细淋巴管）存在于较大门管区（portal area）的结缔组织内。门管区（汇管区）为相邻肝小叶之间呈三角形或椭圆形的结缔组织小区，其内有3种伴行的管道（门静脉、肝动脉和胆管）即门管三联，

肝内的门管三联即 Glisson 系统。汇管区的神经纤维分布相对密集，纤维略增粗，其内有大量的自主神经纤维存在，神经纤维与肝动脉、门静脉分支血管紧密伴行。Glisson 鞘实质上就是汇管区、鞘和肝实质之间的间腔，也就是 Glisson 鞘和相邻肝细胞索之间的组织间隙，称为 Mall 腔或 Mall 间隙，为小叶周围淋巴间隙（perilobular lymph space），Disse 间隙与 Mall 间隙相连续。

从毛细胆管开始，在邻近门管区由肝细胞与胆管细胞构成 canalicular-ductular junction（Hering 管），又称闰管。肝细胞分泌的胆汁经胆小管从小叶中央流向小叶周边，在小叶周边汇集成若干短小闰管，也称门周小管，闰管出肝小叶后汇入小叶间胆管。

（3）Glisson 系统在肝小叶的血流调节：肝动脉与门静脉的终末级相当于 12 级分支的血管进入肝血窦，动、静脉血液汇合。门静脉作为肝细胞营养血管，肝细胞摄取营养物质后，回流于小叶中央静脉，经小叶间静脉回流入下腔静脉。据 Elias 等（1977）用动物实验研究肝动脉压为 120mmHg（16kPa），经分支后流入血窦前其压力递减，但仍很高为 35mmHg（4.7kPa）较同级门静脉分支压（9mmHg）高出几倍之多。然而之所以不产生血流动力学的改变，是由于进入血窦前（入口）的肝动脉侧毛细血管压降至 6～7mmHg（0.8～1.0kPa），现在电镜已有报道证实在动脉进入血窦前（入口）有减压括约肌，而门静脉流入血窦的入口和肝窦出口处有平滑肌，亦有认为门静脉流入血窦前有纺锤形细胞，又有静脉瓣装置来调节与动脉压的关系。括约肌或平滑肌的舒缩可能主要受神经和体液调节。

（朱雅琪　张彬彬　任　旭）

228. 肝血窦壁、窦周隙是如何构成的？有何功能？血窦与毛细血管结构和功能上有何不同？

（1）肝血窦及其功能：肝细胞以中央静脉为中心，呈放射状单行排列成板状，称肝板（hepatic plate）。肝血窦是肝板与肝板之间的血流通道（图 4-11），经肝板之间的孔隙通连，构成血窦网。肝细胞相互吻合成网，网眼间有窦状隙和血窦。小叶间动静脉终末支穿过界板与血窦相通，血液经血窦流

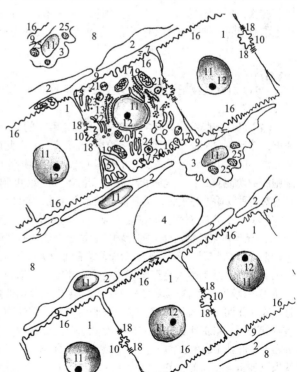

图 4-11　电镜下肝细胞和血窦示意图

注：1. 肝实质细胞；2. 内皮细胞；3.kupffer 细胞；4. 红细胞；5. 贮脂细胞；6. 神经纤维；7. 网状组织纤维；8. 血　窦；9.Disse 腔；10. 毛细胆管；11. 细胞核；12. 核仁；13. 粗面内质网；14. 游离核蛋白体；15. 滑面内质网；16. 细胞膜外层微绒毛；17. 吞饮细胞陷入；18. 桥小体；19. 内质网；20. 微小体；21. 溶酶体；22. 高尔基体；23. 糖原颗粒；24. 脂肪滴；25. 被吞入物质。

入小叶中央静脉回流于小叶下静脉，入肝静脉。肝血窦的腔较大（直径20～30μm）、不规则。肝细胞的两面与血窦相接，肝细胞表面有丰富的微绒毛伸入血窦内。血窦壁由内皮细胞所构成，是血窦边界的主要成分。此外，血窦壁尚衬有库普弗细胞（kupffer cell）、肝内大颗粒淋巴细胞（pit细胞）。肝血窦是肝小叶里的一种毛细血管，其内皮细胞不连续，有许多大小不等的窗孔，有利于物质和气体的交换。窗孔小者直径在0.1μm，大者直径在1～2μm。小窗孔常聚集成群，形成筛样结构，孔上无隔膜。血浆可以通过内皮上的窗孔、相邻细胞之间的间隙与肝细胞直接相接触。库普弗细胞具有吞噬细菌异物以及衰老伤亡红细胞，分解血红素成胆红素，转运铁质的功能。此外血窦壁和血窦内的大颗粒淋巴细胞（pit细胞）来源不详，功能尚不明确，可能具有NK细胞的作用或免疫监视系统的作用。血窦壁的星状细胞和内皮细胞也参与细胞外基质的形成。肝血窦内含有门静脉和肝动脉的混合血液，其血液从小叶周边流向中央，汇入中央静脉。中央静脉的内皮外无平滑肌，仅有少量结缔组织。若干中央静脉汇合成小叶下静脉，它单独行于小叶间结缔组织内，管径较大，壁较厚。小叶下静脉进而汇合成2～3支肝静脉，出肝后入下腔静脉。

（2）窦周隙（perisinusoidal space）及其功能：又称Disse间隙（Disse space），是血窦的内皮细胞与肝细胞之间的狭小间隙，宽约0.4nm，基本上没有结缔组织，较毛细血管腔大。血浆经内皮孔窗进入窦周隙，而肝细胞绒毛伸入该间隙，漂浮于血浆内，与血浆进行物质交换。肝细胞间通道与窦周隙相通，故小叶间的窦周隙是相互通连的细微间隙（图4-11）。肝细胞以广大面积（72％）与窦周隙的血浆进行物质交换，窦周隙的血浆从肝小叶中心流向边缘是构成肝内淋巴液的主要来源。此外在Disse腔内尚有少量的胶原纤维和储脂细胞。储脂细胞（Ito细胞），主要功能为贮存维生素A等脂溶性物质和脂类。胞质内有许多大脂滴为其特点。它是产生胶原纤维最初型的细胞外基质组成部分（胶原Ⅰ、胶原Ⅳ或胶原Ⅲ）的主要相关细胞。

（3）肝血窦与毛细血管的关系：肝血窦是毛细血管的一种。毛细血管分为三型：①连续毛细血管（continuous capillary）：特点为细胞间有紧密连接，基膜完整。②有孔毛细血管（fenestrated capillary）：主要存在于胃肠黏膜、某些内分泌腺等处。③血窦（sinusoid）：或称窦状毛细血管（sinusoid capillary），管腔较大，形状不规则，血窦内皮细胞之间常有较大的间隙，故又称不连续毛细血管。肝血窦的不连续毛细血管的微细结构特点有利于与肝细胞进行物质交换。

（朱雅琪　张沛怡　任　旭）

229. 肝细胞膜的结构及其主要功能如何？又有哪些受体？

（1）肝细胞膜结构：有3层结构，有两个致密的外层和以一个电子密度较低的中间层。电镜观察认为肝细胞膜不是固态的，而是液态的磷脂双分子，在此两层中镶嵌着可以横向移动的球形蛋白质，如海面浮动的冰山，细胞膜磷脂分子兼具有亲水性基团端（朝向膜的表面）；疏水性端（朝向膜的中央）。细胞膜的功能有二：一是防止细胞内容物扩散，即单纯屏障作用，是细胞内与细胞外的界膜；二是主动的对各种物质选择吸收，又有情报的识别作用，向细胞内传达，保持细胞内环境的恒定。

（2）肝细胞膜表面：肝细胞膜从其功能和形态上有3个不同的表面（图4-11）。①窦面：是指与Disse腔充满血浆接触之面，进行物质和情报交流，肝细胞的微绒毛突入Disse腔内。②毛细胆管面：相邻的两个肝细胞间一部分胞膜凹陷形成的间隙为毛细胆管，也就是毛细胆管壁是由肝细胞膜构成的。肝细胞有许多绒毛伸入毛细胆管腔内，两邻接的肝细胞膜的外层互相融合形成紧密连接（tj），稍远处有桥粒，这种有紧密连接和桥粒的结构是毛细胆管面的特点，它不仅起到支持两个肝细胞的作用，而且又有防止胆汁外溢的作用。③肝细胞间面：相邻两个肝细胞膜大部分紧贴，只有部分的两个肝细胞膜间分开，形成小的间隙。在慢性肝病可见此细胞间隙增宽。肝细胞膜表面有细胞膜酶，它呈极性分布，在肝细胞膜的3个面分布不均衡，ATP酶、ALP、亮氨酸氨基转肽酶（LAP）、5'-核苷酸酶（5'-NT）均以毛细胆管面分布的密度为最高，据认为与紧密连接膜蛋白呈极性分布有关。

（3）肝细胞膜受体：肝脏在机体的物质代谢中占有中心地位，是由于肝细胞有旺盛的膜转运系统，它包括两种方式：通过细胞膜上的各种受体进行的专一性配体转运，称为受体介导的胞吞作用；另一种是通过膜的通透性或依赖某种蛋白质完成的物质转运，称为非受体介导的膜转运作用。肝细胞膜表面存在对某一配体特异的结合部位，也就是所谓的受体，受体按其肽链N端位于膜外侧或内侧，分为两型：膜外侧称为受体 I 型（如低密度脂蛋白受体、表皮生长因子受体、胰岛素受体和甘露醇6-磷酸受体）；膜外侧称为受体 II 型（如无涎酸糖蛋白受体和铁蛋白受体），这型受体其N-端不含信号肽，配体已知有激素如胰高血糖素、神经递质如肾上腺素、生长因子和大分子代谢物。通过相应的受体介导由细胞外，内移至细胞内，有的配体与相应的受体结合后在溶酶体被代谢利用（如低密度脂蛋白）；有的配体与相应受体结合后立即引起信息传递，调控细胞的增殖和功能表达（如生长因子、激素和神经递质）。

（朱雅琪　任　旭）

230. 肝细胞器及其各自的基本功能如何？在肝病时有何改变？

肝细胞质内含有丰富的细胞器和包含物，细胞器是分布于细胞质内具有一定形态结构、有不同生理功能的细胞内小器官，包括线粒体、核糖体、内质网、高尔基体、溶酶体、微粒体和中心体等。

（1）线粒体：每个肝细胞内含有大量的线粒体，其基本形态为圆形，有双层界膜（内界与外界膜）。内界膜伸展转折形成嵴，线粒体嵴的表面和内界膜的基质面上附有密集排列的基粒，如火柴的头部，是ATP酶合成酶的所在处，也就是氧化磷酸化最终合成ATP酶的一部分。基粒的柄部的一端与嵴的界膜相连，是一联结蛋白，使脂类和氨基酸氧化成H_2O和CO_2，它释放的能量通过这种联结蛋白使ADP生成ATP。线粒体基质内含有大量蛋白质（包括酶类、类脂成分、DNA、RNA及核糖体），还有各种单核苷酸和辅酶。线粒体膜和基质含有大量酶类，如进行氧化作用的呼吸链的酶，氧化磷酸化酶体系，三羧酸循环及脂肪酸氧化的酶体系。各种代谢物质的氧化。放出的能量转换成ATP，因此线粒体是一个能源中心，好像是一个发电站，提供能量，保证和推动各细胞生理功能。此外，线粒体内还含有DNA聚合酶、RNA聚合酶、氨基活化酶、tRNA及mRNA，因此能自我复制和合成蛋白质、自行分裂、繁殖和增生。当酒精性肝病、胆汁淤滞、肝炎、Gilbert病、饥饿时可出现线粒体膜膨胀变成巨大线粒体，治疗后可恢复。

（2）内质网：是由一层囊膜围成的小管腔，在细胞质内很丰富，分布较广泛。根据膜表面有否附着核糖颗粒，分成粗面内质网（RER）和滑面内质网（SER）。①RER膜外面附着核糖体，占内质网的2/3，在肝小叶周边部较近中央部SER多，而RER则相反。RER主要功能为生成输送蛋白，也就是分泌蛋白，如清蛋白、α、β球蛋白、纤维蛋白原、凝血酶原等均在RER上合成，再经运输小泡运至高尔基体加工，再经分泌小泡释放入肝窦内。各种肝细胞损伤都可使RER膜上多聚核糖体的解聚及脱粒。在肝癌时RER数量与肿瘤细胞生长率与恶性程度之间存在负相关性，即分化较高、生长缓慢的癌细胞中RER较发达；反之，在分化低，生长较迅速的肝细胞质中RER则较少，而游离的多聚核糖体却十分丰富，以适应瘤细胞的快速生长的需要。②SER含有葡萄糖6-磷酸酶参与糖原代谢。非结合胆红素进入肝细胞后，在SER上的葡萄糖醛酸转移酶作用下生成水溶性结合胆红素。另外，SER还参与脂肪的代谢，在SER上酯化成三酰甘油，与RER合成的蛋白质结合，形成低密度脂蛋白进入血窦。肝脏的解毒功能亦在SER上进行，SER含有混合功能的氧化酶系，其中终末氧化酶即细胞色素P-450对许多有害物质，包括机体代谢产物、药物等均可加以代谢。慢性药物中毒和长期服用抗精胺药、口服降糖药和避孕药等，可见SER膜的增生，在HBsAg（＋）的乙肝病人其小管内形成HBsAg，此时的肝细胞由于含有增生的SER，在组织切片上模糊如毛玻璃，故称毛玻璃细胞（含有HBsAg的肝细胞），电镜下可见SER小管中心呈细丝状的HBsAg，对诊断乙肝极为重要（阮幼水、武中弼，《肝脏病学》）。

（3）高尔基复合体：由扁平膜囊（saccules）、大囊泡（vacuoles）、小囊泡（vesicles）3个基本成分组成，是一组特殊的滑面内质网。扁平囊泡有凸凹两面，凸面称形成面，凹面称分泌面。小囊泡的功能是载有内质网合成的蛋白质输送到囊泡的形成面；大囊泡带着囊泡所生成的分泌物质（如脂蛋白、胆汁）输送至血窦和毛细胆管。总之，高尔基复合体参与肝细胞的分泌活动，将内质网合成的蛋白质进行加工和贮存，近胆小管的高尔基复合体参与脂蛋白和胆汁的合成。

（4）溶酶体：是由单层的界膜围成的颗粒，所有溶酶体均含有酸性水解酶（酸性磷酸酶），故将此酶作为溶酶体的标志物。溶酶体内含有50多种酶，能消化、分解各种大分子物质，因此可谓细胞内的消化器官，可消化水解细胞代谢质和退化细胞器。此外，溶酶体还参与物质转运和贮存。病毒性肝炎或缺血、缺氧引起肝细胞受损时，溶酶体数量增多，损伤肝细胞内溶酶体的单位膜，水解酶溢出，可使细胞自溶。

（朱雅琪　任　旭）

231. 清蛋白在肝脏是如何生成的？有何功能及临床意义？

（1）肝脏清蛋白合成：肝脏是人体内最大的化学加工厂，合成与分泌血浆蛋白是肝脏的主要功能之一。肝对内源性和外源性氨基酸进行代谢，将其一部分氨基酸合成蛋白质，蛋白质代谢的最终产物是尿素，从肾脏排出。

1）肝脏合成蛋白种类：研究证明清蛋白（白蛋白）、纤维蛋白原、凝血酶原及多数凝血因子（Ⅱ、Ⅳ、Ⅴ、Ⅶ）及大部分α、β球蛋白（除γ球蛋白外），包括α_1-酸性糖蛋白、α_1-抗胰蛋白酶、铜蓝蛋白、α_2巨球蛋白、血红蛋白、珠蛋白、转铁蛋白、脂蛋白（VLDL、HDL）和C反应蛋白等几乎均在肝内进行合成。

2）清蛋白合成：正常成人每天约合成15g血浆蛋白。氨基酸在肝细胞内质网合成白蛋白，在合成白蛋白时需要信使核糖核酸（mRNA），指导核蛋白合成一定的白蛋白（从N-端氨基酸向C-端最后一个氨基酸方向合成）。首先生成前清蛋白原（preproalbumin）由信号肽酶切N-末端的24个氨基酸后，进入滑面内质网成为清蛋白原，再进入高尔基体复制，然后水解N-末端的6个肽即成白蛋白，最后经过细胞膜分泌入血窦内。

（2）清蛋白组成及功能：人血清（或血浆）清蛋白占血清蛋白质的55%～63%，是血清中少数不含糖的蛋白质之一，其生成、功能及临床意义如下。

1）组成成分：是一类不被50%饱和硫酸铵溶液沉淀的球状蛋白质。人白蛋白是由594个氨基酸残基组成，有34个S-S的双硫键，形成9个亚段呈椭圆球形，这种结构与氨基酸的稳定性与柔软性有关。

2）功能：白蛋白之40%存在于血管内（40～50g/L），主要起维持渗透压作用，其半衰期为15～20天；血管外之白蛋白作为机体各种细胞贮存蛋白以备利用。其与水、Ca^{2+}、Na^+、K^+、脂肪酸及胆红素都有较好的结合能力；其主要功能是调节血液的胶体渗透压，血浆胶体渗透压的75%～80%靠白蛋白维持，血浆白蛋白浓度过低时，其胶体渗透压下降，可导致组织间隙潴留过多水分，呈现水肿。

3）临床意义：慢性肝病特别是肝硬化时，由于肝细胞功能减退，由氨基酸合成白蛋白减少至正常人的1/3，病人可出现腹水和双下肢水肿等症状。由于白蛋白是唯一由肝细胞合成的，因此可作为诊断肝功能水平、评价肝病治疗效果及预测肝病预后的重要依据。

（朱雅琪　张沛怡　朱春兰　任　旭）

232. 糖蛋白在肝脏是如何生成的？有何功能及临床意义？

（1）组成：糖蛋白包括酶、激素、载体、凝集素、抗体等。除白蛋白外，几乎血浆蛋白均以糖蛋白的形式存在。

（2）合成：糖蛋白是由内质网上的核糖体合成的蛋白，它与糖链共价连接。在肝内合成糖蛋白与白蛋白很相似，同样在内质网上进行，先合成多肽，然后与糖部分组合，进入高尔基体后修饰、整合成糖蛋白，也就是在肝细胞内质网膜上生成原始型糖蛋白后移行入高尔基体内，由葡萄糖苷酶、葡萄糖基转移酶作用，由天门冬氨酸附上岩藻糖（fucose）而组成糖蛋白。

（3）功能：糖蛋白可以是胞溶型的，也可以是膜结合型的，可存在于细胞内在也可存在于细胞间质中。脊椎动物中糖蛋白尤为丰富，如金属转运蛋白（转铁蛋白）、铜蓝蛋白、凝血因子、补体系统、某些激素、促卵泡素（follicle-stimulating hormone，FSH）、核糖核酸酶（RNase）、膜结合蛋白（如动物细胞膜的 Na^+-K^+-ATPase）及主要组织相容性抗原（major histocompatibility antigen），后者为在细胞表面上介导供体器官与受体器官交叉匹配的标识。绝大多数糖蛋白的寡糖是糖蛋白的功能中心。有些糖蛋白的糖对于糖蛋白自身起着保护作用或润滑作用。糖蛋白具有血液凝固功能，其中Ⅱ、Ⅶ、Ⅸ、Ⅹ因子生成时必须有维生素K参与，属维生素K依赖型。凝血酶原（Ⅱ因子）在肝内生成时为无活性的前凝血酶原，在高尔基体小泡内其肽链中的谷氨酸残基（Glu）γ位的碳羧化需依赖维生素K的羧化反应，转变成γ-羧谷氨酸（Gla）与 Ca^{2+} 结合成复合体（螯合），再与磷脂相结合才转化为凝血酶。

（4）临床意义：肝病患者往往存在很难纠正的凝血机制障碍，即与肝脏对糖蛋白的代谢功能减退有关。Glu很难转化成Gla，血中以Glu出现即异常凝血酶原，又称维生素K缺乏或拮抗剂-Ⅱ诱导的蛋白质（PIVKA-Ⅱ）。PIVKA-Ⅱ可出现于维生素K缺乏或肝细胞癌（HCC）患者的血清中，后者血清PIVKA-Ⅱ水平显著升高，因此可用于肝癌的诊断。甲胎蛋白（AFP）是胎儿时期由卵黄囊和肝细胞所合成的一种糖蛋白，出生后不久衰减，至成人则甚少，正常人＜0.1U/ml，而肝细胞癌则增加到0.4U/ml以上，这是由于基因组抑制的解除，合成亢进，是一返祖现象，也可以作为HCC以及肝病进展的诊断指标之一。

（朱雅琪　张沛怡　任　旭）

233. 脂蛋白是如何形成与代谢的？脂蛋白有何临床意义？

血浆脂蛋白主要由肝脏合成，脂蛋白由蛋白质、甘油三酯、磷脂、胆固醇及其酯组成。各类脂蛋白都含有这四类成分，但其组成比例及含量却大不相同。各种脂蛋白的密度大小与其组成中的蛋白质比例相关。

（1）血浆脂蛋白的分类：脂蛋白因所含脂类及蛋白质的不同，其密度、颗粒大小、表面电荷、电泳行为及免疫性均有所不同。用电泳法按照脂蛋白的迁移率及其在电场中移动的快慢，可分为α、前β、β脂蛋白和乳糜颗粒（CM）四类。按超速离心法可分别将血浆脂蛋白分为四类：CM、极低密度脂蛋白（VLDL）、低密度脂蛋白（LDL）、和高密度脂蛋白（HDL）。分别相当于电泳分离的CM、前β脂蛋白、β脂蛋白及α脂蛋白等四类。

（2）载脂蛋白（apo）：是构成血浆脂蛋白的蛋白质组分，迄今为止已从人血浆中分离出的apo有20种之多，主要在肝脏（部分在小肠）合成。载脂蛋白主要分apoA、apoB、apoC、apoD及apoE五类，其中apoA又分为AⅠ、AⅡ、AIV及AV；apoB分B100及B48；apoC分CⅠ、CⅡ、CⅢ及CIV。不同脂蛋白含不同的载脂蛋白。

（3）apo的主要功能为：①与脂质结合稳定脂蛋白的结构；②某些载脂蛋白还有激活脂蛋白代谢酶的功能，如apoA-Ⅰ是血浆中磷脂酰胆碱—胆固醇酰基移换酶（LCAT）的辅助因子，apo C-Ⅱ是LCAT的激活剂，apo C-Ⅱ又是存在于许多组织中脂蛋白脂肪酶（LPL）的激活剂；③apo起着运载脂类物质的作用；④作为脂蛋白受体的配体，如apoB100和apo E是LDL受体的配体；apoA-Ⅰ是HDL受体的配体。通过它们与受体特异性结合和识别，介导脂蛋白与受体的代谢途径，不少高脂血症源于脂蛋白与受体结合的功能异常。

（4）脂蛋白与临床的关系

1）高脂蛋白血症：血浆脂蛋白代谢异常导致血脂异常或高脂血症。已发现参与脂蛋白代谢的关键酶如 LPL 及 LCAT，载脂蛋白如 apoC-Ⅱ、apoB、apoE、apoA 和 apoCⅢ，以及脂蛋白受体如 LDL 受体等的遗传性缺陷，都能引起血浆脂蛋白代谢的异常，并导致高脂蛋白血症的产生。①高脂蛋白血症简易分型法：分为高胆固醇血症、高甘油三酯血症和混合型高脂血症。②另一种分类分五型：Ⅰ型高脂蛋白血症：主要是甘油三酯升高；Ⅱ型高脂蛋白血症：仅 LDL 和/或 VLDL 增加，临床常见；Ⅲ型高脂蛋白血症：血浆中乳糜微粒和极低密度脂蛋白增加；Ⅳ型高脂蛋白血症：血浆中极低密度脂蛋白增加，甘油三酯明显升高；Ⅴ型高脂蛋白血症：血浆中乳糜颗粒和极低密度脂蛋白均升高，甘油三酯和总胆固醇也升高。

2）LDL 和 VLDL 导致动脉粥样硬化（atherosclerosis，AS）：研究表明，血浆脂蛋白质与量的变化与 AS 的发生发展密切相关。其中 LDL、VLDL 具有致 AS 作用，而 HDL 具有抗 AS 作用。AS 的病理基础之一是大量脂质沉积于动脉内皮下基质，被平滑肌、巨噬细胞等吞噬形成泡沫细胞。研究表明，血浆 LDL 量与质的变化均可导致 AS 的发生。已知血浆 LDL 水平升高往往与 AS 的发病率呈正相关。血浆 LDL 来自 VLDL 的降解，故 VLDL 水平升高可间接引起 LDL 的升高。此外，VLDL 可引起巨噬细胞内甘油三酯的堆积，因而对 AS 的发生有促进作用。VLDL 残粒代谢受阻时，可被巨噬细胞吞噬，从而促进泡沫细胞的形成。除脂蛋白质与量的变化外，从脂蛋白代谢的角度审视 AS 的发生发展机制，还与脂蛋白代谢的关键酶、受体等异常有关。

3）HDL 抗 AS 的作用：流行病学调查表明，血浆 HDL 浓度与 AS 的发生呈负相关。其抗 AS 形成的机制主要为：HDL 可将肝外组织，包括将动脉壁、巨噬细胞等组织细胞的胆固醇转运至肝，降低了动脉壁胆固醇含量，同时还具有抑制 LDL 氧化的作用等。

（朱雅琪　张沛怡　任　旭）

234. 血糖恒定的调节是如何进行的？激素起何作用？

（1）血糖的来源和去路

1）来源：主要取自食物中的淀粉，淀粉由支链淀粉（75%）和直链淀粉（25%）所组成。在肠腔内由 α 淀粉酶分解成 α 糊精，后者水解成葡萄糖，每个支链淀粉有上千个葡萄糖分子。

2）去路：①在组织内氧化分解以供能量，每克分子葡萄糖彻底氧化成 H_2O 和 CO_2 可净生成 38g ATP，也有少数组织由葡萄糖经无氧酵解供应能量的；②在肝脏、肌肉、肾脏等处合成糖原而贮存；③变成其他糖类，如核糖、氨基葡萄糖、半乳糖等；④转变为脂肪，贮存于体内。

（2）血糖恒定的调节：取决于葡萄糖进入血液的水平，肝脏是摄取或释放葡萄糖，维持血糖恒定的主要器官，而肌肉等肝外组织对血糖的摄取和利用的速度对血糖亦有一定的影响。激素可改变体内糖类代谢状态，调节血糖水平。

1）葡萄糖需要量：机体每天至少要消耗 160g 葡萄糖，在饥饿时主要有赖于肝脏（糖原）对葡萄糖的供应。肝对血糖供应不足，需要肌糖原及糖异生补充，维持血糖在一定的水平内，以满足脑的需要。由于血脑屏障不能使脂肪、清蛋白复合体进入，脑组织只能依靠糖而获得能量。

2）肝摄取葡萄糖的能力：肝糖原是肝脏储存糖分的形式，血糖过高时肝摄取葡萄糖并转化成肝糖原储存起来，也可转化成肌糖原，或甘油三酯存在脂库里。肝摄取葡萄糖的能力取决于葡萄糖激酶和 6-磷酸葡萄糖的水解的速率，只有葡萄糖磷酸化的速率超过 6-磷酸葡萄糖水解的速率时，肝才能净摄取葡萄糖。血中葡萄糖可借葡萄糖激酶自由地通过肝细胞膜，进入肝细胞后，一旦磷酸化则不能释出，必须经 6-磷酸酶水解后方可放出。

3）糖原分解和糖异生：血糖低时，肝脏把肝糖原转化成葡萄糖，以单糖形式入血。当肝对血糖供应不足时，肌糖原亦可动员入肝转化成葡萄糖，亦可通过糖异生补足葡萄糖的来源。另一方面可将脂肪酸加工成酮体供周围组织利用。利用酮体（草酰乙酸和 β 羟丁酸是可溶性短链脂肪酸）可减少葡萄糖的消耗，因而即使在长期饥饿时脑组织也可利用酮体满足其 50% 的葡萄糖需要量。糖异生是指由乳酸、甘油和生糖氨基酸等非糖化合物转变为葡萄糖或糖原的过程。糖异生途径与糖酵解途径的多数反应是共有的可逆反应，乳酸在乳酸脱氢酶的作用下，先变成丙酮酸，经羧化支路而后生成葡萄糖。甘油经磷酸化后生成磷酸甘油，再经糖酵解，最后变成葡萄糖。尚有8种氨基酸可变成为丙酮酸，其他氨基酸分解与乙酰辅酶A等相联系，经不同途径转变为葡萄糖。此外，肌肉等组织中糖酵解的途径也是葡萄糖分解供能的主要场所。

（3）激素在维持血糖中的作用

1）胰岛素（insulin）：是体内唯一的降低血糖的激素，也是唯一同时促进糖原、脂肪、蛋白质合成的激素。胰岛素的分泌受血糖控制，血糖升高立即引起胰岛素分泌；血糖降低，分泌即减少。胰岛素降血糖是通过：①促进肌、脂肪组织将葡萄糖转运入细胞。②通过增强磷酸二酯酶活性，降低cAMP水平，加速糖原合成、抑制糖原分解。③通过激活丙酮酸脱氢酶磷酸酶而使丙酮酸脱氢酶激活，加速丙酮酸氧化为乙酰辅酶A（CoA），从而加快糖的有氧氧化。④抑制肝内糖异生。⑤通过抑制脂肪组织内的激素敏感性脂肪酶，可减缓脂肪动员的速率。

2）胰高血糖素：是体内主要升高血糖的激素。胰高血糖素可促进糖原分解，糖异生，使乳酸、丙酮酸的氨基转变为葡萄糖。血糖降低或血内氨基酸升高刺激胰高血糖素的分泌。胰岛素和胰高血糖素是调节血糖，实际上也是调节三大营养物代谢最主要的两种激素。机体内糖、脂肪、氨基酸代谢的变化主要取决于这两种激素的比例。而不同情况下这两种激素的分泌是相反的。引起胰岛素分泌的信号（如血糖升高）可抑制胰高糖素分泌。反之，使胰岛素分泌减少的信号可促进胰高血糖素分泌。

3）糖皮质激素：可引起血糖升高 其作用机制可能有两方面。①促进肌蛋白质分解，分解产生的氨基酸转移到肝进行糖异生，这时，糖异生途径的关键酶，磷酸烯醇式丙酮酸羧激酶的合成常增强。②抑制肝外组织摄取和利用葡萄糖。

4）肾上腺素：是强有力的升高血糖的激素，肾上腺素的作用机制是通过肝和肌细胞的细胞膜受体、AMP、蛋白激酶级联激活磷酸化酶，加速糖原分解。在肝内糖原分解为葡萄糖；在肌细胞则经糖酵解生成乳酸，并通过乳酸循环间接升高血糖水平。肾上腺素主要在应激状态下发挥调节作用。对经常性，尤其是进食情况引起的血糖波动没有生理意义。

（朱雅琪　张沛怡　任　旭）

235. 肝脏是如何对蛋白质、氨基酸代谢进行调节的？氨基酸代谢与肝性脑病有何关系？

（1）肝脏蛋白和氨基酸的代谢：肝脏是蛋白质代谢最主要的器官，人体大部分蛋白质由肝脏合成。血浆蛋白中，除γ-球蛋白外，白蛋白、凝血酶原、纤维蛋白原及血浆脂蛋白所含的多种载脂蛋白等均在肝脏合成。故肝功能严重损害时，常出现水肿及血液凝固功能障碍。

肝脏在血浆蛋白质分解代谢中亦起重要作用，有关氨基酸分解代谢的酶含量丰富，体内大部分氨基酸，除支链氨基酸在肌肉中分解外，其余氨基酸特别是芳香族氨基酸主要在肝脏分解。故严重肝病时，血浆中支链氨基酸与芳香族氨基酸的比值下降。蛋白分解释放的氨基酸有75%～80%被重新利用于合成蛋白质，每天净丢失的蛋白质有30～40g，丧失5～7g的氮，为维持健康稳定状态，每天需补充30～60g蛋白质或相量量的氨基酸。

人体内没有像脂肪那样作为贮存形式的氨基酸库，不存在对过量氨基酸的储存形式。氨基酸除用于合成蛋白质外，还参加肝内外的其他反应（如谷胱甘肽、嘌呤、嘧啶和卟啉等化合物）。

氨基酸代谢如脱氨基反应、尿素合成及氨的处理均在肝脏内进行。进食蛋白质后，57%所吸收的氨基酸氮在肝内经脱氨作用后转化为尿素，从尿排出。14%作为肝蛋白保留于肝内；6%由肝细胞合成为血浆分泌蛋白；仅23%是游离氨基酸进入循环，被其他组织所利用。肝脏能将氨基酸代谢产生的有毒的氨通过鸟氨酸循环的特殊酶系合成尿素以解氨毒。肝脏也是胺类物质解毒的重要器官，肠道细菌作用于氨基酸产生的芳香胺类等有毒物质，被吸收入血，主要在肝细胞中进行转化以减少其毒性。

（2）肝在调节蛋白质、氨基酸方面的作用：肝在内、外源性蛋白质的合成、分解、利用、转化及其运输分布等方面均起重要的作用，这是通过氨基酸的代谢来完成的。肝合成的肝蛋白和血浆蛋白是体内可动用蛋白库的主要组成部分，能满足机体生理的需要并对疾病作出反应。由肝合成的蛋白仅约20%供肝本身的需要，而80%输入血中，成为血浆蛋白。白蛋白主要起维持血浆渗透压的作用，其半衰期为15～20天。白蛋白其合成率很快，由门静脉注入标记的氨基酸10～15分钟后在肝静脉内即可见白蛋白。成人肝脏每天生成的白蛋白大致为100～200mg/kg，每日约合成12g白蛋白。

大多数氨基酸在肝进行转氨与脱氨（尚有脱羧作用），都是通过转氨基作用生成α-酮酸，其中以α-酮戊二酸为最重要，它接受氨基后即形成谷氨酸。临床上应用最广的丙氨酸转氨酶（ALT）和门冬氨酸转氨酶（AST）即是从α-酮戊二酸接受氨基而形成谷氨酸的。肝摄取氨基酸的归向取决于氨基酸是营养必需性或非必需性。对餐后期间入肝与出肝的氨基酸分析表明，由门脉吸收的支链氨基酸（BCAA）即缬氨酸、亮氨酸、异亮氨酸，仅占总氨基酸的20%，而肝排入体循环的氨基酸中BCAA却占60%以上。餐后2～3小时周围组织摄取的氨基酸中90%以上为BCAA，由此可见BCAA由肝处理的能力很有限，主要靠周围组织和肌肉。肝是摄取多数有营养的必需氨基酸之场所，尤其是芳香氨基酸（AAA），即苯丙氨酸、酪氨酸和色氨酸。正常时血中BCAA/AAA的比值为3～4。这种比值的维持对保持组织蛋白的正常构成成分，提供能源的合理供应，特别是对保持脑功能正常均有重要之意义。BCAA和AAA通过血脑屏障都是由同一载体运输，彼此间有竞争载体的作用。

（3）氨基酸代谢与肝性脑病：氨基酸代谢除转氨、脱氨外，还有脱羧基作用，如谷氨酸就是通过脱羧基酶催化下生成γ-氨基丁酸（GABA），它是一种对脑功能有抑制作用的神经递质。当肝功不全或门体侧支循环形成时，芳香胺可不经处理进入神经组织，进行β-羟化生成苯乙醇胺和β-羟酪胺属于"假神经递质"，与肝性脑病的发生有一定关系。色氨酸经过羟化酶作用生成5-羟色胺，再经脱羧酶作用生成多巴胺，它是脑功能兴奋的神经递质。又酪氨酸经脱羧，羟化酶催化下生成二羟苯丙氨酸，即多巴，然后在多巴脱羧酶作用下生成二羟苯丙胺，即多巴胺，但在某种情况下（AAA增加时）生成酪胺。多巴胺再经β-羟化酶作用生成去甲肾上腺素。多巴胺和去甲肾上腺素都是神经递质，具有兴奋脑功能作用；而酪胺则相反，具有抑制脑功能的作用。BCAA下降而AAA增加可使正常兴奋脑性神经递质合成减少，酪氨酸脱羧后形成的酪胺可与多巴胺竞争多巴胺B-氧化酶，转变为鳝胺，后者的增加就是肝性脑病的假神经递质学说的基础。又氨基酸学说认为兴奋性氨基酸递质减少，而抑制性氨基酸递质增长，然而GABA增多也足以引起肝性脑病。Fisher首先提出用BCAA输注治疗肝性脑病，就是基于这个理论。

（朱雅琪　任　旭）

236. 肝脏的供血特点是什么？在肝硬化时有何变化？

（1）肝脏供血的特点：肝脏是人体进行物质代谢的中心，在实质脏器中是供血量最大的器官，成人休息状态每分钟流经肝脏的血液高达1500～2000ml，占心排出量的25%～30%。

1）由门静脉和肝动脉双重供血：来自门静脉和肝动脉的血在肝血窦汇合，并在肝内有广泛的网状吻合。门静脉是肝的功能性血管，主要收集消化道的静脉血，含有丰富的营养物，待入肝后加工储存。其血量占肝血供的70%～80%，压力较低。肝固有动脉（肝动脉）富于氧，是肝的营养血管。内含丰富的氧和营养物质，供给肝脏的物质代谢，其血流量占肝全部血流量的20%～30%，压力较门静脉高30～40倍。但由于肝动脉的压力和含氧量高，故门静脉和动脉对肝的供氧比例约各占50%。门静脉小叶间静脉与肝动脉的分支小叶间动脉共同汇入肝血窦，在肝窦血液混合，并流向小叶中央静脉，最后通过肝静脉分支离肝。Rappaport肝腺泡分区（见第226问）腺泡第Ⅰ带肝窦内富含血氧和营养，Ⅲ带为腺泡近中央静脉的区域，血中氧和营养含量最少。因此，腺泡第Ⅲ带最容易发生缺血性损伤。

2）肝内循环具有两个特征：肝脏通过在肝动脉水平和肝血窦水平上调控肝血流量，维持其稳定。①肝窦的特殊构造和调节功能：肝窦是肝脏微循环中最重要的环节，正常肝窦微循环特征是低灌注压和肝动脉缓冲效应（HABR），肝窦压力为 $2 \sim 3mmHg$。血窦缺乏阻力，属血管阻力最小、最低血压即可维持正常肝循环，即最经济的灌注压，此特点为肝细胞代谢（物质交换等）提供稳定的微循环环境。正常肝窦内压力很低和门静脉压力基本相同，肝内调节机制对于保持低压肝窦灌注很重要，高压的肝动脉血进入肝窦前压力必须大大降低，以避免肝窦的结构破坏。另外，肝窦壁有许多窗孔，内皮细胞无基膜，具有极佳的通透性。当肝血流量增加时，液体可渗入窦周隙回流，可降低其压力。正常骨骼肌毛细血管前后血管阻力之比为4：1，而在肝脏则为49：1，肝内血管扩张可以改变血流量，但窦压却无明显增高。肝窦的血流调节包括神经、体液调节，肝血窦压力调节及出入口括约肌的调节。②在肝动脉水平上调控：当门静脉血流增加时，肝动脉血流降低；而门静脉血流减少时，肝动脉血流增加，以维持肝脏总血流量的稳定。这一内源性调控功能是依靠HABR完成的，这是肝脏自身调节血流量重要的生理学功能，其调控机制即腺苷清除假说，也是目前公认的一种学说。腺苷（adenosine）是强烈的肝动脉扩张因子，可能在肝动脉壁有受体，能使肝动脉血流量显著增加。腺苷以稳定速率释放到Mall间隙（在门管区周围，内含淋巴液，见第227问），并可弥散至终末毛细管被血流清除。如门脉血流量减少或窦压减低，Mall间隙的腺苷清除也减少，腺苷积聚，浓度增加，使肝动脉扩张，血流量增加；反之肝动脉收缩，血流减少。这种反应使肝对缺氧或缺血具有耐受性，保护肝脏尽可能的少受损害。

（2）肝硬化供血的改变：肝硬化患者门静脉血管床减少，门脉阻力增加，血流速度减慢以及侧支循环的形成，使门静脉血流量减少。而肝动脉供血随之代偿性增加，据中村等研究肝动脉供血量平均增加48%。然而，在此之前门脉系统的自调，保持门脉血流量无大变化，也是重要的。据中谷研究肝硬化代偿期，门脉血流不减少，这是由于脾静脉（SPV）血流量较肠系膜上静脉（SMV）供血量有明显增加，起到代偿的作用，正常人SPV/SMV供血量之比为0.5，而肝硬化则SPV/SMV之比为1.28；又正常人门脉左主支（Lt）供血量少于右主支（Rt），其血流量Lt/Rt之比值为0.52，当肝硬化后则其血流量Lt/Rt之比值为0.95，说明左肝供血量增加起代偿之作用。当肝硬化失代偿期门脉血流减少是肯定的，全靠增加肝动脉供血代偿之，一旦食管静脉曲张出血（EVB），由于全身有效血容量的减少则肝动脉供血量也随之下降，是引起肝衰竭重要因素之一。垂体加压素曾是治疗EVB首选药物，可收缩内脏血管，降低门静脉压力，但同时又减少肝动脉与门静脉血流量，为其最大的缺点。选择能降低门脉压又不显著减少肝动脉和门脉血流量的药物生长抑素及其衍生物奥曲肽，就是基于这种机制。

肝细胞癌（HCC）均由肝动脉供血，因此对支配HCC的肝动脉支栓塞或化疗，由于有伴行的门静脉支供血而不至于引起肝脏坏死。然而，一旦有门静脉主干癌栓形成，则不可进行肝动脉栓塞，这是因为把双重供血的血管均阻塞了，势必引起肝衰竭。

（朱雅琪　张沛怡　任　旭）

237. 肝脏如何利用血红素生成胆红素的？肝脏又如何处理胆红素？

众所周知红细胞破坏后可释放出血红蛋白（Hb），后者是由珠蛋白与血红素（heme）又称亚铁原卟啉结合而成。亚铁原卟啉（原卟啉IX的 Fe^{2+} 复合物）是参与有氧运输作用Hb的辅基，占动物体中总卟啉含量的85%～95%。参与血红蛋白组成的血红素主要在骨髓的幼红细胞和网织红细胞中合成。

（1）胆红素来源：胆红素是蛋白质中卟啉分解代谢的最终产物。体内铁卟啉化合物包括血红蛋白、肌红蛋白、细胞色素、过氧化物酶和过氧化氢酶等。胆红素80%～85%来源于衰老红细胞破坏所释放的血红蛋白的分解。15%左右来自造血过程中红细胞的过早破坏，还有少量胆红素来自含铁卟啉的酶类。肌红蛋白由于更新率低，所占比例很小。红细胞的平均寿命约120天，衰老的红细胞被肝、脾、骨髓等单核吞噬系统细胞识别并吞噬，释放出血红蛋白。正常人每天约有 2×10^{11} 个红细胞被破坏，约释放 6

克Hb，每一个Hb由珠蛋白和四个血红素组成。

（2）血中游离的Hb的处理：在血清中的游离Hb大部分与肝球蛋白（hepatoglobin，HP）相结合，形成Hb-HP复合体，被肝细胞膜局部存在的特异性受体所摄取，进入肝细胞内。当大量溶血时，过量的可由肾小管上皮细胞和Kupffer细胞所摄取。进入肝细胞内的Hb-HP复合体，被具有内吞作用的小胞即吞噬小体（phagosome）作用后，将其解离为两个对等的分子，血红素从Hb的珠蛋白上分离开。

（3）血红素生成胆红素的机制：血红素是由4个吡咯环连接而成的环形化合物，并螯合1个铁离子，其原料为甘氨酸、琥珀酰CoA和Fe^{2+}。血红素由单核吞噬系统细胞微粒体血红素加氧酶（heme oxygenase，HO）催化，在至少3分子氧和3分子还原型烟酰胺腺嘌呤二核苷酸磷酸（NADPH）的存在下，血红素原卟啉Ⅸ环上的α次甲基桥（＝CH－）的碳原子两侧断裂，使原卟啉Ⅸ环打开，释出CO和Fe^{2+}，并将两端的吡咯环羟化，形成线性四吡咯的水溶性胆绿素Ⅸ（biliverdin）。后者进一步在胞液活性很强的胆绿素还原酶（biliverdin reductase）催化下，从NADPH获得两个氢原子，迅速被还原生成胆红素（UDP）。

正常人每天可生成250～350mg胆红素，胆红素是由3个α次甲基桥连接的4个吡咯环组成。虽然胆红素分子中含有2个羟基或酮基、4个亚氨基和2个丙酸基等亲水基因，但由于这些基团形成6个分子内氢键，使胆红素分子形成脊瓦状内旋的刚性折叠结构，赋予胆红素以亲脂疏水的性质，易自由透过细胞膜进入血液。

（4）肝细胞对胆红素的处理：①肝细胞摄取：未结合胆红素随血流至肝脏，被肝细胞摄取，与肝细胞载体蛋白Y蛋白和Z蛋白结合，被动送至滑面内质网。②通过微粒体的尿苷二磷酸葡萄糖醛酸基转移酶（UDPGA）的作用，与葡萄糖醛酸结合，转变为结合胆红素。③结合胆红素在肝细胞质内，与胆汁酸盐一起，经胆汁分泌器（高尔基复合体等），被分泌入毛细胆管，随胆汁排出进入肠道。

随胆汁进入肠道的结合胆红素在β-葡萄糖醛酸酶作用下还原为胆素原。肠道中10%～20%的胆素原可被肠黏膜重吸收，经门静脉入肝，其中大部分再随胆汁入肝，形成胆素原的肠－肝循环。

（张沛怡　朱雅琪　任　旭）

238. 胆汁酸是如何生成和代谢的？生理上有何功能？

肝脏是合成胆汁酸（BA）的唯一场所，肝细胞以胆固醇为原料合成初级胆汁酸，这是清除胆固醇的主要方式。每日合成400～600mg，从粪便中丢失BA量可通过肝细胞合成补偿之。肝合成的BA均为初级BA，有胆酸（CA）和鹅脱氧胆酸（CDCA），大多数是与甘氨酸（75%）和牛磺酸（24%）相结合的结合型，随胆汁排入肠道后在细菌作用下，通过解结合反应，使7-脱羟基变成次级BA的，如脱氧胆酸（DCA），并可由CDCA形成少量的石胆酸（LCA）占1%和熊脱氧胆酸（UDCA）占4%。

（1）肝脏由胆固醇生成BA：肝细胞合成BA的反应步骤较复杂，催化各步反应的酶类主要分布于微粒体和胞液，其过程分为3个阶段：①初级BA的合成：肝细胞以胆固醇为原料在多种酶的作用下，经过羟化（7α-羟胆固醇）、加氢及侧链氧化断裂等多步反应，最终形成初级BA（胆酸和鹅脱氧胆酸等），这是胆固醇在体内的主要代谢去路。胆固醇合成初级BA正常人每日合成1.0～1.5g胆固醇，其中0.4～0.6g在肝内转化为BA。②结合型初级BA的合成：初级BA酸与甘氨酸或牛磺酸结合，生成初级结合型BA，分泌入胆道，并以BA钠盐或钾盐的形式随胆汁入肠道。③次级BA的合成：结合型初级BA随胆汁进入小肠参与脂类的消化吸收后，部分结合型初级BA在空肠、回肠及结肠上段，在细菌酶的催化下，进一步水解、结合及脱羟生成脱氧胆酸、石胆酸、熊脱氧胆酸等次级BA。胆固醇7α-羟化酶是BA合成的限速酶，而HMGCoA还原酶是胆固醇合成的关键酶，两者均系诱导酶，同时受BA和胆固醇的调节。胆汁酸浓度升高可同时抑制这两种酶的合成，从而抑制肝细胞BA、胆固醇的合成。

（2）BA肠－肝循环：进入肠道的各种BA（包括初级和次级、游离型与结合型）约有95%以上可被肠道重吸收。由肠道重吸收的胆汁酸（包括初级和次级BA；结合型和游离型BA）均由门静脉进入肝脏，被肝细胞摄取，游离BA被重新合成为结合BA，与新合成的结合BA共同随胆汁排入小肠，形成BA的肠-肝循环（enterohepatic circulation of bile acid）。人体每天进行6～12次肠-肝循环，主要发生在进餐后，以食后1～2小时为高峰，故可使有限的BA发挥其最大作用，促进脂类食物的消化。正常成人BA储存量为3～4g。从肠道吸收的BA总量为12～32g。每天需要肝脏合成BA16～32g，依靠肠-肝循环可弥补胆汁酸的合成不足。

BA的重吸收：主要依靠主动重吸收方式。①主动重吸收：结合BA在回肠部位。②被动重吸收：游离BA在小肠各部及大肠。这种被动的、选择性的重吸收速率取决于BA的离子化程度及极性。未结合的BA和二羟基BA的甘氨酸结合物（以非离子化的形式存在），也通过简单扩散的方式被重吸收。这种通过小肠膜的非离子化扩散可在小肠或结肠的任何部位发生。重吸收的BA经门静脉重新入肝。

（3）BA在肠道的处理与排泄：正常人每日从粪便排出的胆汁酸0.4～0.6g。进入肠道的初级BA在发挥促进脂类物质的消化吸收后，未被肠道吸收的小部分胆汁酸，在回肠和结肠上段，由肠道细菌酶催化胆汁酸的去结合反应和脱7α-羟基作用，生成次级胆汁酸。即胆酸脱去7α-羟基生成脱氧胆酸，鹅脱氧胆酸脱去7α-羟基生成石胆酸。此外，肠菌还可将鹅脱氧胆酸转化成熊脱氧胆酸，即将鹅脱氧胆酸7α-羟基转变成7β羟基，亦归属次级胆汁酸。石胆酸主要以游离型存在，故大部分不被吸收而排出。因此，粪便中丢失的主要为以石胆酸为主的次级胆汁酸。熊脱氧胆酸没有细胞毒作用，在慢性肝病时具有抗氧化应激作用，可用于降低肝细胞由于胆汁酸潴留引起的肝损伤，改善肝功能以减缓疾病的进程。

（4）BA的生理作用主要：①促进脂类消化和吸收：BA是有两极性物质，其一端为羟基和羧基的极性亲水基团向外；另一端疏水基团向内，使脂酸、胆固醇、脂溶性维生素不溶水，但可溶于其微胶粒中被肠黏膜吸收。又BA与磷脂酰胆碱和胆固醇形成微胶粒使胆固醇溶解，三者间有一定的比例，比较稳定，磷脂酰胆碱有加强BA溶解胆固醇的作用。②调节胆固醇代谢：胆固醇形成BA后经胆道排于肠内，也是胆固醇经肝处理后以水溶性代谢产物从体内清除的重要途径；胆汁酸还具有抑制胆固醇在胆汁中析出沉淀，防止胆石生成作用，对维持胆汁中的胆固醇水平具有重要作用。③促进胆汁的分泌：胆汁的分泌机制中有BA依赖系统，BA分泌入毛细胆管，分泌伴有Na^+的转移，形成一定的渗透压并促进胆汁中其他固体成分的分泌和排泄，起到利胆作用。

（张沛怡　朱雅琪　任　旭）

239. 饥饿时血糖、蛋白质和脂肪是如何代谢的？

（1）饥饿状态持续48～72小时后体内代谢发生许多变化，首先是血中胰岛素浓度降至基础水平，使依赖胰岛素组织（肌肉、脂肪组织和肝）停止对葡萄糖的摄取，血糖靠肝糖原分解来维持，当糖原枯竭后血糖全部依赖糖异生所提供。机体动员氨基酸和脂肪酸用于糖的异生。此时血浆胰高血糖素呈现高峰而胰岛素进行性降低以有利于糖的异生。

（2）肌肉进行蛋白质分解代谢生成氨基酸，主要是丙酮酸和谷氨酰，后者又经代谢转变为丙酮酸，运至肝脏后进行糖异生。饥饿持续3～4天后氨基酸消耗量高达180～225g/d，占糖异生的20%～50%，糖异生碳原子主要是来自氨基酸。饥饿时人脑不能利用长链脂肪酸作为能量的来源，全靠氨基酸异生的葡萄糖作为唯一的能量来源。如从脑组织每天消耗100～150g葡萄糖计算，仅有10%来自甘油（每日最多20g）。人可饥饿数月，若单独靠氨基酸异生葡萄糖作供应之能源，则身体蛋白质之50%将在饥饿后1～2周内用完，这就指出长期饥饿时，脑除利用葡萄糖外尚可适当利用酮体，它是肝脏对脂肪酸部分氧化所产生的。

（3）饥饿时脂肪动员加速：饥饿时脂肪组织中的cAMP水平升高使三酰甘油酶激活，使脂肪分解为脂肪酸与甘油。脂肪酸与清蛋白结合运抵肝脏，在线粒体内进行β氧化变成乙酰CoA，作为能源而被利用；另一方面甘油在甘油激酶作用下进入甘油三磷酸代谢，作为能源参与代谢。长久饥饿后脂肪组织中的长链脂肪酸在血中浓度也增高数倍，故使肌肉氧化此脂肪酸也增加，并经糖酵解途径，经特殊的生化控制机制，使葡萄糖利用率下降，这是形成葡萄糖-脂肪酸循环的基础。长链脂肪酸本身可限制从血中扩散，也不能通过血脑屏障为脑组织所利用。

（4）酮体（草酰乙酸和β-羟丁酸）：是可溶性短链脂肪酸，长期饥饿时脂肪动员增加，酮体生成也增加。血中酮体水平可作为脂肪组织释放脂肪酸的调节物，若脂肪酸的释放大于利用，血中脂肪酸就升高，肝内脂肪酸氧化率增加方产生酮体；反之血中酮体增多直接或间接地抑制脂肪酸从脂肪组织的释放，也就是说酮体可调节脂肪酸的氧化率。酮体水溶性好，又不必与清蛋白相结合，且容易通过血脑屏障可为肌肉和大脑的重要能源，可限制或减少对葡萄糖利用率，节省了葡萄糖，从而可减少机体蛋白质的消耗（糖异生）。

（朱雅琪）

240. 肝源性糖尿病发病机制有哪些？临床上有何特点？如何诊断？

（1）肝源性糖尿病（hepatogenous diabetes，HD）：指继发于肝实质损伤的糖尿病。这一概念由Naunyn于1906年首次提出。HD属2型糖尿病，但又与之有所不同。多数患者有糖耐量减低，明显的高胰岛素血症，胰岛素敏感指数（HOMA-ISI）高于2型糖尿病，胰岛素抵抗指数（HOMA-IR）低于2型糖尿病。

（2）HD的发病机制：肝脏是糖代谢的重要器官，各种原因引起的肝功能损伤均能影响葡萄糖的代谢，导致糖耐量异常或者肝源性糖尿病。有研究显示葡萄糖糖耐量减低见于60%～80%慢性肝病患者，其中20%～30%发展为糖尿病。HD产生的原因很多，主要因素如下。

1）胰岛素受体减少：慢性肝炎或肝硬化时肝细胞数目减少，同时门体分流及Disse腔毛细血管化等，引起肝细胞、外周组织胰岛素受体数目的减少以及组织对胰岛素生理作用的敏感性降低。

2）外周组织的胰岛素抵抗：胰岛素抵抗是肝硬化患者糖耐量异常及肝源性糖尿病的最主要原因之一。存在胰岛素抵抗，但胰岛素抵抗指数（见第503问）低于2型糖尿病。①外周组织胰岛素受体数目的减少以及组织对胰岛素生理作用的敏感性降低。肝硬化时，肝细胞超微结构改变及细胞信号传导异常，胰岛素受体减少。②肝脏是一些升糖激素的灭活场所，血浆胰高糖素、生长激素、皮质醇及游离脂肪酸等拮抗胰岛素的物质（升血糖作用）水平由于其灭活减少而升高，从而产生外周组织的胰岛素抵抗，促进了血糖的升高。

3）胰岛素分泌代谢异常：随着胰岛素抵抗的发展，胰岛β细胞不能满足因胰岛素抵抗相应增加的胰岛素分泌，加之长期高糖饮食或静脉输注大量葡萄糖可能过度刺激胰岛β细胞，最终导致β细胞衰竭。另外，肝炎病毒及其免疫复合物好侵犯免疫损害的胰岛β细胞，使胰岛素分泌减少以及营养缺乏可能导致胰岛β细胞变性，在后期均匀致β细胞衰竭。

4）酶活性降低：慢性肝病患者糖负荷处理能力低下，肝糖原异生能力减弱。肝功能障碍时，磷酸果糖激酶、丙酮酸激酶、丙酮酸脱氢酶、柠檬酸合成酶、葡萄糖激酶等参与糖酵解及三羧酸循环的多种酶活性降低，肝糖原合成障碍，肝及外周组织摄取和氧化葡萄糖能力下降，使血糖升高。

5）肝硬化长期用噻嗪类利尿剂（呋塞米、氢氯噻嗪），降低门静脉压力的普萘洛尔等，合并营养缺乏、电解质紊乱等均可促使HD发生。

（3）临床特点：和2型糖尿病不同，HD发病隐匿，临床表现有以下特点：①典型"三多一少"症状不明显，多为肝病症状。②餐后血糖升高较空腹明显。③极少发生酮症酸中毒。④神经血管并发症发生率低。HD分胰岛素依赖型（此型少，可能为肝炎诱发自身免疫反应损害胰岛β细胞和因肝灭活功能减退而致胰高糖素水平升高，导致胰岛素分泌减少）和胰岛素非依赖型（常见，胰岛素治疗效果差，胰岛素受体减少、敏感性降低。血浆胰岛素含量正常、升高或不足）。

（4）诊断：HD尚无统一诊断标准，以下作为诊断依据：①糖尿病发病前有明确的肝病史（有时与肝病同时发生）。②无糖尿病既往史和家族史。③有明确肝病及肝功能障碍的临床表现，有生化检查、病原学检测或组织学检查的证据。④符合WHO的糖尿病诊断标准，如空腹血糖＞7.0mmol/L，餐后2h血糖＞11.1 mmol/L等。若餐后血糖＞7.8 mmol/L而＜11.1 mmol/L则诊断为糖耐量减退。⑤血糖和糖耐量好转或恶化与肝功能改变多一致。⑥糖尿病的并发症较少。

（朱雅琪　张沛怡　朱春兰　任　旭）

241. 肝脏对药物是如何代谢的？

（1）药物代谢：一些脂溶性药物，吸收入血后，如果以其原型经过肾脏必然被肾小管再吸收造成药物蓄积，因此机体需对这些药物进行生物转化，使其失去药理活性，并转化为极性高的水溶性代谢物以利于排出体外，这一过程即药物代谢。肝脏是人体内药物代谢最重要的器官。口服药经肠管吸收后经门脉至肝脏，有些药物首次通过肝脏就会经肝内药物代谢酶作用，使血药浓度降低，药理作用减弱，这种现象称为肝脏的首关消除效应（first pass effect）。这就是口服药起效慢，作用弱的原因。

（2）药物在肝内的生物转化过程：可分为两个相反应：第一相反应是对极性比较低的药物，使其极性功能基（$-OH$、$-NH_2$、$-COOH$、$-SH$基等）通过氧化、还原或水解作用转化成相应产物；第二相反应是对极性高的药物或一相代谢产物与内源性物质（如葡萄糖醛酸、硫酸、甲基、乙酰基、巯基、谷胱甘肽、甘氨酸和谷氨酰胺等）发生结合反应，从而使其水溶性增高，可以使其成为能从尿或胆汁中排除的结合物。

第一相反应首先发生的氧化反应由肝内单氧酶（混合功能氧化酶）催化进行。这组酶是以血红蛋白细胞色素P-450为核心酶的复杂微粒体系统。其他酶和辅酶有细胞色素P-450还原酶，细胞色素b_5，还原型烟酰胺腺嘌呤二核苷酸磷酸（NADPH），磷脂酰胆碱和分子氧等。细胞色素P-450是一种铁卟啉蛋白，是色素铁还原后与CO结合，在Sort带上450nm附近呈现的吸收的蛋白总称，它能进行氧化和还原（输送电子），也可看成是添加一个氧原子的单氧化酶（monoxygenase）。

肝脏对药物氧化作用机制分4个步骤：①药物被滑面内质网摄取后与氧化型细胞色素P-450相结合。②由NADPH传给与药物相结合的细胞色素P-450一个电子（由$Fe^{3+} \rightarrow Fe^{2+}$）。③又在同样传给一个电子的同时传给分子状态的$O_2$，于是药物还原性P-450-$O_2$形成一个复合体。④复合体立即分解，是一个氧原子进入药物内，如此再生成氧化型细胞色素P-450，另一个氧原子回归形成H_2O。简化过程为：RH（药物）$+$ NADPH $+$ H$^+$ $+$ O_2 → ROH（氧化代谢的药物）$+$ NADP$^+$（氧化型烟酰胺腺嘌呤二核苷酸磷酸）$+$ H_2O。

药酶诱导作用：某些亲脂性药物可使肝内药酶生成显著增加，从而对其他药物代谢能力也增加，此称为药酶诱导作用。已知有200多种药物具有酶诱导作用，最熟知而有代表性的是苯巴比妥。

（3）药物排泄：可从胆汁排泄，但不是药物排泄的主要途径。主要是大分子量的化合物（500kD以上）、极性高且大部分是结合型的药物。药物在肝细胞与葡萄糖醛酸等结合后排入胆囊中，随胆汁从粪便中排出。但有的药物被肠黏膜或细菌水解酶分解，去掉其结合物又形成脂溶性，可从肠黏膜再吸收，形成肝肠循环，使药物作用时间延长。

（朱雅琪　张沛怡　任　旭）

242. 反映肝细胞蛋白质合成功能和肝损害酶蛋白活性的检测有哪些？

肝脏是人体内体积最大的实质性腺体，是具有重要而复杂的代谢功能的器官，功能繁多，约1500余种。肝病时，由于病因、病情不同可出现各种功能变化。据野口（1988）报道仅肝实质损害一个方面测定的项目就有40种之多。在临床诊断过程中，如此众多的检查项目总不能一一检查，也不能根据"一酶一病"就作出诊断。因此，要根据肝病病因、疾病程度有针对性选择检查项目。

（1）反映肝细胞蛋白质合成功能：肝脏是血浆蛋白合成的主要场所，除γ-球蛋白和补体外，几乎全部血浆蛋白质均来自肝脏，包括白蛋白、酶类、载脂蛋白及血浆部分球蛋白。测定血清（浆）蛋白水平和成分可作为反应肝脏合成功能的实验。凝血因子中，除因子Ⅲ和部分因子Ⅷ不在肝脏合成外，因子Ⅰ（纤维蛋白原）、Ⅱ（凝血酶原）、Ⅳ、Ⅴ、Ⅶ、Ⅸ、Ⅹ、Ⅺ和Ⅻ全部在肝脏合成。肝细胞是白蛋白和凝血酶原生成的唯一器官，白蛋白产生减少和凝血酶原时间（PT）延长说明肝细胞合成能力下降。当肝功能受损时，白蛋白产生减少，其降低程度与肝病的严重程度是相平行的。血清白蛋白浓度可作为慢性肝病患者的预后指标，急性肝炎如果白蛋白进行性降低，提示预后不良。白蛋白由于半衰期较长（17～21天），对于急性重型肝炎在诊断方面帮助不大，而PT延长不论对急慢性肝炎、肝硬化均具有评价预后的价值。据研究PT延长，活动度降至40%以下，其预后凶险。国外对肝硬化分流术、肝癌手术适应证选择上均依PT延长与否为重要的依据，因而PT被列为肝病的常规检查。

另外，能反应肝细胞蛋白质合成功能的尚有胆碱酯酶、卵磷脂胆固醇酰基转移酶、血清蛋白电泳等。γ-球蛋白（由浆细胞产生的免疫球蛋白）虽然不属于肝细胞所生成，但认为它的增多是肝硬化后Kupffer细胞失去对其摄取、封锁和降解作用所致。γ-球蛋白在电泳带上增宽，使β与γ融合在一起，出现所谓βγ桥，这是肝硬化的特征性所见。

（2）反映肝损害酶蛋白活性的检测：通过检测酶蛋白活性反映肝脏的功能。主要包括氨基转移酶、碱性磷酸酶（ALP）和γ谷酰转肽酶（GGT），后2种酶在下1题叙述。氨基转移酶，俗称转氨酶。主要有丙氨酸转氨酶（ALT）与天冬氨酸转氨酶（AST），分别曾称谷氨酸丙酮酸转移酶（GPT）和谷氨酸草酰乙酸转移酶（GOT）。正常人肝细胞内ALT和AST的活性分别约为血清的3000倍和7000倍。即使无肝细胞坏死，轻度肝损伤即可细胞内的转氨酶经肝细胞膜（通透性增加）渗溢入血中，是肝细胞损害的敏感指标。ALT在胞质中含量极丰富，细胞损害时较AST渗溢（渗漏）更快，故ALT反应肝细胞损害更敏感。急性肝炎、慢性活动性肝炎和中毒性肝坏死，转氨酶可明显升高，升高的幅度可反映肝脏受损的程度，但不能反映肝细胞组织学改变的程度，两者间也不平行。不少急性或亚急性肝坏死其转氨酶升高并不显著，甚至有不升高者。ALT主要存在于细胞质中，AST有两种免疫反应不同的异构体，分别为线粒体AST（ASTm）和胞质AST（ASTs），二者比值约1/4。除存在于细胞质内，也存在肝细胞线粒体内，酒精等可损伤线粒体，表现ASTm升高。ASTm可反映肝功受损程度，但临床实用价值不大，此项检查甚少开展。乳酸脱氢酶、谷氨酸脱氢酶（GDH）、谷胱甘肽S转移酶（GSH-ST）其特异性比较差，实用性小。

（朱雅琪 张沛怡 朱春兰 任 旭）

243. 反映胆汁淤积的酶和肝色素排泄能力的检查有哪些？检测胆汁酸有何意义？

（1）反映胆汁淤积的酶类：不论肝内胆汁淤积抑或肝外胆管梗阻，碱性磷酸酶（ALP或AKP）和γ-谷酰转肽酶（GGT或γ-GT）两者均升高，又十分敏感（日本称之为胆道酶）。然而两者均不能鉴别黄疸是由肝内胆汁淤积，如淤胆型肝炎或原发性胆汁性胆管炎（PBC），抑或来自肝外胆道梗阻（胆管狭窄），判定需参考影像学检查是否存在胆道梗阻。ALP是广泛分布于人体肝脏、骨骼、肠、肾和胎盘等组织经肝脏从胆道系统排泄的一种酶，已发现有6种同工酶；GGT存在于肾、胰、肝、脾、肠、脑、肺、骨骼肌和心肌等组织中，在肝内主要存在于肝细胞的胞质和胆管上皮，血清中GGT主要来源于肝胆系统。ALP和GGT均升高伴胆管扩张，提示胆道梗阻；GGT对肝病较ALP敏感，又对判断后者增高是来自于骨病抑或肝病有鉴别作用。这里应指出GGT在药物性肝损害、特别是酒精性肝损害的改变较转氨酶更为敏感。GGT同工酶对AFP阴性的原发性肝癌的诊断也有帮助。

（2）反映肝细胞对色素的排泄功能：吲哚青绿（indocyanine green，ICG）又称靛氰绿，是唯一由肝细胞摄取后经胆汁排泄，又不经肠肝循环的色素。其测定对肝病预后的判断、肝功能储备的评估是最可信的测定方法。尤其手术前准确评价肝功能储备，确定治疗方案，预防手术后并发症及判定预后有重要的作用。它与磺溴酞钠试验（BSP）比较，无毒、无过敏为其优点。笔者对40余例肝硬化患者进行吲哚青绿15min内滞留率（ICG-R$_{15}$）测定。国外已用ICG替代BSP作为常规的肝功能试验之一。检查方法：目前操作简单，①采血法：外周静脉注射ICG后，采血测定吸光度（分光光度法）。此法难以实时检测，操作较复杂，结果需手工计算，影响推广应用。②无创法：即脉动式ICG分光光度仪分析法。吲哚青绿15分钟滞留率正常值7.83%±4.31%，＜10%为正常。

（3）血清胆汁酸：反映肝细胞损伤，胆汁酸的肠吸收、肝摄取、排泄等异常及门-体短路的检查方法。由于肝损伤的存在，则经肝门静脉回肝的胆汁酸因肝细胞功能低下或侧支循环的形成，导致肝不能充分摄取胆汁酸，则胆汁酸在血中浓度增高。胆汁酸能敏感地反映肝功能状态，不论急性病毒性或药物性肝炎均升高，恢复期较转氨酶下降的快，长期高胆汁酸提示为慢性肝炎，肝硬化失代偿期较代偿期肝脏清除胆汁酸障碍，血中胆汁酸浓度明显升高。血清胆汁酸检测的特点是敏感性高，如肝硬化100%升高而慢性活动型肝炎90%～100%升高，然而特异性不强。PBC以及肝外阻塞性黄疸均有血清胆汁酸含量亦增高。

（朱雅琪　任　旭）

 244. 肝细胞免疫功能与肝病发生之间的关系如何？

肝免疫系统包括：①体液免疫的自身抗体，即抗肝细胞膜抗原抗体（ALMA），抗肝细胞膜特异性脂蛋白抗体（ALSP）、去唾液酸糖蛋白受体（ASGPR）抗体等。②抗体依赖性细胞介导的细胞毒作用（antibody-dependent cell mediated cytotoxicity，ADCC）。③单纯细胞性免疫，细胞毒性T细胞（cytotoxic T cell，Tc）分化成效应细胞毒性T细胞。④抑制性T细胞。⑤自然杀伤细胞（natural killer cell，NK），称NK细胞。

（1）体液免疫的自身抗体：抗肝细胞膜抗原抗体（ALMA）为肝特异性抗体之一，是继抗肝细胞膜特异性脂蛋白（LSP）发现后，又一反映肝细胞损伤的重要抗体，通过ADCC反应和补体介导的细胞毒作用（CDC）导致肝细胞损伤。用特异性和灵敏度高的放射免疫测定法检测血清中的抗肝细胞膜抗体，发现无论在HBsAg阳性还是阴性的慢性活动性肝炎中，阳性率和效价均很高，而且抗体效价与组织学及生化改变有显著相关。报道ALMA在自身免疫性及原因不明的慢性活动性肝病、原发性胆汁性胆管炎患者中阳性率可分别为83%、47%和42%；而在HBsAg阳性或HBsAg阴性但有抗HBc阳性的慢活肝患者中，其阳性率为11%。ALSP最常发生于病毒性及原发性自身免疫肝炎。

（2）ADCC：是指对靶细胞的细胞膜抗原产生相对应的抗体反应，当IgG抗体与带有相应抗原的靶细胞结合后，并与NK细胞等效应细胞（能表达Fc受体）结合，直接杀死靶细胞。具体为当免疫球蛋白抗体与靶细胞表面的抗原决定簇特异性结合后，其抗体IgG或IgM Fc部分与参与固有免疫应答的NK细胞等Fc位点的受体结合，发挥抗体依赖的细胞介导的细胞毒作用，具有体液和细胞免疫共同作用机制。1972年Meyer等报告用人肝离心法和过滤法证实肝细胞膜有特异的脂蛋白，即LSP，并有抗原作用，称此为肝细胞膜抗原（LMAg），此后得到证实，认为LMAg在慢性或急性肝炎病人中，可引起一系列的免疫应答。1977年Mcfarlane又发现血液中有抗肝细胞膜抗体（LMA），此抗体可借ADCC的作用与肝靶细胞的LMAg相结合，并在NK细胞等作用下发生破坏性反应。抗LMA是IgG或IgM其Fc位点能识别K细胞并与K细胞的Fc位点的受体相接，于是就可作用于肝的靶细胞上，对其进行杀伤。ADCC是引起慢活肝患者肝功能持续损害的重要原因之一。

（3）细胞毒性T细胞（cytotoxic T cell，Tc）：T细胞分3个亚群：辅助性T细胞（具有协助体液免疫和细胞免疫的功能）、抑制性T细胞（抑制细胞免疫及体液免疫的功能）和Tc。Tc能直接攻击带异抗原的肿瘤细胞、病毒感染细胞和异体细胞。细胞毒性T细胞必须分化成效应细胞毒性T细胞才能参与到破坏靶细胞的行动。在细胞免疫中，效应细胞毒性T细胞杀伤靶细胞主要有两种途径：细胞裂解性杀伤和诱导细胞凋亡。属于特异性免疫需要巨噬细胞提呈的组织相容性复合体（MHC复合体）和辅助性T细胞的淋巴因子。Tc对肝细胞的损伤作用见图4-12。首先Tc能识别露出于肝表面的，具有特异性抗原如LMAg的靶细胞和抗原细胞。这种Tc对肝细胞损害作用机制：第一步由免疫机制引起肝受损的细胞膜上的抗原流出，在血液中流动，血中的巨噬细胞将LMAg、病毒抗原吞饮，Tc能认出这种巨噬细胞，并能找到肝损伤的现场点。第二步是这种Tc能使吞饮抗原的巨噬细胞分泌干扰素Ⅰ，又活化辅助T细胞，能传递肝细胞膜抗原或病毒抗原的信息，使后者释放干扰素Ⅱ（T细胞生长因子）。第三步是由辅助T细胞激活前杀伤T细胞，然后演变成Tc。这种活化后的Tc，对抗原特异的靶细胞进行攻击，使之破坏。此时尚必须有一种因子参与，即人类白细胞相容抗原（HLA），两种抗原基本条件必须相同。Tc判明与自己识别LMAg与HLA抗原表位是一致后方能进行破坏作用。破坏后的细胞再放出抗原入血，又被巨噬细胞吞饮，如此反复上述过程，最终导致肝炎或肝硬化的发生。Tc对清除肝细胞内的HBV起主要作用。它能识别表面有病毒抗原的肝细胞，在巨噬细胞的协同作用下攻击肝细胞使其破坏，同时也杀灭细胞内的HBV。当Tc功能低下或缺陷时，即不能消灭肝细胞内HBV。Tc消除细胞内HBV的效率不仅取决于肝细胞表面病毒抗原的表达，同时也有赖于HLA抗原的表达强度。肝细胞表面HLA抗原表达的减少可能是Tc不能有效消除细胞内HBV的机制之一。

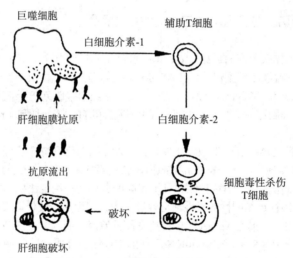

图4-12　细胞毒性T细胞对肝细胞的损伤作用

（4）抑制性T细胞：能抑制辅助性T细胞的活性，从而间接抑制B细胞的分化和Tc杀伤功能，对体液免疫和细胞免疫起负向调节作用的T细胞亚群。如其功能失常，则免疫反应过强，引起自身免疫性疾病。能阻止上述过程循环的是抑制性T细胞，它能阻断辅助T细胞阶段，抑制其信息传递，从而阻断了ADCC循环过程。同样感染乙肝或丙肝的病人，有的不走向慢性化，能阻止肝细胞进行性破坏，不形成肝硬化，这与免疫调控正常，抑制性T细胞功能良好有关。抑制性T细胞的作用是很重要的，它可使ADCC和Tc引起的肝损伤受到控制，不能再循环。然而慢性肝炎病人其抑制性T细胞的功能均低下，处于免疫耐受状态。

（5）自然杀伤（natural killer，NK）细胞：称NK细胞。属淋巴细胞系，但与T细胞、B细胞有区别，为非特异性免疫细胞。其杀伤活性无MHC限制，即无HLA（人白细胞抗原）限制，不依赖抗体，识别靶细胞是非特异性的。NK细胞除能直接杀伤肿瘤和病毒感染的靶细胞外，也可通过ADCC效应发挥杀伤作用或导致持续性肝损伤。

（朱雅琪　张沛怡　任旭）

245. 肝脏的吞噬细胞功能和体液免疫的应答有何关系？

（1）肝脏吞噬细胞的功能：肝脏内含有大量Kupffer细胞，其属于单核吞噬细胞系统的免疫细胞，有着强大的吞噬作用，是肝脏抵抗细菌、病毒感染的主要屏障，同时还参与机体的免疫应答和免疫调节。Kupffer细胞既可从门静脉血中直接接受来自肠道的抗原物质，也可从动脉血中接受体循环的抗原物质，因而肝脏对肠道和体循环的抗原物质起着并联滤过器的作用。肝窦内Kupffer细胞、单核吞噬细胞，其功能与脾脏及淋巴结内的单核吞噬细胞不同，后者吞噬抗原后起着整理、暴露及提呈抗原作用，从而促使抗原物质增强免疫原性；而肝内的吞噬细胞的功能与之相反，对摄入的抗原物质具有灭活作用，使其丧失抗原活性。抗原物质在肝脏与脾脏以及淋巴器官的分布，是决定体液免疫和细胞免疫应答的重要因素，分布出现了改变将直接影响免疫应答程度。若抗原物质未经肝脏的吞噬灭活或未全灭活，大量进入脾脏后，经脾吞噬细胞处理，将会起着促进免疫应答作用。当肝病后肝脏吞噬细胞功能下降将对来自门脉和体循环两个途径的免疫应答能力下降，又对两个途径的免疫复合物处理功能发生障碍，血浆中则出现免疫复合物升高的现象。内毒素在正常的情况下仅在门脉血中检出，但不能在体循环中检出，这是因为内毒素被肝脏的吞噬细胞所吞噬与解毒，然而在暴发性肝炎或肝硬化时，体循环可出现内毒素血症，说明肝脏吞噬细胞功能低下。

（2）体液免疫应答：是指对抗原刺激后血中产生免疫球蛋白和抗体而言。体液免疫包括特异性和非特异性抗原引起的抗体，其中各种病毒性肝炎引起的免疫反应即为特异性免疫应答。抗体是由浆细胞致敏后所产生的具有免疫活性的血浆球蛋白，可分为5大类：IgG、IgA、IgM、IgD、IgE。在慢性肝病的患者血清中免疫球蛋白可明显增高。慢乙肝患者血清免疫球蛋白增高常提示肝内病变活动，并有较显著的肝细胞坏死。IgA升高者肝内纤维化程度较显著，而当IgG、IgA和IgM同时升高，常提示肝小叶结构破坏及纤维化程度严重。在原发性胆汁性肝硬化（PBC）中IgM显著增加，而酒精性肝硬化则以IgA升高为主。

IgG是血清中免疫球蛋白主成分，约占血清中免疫球蛋白总含量的75%。IgG包括4个亚型，其中IgG_1占60%～70%，IgG_2占15%～20%，IgG_3占5%～10%，IgG_4占1%～7%，这些亚型在补体激活的经典途径中结合能力各不相同。近年来IgG_4相关性疾病（IgG_4-RD）受到重视，是一种与血清IgG_4密切相关，自身免疫介导的可累及多个脏器的慢性系统性、进行性炎症伴纤维化的疾病。消化系统疾病中，累及肝胆胰腺系统包括自身免疫性胰腺炎、IgG_4相关硬化性胆管炎和IgG_4相关自身免疫性肝炎，统称之为IgG_4相关肝胆疾病。IgG_4-RD患者血清IgG_4抗体水平常升高，受累组织或器官中有IgG_4阳性浆细胞浸润。

高丙种球蛋白（γ球蛋白）血症是各种慢性肝病最常见的共性的体液免疫应答的改变，一般认为免疫球蛋白升高是由于Kupffer细胞吞噬抗原的功能降低，使抗原溢出到抗体生成部位（如脾脏等），以致形成大量的自身抗体，而抑制性T细胞（Ts）功能不足可能起更重要的作用。

（3）特异性自身抗体：如抗肝细胞膜自身抗体，非器官特异性自身抗体如抗核抗体（ANA）、抗线粒体抗体（AMA）、抗平滑肌抗体（SMA）及类风湿因子等。除ANA对自身免疫性肝炎和AMA对原发性胆汁性胆管炎有一定的特异性诊断价值外，对其他疾病诊断仅供参考用。

（4）补体：是免疫因子由抗原激活的具有酶活性的血浆球蛋白，大部分由肝脏合成，参与机体防御反应，有C_1，C_2，C_3～C_9。临床上测血清总补体，主要测C_3、C_4。血清补体成分水平是合成、利用和补体蛋白降解率的总和，在PBC时C_3常升高。C_3与多种补体成分相同，属急性反应蛋白，常在炎症时升高。

（朱雅琪　张沛怡　任　旭）

246. 腹腔镜检查对肝病诊断价值如何？

腹腔镜检查术（laparoscopy，LS）：又称为诊断性腹腔镜检查（diagnostic laparoscopy）。中国自20世纪60年代开展，当时以肝病诊断及原因不明的腹痛、腹水为主要对象。随着影像学技术的发展，诊断性腹腔镜检查日渐减少，而治疗方面发展迅速，并在普外科微创手术占主要地位。但由于腹腔镜对腹腔内器官的观察更为直接，且可直视下活检，在诊断方面其他影像学检查尚不能取而代之，故腹腔镜检查仍具有重要价值。诊断性电子腹腔镜包括标准腹腔镜、细径腹腔镜、色素腹腔镜及超声腹腔镜，对肝脏疾病的诊断价值如下。

（1）弥漫性肝病：包括慢性乙型和丙型肝炎后肝硬化、酒精性肝硬化、自身免疫性肝炎、原发性胆汁性胆管炎（PBC）、脂肪肝、含铁血黄素沉着症、肝豆状核变性、杜宾-约翰逊综合征（Dubin-Johnson syndrome）及肝淀粉样变等弥漫性肝病诊断不明确者，可行腹腔镜检查。腹腔镜能清楚地看到肝表面的大部分，直视肝脏病变的颜色、范围、形态及表面微小病变，并能准确活检行病理学检查。对慢性肝炎腹腔镜观察加直视下活检，对其分级和分期之准确性不容置疑。直视下进行肝活检较盲目肝活检正确诊断率高这是公认的，Pillips等报道前者比后者误诊率下降20%。腹腔镜下见有红色纹理提示有活动性肝炎，又肝表面上见被膜下动脉细支乃至毛细血管增生是有炎症之确切表现；见肝表面不平和白色纹理是纤维增生之征象；见肝表面斑纹结节形成则表明肝组织再生，是早期肝硬化之所见。脂肪肝在影像学检查可见假肿瘤征，提示肝某一段叶有大量脂肪沉着，在腹腔镜下可见到豹纹肝征之改变，在直视下活检即可确诊。腹腔镜检查可用于某些不明原因黄疸，如Dubin-Johnson综合征，可见到肝表面弥漫的黑褐色色素沉着即可确诊。

（2）肝占位性病变：包括原发性肝癌、肝血管瘤、肝囊肿等局限性肝病。实际上诊断性腹腔镜用于肝占位性病变已明显减少，但对影像学检查不能确诊的早期、交界性及疑诊恶性的肝脏病变，包括转移癌通过腹腔镜直视观察及活检，往往能作出诊断。腹腔镜检查直观，对肝脏疾病的诊断价值是充分肯定的。如肝硬化和肝癌在镜下其表面都有结节，根据其色泽和形态等的不同可以区别良恶性。腹腔镜下肉眼观察肝表面，转移癌最多见于肝之表层，腹腔镜检见到癌脐当即可确诊。当肝癌结节在肝的深部或腹腔镜不能观察到的部位（肝右叶能观察到30%，左叶为58%。对于肝占位性病变，腹腔镜仅限于观察到肝表层又是能窥见之范围），以及由于癌瘤导致腹部多处粘连时，均有可能造成漏诊。

由于腹腔镜器械的更新换代，开展肝色素排泄功能检查腹腔镜（ICG静注后观察染色肝表面像），认为能发现肝表面之早期癌。超声腹腔镜可在肝表面扫查，有利于发现肝深部的局限性病变，使活检和治疗更准确。

（3）其他：有原因不明腹水疑腹膜病变，腹腔镜检可确定是否为结核或癌转移，又可进行活检。还可用于了解胆囊癌肿之浸润范围及局部转移情况，决定手术之可行性；对于协助确定淋巴瘤的分期也有一定的价值。对已明确肝硬化腹水无需做腹腔镜检查。

（4）禁忌证：①腹腔内广泛粘连。②明显出血倾向。③心肺功能不全。④膈疝。⑤腹腔内化脓性疾病。

（朱雅琪 朱春兰 任 旭）

247. 超声引导下肝活检适合哪些患者？如何做肝活检，是否安全？

肝脏活检术简称肝活检，包括经皮肝活检、经颈静脉肝活检和经腹腔镜肝活检3种途径。经皮肝活检应用最广泛，有盲穿或影像引导下穿刺。肝活检是根据负压吸引或切割组织的原理，穿刺取肝活体组织（或肿瘤组织）行病理学检查。超声（US）引导下经皮肝活检具有操作方便、取材准确率高，能减少并发症发生率的优点。

（1）适应证：①肝脏占位性病变性质不明；②黄疸原因待查；③慢性乙型肝炎患者抗病毒时机的选择及疗效的评价；④为慢性肝炎分级、分期等提供指标，指导治疗；⑤评价慢性病毒性肝炎、药物性肝病肝组织炎症及纤维化程度；⑥原因不明的肝酶学异常；⑦疑诊非酒精性脂肪肝（NASH）或自身免疫性肝炎，病理学评估脂肪肝的类型、肝腺泡累及部位以及脂肪肝的病理分型和分期；⑧肝脏肉芽肿性病变；⑨代谢性疾病（血色病、Wilson病、糖原贮积病等）。

（2）禁忌证：绝对禁忌证：①有出血倾向者（凝血酶原时间超过正常 $3 \sim 5s$，血小板 $< 50 \times 10^9/L$，出血时间 $> 10min$，术前 $7 \sim 10d$ 服用NSAID）。②疑诊肝血管瘤或其他血管性肿瘤者；③疑诊棘球蚴病者。④患者不配合。⑤不能确定合适的活检部位。相对禁忌证：①明显梗阻性黄疸。②腹水。③右侧胸膜或膈下感染。④血友病。不适合经皮肝活检可选择经颈静脉肝活检术。

（3）US引导下肝活检及术后处理：术前服用抗凝药物者肝活检前至少停药72h，活检后48h恢复抗凝药物。检查凝血功能、血小板和血型，凝血功能不良者给予纠正。禁食至少6h以上。

目前使用的活检针分吸引针和切割针2种类型，前者包括Menghini针、真空负压抽吸式活检细针；后者包括Tru-Cut针和Vim-Silverman针。这2种活检针除手动操作类型外，切割针尚有带弹簧和扳机装置的半自动和自动活检针，亦称为活检枪，操作简单，便于临床应用。方法为常规消毒，在腋前线或腋中线超声定位，穿刺点作标记并确定穿刺针方向。局麻后皮肤小切口（2mm）。超声引导下（避开血管、胆囊及肝上下缘）使用细针吸引或自动活检针经皮刺入肝脏，穿刺时病人正常呼气末屏住呼吸数秒。到达位置后根据活检针不同，负压吸引（先拔出内芯针）或按发射钮（如半自动先推出槽针）自动活检。标本回收、固定，病理学检查。肝弥漫性病变肝组织标本长度须1.0cm以上（ $1.5 \sim 2.5cm$ ），至少在镜下包括6个以上汇管区。

术后卧床休息12h，右侧卧位压迫穿刺部位2h。4h内密切监测血压、脉搏，如有血压下降、烦躁不安、面色苍白、出冷汗等内出血表现或腹部剧烈疼痛、腹肌紧张，胆汁性腹膜炎者，应立即进行紧急处理和请外科协助。

（4）并发症：报道并发症发生率和死亡率分别为5.9%和0.01%～0.05%。60%的并发症发生在活检后2小时，96%在24小时内。轻度并发症（发生率3%～5%）主要是穿刺部位或右肩部疼痛和血管迷走神经反应。严重并发症：包括需要输血或外科处理的大出血、气胸、刺入胆囊或临近器官及胆汁性腹膜炎等。超声引导肝活检可减少并发症的发生率，可避免穿刺到大血管或刺入胆囊、结肠、肾脏和胸腔。据文献报道盲目肝活检严重并发症发生率1.3%～5.4%，超声引导为0.25%～1.80%。虽然肝脏有丰富的血供，有关经皮肝穿的并发症并不多见，有专家认为肝穿刺活检并发大出血的发生率在十万分之一左右，并且由于超声引导下肝活检技术已经十分成熟，只要掌握好适应证、禁忌证，在肝穿刺前做好充分的术前准备，肝活检的操作是非常安全的。我院近20年超声引导下肝活检1例也未发生出血并发症。

（ 朱雅琪 　朱春兰　任　旭）

248. 超声引导下肝活检临床应用价值如何？

（1）盲目肝活检对肝脏弥漫性病变，能比较准确地反映出病变的性质和程度，但对非弥漫性病变，获得的标本尚难完全代表肝脏的整体改变。尤其是局灶性病变，需要准确定位才能取到组织。因此，超声（US）引导下肝活检具有优势，超声设备简单，对1cm左右病变检出率优于CT或MRI。超声引导尚可避开大血管、胆囊等使肝活检安全进行。

（2）肝活检属于创伤性检查，约0.3%患者肝穿刺后发生严重并发症。专家指南建议需严格把握适应证和禁忌证，并推荐在影像学引导下的肝活检。

（3）多种肝病的鉴别诊断：包括各型病毒性肝炎、酒精性肝炎、肝结核、肝肉芽肿、肝肿瘤、原发性胆汁性胆管炎（PBC）、自身免疫性肝炎及各种代谢性肝病，如肝豆状核变性、肝糖原累积病、肝脏淀粉样变性等，为明确诊断提供依据。

（4）判定肝脏病变的轻重程度及是否处于活动期，指导治疗。

（5）观察药物治疗前后肝组织病理学变化，评估疗效。

（6）鉴别黄疸的原因。

（7）评估慢性肝炎炎症程度及肝纤维化分级，判定预后。如肝细胞水肿较轻，预后较好；如以肝细胞坏死为主，病情严重，预后差。

（8）对病毒性肝炎血清肝炎病毒标志物全部阴性者，用超敏感免疫组织化学和原位分子杂交技术可检测出肝活检组织中的肝炎病毒（病原学诊断）。

（朱雅琪 朱春兰 任 旭）

249. 甲型肝炎HAV及其感染有何特点？临床上又有何特点？

甲型肝炎：指由甲型肝炎病毒（hepatitis A virus，HAV）引起的以肝细胞炎症为主的急性传染病。中国属于高度流行区。随着卫生条件改善和甲型肝炎疫苗免疫，发病率已明显下降。

（1）HAV特点：HAV为直径27～32mm的球形颗粒，无包膜，呈20面体对称结构。属小RNA病毒科中唯一成员，嗜肝RNA病毒属。基因组为线状、单股正链RNA；分7个基因型。仅有一个血清型和一个抗原抗体系统，因此，检测其抗体在世界各国均适用。HAV抵抗力较强，能耐受56℃30分钟，室温下干燥后可存活数周，在−20℃能存活数年。在干燥粪便中，温度为25℃时能存活30天，在贝壳类动物、污水、淡水、海水、泥土中能存活数月。这种稳定性对HAV通过水和食物传播十分有利。高压蒸汽（121℃，20分钟），煮沸五分钟，紫外线照射，福尔马林（1：4000，37℃72小时），高锰酸钾（30mg/L，5分钟），碘（3mg/L，5分钟），氯（自由氯2.0～2.5mg/L，15分钟），70%酒精25℃3分钟均可有效灭活HAV。

（2）HAV感染与传播：甲型肝炎患者和无症状感染者为传染源，甲型肝炎患者仅从粪便中排出病原体，血液中HAV主要出现在黄疸发生前14～21天，在此期患者的血液有传染性，有报道通过输血传播，但黄疸发生后患者血液通常无传染性。甲型肝炎患者绝大多数为急性，无黄疸型病例占病例总数的50%～90%，尤以儿童多见。患者在起病前2周和起病后1周从粪便中排出HAV的数量最多，此时传染性最强。但至起病后30天仍有少部分患者从粪便中排出HAV。甲型肝炎主要经粪−口传播，主要经被粪便污染的食物、水和日常生活接触传播，偶尔可经血传播。在静脉药瘾患者中或男性同性恋中有发生暴发流行的可能。因甲肝有短暂的病毒血症时间，所以有可能通过输血或静脉注射导致非肠道的传播途径。

（3）HAV感染的特点：HAV经口摄入的HAV进入肠道后，经肠道淋巴液进入血流，在肝细胞中复制后，病毒颗粒进入血流和胆汁，并随胆汁排入肠道，最后随粪便排出体外。粪便中排出病毒能维持1～2周。病毒侵犯的主要器官是肝脏，咽部和扁桃体可能是HAV肝外繁殖的部位。HAV引起肝细胞损伤的机制尚未明确，一般认为HAV不直接引起肝细胞病变，肝细胞损伤可能为机体对病毒的免疫反应，主要与T细胞及其他具有溶细胞杀伤作用的免疫细胞介导的细胞免疫反应有关。

（4）临床特点：将甲型肝炎分为急性临床型和亚临床型。儿童感染多为亚临床型（小于5岁的儿童，占80%～95%），无明显的临床表现，肝功能正常，但随粪便可排出病毒。成人则多为急性临床型，亚临床型为10%～25%。6周内可能有进食未煮熟海产品如毛蚶、蛤蜊或饮用污水等危险因素暴露史。

甲型肝炎可表现为黄疸型和无黄疸型，亦可呈重症肝炎。在流行区以无黄疸型为多，可占90%，散发时以小儿为多。潜伏期平均30天。黄疸型其黄疸前期时间较短，一般为5～7天，早期消化道症状明显容易误诊为胃炎或消化不良。起病急与乙肝起病缓慢不同；在转氨酶升高前血清中抗-HAV IgM已升高；常有发热（>38℃），据报道占41%～81%，较乙肝为多。全身倦怠感也重，普遍有食欲减退、恶心、畏油食、消化不良，头痛（31%）也较乙肝多。一旦甲肝出现黄疸，进入黄疸期（巩膜，皮肤黄染）后，丙氨酸氨基转移酶（ALT）在一周内达高峰，但初发症状开始明显减轻，胃纳好转。肝大有压痛，部分病例有脾大。血清胆红素在病后1～2周内为最高，黄疸可持续2～6周，1个月左右即消退。转氨酶恢复较乙、丙肝快又不反复。流行时对饮食、水源要特别监视。

（<u>朱雅琪</u>　张彬彬　任　旭）

250. 甲型肝炎实验室检查有何特征？预后、预防如何？

（1）实验室检查：主要表现为血清抗-HAV IgM阳性和ALT、AST升高；患者粪便排出病毒高峰在潜伏期或疾病早期，即在黄疸前期或发病后8～10天内，粪便免疫电镜检出甲型肝炎病毒抗原（HAV-Ag）或HAV颗粒可确诊，但临床实用性不大。恢复期抗-HAV IgG阳性。

1）抗-HAV IgM：在发病早期即明显升高，其特异性高，此项检查已被公认为急性HAV感染的标志，是最可靠的诊断的依据。

2）抗HAV-IgG的临床意义：抗HAV-IgG在病后一个月左右可自血清中检出，2～3个月时达高峰，以后缓慢下降持续数年。抗-HAV IgG是中和抗体，有保护作用，因此患甲肝后多年不再感染，年龄在40岁以上患甲肝者甚少，就是由于体内已有此保护性抗体。

（2）诊断：根据甲肝临床特点（见第249问）并具备以下实验室检查阳性结果可确诊为甲型肝炎：抗-HAV IgM阳性，或抗-HAV IgG急性期阴性，恢复期增高4倍以上。

（3）甲肝预后：通常甲肝预后良好，据上海甲肝大流行后调查，无一例转变为慢性肝炎。重型肝炎即急性或亚急性肝坏死发生率甚少，文献报告为0.1%～1%。重型甲肝病死率高达50%，病程不超过3周，除黄疸加重外，据谷川报道可发生急性肾衰竭，提醒注意。甲肝大多数属自限性疾病，预后较好，不发展为慢性肝炎。无论是临床型抑或亚临床型感染均可产生持久免疫。

（4）预防：甲肝的预防是通过注射甲肝高效价免疫球蛋白（被动免疫）和接种甲肝疫苗（主动免疫）两种方法。WHO推荐接种甲肝疫苗，也是最有效的手段。随着疫苗在全球的应用，甲型肝炎的流行已得到有效的控制。甲肝疫苗包括减毒活疫苗和灭活疫苗。

HAV特异性中和单克隆抗体-R10可强有力地阻断受体附着及干扰病毒脱壳，从而达到阻止HAV在体内复制的目的，目前尚处于研究阶段。RNA干扰（RNAi）可能为治疗重症HAV感染的未来发展方向。

（<u>朱雅琪</u>　张彬彬　任　旭）

251. 甲型病毒性肝炎病理学有何特点？重型甲肝病理有何改变？

（1）甲型肝炎的病理学改变：病理学改变与其他病毒性肝炎所见无甚差异，基本所见不外乎肝细胞坏死和炎性细胞浸润。早期主要表现为肝细胞高度肿胀呈气球样变、空泡样变性、嗜酸性坏死较明显，成为嗜酸性小体、有时出现肝细胞凝固坏死，呈灶状坏死及类似碎屑样坏死，但一般较轻。汇管区呈轻度至中度炎细胞浸润。上述改变与其他病毒性肝炎所见本质是相同的，但以下2点与乙型肝炎有所区别：①甲型肝炎肝细胞病变限于汇管区周围，汇管区炎症较小叶内严重，而乙型肝炎病变侵犯全小叶，以小叶中央明显，汇管区炎症不明显。②采取免疫组化染色技术，乙肝见HBsAg、HBcAg和HBeAg特异性病毒染色，而甲肝在肝细胞质内免疫电镜可观察到HAV颗粒。

（2）甲型肝炎病理学分型：分为水肿型及坏死型两型：①急性水肿型：以弥漫性肝细胞肿胀为主，胞质淡染或近似透明，小叶中有大小不等的坏死灶，在肿胀的肝细胞间有明显的毛细胆管淤胆。②急性坏死型：表现为广泛的肝细胞坏死、消失，遗留网状支架，肝窦充血，有各种炎性细胞如淋巴细胞，单核细胞及大量吞噬细胞浸润，可见小胆管淤胆。急性重型肝炎如果坏死面积＞肝实质的2/3，多不能存活；若肝细胞保留50%以上，肝细胞虽有变性及功能障碍，度过急性阶段，可望恢复；如发生弥漫性小泡性脂肪变性，预后往往较差。亚急性重型肝炎表现新、旧不一的亚大块坏死，网状纤维塌陷，残留肝细胞增生成团及可见大量小胆管增生和淤胆。

199

（3）重型甲型肝炎临床表现及病理学改变：急性重型起病急，发展快，病程在2周内，黄疸迅速加深，频繁恶心呕吐、高度腹胀、极度乏力、出血倾向，并迅速出现Ⅱ度以上肝性脑病（HE），凝血酶原活动度低于40%并排除其他原因。主要体征有意识障碍、扑翼震颤及肝浊音界缩小等。在15天至24周出现极度乏力，消化道症状明显，凝血酶原时间明显延长，凝血酶原活动度低于40%并排除其他原因者。黄疸迅速加深，每天上升＞17.1μmol/L或血清胆红素大于正常10倍为亚急性重型肝炎。急性或亚急性重型肝炎病因中以肝炎病毒为主，甲、乙、丙、丁、戊型肝炎病毒均可引起，但以HBV为最常见，重型甲型肝炎占临床病例的0.1%～1%。因此，不同病因引起的重型肝炎，病理学改变基本是相同的。表现为大片肝细胞坏死，融解坏死的肝细胞迅速被清除，仅残留网状纤维支架，残留肝细胞淤胆，呈黄色，肝体积缩小，故曾称为急性或亚急性黄色肝萎缩。

（朱雅琪　张彬彬　任　旭）

252. 如何理解血清HBV标志物的临床意义？

临床检测乙型肝炎病毒（hepatitis B virus，HBV）血清标志物的目的是确定有无HBV感染，有无传染性，判定急性乙型肝炎抑或慢性肝炎，HBV在体内有无复制，为临床诊断和治疗提供重要依据（图4-13）。

（1）HBV结构：直径约42nm的球形颗粒，呈双层结构。由正链和负链组成，有4个开放读框，即S、C、P和X（图4-13）。S区由S、前S_1和前S_2基因组成。分别编码乙型肝炎表面抗原（HBsAg）、前S_1（pre-S_1）和前S_2（pre-S_2）抗原。HBsAg相当存在于HBV的外壳部分；C区含C基因及前C基因，分别编码乙型肝炎核心抗原（HBcAg）及乙型肝炎e抗原（HBeAg）；P区最长，编码DNA。HBV至少有9个基因型，我国以B型和C型为主，B基因型感染者较少进展为慢性肝炎、肝硬化和肝细胞癌（HCC）。

（2）代表血清病毒复制的直接依据：血清学检测HBV-DNA或DNA多聚酶（DNAP）。应用聚合酶链反应（PCR）技术测HBV-DNA是最敏感而又可靠的检查方法，是衡量乙肝病毒复制最灵敏、最精确的证据，已取代了检测HBV-DNAP。

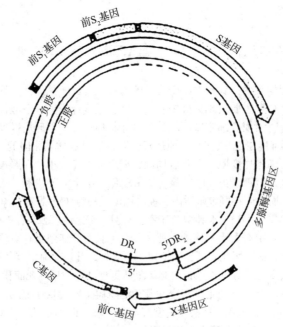

图4-13　HBV-DNA的结构示意图

（3）HBV标志物阳性的临床意义

1）HBsAg：HBV感染后2～6个月出现，相当于临床潜伏期（45～180天），是HBV感染最早的指标（图4-14）。急性自限性肝炎6个月内可消失；慢性肝炎或慢性HBV携带者HBsAg可持续存在，其自然转阴率较HBeAg低。HBsAg是HBV感染的标志，但不代表病毒有无复制。HBsAg有抗原性而无感染性，有4个亚型分别称为adw、adr、ayw和ayr。免疫耐受期血清HBsAg阳性，HBV-DNA载量高，如血清中HBsAg（－）而HBV-DNA（＋）可能有3种情况：①HBsAg低效价或正在消失，现在通用的ELISA方法测不出来；②可能为不同亚型感染；③S基因变异，血中出现变异的HBsAg。

2）HBsAb：出现在HBsAg感染后期或HBsAg消失之后，经过一段时间的空窗期，表示HBV感染的恢复期。一般情况下HBsAg与HBsAb不同时存在，人体在感染期虽持续产生HBsAb，但因有过多的HBsAg与之形成HBsAg-HBsAb复合体，因此抗-HBs不易被检出，只有HBsAg消失后才能测出，这是表明已进入临床恢复期。抗-HBs为保护性抗体，能抵抗同型病毒的侵入，但不同亚型的病毒仍可引起感染；也是机体感染或接种过乙肝疫苗的标志（作为疫苗免疫机体产生的抗体）。

3）HBeAg：是HBcAg的降解产物，HBeAg与HBsAg、HBcAg和DNAP的浓度呈正相关，多半与HBsAg同时阳性，是HBV复制活跃的血清学指标，其水平与病毒复制、肝脏损害程度成正比，因此HBeAg是乙肝患者有较强传染性的标志。急性自限性感染HBeAg在血中存在不超过10周，大于10周表示已是慢性感染及病毒携带者，可发展为慢性肝炎。HBeAg有亚型e_1、亚型e_2，凡HBeAg/e_1和HBeAg/e_2阳性者HBV-DNA 100%为阳性；只有HBeAg/e_1阳性者HBV-DNA 70%为阳性。

4）抗-HBe：在HBV感染的急性期就出现，早于抗-HBs（图4-14）。从HBeAg到HBeAb的血清转换（HBeAg含量消失同时出现HBeAb），可表示感染的消退，但有两种不同的过程：一种为隐形转换；另一种为急性肝炎发作（ALT升高）伴有肝细胞坏死，可能为清除病毒的免疫反应。少数抗-HBe（＋）但始终未出现过HBeAg，是因HBeAg基因存在变异，特别是HBsAg（＋）、HBVDNA（＋）而其HBeAg（－）者是属于HBeAg基因有变异。在各种HBeAg阴性的HBV突变株感染中，90%以上是由于前C区密码28终止变异（A 1896）所致。这种由变异株所致的慢性乙肝多见于远东地区，在我国常见，预后差，发展为肝硬化和肝癌的较典型的慢性乙肝为多。

5）HBcAg：是Dane颗粒的核心结构，存在于细胞核，通常血液中不易检测，要用去垢剂处理才能分离出HBcAg，然后用放免方法测定其含量，HBcAg阳性表示HBV复制。

6）抗-HBc不是保护性抗体，为乙肝急性感染的早期标志，高效价的抗-HBc存在常表示体内有HBV复制。

7）抗-HBc IgM：出现于HBV感染的早期（图4-14），稍后于HBsAg，高效价者为急性或近期感染期的重要指标，可持续6～18个月。慢性活动性肝炎可持续数年维持低效价，但低效价者可说明是乙肝携带者或急性发病者（由慢肝而急性增恶）。抗-HBc IgM阳性，标志着乙肝病毒复制，有传染性。

8）抗-HBc IgG：是在HBsAg和HBeAg出现后才在血清中发现，其效价低为HBV感染恢复期的标

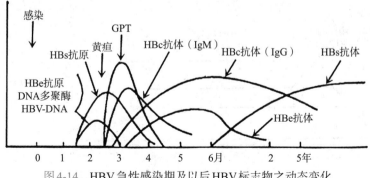

图4-14　HBV急性感染期及以后HBV标志物之动态变化

志。抗-HBc IgG可持续存在数年至数十年，是既往感染的标志。

9）前S₁抗原和前S₂抗原：其阳性率、效价与HBsAg、HBeAg、HBV DNA及DNA聚合酶有关。前S₁抗原是一个反映乙肝病毒复制的重要血清学指标。同时前S₁抗原在急性乙肝的病程中先于HBV DNA阴转，较早提示病情的好转，在判断急性乙肝患者的预后方面具有一定的价值。前S₁抗原对评估急性乙肝干扰素疗效有一定的价值。HBeAb阳性的慢性乙肝患者和HBV慢性无症状的携带者中，前S₁抗原阳性可表示病毒的复制。前S₂与HBV的感染和复制也有密切的关系，在急性乙肝中，前S₂抗原也可作为HBV复制的标志。

（朱雅琪 张彬彬 任 旭）

 253. 急性、慢性乙型肝炎和无症状HBV携带者血清HBV标志物动态变化及其临床意义如何？

（1）乙型肝炎病程分期（图4-15）：①免疫耐受期：血清HBsAg和HBeAg阳性，HBV DNA载量高，转氨酶水平正常，肝组织学无明显异常。此期可持续数年甚至数十年（图4-16）；②免疫清除期：血清HBV DNA水平高，丙氨酸氨基转移酶（ALT）持续或间歇升高，肝组织学中度或严重炎症坏死。部分患者可出现肝纤维化、肝硬化或肝衰竭；③非活动或低（非）复制期：也称免疫控制期，呈非活动携带状态。表现为HBeAg阴性，抗HBe阳性，血清HBV DNA持续低水平或检测不出，ALT水平在正常范围。组织学显示无炎症或仅有轻度炎症；④再活动期：即HBeAg阴性慢性乙型肝炎（CHB），少数患者HBeAg转为阳性。HBV DNA活动性复制，ALT水平持续或反复异常。并非所有HBV感染者都经过

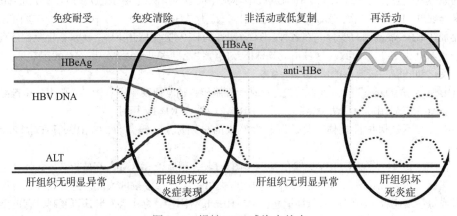

图4-15 慢性HBV感染自然史
（引自中国慢性乙型肝炎防治指南，2019.）

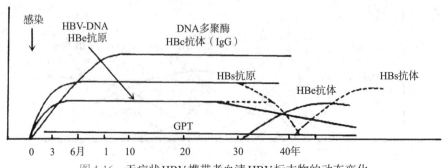

图4-16 无症状HBV携带者血清HBV标志物的动态变化

以上4个期，青少年和成年人感染HBV，病程多无免疫耐受期直接进入免疫清除期。

（2）HBV感染后血清HBV标志物动态变化及其临床意义：急性HBV感染后，机体清除HBV特异性细胞毒性T细胞（CTL）数量减少或应答减弱均会导致病毒持续复制而形成慢性。急性HBV感染青少年和成人期与婴幼儿期转为慢性乙肝分别为5%～10%和25%～30%。HBV感染的自然过程主要取决于病毒、宿主和环境之间的相互作用。HBV感染由于机体免疫应答反应，血清HBV标志物（抗原、抗体等）、肝细胞受损ALT升高等动态变化见第252问（图4-14）及表4-1。CHB患者和无症状HBV携带者血清HBV标志物的长期动态变化见图4-16和图4-17。

表4-1　HBV感染血清标志的意义

HBV-DNA HBV-DNA 多聚酶	HBs Ag	抗-HBs	HBe Ag	抗-HBe	抗-HBc IgM	抗-HBC （IgG和IgM）	意　义
+	+	-	±	-	-	-	潜伏期早期
+	+	-	+	-	+	+	急性乙型肝炎或急性乙型肝炎早期
±	+	-	-	+	-	+	HBsAg慢性携带状态（低传染性）
+	+	-	+	-	-	+	HBsAg慢性携带状态（高传染性）
-	+	-	-	+	±	+	恢复期早期
-	-	-	-	-	+	+	恢复期早期（窗口期）
-	-	+	-	±	±	+	恢复期晚期
-	-	+	-	-	-	-	对乙型肝炎有免疫力（有感染史或用疫苗史）

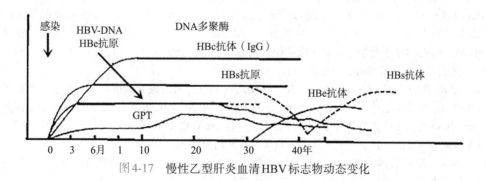

图4-17　慢性乙型肝炎血清HBV标志物动态变化

（朱雅琪　任　旭）

254. 慢性乙型肝炎的发病机制和分期如何？

HBV主要经血液、母婴及性接触传播。病毒颗粒经血流进入人体后，在肝细胞内复制。HBV并不体现肝脏细胞毒性，乙肝病毒感染后肝细胞损伤是机体为清除HBV的一种免疫病理反应，即机体引起的免疫应答是肝细胞损伤及炎症发生的主要机制。

（1）免疫学发病机制：HBV在体内持续复制以及机体免疫清除是慢性乙型肝炎（CHB）发病的两个因素。HBV进入肝细胞内与其DNA整合，形成共价闭合环状DNA，即cccDNA，然后以此为模板转录成不同长度的mRNA，编码HBV的各种抗原。由于cccDNA半衰期较长，很难从体内彻底清除。但只有约10%的感染者发展为慢性感染，即持续6个月病毒仍未被清除就形成HBV感染慢性化。慢性HBV感染中50%会治愈，余下成为无症状乙肝携带者或慢性肝炎。围产期和婴幼儿时期感染HBV者，分别有90%和25%～30%发展为慢性肝炎。而5岁以后感染HBV者，仅5%～10%发展为慢性。慢性化与HBV本身和机体的自身因素有关，而炎症反复存在是CHB患者进展为肝硬化甚至HCC的重要因素。

免疫应答机制对病毒免疫清除主要由特异性的CD8 T细胞介导，机体清除HBV特异性T细胞可能是关键的始动因素，其数量减少或应答减弱均会导致慢性HBV感染。特异性细胞毒性T细胞（CTL）在CD4细胞辅助下识别被感染的肝细胞，主要有2种途径：①通过CTL直接使感染的肝细胞裂解；②CTL释放的TNF和IFN-r等细胞因子可降低病毒复制。慢性感染者体内特异性CTL应答较微弱甚至完全消失，可能是造成迁延的主要原因。

（2）根据2017年欧洲肝病学会临床实践指南（HBV感染的管理）提出根据HBeAg、HBV DNA和丙氨酸氨基转移酶（ALT）水平及最终是否存在肝脏炎症，将慢性HBV感染的病程分为5个阶段，前4个阶段与CHB分期是一致的，增加了1个HBs Ag阴性期。各阶段未必是序贯性的。

1）免疫耐受期（HBeAg阳性，慢性HBV感染）：特点是HBeAg阳性，HBV-DNA载量很高，ALT持续处于正常值上限。肝组织没有或仅有轻微坏死性炎症或纤维化。本阶段在围产期感染者十分常见且持续时间较长，与锁闭的HBV特异性T淋巴细胞功能相关，至少持续至成年早期，极少发生自发性HBeAg清除。

2）免疫清除期（HBeAg阳性CHB）：特点是血清HBeAg阳性，HBV-DNA水平较高，ALT升高。肝组织有中至重度坏死性炎症和进展性肝纤维化。可在上一阶段数年后发生，在成年早期感染的患者往往会更多、更快地发展到这一阶段。本阶段的结果在不同的患者差异较大，许多患者可发生HBeAg血清学转换和HBV-DNA抑制，从而进入HBeAg阴性感染期；也有患者因未能控制HBV复制，从而进入HBeAg阴性CHB期，并持续多年。

3）非活动或低（非）复制期（HBe Ag阴性CHB）：特点是HBs Ag水平多较低，存在血清抗-HBe，HBV DNA检测不出或呈极低水平（＜2000 IU/ml），ALT在正常值范围内。部分患者仍可能出现血清HBV DNA＞2000 IU/ml（但通常＜20000 IU/ml），ALT持续正常，肝组织仅有轻微坏死性炎症活和轻度肝纤维化。若持续处于此期，则进展为肝硬化或HCC的风险较低；但也可进展为CHB。出现自发性HBs Ag清除或血清学转换的概率每年为1%～3%。

4）再活动期（HBeAg阴性CHB）：特点是HBeAg阴性，常可检测到抗-HBe，HBV DNA持续性或波动性中到高水平（通常低于HBeAg阳性患者的血清HBV DNA水平），ALT也可持续性或波动性升高。肝组织可见坏死性炎症和纤维化。许多患者存在HBV前C区或基本C区启动子突变株，使得HBeAg表达减弱或不能表达。可有低概率的自发性疾病消退。

5）HBs Ag阴性期：特点是血清HBs Ag阴性、抗-HBc阳性、抗-HBs阳性或阴性；常常但并非总是检测不到血清HBV DNA，但常可在肝组织中检测到HBVccc DNA；血清ALT水平正常。此阶段有时也称"隐匿性HBV感染"。少数病例HBs Ag阴性可能是由于检测试剂盒敏感性不足。在进展至肝硬化之前出现HBsAg清除，则发生肝硬化、失代偿和HCC的风险很小，生存率改善。若在HBsAg清除前已有肝硬化，则患者依然有发生HCC的风险。免疫抑制可以导致这些患者HBV再激活。

（朱雅琪　张彬彬　任　旭）

255. HBV是如何复制的？检测HBV-DNA有何临床意义？

（1）乙肝病毒核酸（HBV DNA）的复制：HBV DNA是由两条螺旋的DNA链围成的一个环形结构。其中一条负链为环状，另一条正链呈半环状。感染肝细胞后，DNA链以负链为模板，在DNA聚合酶的作用下，形成完整的环状，即完全环状的双股DNA，称为共价闭合环状DNA，即HBV cccDNA，也就是病毒复制的原始模板。病毒基因以其中的一条cccDNA为模板，在肝细胞内的酶和DNA聚合酶的作用下，进行基因复制，形成负链和正链。最后再装配到一起形成新的HBV DNA颗粒。

（2）7个步骤的复制过程：①黏附：HBV侵入人体后，与肝细胞膜上的受体结合，脱去外膜，穿入肝细胞质内。②脱壳：在肝细胞质脱去衣壳，暴露出核心部分，即HBV DNA。③入核：HBV DNA进入肝细胞核内，以负链DNA为模板，形成HBV cccDNA，即原始模板。④转录：在RNA聚合酶Ⅱ的作用下，以cccDNA为模板，将其序列上所有信息全都转录到信息核糖核酸（mRNA）上。⑤翻译：通过mRNA翻译制造出各种HBV蛋白，如外膜蛋白（HBsAg）、核壳蛋白（HBeAg、HBcAg）、HBV DNA聚合酶等。⑥反转录：在HBV反转录酶作用下，将mRNA上的遗传信息最后反转录成了HBV的DNA。如前述的过程先合成负链DNA，再以负链DNA为模板，在HBV DNA聚合酶作用下，合成正链DNA，形成子代的部分双链环状DNA。⑦组装：最后将DNA、外膜蛋白、核壳蛋白装配成完整的HBV，释放至肝细胞外。

胞质中的子代部分双链环状DNA也可进入肝细胞核内，再形成cccDNA并继续复制。cccDNA半衰期长，很难从体内彻底清除。病毒基因组可随机整合入宿主基因组，成为肝细胞转化的重要机制之一。

（3）检测HBV DNA的临床意义：我国血清HBsAg感染流行率7.18%。检测HBV DNA是肝内HBV复制水平的可靠指标，亦是乙型肝炎病毒感染的最直接证据，在特异性抗体产生前就出现在外周血中，特别对于HBsAg阴性的隐匿性HBV感染者，检测HBV-DNA的意义更加重要。除用于HBV诊断，检测HBV DNA是疗效监测和指导用药的重要指标。血清HBV DNA水平作为开始抗病毒治疗的指征：①HBeAg阳性CHB，HBV DNA＞20000IU/ml，ALT升高或肝活检有活动性炎症；②HBeAg阴性CHB：HBV DNA＞2000IU/ml，伴肝损伤指标；③代偿期肝硬化HBV-DNA＋。判定抗病毒疗效：24周检测血清HBV DNA。完全应答＜60IU/ml，部分应答＜2000IU/ml，应答不充分60～2000IU/ml。

（朱雅琪　张彬彬　任　旭）

256. 孕妇围产期对传播乙型肝炎有何重要性？

流行病学调查数据显示，我国乙型肝炎病毒（HBV）感染率约7%（Chan HL等，2011年），男性携带者比例显著高于女性。HBV的主要传播途径有经血传播、性传播、密切接触传播及围产期母婴传播。根据国内外多数研究认为母婴感染在围产期感染最为严重，是我国乙肝感染与流行的主要方式。母婴传播（MTCT）又称围产期传播，是乙肝母婴传播的主要方式，包括宫内传播、产程传播、产后传播3个阶段，阻断母婴传播对控制乙肝流行具有重要意义。围产期：指妊娠28周到产后1周的时间段。围产期和婴幼儿时期感染HBV者中，分别有90%和25%～30%将发展为慢性感染，而5岁以后感染者仅有5%～10%发展为慢性感染。新生儿接种乙肝疫苗可阻断80%～95%的HBV母婴传播率。

（1）HBV感染的孕妇与婴儿感染情况：在我国HBV感染的孕妇，婴儿HBsAg携带率高，多至46.5%～100%，这种母婴垂直传播关系与欧美国家有所不同，但与日本相似。婴儿HBsAg携带率甚高的原因可能与我国HBV感染的孕妇中HBeAg阳性率高（＞30%），而抗-HBe少（＜10%）有关。这说明母亲HBeAg阳性婴儿受感染率极高，当孕妇转为抗HBe高效价，出生婴儿受感染率下降，这点国内外临床资料均一致。中国台湾省宋瑞楼报告1984～1986年期间对孕妇调查537593例，乙肝表面抗原（HBsAg）阳性率为17.3%，在92900例HBsAg阳性孕妇中生下的婴儿检测HBeAg阳性的有46271例（49.8%），说明母亲HBsAg阳性对婴儿垂直感染的影响。婴儿是否易受感染与孕妇血中HBsAg效价高低有关，据研究孕妇的效价≥1∶8，其婴儿受感染率为67%（61/91）；≥1∶64时婴儿HBsAg阳性率为90%；≥1∶128时婴儿HBsAg阳性率为100%。对HBsAg阳性而乙肝e抗原（HBeAg）阴性的孕妇也要检测HBV DNA，确定有无病毒复制。报道HBsAg和HBeAg均阳性的母亲对婴儿的传播率约为90%，孕妇血液内HBeAg与丙种球蛋白相结合，可通过胎盘滋养层上的丙种球蛋白受体进入胎儿血液。

（2）母婴感染属垂直传播：指患乙型肝炎或无症状携带 HBsAg 孕妇，在妊娠期或围产期将携带的乙型肝炎病毒 HBV 经胎盘（宫内传播）、产道（产程传播）等方式传给婴儿，婴儿出生后 HBsAg 阳性或6个月内转为阳性或发生乙型肝炎。

1）产程传播：绝大多数母婴传播在分娩过程中经血液传播的，如母亲血液中的 HBV 经破裂胎盘血管渗入脐带血，或新生儿接触或吸入母血、羊水或阴道分泌物等引起 HBV 感染。其根据是：①婴儿生后 HBsAg 阴性转为阳性的时间，绝大多数集中在产后 60～120 天，相当于乙肝的潜伏期；②羊水、阴道分泌物中 HBsAg 常为阳性，在这种情况下，婴儿的皮肤、黏膜、胎盘或脐带如有损伤，病毒即可侵入血循环中；③婴儿出生后立即注射乙肝疫苗可取得较好的预防效果。众所周知，如果婴儿早已感染，血中 HBsAg 阳性，乙肝疫苗注射是不能使 HBsAg 转阴的，只有感染早期，这种疫苗才有较好的预防作用，乙肝疫苗注射有效就提示为新近受感染的。

2）通过胎盘感染（宫内传播）：除了分娩时受感染以外，怀孕时母亲血液中的 HBV 可通过胎盘传给婴儿（乙肝疫苗是无法预防的）。这些胎儿在出生时或出生后不久，血中 HBsAg 即可为阳性。最初的研究报告认为不会超过 5%～10%，但有人用半点杂交的方法证实宫内感染率为 26.2%，认为宫内感染率远较预期为高。后来的研究发现 HBV 宫内感染率为 9.1%～36.7%。然而对于如何解释乙肝疫苗注射有 90%～95% 预防作用目前尚无肯定的结论，是否与妊娠期抗病毒治疗，母婴阻断提高预防作用有关尚不清楚。一般认为妊娠早期感染，可能为游离复制型，以后发展为复制型和整合型，但不一定有 HBsAg 表达。

3）产后传播：与婴儿接触母乳及母亲唾液有关。据报道，当母血 HBsAg、HBeAg、抗 HBc 均阳性时母乳 HBV DNA 出现率为 100%，单纯 HBsAg 阳性时，母乳 HBV DNA 出现率为 46% 左右。因此在婴儿出生后，可以通过母乳喂养使其感染 HBV。

（3）除了通过胎盘感染外，是否可能通过卵子或精子传播也是一个值得注意的问题，HBsAg 阳性男性的精液有传染性，可能引起配偶的乙肝感染，可以通过受精感染配偶。田庚善等对 27 例慢性乙肝患者的精液进行研究发现 6 例 HBV DNA 阳性，其中整合型 3 例，是否可能通过与卵子结合而影响子代是值得研究的。Blumberg（1977 年）认为，HBV 可进入到宿主细胞核内，通过复杂的分子机制，使 HBV 随着遗传物质向下一代垂直传播。Hadchouel 等（1985 年）利用分子杂交技术研究发现 HBV 可能通过生殖细胞进行垂直传播。所以，对于男性 HBV 感染者在 HBV 垂直传播中的作用也需要关注。

总之，阻断围产期母婴传播是降低个体及群体慢性乙肝感染率的关键。

（朱雅琪　张彬彬　任　旭）

257. 如何对妊娠期 HBV 感染者进行管理和干预？

母婴传播（MTCT）是我国慢性 HBV 感染的主要传播途径，慢性 HBV 感染者中，绝大部分为围产期和婴幼儿时期感染，只有少部分（＜5%）为成年期感染。

（1）制定母婴阻断策略（是否抗病毒治疗）：HBV 感染孕妇应定期产检，严密检测，除常规产前检查外，建议每月监测肝功能，以早期发现妊娠期肝病活动。首次产前检查还应包括 HBV 血清学标志物、HBV DNA、肝脏超声等检查，以全面评估妊娠及母婴传播风险。孕 26～28 周建议复查 HBV DNA，以决定母婴阻断策略。2017 年亚太肝脏研究学会年会（APASL）会议上提出乙肝表面抗原（HBsAg）定量联合乙肝 e 抗原（HBeAg）定量预测抗病毒治疗母婴阻断成功率。同时，HBeAg 定量还可预测 HBeAg 阳性孕妇的血清学转换。多因素分析揭示，HBeAg 是唯一独立与产后 HBeAg 血清学转换相关的因素。在 HBeAg 阳性且 HBV DNA 载量较高的孕妇中，以 HBeAg（定量）作为临界值，预测产后 HBeAg 不发生血清学转换的敏感度、特异度分别达到 84.6% 和 79.4%。因此，孕 26～28 周建议复查 HBV DNA、HBsAg 和 HBeAg 定量，以决定是否抗病毒治疗以阻断母婴传播。

（2）妊娠期抗病毒治疗：由于孕妇免疫环境的特性，即使进行抗病毒治疗，在妊娠期也不能取得良好的疗效（HbeAg消失和血清学转换），因此，对孕妇慢性乙型肝炎一般不进行抗病毒治疗。目前妊娠期的抗病毒治疗用于预防HBV的母婴传播，上述HBsAg定量联合HBeAg定量以及检测HBV DNA对预测母婴传播感染或预测能否血清转换有指导意义。通常情况下不对孕妇进行全程的抗病毒治疗，尽量减少药物对胎儿的暴露。研究显示HBV的母婴传播主要与母血中HBV DNA水平相关，分娩时孕妇血液中HBV DNA含量越高，其发生率越高。然而尚无证据表明抗病毒治疗有助于HBV母婴传播的阻断。目前推荐在妊娠的后3月开始抗病毒治疗（妊娠28～32周），拉米呋啶抑制HBV复制快速而有效。在动物和人类进行的生殖研究未发现富马酸替诺福韦酯（TDF）和替比夫定（TBV）对胎儿有害，也有认为应优先选用TDF。妊娠期间禁用聚乙二醇干扰素（PEG-IFNα）。服用抗病毒药物期间及临产前复查HBV DNA、HBsAg和HBeAg定量以观察疗效。尽管患者处于免疫耐受期并且ALT正常，抗病毒药物如拉米呋啶仍不立即停止，最好继续维持2～3个月，并要进行随访。

（张彬彬　任　旭）

258. 慢性病毒性肝炎分级和分期如何？有何病理表现？

（1）慢性病毒性肝炎：1968年在欧洲肝病学会上提出的慢性肝炎的诊断分类，随着对慢性肝炎病因诊断的阐明，特别是对嗜肝性病毒HBV、HCV、HDV引起的慢性肝炎在免疫学等诸方面取得重大进步，对过去慢性肝炎的分类，病理上分级为慢性迁延性或叫慢性持续性肝炎（CPH）和慢性活动性肝炎（CAH）已感到有许多缺陷，为此1994年在洛杉矶世界肝病学会上，对慢性肝炎的诊断、分级和分类提出了新的方案。我国王宝恩等就此做出了综述。

病毒性肝炎凡病程超过6个月，至少在现在仍可沿用国际公认的原则称之为慢性肝炎。各种病毒所致的慢性肝炎在病理组织学上，不做免疫组化染色法检查，相互间无特征性之所见。凭借病理组织学诊断CPH和CAH而应用于临床，作为两种独立型的诊断在我国沿用已多年，CAH以碎屑坏死（PN），即界面炎为主要组织学特征，

而CPH指局限于汇管区或小叶炎症（无界面炎），被认为后者不会进展为肝硬化。但此后研究发现CPH是慢性丙型肝炎的表型，完全可发展为肝硬化，因此这种分类方法被废除。笔者也体会有一些临床上认为CPH，而最后发展为肝硬化；反之又有一些CAH却多年无大变化，可见这种分级是不合适的。

（2）慢性病毒性肝炎分级和分期病理学诊断：目前国际上常用Knodell（1981）的组织学活动指数（histo-logical　activity index，HAI）和METAVIR评分系统。亦可采用Ishak（1995）、Scheuer（1991）和Chevallier（1994）等评分方案。我国2000病毒性肝炎防治方案提出的慢性肝炎分级、分期标准沿用至今，很实用。慢性肝炎分级、分期了解肝脏炎症坏死和纤维化程度，以及评价药物疗效。

1）1991年Scheuer等提出的慢性肝炎诊断、分级方案，首次以病因学为基础，明确划分炎症、坏死程度，又增加分期标准，符合临床发展规律。强调CPH与CAH可互相转化，指出病毒性肝炎其炎症程度与病毒复制有相关性。

2）Knodell HAI评分系统：对肝炎的炎症、坏死程度制定了分级标准，根据HAI采取半定量计分法。①界面性炎症及桥接坏死的程度（0～10分）；②小叶内肝细胞变性和坏死范围（0～4分）；③汇管区炎症程度（0～4分）；④纤维化的程度（0～4级）。前三项表示分级；而④表示分期。按此分级则慢肝1～3分列为极轻度；4～8分列为轻度；9～12分列为中度；13～18分列为重度。

3）METAVIR评分系统：肝组织炎症坏死的分级和纤维化程度分期见表4-2A和表4-2B（引自中国慢性乙型肝炎防治指南，2019.）。

表4-2A　METAVIR评分系统——组织学炎症活动度评分

	界面炎	小叶内炎症坏死	炎症活动度
	0（无）	0（无或轻度）	0（无）
	0	1（中度）	1（轻度）
	0	2（重度）	2（中度）
组织学活动度评分*（Histologic activity，A）	1（轻度）	0,1	1
	1	2	2
	2（中度）	0,1	2
	2	2	3（重度）
	3（重度）	0,1,2	3

注：*组织学活动度A＝界面炎＋小叶内炎症坏死。

表4-2B　METAVIR评分系统——纤维化分期评分

	病　变	分值
	无纤维化	0
	汇管区纤维性扩大，但无纤维间隔形成	1
纤维化分期（Fibrosis，F）	汇管区纤维性扩大，少数纤维间隔形成	2
	多数纤维间隔形成，但无硬化结节	3
	肝硬化	4

4）中国慢性肝炎分级、分期（表4-3）：将炎症活动度和纤维化程度分别分为1～4级（G）和1～4期（S）。根据分级、分期将慢性病毒性肝炎又分为轻度、中度和重度（表4-3）。

（3）炎症活动度分级和纤维化分期病理表现：①炎症活动度（G）：具体分级见表4-3。肝脏炎症从炎细胞浸润、肝细胞水肿、变性到萎缩和形成嗜酸小体；胆小管胆汁淤积在慢性肝炎少见。肝细胞坏死可呈点、灶状坏死、碎屑坏死（PN）又称界面肝炎（肝实质和汇管区或间隔交界带的炎症坏死）、融合性坏死及桥接坏死（BN）。当融合性坏死连接到血管，门静脉汇管区与末梢肝静脉之间形成桥接，其中门静脉两汇管区（门管区）之间连接（P-P）之BN更有病理意义。BN为较广泛的融合性坏死，是诊断中、重度慢性肝炎的重要依据之一。②纤维化分期（S）：S1：肝内有过度胶原沉积，汇管区及汇管区周围纤维化；S2：纤维间隔（桥接纤维化）；S3：大量纤维间隔，指小叶结构紊乱（一部分患者临床可出现门静脉高压和EV）；S4：弥漫性纤维增生，假小叶形成，早期肝硬化。

（4）慢性肝炎分类

1）轻度慢性肝炎（原CPH及轻型CAH），G1～2，S0～2：①肝细胞变性，点、灶状坏死或凋亡小体；②汇管区有（无）炎性细胞浸润，扩大，有或无局限性碎屑坏死（界面肝炎）；③小叶结构完整。

2）中度慢性肝炎（原中型CAH），G3，S1～3：①汇管区炎症明显，伴中度碎屑坏死；②小叶内炎症重，融合性坏死或少数桥接坏死；③纤维间隔形成，小叶结构大部分保存。

3）重度慢性肝炎（原重型CAH），G4，S2～4：①汇管区炎症严重或伴重度碎屑坏死；②桥接坏死累及多数小叶；③大量纤维间隔，小叶结构紊乱或形成早期肝硬化。

表4-3 **慢性肝炎分级、分期标准**

	炎症活动度（G）			纤维化程度（S）
级	汇管区及周围	小叶内	期	纤维化程度
0	无炎症	无炎症	0	无
1	汇管区炎症	变性及少数点、灶状坏死灶	1	汇管区纤维化扩大，局限窦周及小叶内纤维化
2	轻度PN	变性，点、灶状坏死或嗜酸小体	2	汇管区周围纤维化，纤维间隔形成，小叶结构保留
3	中度PN	变性、融汇坏死或见BN	3	纤维间隔伴小叶结构乱，无肝硬化
4	重度PN	BN范围广，累及多个小叶（多小叶坏死）	4	早期肝硬化

（引自病毒性肝炎防治方案，2000.）。

4）慢性重型肝炎：病理学的特点为在慢性肝病（慢性肝炎或肝硬化）的病变背景下，出现大块性（全小叶性）或亚大块性新鲜的肝实质坏死。此型肝炎与慢性肝炎分级、分期中重度慢性肝炎不同，坏死改变更重，属重型病毒性肝炎范畴。

（朱雅琪 张彬彬 任 旭）

259. 何谓无症状HBsAg携带者？转归如何？慢性HBV感染与携带者的关系如何？

（1）急性乙型肝炎病毒（HBV）感染的转归：1987年Popper等荟萃分析了发表的相关文献，认为65%为一过性亚临床感染，其中90%以上可痊愈，10%转为慢性携带者或亚临床型炎症。HBV急性感染仅25%发病呈急性黄疸型肝炎，其中，95%恢复，约2%因急性重型肝炎而死亡。然而，我国和东南亚民族的HBV多在婴儿期或儿童、少年时代感染（少数急性HBV感染在婴幼儿期，其中25%～30%发展为慢性乙型肝炎），往往演变为慢性HBV感染，持续数年、十余年、数十年甚至终生。

（2）无症状HBsAg携带者（asymptomatic HBsAg carrier）：指长期血清乙型肝炎病毒表面抗原（HBsAg）阳性（持续6个月以上），但无症状，肝功正常。无症状HBsAg携带者在婴幼儿HBV感染多见，通常无肝炎病史，或者也可能患过肝炎，反应轻，本人全然不知，无明显的症状和体征，仅表现为HBsAg携带状态。1984年笔者等对HBsAg阳性、无临床症状、肝脾不大、肝功酶学正常的36例HBV感染者（无症状HBsAg携带者）进行了肝活检，采用光镜和电镜检查，并针对HBV做地衣红免疫组化染色，除查到2例肝组织有碎屑坏死外，15例（41.6%）为非特异性炎症，发表在中华医学杂志。现在很少使用无症状HBsAg携带者这一用语，亦不称健康无症状HBsAg携带者，而称为无症状HBV携带者。

（3）慢性HBV感染：指既往有乙肝病史或HBsAg阳性超过6个月，现HBsAg和/或HBV DNA仍为阳性者，包括慢性HBV携带者、HBeAg阳性慢性乙型肝炎、HBeAg阴性慢性乙型肝炎、非活动性HBsAg携带者、隐匿性慢性乙型肝炎和乙型肝炎肝硬化六种。其中符合ASC者即为慢性HBV携带者，也包括非活动性HBsAg携带者（图4-18）。然而，有无传染性，取决于HBeAg和HBV DNA是否阳性或复制。

1）慢性HBV携带者：HBV感染后肝细胞损伤是机体为清除HBV的一种免疫病理反应。慢性HBV感染中50%会治愈，余下成为无症状HBV携带者或慢性肝炎。前者多为年龄较轻（如婴幼儿或少年），处于免疫耐受期，此期HBV-DNA病毒载量高，但肝功能正常，肝脏组织学检查未见明显肝损害，可持续数年甚至数十年（见第253问）。慢性HBV携带者HBsAg可持续存在，其自然转阴率较HBeAg低。表现为血清HBsAg、HBeAg阳性、HBV DNA阳性者，1年内连续随访2次以上均显示血清ALT和AST在正常范围。肝组织学检查无病变或病变轻微。

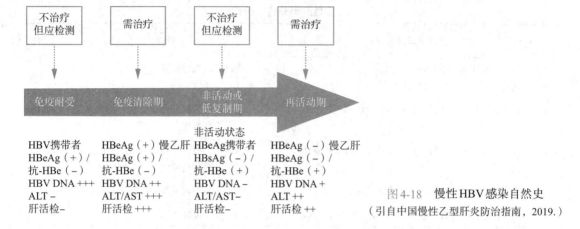

不治疗但应检测	需治疗	不治疗但应检测	需治疗
免疫耐受	免疫清除期	非活动或低复制期	再活动期
		非活动状态	
HBV携带者	HBeAg（+）慢乙肝	HBeAg携带者	HBeAg（−）慢乙肝
HBeAg（+）/	HBeAg（+）/	HBsAg（−）/	HBeAg（−）/
抗-HBe（−）	抗-HBe（−）	抗-HBe（+）	抗-HBe（+）
HBV DNA +++	HBV DNA ++	HBV DNA −	HBV DNA +
ALT −	ALT/AST +++	ALT/AST−	ALT ++
肝活检−	肝活检 +++	肝活检−	肝活检 ++

图 4-18　慢性 HBV 感染自然史
（引自中国慢性乙型肝炎防治指南，2019.）

2）非活动性 HBsAg 携带者（inactive HBsAg carrier）：是患者处于非活动或低（非）复制期，也称免疫控制期，呈非活动携带状态。表现为血清 HBsAg 阳性、HBeAg 阴性、抗-HBe 阳性或阴性，HBV DNA 低于检测值下限，1 年内连续随访 3 次以上，每次至少间隔 3 个月，ALT 均在正常范围。肝组织学检查结果显示：组织学活动指数（HAI）评分＜4 分或根据其他的半定量计分系统判定病变轻微。若持续处于此期，则进展为肝硬化或 HCC 的风险较低；但也可进展为慢性乙型肝炎（CHB）。出现自发性 HBsAg 清除或血清学转换的概率每年为 1%～3%。

（朱雅琪　张彬彬　任　旭）

260. 非活动性 HBsAg 携带者自然病程如何？

（1）长期持续稳定：70%～80% 病情稳定，长期甚至终生维持，虽无症状，亦不可忽视，需要定期检测。国内学者发现，非活动性 HBsAg 携带者大部分肝组织炎症较轻微，而肝纤维化较明显，个别患者仍存在活跃的组织炎症，表现出明显的肝纤维化，甚至出现肝化。

（2）发展为慢性乙型肝炎（CHB）：HBeAg 阴性者中有部分患者处于免疫压力下，发生基因位点变异成为 HBeAg 阴性 CHB。多数表现为 HBeAg 阴性、抗-HBe 阳性，ALT 和 HBV DNA 再次升高（＞1×10^5拷贝/毫升），转氨酶持续或者反复异常，属再活动期。

（3）HBeAg 再次阳转：有 10%～20% 病人由于接受免疫抑制剂或化疗药物等治疗可使 HBeAg 逆转为阳性，常伴 ALT 升高，肝脏炎症再度活动。在 HBV 激活过程中疾病轻重程度不一，从仅 ALT 升高到可发展为肝衰竭。

（4）HBsAg 阴转：HBV-DNA 转阴数年的患者及部分 HBeAg 阴性 CHB 患者可出现 HBsAg 自发清除，伴或不伴有抗-HBs，可检测到抗-HBc，血清检测不到 HBV-DNA。HBsAg 自发清除通常表明疾病缓解，发生肝硬化及肝癌的危险性最低，预后良好。西方国家大多为成年期患乙型肝炎，阴转率较高。而在高流行区，HBV 感染多从婴幼儿时期，免疫耐受较明显，HBsAg 自然阴转率仅 0.05%～0.80%。HBsAg 水平下降预示其将消失。

（5）肝硬化和 HCC：非活动性 HBsAg 携带者是 HBV 感染获得免疫控制的结果，组织学常表现为轻、中度炎性改变，偶可出现不同程度的肝纤维化。

（朱雅琪　张彬彬　任　旭）

261. 干扰素分几型？又如何分类？其治疗慢性病毒性肝炎的机制如何？

（1）干扰素（interferon，IFN）概念及分型：是病毒或其他干扰素诱生剂刺激人和动物细胞所产生的一种糖蛋白，并不直接杀伤病毒，而主要是通过细胞表面受体作用使细胞产生抗病毒蛋白，从而抑制乙肝病毒的复制。IFN可分为3型：①Ⅰ型：包括α和β，IFNα由白细胞产生，包括IFNα-1b、IFNα-2a、IFNα-2b等，也可由基因重组。IFNα是治疗慢性乙型、丙型病毒性肝炎的主要药物之一；IFN-β由成纤维细胞所产生。②Ⅱ型：为γ-IFN，系由抗原或有丝分裂原刺激外周淋巴细胞产生。只有一种亚型，除具有抗病毒、抗增殖活性外，其主要生物学活性为免疫调节作用。③Ⅲ型：有IFN-λ1（IL-29）、IFN-λ2（IL-28a）和IFN-λ（IL-28b）。

（2）IFN分类：人的不同细胞产生的干扰素至少有3种不同的抗原成分：白细胞干扰素抗原、人成纤维细胞干扰素抗原和淋巴细胞干扰素抗原，按其抗原性不同分为α-（白细胞）型、β-（成纤维细胞）型和γ-（淋巴细胞）型三类。干扰素可以分为普通干扰素和长效干扰素，后者包括聚乙二醇干扰素α（Peg-IFN-α）、白蛋白融合干扰素α-2b（HSA-IFNa-2b）、重组人血清白蛋白干扰素α-2b（Albinterferon alfa-2b）等。

（3）干扰素受体及细胞内转导途径：各种细胞表面都存在IFN受体（interferon re-ceptor，IFNR），IFN只能与同种靶细胞膜上的特异性受体相结合，其种属特异性取决于受体系统。Ⅰ型IFN（IFN-α和IFN-β）的受体相同，Ⅱ型IFN（IFN-γ）有不同受体。IFN与其受体有高度亲和性，干扰素与细胞表面的IFNR结合后，通过激活细胞膜上的信号转导将信号传入细胞内，从而发挥一系列的生物学功能。

（4）IFN的作用机制

1）抗病毒作用：在病毒复制周期中的一个或多个环节，IFN均可作用于靶细胞（而非病毒），通过阻滞病毒复制，或通过诱导一系列蛋白质干扰病毒复制，以抗病毒感染。IFN不能直接灭活病毒，其抗病毒机制为：Ⅰ型IFN与肝细胞表面的特异性受体（靶细胞）相结合，诱导细胞合成抗病毒蛋白（AVP），使细胞内发生一系列反应，使蛋白酶的活性增加。抗病毒蛋白主要包括2,5'寡腺苷酸合成酶和蛋白激酶，前者生成2',5'寡异腺苷酸，激活核酸内切酶，分解病毒的mRNA，使病毒复制的特异性蛋白合成受阻；后者抑制病毒多肽链的合成，从而抑制乙肝病毒的复制。

口服小分子直接抗病毒药物（DAAs）将丙型肝炎病毒（HCV）非结构蛋白作为治疗靶点发挥直接抗病毒作用，DAAs为新型HCV治疗药物，已显现出优于IFN。Peg-IFN-α联合利巴韦林曾是抗HCV最常用，也认为是最有效的方案，现已受到DAAs的挑战。

2）IFN免疫调节作用：增强受感染的细胞膜上的人类白细胞抗原（human leucocyte antigen，HLA）-Ⅰ（HLA-Ⅰ）类基因区的表达。HLA-Ⅰ与HBeAg一起作为靶抗原易被细胞毒性T细胞（Tc）和自然杀伤细胞（NK细胞）所识别并结合，使受感染的肝细胞破坏、溶解，从而清除肝表面的HBV。IFN可激活Tc和NK细胞和巨噬细胞和T淋巴细胞，又可调节淋巴因子、白细胞介素-Ⅰ和白细胞介素-Ⅱ及肿瘤坏死因子的产生。IFN直接作用于B淋巴细胞，抑制其产生抗体，使慢肝发病机制中体液免疫增强作用受到抑制而有利于治疗。现在已证明肝炎病人自身产生的IFN减少，用治疗起替代补充作用。

（朱雅琪　张彬彬　任　旭）

262. 慢性乙型肝炎的治疗原则、目标、终点如何？抗病毒治疗适应证有哪些？

（1）治疗原则：最大限度地长期抑制HBV复制，减轻肝细胞炎性坏死及肝纤维化，延缓和减少肝衰竭、肝硬化失代偿、HCC及其他并发症的发生，从而改善生活质量和延长生存时间。抗病毒治疗是慢性乙肝治疗的核心，清除HBsAg越早越好，免疫调节、抗炎保肝、抗纤维化等治疗为抗病毒治疗基础上应用的辅助手段。

（2）治疗目标：在治疗过程中，对于部分适合的患者应尽可能追求慢性乙型肝炎（CHB）的临床治愈，获得持续病毒学应答（SVR），即血清HBVDNA在治疗结束及随访6个月或12个月以上PCR法检测不到或低于检测下限（疗效维持不变，无复发）。停止抗病毒治疗后，ALT正常化、HBV DNA抑制至测不出、HBeAg/抗-HBe血清转化（治疗终点之一）、HBsAg清除为乙肝治疗的目标。HBsAg清除为乙肝治疗的最高目标，也是乙肝自然恢复过程人体免疫系统控制HBV取得最佳效果和获得最接近治愈状态的指标。

（3）治疗终点：①基本终点：如无法获得停药后持续应答，抗病毒治疗期间长期维持病毒学应答（HBV DNA 检测不到）。②满意终点：停药后获得持续的病毒学应答，ALT 正常化，HBeAg 阳性者伴有 HBeAg 血清学转换。③理想终点：停药后获得持久的 HBsAg 消失，可伴或不伴 HBsAg 血清学转换。

（4）抗病毒治疗的适应证：对 HBeAg 阳性患者，发现 ALT 水平升高后，可以考虑观察3～6个月，如未发生自发性 HBeAg 血清学转换，且 ALT 持续升高，再考虑抗病毒治疗。

1）抗病毒治疗需同时满足以下2个条件：①HBV DNA 水平：HBV DNA ≥20000IU/ml（≥10^5拷贝/毫升），HBeAg 阴性者为 HBV DNA ≥2000IU/ml（≥10^4拷贝/毫升）；②ALT 水平：ALT 持续升高 ≥2X 正常上限（ULN）（超过3个月）；干扰素治疗要求：ALT <10X 正常上限，血清总胆红素 <2X 正常上限。

2）对持续 HBV DNA 阳性、达不到上述治疗标准、但有以下情形之一者，疾病进展风险较大，可考虑给予抗病毒治疗：①存在明显的肝脏炎症（G2以上）或纤维化（S2以上）。②ALT 持续处于1X 正常上限至2X 正常上限之间，特别是年龄 >30岁者，建议行肝组织活检或无创性检查，若明显肝脏炎症或纤维化则给予抗病毒治疗。③ALT 持续正常（每3个月检查1次），年龄 >30岁，伴有肝硬化或 HCC 家族史，建议行肝活组织检查或无创性检查，若明显肝脏炎症或纤维化则给予抗病毒治疗。④存在肝硬化的客观依据时，无论 ALT 和 HBeAg 情况，均建议积极抗病毒治疗。特别需要提醒的是，在开始治疗前应排除合并其他病原体感染或药物、酒精和免疫等因素所致的 ALT 升高，尚需注意应用降酶药物后 ALT 暂时性正常。

乙肝用干扰素治疗应答率也与 HBV 基因型有一定关系，HBeAg 阳性患者对普通干扰素（INFα）治疗的应答率，B 基因型高于 C 基因型，A 基因型高于 D 基因型。

（朱雅琪　张彬彬　任　旭）

263. 如何选择核苷（酸）类似物治疗慢性乙型肝炎？

（1）核苷（酸）类似物［nucleus（t）ideanalogs，NAs］：包括核苷类与核苷酸类，即分为核苷类似物和核苷酸类似物。前者包括拉米夫定、恩替卡韦和替比夫定；后者包括阿德福韦、富马酸替诺福韦和富马酸丙酚替诺福韦。TAF2016年上市，为最新的抗 HBV 药物。

（2）抗 HBV 作用机制：NAs 是最大的一类抗病毒药物，也是最重要的抗病毒药物。NAs 通过被动转运进入细胞后，在激酶催化作用下，先后经过单磷酸化和三磷酸化生成活性核苷类似物。在病毒复制 DNA 的过程中，活性核苷类似物取代结构相似的人体合成核苷，竞争性抑制核苷酸进入 HBV DNA 链，干扰 HBV DNA 的合成，从而发挥抗病毒作用。此外，活性核苷类似物与 HBV DNA 多聚酶和反转录酶结合能降低这些酶的活性，从而抑制 HBV DNA 复制。

（3）NAs 类药物治疗慢性乙型病毒性肝炎（CHB）：自2015年以来，国内外肝病学会（包括 WHO）有关 CHB 的防治指南从抗病毒作用强弱及耐药方面考虑，对初始患者优先推荐恩替卡韦、富马酸替诺福韦/富马酸丙酚替诺福韦为治疗 CHB 的一线用药。建议总疗程至少4年，在达到 HBV DNA 低于检测下限、ALT 正常化、HBeAg 血清转换后，再巩固至少3年。建议达到 HBsAg 消失，且 HBV DNA 检测不到，再巩固治疗1年半。

（4）CHB 初始治疗选择 NAs 类药物的相关问题：NAs 类抗 HBV 药物我国自1999年开始应用，治疗 CHB 以来，多种原因导致应用拉米夫定、阿德福韦和替比夫定等非一线 NAs 类药物的病例并不在少数，包括单药或联合使用。理想的 NAs 类药物治疗后，患者血清中 HBV DNA 检测不到或低于检测下限。大量研究显示恩替卡韦、富马酸替诺福韦或富马酸丙酚替诺福韦在 HBe Ag 阳性和阴性的 CHB 患者中都有非常强的抗病毒作用，HBV DNA <20IU/ml 的比例在70%～90%。相反拉米夫定、阿德福韦和替比夫定抗病毒作用不强，许多患者出现不完全病毒学应答，血清中 HBV DNA 始终处在于低水平复

制。一线NAs类药物抗病毒作用强，无或低耐药，而非一线NAs类药物，容易发生耐药。如果发生耐药而未及时修正治疗方案，随着病毒的突破反弹，可引起肝炎发作。病毒耐药反弹的早期缺乏临床症状，很难早期发现，以至耐药导致的肝衰竭病例时有发生。此外，患者一旦发生耐药，尽管及时更换或联合了强效的NAs类药物，与初始选择一线NAs治疗相比，疗效仍然较差。

（朱雅琪　张彬彬　任　旭）

264. 丙型肝炎病毒有哪些基因分型？与抗病毒治疗的关系如何？

（1）丙型肝炎病毒（HCV）基因型与亚型：HCV是在细胞培养未成功、电镜下又不能见到特异性病毒颗粒，不知道病毒核酸和蛋白序列的情况下，1989年由美国Chiron公司Choo等利用分子克隆技术发现的（HCVcRNA克隆成功）。近年来已知HCV是有包膜和单股正链的小RNA病毒，属黄热病毒家族，其基因组有上万个核苷酸，关于其核苷酸序列已知有数种排列。

（2）基因结构与抗病毒治疗：1990年首次用酶联免疫法（ELISA法）检测第一代抗病毒抗原（C-100-3，为NS4编码的蛋白，含363个氨基酸）应用于临床，由于仅限于测定HCV一个肽C-100-NS4功能区，漏诊率可达14%，假阳性和假阴性率较高，第二代抗-C-100主要含结构区核心抗原（C-22）和非结构（NS）区病毒抗原（C-33和C-100），第三代在2、3代抗原蛋白基础上增添了NS5区抗原，提高了抗HCV的检出率而且早期病人检出率也增加。由于HCV病毒血症低，抗HCV效价也低，用一般生物学检出HCV-RNA也低，然用PCR法特别是套式PCR法可望提高其灵敏性和特异性。

现已基本清楚HCV基因组含有一个开放的读框（ORF），编码10余种结构和非结构（NS）蛋白。这是在HCV自身编码蛋白酶作用下，多聚蛋白被切割出3个结构蛋白（C、E1、E2）和7个非结构蛋白。结构区编码的结构蛋白包括1个核心蛋白（分子量19kD）、2个包膜糖蛋白（E1，分子量为33kD；E2，分子量72kD）和1个小的p7蛋白（可能有离子通道功能）。非结构区编码的包括NS2，NS3，NS4A，NS4B，NS5A和NS5B非结构蛋白。后者对病毒的生活周期非常重要，目前是直接抗病毒药物（DAA）的主要靶点。HCV基因易变异，HCV基因型与聚乙二醇干扰素α（Peg IFNa）联合利巴韦林（RBV）以及与DAA治疗应答存在相关性。

（3）基因型与抗病毒治疗：国内外对HCV研究十分活跃，Smith等（2014）发表HCV分7个基因型和67个亚型。目前报道共发现有8种基因型和超过100种亚型。基因型Ⅷ是2018年6月在印度发现。在中国主要有5个HCV亚型，包括1b、2a、3a、3b和6a，其中1b（56.8%）和2a（24.1%）基因型在我国常见，未见Ⅳ型和Ⅴ型感染的报道，Ⅵ型相对较少（6.3%）。基因型分布具有明显的地理特征，南方80%为Ⅱ型，北方50%为Ⅲ型。

不同基因型干扰素的疗效也明显不同，Simmonds基因分型法Ⅲ/2a感染用干扰素治疗效果好（有效率85%），其次为Ⅳ型（有效率70%），Ⅱ/1b对干扰素治疗效果差（有效率仅40%）。聚乙二醇干扰素（Peg-IFNα）与利巴韦林（RBV）联合应用治疗基因1型慢性丙型肝炎患者，取得较好疗效。我国台湾以Ⅱ和Ⅳ型为主，而美国多为Ⅰ型和Ⅲ型，南美和中东几乎均为Ⅲ型；基因Ⅳ型仅分布于中东和北非地区；而基因Ⅴ、Ⅵ和Ⅶ型感染分布于南非、东南亚和中非地区。鉴别HCV各种亚型具有流行病学的意义，尚有助于对试剂诊断敏感性和特异性的判断以及评估各种治疗药物之疗效和指导预防。

新型直接抗病毒药物（DAA）抗HCV疗效以及与HCV基因型的关系见第266问和第267问。

（朱雅琪　张彬彬　任　旭）

265. 丙型肝炎临床有何特点？病原学诊断如何？

（1）丙型肝炎：指由丙型肝炎病毒（HCV）引起的以肝细胞炎症坏死为主的急性和慢性传染病。病毒血症持续6个月仍未清除者为慢性HCV感染。丙型肝炎（以下丙肝）是欧美及日本等国家终末期肝病的最主要病因。全球估计1.7亿人感染HCV，每年新发丙肝病例约3.5万例。中国人群抗-HCV阳性率为0.43%。

（2）丙肝临床特点：①潜伏期短：平均7周（2～26周），较乙肝短（平均12周）；采取单纯输血浆还是输血细胞感染的，潜伏期为35～82天，平均53天；输美国第Ⅷ因子引起的丙肝为7～33天，平均为19天。HCV感染后1～3周，在外周血可检测到HCV RNA。②临床：丙肝以急性发病者少，大约在13%，其症状和体征较乙肝轻，黄疸亦不重，常见单项ALT升高，反复波动为其特征；病情轻，更容易转为慢性肝炎（50%～80%）。③以亚临床型多：以隐袭性发病或慢性HCV携带者，进展较慢。半数以上的HCV感染者无症状或仅有轻微症状。④丙肝进展：进展性慢性丙型肝炎可出现明显的症状，如全身乏力、食欲减退、恶心和肝脾肿大，少数患者可出现黄疸。据Omata报告日本慢性丙肝演变为肝硬化或并发肝癌为59%～89%。据孟宗达等报告163例丙肝随访8年之结果，见ALT异常呈持续性和波动性两型，后者占1/3～1/2。王要军等观察丙肝100例，ALT正常者仅4例，42例最终发展为肝硬化，平均时间为8±6年。⑤HCV自然阴转率低：据日本资料为每年0.4%，Mair报告欧洲为每年1%，指出基因为I_b型最易慢性化，病理诊断为CPH经11年后发展为CAH者占50%之多，其中5～8年诊断为肝硬化者竟占20%，他统计从输血发展为CAH平均为18.4年，形成肝硬化为20.6年，形成肝癌28.3年。⑥输血后丙肝的肝细胞癌（HCC）发生率相对较高：Sakamoto研究输血感染HCV后13年出现CAH，17年后演变成肝硬化，18～20年发生肝癌。感染后20年，儿童和年轻女性肝硬化发生率为2%～4%；HCV相关HCC发生率在感染30年后为1%～3%，主要见于肝硬化和进展期肝纤维化患者，一旦发展成为肝硬化，HCC的年发生率为2%～4%。肝硬化失代偿的年发生率为3%～4%。一旦发生肝硬化，10年生存率约为80%，如出现失代偿，10年的生存率仅为25%。HCC在诊断后的第1年，死亡的可能性为33%。⑦HCV传播途径主要经血液传播，母（HCV RNA阳性）婴传播率4%～7%，低于乙肝母婴传播率。⑧尚无有效的丙肝疫苗。

（3）丙型肝炎病原学诊断：抗-HCV多数患者感染后4～10周内血清中方能检出，观察到病后2个月内测血清抗-HCV阳性率仅为56%，2～6个月为93%，不能用于早期诊断。在康复后，抗-HCV仍持续阳性，也不能用于鉴别活动性感染抑或既往感染。血清抗-HCV检测可作为献血人员和高危人群HCV感染筛查。HCVRNA检测可用于诊断HCV活动性感染。不能做HCVRNA时，可将HCV核心抗原作为急性或慢性丙型肝炎HCV复制的标志物。

（朱雅琪 张彬彬 任 旭）

266. 何谓DAA？HCV抗病毒治疗与其基因型和非结构蛋白编码的关系如何？

（1）直接抗病毒药物（direct-acting antivirals agent，DAA）：是针对丙型肝炎病毒（HCV）生命周期的病毒蛋白，靶向特异性治疗的小分子药物。2013年丙肝抗病毒治疗药物DAA如TMC435和SOF在我国上市开始应用。

（2）DAA包括3类药物：①NS3/4A蛋白酶抑制剂：包括第一代特拉匹韦（telaprevir，TPV）和波西普韦（boceprevir，BOC）等；第二代西美瑞韦（simeprevir）和阿舒瑞韦（asunaprevir，ASV）治疗基因1、4型HCV感染。疗效优于第一代DAA，且不良反应少。还包括格拉瑞韦（grazoprevir，GZR）和伏西瑞韦（voxiaprevir，VOX），后者是一种泛基因型NS3蛋白酶抑制剂。②NS5A抑制剂：为目前抗病毒活性最强的小分子制剂，对各种基因型均有较好的抗病毒效果。包括达拉他韦（daclatasvit，DCV）、来迪派韦（lediprasvir）、维帕他韦（velpatasvir，VEL）、艾尔巴韦（elbasvir）等。③NS5B聚合酶抑制剂：NS5B聚合酶核苷类似物抑制剂、NS5B聚合酶非核苷类似物抑制剂等，如索磷布韦（sofosbuvir，SOF）、格卡瑞韦（glecaprevir，GLE）、哌仑他韦pibrentasvir（PIB）等泛基因型直接抗HCV药物。

（3）DAA与HCV非结构蛋白编码及基因型的关系：DAA均是通过抑制HCV生命周期中的某些重

要编码病毒蛋白，从不同阶段阻断HCV肝细胞内复制，而发挥抗病毒作用。DAA治疗HCV在基因型限制上优于干扰素，还有泛基因型、疗程短、副作用少等优点。随着泛基因型DAA及DAAs组合的应用，基因型对HCV抗病毒方案选择的作用可能逐渐减小，如NS5A抑制剂对HCV各种基因型均有效。HCV的非结构蛋白NS3/4A、NS5B和NS5A是目前DAA的主要作用靶点。NS3/4A丝氨酸蛋白酶参与对HCV病毒多肽链的多位点的裂解和剪切，NS5B在HCV复制过程中编码RNA聚合酶，NS5A复制复合体蛋白在病毒复制和装配过程中起重要作用。

（4）耐药：DAA小分子药物单药治疗，特别是蛋白酶抑制剂类药物，虽然可获得较理想的HCV抑制，但HCV很容易发生耐药突变，一般治疗2周左右即可产生耐药突变。目前已确认的耐药相关突变位点包括NS3/4A、NS5A、NS5B相关靶点。HCV1a型感染患者如果在基线时存在Q80K耐药突变株，对Simeprevir（司美匹韦）联合PR治疗应答不佳。NS3/4A蛋白酶抑制剂药物及其耐药信息数据库提示蛋白酶抑制剂药物对基因3型HCV治疗效果最差。报道基因1型丙肝患者NS5A耐药突变发生率高达15%，不同类型DAA的耐药突变发生率亦不相同，单个位点的耐药突变可对多种DAA产生耐药。

（朱雅琪　张彬彬　任　旭）

267. 丙型肝炎如何用DAA抗病毒治疗？PR方案仍有作用？

（1）丙肝治疗目标：预防相关并发症，如坏死性炎症、纤维化、肝硬化、HCC等；预防HCV继续传播。治疗终点：治疗结束后12周或24周采用敏感检测方法（下限值≤15IU/ml）血清中测不到HCV RNA，或如不能做HCV RNA时，可以血清中酶联免疫法测不到核心抗原作为替代指标（治疗前曾行核心抗原检测者）。

（2）直接抗病毒药物（DAA）适应证：包括显著肝纤维化、肝硬化或失代偿，肝移植后HCV复发，存在HCV传播风险的患者，有妊娠意愿育龄期女性，血液透析患者。肝移植后抗病毒治疗。肝移植等待时间预计超过6个月，移植前抗病毒治疗。非肝脏合并症预期生命有限，不推荐抗病毒治疗。失代偿期肝硬化不应使用含蛋白酶抑制剂的方案。

（3）DAA治疗原则：治疗前必须检测HCV基因型及1型的亚型，以确定治疗方案。但可在基因型和亚型不明确的地方采用新型泛基因型方案作为起始治疗方案。丙肝与乙肝治疗原则不同，乙肝抗病毒需要恰当的时机，而丙肝只要血液内查到HBV，如无药物禁忌证，就开始抗病毒治疗。不推荐治疗期进行HCV耐药检测。

（4）HCV抗病毒治疗

1）PR方案：目前，在中国治疗丙肝的方法为干扰素联合利巴韦林，即PR方案，是公认的标准治疗方案，即聚乙二醇化干扰素α（PEGIFN-α）＋利巴韦林方案。PEG IFN-α2a（每周180μg）和PEG IFN-α2b（每周1.5μg/kg）均可与利巴韦林联合应用。基因1、4、5、6型患者的利巴韦林剂量为15mg/（kg·d），基因2型和基因3型的患者利巴韦林剂量为800mg/d。基因2型和基因3型的患者如果基线特征不利于应答的获得，则利巴韦林使用的剂量应为15mg/（kg·d）。此方案疗效也有限，丙型肝炎持续病毒应答率（sustained viral response，SVR）约70%，部分患者因不能耐受其不良反应而被迫终止治疗。然而，研究DAA联合聚乙二醇干扰素（DAA＋IFN）及DAA治疗慢性丙型肝炎的病毒学应答率等，也观察到NS3/4A蛋白酶抑制剂与长效干扰素和利巴韦林（PR方案）联合应用，治疗基因Ⅰ型慢性丙肝能提高疗效。

2）DAA：2014年以来，新型直接抗病毒药物（direct antiviral agent，DAA）的上市使丙肝的治疗有了突破性进展（见第266问），慢性丙型肝炎的治疗进入了高效、口服、短疗程的新时代。DAA能抑制HCV某些病毒蛋白，阻断HCV的复制过程。近年来多种新的药物治疗组合，取得了令人瞩目的治疗效果，使得丙型肝炎这种之前几乎没有特异性治疗方法的慢性感染性疾病，逐渐显现出被治愈的曙光。

DAA单药或联合应用，如达拉他韦（daclatasvir，DCV）联合阿舒瑞韦（asunprevir，ASV）在基因1b型感染者中SVR达80%以上。

在中国HCV主要有5个亚型（占96%以上），包括1b，2a，3a，3b，6a，其中主要为1b型和2a型。慢性丙肝DAA治疗方案见表4-4。

表4-4　丙型肝炎DAA治疗方案

基因型	DAA（固定复合制剂）	口服疗程
1b型	SOF/VEL（400mg/100mg）	12周
	GLE/PIB（100mg/40mg）	
	SOF/LDV（400mg/90mg）	
	GZR/EBR（100mg/50mg）	
Ⅱ型	SOF/VEL	12周
Ⅲ型	GLE/PIB	12周
	SOF/VEL/VOX（400mg/100mg/100mg）	12周
Ⅵ型	SOF/VEL	8周（无肝硬化）
GLE/PIB		12周（代偿期肝硬化）

注：此表为用于经治或初治的丙肝患者。经治指既往接受PR方案或索磷布韦＋PR方案或索磷布韦＋利巴韦林。SOF：索磷布韦（sofosbuvir）；维帕他韦velpatavir（VEL）；格卡瑞韦glecaprevir（GLE）；哌仑他韦pibrentasvir（PIB）；雷迪帕韦lediprasvir（LDV）；格拉瑞韦grazoprevir（GZR）；艾尔巴韦elbasvir（EBR）；伏西瑞韦voxiaprevir（VOX）。

上述丙肝治疗方案中的SOF/VEL固定复方制剂，除HCV基因3型外，适合所有基因型；GLE/PIB为泛基因型DAA，即适合所有基因型。

（朱雅琪　张彬彬　任　旭）

268. 丁型肝炎发病机制、基因分型及流行病学概况如何？

（1）丁型肝炎：由丁型肝炎病毒（HDV）引起的以肝细胞炎症坏死为主的急性和慢性传染病（以下简称丁肝）。

（2）病因及发病机制：HDV是由Rizzeto等（1977）首先发现的。它是一种缺陷性病毒，HDV复制需要HBV的辅佐，也就是必须有HBV感染，这是因HDV双层外壳是由HBV的的表面蛋白构成的。它包被HDV核心（HDAg和HDV-RNA）。HDV为直径35～41nm球状颗粒，可能为20面体对称结构。外部包膜为HbsAg，内部核心为HDV抗原与病毒基因组疏松的结合。HDV基因组为单股、负链、环状RNA，病毒基因组1750核苷酸所组成，有自主切割和连结之功能区。HDV主要经血液、接触和母婴垂直传播性。HBD经血液进入肝脏，在肝细胞内复制，然后进入血循环。

（3）HDV基因型：根据基因序列将HDV分为8个基因型。Ⅰ型在全世界范围分布，我国HDV ⅠA亚型以河南株为代表，ⅠB亚型以四川广西株为代表。其他所有基因型主要在特定的地理区域：Ⅱ型主要在日本、中国台湾等亚洲地区盛行，病程相对较轻；Ⅲ型分布在亚马孙地区，通常引起暴发性肝炎；Ⅳ型分布在日本和我国台湾等地；Ⅴ、Ⅵ、Ⅶ、Ⅷ型分布在非洲。多重基因型感染可在高危病人中反复发生，但通常以某个基因型为主要感染病毒株。

（4）HDV流行病学：全世界HDV在HBsAg阳性携带者中的感染流行率在5%左右，估计全球HDV

感染者的数量约为1500万。主要在巴西的亚马孙湾及意大利南部流行，中国及东南亚地区的流行率较低。中国HBsAg阳性人群中，抗-HDV阳性率为1.2%。1984年许建音报道北京224例HBsAg阳性患者血清中有抗-HDV者5例占2%，同年郝连杰等报道在武汉地区111例HBsAg阳性的肝组织中发现HDAg 10例，阳性率为8.9%。据赵国瑞1992年末综合全国各地报告的丁肝流行病学，根据血清标志物和乙肝肝活检组织中的检出结果，6773例乙肝患者检测血清HDV感染阳性者602例（8.8%），各地检出率为1.35%～37.5%，平均为8.89%。检查乙肝组织2797例，其中HDAg阳性233例（8.3%），各地检出率为1.19%～19.7%，平均为8.33%。从血清抗-HDV抗体阳性率看以慢性活动性肝炎（CAH）为最高（22.6%），其他依次为慢性重型肝炎（19.42%）、肝硬化（16.82%）、肝癌（14.81%）、慢性迁延性肝炎（CPH，11.84%）、急性肝炎（11.43%），而HBsAg携带者为最低（3.67%）。

（朱雅琪　张彬彬　任　旭）

269. 丁型肝炎有何临床特点?

（1）丁型肝炎病毒（HDV）是一种感染性强的病毒，感染后可呈急性或慢性过程，与乙肝临床症状相类似但较重。急性丁肝病死率为2%～20%，而急性乙肝病死率小于1%。慢性丁肝70%～80%进展为肝硬化，较慢性乙肝高（15%～30%），且慢性丁肝进展为肝硬化的速度快，约15%于2年内已进展为肝硬化。

（2）HDV主要有2种感染类型：同时感染（HDV和HBV同时侵入人体）和重叠感染（慢性HBV感染基础上感染HDV）。前者潜伏期4～20周，多表现为自限性经过，HDV血症呈一过性，肝损害较轻，临床上可见到出现两次转氨酶高峰，表示分别为HBV和HDV感染，其间隔时间一般不超6周。后者多表现为HBsAg携带者的急性肝炎发作或CHB患者病情恶化。

（3）同时感染者很少会进展为HDV慢性感染（低于5%），而重叠感染中超过80%的患者会进展为慢性HDV感染，仅少数患者可自愈，据报道有10%的病人HBsAg携带者转阴。

（4）感染早期即可测出HBsAg和HBeAg阳性，血清抗-HDV IgM是HDV感染早期诊断指标，而血清持续高效价抗-HDV IgG是慢性HDV感染的主要血清学标志。一般是2周内血清和肝内HDAg阳性，2～8周后抗-HDV IgM阳性，这一类型64%～92%患者痊愈。

（5）重叠感染HBV和HDV均出现病毒复制活跃，而且在血中或肝组织中均能检出HDAg，又持续较长时间者可导致发生重型肝炎和/或急性/亚急性肝衰竭，据文献报告其发生率为2%～20%。重叠感染肝坏死较重，发生重型肝炎或暴发性肝炎的较同时感染的多，死亡率亦高。

（6）重叠感染进展为慢性HDV感染中，大部分患者HBV的复制受到抑制。尽管如此，HDV感染者仍表现为肝炎加重，易发展为肝硬化肝脏失代偿。HDV感染表现可从隐性感染到重型肝炎；从无症状携带状态至慢性肝炎或肝硬化甚至肝癌。HDV感染各阶段的改变见表4-5和表4-6。

表4-5　HDV和HBV标志物在HDV感染各阶段的改变

	HBsAg	抗-HBc		抗-HDV		HDAg		HDV RNA	
		IgM	IgG	IgM	IgG	血清	肝脏	血清	肝脏
急性HDV感染	+	±	+	±	±	±	+	+	+
慢性HDV感染	+	±	+	+	+	−	+	−	+
既往HDV感染	+	±	+	−	±	−	−	−	−

（引自：郝连杰，等 肝脏病学　1994.）。

表4-6　急性丁型肝炎两种类型的比较

特　征	同时感染	重叠感染
HBV感染	急性	慢性
HDV感染	急性	急性转慢性
急性病死率（%）	1～10	5～20
慢性化发生率（%）	<5	>75
血清HBsAg	＋短暂	＋常持续
抗-HBcIgM	＋	－
抗-HDV	±短暂	＋常持续
抗-HD IgM	＋短暂	＋常持续
血清HDV RNA	＋短暂	＋常持续
肝内HDAg	＋短暂	＋常持续

（引自向居正 新编实用肝病学，1992.）。

（7）慢性丁肝：多属隐匿型，但进展迅速，常发展为以前称慢性活动性肝炎（CAH），相当于轻、中度慢性肝炎。虽然HBV复制标志少见，但抗-HDV可持续呈高效价，Rezzett等观察137例肝内HDAg阳性的慢性丁肝患者，其中12.8%于2～6年内死亡，41%发展为肝硬化。近年来有报道慢性丁肝重叠感染HBV的病人肝细胞癌发生早，似乎HDV是引起肝癌的催化因子。

（8）病原学指标：对肝组织用免疫荧光染色法可检出HDAg，是诊断丁肝的金标准；利用EIA或RIA法通过血清学检查也可检出HDAg，但由于感染后HDV血中出现早，消失快（1～2周），临床实用性小。测抗-HDV是非常有用的诊断方法，在急性丁肝感染3～8周后约90%可测出抗-HDV阳性。检测抗-HDV IgM方法，有助于诊断急性HDV感染。对HDV RNA的检测方法更有助于诊断，特别是对慢性丁肝有病毒复制者。

（朱雅琪　张彬彬　任　旭）

 戊型肝炎的发病机制、流行病学及临床表现有哪些特点？

戊型肝炎：是由戊型肝炎病毒（HEV）引起的以肝细胞炎症坏死为主的急性传染病（以下简称戊肝）。

（1）病因及发病机制：现已知HEV为球状无包膜颗粒，直径约32nm，呈20面体结构。HEV为线状、单股正链RNA病毒，长度有7500碱基，已弄清分子克隆及基因序列，得知内含3个互相重叠的开放读框（ORF1、ORF2、ORF3）和对应的3个抗原表位。分8个基因型，只有1个血清型。HEV可感染灵长类动物（如黑猩猩、狨猴、属猴等）和猪等。我国应用免疫电镜技术，先后从新疆、沈阳等地戊肝病人和实验感染的猕猴粪便中检测到HEV。戊肝是人畜共患病。主要经粪口途径感染，发病机制尚不清楚。HEV由肠道经血流进入肝脏，在肝细胞内复制增殖后进入血流和胆汁，最后经粪便排出体外。病理学特征为肝细胞弥漫性水样变性，常见毛细胆管淤胆及胆栓形成。

（2）流行病学特点：戊肝主要发生在亚洲、非洲和中美洲等发展中国家。近年来发达国家也相继报道了HEV感染，病例主要来源于流行区或到流行区的旅游者。在我国多数省份均有散发，约占急性肝炎散发病例的10%，至少有5个省市有戊肝流行过，1986年8月至1988年4月间新疆呈暴发性流行，发病患者7.8万余人。本病流行有明显季节性，多发生于雨季或洪水后，说明水源性污染是流行性传播戊肝之本；而散发性戊肝以食物或日常接触传播为主。据赵丙华等研究甲肝与戊肝两病在全年呈双峰型相伴流行，这与两病皆为粪口感染有关。戊肝潜伏期国内调查资料为2～9周，平均40天，较甲肝略长，这与国外报道资料一致。

（3）临床表现：可表现为临床型和亚临床型感染。成人感染以临床型多见，儿童则多为亚临床型。戊肝临床型多数以急性黄疸型肝炎发病，据胡玉林等报告之散发性戊肝66例，呈急性黄疸型占63.64%，据曹玉芝等报告31例，急性黄疸型占87%，但刘志华等报告之199例急性黄疸型占99%.然而公认急性戊肝具有典型肝炎症状（即有消化道症状）者多见，黄疸程度深，大于正常3倍以上者至少在50%以上；ALT超过正常4倍以上近90%，病程中有发热与关节痛较为突出，近1/3左右。肝大者据刘志敏等报告为63.3%，有作者报告仅占1/3，脾大者为21%.戊肝黄疸消退和ALT恢复正常皆较快，综合几篇报道均在24～31天，即一个月左右。戊肝属自限性疾病，预后良好，不引起慢性肝炎，但英国Nanda等（1994）曾报告单纯由戊肝引起暴发性肝炎，高达18%。不过国内外均提及孕妇患戊肝者病情重，可发展为重型肝炎，国内有人报告17例孕妇中有6例（35.3%）发展为重型肝炎。此外，国内外均认为孕妇伴有病毒重叠感染者其病情重，死亡率高。戊肝肝衰竭发生率较高，病死率为1%～4%。孕妇病死率更高，据庄辉对379例戊肝孕妇随访结果，孕早、中、晚期孕妇戊肝病死率分别为1.5%、8.5%和21%，又可见早产或流产。

（4）戊肝的血清学诊断：庄辉采用新的ELISA法检测了111例急性戊肝的抗HEV，阳性率可达86.5%，32例恢复期病人抗HEV仅为6.3%，提示该抗体持续时间较短。用电镜或免疫荧光法检查粪便、胆汁或肝组织可见HEV颗粒，不仅需特殊设备和技术，而且由于HEV存在时间短，检出率低，仅供研究用。抗-HEV IgG出现较早，通常表示既往有HEV感染，可用于流行病学调查，香港健康人群此项检出率16.1%。但若血清抗-HEV IgG效价较高并呈动态变化，也可诊断急性戊肝。抗-HEV IgM阳性者大多数出现在急性黄疸发病的6个月内，因此，认为血清抗-HEV IgM阳性即可诊断急性HEV感染。

急性HEV感染诊断标准：血清抗-HEV IgM阳性；抗-HEV IgG阳转或含量有4倍及以上升高；血清（或）粪便HEV RNA阳性。3项中任何1项阳性即可诊断。

（朱雅琪　张彬彬　任　旭）

271. 戊型肝炎能否慢性化？发生机制如何？如何防治？

（1）戊型肝炎（戊肝）慢性化问题：以往的研究认为，戊肝是一种急性自限性疾病，急性戊型肝炎病毒（HEV）感染大多数患者会在数周内痊愈，不会发展成慢性戊肝。但自2007年以来国外学者发现在器官移植、血液系统肿瘤和免疫缺陷病毒（HIV）感染，免疫功能低下等特殊人群HEV感染后可发生慢性化，转为慢性戊肝，并较快发展为肝纤维化和肝硬化。在戊型肝炎流行区，戊型肝炎的感染可能发生于有慢性肝病基础的患者，此时会引起慢加急性肝功能失代偿，预后则较差。慢性HEV感染定义为在患者的血液或粪便中持续检测到HEVRNA6个月以上，而欧洲标准（EASL，2018）为3个月。

（2）慢性HEV感染可能的机制：①与宿主免疫状态密切相关。②通过插入HEV或宿主的基因片段而增强其病毒的复制能力，从而促进感染慢性化。③因服用免疫抑制剂、接受化疗或HIV感染导致自身免疫功能低下，使得HEV不能及时被清除，从而引起慢性感染。④大量输注血制品、血浆置换及干细胞移植术增加这些患者通过血源感染HEV的风险。在健康人群中尚无HEV持续感染的发生。

（3）戊肝慢性化与HEV基因型的关系：以往戊肝慢性化病例基因型多为HEV G3引起，无G1和G2基因型的报道。但近年发现G4和G7也可以在免疫功能低下人群中引起HEV慢性感染。在动物实验中，肝损伤的严重程度与病毒载量有关，人类暴发性戊型肝炎也与病毒效价高有关。

（4）慢性感染的防治：目前针对HEV慢性感染尚无特效药，对于器官移植患者、血液系统肿瘤患者和HIV感染者这些高危人群，可以通过控制HEV的食源性及血源性传播，达到预防目的。目前中国研制的HEV239疫苗已通过大量实验证明安全有效（2015），因此，建议HEV慢性感染的高危人群可接种HEV疫苗。

（张彬彬　任　旭）

272. 戊型肝炎有哪些特殊临床类型？

（1）妊娠合并戊型肝炎：HEV多见于妊娠期妇女，且易转为重型肝炎。急性重型肝炎起病较急，消化道症状、全身中毒症状与黄疸同步并进，轻、中度黄疸时就可伴有自发性出血，易发生产后出血，严重者可出现失血性休克，早产、死胎率高。黄疸尚未达到重症肝炎水平即可发生不同程度的肝性脑病。在发展中国家，感染HEV的孕妇病死率可达20%。有临床调查发现急性重症戊型肝炎患者HEV RNA水平显著高于急性非重症戊型肝炎组，提示高病毒载量可能是影响妊娠合并戊型肝炎严重度的一个重要因素，妊娠是患者发生肝衰竭的危险因素，且病死率高。垂直传播所致的婴儿HEV感染可发展为黄疸型肝炎，无黄疸型肝炎或者高胆红素血症；早产，低体温以及低血糖均较常见，病死率可高达50%。孕妇的病情往往较重且病死率高，可能与孕妇体内雌激素水平以及孕妇免疫状态有关。

（2）老年戊肝：老年人罹患戊肝后往往起病缓慢，临床症状较轻，但皮肤瘙痒程度较重，类似于胆系阻塞型黄疸，需进行HEV标志物的检测加以鉴别。有调查发现老年患者血清总胆红素（TBil）、胆汁酸（TBA）和碱性磷酸酶（ALP）水平明显高于中年组，黄疸程度深，持续时间长，且胆汁淤积的发生率已达70%以上，而白蛋白水平下降明显，可能是老年HEV病情迁延的重要原因之一。

（3）重叠感染型戊肝：在我国以慢性乙型肝炎者重叠戊肝感染较为多见，临床观察发现此类患者消化道症状更重，凝血酶原活动度（PTA）、白蛋白、白蛋白/球蛋白（A/G）的降低更为明显，肝纤维化系列血清指标各项升高明显，病程长度与病死率较单纯HBV感染者亦有增高。

（4）其他慢性疾病合并戊肝：慢性肝病患者并发HEV感染后，可加重原有疾病的临床症状使病情恶化，使病死率升高。酒精性肝病、甲状腺功能亢进症、血吸虫性肝病合并戊肝的病例在我国并非罕见，临床分析发现这些患者的胆汁淤积程度和胆红素水平均要高于单纯HEV感染者。

（张彬彬　任　旭）

273. 庚型肝炎有何特点？

庚型肝炎病毒（HGV）是1995年美国Simons和Linnen等首先从慢性肝炎患者血清中分离出的，其基因构成与丙型肝炎病毒的基因组序列非常相似，它属黄热病毒家族，为单股正链RNA病毒，基因全长9392个核苷酸。同年Simons等在西非分离出的庚型肝炎病毒C型（GBV-C）的病毒核苷酸序列和HGV同源性很高，所以近年国际上通用HGV/GBV-C表示之。我国在其后的1.5年研究也获得了中国一株（大陆HGV-302）基因序列，全长为9128个核苷酸，与美国3株HGV相比，其核苷酸同源性为84%～89%，而氨基酸的同源性大于91%，证实我国流行的HGV其基因型与美国不同。HGV可能并非嗜肝性病毒，而是嗜淋巴细胞病毒。

（1）庚型肝炎传播途径和流行病学：HGV的传播途径与人类免疫缺陷病毒（HIV）相似，主要通过性接触、血液及其制品和母婴垂直传播。由于HGV与HIV具有相同的传播途径，故其与HIV-1的共感染率达20%～40%，在发达国家HGV在普通人群中的感染率为1%～5%，而发展中国家HGV感染率高达20%。庄辉等在我国11个省市共计检测2870名供血员的抗HGV阳性率为1.2%～17.3%（平均3.5%），HGV RNA阳性率为50%～71.4%（平均62%）。王宁报告职业献血员中HGV RNA阳性为8%，何伟民等（1998）流行病学研究HGV在人群感染率为7.5%（16/213）；我国广西地区对静脉毒瘾85例中检测HGV RNA（+）者64例（75%）。肝病患者80例中阳性者20例，多数血清HBsAg（+），值得重视的是我国血液制品和血源性乙肝疫苗原料血浆中，其中HBsAg和抗HCV均为（-）者80份，检测HGV RNA为（+）者有15份（18.8%）；HBsAg（+）伴HCV（+）者为63例中HGV RNA（+）有

29例（46%）。

（2）庚型肝炎的临床及病原学特点

1）重叠感染：大多数庚型肝炎病毒急性感染呈亚临床型或无黄疸型，仅约59%的HGV感染显示有转氨酶的升高，其他则可能是"健康"携带者和静止期的病人。HGV单独感染较少见，多为重叠感染。HGV可与HBV和/或HCV重叠感染，HGV感染对肝脏疾病的影响是比较小，可能并不加重肝损害。由于具有相同或相似的传播途径，大多数庚型肝炎病毒急性感染呈亚临床型或无黄疸型，仅约59%的HGV感染显示有转氨酶的升高，其他则可能是"健康"携带者和静止期的病人。重叠感染常见：①HGV与HBV、HCV重叠：其感染率或同时感染率显著高于与甲型肝炎病毒（HAV）或戊型肝炎病毒（HEV）重叠。据张定凤述评资料，指出HGV与乙型肝炎病毒（HBV）或HCV合并感染引起慢性肝损害占30%～40%。王火生等对61例乙肝和33例丙肝重叠HCV感染的研究结果，测定HGV RNA阳性率分别为8.1%和21.2%，提示丙肝较乙肝重叠HGV感染率高。②HGV与HIV重叠：HGV与HIV重叠似乎有别于丙型肝炎病毒（HCV）与HIV重叠的相互作用，虽然HGV基因序列与HCV差别很小，但HGV对获得性免疫缺陷综合征（AIDS）即艾滋病的影响却与HCV正好相反。Tillmann等（2001）报道HIV阳性患者HGV感染反而使HIV病毒载量降低和$CD4^+$T细胞数量增加，抗病毒治疗有效性明显增加，AIDS患者死亡率降低，此种结论尚需要大量研究证实。

2）病原学特点：绝大多数HGV感染者会在2年内自行清除病毒，抗-HGV在HGV病毒血症期间一般检测不到，而是在清除病毒血症之后产生抗-HGV E2。反转录聚合酶链反应（RT-PCR）是目前诊断HGV感染最准确的方法。抗-E2通常只在无病毒RNA的个体中检测到，是先前感染的标志。抗-E2是长期存在的循环抗体，一旦出现则倾向于持续存在，因此，测抗-E2比检测HGV RNA更有利于开展流行病学调查。

（3）HGV的致病力：据庄辉等对抗HGV（＋）与（－）的肝病患者测定血清AST和ALT水平两者间无显著差异，提示HGV与HBV或HCV合并感染并不加重肝损害，可能是HGV毒性低，温和无致病性。王宁研究对职业献血员在ALT正常和升高两组中，对比其HGV-RNA感染率无差别，无相关性，因此仅筛查ALT难于排除HGV感染与否。何伟民等对HGV合并HBV感染者与单纯HBV感染之间，通过检验血ALT、AST、清蛋白、球蛋白（α_2）、TB、GGT、ALP和PT等肝功能指标进行对照，结果差异无统计学意义（$P > 0.05$），提示HGV可能是一种无任何致病力的"旁观者"。Bralet等观察105例慢性丙型肝炎患者的肝活检，其中17例（15%）同时感染HGV，用Knodell's打分法和Metavir分级系统，对肝脏病变进行了病理组织学的半定量检查，单独及重叠感染组均无明显差异。HGV感染对肝脏疾病的影响是比较小，可能并不加重型肝炎损害，对其治疗的必要性尚需深入研究。发现HGV与乙肝或丙肝重叠感染者，用干扰素治疗不影响乙肝或丙肝患者对其应答。HGV感染可能诱发再生障碍性贫血。

（朱雅琪　张彬彬　任　旭）

274. 病毒性肝炎重叠感染与预后有何关系？

（1）病毒性肝炎重叠感染：在原有肝炎病毒感染或慢性病毒性肝炎的基础上，再次感染另型肝炎病毒称为重叠感染（superinfection）；如两种病毒一起感染则称之协同感染或同时感染（coinfection），其临床特征较单一病毒性肝炎复杂或更重。重叠感染组合方式有多种，常见的组合方式为乙型肝炎病毒（HBV）与甲型肝炎病毒（HAV）、丙型肝炎病毒（HCV）、丁型肝炎病毒（HDV）和戊型肝炎病毒（HEV）。1990年Gaeta等报告有两种病毒以上重叠感染，国内陆续也有报道，1996年我国台湾廖运范等报道HBV、HDV和HCV三重感染。报道病毒性肝炎多重感染的模式为19种，双重感染占了83.86%，多重感染中重叠乙肝感染者占了绝大多数（98.3%）。多重感染可使肝炎病情加重，这是公认的，不过他又指出HCV可抑制HBV和HDV，而且有增加其他病毒清除作用，甚至HCV可夺取原先感染病毒的地位，成为致肝炎的持久的病毒。顾长海等（1994）报道重型病毒性肝炎215例，大多数是由HBV引起的，但双重感染HBV与HCV有17例，HBV与HDV 23例。病毒性肝炎亦可重叠巨细胞病毒感染而影响疾病转归。

（2）HBV与HAV：1988年上海甲型肝炎大流行，HBsAg携带者重叠感染HAV约10%，但未见症状增加或严重化。不过，上海中山医院观察的则不同，认为黄疸和ALT恢复时间较长，且有15例发展为重症肝炎而死亡。

（3）HBV与HCV：在欧美和日本HCV携带率为1%～3%，某些非洲国家高达6%，因此重叠感染据报道15%～28%。我国HBV携带率高，但HCV感染率低，HBV与HCV同时或重叠感染率理应低。然中山医院（1990）研究40例HBcAg阳性而抗-HBc IgM阴性者，血清抗HCV阳性率为17.5%，可见与国外基本相似。临床上重叠感染较单独感染症状重，重型肝炎发生率高，但郝飞等报告103例重型肝炎，其中抗-HCV（＋）之23例和HCV RNA（＋）之17例均合并HBV感染，认为这种重叠感染并非是重型肝炎发生的主因。乙肝重叠丙肝是肝炎慢性化发展为肝硬化并向肝癌演变原因之一。

（4）HBV与HDV：在重叠或同时感染中最难诊断的莫过于HBV与HDV，因为HDV属缺陷性RNA病毒，其外壳蛋白由HBV表面蛋白提供。我国HBV携带率高，但HDV同时感染率并不高，据赵瑞国就国内各大区血清学和肝组织学研究证实有HBsAg阳性的肝病人，其HDV感染率平均为8.89%。HBV与HDV同时感染和重叠感染，其临床转归有明显之差异。据向居正综述，重叠感染导致肝炎慢性化，较同时感染增高，发展为肝硬化时间缩短，此外导致重型肝炎的亦多，国内统计为1.37%～22%，国外最高达38.9%。HBV与HDV同时感染与重叠感染血清学或肝内病毒标志物亦异，有关两者之鉴别对临床很重要。重叠感染常见为慢性HBV携带者感染了HDV，对已知有HBV感染史者测抗-HDV IgM阳性即可诊断；对未知有HBV感染者，如测抗-HBc IgG阳性，而抗-HBc IgM阴性，又测抗-HDV IgM阳性方可确定为重叠感染。

（5）HBV与HEV：单纯戊型肝炎呈良性经过，但HBV与HEV重叠感染后易发生重型肝炎。据印度报道重型肝炎中75.5%～80%为HBsAg携带者，特别是孕妇更易发生重型肝炎。HBV与HEV重叠感染为12.9%，但病死率不高。戊型肝炎病毒（HGV）与丙型肝炎病毒（HCV）或乙型肝炎病毒（HBV）重叠感染与病情加重和慢性化形成有关。重叠感染血清学诊断依据见表4-7。

表4-7　病毒性肝炎重叠感染的血清学诊断依据

类　　型	HBsAg	抗-HAV IgM	抗-HBc IgM	抗-HCV	抗-HDV IgM	抗-HEV IgM
HBsAg携带重叠感染HAV	＋	＋	＋（低）/−	−	−	−
重叠或同时感染HCV	＋	−	＋/−	＋	−	−
HBV重叠或同时感染HDV	＋	−	＋/−	−	＋/±	−
HBsAg携带重叠感染HEV	＋	−	＋（低）/−	−	−	＋

（引自向居正：新编实用肝病学，1992.）。

（朱雅琪　张彬彬）

275. 重度慢性肝炎与慢性重型肝炎如何鉴别？重型肝炎又如何分期？

重度慢性肝炎是病毒性肝炎普通型中之慢性肝炎分级（轻、中、重度）中最重的一型；慢性重型肝炎为重型肝炎中的一型。两者共同点均有慢性肝炎的基础，疾病程度类似慢性重型肝炎，但慢性重型肝炎不论病理、临床表现、实验室检查结果均较重度慢性肝炎程度重，且并发症多，预后不良。以下为两者的不同点：

（1）重度慢性肝炎：①有明显或持续的肝炎症状，如乏力、食欲减退、腹胀、尿黄、便溏等，伴有肝病面容、肝掌、蜘蛛痣、脾大并排除其他原因，且无门静脉高压症者。②实验室检查血清ALT和/或天门冬氨酸转氨酶（AST）反复或持续升高，并伴有以下一项者：ALB≤32g/L，血清总胆红素＞85.5μmol/L，凝血酶原活动度（PTA）60%～40%，胆碱酯酶＜2500U/L。③病理学：表现为肝细胞重度碎屑样坏死，桥接坏死范围广，累及多个小叶，呈多小叶坏死，并有纤维间隔形成。

（2）慢性重型肝炎：有慢性肝病基础如慢性肝炎或肝硬化史，或慢性乙型肝炎病毒携带史，或无肝病及无HBsAg携带史，但有慢性肝病体征（肝掌、蜘蛛痣）、影像学改变（如脾脏增厚等）及生化改变（如丙种球蛋白升高，白球蛋白比值下降或倒置），或肝活检支持慢性肝炎。起病时临床表现同亚急性重型肝炎，随着病情发展而加重，达到重型肝炎诊断标准（凝血酶原活动度低于40%，血清总胆红素大于正常10倍）。

（3）亚急性重型和慢性重型肝炎分期（病毒性肝炎防治方案2000）：根据临床表现分早、中、晚三期。早期：符合重型肝炎的基本条件，如严重乏力及消化道症状，黄疸迅速加深，血清胆红素大于正常10倍，30%＜凝血酶原活动度≤40%。中期：有Ⅱ度HE或明显腹水、出血倾向（出血点或淤斑），20%＜凝血酶原活动度≤30%。晚期：有难治性并发症如肝肾综合征、消化道大出血、严重出血倾向（注射部位淤斑等）、严重感染、难以纠正的电解质紊乱或Ⅱ度以上HE、脑水肿、凝血酶原活动度≤20%。

总之，重度慢性肝炎临床表现和实验室检查及病理学与慢性重型肝炎有明显不同。后者进展快，中期可出现腹腔积液、肝性脑病，晚期出现难治性并发症（肝肾综合征、消化道大出血等），预后差。鉴别诊断时应除外由甲型、戊型和其他型肝炎病毒引起的急性或亚急性重型肝炎。

（杨幼林　芦　曦　任　旭）

276. 肝脏对脂类是如何代谢的？与单纯性脂肪肝形成有何关系？

脂类包括脂肪和类脂（磷脂、胆固醇、胆固醇脂、糖脂和脂蛋白），肝脏是脂类代谢的中心，能合成和储存各种脂类，不仅供应肝，而且供应全身的需要。

（1）脂肪酸的吸收：人类必需的脂肪酸和脂溶性维生素只有从食物供应，人食入的脂肪为长链脂肪酸，在小肠中进行消化，由胆汁盐的掺入和小肠的搅拌形成混合微胶粒。人体脂肪中的脂肪酸绝大部分亦属长链脂肪酸，以16碳和18碳为最多。在肠微绒毛膜上由于胰脂酶借助胆盐的亲水性，催化脂肪分子内的甘油1位酯链水解，生成脂肪酸和二酰甘油，继续水解生成一分子脂肪酸单酰甘油和胆固醇。这些微粒透过微绒毛的脂蛋白膜进入柱状的吸收细胞内，经细胞内再合成脂肪乳糜微粒经淋巴管进入血循环分肝；但短链脂肪酸易被脂肪酶完全水解，以脂肪酸和三酰甘油（triacylglycerols，TAG）形式直接经门静脉入肝。另一方面，末梢组织的脂质以游离脂肪酸和高密度脂蛋白（HDL）的形式入肝，被肝所摄取。

（2）肝脏的脂类代谢：肝脏能用碳水化合物、氨基酸和其他代谢物质合成饱和和非饱和的脂肪酸，将它们分解，酯化，除饱和，储存或清除。合成脂肪酸的直接原料是乙酰辅酶A，凡能生成乙酰辅酶A的物质都为脂肪酸碳源，糖就是其中主要的碳源。必需的脂肪酸只能从食物中获取，脂肪酸由淋巴管和门静脉吸收入血进入肝脏后进行代谢。

1）进入肝脏的脂肪酸的转归：①氧化转变为能量：脂肪酸必须先经过微粒体（microsome）内，在乙酰辅酶A合成酶作用下变成乙酰酶辅酶A后，氧化产生酮体，作为能源代谢。②脂肪酸再合成TAG，储存于肝内。③脂肪酸酯化，在内质网转变为磷脂和形成胆固醇脂再与载体蛋白形成极低密度脂蛋白（VLDL）的形式离开肝脏分泌入血中。

2）脂质与脂肪酸的利用：脂质是体内组织结构，特别是细胞膜结构的重要组成部分，也是能量供应的主要来源。成人每天需摄取60～70g的血浆游离脂肪酸（FFA），空腹时能量需要的25%～50%由FFA供应。从脂肪组织释出的脂肪酸速率取决于脂肪分解与酯化活性的平衡，当脂肪分解使血中脂肪酸增高时，肝内脂肪生成减少。血浆脂蛋白通过不断地与细胞膜交换脂质，对维持膜的流体性，膜的受体功能以及与膜结合的许多酶，如尿苷二磷酸葡萄糖醛酰转移酶、葡萄糖6磷酸酶、Na^+-K^+-ATP酶的活动性有重要之影响。此外，肝脏合成和分泌脂蛋白和载脂蛋白（apo），不仅有运输脂类的作用，而且有调节脂类代谢的作用。

（3）脂质的蓄积与单纯性脂肪肝形成：脂肪肝为脂肪（主要是甘油三酯）含量超过肝脏湿重的5%，以肝细胞弥漫性脂肪浸润为特征的疾病。单纯性脂肪肝依据肝细胞脂肪变性占据所获取肝组织标本量的范围，肝脂肪变程度分为3度：F0，肝细胞脂肪变＜5%肝细胞脂肪变；F1，5%≤肝细胞脂肪变＜33%；F2，33%≤肝细胞脂肪变＜66%；F3，肝细胞脂肪变≤66%。肝对脂质代谢不仅受饮食的影响，而且受激素的影响更大，在肝内积聚的脂质以TAG为主则形成脂肪肝。TAG在肝内蓄积的机制有四方面：①高脂饮食、高脂血症及脂肪酸向肝内动员的增加，导致输入肝脏的游离脂肪酸增多。②肝细胞合成游离脂肪酸或将糖类转化成TAG增多。③肝细胞线粒体氧化和利用游离脂肪酸减少，游离脂肪酸酯化为TAG增多。④与TAG结合的极低密度脂蛋白合成及分泌较少，破坏了脂肪组织和肝细胞之间的脂肪代谢平衡及肝细胞内TAG合成和分泌的平衡，导致脂肪在肝细胞内贮积形成大脂滴。

（朱雅琪 任 旭）

277. 脂肪肝的概念和脂肪肝的发病机制如何？

（1）脂肪肝的概念：指肝脏脂肪（主要是甘油三酯）含量超过肝湿重的5%，以肝细胞弥漫性脂肪侵润为特征的疾病。又称脂肪性肝病（FLD）。通常所说的脂肪肝主要指大量饮酒所致酒精性脂肪肝和肥胖引起的非酒精性脂肪性肝病两大类。按其发生脂肪变肝细胞内脂滴的大小分为微泡性脂肪肝和大泡性脂肪肝。常见的单纯性脂肪肝为肝细胞内甘油三酯（triglyceride, TG）异常沉积，大泡性脂肪变或以大泡为主的混合性肝脂肪变，不伴肝细胞气球样变、炎症、坏死、纤维化等变化。但也有以胆固醇酯、磷脂为主的稀见型脂肪肝。肥胖患者脂肪肝患病率高达75%。脂肪肝已成为儿童和成人肝功能异常及慢性肝病最常见的原因。

正常人肝湿重含脂质为3%～5%，其组成是磷脂占2/3，即50%～70%，游离脂肪酸和中性脂肪各占20%，胆固醇占8%～10%。磷脂和胆固醇是构成细胞膜的脂质，故其变动甚小。当脂肪含量占肝湿重5%以上，即脂肪肝，又光镜下用HE或Sudan Ⅲ染色使中性脂肪溶化形成圆形空泡或数个大空泡形成脂囊占肝细胞10%以上，或肝细胞50%以上呈脂肪性变即可诊断为脂肪肝。脂肪占肝湿重20%以下为轻度，20%～40%为中度，大于50%为重度。

（2）肝脏的脂肪代谢与脂肪肝的发病机制

1）病因和发生机制复杂，与肝细胞脂肪变性的类型密切相关。小泡性脂肪肝较少见，主要见于晚期妊娠、瑞氏综合征、酒精性泡沫性脂肪变性、四环素中毒或肝豆状核变性及艾滋病等。大泡性脂肪肝常见嗜酒、肥胖、糖尿病、糖皮质激素治疗、营养不良、药物或毒物损害等。

2）肝脏的脂肪代谢：肝脏是脂代谢重要器官，它对脂的摄取、氧化脂酸的代谢、胆固醇的生成、磷脂和脂蛋白的合成以及脂蛋白的分泌起着中枢性角色。植物中的中性脂肪在肠管内脂肪酶和胆汁作用下，分解为两个脂酸和一个单酰甘油被吸收。在肠壁内再次合成中性脂肪，在添加磷脂和胆固醇形成乳糜微粒，在淋巴管内皮细胞存在的脂蛋白，在脂肪酶作用下分离出脂酸进入门静脉。此脂酸可由肝摄取或输送至末梢组织作为能源而被利用，或再以中性脂肪形式贮存于末梢组织。肝摄取的脂酸一部分氧化，一部分用于合成胆固醇和磷脂，而大部分用于再合成中性脂肪，然后以极低密度脂蛋白（VLDL）从肝分泌入血液。空腹时，肝所摄取的脂酸几乎均是来自末梢组织，后者受种种刺激使中性脂肪水解，释出的脂酸与清蛋白相结合 在血液中流动。血液中的脂酸1/3进入肝，1/3到骨骼肌，其余1/3进入其他组织，特别是被心肌所利用。从末梢组织动员脂酸受激素的作用，当然也有神经和化学因素参与。正常人空腹血浆中脂酸浓度＜500mmol/L。肝脏将自身合成的或将来自脂肪组织的脂酸酯化为三酰甘油（triacylglycerols，TAG）即TG后，以VLDL形式输出。脂肪组织通过脂蛋白、脂肪酶将VLDL-TG水解为脂酸，在脂肪组织再酯化成TG后储存。

中性脂肪以脂蛋白的形式从肝脏分泌，而脂蛋白均由肝脏所合成。脂蛋白主要功能是输送脂质，因此脂蛋白代谢与脂肪肝的形成有十分密切的关系。肝脏摄取的脂酸合成中性脂肪外，未被合成利用的脂酸在线粒体氧化，形成酮体或用于胆固醇磷脂的形成。脂酸进入肝细胞后TG的酯化是在滑面内质网上进行的，继之与粗面内质网生成的载脂蛋白相结合，然后经高尔基复合体添加胆固醇、磷脂后被糖残基转化组装成VLDL。载脂蛋白β将VLDL运至Disse腔进入血流，由周围组织的脂蛋白胰脂酶水解，最后形成低密度脂蛋白（LDL），后者为运载胆固醇进入外周组织细胞的脂蛋白颗粒。

3）发病机制：由于肝摄取脂酸的量，取决于血浆游离脂肪酸的水平；而肝氧化脂酸的能力有一定的限度，但酯化TAG能力有限，再加上组装成VLDL也有限，当存在上述引起脂肪肝的病因时，可导致肝内TAG堆积形成脂肪肝。即肝合成中性脂肪与分泌VLDL平衡被打乱，而发生脂肪肝。田中等总结脂肪肝的发生机制认为：①大量动员脂肪酸向肝细胞内回流；②肝细胞内脂酸合成增加；③肝细胞线粒体脂肪酸氧化减少；④肝细胞内质网载脂蛋白合成障碍；⑤VLDL从内质网向高尔基复合体移行障碍；⑥高尔基体功能低下；⑦VLDL从肝细胞释放障碍。认为单一因素少，多为几种因素共同作用而形成脂肪肝。

（朱雅琪　任　旭）

278. 脂肪肝分型有哪些？何谓急性脂肪肝？

（1）脂肪肝分型：指肝脏脂肪（主要是甘油三酯）含量超过肝湿重的5%，以肝细胞弥漫性脂肪浸润为特征的疾病。①脂肪肝根据起病缓急，可分为急性脂肪肝和慢性脂肪肝，后者即脂肪性肝病（FLD），分酒精性脂肪肝和非酒精性脂肪性肝病（NAFLD）两大类。②病理学分微泡性（microvesicular fat）肝脂肪变和大泡性（largedroplet fat）肝脂肪变。③根据肝脂肪浸润范围又分弥漫性（通常指除局限性脂肪肝以外的脂肪肝）和局限性脂肪肝（见第282问）。

（2）急性脂肪肝：属微泡性肝脂肪变，较少见。微泡性脂肪肝又称脂肪性肝坏死，预后凶险，死亡率颇高。

1）病因：主要见于晚期妊娠（妊娠急性脂肪肝，可在发病后数日死亡，见第279问）。肝小叶中央区重度微泡性肝脂肪变，可能与妊娠期激素紊乱、缩血管物质增多以及脂肪酸氧化障碍有关。我国至1987年报告近100例，死亡率为75%。尚有Reye综合征（是伴有脑病的急性脂肪肝，多发生于小儿。常以病毒性感染为先驱，突然出现剧烈的呕吐、意识障碍、抽搐等，见第279问）、毒蕈中毒、臭米面中毒、四环素或丙戊酸钠中毒性脂肪肝、酒精泡沫样脂肪变性、艾滋病、胆固醇酯沉积病及某些丁型肝炎等疾病或病因。

2）发生机制：为与线粒体损伤、脂肪酸β氧化障碍有关。部分脂肪酸被酯化成甘油三酯（TAG）微滴，周围的脂肪酸绕之形成乳化带，以微泡形式在细胞质内堆积。

3）微泡性肝脂肪变病理学的特点：为脂滴微小，直径<5μm，数量极多，充满细胞质，致肝细胞肿大呈泡沫状，细胞核位于细胞中央。电镜下脂肪微滴可见于肝细胞质、溶酶体、内质网及高尔基体。不同病因所致小泡脂肪变的肝小叶脂肪分布和线粒体改变有明显区别。

（朱雅琪　张彬彬　任　旭）

279. 妊娠急性脂肪肝和Reye综合征如何诊断和治疗？

（1）妊娠急性脂肪肝（acute fatty liver of pregnancy，AFLP）：以肝细胞脂肪浸润、肝衰竭、肝性脑病为主要特征的妊娠晚期并发症。起病急骤，病情凶险。曾称产科急性黄色肝萎缩、妊娠特发性脂肪肝。常发生于妊娠后期（28～40周），平均35周。根据一些文献报告，多数为20余岁的少妇，初产妇占1/2左右，母婴死亡率很高，为25%～43%，单胎儿为42%～58%，双胎儿为50%～86%。我国文献报告不足100例，母亲病死率高达85%。即多见于初产妇和双胎之产妇。

1）Swansea诊断标准：妊娠晚期不明原因出现下列指征中的6项者即可诊断：①突发性恶心、呕吐。②腹痛。③一过性烦渴或多尿。④肝性脑病。⑤血清总胆红素中度乃至重度升高。⑥血清丙氨酸转氨酶、天冬氨酸转氨酶轻度至中度升高。⑦血糖降低。⑧血尿酸值增高。⑨外周血白细胞升高（≥15.0×10^9/L）。⑩血氨升高。⑪尿素氮、肌酐升高。⑫凝血功能障碍，凝血酶原时间延长，凝血酶原活动度降低。⑬腹部超声显示肝脏回声增强、致密或腹水。⑭肝脏病理学提示肝细胞微泡性脂肪变。排除如病毒性肝炎、药物性肝炎及胆道疾病和妊娠期肝内胆汁淤积（ICP）。

2）治疗：一旦确定诊断后要终止妊娠，是治疗的关键。分娩方式一般选用剖宫产。经早期诊断和及时处理，孕妇及胎儿的死亡率分别为2%～18%和7%～25%。

（2）瑞氏综合征（Reye syndrome，RS）：病毒性疾病后出现内脏脂肪浸润和脑水肿导致急性脑病和肝功能障碍为特征的综合征。1963年澳大利亚病理学家Reye首次提出此病，并报告21例，病理见有小泡状脂肪肝，线粒体病变，无明显之坏死和细胞浸润。多见于6个月～15岁的婴幼儿或儿童，平均年龄6岁，成人罕见。

1）病因：尚不明确，多认为与病毒感染有关，56%～89%的患者发病前有上呼吸道病毒感染，也可能与黄曲霉素、水杨酸制剂或环境、遗传因素有关。美国在1985年调查全国发生的真正的RS仅27例；藤泽对日本初诊RS之27例进行分析后，最后定诊为RS者仅有6例（22%），可见有些重型病毒性肝炎混淆其中。日本全国据调研资料RS每年约有50例。

2）临床特征：①发病伊始常由流感所诱发，有发热的症状，因此常用硫酸盐类药物，称此为第一相期。②症状缓解后一周左右，突然出现频繁呕吐和剧烈头痛，从兴奋烦躁、精神错乱、嗜睡转为惊厥、昏迷，乃至去大脑强直等脑水肿、颅压高症状，称此为第二相期。③肝脏损害：有脑病的症状与体征，可有肝肿大，但多无黄疸和出血倾向为其特征。生化检查除有转氨酶升高外，可见有凝血酶原时间延长，用维生素K不能矫正为其特征，随病情进展出现高氨血症提示预后不良。④多数伴低血糖。

3）诊断：Corey等（1977）提出RS诊断标准：①急性非炎症性脑病，脑脊液细胞≤8/ml。②肝活检或尸检证实为微泡性脂肪肝。③ALT、AST增高（大于正常值3倍），血氨升高（大于正常值1.5倍）。④脑症状（抽搐、癫痫）与肝衰竭用其他病因不能解释者。

4）治疗：应采取综合治疗。除保肝药物外，尚控制脑水肿、降颅压，纠正水电解质紊乱，保持酸碱平衡。死亡率10%～40%。

（朱雅琪　张彬彬　任　旭）

280. 脂肪性肝病的分型、病因如何？

脂肪性肝病（FLD）：现已取代慢性乙型肝炎成为我国最常见慢性肝病，分酒精性脂肪肝和非酒精性脂肪性肝病（NAFLD）两大类。病理学改变均为主要以大泡性或大泡性为主伴小泡性的混合性肝细胞脂肪变性。

（1）酒精性脂肪肝：初期表现为单纯性脂肪肝（NAFL），并发展为酒精性脂肪性肝炎，长期过量饮酒可发展为肝纤维化和酒精性肝硬化。高于酒精性脂肪肝发病原因与饮酒量、时间有关，但也有种族、遗传、个体差异的影响，详见第285问。

（2）NAFLD：包括非酒精性肝脂肪变，又称单纯性脂肪肝（NAFL），是NAFLD的早期表现。随疾病进展，可出现非酒精性脂肪性肝炎（NASH），为NAFLD的严重类型，10～15年内肝硬化发生率高达15%～25%。NAFLD病因如下。

1）排除因素：确定NAFLD需要排除酒精性因素、某些药物因素及导致脂肪肝的特定疾病。①无饮酒或无过量饮酒史：即过去12个月饮酒（乙醇）男性＜30g/d，女性＜20g/d。②未应用胺碘酮、甲氨蝶呤、他莫昔芬、糖皮质激素等药物。③排除基因3型HCV感染、肝豆状核变性、自身免疫性肝炎、全胃肠外营养、β脂蛋白缺乏血症、先天性脂质萎缩症、炎症性肠病、乳糜泻、甲状腺功能减退症、库欣综合征等可以导致脂肪肝的特定疾病。

　　2）病因：NAFLD患病率为6.3%～45%，亚洲多数国家＞25%。我国NAFLD患病率与肥胖症、2型糖尿病（T2DM）和代谢综合征（MetS）流行相平行。就其病因而言，本病通常有肥胖和代谢综合征相关表现。高脂血症和T2DM患者NAFLD发生率分别为27%～92%和28%～70%。T2DM引起脂肪肝可能为血中极低密度脂蛋白（VLDL）和游离脂肪酸增加而三酰甘油合成也增加，而胰岛素依赖型糖尿病脂肪肝则少见。总体肥胖、腹型肥胖者（男腰围＞90cm，女＞85cm）NAFLD患病率分别为7.5%、12.3%。据报道，超标准体重20%以上者，53%发生脂肪肝，特别是妇女患脂肪肝较多。这是由于脂肪酸合成增加，主要由周围组织向肝供应增加为主要的起因。高脂肪和果糖等高热量膳食结构以及久坐少动均是NAFLD的危险因素。此外，高尿酸血症、红细胞增多症、甲状腺功能减退、垂体功能减退、睡眠呼吸暂停综合征、多囊卵巢综合征也是NAFLD发生和发展的独立危险因素。本病起病隐匿且进展缓慢，NASH者肝纤维化平均7～10年进展一个等级，可发展为间隔纤维化和肝硬化。

（任　旭）

281. 脂肪性肝病病理分级、特征及其鉴别要点如何？

　　（1）脂肪性肝病（FLD）病理特征：大泡性（largedroplet fat）肝脂肪变病理学特点：肝细胞质内出现孤立的直径＞25μm的脂滴，肝细胞核被挤压而移位，脂滴大者可达4～5个正常肝细胞大小，类似脂肪细胞。脂肪变性的肝细胞可分布在肝腺泡3区、肝腺泡1区或呈弥漫性（肝腺泡分区见第226问）。弥漫性分布并累及肝腺泡1区属严重程度。若病因持续存在，肝细胞脂肪变可进展为脂肪性肝炎，乃至肝硬化。非酒精性脂肪性肝病（NAFLD）病理特征为腺泡3区大泡性或以大泡为主的混合性肝细胞脂肪变。

　　（2）NAFL脂肪变性程度病理分级：依据肝细胞脂肪变性占据所获取肝组织标本量的范围分为3度。F0，肝细胞脂肪变＜5%；F1，5%≤肝细胞脂肪变＜33%；F2，33%≤肝细胞脂肪变＜66%肝细胞脂肪变；F3，肝细胞脂肪变≤66%。酒精性脂肪性肝炎时肝脂肪变程度与上述单纯性脂肪肝分度一致。

　　（3）完整的病理学评估及鉴别要点：①肝细胞内脂滴的类型：大泡性、微泡性和混合性。②肝腺泡累及部位：1区或3区为主或弥漫累及整个小叶。③肝脂肪变的程度及疾病分期：单纯性脂肪肝、脂肪性肝炎、脂肪性肝硬化。

　　（4）鉴别要点：脂肪肝的肝细胞损害、炎症和纤维化主要位于肝小叶内且病变常以肝腺泡3区为重，而慢性病毒性肝炎、自身免疫性肝炎、肝豆状核变性等肝组织学改变主要位于门管区门静脉周围，通常不难鉴别。

（朱雅琪　任　旭）

282. 何谓局限性脂肪肝？有何特征及预后如何？

　　（1）局限性脂肪肝（focal fatty liver，FFL）：指脂肪浸润肝脏局部区域，呈局灶性或斑片状假性占位性改变的肝脏疾病。又称肝脏局限性脂肪变或肝脏局限性脂肪浸润。假性占位性改变被描述为假肿瘤征（pseudotumor sign）。FFL最早是由Bmwer等（1980）报道剖检的10例肝被膜下局限性脂肪浸润。由乙醇、肥胖、糖尿病、药物和营养不良引起的脂肪肝系全肝弥漫性，但随着影像学的进步，FFL检出率逐渐增多。

　　（2）FFL分型：据文献介绍FFL可分两型：①在弥漫性肝脂肪性变的基础上出现非脂肪区或低脂肪

区（残存部分正常肝组织），这种类型超声见低回声，常被疑诊为肝占位性变或称为假肿瘤征。②纯属局限性脂肪沉着，即Bmwer所报告之FFL。

（3）病因：迄今未明，可能为：①与先天因素或局部血流减少有关：Yoon等报告1例生后6个月因先天性心脏病而死亡，尸检证实左右肝动脉区域和镰状韧带附近有1.4cm厚的FFL；许多学者认为供血不足、缺血和缺氧可能是引起局部脂肪性变的原因。②与肥胖、糖尿病、长期使用激素或恶性肿瘤相关。③源于局部区域血管走行异常、灌注减少、脂肪氧化代谢异常。Matsui等经动脉门静脉造影CT（CTAP）证实在肝左内侧区之胆囊窝、镰状韧带、右门脉周围出现低吸收区，是因为此区域由走行变异的胃右静脉供血的，其血流量少而引起供血不足。

（4）大体形态和发生部位：多数呈孤立结节，局限性分布，亦可数个甚至数十个分布左右两叶。结节大小不一，一般＜5cm。据多数报道以肝左叶内侧区，相当于方形叶、胆囊窝和镰状韧带区域发生FFL较多。好发生于肝被膜下，肝实质深部少。结节的病理弥漫性脂肪变性，其周围肝细胞一般无脂肪浸润。

（5）影像学表现：FFL大多数为无症状者，仅在超声或CT检查时被发现。超声表现分为三型：①叶段型：回声增高区与肝脏的解剖叶段一致，回声增高的范围呈扇形或地图状延伸至肝包膜表面。其内可残存部分正常肝组织，呈不规则低回声区。②团块型：部分肝组织内出现脂肪堆积，呈1个或多个回声增强区，形态欠规整，但边界不清楚。③小叶间脂肪堆积：胆囊窝、第一肝门区、门静脉和肝静脉主干周围脂肪变性，缺乏纤维组织，故超声呈低回声。可呈地图状、扇状、楔状及类圆形等多种不规则形态。很难与弥漫性脂肪肝内残留的正常肝岛鉴别。

（6）鉴别诊断：通常本病超声等影像学诊断不难。需与肿瘤相鉴别，但FFL无肿瘤效应（无血管进入，周围无肿瘤血供）。呈高回声的又须与血管瘤相鉴别。CT见非球形、轮廓不清、低密度影，加强CT及CTAP具有不能显示病灶，不见增强反应的特点。CT低密度区MRI在T2加权像正常，T1加权像呈轻微高信号，支持脂肪浸润。对病因去除仍不消失者要进一步明确诊断，必要时在超声引导下肝活检，因为肝癌也有脂肪沉着的（高分化者）。

总之，此病需与带有脂肪的肝细胞癌、腺瘤、局限性结节样增生、再生结节及脂肪瘤鉴别。

（7）预后：FFL不需特殊治疗，为可逆性改变，病因消除后多可迅速消退。

（朱雅琪　任　旭）

 283. 何谓非酒精性脂肪性肝病？危险因素和发病机制如何？

（1）非酒精性脂肪性肝病（non-alcoholic fatty liver disease，NAFLD）：是一种与胰岛素抵抗（IR）和遗传易感密切相关的代谢应激性肝损伤性疾病。包括非酒精性肝脂肪变（non-alcoholic hepatic steatosis）又称非酒精性单纯性脂肪肝（NAFL）、非酒精性脂肪性肝炎（non-alcoholic steatohepatitis，NASH）及其相关肝硬化和肝细胞癌（HCC）。NAFLD与代谢综合征（metabolic syndrome，MetS）、2型糖尿病（T2DM）、动脉硬化性心血管疾病等流行趋势密切相关。

（2）NAFLD的发展：此病是全球最常见的慢性肝病，普通成人NAFLD患病率为6.3%～45%，其中10%～30%为NASH。NAFL患者随访10～20年肝硬化发生率仅为0.6%～3%，而NASH患者10～15年内肝硬化发生率高达15%～25%。NAFLD患者起病隐匿且肝病进展缓慢，NASH患者肝纤维化平均7～10年进展一个等级，间隔纤维化和肝硬化是NAFLD患者肝病不良结局的独立预测因素。

（3）危险因素：中国NAFLD患病率变化与肥胖症、T2DM和MetS流行趋势平行，肥胖症、高脂血症、T2DM患者NAFLD患病率分别高达60%～90%，27%～92%和28%～70%。NAFLD患者通常合并肥胖症（41.4%～61.2%）、高脂血症（49.9%～83.5%）、高血压病（33.2%～45.9%）、T2DM（17.9%～27.9%）以及MetS（30.1%～56.1%）。腰围比体质指数更能准确预测脂肪肝。此外，高尿酸血症、红细胞增多症、甲状腺功能减退、垂体功能减退、睡眠呼吸暂停综合征、多囊卵巢综合征也是

NAFLD发生和发展的独立危险因素。

（4）发病机制：NAFLD是遗传环境代谢应激相关性肝病。NAFLD从脂肪肝发展到肝硬化经过四步骤：①IR激活，促进外周脂肪分解增加和高胰岛素血症，引起肝细胞脂肪沉积，即发生单纯性脂肪肝，并使脂肪变的肝脏对内、外源性损害因子敏感性增高。②反应性氧化代谢产物诱导增多，导致脂质过氧化伴细胞因子、线粒体解偶联蛋白2以及Fas（膜受体，肿瘤坏死因子α受体家族）配体被诱导活化，引起脂肪变的肝细胞发生气球样变和坏死性炎症，即发生脂肪性肝炎。③炎症激活星形细胞，启动肝脏基质修复翻译，发展为肝纤维化。④伴随进展性肝纤维化的肝脏微循环障碍继发缺血性坏死，导致肝小叶重建，诱发肝硬化。

（徐洪雨　任　旭）

284. 非酒精性脂肪性肝病如何诊断及治疗？

（1）诊断和评估：非酒精性脂肪性肝病（NAFLD）的诊断需要有弥漫性肝细胞脂肪变的影像学或组织学证据，并且要排除乙醇（酒）滥用等可以导致肝脂肪变的其他病因。NAFLD的评估包括定量肝脂肪变和纤维化程度，判断有无代谢和心血管危险因素及并发症、有无肝脏炎症损伤以及是否合并其他原因的肝病。

1）NAFLD诊断之前需要：①除外酒精因素：指不饮酒或无过量饮酒史（过去12个月男性饮酒折合乙醇量＜30g/d，女性＜20g/d），即除外酒精性肝病（ALD）。②未应用他莫昔芬、胺碘酮、丙戊酸钠、甲氨蝶呤、糖皮质激素等药物。③排除基因3型丙型肝炎病毒（HCV）感染、自身免疫性肝炎、肝豆状核变性等可导致脂肪肝的特定病因；排除全胃肠外营养、炎症性肠病、乳糜泻、甲状腺功能减退症、库欣综合征、β脂蛋白缺乏血症、脂质萎缩性糖尿病、Mauriac综合征等可导致脂肪肝的特殊情况。

2）单纯性脂肪肝（NAFL）的诊断：病理学上的显著肝脂肪变和影像学诊断的脂肪肝是NAFLD的重要特征，肝脂肪变及其程度与肝脏炎症损伤和纤维化密切相关。①影像学诊断：超声临床应用广泛，根据肝脏前场回声增强（"明亮肝"）、远场回声衰减，以及肝内管道结构显示不清楚等特征诊断脂肪肝。受控衰减参数（CAP）是一项基于超声的肝脏瞬时弹性成像平台定量诊断脂肪肝的新技术，CAP能够准确区分轻度肝脂肪与中-重度肝脂肪。CT和MRI检查诊断脂肪肝的准确性不优于超声，主要用于局灶性脂肪肝与肝脏占位性病变的鉴别诊断。②病理学诊断：见第281问。

3）脂肪性肝炎（NASH）的诊断：对于NAFLD初诊患者，详细了解体质指数（BMI）、腰围、代谢性危险因素、并存疾病和血清生物化学指标，可以综合判断是否为NASH高危人群。血清ALT正常并不意味着无肝组织炎症损伤，ALT增高亦未必是NASH，活组织检查至今仍是诊断NASH的金标准，可准确评估肝脂肪变、肝细胞损伤、炎症坏死和纤维化程度。肝脂肪变、气球样变和肝脏炎症合并存在是诊断NASH的必备条件。

4）肝纤维化的评估：肝纤维化的程度是唯一能准确预测NAFLD预后的指标，远远超过区分单纯性脂肪肝抑或NASH。应用临床参数和血清纤维化标志物不同组合的多种预测模型以及基于FibroScan的振动控制瞬时弹性成像（VCTE）检测的肝脏硬度值（LSM）用于对NAFLD患者肝纤维化的诊断（详见第314问），有助于区分无/轻度肝纤维化（F0，F1）与进展期肝纤维化（F3，F4）。

5）代谢和心血管危险因素评估：NAFLD与代谢综合征（MetS）互为因果，代谢紊乱不但与2型糖尿病（T2DM），而且与心血管疾病高发亦密切相关。NAFLD患者需要进行血糖、脂代谢及心血管事件风险评估。

（2）治疗：治疗NAFLD的首要目标为减肥和改善IR，预防和治疗MetS、T2DM及其相关并发症；次要目标为减少肝脏脂肪沉积，避免因"附加打击"而导致NASH和慢加急性肝衰竭；对于NASH和脂肪性肝纤维化患者还需阻止肝病进展，减少肝硬化、HCC及其并发症的发生。

1）改变不良生活方式：减少体重和腰围是预防和治疗NAFLD及其合并症最为重要的治疗措施。

对于超重、肥胖者，建议健康饮食和加强锻炼，避免久坐少动。适当控制膳食热量摄入，调整膳食结构，增加全谷类食物、ω-3脂肪酸以及膳食纤维摄入；控制晚餐的热量和避免晚餐后再进食。

2）针对MetS的药物治疗：对于3～6个月生活方式干预未能有效减肥和控制代谢危险因素者，建议应用药物治疗肥胖症、高血压病、T2DM、血脂紊乱、痛风等疾病。BMI ≥ 30kg/m² 的成人和 BMI ≥ 27kg/m² 伴有高血压病、T2DM、血脂紊乱等合并症的成人可以考虑应用奥利司他等药物减肥；ω-3多不饱和脂肪酸对血清甘油三酯（TG）>5.6mmol/L 者效果不确切，可用贝特类药物降血脂，但需警惕后者的肝脏毒性；他汀可安全用于降低血清低密度脂蛋白胆固醇（LDL-C）水平。

3）减重手术：又称代谢手术，不仅最大程度地减肥和长期维持理想体质量，而且可以有效控制代谢紊乱，甚至逆转T2DM和MetS。国际糖尿病联盟建议，重度肥胖（BMI ≥ 40kg/m²）的T2DM患者，以及中度肥胖（35kg/m² ≤ BMI ≤ 39.9kg/m²）但保守治疗不能有效控制血糖的T2DM患者都应考虑减肥手术。

4）针对肝脏损伤的药物治疗：鉴于NAFLD患者针对MetS用药（可有肝损伤）以及NASH特别是有肝纤维化者均需要投予保肝药物作为辅助治疗。因此，对于肝活检、临床、实验室及影像学包括瞬时弹性成像诊断或疑诊NASH，或进展性肝纤维化者；对于合并MetS和T2DM，血清氨基酸转移酶和/或细胞角蛋白-18（CK-18）持续升高，或应用相关药物治疗MetS和T2DM过程中出现肝脏氨基酸转移酶升高，应给予保肝药物。目前在我国广泛应用的水飞蓟素（宾）、双环醇、多烯磷脂酰胆碱、甘草酸二胺、还原型谷胱甘肽、S-腺苷甲硫氨酸、熊去氧胆酸等药物，安全性良好。根据肝脏损伤类型选择1种保肝药物，疗程需要1年以上。对于血清ALT高于正常值上限的患者，口服某种保肝药物6个月。

5）减少附加打击以免肝脏损伤加重：对于NAFLD特别是NASH患者，应避免极低热卡饮食减肥，避免使用可能有肝毒性的药物，慎用保健品。NAFLD患者需要限制饮酒。多饮咖啡和饮茶可能有助于NAFLD患者康复。

（徐洪雨　　任　旭）

 285. 酒精性肝病的发病机制如何？

酒精性肝病（ALD）包括酒精性脂肪肝、酒精性脂肪性肝炎和酒精性肝硬化。其致病因素单一，即长期过量饮酒。但ALD仅发生于部分饮酒患者，故酒精引起的进展性肝病或肝硬化可能不完全具有剂量依赖性。其发病机制较为复杂，目前尚不完全清楚。诸多因素可增加ALD的发生和进展风险，除过量饮酒外，尚包括酒的种类、空腹饮酒、营养不良、维生素或微量元素缺乏、性别、种族、遗传易感性及服用某些药物等因素有关。ALD源于长期饮酒或短期过量饮酒，主要是乙醇及其衍生物的代谢过程中直接或间接诱导的炎性反应，并且多种因素相互作用的结果。

（1）乙醇代谢与脂肪肝

1）乙醇代谢：乙醇在肝细胞内存在三条代谢途径，包括乙醇脱氢酶（ADH）、微粒体乙醇氧化酶系（MEOS）和过氧化氢酶（CAT）途径。ADH（在胞质内）和MEOS（在内质网）是乙醇代谢的主要途径，乙醇其代谢是由还原型烟酰胺腺嘌呤二核苷酸磷酸（NADPH）参与的，唯有长期饮酒及高浓度乙醇方能使MEOS起动。NADPH是一种辅酶，也称还原型辅酶Ⅱ，曾称三磷酸吡啶核苷酸。NADPH的关键酶是细胞色素 $P450_2E_1$，它是由于长期过量饮酒而诱导的，产生于线粒体。机体摄入的乙醇90%以上在肝脏代谢，乙醇可抑制肝脏脂肪酸氧化，促进极低密度脂蛋白（VLDL）释放入血。同时，乙醇经过肝细胞内ADH和细胞色素 $P450_2E_1$ 酶催化下，使乙醇氧化生成乙醛，在乙醛脱氢酶（ALDH）的催化下，进而氧化成乙酸。乙酸进入乙酰辅酶A循环代谢，需三磷酸腺苷（ATP）提供能量，使其变为一磷酸腺苷（AMP，腺嘌呤核糖核苷酸）。饮酒量与AMP生成成正比。AMP进一步形成次黄嘌呤（Hypoxanthine）、黄嘌呤（Xanthine），最后以尿酸代谢之。

2）长期饮酒：在乙醇、乙醛的代谢过程中，长期饮酒不仅使肝脏耗氧量增加，还因为嘌呤代谢是在黄嘌呤脱氢酶和黄嘌呤氧化酶参与下完成的，其中后一种酶需要氧化型辅酶Ⅰ（NAD，又称烟酰胺腺嘌呤二核苷酸）辅助方能完成尿酸的代谢过程。因此也是引起氧化型的辅酶Ⅰ向还原型辅酶Ⅰ（NADH，即还原型烟酰胺腺嘌呤二核苷酸）转变，导致NADH/NAD比值增加的因素。此比值增加进而抑制了依赖NAD的生化反应，如三羧酸循环、氧化磷酸化、脂肪酸β氧化和糖原异生等。脂肪酸的合成增加，使肝内3-磷酸甘油和脂肪酸水平升高，导致甘油三酯（TG）合成增加，进而通过VLDL将这些脂质分泌入血，肝脏合成TG超过VLDL的分泌能力，便会导致肝细胞内蓄积脂肪，形成脂肪肝。

（2）乙醇及其代谢产物乙醛对肝细胞的直接毒性作用：长期饮酒者的肝线粒体形态与功能均可发生变化，这主要是由乙醛所致，乙醛属高活性代谢产物。

1）乙醛影响微管功能：作为肝细胞内的物质输送的微管系统的功能是将中性脂肪以脂蛋白形式，从肝细胞释放。乙醛能显著地阻碍微管组合，使高尔基体糖蛋白的糖基化（glycosilation）障碍，使转铁蛋白（transgerrin）、糖蛋白、清蛋白在肝内滞留，造成载脂蛋白转运及分泌障碍。使微粒蛋白分泌减少，造成脂质在肝细胞沉积。

2）乙醛与抗原形成：能与多种蛋白发生共价结合，形成稳定的和不稳定的乙醛蛋白加合物（APA），可刺激肝脏胶原合成，直接导致肝纤维化。主要见于肝脏中央静脉周围，也是肝损伤最易发生的区域。APA的形成改变了蛋白质的结构并导致其功能异常，具有很强的免疫原性，刺激机体产生抗体引起免疫损伤，导致肝细胞包括蛋白酶在内的重要蛋白质以及DNA的损伤。在ALD可检出其复合体的抗体。

3）乙醛与自由基：谷胱甘肽（GSH）是自由基的清除剂，乙醛可与其结合，使其失去作用。长期饮酒者，肝细胞内谷胱甘肽（GSH）含量明显降低或耗竭，肝中GSH减少在线粒体最为明显，从而加剧对线粒体结构和功能的损害。

4）其他：降低肝脏对脂肪酸的氧化，损伤线粒体，抑制三羧酸循环。慢性饮酒者的肝线粒体形态与功能均可发生变化，这主要是由于乙醛所致，乙醛属高活性代谢产物；乙醛抑制DNA修复等从而抑制组织修复、再生；乙醛能增加胶原合成及mRNA的合成，促进肝纤维化形成。

（3）氧化应激与脂质过氧化作用：长期饮酒导致机体内促氧化物质产生明显增多和抗氧化物质的减少，促发氧化应激，最终导致肝细胞死亡或凋亡。乙醇在肝细胞内通过细胞色素$P450_2E_1$，并在铁离子参与下的氧化作用，会产生过多的氧应激产物，如OH^-、O_2^-、H_2O_2等自由基。这些自由基可激活磷脂酶及脂质过氧化反应，降低膜磷脂，改变其通透性和流动性，导致肝细胞膜损伤。氧化应激促使反应性氧化物增加，而诱发肝脏脂肪聚集。在氧化应激相关的脂质过氧化及炎性细胞因子的作用下，使脂肪变的肝细胞发生第二次打击，造成炎症、坏死和纤维化。

（4）内毒素、炎性介质和细胞因子：炎性介质和细胞因子对ALD形成具有作用。酒精摄入，机体反应产生大量炎性介质和细胞因子，一方面肝细胞损伤激活库普弗细胞（Kupffer）及血循环中的单核细胞；另一方面，ALD肠细菌过度生长，肠道屏障功能受损引起的肠源性内毒素血症。内毒素不仅直接损伤肝细胞，还可与库普弗细胞特异受体CD14（脂多糖受体）和TLR4（内毒素膜受体）结合并激活该细胞，进而释放大量氧自由基、炎性介质和细胞因子。观察到ALD患者血浆和肝脏促炎细胞因子增多2～4倍。75%的患者白介素-1β（IL-1β）、白介素-8（IL-8）、肿瘤坏死因α（TNF-α）、转化生长因子-β（TGF-β）水平增高。肠源性内毒素与脂多糖结合蛋白等结合形成脂多糖结合蛋白复合物。脂多糖显著增加炎性细胞因子效应，刺激星状细胞向成纤维细胞转化，导致肝纤维化的发生。在内毒素、炎性介质、细胞因子及库普弗细胞多因素作用下，诱发肝细胞凋亡、坏死。认为肠源性内毒素血症及其对Kupffer的激活可能是乙醇一系列肝毒性作用的起始事件。

（5）过量饮酒造成营养不良：乙醇导致能量耗竭、胰腺功能不全和肝脏营养代谢损伤时的吸收障碍、降解增加均可造成营养不良。

（6）饮酒与体内铁超负荷：临床研究发现，ALD患者体内铁超负荷，常反映在血清铁指标，如转铁蛋白饱和度、铁蛋白及肝脏铁浓度的增高。即使少量至中量的饮酒也会增加铁超负荷的发生率。饮酒致机体铁稳态失衡，铁超负荷与酒精对肝脏损伤呈协同作用。最近 Harrison 等通过一系列体内、外实验首次提出 hepcidin（一种由肝脏合成的富含半胱氨酸小分子肽）参与了酒精引起的肝脏铁超负荷。铁超负荷可通过多种途径加重肝损伤，铁可诱导自由基的形成、增加肝细胞的氧化应激反应、促进脂质过氧化，导致细胞器破坏、引起肝组织损伤等。

目前ALD在我国已是多发疾病之一，是我国医学工作者面临的重大课题，进一步阐明ALD的发病机制将有助于改善和提高ALD的预防和治疗。

（朱春兰　朱雅琪　任　旭）

286. 饮酒量与脂肪肝形成有何关系？酒精性脂肪肝临床上有何特点？

（1）酒精性脂肪肝（ALD）：指由于长期或短期过量饮酒抑制肝脂肪酸氧化，破坏肝细胞膜结构和功能致肝细胞脂肪变性的疾病。然而它在酒精性肝病中属初级阶段，是可逆的，戒酒后可恢复。

（2）饮酒量与脂肪肝：所谓"大量"和"长期"饮酒的概念不清，对饮酒过量的界定各国不一。英国≥30g/d，美国≥60g/d。日本对ALD提出的饮酒量标准（1988）是饮日本酒（乙醇>60g/d）持续5年以上。中国ALD现行诊断标准对长期饮酒时间定为超过5年，男女每天饮酒量分别为≥40g/d、≥20g/d。对2周内大量饮酒乙醇量>80g/d作为短期内过量饮酒定义。乙醇量计算方法见第287问。然而，ALD仅发生于部分饮酒患者，故酒精引起的进展性肝病或肝硬化可能不完全具有剂量依赖性。据报道大量饮酒者脂肪肝发生率为75%～90%，而发展为肝硬化仅占30%左右。显然尚有其他遗传、免疫等促进因素存在，酒精性脂肪肝戒酒后肝脏可以恢复。其发病机制较为复杂，目前尚不完全清楚，其发生机制见第287问。

（3）乙醛脱氢酶（ALDH）与饮酒量之关系：ALDH最常见的有4个同工酶，但与乙醇代谢有关的有两个，即$ALDH_1$和$ALDH_2$。亚洲人包括中国人和日本人有半数缺乏$ALDH_2$活性，饮酒后血中乙醛浓度高，易致面红、皮肤发红；蘸乙醇小片于发根皮肤可致局部发红，也是由于发根缺乏此酶之故。

$ALDH_2$是人体代谢乙醛最重要之酶，近年来发现$ALDH_2$其遗传密码不同，其突变纯合子（mutant homozygote）可使乙醛在血中浓度高，正常纯合子则低，而杂合子居中间。因此突变纯合子几乎不能饮酒，据堤氏等研究（1995）46例，无1例为突变纯合子，文献报告可占15%，认为饮酒引起的肝损害大部分是正常纯合子。杂合子每日能饮酒量和总饮酒量（kg）均明显少于正常纯合子，然而前者发生酒精性肝炎和肝硬化却明显高于后者，分别为43%:15%和43%:30%，即杂合子少量饮酒也容易引起肝损害。$ALDH_2$遗传密码提示人在饮酒量上耐受性大小差异颇大，这也说明有些人长期饮酒并未发生肝硬化可能与此有关。

（4）ALD病理学表现：①肝脏重量与脂肪含量：脂肪肝是酒精性肝病中最先出现和最常见的病变，与其他病因引起的脂肪肝并无不同，肝脏增大，可较正常大30%～50%，重量为2.0～2.5kg（正常人平均为1.5kg）；肝活检组织学见肝小叶内脂肪性病变占小叶的1/3以上，肝重量可为正常肝的2～3倍。据平山报告高度酒精性脂肪肝其肝内脂肪含量可达肝湿重的50%，而正常人脂肪仅占2%～4%，中性脂肪<1.0%；川村提出中性脂肪>5%即可认定，然而多数是在10%～40%。②大体形态：肝大，肝表面平滑，色调发黄，但有的呈现局限性脂肪肝。腹腔镜直视所见：肝肿大，边缘圆钝，肝表面光滑有光泽，质地较软，多数可见豹纹状纹理是其特征性所见。这是由于在肝脏本来的红褐色调上，因脂肪浸润出现黄色小斑点，规则而整齐排列所形成的纹理，单凭腹腔镜像即可诊断。酒精性脂肪肝一般为全肝弥漫性病变，但确有局限性脂肪肝，腹腔镜下见于肝左叶和方形叶者。③镜下所见：肝细胞脂变，充满大的脂肪滴（大泡状），HE染色形成空泡，迫使细胞核偏边，呈"印戒状"，脂肪滴见于小叶中心部或整个小叶，甚至几个肝细胞融合形成脂囊。

（5）ALD临床表现：多无症状，短期内大量饮酒可有乏力、易疲倦、胃纳欠佳、右季肋部钝痛和腹胀等非特异的症状。查体扣及肝脏者约占50%，肝表面平滑、质地软，可有压痛。仅见有轻度转氨酶升高，酒精性脂肪性肝炎时，肝功能检查转氨酶和γ-谷氨酰转肽酶（GGT）升高。后者升高较明显，较敏感，但为非特异性指标。AST可达正常上限的2～6倍，并且AST/ALT之比＞1.5，夏本等提出此为酒精性脂肪肝的第一特点，而其他原因引起的脂肪肝均不如酒精性的为显著；也观察到VLDL降低，而HDL及载脂蛋白A_1和前β脂蛋白升高者较多见，胆碱酯酶（ChE）少数升高。此外，测吲哚青绿15分钟滞留率（ICG-R$_{15}$）有轻度滞留（＜20%），GGT升高较多。加藤等报告可测到乙醇性肝细胞膜抗体，谷氨酰脱氢酶（GLDH）与鸟氨酸转移酶（OCT）之比大于0.6。

　　总之，ALD临床症状少，实验室检查有变化的也不多，结合影像学检查如超声（US）或CT所见可以诊断。诊断有困难者可行肝活检病理组织学诊断。

（朱雅琪　朱春兰　任　旭）

 287. 酒精性肝病的定义是什么？其诊断标准如何？

　　（1）酒精性肝病（alcoholic liver didease，ALD）的定义：是由于长期过量饮酒导致的肝细胞结构异常和/或功能障碍的疾病，俗称酒精肝。初期表现为脂肪肝，进而可发展成酒精性肝炎、肝纤维化和肝硬化。脂肪肝戒酒4～6周，大部分可完全逆转。酒精性肝炎戒酒后27%肝脏组织学恢复正常，18%进展为肝硬化。严重酗酒时可诱发广泛肝细胞坏死，甚至肝衰竭。石井等曾提出急性ALD的概念，为数日内连续大量饮酒，每日酒精摄入＞150g，即引起急性酒精性肝炎。

　　（2）现行ALD诊断标准：①长期饮酒史（一般超过5年）：折合乙醇量男性≥40g/d，女性≥20g/d；或2周内大量饮酒，折合乙醇量＞80g/d。乙醇量换算公式：乙醇量（g）＝饮酒量（ml）×乙醇含量（%）×0.8。②临床表现：可无症状，或有食欲不振或黄疸等非特异性症状；随着病情加重，可有神经精神症状或发生肝性脑病。诊断上要与酒精戒断综合征（AWS）相鉴别（见第288问）。③血清天冬氨酸转氨酶（AST）、丙氨酸转氨酶（ALT）、γ谷氨酰转移酶（GGT）、总胆红素（TBil）、平均红细胞容积（MCV）和缺糖基转铁蛋白（CDT）等指标升高，凝血酶原时间（PT）延长。其中AST/ALT＞2、CDT、GGT和MCV升高为ALD的特点。报道连续饮酒（50～80g/d）1周，即可出现CDT异常，敏感性为80%，特异性97%。酒精性脂肪性肝炎（ASH）患者PT延长提示为重型，预后不良。④肝脏超声、CT、磁共振成像（MRI）或瞬时弹性成像检查有典型表现。⑤排除嗜肝病毒现症感染、药物和中毒性肝损伤、自身免疫性肝病等。

　　符合第①～③项和第⑤项可诊断ALD；仅符合第①、②和第⑤项可疑诊ALD；符合第①项，同时有病毒性肝炎现症感染证据者，可诊断ALD伴病毒性肝炎。

（朱雅琪　朱春兰　任　旭）

 288. 何谓酒精戒断综合征，如何治疗？与肝性脑病如何鉴别？

　　（1）酒精性肝病（ALD）戒酒相关问题：ALD治疗原则是戒酒，这是防止其进一步发展，改善症状和使已患ALD患者预后走向治愈的唯一措施。Galambos指出戒酒后可使酒精性脂肪肝自愈，又可使相当部分的酒精性肝炎不再进展，其中部分患者自愈。对已发生肝纤维化者不进展为肝硬化而停留在肝纤维化阶段；对已形成肝硬化者保持长时间的代偿状态；又戒酒者较持续饮酒者生存期长。然而对长期嗜酒或成瘾者，在戒酒过程中，中枢神经系统失去酒精的抑制作用，大脑皮质和β肾上腺素能神经过度兴奋，而出现意识障碍，知觉障碍和思维障碍等变化。戒酒后可引起酒精戒断综合征或脱瘾综合征。

　　（2）酒精戒断综合征（Alcohol withdrawal syndrome，AWS）：是酒精依赖者突然停止饮酒或饮酒量减少时出现的精神、心理和生理障碍或躯体功能紊乱，再次饮酒可使症状迅速缓解。症状常出现在停酒后的12～24小时内。轻、中度的酒精戒断症状多能自行缓解并且在停酒后的2～7天内消失，重度戒断症状需要住院治疗。

（3）AWS分级：多呈急性发作过程，常表现为出汗、恶心、呕吐、四肢抖动和幻觉等，严重者可呈抽搐状态或癫痫样痉挛发作。①轻度：可出现自主神经紧张和胃肠道一些症状：恶心、呕吐、出汗、心悸、失眠、梦魇、易激动和震颤；②中度：典型的可出现脱瘾性癫痫样发作；③重度：出现神经错乱、幻觉、震颤性谵妄（DTS）、昏迷或心跳骤停死亡。酒精戒断综合征于酒后48小时后发生。对大多数嗜酒者戒酒后都可出现轻度的自限性和短暂的戒酒综合征，但呈重症者大约占5%，其中1/3病人可表现有癫痫发作，特别是对血压升高（180/100mmHg）、脉搏>120次/分要警惕DTS发生之可能性。

AWS根据临床症状的轻重也有其他分级：分为3级：1级，明显震颤及出汗，无幻觉及意识障碍；2级，急性阶段有明显的震颤、大汗及幻觉，幻觉可以是暂时的；3级，除包括2级各项外，有意识障碍，可以是间歇性，并有定向力和近记忆力障碍。

（4）酒精戒断综合征的药物治疗：戒断治疗的主要目标是治疗基础疾病，缓解戒断症状和阻断病程进展，对中度或重度需要住院治疗。

1）补充B族维生素：韦尼克脑病（Wernicke's encephalopathy，WE）是慢性酒精中毒常见的代谢性脑病（类似于酒精中毒所致的精神障碍，尚有眼外肌麻痹、共济失调特征性症状）是硫胺（维生素B_1）缺乏导致的急症。可用维生素B_1预防或治疗。静脉滴注维生素100mg，持续2周或至患者能进食为止，开始治疗的12h内维生素B_1静脉滴注的安全剂量可达1g。

2）苯二氮䓬类药物（benzodiazepines，BDZ）：属于一种精神药品，具有镇静、催眠、抗焦虑、抗惊厥、使肌肉松弛等作用。BDZ有20多种，包括地西泮（安定）、控制精神症状常需要用氯氮䓬（利眠宁），口服50～100mg，连续5～7天。不能口服者静注地西泮。建议作为辅助支持、联合治疗戒断症的一线用药。

3）氯美噻唑：为噻唑衍生物，有镇静、催眠、抗惊厥作用，用于治疗和预防酒精成瘾的急性戒断症状，即震颤性谵妄。

4）其他：①丙泊酚（抑制神经元传导冲动，可用于BDZ反应差的重度AWS）；②巴比妥类（作用于中枢神经系统的镇静剂）如巴比妥和苯巴比妥等；③γ-羟丁酸（镇痛、催眠作用）和羟丁酸钠（镇静、催眠、抗惊厥）等药物；④丙基硫氧嘧啶：降低机体的代谢水平，对酒精引起的肝脏损伤具有保护作用。治疗戒酒综合征认为可改善症状，又可使实验室检查γ谷氨酰转肽酶（GGT），血清天冬氨酸转氨酶（AST）、血清胆红素、凝血酶原时间得以改善，较对照组差异显著，笔者用此药治疗5例戒酒综合征取得良好效果，使DTS症状和幻觉消失，改善了患者的精神状态。

（5）肝性脑病与酒精戒断综合征之鉴别：①诱因上的区别：前者（肝性脑病）可找到引起肝性脑病（HE）诱因，如上消化道大出血、放腹水、大量利尿等；而后者（酒精戒断综合征）常为戒酒两日以上，未能饮酒引起的；②精神烦躁不安：前者少见，后者常见；③幻视：前者少见，后者常见；④震颤型：前者为扑击样震颤，后者为细震颤；⑤自主神经紧张症状：前者无，后者有；⑥口臭：前者为肝臭，后者酒味；⑦脑电：前者可出现三相波，后者为低振幅波。

此外，临床上也要排除药物而导致的戒断综合征如对巴比妥类或苯巴比妥类药物高度敏感者以及与WE等疾病鉴别。

（朱雅琪　朱春兰　任　旭）

289. 酒精性肝硬化是如何发生的？

（1）酒精性肝硬化：指长期大量饮酒所致肝硬化，为酒精性肝病（ALD）的终末表现。肝损害程度与饮酒量和饮酒年限相关。我国指南提出每天饮酒（换算成乙醇）男性>40g/d，女性>20g/d，连续5年可造成肝损害。长期饮酒>40g/d，发展为肝纤维化或肝硬化的风险为30%～37%。西方国家认为酒精性肝病饮酒量的阈值为每天摄入乙醇60g，超过10年，90%可发展为脂肪肝。我国北方地区酒精性肝病的饮酒量（80～159g）和饮酒时间（20～29年）均高于南方。通常每天饮酒160g以上，10年就可造成肝硬化。

（2）酒精引起肝硬化的发病机制：乙醇主要在小肠吸收，在肝脏代谢。在肝细胞内乙醇脱氢酶将乙醇氧化分解转化为乙醛，又被线粒体乙醛脱氢酶转化为乙酸。乙醇对肝脏损害主要是由于乙醇本身和乙醛的作用：①使肝线粒体和微管的结构与功能发生变化；②抑制蛋白合成和运输；③抑制葡萄糖生成和糖原异生；④线粒体内脂肪酸氧化障碍，三酰甘油合成增加，在肝内堆积，同时有极低密度脂蛋白分解受阻，因而形成脂肪肝，同时，有中性粒细胞、淋巴细胞、单核细胞等浸润。乙醇还可以降低肝内谷胱甘肽水平，使氧自由基增加，加重了肝细胞损害。这些因素均可造成酒精性肝炎。

乙醛可与蛋白质氨基酸残基结合形成乙醛-蛋白质加合物，产生肝损害。白三烯类炎性介质（脂类介质）的堆积与参与，可引起肝细胞代谢紊乱，肝血流量减少，加重炎性反应。反复炎症刺激、乙醛作用、肿瘤坏死因子、白介素、内毒素等多种细胞因子的参与，激活肝内星状细胞，促进肝纤维增生，逐渐发展为肝纤维化，导致血流受阻，造成门脉高压。同时，影响了肝细胞与血液间的物质交换，更进一步加重肝细胞损害，最终形成酒精性肝硬化。在此形成过程中，可能有免疫机制参与，表现为高γ球蛋白血症，自身抗体阳性。

（3）易感性：虽然饮酒是ALD的根本病因（见第285问、第286问），90%～95%的饮酒者可发展为酒精性脂肪肝，但是只有30%～35%的饮酒者发展为比较严重的酒精性肝病，提示酒精性肝病的易感性存在个体差异。种族、遗传、个体差异也是酒精性肝病的重要影响因素。汉族人群的ALD易感基因乙醇或乙醛脱氢酶的等位基因频率以及基因型分布有别于西方国家，可能是中国嗜酒者和酒精性肝病的发病率低于西方国家的原因之一。

（王曾铎　曲　波　任　旭）

290. 酒精性肝硬化有哪些特征性表现？如何进行治疗？

大量饮酒，每天200g以上，40%～50%的患者最终可发展成酒精性肝硬化（ALC）。摄入乙醇＞30g/d，患肝硬化的风险为非饮酒者的13.7倍。丙肝患者大量饮酒发生肝硬化风险提高30倍。

（1）临床表现：酒精性脂肪肝、酒精性脂肪性肝炎与酒精性肝硬化常交叉存在，可把三者堪称酒精性肝病的3个不同阶段，因此，症状也可同时存在。ALC渐进性发展或隐匿性发病，部分患者无症状。早期体征易被忽视。酒精性肝硬化者有60%有症状和体征，如右季肋区不适、隐性或显性黄疸、肝大。多数有乏力、黄疸、蜘蛛痣和男性乳房发育、睾丸萎缩；女性常出现月经不调、闭经。神经和精神症状中表现为易怒、粗暴、易出错、过度敏感、多语或抑郁等。门静脉高压表现如脾大、食管-胃静脉曲张等。即ALC具有肝细胞功能减退与门静脉高压两大组症状。尚常有肝源性糖尿病表现，又容易发生低血糖反应。

（2）实验室检查：可有贫血（大细胞性贫血为主），白细胞计数减少、肝酶异常和白蛋白减少等。血清γ谷氨酰转肽酶（GGT）升高是特征性改变；血清天冬氨酸转氨酶（AST）升高是诊断乙醇中毒的灵敏试验，血清AST/丙氨酸转氨酶（ALT）比值＞2有助于诊断。血清总胆红素（TBil）、平均红细胞容积（MCV）、缺糖转铁蛋白（CDT）等指标升高，反映肝纤维化指标如透明质酸、Ⅲ型胶原、Ⅳ型胶原、层粘连蛋白等可升高。

（3）影像学检查：早期提示为脂肪肝，发展成肝硬化时，其表现同其他原因的肝硬化表现。瞬时弹性成像技术是一种超声弹性成像技术，通过检测肝组织硬度评估纤维化分期，具有非创伤性、快速等优点。瞬时弹性成像用于酒精性肝病进展期肝纤维化及肝硬化，肝硬度（LSM）临界值分别为12.96kPa及22.7 kPa。

（4）肝活检：是确诊的可靠依据。可有脂肪变性、Mallory小体（肝细胞玻璃样变时，肝细胞内嗜酸性玻璃样小体）。肝小叶结构完全毁损，代之以假小叶形成和广泛纤维化，为小结节性肝硬化。根据纤维间隔有无界面性肝炎，分为活动性和静止性。

（5）治疗：戒酒和营养支持是基本措施，ALC治疗方法基本与酒精性脂肪肝及酒精性脂肪性肝炎相同，并发症治疗同其他原因肝硬化。

1）绝对戒酒是根本疗法，虽然组织学已形成肝硬化，不能使其恢复，但戒酒后肝功能能明显恢复。可恢复到不再需要肝移植。酒精依赖者戒酒过程中要及时预防和治疗酒精戒断综合征。

2）支持疗法：增加营养，高蛋白、低脂饮食，补充B族维生素、维生素C、维生素K及叶酸。重症酒精性肝炎患者应考虑夜间加餐。韦尼克脑病症状明显者及时补充B族维生素。

3）肾上腺糖皮质激素的应用：糖皮质激素可改善酒精性肝炎患者28天的生存率，但对90天及半年生存率改善效果不明显。治疗7天时，Lille评分＞0.45分提示激素无效。重度ASH患者（如MDF评分≥32），伴或不伴肝性脑病且无激素使用禁忌证者，应考虑用泼尼松龙。如有类固醇治疗禁忌证时，应考虑给予己酮可可碱治疗（400mg，口服，1日3次，共4周）。

4）美他多辛：可加速乙醇从血清中清除，有助于改善酒精中毒症状、酒精依赖以及行为异常。

5）保肝药物：可选择还原型谷胱甘肽、S-腺苷蛋氨酸、多烯磷脂酰胆碱、水飞蓟素等。双环醇治疗也可改善酒精性肝损伤。

6）积极处理酒精性肝硬化的并发症，如门静脉高压食管-胃静脉曲张、肝性脑病等。

7）肝移植：是治疗终末期肝病的一种方法，但患者在肝移植前需戒酒3～6个月，且无其他脏器严重酒精性损伤。

（王曾铎　曲　波　任　旭）

291. 评价酒精性肝病的严重程度及近期存活率有哪些实验室评分系统？如何计算？

重症酒精性脂肪性肝炎（ASH）即使经过治疗，死亡率仍很高。因此，以下评分系统对判定精性肝病的严重程度及近期存活率，并指导治疗有重要意义。

（1）终末期肝病模型（Model for end-stage liver disease，MELD）评分：是以肌酐、国际标准化比值（INR）、胆红素结合肝硬化病因来评价慢性肝病患者肝功能储备及预后的评分系统。MELD评分越高，肝病越严重，患者死亡风险越大。MELD＜15的患者可不考虑肝移植，MELD＞18提示预后不良；MELD在20～30的患者病死率大于30%，MELD在30～40的患者病死率50%以上，MELD＞40的患者70%以上的患者死亡。2000年由美国Malinchoc等最初建立MELD。2001年Kamath等提出MELD评分系统。

MELD评分 = $9.57 \times$ log肌酐（mg/dl）+ $3.78 \times$ log胆红素（mg/dl）+ $11.20 \times$ logINR + 6.43。另一种表示方式：MELD = $3.78 \times \ln[$TBil（mg/dl）$] + 11.2 \times \ln[$INR$] + 9.57 \times \ln[$Cr（mg/dl）$] + 6.43$（病因：胆汁性或酒精性0，其他1）。公式中的TBil为总胆红素，INR为国际标准化比值，Cr为血清肌酐，ln即$\log_e$为自然对数。需要注意的是，在欧美国家，公式中总胆红素和血清肌酐的单位用的是"mg/dl"。而我国使用的是国际单位制（SI），总胆红素和血清肌酐的单位是"μmol/L"。在使用该公式计算MELD分数时，需要先把总胆红素和血清肌酐"μmol/L"换算为"mg/dl"。总胆红素的换算系数为17.1，血清肌酐的换算系数为88.4。因此，在使用国际单位制时，MELD的计算公式为：MELD = $3.78 \times \ln[$TBil（μmol/L）$\div 17.1] + 11.2 \times \ln[INR] + 9.57 \times \ln[$Cr（μmol/L）$\div 88.4] + 6.43$。如测得终末期肝病患者的总胆红素（TBil）为73.6μmol/L，血清肌酐（Cr）为124.0μmol/L，国际标准化比值（INR）为1.54，计算该患者的MELD分数：MELD = $3.78 \times \ln[73.6$（μmol/L）$\div 17.1] + 11.2 \times \ln[1.54] + 9.57 \times \ln[124.0$（μmol/L）$\div 88.4] + 6.43 \approx 20.04$。

（2）PT-胆红素判别函数（Maddrey判别函数，MDF）：1978年由Maddrey等建立。判别函数公式为MDF = $4.6 \times$PT（s）差值 + TBil（mg/dl）。如果胆红素是以μmol/为单位，结果应除以17.1。当MDF数值≥32，1个月内死亡率高达30%～50%。

（3）Glasgow酒精性肝炎（AH）评分（Glasgow alcoholic hepatitis score，GAHS）：2005年由Forrest等建立。计算方法见表4-8。GAHS＞8分示预后不良。

表4-8　Glasgow酒精性肝炎评分

参数/得分	1	2	3
年龄	＜50	≥50	-
白细胞（10⁹/L）	＜15	≥15	-
尿素氮（mmol/L）	＜5	≥5	-
国际标准化比值	＜1.5	1.5～2	＞2
胆红素（μmol/L）	＜125	25～250	＞250

注：尿素氮5mmol/L＝14mg/dl；胆红素125μmol/L＝7.3mg/dl，250μmol/L＝14.6mg/dl。

（4）ABIC 评分（agebilirubin-INR-creatinine s core，ABIC）：ABIC纳入年龄、血清胆红素、国际标准化比值和血清肌酐4个参数进行评分，其计算公式：ABIC＝（年龄×0.1）＋（血清胆红素×0.08）＋（血清肌酐评×0.3）＋（INR×0.8）。积分＞9分提示预后不良。

（5）Lille 评分：2007年由Louvet等建立Lille评分模型。可评估重症酒精性肝炎激素治疗的临床疗效，早期识别预后不佳患者。该模型纳入了6个参数即年龄、肾功能、白蛋白、凝血酶原时间、胆红素和治疗后第7天胆红素的变化，以评估激素治疗的临床疗效，早期识别预后不佳的患者。Lille评分＝3.19-0.101×年龄（岁）＋0.147×基线白蛋白（g/L）＋0.0165×治疗7d胆红素（μmol/L）-0.206×肾功能不全（若没有为0，如果有为1）-0.0065×基线胆红素（μmol/L）-0.0096×PT（秒）。重症酒精性肝炎糖皮质激素治疗7d 时可使用Lille 评分评估，Lille分值＞0.45提示糖皮质激素无效。Lille分值小于0.45分的患者6个月生存率明显高于Lille分值≥0.45分者。

（任　旭）

292. 药物性肝病发病概况如何？引起药物性肝损伤的常见药物有哪些？

（1）药物性肝病（drug-induced liver disease，DILD）：DILD指药物本身和/或其代谢物诱导的肝损伤。亦称药物性肝损伤（DILI）。近年来随着越来越多的新药应用于临床，DILD的发病率显现出不断增加的趋势。在发达国家，DILD年发病率为1/10万～20/10万。2013年冰岛报道DILD年发病率约为19.1/10万。我国目前报道的DILD发病率主要来自相关医疗机构的住院或门诊患者，其中急性DILD约占急性肝损伤住院比例的20%。约1%住院患者可发生DILD。发病率随年龄增长而显著增加，15～29岁为9/10万，70岁以上为41/10万。DILD实际临床发生数远比报道多，已引起医学界、制药业、管理部门和公众的重视。

（2）引起DILI常见药物（日本早年统计）：盐崎和鲛岛等统计日本近80年来报道的13738例DILD中，分析每十年各种药物引起DILD的发病情况。指出90年代前期3625例中，引起DILD第1位的是抗生素（36.13%），主要为头孢噻啶（Cefaloridine）也称（先锋霉素Ⅱ；头孢菌素Ⅱ）、头孢氨苄（cefalexin）即先锋霉素Ⅳ等，其次以青霉素族（10.8%）中氨苄青霉素为主，尚有抗结核用药（7.2%）以利福平为主和氨基苷类如庆大霉素。第2位为抗肿瘤药物以替加氟（tegafur）、氨甲蝶呤（MTX）、环磷酰胺为多。第3位是中枢神经作用药，其中大多数是氟烷（halothane）占98.5%，其次为解热、镇痛剂如阿司匹林、吲哚美辛和氯丙嗪。第4位是循环系统用药，如普萘洛尔、甲基多巴、卡托普利和唑嘧胺（trapidil）等。第5位是磺胺、抗结核用药的异烟肼（INH）。20世纪90年代后期第1位依然是抗生素，其中头孢霉素占44.9%，氨基苷类占12.5%，如丁胺卡那；青霉素族下降显著为4.9%。第2位是解热、镇痛剂或抗癫痫药，而氟烷较90年代前期大幅度下降，仅占19.2%。第3位是循环系统用药：如吲哚洛尔、双异丙吡胺、唑嘧胺、硝苯地平、抑安心定、曲帕胺（tripamide）；抗动脉硬化要如氟贝乙酯。第4位是抗肿瘤药的代谢拮抗剂如替加氟（喃氟啶）、氨甲蝶呤（MTX）和激素类如雌二醇氮芥磷脂（estracyte）。第5位则是磺胺、抗结核药INH及诺氟沙星（Norflxacin）。

（3）目前引起DILI常见的药物：已知全球有1100多种上市药物具有潜在肝毒性，常见的包括非甾体类抗炎药（NSAID）如对乙酰氨基酚（扑热息痛、泰诺林）、水杨酸类、保泰松、吲哚美辛（消炎痛）等；抗感染药物（四环素、红霉素、竹桃霉素、新生霉素等，包括抗结核药物）；抗肿瘤药（氨甲蝶呤、6-巯嘌呤等）；中枢神经用药（如氯丙嗪、异丙嗪、氟烷等）；心血管系统用药（甲基多巴等）、代谢疾病用药、激素类药物（睾丸酮类口服避孕药、双醋酚丁）、某些生物制剂、传统中药（TCM）、天然药（NM）、保健药（HP）和膳食补充剂（DS）等。引起DILI的药物TCM占23%，抗感染药物17.6%，抗肿瘤药15%，激素类药物14%、心血管系统药10%、NSAID占8.7%。不同药物可导致相同类型肝损伤，同一种药物也可导致不同类型的肝损伤。在欧美发达国家，NSAIDs、抗感染药物、草药和膳食补充剂（HDS）是导致DILD的常见原因。其中，对乙酰氨基酚（APAP）是引起急性肝衰竭（ALF）最主要的原因。

（朱雅琪　朱春兰　任　旭）

293. 引起药物性肝损伤的常见中药有哪些？

中药所致的肝损伤占临床药物性肝损伤总病例的4.8%～32.6%。毒性物质与其含有的生物碱、苷、毒蛋白、萜、内酯以及金属因素有关。报道较多的与肝损伤相关的传统中药（TCM）、天然药（NM）、保健药（HP）及膳食补充剂（DS）中有何首乌、土三七，以及治疗骨质疏松、关节炎、白癜风、银屑病、湿疹、痤疮等疾病的某些复方制剂等。但由于组分复杂，很难确定究竟是哪些成分引起肝损伤。

（1）可能导致肝损害的植物药：目前发现的有雷公藤、昆明山海棠、土三七、苍耳子、款冬花、千里光、石菖蒲、蓖麻子、番泻叶、苦参、山豆根、农吉利（野百合）、虎杖、生何首乌、黄药子、粉防己、绵马贯众、夏枯草、川楝子、苦楝皮、马钱子、鸦胆子、罂粟壳、白及、土茯苓、青黛、大黄、泽泻、半夏、蒲黄等。

（2）可能导致肝损害的矿物药目前发现的有朱砂、雄黄、砒霜、轻粉、密陀僧、铜绿等。动物类包括鱼胆、青娘子、斑蝥、蜈蚣、穿山甲等。

（3）可能导致肝损害的中成药或复方制剂：目前发现的有壮骨关节丸、疳积散、克银丸、复方青黛丸、仙灵骨葆胶囊、小金丹（片）、首乌片、增生平、润肤丸、昆明山海棠片、银屑散、六神丸、天麻丸、血毒丸、追风透骨丸、牛黄解毒丸、六神丸、鱼腥草注射液、双黄连注射液、穿琥宁注射液、葛根素注射液、复方丹参注射液、防风通圣丸、骨仙片、养血生发胶囊、补肾乌发胶囊、湿毒清、消咳喘、壮骨伸筋胶囊、增生平、川楝素片、宁红减肥茶、消渴丸等。

（4）临床上常见引起DILI的药物：①治疗银屑病的克银丸、复方青黛丸含有土茯苓、青黛等对肝脏有毒性的成分。治疗剂量可致DILI。②川楝子：苦楝素对肝脏有毒性作用。③苍耳子和雷公藤：治疗鼻炎、头痛和肾病的常用药。苍耳子含毒蛋白和毒苷能引起肝损害，甚至导致肝衰竭。④雷公藤可致转氨酶升高及肝肿大，还可引起重型肝炎。⑤抗癫痫药物苯妥英钠、卡马西平与苍耳子、雷公藤合用，有可能加重药物对肝脏的损害。老年患者慎用苍耳子和雷公藤。⑥五倍子、石榴皮：含水解型鞣质，对肝脏有直接毒性，长期使用可引起脂肪肝，甚至肝硬化。⑦蝮蛇抗栓酶。用药10～14天时，可出现皮肤巩膜黄染、肝功能异常。⑧铅丹、铅粉、密陀僧：治疗癫痫、银屑病等，含有氧化铅，可致铅中毒，肝损伤。⑨黄药子：含有薯蓣皂苷等毒性物质，使用两周后有可能引起DILI，严重者出现肝昏迷。⑩蓖麻子：含蓖麻毒蛋白，易损伤肝脏而致中毒性肝炎。⑪千里光、农吉利、天芥菜：含迟发性肝毒性的生物碱，长期使用可导致肝静脉闭塞，出现黄疸和腹水。⑫望江南、马桑、广豆根：可致肝损害。⑬半夏、蒲黄、桑寄生、天花粉、山慈菇：长期服用可致肝损害。

（任　旭）

294. 药物性肝损伤的类型有几种？各有何特点？

药物性肝损伤（DILI）根据发病机制分为固有型（可预测性）和特异质型（不可预测性），前者主要源于药物的直接毒性作用，后者（占多数）分为免疫特异质，代谢特异质，还包括遗传特异质。肝血管损伤型是一种少见的特殊类型。

（1）药物直接肝损伤（固有型）机制的特点：①常可预测；②毒性与计量成正比；③可在动物实验中复制；暴露药物至出现肝损害潜伏期通常很短，个体差异不显著。国外最常见的药物为对乙酰氨基酚（扑热息痛）。此型已相对少见。

（2）免疫特异质肝损伤机制的特点：①不可预测性；②仅发生在某些人或人群（特异体质），或有家族集聚现象；③与药物剂量和疗程无关；④实验动物模型无法复制；⑤具有免疫异常指征；⑥可有肝外组织器官损害的表现。典型药物性肝炎的代表药物为氟烷。

（3）免疫特异质肝损伤有两种表现：①超敏性，通常起病较快（用药后1～6周），临床表现为发热、皮疹、嗜酸性粒细胞增多（肝活检病理也可见嗜酸性粒细胞浸润、肉芽肿形成）等，再次用药可快速导致肝损伤。②药物诱发的自身免疫性损伤，发生缓慢，体内可能出现多种自身抗体，可表现为自身免疫性肝炎（AIH）或类似原发性胆汁性胆管炎（PBC）、原发性硬化性胆管炎（PSC）等自身免疫性肝胆病，多无发热、皮疹、嗜酸性粒细胞增多等表现。

（4）代谢特异质肝损伤机制的特点：大多数药物在体内经过生物转化形成无活性的代谢产物而被清除，某些药物代谢过程转化为一些毒性产物，包括亲电子基、自由基等，并造成脂质过氧化，最终导致肝细胞凋亡和坏死，参与其代谢重要的酶为细胞色素P450。①多数给药后较长时间出现。②不伴过敏症状（表4-9）。

表4-9　**特异质性药物性肝损伤的特征**

分　类	免疫性	代谢性
发生机制	新抗原形成免疫反应性	代谢酶等的基因多态性，肝毒性代谢产物增加
发病时间	1～5周	多变（1周～1年）
过敏反应（发疹、发热等）	有	无
迅速（1～2天）	刺激试验	缓慢（数天～数周）

（引自中华医学百科全书消化病学，2014.）

（5）遗传特异质性（遗传易感性）DILI：通常无免疫反应特征，起病缓慢（最晚可达1年左右），再次用药未必快速导致肝损伤。

（6）肝血管损伤：此型DILI相对少见，发病机制尚不清楚，肝血管损伤的靶细胞可为肝窦、肝小静脉和肝静脉主干及门静脉等的内皮细胞，临床类型包括巴德-基亚里综合征（Budd-Chiari syndrome，BCS）；特发性门静脉高压症（IPH）；结节性再生性增生（NRH）；紫癜性肝病（PH）；肝窦阻塞综合征/肝小静脉闭塞病（SOS/VOD）。致病药物包括含吡咯双烷生物碱（野百合碱）的草药、某些化疗药（长春新碱、阿糖胞苷、硫唑嘌呤等）、同化激素、避孕药、免疫抑制剂等。①SOS/VOD：SOS表现肝窦内皮细胞损害导致肝窦流出道阻塞；VOD病变主要累及肝小静脉，损伤使血管内皮水肿或纤维化导致管腔狭窄或闭塞；常由于用抗癌药硫唑嘌呤、阿糖胞苷或6-巯基嘌呤引起，也见于银屑病长期小剂量服用甲氨蝶呤（MTX）的病例。②紫癜性肝病（PH）：一种原因不明的肝实质内出血，在肝内形成单个或多个大小不等的血池，有报道用同化激素、避孕药可引起本病。③肝静脉血栓形成：长期口服口服避孕药影响凝血机制，可引起典型的肝静脉阻塞综合征，即BCS。

（朱雅琪　朱春兰　任　旭）

295. 药物性肝病诊断流程如何？其生化学诊断标准又如何？

药物性肝病（DILD）也称药物性肝损伤（DILI）。前面谈及引起DILI的药物种类很多，从发病机制来看，药物直接肝损伤和免疫特异质肝损伤各有特征，有助于诊断。但是发病时间差异很大，临床表现与用药关系常较隐匿，容易被临床医师忽视。诊断主要依靠排除法，尚无特异性诊断标准。无论何种药物，如果其每日剂量为＞100mg，在肝脏中经细胞色素酶P450代谢就可产生活性代谢物，均会对线粒体和胆盐输出泵（BSEP）功能有抑制作用，具有导致DILI的危险性。

（1）诊断原则与流程（图4-19）：DILI临床诊断目前仍为排他性诊断，进行综合分析：①确认存在肝损伤；②追溯可疑药物应用史，注意如皮肤受累、肾损伤、既往DILI发作史等中毒病因学；③临床特征和肝脏生化学指标动态改变的特点；④除外其他肝损伤病因，应排除原发性硬化性胆管炎（PSC）、IgG4相关胆管炎（IgG4-SC）、病毒性肝炎如慢性乙型肝炎（CHB）和慢性丙型肝炎（CHC）、急性戊型肝炎，巨细胞病毒（CMV）、EB病毒（EBV）性肝炎等、自身免疫性肝病如自身免疫性肝炎（AIH）和原发性胆汁性胆管炎（PBC）、酒精性肝病（ALD）、遗传代谢障碍性肝病。还要排除感染（肝脏局部感染和全身感染等）、血流动力学异常（心功能不全低血压、休克）、各种非药物因素引起的血栓或静脉炎以及肿瘤等静脉外病变的压迫或侵袭等；⑤结合RUCAM评分、计算R值；⑥必要时行肝活检。

目前发现吡咯-蛋白加合物是诊断土三七引起SOS/VOD的重要生物标志物。N-乙酰基-对-苯醌亚胺（NAPQI）和对乙酰氨基酚（APAP）-蛋白加合物是诊断APAP-DILI的特异性生物标志物。

（2）以前国内多采用如下诊断标准：①用药1～4周内出现肝损害表现，少数者潜伏期可更长；②初发症状可有发热、皮疹、瘙痒等；末梢血白细胞分类嗜酸性粒细胞＞6%；③具有肝内胆汁淤积或肝实质细胞损害的病理和临床征象；④巨噬细胞或淋巴细胞转化试验阳性；各种病毒性肝炎的血清标志物均阴性；⑤偶然再次给予相同药物后又发生肝损害。具有上述第1项，再加上后几项中的任何2项，即考虑诊断为DILD。

（3）DILD生化学诊断标准：出现以下任一情况即可达DILD生化学诊断标准：①丙氨酸转氨酶

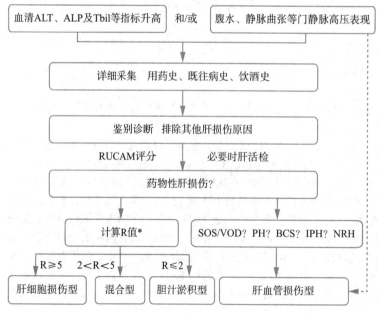

图4-19　药物性肝损伤（DILI）诊断流程图（参照药物性肝损伤诊治指南，2017.）

注：肝窦阻塞综合征/肝小静脉闭塞病（SOS/VOD）；特发性门静脉高压症（IPH）；巴德-基亚里综合征（BCS）；紫癜性肝病（PH）；结节性再生性增生（NRH）。

（ALT）≥5倍正常值上限（ULN）；②ALT≥2倍ULN，特别伴5'核苷酸酶或碱性磷酸酶（ALP）升高而无骨病者；③ALT≥3倍ULN且总胆红素≥2倍ULN。需说明的是此非DILI的临床诊断标准，而主要是对治疗决策更具参考意义，例如是否必须停药等选择。

（朱雅琪　朱春兰　任　旭）

296. 何谓RUCAM评分系统？如何计算R值？

（1）1993年国际共识会通过RUCAM因果关系评估法，即改良Danan方案。1997年MARIA等提出诊断药物性肝损伤（DILI）的评分系统（即Maria评分系统）：＞17分者可确诊DILD，14～17分为可能性大。认为Maria评估法敏感性高，但特异性较低，逊于RUCAM。

2008年DILD专题讨论会上对RUCAM评分系统达成共识，希望将等级之间的变异性降至最小。RUCAM评分系统（改良Danan方案）：根据RUCAM因果关系评估表（表4-10）评分结果将药物与肝损伤的因果相关性分为5级（慢性代谢型除外）：RUCAM分值≤0分，可排除；1～2分，不太可能；3～5分，可能；6～8分，很可能；≥8分，极可能。若肝损伤反应出现在开始服药前，或停药后＞15d（肝细胞损伤型）或＞30d（胆汁淤积型），则应考虑肝损伤与药物无关，不应继续进行RUCAM评分。

（2）计算R值：根据计算R值将DILD分肝细胞损伤型、肝内胆汁淤积型和混合型3型。2019欧洲肝脏研究协会（EASL）临床实践指南提出肝损伤生化模式：DILD分型R值＝初始丙氨酸转氨酶（ALT）/正常值上限（ULN）÷初始碱性磷酸酶（ALP）/ULN。根据第一次检查结果中肝酶升高模式，可将DILI区分为肝细胞型、胆汁淤积型或混合型（图4-19）。肝细胞型：R≥5；混合型：2＜R＜5；胆汁淤积型：R≤2。

表4-10　RUCAM因果关系评估量表

	肝细胞损伤型		胆汁淤积型或混合型		评价
1.服药至发病时间	初次治疗	随后治疗	初次治疗	随后治疗	计分
从服药开始					
提示	5～90d	1～15d	5～90d	1～90d	+2
可疑	＜5d或＞90d	＞15d	＜5d或＞90d	＞90d	+1
从停药开始					
可疑	≤15d	≤15d	≤30d	≤30d	+1
2.病程	ALT在峰值与ULN之间的变化		ALP（或TBil）在峰值与ULN之间的变化		
停药后					
高度提示	8d内降低≥50%		不适用		+3
提示	30d内降低≥50%		180d内下降≥50%		+2
可疑	不适用		180d内下降＜50%		+1
无结论	无资料或30d后下降≥50%		不变、上升或无资料		0
与药物作用相反	30d后下降＜50%或再次升高		不适用		-2
若继续用药					
无结论	所有情况		所有情况		0
3.危险因素	乙醇		乙醇或妊娠（任意1种）		+1
有					
无					0
年龄≥55岁					+1

续 表

	肝细胞损伤型	胆汁淤积型或混合型	评价
年龄＜55岁			0
4.伴随用药			
无伴随用药，或无资料，或伴随用药至发病时间不相合			0
伴随用药至发病时间相符合			+1
伴随用药已知有肝毒性，且至发病时间提示或相合			+2
伴随用药的肝损伤证据明确（再刺激反应呈阳性，或与肝损伤明确相关并有典型的警示标志）			+3
5.除外其他肝损伤原因			
第Ⅰ组（6种病因）		排除组Ⅰ和组Ⅱ中的所有病因	2
急性甲型肝炎（抗-HAV-IgM＋）或			
HBV感染（HBsAg和/或抗-HBc-IgM＋）		排除组Ⅰ中的所有病因	1
HCV感染（抗-HCV＋和/或HCV RNA＋，伴有相应的临床病史）			
胆道梗阻（影像检查证实）		排除组Ⅰ中的5种或4种病因	0
酒精中毒（有过量饮酒史且AST/ALT≥2）			
近期有低血压、休克或肝脏缺血史（发作2周以内）		排除组Ⅰ中的少于4种病因	−2
第Ⅱ组（2类病因）			
合并自身免疫性肝炎、脓毒症、慢性乙型或丙型肝炎、原发性			
胆汁性胆管炎（PBC）△或原发性硬化性胆管炎（PSC）等基础疾病		非药物性因素高度可能	−3
临床特征及血清学和病毒学检测提示急性CMV、EBV或HSV感染			
6.药物既往肝损伤信息			
肝损伤反应已在产品介绍中标明			2
肝损伤反应未在产品介绍中标明，但曾有报道			1
肝损伤反应未知			0
7.再用药反应			
阳性	再次单用该药后ALT升高2倍	再次单用该药后ALP（或TBil）升高2倍	+3
可疑	再次联用该药和曾同时应用的其他药物	再次联用该药和曾同时应用的其他药物	+1
	ALT升高2倍	ALP（或TBil）升高2倍	
阴性	再次单用该药后ALT升高低于ULN	再次单用该药后ALP（或TBil）升高低于ULN	−2
未做或无法判断	其他情况	其他情况	0

（引自药物性肝损伤诊治指南，2017.）。

（任　旭）

**　药物性肝损伤严重程度如何分级?**

目前国际上通常将急性药物性肝损伤（DILI）的严重程度分为1～5级，我国药物性肝损伤诊治指南（2017）对分级略作修正：

（1）0级（无肝损伤）：患者对暴露药物可耐受，无肝毒性反应。

（2）1级（轻度肝损伤）：血清丙氨酸转氨酶（ALT）和/或碱性磷酸酶（ALP）呈可恢复性升高，血清总胆红素（TBIL）＜2.5正常值上限（ULN）（2.5mg/dl或42.75μmol/L），且国际标准化比值（INR）＜1.5。多数患者可适应。可有或无乏力、虚弱、恶心、厌食、右上腹痛、黄疸、瘙痒、皮疹或体质量减轻等症状。

（3）2级（中度肝损伤）：血清ALT和/或ALP升高，TBIL≥2.5ULN，或虽无TBIL升高但INR≥1.5。上述症状可有加重。

（4）3级（重度肝损伤）：血清ALT和/或ALP升高，TBIL≥5ULN（5mg/dl或85.5μmol/L），伴或不伴INR≥1.5。患者症状进一步加重，需要住院治疗，或住院时间延长。

（5）4级（急性肝衰竭，ALF）：血清ALT和/或ALP水平升高，TBIL≥10ULN（10mg/dl或171μmol/L）或每日上升≥1.0mg/dl（17.1 μmol/L），INR≥2.0或凝血酶原活动度（PTA）＜40%，可同时出现①腹水或肝性脑病；或②与DILI相关的其他器官衰竭。

（6）5级（致命）：因DILI死亡，或需接受肝移植才能存活。

（任　旭）

298. 药物性肝病何种情况需要肝活检？病理学有何特征？

（1）肝活检适应证：①经临床和实验室检查仍不能确诊药物性肝损伤（DILI），尤其是自身免疫性肝炎（AIH）仍不能排除时。②停用可疑药物后，肝脏生化指标仍持续上升或出现肝功能恶化的其他迹象。③停用可疑药物1～3个月，肝脏生化指标未降至峰值的50%或更低。④怀疑慢性DILD或伴有其他慢性肝病时。⑤长期使用某些可能导致肝纤维化的药物，如氨甲蝶呤等。

2019欧洲肝脏研究协会（EASL）对以下情况考虑肝活检：当疑似DILI患者病情进展或停用相关药物后无缓解时；急性或慢性非典型表现，疑似DILI患者；血清学提示AIH的可能性时。

（2）DILD病理学特征：①局灶性（小叶中央）边界较为明显的坏死和脂肪变性，坏死灶严重程度与临床不成比例。②肝脏炎症较轻，小胆管胆汁淤积较明显。③门管区炎症程度较轻（可有胆管破坏性病变）。④多为中性粒细胞或嗜酸性粒细胞浸润。⑤类上皮肉芽肿形成。⑥微泡性脂肪变（线粒体损伤）和脂肪性肝炎。靶位是肝窦内皮细胞者可发生肝窦阻塞综合征。

（朱雅琪　朱春兰　任　旭）

299. 急性药物性肝损伤临床、病理学有何特征？

药物性肝损伤（DILI）一般分为急性和慢性两大类。国际医学科学组织理事会（CIOMS）将肝功能异常持续时间不超过3个月者，为急性DILI。而我国以DILI发生后，肝功能异常持续半年以内的为急性DILI。而慢性DILI定义为DILI发生6个月后，血清ALT、AST、ALP及TBil仍持续异常，或存在门静脉高压或慢性肝损伤的影像学和组织学证据。基于受损靶细胞的类型将DILI分为4型：肝细胞损伤型、肝内胆汁淤积型、混合型和肝血管损伤型。在临床上，急性DILI占绝大多数，其中6%～20%可发展为慢性。

（1）急性DILI临床特征：急性DILI的临床表现通常无特异性。潜伏期差异很大，可短至1至数日、长达数月。多数患者可无明显症状，仅有血清ALT、AST及ALP、GGT等肝脏生化指标不同程度的升高。有症状者临床表现似病毒性肝炎，黄疸出现前1～2天为乏力、纳差、上腹不适、恶心，但病程中无发热，肝脏肿大有压痛。血清丙氨酸转氨酶（ALT）、天门冬氨酸转氨酶（AST）明显增高，凝血酶原时间延长。严重者可呈肝衰竭表现，可并发肝性脑病而死亡。轻症病例表现为无黄疸型肝炎，症状多轻微。鲛岛等综合分析有19种药物引起的981例急药肝，临床上以黄疸为最多，其次为胃肠症状为主；胆汁淤积型以黄疸和瘙痒为初发症者多。

（2）急性DILI各型临床特点和病理学变化：对原因不明的肝内胆汁淤积要疑诊急性DILI，本病与急性病毒性肝炎在症状上很难鉴别，其病理也无特异性所见。

1）肝细胞损害型：①肝炎型：很多药物可引起肝实质细胞的变性和坏死，以异烟肼、氟烷、对乙酰氨基酚（扑热息痛）最受重视，其各自的潜伏期分别为1～3个月、8～13天和2～3天。不同药物引起的病理变化不尽相同。轻症仅呈点状坏死或灶状坏死，重症有带状或大块状坏死，伴有网状支架塌陷。如氟烷可引起小叶中心坏死。异烟肼、甲基多巴引起急性弥漫性肝炎，对乙酰氨基酚过量引起大块状肝坏死，博莱霉素、甲氨蝶呤、门冬酰胺酶可引起肝细胞变性，坏死。生化检查ALT＞正常值上限的2倍或ALT/ALP＞5。②脂肪肝型：常见于大剂量静滴四环素，男女均可发生，但多见于妊娠期肾盂肾炎的妇女。一般在连续用药3～5天以上。病理可见肝细胞内有大量的脂肪小滴，又称微泡性或小滴性脂肪肝，核不偏在，不伴有肝细胞坏死。但也有大滴状脂肪肝由氨甲蝶呤、硫唑嘌呤引起者。小滴状脂肪肝临床上可呈急性肝衰竭表现，突然出现剧烈呕吐、全身乏力、黄疸进展快，凝血酶原延长显著，可发生肾衰竭和DIC而死亡。由四环素引起的小滴状脂肪肝笔者曾遇见过4例。大滴状脂肪肝则临床症状轻，ALT和碱性磷酸酶（ALP）升高不严重（2～3倍），凝血酶原时间略延长，一般经过良好。

2）肝内胆汁淤积型：①毛细胆管型：单纯性淤胆，最常见的是由甲基睾酮及口服避孕药引起，其次为硫唑嘌呤。避孕药在服药后1～2个月，甲基睾酮是在用药后3～4个月发病。病理所见：主要为肝小叶中心区淤胆，一般无肝细胞损伤或炎症改变，毛细胆管内有胆栓；电镜下见毛细胆管腔扩大，微绒毛变短或消失、高尔基体肥大、毛细胆管周围有溶酶体增多。临床表现：起病较隐袭，常无前驱症状，无发热、皮疹或嗜酸细胞增多；血清胆红素和ALT升高，但ALP和胆固醇不增高，黄疸并不重，停药后很快消失。②肝（细胞）毛细胆管型：是淤胆伴炎症型。氯丙嗪、丙酸酯红霉素为常见致病药物，其次为磺胺类、呋喃类、红霉素。症状多在用药后1～4周内出现。病理所见：毛细胆管、肝细胞和星状细胞内均有胆汁淤积，以小叶中心部为主。又可见肝细胞呈气球样变性、灶状坏死。临床表现类似急性肝炎，可有先驱症状伴有发热，继之有皮肤瘙痒、皮疹和黄疸，但消化道症状轻。生化检查ALP＞正常值上限的2倍或ALT/ALP＜2。

（3）混合性：多数认为此型在临床上较多见。临床和病理兼有肝细胞损害和淤胆之表现。生化检查ALT和ALP均升高，ALT/ALP在2～5之间。

（朱雅琪　朱春兰　任　旭）

300. 慢性药物性肝损伤临床和病理如何分类？

慢性药物性肝损伤（DILI）：是指DILI发生6个月后，血清ALT、AST、ALP及TBil仍持续异常，或存在门静脉高压或慢性肝损伤的影像学和组织学证据。DILI发病后第二个月血清胆红素和碱性磷酸酶（ALP）仍持续升高，可作为慢性DILI的标志。慢性DILI包括：①慢性肝炎和肝硬化；②药物诱导的自身免疫性肝病；③慢性肝内胆汁淤积；④肝血管病变如紫癜性肝病（PH）和肝窦阻塞综合征/肝小静脉闭塞病（SOS/VOD）；⑤肝良性肿瘤和恶性肿瘤等。引起慢性DILI药物的颇多，能引起急性DILI的亦可引起慢性，但临床和病理改变更具多样性。由于慢性DILI起病多隐袭，诊断更难，须与病毒性、酒精性肝病，甚至须与肝肿瘤相鉴别。

（1）慢性肝炎和肝硬化：潜伏期较长6个月到2年，起病缓慢，长期服用双醋酚丁、甲基多巴、异烟肼、甲基硫氧嘧啶、磺胺类可导致慢性DILI。临床表现无特异性，似活动性乙型肝炎。呋喃妥因所致肝炎时出现类似自身免疫性肝炎（AIH）的组织学改变，异烟肼、氟烷所致时则出现类似慢性病毒性肝炎的改变，阿司匹林可致非特异性灶状坏死。任何一型DILI程度严重或长期持续发展最终均可演变肝硬化，如病理学上大结节或小结节性（氨甲蝶呤可引起）肝硬化、伴有脂肪变性的肝硬化、胆汁性肝硬化或淤血性肝硬化（由 SOS/VOD 所引起）。

（2）药物诱导的自身免疫性肝病（ALD）：自身免疫性肝炎（AIH）可由药物引起，治疗时应立即停用可疑药物。药物诱导的自身免疫性肝炎（D-AIH）与其他 AIH 临床表现相似，服药后发病隐匿，发生在用药 2 ～ 24 个月或更长，与剂量无关，80% ～ 90% 为女性。病理学改变与 AIH 一致，但常见到汇管区嗜酸细胞浸润。在 AIH 基础上发生的 DILI 或药物诱导的 AIH 和伴有自身免疫特征的 AIH 样 DILI（AL-DILI）常难以鉴别。

（3）慢性胆汁淤积性肝损伤：氯丙嗪、甲基睾酮、避孕药、磺胺、酮康唑等均可引起慢性肝内淤胆。临床表现：有持续黄疸、皮肤瘙痒、肝脾肿大。生化检查可见血清转氨酶、总胆红素、碱性磷酸酶（ALP）、胆固醇升高。ALP 超过正常上限 1.5 倍，且 GGT 超过正常上限 3 倍为肝内胆汁淤积的表现。有皮肤瘙痒的胆汁淤积患者血清溶血磷脂酸（LPA）升高。如能及时停药，绝大多数黄疸可逐日减轻。病理所见：毛细胆管胆栓、小胆管增生，但无破坏改变。

（4）肝血管病变：此型 DILI 相对少见，发病机制尚不清楚，肝血管损伤的靶细胞可为肝窦、肝小静脉和肝静脉主干及门静脉等的内皮细胞，临床类型包括巴德 - 基亚里综合征（Budd-Chiari syndrome，BCS）；特发性门静脉高压症（IPH）；结节性再生性增生（NRH）；紫癜性肝病（PH）；肝窦阻塞综合征 / 肝小静脉闭塞病（SOS/VOD）。致病药物包括含吡咯双烷生物碱（野百合碱）的草药、某些化疗药（长春新碱、阿糖胞苷、硫唑嘌呤等）、同化激素、避孕药、免疫抑制剂等。长期口服避孕药影响凝血机制，可引起典型的肝静脉阻塞，即 BCS。

（5）肝脏良、恶性肿瘤：长期服用避孕药或蛋白合成雄性激素可诱发肝腺瘤和肝细胞癌或胆管细胞癌、血管肉瘤。数百份肝腺瘤的报告几乎全是口服避孕药者，通常服用 3 年以上。此外，磺胺、保泰松、苯妥英钠可引起肝肉芽肿。

（朱雅琪　朱春兰　任　旭）

301. 药物性肝损伤的防治原则如何？

（1）药物性肝损伤（DILI）预防原则：尚无确切方法。①应尽量减少不必要的用药，特别是老年人和有过敏史者，应严格参照说明书用药。②遵循临床指南合理用药。③凡对某一种有药物有过敏史的患者，绝对避免再度给予相同或化学结构类似的药物。④对肝、肾病患者，新生儿和营养障碍者，药物的使用和剂量应慎重考虑。⑤用药期间定期进行肝脏生化学检测。⑥一旦出现肝功能异常或黄疸，立即中止药物治疗。

（2）治疗

1）停药：怀疑 DILI 诊断后立即停用有关药物和可疑药物是最为重要的治疗措施。约 95%DILI 患者可自行改善甚至痊愈；少数发展为慢性，极少数进展为急性 / 亚急性肝衰竭（ALF/SALF）。多数情况下血清 ALT 或 AST 升高 ≥3ULN 而无症状并非立即停药的指征，但出现 TBil 和 / 或国际标准化比值（INR）升高等肝脏明显受损的情况时，若继续用药则有诱发 ALF/S ALF 的危险。对固有型 DILI，在原发疾病必须治疗而无其他替代治疗手段时可酌情减少剂量。

2）药物治疗：①重型患者可选用 N- 乙酰半胱氨酸（NAC）。NAC 用于治疗药物及毒蕈引起的 ALF，越早应用越好。每天用量 50 ～ 150mg/kg，总疗程不低于 3d。静脉给药，首次为 150mg/kg 溶于 5% 葡萄糖液 200ml，在 15 分钟内注入，4 小时后重复给 50mg/kg，16 小时后再重复给药。不建议 NAC 用于儿童非乙酰氨基酚（APAP）所致药物性 ALF 的治疗，尤其小于 2 岁的患儿。②糖皮质激素对 DILD 的疗效尚缺乏随机对照研究，应严格掌握治疗适应证，宜用于超敏或自身免疫征象明显、且停用肝损伤药物后生化指标改善不明显甚或继续恶化的患者，并应充分权衡治疗收益和可能的不良反应。③对于急性 DILI（肝细胞型或混合型）适合用异甘草酸镁治疗。对非重度肝细胞损伤型和混合型

DILI，炎症较重者可试用双环醇和甘草酸制剂（甘草酸二铵肠溶胶囊或复方甘草酸苷等）；炎症较轻者可试用水飞蓟素（140mg，口服，每天3次）。④胆汁淤积型DILI（详见第299问、第393问）可选用熊去氧胆酸（UDCA）和S-腺苷蛋氨酸（SAMe）治疗。UDCA，代表药物熊去氧胆酸（优思弗）每天10～15mg/kg口服。SAMe的代表药物有丁二磺酸腺苷蛋氨酸（思美泰、喜美欣），500～1000mg/d，肌肉或静脉给药；2周后，SAMe片，1000～2000mg/d，口服维持治疗。⑤保肝抗炎药物：如还原型谷胱甘肽针剂（600mg，1～2次/天，静脉给药）；硫普罗宁（0.2g/d，静脉给药）；易善复（500mg/d静脉给等）不推荐2种以上保肝抗炎药物联合应用。

3）肝移植：对药物性ALF/SALF和失代偿性肝硬化等重症患者，可考虑肝移植治疗。

4）人工肝支持治疗：适合有肝衰竭倾向等患者，详见第423问。

（3）DILI的预后：药肝的预后与药肝的类型有关，据报道药肝的死亡率：肝细胞型大约为10%，而胆汁淤积型不超过1%；但由四环素大剂量静点引起的小滴状脂肪肝其死亡率颇高，笔者所遇4例全部死亡。超大剂量服用乙酰氨基酚（扑热息痛），可引起大块肝坏死，其死亡率甚高，已成为美国人用于自杀为目的的药物。盐崎等报告氟烷所引起的DILI 301例，死亡47例（15.6%）。

急性DILI患者大多预后良好。慢性DILI的预后总体上好于组织学类型相似的非药物性慢性肝损伤。胆汁淤积型DILI一般在停药3个月至3年恢复，少数患者病情迁延，最终可发展为严重的胆管消失及胆汁淤积性肝硬化，预后不良。

（<u>朱雅琪</u>　朱春兰　任　旭）

302. 自身免疫性肝炎如何诊断？何谓IAIHG诊断积分系统？

自身免疫性肝炎：指自身免疫反应介导的以淋巴细胞和浆细胞浸润为特征的慢性进行性肝炎。AIH的诊断缺乏单一、可靠的诊断手段，必须根据临床表现、生化、免疫学及病理学检查综合考虑，并需除外其他常见的肝脏疾病。对于原因不明肝功能异常患者均应考虑存在AIH的可能。

（1）诊断：①血清天冬氨酸转氨酶（AST）、丙氨酸转氨酶（ALT）水平明显升高，球蛋白、γ球蛋白或IgG≥1.5倍正常值上限。②除外遗传代谢性疾病、酒精性或中毒性肝病。有胆汁淤积表现时需除外原发性胆汁性胆管炎（PBC）、原发性硬化性胆管炎（PSC）、IgG4相关硬化性胆管炎。③自身抗体阳性，如抗核抗体（ANA）、抗平滑肌抗体（ASMA）、抗可溶性肝抗原/肝胰抗原抗体（SLA/LP）、抗F-肌动蛋白抗体，或抗肝肾微粒体（LKM）抗体效价≥1：80（成人）或≥1：40（儿童）。AIH根据自身抗体分型：1型ANA、抗SMA或抗-SLA阳性；2型LKM-1和/或抗肝细胞溶质抗原Ⅰ型（LC-1）阳性。④特征性肝组织学表现：包括界面性肝炎，大量淋巴细胞和浆细胞浸润门管区，肝细胞玫瑰花环样改变和淋巴细胞穿入现象等。无胆管破坏、肉芽肿、铜铁沉积或提示其他疾病的病变。

对难确诊的病例，可用IAIHG简化积分系统（有较高的敏感性和特异性），诊断仍有困难，可采用AIH综合诊断评分系统。

（2）AIH综合诊断积分系统（1999）：国际自身免疫性肝炎工作组（IAIHG）于1993制订了AIH诊断标准和诊断积分系统，并于1999年进行了更新，更新的积分系统根据患者是否已接受糖皮质激素治疗分为治疗前和治疗后评分。治疗前评分中临床特征占7分，实验室检查占14分，肝组织病理学占5分，表4-11中确诊需评分≥16分，10～5分为可能诊断，低于10分可排除AIH诊断。治疗后评分除上述项目外，还包括患者对治疗反应（完全或复发）的评分，确诊需评分≥18分，12～17分为可能诊断。该系统主要适用于具有复杂表现患者的诊断，多用于临床研究，难以在临床实践中全面推广。

（3）AIH简化诊断积分系统（2008）：由国际AIH学组（IAIHG）制定，此诊断积分系统分为自身抗体、血清IgG水平、肝组织学改变和排除病毒性肝炎等4个部分，每个组分最高计2分，共计8分。积分6分者为"可能"的AIH；积分≥7分者可确诊AIH（表4-12）。

表4-11　AIH综合诊断积分系统（1999）

参数/临床特征	计分	参数/临床特征	计分
女性	+2	药物史	
ALP（ULN倍数）与AST（或ALT）（ULN倍数）的比值		阳性	−4
		阴性	+1
＜1.5	+2	平均乙醇摄入量（g/d）	
1.5～3.0	0	＜25	+2
＞3.0	−2	＞60	−2
血清γ-球蛋白或IgG与正常值的比值		肝脏组织学检查	
＞2.0	+3	界面性肝炎	+3
1.5～2.0	+2	主要为淋巴－浆细胞浸润	+1
1.0～1.5	+1	肝细胞呈玫瑰花环样改变	+1
＜1.0	0	无上述表现	−5
ANA，SMA或LKM-1效价		胆管改变	−3
＞1∶80	+3	其他改变	−3
1∶80	+2	其他免疫性疾病	+2
1∶40	+1	其他可用的参数	
＜1∶40	0	其他特异性自身抗体（SLA/LP、LC-1、ASGPR、pANCA）阳性	+2
AMA阳性	−4	HLA-DR3或DR4	+1
肝炎病毒标志物		对治疗的反应	
阳性	−3	完全	+2
阴性	+3	复发	+3

注：HLA，人类白细胞抗原；AMA，抗线粒体抗体；ASGPR，去唾液酸糖蛋白受体抗体；PANCA，非典型核周型抗中性粒细胞胞质抗体。

表4-12　AIH简化诊断标准（IAIHG，2008）

变　量	标　准	分　值	备　注
ANA或ASMA	≥1∶40	1分	相当于我国常用的ANA1∶100的最低效价
ANA或ASMA	≥1∶80	2分	
LKM-1	≥1∶40	2分	多项同时出现时最多2分
SLA/LP阳性	阳性	2分	
IgG	＞ULN	1分	
	＞1.10×ULN	2分	
肝组织学	符合AIH	1分	界面性肝炎、汇管区和小叶内淋巴－浆细胞浸润、肝细胞玫瑰样花环以及穿入现象被认为是特征性肝组织学改变，4项中具备3项为典型表现
	典型AIH表现	2分	

续 表

变 量	标 准	分 值	备 注
排除病毒性肝炎	是	2分	
		＝6分：AIH可能	
		≥7分：确诊AIH	

注：AIH简化诊断标准引自2015自身免疫性肝炎诊断和治疗共识。

诊断时需注意在慢性乙型或丙型肝炎病毒感染中，20%～40%的患者有多种自身抗体持续阳性，但大多数情况下效价相对较低，这两种情况的鉴别相当重要。因为干扰素治疗可能使AIH恶化，而在慢性病毒性肝炎患者使用糖皮质激素可能增加病毒复制。

（杨幼林　芦　曦　任　旭）

303. 自身免疫性肝炎与药物性肝损伤如何鉴别诊断？

（1）自身免疫性肝炎（AIH）：是由自身免疫反应介导的以淋巴细胞和浆细胞浸润为特征的慢性进行性肝炎，具有高丙种球蛋白血症、血清自身抗体阳性和对免疫抑制剂治疗应答的特点。微生物（主要是病毒）感染和药物是引起AIH的诱发因素。某些药物如酚丁、甲基多巴、呋喃妥因、双氯芬酸、干扰素、他汀类药物、氯美辛（吲哚美辛的衍生物）和某些中草药成分能损伤肝细胞，触发引起AIH的免疫过程。药物诱导的自身免疫性肝炎（drug-induced autoimmune hepatitis，DIAIH）发病率低，属于AIH。但具有药物性肝损伤（drug-induced liver injury，DILI）及AIH的重叠组织损伤特点，需要与DILI鉴别。

（2）DILI是由药物和/或其代谢产物诱导的肝损伤，有时也可出现自身抗体阳性。AIH和DILI的关系可分为AIH合并DILI；药物诱导的AIH；免疫介导的DILI（自身免疫性肝炎样DILI）。免疫介导的DILI是指药物诱导的具有AIH血清学和组织学特征的肝损伤，停用肝损伤药物后疾病缓解。此外，免疫介导的DILI常表现为肝细胞型，AST和ALT，可超过5～20倍正常值上限（ULN），免疫球蛋白也可升高，而胆汁淤积指标如碱性磷酸酶等无明显升高。这种免疫介导的DILI较常见，属于DILI的范畴。此类患者常有类似AIH的表现，包括IgG升高、自身抗体阳性和肝组织学界面炎等，容易与AIH混淆，但这些患者不具有AIH遗传易感性特征。

（3）自身抗体：抗核抗体（ANA）是一种广泛存在的自身抗体，见于Ⅰ型AIH，而平滑肌抗体（SMA）主要靶抗原为F肌动蛋白，它与ANA同属Ⅰ型AIH。抗肝肾微粒体抗体1（抗-LKM1）是Ⅱ型AIH的标志性抗体。DILI中最常见的抗体是ANA和SMA，与服用二甲胺四环素（米诺环素）相关，易造成与Ⅰ型AIH的混淆。美国国立卫生研究院（NIH）一项研究88例DILI中，女性占91%，74%为肝细胞损伤型。血清IgG、ANA和抗SMA水平升高比例分别为39%、72%和60%。二甲胺四环素所致肝损伤通常出现在用药后的2年内，伴有ANA及IgG的升高。替尼酸是一种利尿剂，用于治疗高血压，有潜在肝毒性。其他引起自身抗体阳性的药物有双肼苯哒嗪、三氟溴氯乙烷、肿瘤坏死因子α和干扰素β等。

（4）诊断：AIH有血清自身抗体阳性，又根据自身抗体分出2个亚型。然而，DILI也可出现自身抗体阳性。不仅如此，正常人也可检测出某些自身抗体。因此不能将自身抗体阳性作为诊断AIH的主要依据，即容易将自身免疫性肝炎样DILI误诊为AIH。AIH诊断缺乏单一、可靠的诊断手段，主要依靠临床表现，生化、免疫学及病理学上特征性表现综合判定。必要时采用AIH诊断积分系统，包括简化积分标准或AIH综合诊断评分系统，通常可与DILI鉴别（见第302问）。DILI临床诊断目前仍为排他性诊断，进行综合分析，并使用改良 Danan 方案（RUCAM 因果关系评估法），必要时行肝活检。

（芦　曦　任　旭）

304. 原发性胆汁性胆管炎发病机制是什么？病理有哪些改变？

原发性胆汁性胆管炎（primary biliary cholangtitis，PBC）指以肝内小胆管进行性、非化脓性炎症为特征的慢性胆汁淤积性疾病。病理特征为慢性、非化脓性、破坏性胆管炎（chronic non-suppurative destructive cholangitis，CNDC），可进展至肝纤维化及肝硬化，曾称原发性胆汁性肝硬化（primary biliary cirrhosis，PBC）。好发于女性，男性仅占 10%，中位发病年龄 50 岁，尚无儿童发病的报道。

（1）发病机制：PBC 是一种慢性肝内胆汁淤积性疾病，其发病机制尚不完全清楚，可能与遗传因素（有家族聚集性、同卵双胎的发病一致性高）及环境因素（具有单胞菌特征的细菌感染可能是诱导 PBC 发病的重要环节）相互作用所导致的异常自身免疫反应有关。所以关于发生机制有细菌/病毒感染假说，尚有霉菌毒素假说和激素假说。PBC 血清抗线粒体抗体（antimitochondrial antibodies，AMA）、阳性率高于 95%，特别是抗 -M_2（anti-M_2）即 AMA-M_2 亚型阳性对本病诊断具有很高的敏感性和特异性（阳性率为 90%～95%）。自身免疫反应表现为 AMA 可识别胆管上皮细胞线粒体抗原 PDG-E2，并启动凋亡程序。尽管有核细胞均有线粒体自身抗原，但在其他上皮细胞的线粒体上未发现可与 AMA 特异结合的 PDC-E2，所以 PBC 患者的 AMA 仅特异性的攻击肝内胆管细胞的线粒体。PBC 患者肝组织中具有免疫抑制功能的调节性 T 细胞（Treg 细胞）的比例相对较低，提示 Treg 细胞数量或功能缺陷是导致失去免疫耐受的重要机制之一。与自身免疫反应有关的其他依据为观察到：①循环免疫复合物、高 γ 球蛋白血症、自身抗体阳性、补体 C3 增加等；②胆小管的肉芽肿病变与免疫复合物有关，可测出补体存在；③常与其他自身免疫性疾病同时或先后存在。

（2）病理改变分为 4 期

1）Ⅰ 期（胆管炎期）：汇管区淋巴细胞及浆细胞浸润，或有淋巴滤泡形成。直径 100μm 以下的间隔胆管和叶间胆管破坏。胆管周围淋巴细胞浸润且形成肉芽肿（旺炽性胆管病变），是 PBC 的特征性病变。可见于各期，但以 Ⅰ 期、Ⅱ 期多见。

2）Ⅱ 期（汇管区周围炎期）：小叶间胆管数目减少，部分完全被淋巴细胞及肉芽肿所取代，并常侵入邻近肝实质，形成局灶性界面炎。小胆管数目减少，伴随汇管区周围小胆管反应性增生，其周围水肿、中性粒细胞浸润伴间质细胞增生，常深入邻近肝实质破坏肝细胞，形成小胆管性界面炎，使汇管区不断扩大。

3）Ⅲ 期（进行性纤维化期）：汇管区周围瘢痕和纤维化占优势。形成纤维间隔并不断增宽，慢性淤胆加重，汇管区及间隔周围肝细胞呈现明显的淤胆改变。胆管数量减少，炎症和胆管增生不明显。

4）Ⅳ 期（肝硬化期）：形态学最终阶段，残余胆管继续被破坏，最终将消失。组织学肝实质被纤维间隔分隔成拼图样结节，结节周围肝细胞胆汁淤积，毛细胆管胆栓，无活动性炎症。

（曲　波　王曾铎　任　旭）

305. 原发性胆汁性胆管炎有哪些临床特点？如何诊断与治疗？

（1）临床特点：乏力和皮肤瘙痒是最常见的临床症状，多见于中老年女性。1/3 的患者无明显临床症状或仅有乏力、皮肤瘙痒；大多数无症状者在 5 年内出现症状。本病 40%～80% 有乏力，20%～70% 有瘙痒，可表现为局部或全身瘙痒，通常晚间卧床后较重。瘙痒和皮肤色素沉着可长期存在。早期无黄疸，黄疸多见于瘙痒数月至两年出现，黄疸进行性加重提示病情进展。后期出现黄疸和皮肤黄色瘤。最终出现肝硬化和门静脉高压的相关并发症。如腹水、食管－胃静脉曲张破裂出血及肝性脑病等。可出现胆汁淤积的并发症，主要包括骨质疏松、脂溶性维生素缺乏、高脂血症、脂肪泻等。

可合并其他自身免疫性疾病，如干燥综合征、类风湿关节炎、硬皮病、自身免疫性甲状腺疾病、自身免疫性血小板减少症等。影像学方面瞬时弹性测定检查可作为一种评估原发性胆汁性胆管炎（PBC）肝纤维化程度的无创性检查手段。

（2）抗体的意义：①AMA是诊断PBC的特异性指标，但需注意的是：除PBC外，极少数情况AMA阳性也可见于其他疾病，如AIH或其他病因所致急性肾衰竭（通常一过性阳性）。还可见于慢性丙型肝炎、系统性硬化病、特发性血小板减少性紫癜、肺结核、麻风、淋巴瘤等疾病。②PBC患者约50%抗核抗体（ANA）阳性，认为亦是诊断PBC的重要标志。对PBC较特异的抗核抗体包括：抗核骨架蛋白100（抗Sp100）、抗核糖核蛋白210（抗Gp210）、抗P62、抗核板素B受体。③血清IgM可升高2～5倍，但其升高可见于多种疾病，如自身免疫性疾病、感染性疾病等，缺乏特异性。

（3）诊断：以下5项作为原发性胆汁性胆管炎（PBC）的诊断标准：①中年女性，有乏力、皮肤瘙痒、黄疸或骨质疏松表现，或伴有自身免疫性疾病者应高度疑诊本病。②碱性磷酸酶（ALP）水平高于正常上限值2倍或γ谷氨酰转肽酶（GGT）高于正常上限值5倍。③血清AMA是诊断PBC最有价值的实验室检查，其中AMA-M2亚型最具特异性。血清免疫球蛋白升高以IgM为主。④影像学检查如超声、MRCP除外肝外胆道梗阻。超声提示胆管系统正常且AMA阳性的患者，可诊断PBC。⑤肝活组织病理学检查：AMA阴性者需病理学诊断。PBC显示非化脓性胆管炎及小叶间胆管破坏。

建议病因不明的ALP和/或GGT升高，常规检测血清抗线粒体抗体（AMA）或AMA-M2。符合以下3项中2项可诊断PBC：①反应胆汁淤积的肝酶学（胆道酶）升高。②血清AMA/AMA-M2阳性。③血清AMA/AMA-M2阴性，但肝活检病理符合PBC。

（4）治疗

1）熊去氧胆酸（UDCA）：是目前治疗PBC唯一有效的药物，美国肝病研究学会和欧洲肝病学会的指南均建议长期服用UDCA，能改善血清ALP、GGT、胆红素等肝功指标、延缓早期患者的组织学进展。UDCA可降低病死率或肝移植的需求，但不推荐在妊娠前及妊娠早期使用。其主要作用机制为促进胆汁分泌、抑制疏水性胆汁酸的细胞毒作用及其所诱导的细胞凋亡，因而保护胆管细胞和肝细胞受损伤，改善胆汁淤积。推荐剂量为每天13～15mg/kg，分次或1次顿服。UDCA生化应答好者的生存率可提高。对UDCA生化应答欠佳者，目前尚无统一一治疗方案。对UDCA应答欠佳者，应用甲氨蝶呤、吗替麦考酚酯、他汀类、水飞蓟素等药物治疗，有多项研究，但其疗效均尚未经大样本随机对照临床研究证实。大剂量UDCA，如每天≥20mg/kg也并未显示出更好的疗效。2009年欧洲肝病学会指南建议UDCA联合布地奈德治疗。联合贝特类药物、OCA可能有效。

2）贝特类降脂药、6-乙基鹅去氧胆酸及奥贝胆酸（obeticholica-cid，OCA）在临床研究中显示一定疗效，但其长期疗效仍需进一步验证。

3）免疫抑制剂：如肾上腺皮质激素（泼尼松、泼尼松龙）、硫唑嘌呤、甲氨蝶呤、环孢素A等，研究结果显示，疗效不确定且有不良反应。

4）为了防止骨质疏松，每日补充钙500～600mg，维生素D400～800IU。对于骨质疏松者，补充维生素D800～1200IU。阿伦磷酸钠70mg每周1次或依班膦酸钠150mg每月1次。降钙素对PBC所致骨质疏松疗效尚不确定。脂溶性维生素应根据病情及实验室指标给予适当的补充。皮肤瘙痒处理见第393问。

5）肝移植：是治疗终末期PBC唯一有效的方式。PBC患者肝移植的适应证：顽固性腹水、反复食管-胃静脉曲张出血、肝性脑病、肝细胞癌，或难以控制的乏力、瘙痒或其他症状造成生活质量严重下降等，或若不施行肝移植预期存活时间少于1年。欧洲肝病学会建议总胆红素水平达到103mmol/L，Mayo评分达到7.8，MELD评分＞12分时应进行肝移植评估。报道肝移植5年存活率约80%，复发率约8%。

（曲　波　王曾铎　任　旭）

306. 熊去氧胆酸治疗原发性胆汁性胆管炎的疗效和机制如何?

（1）作用：实践证明熊去氧胆酸（UDCA）是治疗原发性胆汁性胆管炎（primary biliary cholangitis, PBC）的主要有效药物。有肝脏酶学异常的PBC患者，无论其组织学分期如何，均推荐长期口服UDCA每天13～15 mg/kg。服用数周至数月后，能延缓肝组织学的病理进展，改善肝功生化检测指标。首先是碱性磷酸酶（AKP）和γ谷氨酰转肽酶（GGT）下降，然后是转氨酶下降，最后是胆红素下降。但不能去除病因，不能使抗线粒体抗体（AMA）转阴。以前对UDCA否能延长生存期尚有争论，现已明确UDCA的应用可显著改变PBC的自然病史。对UDCA生物化学应答较好患者的生存期，与年龄、性别相匹配的健康人群相似，而应答欠佳者的远期生存率则低于健康对照人群。

（2）作用机制：UDCA是正常胆汁无毒性作用的组织成分，口服UDCA可使人体胆汁的构成发生改变，其治疗机制：①促进胆汁分泌，有利胆作用：通过增加肝细胞的钙内流、激活蛋白激酶C等，促进胆酸盐的分泌；增加胆酸盐的分泌，增加耐药相关蛋白2的表达，促进胆红素的分泌；增加毛细胆管及小胆管细胞膜上阴离子交换蛋白2的表达而促进碳酸氢盐的分泌。②抗肝细胞和胆管上皮细胞的凋亡：抑制疏水性胆酸，阻断细胞色素C的释放；抑制Fas又称CD95配体的移动及和Fas受体死亡功能区的结合，从而阻断半胱氨酸蛋白酶（caspases）的激活，阻断细胞发生凋亡。Fas是一种跨膜蛋白，属于肿瘤坏死因子受体超家族成员，它与FasL（CD95L）结合可以启动凋亡信号的转导引起细胞凋亡。③免疫调节作用：可恢复巨噬细胞和淋巴细胞的功能等。

（3）化学应答指标：主张尽早应用UDCA，需长期应用。早期患者（病理分期为Ⅰ～Ⅱ期）UDCA治疗1年后，生物化学应答应指标为ALP及AST≤1.5×正常上限值（ULN），总胆红素正常；病理分期Ⅲ～Ⅳ期者，UDCA治疗1年后，生物化学应答ALP≤3×ULN，AST≤2×ULN，胆红素≤1 mg/dl。对UDCA应答不完全的患者尚无统一治疗方案。本药几乎无不良反应，部分病人开始可能有轻腹泻，继续服用可消失。如用药无效或疗效不明显，除应答不完全外，也要考虑诊断是否有问题，或考虑与布地奈德联合治疗。

（王曾铎　任　旭）

307. 自身免疫性肝炎、原发性胆汁性胆管炎和IgG4相关硬化性胆管炎在肝活检病理学上各有何特征?

（1）自身免疫性肝炎（AIH）是自身免疫反应介导的以淋巴细胞和浆细胞浸润为特征的慢性进行性肝炎。血清转氨酶水平升高、高γ球蛋白血症、自身抗体阳性。AIH的发病机制尚未完全阐明。约25%的AIH患者表现为急性发作，甚至可进展至急性肝衰竭。部分患者AIH病情可呈波动性或间歇性发作。可进展至肝纤维化及肝硬化。AIH属于门脉性或小叶性炎症，特征性肝活检肝组织学表现包括界面炎、淋巴-浆细胞浸润、肝细胞玫瑰花环样改变、淋巴细胞穿入现象和小叶中央坏死，且无胆管破坏、肉芽肿的炎性病变。界面性肝炎为门管区炎症导致与门管区或纤维间隔相邻的肝细胞坏死，严重时可形成桥接坏死。界面性肝炎是AIH的组织学特征之一，中重度界面性肝炎支持AIH的诊断，但特异性并不高。浆细胞浸润是AIH另一特征性组织学改变，主要见于门管区和界面处，有时也可出现在小叶内。但浆细胞缺如并不能排除AIH的诊断。AIH中的浆细胞主要呈胞质IgG阳性。淋巴细胞进入肝细胞胞质的穿入现象，AIH者（65%）显著高于其他慢性肝病。

（2）原发性胆汁性胆管炎（PBC）是一种由自身免疫引起的、原因未明的成人慢性进行性胆汁淤积性肝脏疾病。又称原发性胆汁性肝硬化（PBC），其基本病理改变为肝内<100μm的小胆管进行性、非化脓性、破坏性炎症，导致小胆管进行性减少，进而发生肝内胆汁淤积、肝纤维化，最终可发展至肝硬化。Ludwig等将PBC分为4期（见第304问）。

（3）目前对IgG4相关硬化性胆管炎（IgG4-SC）尚无明确定义。大多数IgG4-SC患者伴血清IgG4水平升高，血清IgG4≥135mg/dl是IgG4-SC的诊断标准之一。报道IgG4≥135mg/dl的敏感性分别为77%、81%和68%。约有20%的患者无血清IgG4水平升高。根据本病的临床表现可将其描述为"一种激素治疗有效的胆管狭窄"，主要累及较大的胆管，约30%可累及小的分支胆管。IgG4-SC主要病理特征为胆管周围大量淋巴细胞及浆细胞浸润，席纹状纤维化（胶原纤维呈不规则席纹样排列）形成和闭塞性静脉炎，胆管壁IgG4阳性浆细胞浸润。多数认为活检标本免疫组化显示IgG4阳性浆细胞＞10个/高倍视野即可确定诊断，亦有国外专家共识认为尚需IgG4阳性浆细胞与总的IgG阳性浆细胞的比值＞40%。

（朱春兰　任　旭）

308. 何谓肝性胃肠功能不全？其临床表现和病理生理基础是什么？如何治疗？

（1）肝性胃肠功能不全（hepatic gastrointestinal insufficiency，HGⅡ）：是指因肝脏功能不全所引起的消化道运动、吸收、分泌、屏障、血液循环等方面的功能障碍而言。近年来，肝病学家将具有上述表现者统称为HGⅡ。严重者称为肝性胃肠衰竭（HGIF）。

（2）临床表现：①食欲不振、厌油、恶心、呕吐等。②腹胀、腹痛、腹泻、呃逆等。③腹部顶部叩诊鼓音，早期肠音活跃，持续，可有短暂肠鸣。④严重者有胃瘫、肠麻痹又称中毒性鼓肠。

（3）病理生理基础：以上临床表现的病理生理基础，早期是功能性，是支配胃肠运动的神经系统抑制所致。包括作用于中枢神经系统的各种抑制性神经递质、假介质和不能进入中枢神经系统的介质、胃肠激素、炎症介质、直接作用于肠道内源性神经系统（ENS）所致。晚期则是多方面因素所致：①肠道细菌的移位。②内毒素血症。③炎症介质作用。④胃肠激素异常。⑤自主神经系统及ENS异常等。肝性胃肠道功能不全的诸多症状可能与肠道菌群失调，小肠细菌过度生长，其代谢产物刺激肠壁和ENS变性等有关，导致移行性复合运动（MMC）消失，排出气体减少。

（4）治疗：①肝性胃肠功能不全重者应禁食，进行胃肠外支持疗法。②应用全胃肠动力药物，比如西沙必利、莫沙必利、邦消安等。③应用乳果糖或抗生素清除肠道内，特别是小肠细菌的过度生长。④保护和增强胃肠黏膜屏障作用，可口服麦滋林-S、谷氨酰胺等。⑤调整肠道菌群失调，服用乳酸菌素、双歧杆菌、整肠生等。⑥治疗原发性肝病。

（朱　权　杨幼林　芦　曦）

309. 胶原是如何分类的？

（1）胶原：是动物体内含量最丰富的蛋白质，约占人体蛋白质总量的30%以上。它遍布于体内各种器官和组织，是细胞外基质（extracellular matrix，ECM）中最重要的成分。ECM是组成间质和上皮血管中基质的不溶性结构成分，主要有胶原蛋白、弹性蛋白、蛋白多糖和糖蛋白等。研究表明，ECM可影响细胞分化、增殖、黏附、形态发生和表型表达等生物学过程。

（2）肝脏的胶原含量：目前已发现至少有19种基因序列、化学结构及免疫学特性均不同的胶原，Ⅰ、Ⅱ、Ⅲ、Ⅴ及Ⅺ型胶原为有横纹的纤维性胶原。在肝脏总含量较高的胶原包括Ⅰ、Ⅲ、Ⅳ、Ⅴ、Ⅵ、Ⅹ和Ⅷ型，其中Ⅰ型为33%，Ⅲ型33%，Ⅳ型1%，Ⅴ型1%～10%，Ⅵ型0.1%～1%。正常人肝脏的胶原含量约为5.5mg/g肝湿重，Ⅰ型和Ⅲ型胶原的比为1:1。

（3）胶原的分类

1）根据胶原的形态和结构特点及分布分为两大类：①纤维性胶原：包括Ⅰ、Ⅲ、Ⅴ、Ⅵ型。Ⅴ型胶原去除C端肽后分布于血窦周围和门脉区，作为核心使Ⅰ、Ⅲ型胶原形成粗大的纤维。Ⅵ型胶原呈串珠样结构分布于Ⅰ、Ⅲ和Ⅴ型胶原形成的纤维束之间起黏附作用。②基膜性胶原：即Ⅳ型胶原，它的端肽不被去除而是借此相连形成三维网格状结构，主要分布于肝血窦内皮下，为肝细胞和内皮细胞功能基膜的主要成分。胶原的合成步骤包括基因转录、翻译、翻译后修饰（羟基化和糖基化）形成α肽链，三条α链形成三螺旋即胶原的基本单位－前胶原（Precollagen），经微管排泌到细胞外切去N端和C端肽后相互交联形成胶原纤维或网格状结构。

2）根据胶原的结构和功能分为7类：①纤维性胶原（fibril forming collagen）：最经典的胶原，为结缔组织中含量最丰富的胶原，包括Ⅰ、Ⅲ、Ⅴ和ⅩⅠ型胶原。②网状胶原（network forming collagen）：如Ⅳ、Ⅷ和Ⅹ型胶原，主要分布于基膜中。肝脏中Ⅳ型胶原主要分布于血管和胆管的基底层，也分布于汇管区的成纤维细胞周围及正常肝血窦的Disse腔中。③微丝状胶原（microfilament forming collagen）：仅包括ⅥM型胶原。通常分布在Ⅰ型和Ⅲ型胶原纤维之间，可能有将血管结构锚定到间质中的作用。另外，可能对多种上皮细胞、间质细胞包括肝脏星状细胞有促进生长作用，并可抑制细胞凋亡。④锚丝状胶原（collagen of aachoring filament）：Ⅶ型胶原。⑤三螺旋区不连续的纤维相关性胶原（fibril associated collagens with interrupted triplehelices；FACIT）：包括Ⅸ、Ⅻ、ⅩⅣ、ⅩⅥ及ⅩⅨ型胶原。确切功能及分布情况尚不清楚。⑥跨膜性胶原（transmembrane collagen）如ⅩⅦ型胶原：肝脏中未发现。⑦尚未分类的胶原：包括ⅩⅢ、ⅩⅤ和ⅩⅧ型胶原。肝脏中未发现ⅩⅢ型胶原。

（朱雅琪　任　旭）

310. 如何理解胶原与肝纤维化之关系？

（1）胶原的合成：首先在肝内不同细胞因各种致病因子如肝炎病毒、乙醇、血吸虫等直接或间接通过细胞因子刺激细胞基因转录，而使mRNA增加，继而在核糖体上转译为不同的前胶原肽，这三股螺旋状的α肽链，经过羟化、糖化两步骤，交联在一起形成前胶原，通过高尔基体及微管排出于细胞外。Ⅲ型前胶原的两端非螺旋球形部分被肽酶切断，中间部分即为Ⅲ型胶原肽（PⅢP），进入血中的PⅢP可供诊断用。胶原分子交联成微纤维后，一部分与FN、LN和蛋白多糖结合附着于肝细胞内，一部分被胶原酶所降解。

（2）Ⅰ、Ⅲ、Ⅳ型胶原与纤维化形成：肝纤维化和肝硬化时，肝脏胶原含量Ⅰ型和Ⅲ型的比值（Ⅰ型/Ⅲ型）可增加到3:1左右。Ⅰ型与Ⅲ型相比其胶原较粗，肝硬化门脉区纤维化伊始，见肝小叶内纤维化以Ⅲ型增加为主，以后才以Ⅰ型为主。Ⅲ型是网络状结构的胶原，在肝窦内皮下沉积，提供了一种功能性的基膜；Ⅳ型与Ⅰ型在Disse腔沉积致内皮细胞间的"窗"的数量和大小减少以至完全消失，使血窦似乎有了一层基膜，导致血窦的毛细血管化，这是引起门脉高压的病理基础之一。肝硬化时以Ⅳ型胶原增加为主。Matsuoka认为Kupffer细胞产生转移生长因子（TGFα1），此因子对贮脂细胞的功能有促进作用，是启动纤维化的重要因素后者对成肌纤维细胞有激活作用。

（3）纤粘连蛋白（fibronectin，FN）和层粘连蛋白（laminin，LN）与肝纤维化：①FN：可将细胞连接到细胞外基质上。分血浆FN（可溶性，是由肝细胞所产生，其功能主要为黏附蛋白）和细胞性FN（不溶性，主要由间质细胞所产生，如贮脂细胞、巨噬细胞、成纤维细胞及血管内皮细胞）。细胞性FN在肝病、肝纤维化早期在肝内首先增多，作为以后Ⅰ型胶原沉积的支架。②LN：是ECM的另一重要成分，是一种大型的糖蛋白，主要由肝细胞和内皮细胞所产生。LN与Ⅳ胶原一起构成基膜，分布在汇管区及中央静脉的血管、胆管基膜上。基膜中除LN和Ⅳ型胶原外，还有多种其他蛋白。蛋白多糖主要由贮脂细胞产生，与胶原一起分布于细胞外间质和基膜上。FN、LN和蛋白多糖都属于ECM，对胶原形成纤维性变是很重要的。

总之肝纤维化形成主要由于炎症，肝内有过量胶原形成与沉着，其结果导致：①新的胶原合成增加；②加强纤维凝聚及ECM改变；③胶原降解减少。

（朱雅琪　张沛怡　任　旭）

311. 肝纤维化的概念是什么？发病机制如何？

（1）肝纤维化（liver fibrosis）：指胶原等细胞外基质（ECM）在肝脏过度沉积的病理状态。它不是一种独立的疾病，而是肝脏对各种病因所致慢性肝损伤的修复反应，多呈慢性经过。各种慢性肝病导致肝纤维化，其中部分患者可发展为肝硬化，而肝硬化发展过程肝纤维化又是必经之路。肝纤维化也是影响慢性肝病预后的重要环节，其组织学上是可逆的。

肝纤维化在临床上最常见的又具有代表性的是慢性肝炎，依肝炎程度不同常伴发的纤维增生亦异。而肝硬化则是由于肝细胞坏死、再生，如此反复发生后引起过多的纤维增生的结果。慢性肝炎与肝纤维化确切的分界线是很难划分的。欧美的概念从慢性活动性肝炎直至肝硬化均有肝纤维化的进行性改变，对酒精性肝损伤从急性到慢性直至肝硬化均可有肝纤维化的改变。与肝纤维化最有关系的特发性门静脉高压（IPH），是原发性窦前性门静脉高压属门静脉支的狭窄性病变，也有纤维性病变。然而纤维化在先，不是继发于炎症，严格讲IPH与肝炎后肝纤维化从组织学分类上是有别的，不应划入一般的肝纤维化内。

（2）病因：肝纤维化的病因颇多，如病毒等感染、酒精、药物和毒物、自身免疫性疾病、代谢性疾病、遗传性疾病、肝淤血性疾病及胆道梗阻等，在西方国家酒精和丙型肝炎病毒感染是主要原因，占50%～90%。我国以乙型肝炎病毒感染为主，但酒精性和非酒精性脂肪性肝炎所致肝硬化有逐年增高的趋势。

（3）发生机制：肝脏发生纤维化的是在各种致病因子持续作用下，发生机制如下。

1）肝细胞受损伤后，损伤区域被细胞外基质或纤维瘢痕组织包裹，如这一损伤修复过程持续反复发生，则纤维瘢痕组织越来越多，逐渐形成肝纤维化。

2）纤维结缔组织由肝内多种来源的肌成纤维样细胞分泌，窦周的肝脏星状细胞（HSC）是分泌纤维结缔组织的最主要细胞。HSC的活化过程分起始期（炎症前期）和持续期（炎症期），是肝纤维化发生、发展的核心环节。认为HSC被激活机制为肝损伤早期，在致病因子作用下，邻近的肝细胞、肝窦内皮细胞、库普弗细胞、血小板等通过旁分泌作用分泌多种细胞因子，如转化生长因子β（TGF-β）、肿瘤坏死因子α（TNF-α）、胰岛素生长因子等激活HSC。转化生长因子和血小板衍生生长因子在HSC的活化、增殖和趋化过程中起关键作用。此后，HSC进入持续期。HSC活化后，通过自分泌作用促进自身合成ECM；增殖转变为成肌纤维细胞，分泌Ⅰ型、Ⅲ型胶原，进而沉积，封闭了内皮细胞间的"窗"，导致基膜的形成，使肝窦毛细血管化；而降解间质的酶基因表达低下，致胶原大量沉积。

3）胶原沉积不能降解：肝细胞受损时，ECM（主要是Ⅰ、Ⅲ、Ⅴ、Ⅺ型胶原）含量明显增加，且在基膜和内膜下沉积。同时受组织基质金属蛋白酶抑制剂的负调控抑制基质降解。增多的细胞外基质不能降解是肝纤维化、肝硬化形成和发展的主要因素。肝纤维化早期以Ⅰ、Ⅲ、Ⅳ型胶原增加为主，晚期则以Ⅰ型为主。

（朱雅琪　任　旭）

312. 不同病因的肝纤维化组织学有何变化？又有何意义？

肝纤维化早期细胞外基质（ECM）主要沉积于门管区及窦周间隙，导致窦周毛细血管化；晚期ECM逐渐向肝实质细胞延伸，增生的纤维组织尚未形成纤维间隔、重建肝小叶结构时，病变处于肝纤维化阶段，去除促进纤维化的因素病变可逆转。肝纤维化因病因不同其组织学所见亦异：

（1）酒精性肝纤维化：病变主要见于肝腺泡的第Ⅲ区或第Ⅱ区，在肝细胞周边部可见细的纤维性变。随病变的进展从小叶中心呈放射状进展，在小叶中央静脉周围形成纤维化和透明性变，最终将小叶分割形成纤维间隔及结节，导致窦后性门脉高压。

（2）肝炎后纤维化：主要发生于肝腺胞的第Ⅰ区和门静脉汇管区，不断纤维化增生，构成汇管区与汇管区间（P-P间）和中央静脉与汇管区间（C-P间）形成纤维性隔板，引起小叶改建和假小叶形成而导致肝硬化。血吸虫病引起的肝纤维化：主要限于门脉区域内，较大的汇管区引起肉芽肿，进展较慢，最终形成窦前性门脉高压。

（3）慢性淤血性肝病（包括肝小静脉阻塞性病变、Budd-Chiari综合征）纤维化：首先发生于肝腺胞第Ⅲ区域，中央静脉纤维化，开始为轻度纤维化，长时间后互相连结形成纤维化隔。

（4）慢性胆汁淤积引起的纤维化：见于原发性胆汁性胆管炎（PBC）和原发性硬化性胆管炎（PSC），较炎症性引起者纤维化程度轻，很长时间内只限于门脉汇管区内，以后纤维组织连结，小叶结构再建才形成结节。

（5）先天性肝纤维化：发生于肝腺胞Ⅰ区范围较广的纤维性变。肝豆状核变性与血色病与坏死后肝硬化相同，在门脉汇管区有广泛的纤维化。

肝纤维化和肝硬化由各种病因所致的慢性肝损伤导致肝实质细胞及所占空间的减少，特别是由HSC产生的ECM增多、胶原含量增高，尤其是Ⅰ型与Ⅲ型胶原比例的增大，并沉积于Disse腔导致血窦毛细血管化，影响肝细胞与血窦之间氧与营养物质的交换，增加门静脉系统阻力，导致门静脉高压的形成。

（朱雅琪　任　旭）

313. 各种肝纤维化血清学标志物的临床意义如何？

肝纤维化是慢性肝病伴发的一种病理改变，其病理学特征为汇管区大量纤维组织增生，但无小叶再建和再生结节形成。然而，大多数肝纤维化最终结局是发展成为肝硬化。肝纤维化其发生机制十分复杂。肝活检是诊断肝纤维化的金标准，但因属创伤性，应严格掌握适应证和禁忌证。

（1）肝纤维化血清标志物：肝纤维化是纤维形成和降解平衡失调的综合结果，其发生机制主要涉及细胞外基质成分的异常沉积，并反应在外周血液中。临床上将血清中这些成分或其降解产物以及参加代谢的酶称为纤维化标志物，因此，可检测到其血清标志物。人们期望血清标志物检测能解决肝功能化验与肝活检难以解决的问题，为药物疗效判断提供客观指标，从而为阻止或减慢纤维化过程及逆转，预防肝硬化的发生和治疗起指导作用。肝纤维化血清标志物主要包括Ⅲ型前胶原肽（PⅢP）、透明质酸（HA）、Ⅳ型胶原（CL-Ⅳ）、Ⅲ型胶原N端肽、层粘连蛋白（LN）、转化生长因子β1、金属蛋白酶组织抑制因子（TIMP）等。单一血清标志物诊断肝纤维化的意义有限，综合多项临床和生化检测指标建立的预测模型有诊断价值。然而，应了解这些纤维化标志物的作用。同时注意检测结果缺乏特异性，亦可受炎症活动及清除率的影响。

1）Ⅲ型前胶原肽（PⅢP）：正常人PⅢP含量为7.0～9.9ng/ml；正常参考值＜120μg/L。PCⅢ为Ⅲ型胶原分泌至细胞外沉积时经氨基端肽酶裂解产生的氨基端多肽，测定血清中PⅢP含量可反映Ⅲ型胶原的代谢情况。可反映肝脏纤维增生的指标和判断肝脏纤维化的转归和观察抗肝纤维化疗效。

2）Ⅳ型胶原（CL-Ⅳ）：是分子交联形成的一种网络状结构，是构成基膜的主要成分。主要分布于肝脏血管、胆管的基膜，肝窦内无明显沉积。肝病向纤维化发展时，CL-Ⅳ首先在窦周间隙内形成基膜。CL-Ⅳ沉积增加是肝纤维化早期阶段的病理改变，主要反映血窦周围有CL-Ⅳ的沉积。而肝星状细胞合成的Ⅰ型胶原，是在中晚期肝纤维化发挥作用，肝硬化时可达60%～70%。CL-Ⅳ正常参考值＜140μg/L。CL-Ⅳ是肝纤维化的早期标志之一，优于PⅢP；作为反映胶原生成的指标。

3）层粘连蛋白（LN）：又称板层素，是基膜特有的非胶原糖蛋白。层粘连蛋白（LN）广泛分布于基膜的透明层，紧贴细胞基质底部，与CL-Ⅳ结合形成基膜的骨架。肝纤维化时LN增高既反映LN更新率加快，又能反映肝窦毛细血管化的程度，与PⅢP呈正相关。王宝恩报道71例肝炎患者（24例肝活检）血清LN测定结果，认为肝纤维化Ⅰ～Ⅳ级与LN呈正相关。正常参考值115.7±17.3μg/L。检测

LN能反映肝脏早期损害和活动性肝损害；某些恶性肿瘤LN呈高水平。

4）透明质酸（HA）：HA是肝细胞外间质中一种黏多糖，是结缔组织基质的主要成分。由肝内间质细胞所合成、分泌至淋巴，经淋巴系统进入血液循环。我国许多报道认为HA能反映肝纤维化程度。HA可从急性肝炎、慢性肝炎到肝硬化逐渐增高。临床上的慢活肝PCⅢ增高而HA不增高，但肝硬化有广泛陈旧的纤维化时，PCⅢ可无明显增高，而HA则增高显著，故对鉴别肝硬化有意义。正常参考值2～110μg/L。HA为反映肝纤维化和肝硬化的良好指标；与丙肝肝纤维化分级呈正相关；诊断肝硬化能力优于诊断重度纤维化，界值50μg/L排除肝硬化敏感性为100%。

5）金属蛋白酶组织抑制因子（TIMP）：为一类涎液酸蛋白，通常由分泌基质金属蛋白酶（MMP）的细胞和肝脏星状细胞分泌。已发现4种TIMP，与肝脏胶原代谢有关。正常参考值＜200μg/L。TIMP反映肝脏细胞外基质降解活性低下；反映肝脏炎症情况；提示肝癌，与肿瘤大小、AFP水平相关。

（2）血清肝纤维化标志物的诊断价值：上野等（1995）对170例慢性肝病患者测血清PⅢP、CL-Ⅳ、HA、LN，血小板计数，吲哚氰绿15分钟滞留率（ICG-R15），与肝活检组织学对比，依ROC曲线求各值的敏感性和特异性（表4-13）。诊断肝硬化有效率：LN91%为最高，其次为HA90%，CL-Ⅳ83%、血小板计数74%、ICG-R15 64%、PⅢP为58%，如HA＋CL-Ⅳ则诊断有效率为96%。

表4-13　血清肝纤维化标志物、ICG-R$_{15}$、血小板数在肝硬化预测价值

ROC值（%）	LN（2.5U/ml）	HA（130ng/ml）	CL-Ⅳ（250ng/ml）	HA＋CL-Ⅳ	血小板数（14×10⁴/mm³）	ICG-R$_{15}$（18%）	PⅢP（18ng/ml）
敏感性（%）	56	87	77	68	67	64	60
特异性（%）	96	90	86	95	72	63	57
诊断有效性（%）	91	90	83	96	74	64	58

（引自上野隆登1995.）。

Oberti（1997）等比较了243例慢性肝病患者的63种临床生化方面等多种指标，结果认为HA和凝血酶原是诊断肝纤维化的最好指标，对肝硬化确诊率达91%～94%，又指出HA是筛选肝纤维化、肝硬化的最敏感指标。

（朱雅琪　张彬彬　任　旭）

314. 临床如何诊断肝纤维化？

肝纤维化不是一个独立疾病，是一种病理状态，它是诸多慢性肝病向肝硬化发展的必经阶段，也就是肝硬化形成前的过渡时期。然而不是所有肝纤维化最终都要演变成肝硬化，诸如先天性肝纤维化和某些慢性酒精性肝病虽有较重的肝纤维化，却始终未转变为肝硬化。又如局限性肝纤维化，重症肝炎治愈后遗留的纤维化并不发展为肝硬化。诊断根据临床表现、实验室检查、影像学和肝活检不难诊断。肝活检是诊断肝纤维化的金标准，但因属创伤性，应严格掌握适应证和禁忌证。

（1）临床表现：依病因不同，轻度肝纤维化多无症状，但重症者迟早要出现症状与体征。肝硬化期主要门静脉高压和肝功能异常，可有脾功亢进如贫血、血小板减少；晚期可出现食管－胃静脉曲张出血，腹水或肝性脑病并发症。

（2）影像学：单纯超声对肝纤维化诊断价值不大，但瞬时弹性成像（TE）通过测定肝脏的弹性评估肝纤维化程度，是无创诊断肝纤维化及早期肝硬化最简便的方法。测定值＞7kPa为显著肝纤维化（F2～F4），＞11kPa为肝硬化（F4）。Fibroscan和FibroTouch是作为肝脏硬度测定（LSM）的仪器，

都是基于瞬时弹性成像技术，用于诊断肝脏纤维化程度和肝脏脂肪变性。弹性剪切波的传播速度（与组织硬度有关）可以用脉冲超声测定。报道实时超声弹性成像（RTE）诊断肝脏纤维化有较高的应用价值。推荐TE、LSM或纤维化血清学检测（Fibro Test，TM）作为无创肝纤维化评估的首选方法。磁共振弹性成像（MRE）和弥散加权成像诊断早期肝纤维化的准确性较高，前者是将组织弹性程度和MR影像相结合的一种无创新技术，有应用前景。

（3）无创血清学诊断：单一血清标志物诊断肝纤维化的意义有限，综合多项临床和生化检测指标建立的预测模型有诊断价值。文献报道较多非创伤性诊断模型：①肝纤维化诊断模型（FibroTest）包括检测5项指标：α_2-巨球蛋白（α_2-M）、结合珠蛋白（Hap）、载脂蛋白A1（ApoA1）、γ谷氨酰转肽酶（GGT）和血清总胆红素（TB），并进行年龄、性别、体重调整。Myers等认为FibroTest对乙肝能准确预测显著肝纤维化，减少46%的活检率，准确性92%，为首选检查方法。②天冬氨酸转氨酶/血小板指数（ast to platelet ratio index，APRI）。③增强肝纤维化（enhanced liver fibrosis，ELF）评分系统包括3个指标：透明质酸（HA）、基质金属蛋白酶-1组织抑制物（TIMP-1）和Ⅲ型前胶原氨基端肽（PⅢNP）。④FibroMeter模型：包括血小板、凝血酶原时间、AST、α_2-巨球蛋白（α_2-M），透明质酸（HA）、尿素。这些预测模型仅对无或特别严重的纤维化有诊断价值，可避免30%～50%患者肝活检。⑤FibroFast：检测4项指标：ALT/AST比值、白蛋白、碱性磷酸酶（ALP）、血小板计数。用于预测慢性HCV感染重度肝纤维化。

（4）肝活检组织病理学检查：肝纤维化国内分Ⅰ～Ⅳ级，Knodel记分法及Metavir等评分系统（见第258问）。适应证和禁忌证见第247问。

（朱雅琪　张彬彬　任　旭）

315. 肝硬化的病因有哪些？

肝硬化：指多种致病因素引起的以肝脏弥漫性纤维化和再生结节形成为病理特征的慢性肝病终末期阶段。引起肝硬化的病因较多，国内以病毒性肝炎为最常见的病因，国外则大量饮酒多见。值得注意的是，一位病人可能不是一种病因，如酒精性肝硬化者对乙型肝炎病毒（HBV）有易感性，可同时合并HBV感染。

（1）病毒性肝炎：目前仍是我国肝硬化的首要原因，引起肝硬化最常见的是HBV、丙型肝炎病毒（HCV）或合并丁型肝炎病毒（HDV）重叠感染。我国肝硬化由HBV感染引起的比例为60%，HBV感染时的年龄是影响慢性化的最主要因素，在围生期和婴幼儿时期感染HBV者中，分别有90%和25%～30%将发展成慢性，而5岁以后感染者仅有5%～10%发展为慢性HBV感染。乙肝病毒在肝内持续复制，肝内有淋巴细胞浸润，释放大量细胞因子及炎性介质，在清除病毒的同时造成肝细胞变性、坏死、纤维组织增生、纤维间隔及假小叶形成，发展成肝硬化。丙型肝炎有55%～85%呈慢性经过，持续性HCV感染可导致肝硬化。HDV是一种缺陷RNA病毒，需依附HBsAg进行复制，常与HBV同时或重叠感染，既加剧病变活动，又可加速肝硬化的发展，机制不清。一般情况戊型肝炎病毒（HEV）感染后有4%病人迁延或复发，但预后好，不易发展成肝硬化。但近年来发现免疫功能低下等特殊人群HEV感染后可发生慢性化，转为慢性戊型肝炎，并较快发展为肝纤维化和肝硬化。

（2）酒精性肝病：国外认为酒精引起肝损害的阈值（threshold level）为每天饮酒60g，超过10年。我国酒精性肝病现行诊断标准为长期饮酒史（一般超过5年）：折合乙醇量男性≥40g/d，女性≥20g/d；或2周内大量饮酒，折合乙醇量＞80g/d。明显低于国外的阈值。一般认为每天饮酒（乙醇70～80mg），连续10年可发展为酒精性肝硬化。肝损害程度与饮酒量和饮酒年限相关。酒精性肝硬化（ALC）为酒精性肝病的终末期表现。在我国ALC占同期肝硬化的11.2%～40%。

（3）药物（pharmaceuticals）和化学毒物（chemical agents）：长期接触肝损伤药物如对乙酰氨基酚、甲氨蝶呤、异烟肼、利福平、吡嗪酰胺、胺碘酮、α-甲基多巴以及部分中药（雷公藤、何首乌、土三七等）；接触四氯化碳、毒蕈等可导致肝损伤、肝纤维化，最终演变为肝硬化。

（4）自身免疫性疾病：包括自身免疫性肝炎（AIH）、自身免疫性胆管炎、原发性硬化性胆管炎（PSC）和原发性胆汁性胆管炎（PBC）。

（5）胆汁淤积：各种病因造成的肝内胆汁淤积或肝外胆管梗阻持续存在，持续的胆汁淤积可致肝细胞变性、坏死、纤维组织增生，最后发展成继发性胆汁性肝硬化（secondary biliary cirrhosis）。

（6）淤血性肝病：因肝静脉阻塞综合征（Budd-Chiari Syndrome）、缩窄性心包炎、慢性右心功能不全、肝窦阻塞综合征/肝小静脉闭塞病（SOS/VOD）等病因，造成肝静脉回流障碍，肝组织长期淤血、缺氧，可使肝细胞变性、坏死、纤维组织增生，最后发展为肝硬化。

（7）代谢及遗传性疾病：如铁代谢异常的血色病、铜代谢异常的肝豆状核变性（Wilson 病）、肝淀粉样变、α-抗胰蛋白酶缺乏、糖原贮积症、半乳糖血症、肝性卟啉病；非酒精性脂肪性肝炎，又称代谢性脂肪性肝炎等疾病可发展为肝纤维化、肝硬化。

（8）寄生虫病：如血吸虫病，慢性者晚期可发展成血吸虫病性肝纤维化、肝硬化。长期、反复、华支睾吸虫（肝吸虫）感染或肝包虫病可发展为肝硬化。

（9）隐源性肝硬化（cryptogenic cirrhosis）。

（王曾铎　曲波　任旭）

316. 肝硬化病理学上如何分型？形态学上又如何分类？

（1）肝硬化病理分为4型：①小结节型：最常见，结节大小均匀一致，一般3～5mm，最大结节不超过1cm，纤维间隔均匀，再生结节较少，假小叶大小一致。临床常见于慢性乙醇中毒、胆汁淤积等所致的肝硬化。②大结节型：结节大小不等，结节直径在 1～3cm，最大可达5cm。纤维间隔较宽，宽窄不一致。再生结节多见，假小叶大小不等。临床最常见于病毒性肝炎，也可见于化学物质中毒、抗胰蛋白酶缺乏症、Wilson 病所致肝硬化。晚期酒精性肝硬化可分为大结节与小结节混合型肝硬化。③混合型：大小结节混合存在。临床上病毒性肝炎及大多数肝硬化均为混合型。④不完全分隔型：多数小叶被纤维间隔包围呈结节，纤维间隔可向小叶内延伸，但不完全分隔小叶，结节再生不显著。此型病因在我国为血吸虫病。

（2）肝硬化形态学分类：至今，国外仍是最赞成1977年WHO肝硬化形态学分类，根据肝脏大小、再生结节大小、组织学结构、肝硬化进展及是否完全形成肝硬化分类。

1）肝脏大小：分无萎缩、萎缩、高度萎缩3种。

2）再生结节：分结节形成和肝脏光滑（smooth cirrhosis）2种。

根据结节大小分：①大结节性肝硬化（macronodular cirrhosis）：结节＞0.3cm至1个李子（a plum）大小。又称坏死后性肝硬化（postnecrotic cirrhosis）。小叶性大结节性肝硬化（lobular coarse bulbous cirrhosis）同样属于肝炎后肝硬化（posthepatitic cirrhosis），肝脏明显萎缩。见于慢性病毒性肝炎、慢性自身免疫性肝炎、代谢性疾病和酒精中毒坏死。②小结节性肝硬化（micronodular cirrhosis）：结节＜3mm。单小叶性肝硬化（monolobular cirrhosis）和假小叶性肝硬化（pseudolobular cirrhosis）属于小结节性肝硬化。主要见于酒精性肝硬化，但亦可见于血色病（haemochromatosis）、淤血肝、胆汁性肝硬化、药物性肝损伤、代谢性疾病和慢性病毒性肝炎。通常肝大（enlarged）。③混合结节性肝硬化（Mixed nodular cirrhosis）：为小结节与大结节之间的暂时形式，因为肝硬化肝再生能力不尽相同，50%1.5mm 直径的小结节在2～4年后发展为大结节，10年后90%发展为大结节。

3）组织学结构：分①多小叶性肝硬化。②单小叶性肝硬化：肝小叶由结缔组织分为单个肝小叶，其内有中央静脉。③假小叶性肝硬化：无小叶结构成分，亦无中央静脉，这型肝硬化结节极小。④混合型肝硬化。

4）进展：分①进行性肝硬化（progressive cirrhosis）即活动性（active）肝硬化。②静止性肝硬化

（stationary cirrhosis），即非活动性（inactive）肝硬化，绝大多数为大结节性肝硬化。

5）完全肝硬化：确定结节转化（nodular transformation）完全或不完全，这一形态学特征在活动性肝硬化和静止性肝硬化能观察到区别。①完全肝硬化（complete cirrhosis）：指由结缔组织完全分割肝实质（小叶），由门静脉汇管区与中央静脉之间形成桥接坏死（portocentral briging necroses），导致胶原纤维在门－中央静脉之间形成桥接纤维化（纤维间隔），即被动间隔（passive septa）。由于炎症扩展到门静脉周围肝实质，发展并扩大汇管区间隔范围，即主动间隔（active septa）。②不完全肝硬化（incomplete cirrhosis）：仅表现短间隔形成，以致在肝实质分割小叶不完全。

（王曾铎　曲　波　任　旭）

317. 肝硬化发病过程中组织学发生哪些改变？

（1）肝细胞炎性坏死与增生：肝脏在长期或反复致病因素的作用下，肝细胞持续不断广泛变性、坏死、肝小叶结构破坏、塌陷。导致炎性细胞浸润，释放各种细胞因子，促进细胞外间质尤其是胶原蛋白的生成增多。由于肝小叶纤维支架断裂或塌陷，再生的肝细胞不能沿原有支架生长和排列，形成不规则相互挤压的再生结节，结节周围无汇管区，缺乏正常的血循环供应。再生结节压迫、牵拉周围的血管，导致血流受阻，引起门静脉压力升高。贮脂细胞，成纤维细胞增生和胶原、糖蛋白生成过多，Ⅰ型、Ⅲ型胶原分布于汇管区，Ⅳ型位于小叶血管和胆管的基膜，Ⅴ型位于肝血窦周围和门脉区。

（2）假小叶形成：假小叶是肝硬化病理改变的特征性标志，是与其他慢性肝病鉴别的重要指标，一旦出现假小叶可确诊为肝硬化。在炎症的长期刺激下，导致纤维细胞增生，形成大量胶原组织，结缔组织形成纤维束。增生的胶原纤维组织自汇管区－汇管区（P-P间隔）或汇管区－中央静脉延伸扩展，形成纤维间隔。纤维束同样自一个汇管区向另一个汇管区或向中央静脉区伸展形成纤维间隔（P-C间隔）。肝小叶内的纤维支架塌陷也可形成纤维束向小叶外伸展。二种纤维隔互相连接包绕再生结节，也可将残余肝小叶分割、重建，形成假小叶。假小叶内的肝细胞因没有正常的血液供应，可再变性、坏死，胶原纤维增生，这样反复发展，肝脏正常结构越来越少，假小叶越来越多，病变越重，肝脏体积越变越缩小。

（3）结缔组织增生与新生的肝细胞形成新的假胆管，而无排胆的功能。

（4）肝内血循环紊乱表现为肝内血管及肝周围血管改变：①肝组织被破坏，血窦、小血管受损，使肝内血管床减少。②肝内血管被再生结节压迫，增生的纤维组织收缩使肝内血管被牵拉而扭曲、闭塞，门静脉回流受阻，导致侧支循环开放。③肝静脉、肝动脉、门静脉间形成吻合支，肝动脉逆流入门静脉。④肝内外门脉内形成血栓。这些改变造成门脉高压，进一步加重肝细胞的营养障碍，逐渐形成晚期肝硬化。

（王曾铎　曲　波　任　旭）

318. 肝纤维化与肝硬化病理改变有哪些关系？

（1）肝纤维化与肝硬化：肝纤维化不是一个独立疾病，是多种慢性肝病的共同病理过程，急型肝脏炎症不发生纤维化。肝纤维化是慢性肝病进展中可变的中间状态，肝硬化的前驱表现，是发展成肝硬化的必经之路，两者关系密切，又是两个不同概念。肝纤维化是指胶原等细胞外基质在肝脏过度沉积的病理状态。表现为各种胶原含量增加，汇管区大量纤维组织增生，致使纤维组织与肝实质的比例增加，但仍保持肝小叶正常结构，无假小叶及结节形成。肝硬化是指多种致病因素引起的以肝脏弥漫性纤维化和再生结节形成为病理特征的慢性肝病终末期阶段。正常的肝小叶被破坏，再建假小叶及再生结节。纤维组织增生和肝细胞再生结节形成是肝硬化的两个不可缺少的基本病理变化，仅有纤维组织增生或仅有再生结节形成，均不称为肝硬化。

（2）肝硬化引起门静脉高压的病理基础：肝纤维化的门静脉压力（PVP）、肝静脉楔压（WHVP）正常或轻度升高，肝静脉压力梯度（HVPG）正常，而肝硬化时PVP、WHVP和HVPG明显升高，其原因：①结节压迫门脉血液的流出道；②纤维结缔组织牵拉；③肝窦内胶原的沉积及肝静脉灶性闭塞均可引起PVP升高。

（3）肝纤维化的转归：是体内胶原纤维合成和降解相互作用的结果。当合成亢进、降解被抑制时则出现纤维化过程，反之则纤维化可消退。纤维化形成后，早期的胶原纤维可被水或弱酸所溶解，称为可溶性胶原。长期沉积的胶原纤维不易被溶解，成为不溶性胶原。因而可否恢复取决于肝纤维化的病期，后期肝纤维化不易恢复。但可被体内某些蛋白酶切断。打开螺旋结构，然后再由另一些胶原酶降解，剩余的碎片可被库普弗细胞和内皮细胞吞噬而在细胞内降解，剩余纤维化不是完全不可逆的，如能减慢肝纤维化的形成，促进降解，就有可能恢复。早期肝纤维化在一定程度上能够得到恢复，晚期纤维化难以恢复，多发展为不可逆性肝硬化。但有人认为肝纤维化也是不可逆的。

（王曾铎　曲　波　任　旭）

319. 肝硬化肝功能不全的病理基础是什么？

由于肝脏具有巨大的贮备能力和再生能力，即使是肝硬化，在肝功能代偿期，一般也不会出现明显的功能异常。如病毒持续复制，疾病继续发展，会很快出现血清白蛋白降低、胆红素代谢障碍或凝血酶原活动度异常和门静脉高压等表现，即出现肝功能不全（hepatic insufficiency），严重肝功能损害，可出现肝衰竭（hepatic failure），其肝功能不全的病理基础如下。

（1）大量肝细胞变性、坏死，失去正常肝细胞的代谢功能。这与急慢性肝炎肝功不全机制相同。

（2）在肝细胞变性、坏死的同时，可有肝细胞的再生，但这些再生的肝细胞没有正常肝细胞的功能，致使具有正常功能的肝细胞大为减少。

（3）纤维隔中的血管直接将肝动脉和门脉血液分流出肝；又因门脉高压，侧支循环的形成，使向肝性血流变成双向性或离肝性血流，使部分血流绕过肝脏直接进入体循环，影响肝脏血流供应，肝细胞接触血流减少，影响营养物质交换，代谢功能低下。

（4）Disse腔内基膜形成，毛细血管化，阻碍血液成分与肝细胞面的接触，影响代谢，使肝功障碍。

由于肝硬化肝功能不全是多种病理变化所引起，且属于不可逆的，故肝硬化的肝功能改变很明显，经过治疗很少恢复正常，往往逐渐加重，通常各种肝病一旦发展至肝硬化，将成为进行性不可逆转的结局。然而，肝硬化消除病因缓解（remission）仍是有可能的，如酒精性肝硬化戒酒，血色病驱铁治疗及解除胆道梗阻等。

（王曾铎　任　旭）

320. 不同病因的肝硬化病理形态学有哪些特征？

不同病因的肝硬化，可出现相同的病理形态改变，但同一病因又可引起不同的病理形态改变。某种肝硬化常出现特异的小体。

（1）病毒性肝炎所致肝硬化（posthepatitic cirrhosis），可引起大结节性肝硬化（macronodular cirrhosis，MANC），又称坏死后性肝硬化（postnecrotic cirrhosis），也可是小结节性肝硬化（micronodular cirrhosis，MINC）。

（2）酒精性肝硬化常为小结节性肝硬化，晚期也可为与大结节性混合，常有明显脂变，Mallory小体阳性，有的可有胆汁淤积。酒精引起肝中毒坏死损伤可发展为大结节性肝硬化。

（3）原发性胆汁性胆管炎为小结节性肝硬化，有肝内胆汁淤积。主要为门管区小胆管变化，可为炎症、增生、瘢痕及肉芽肿形成等改变。

（4）α₁-抗胰蛋白酶缺乏症可由小结节性肝硬化进展为大结节性肝硬化，常有PAS小体阳性，可有或无脂肪变、胆汁淤积等。

（5）巴德－基亚里综合征（Budd-Chiari Syndrome，BCS）为小结节性肝硬化，突出表现为尾状叶增大、门脉高压，晚期引起肝功改变。

（6）血色病、淤血肝、胆汁性肝硬化及药物性肝损伤可导致小结节性肝硬化。

（7）慢性自身免疫性肝炎、代谢性疾病可发展为大结节性肝硬化。

（王曾铎　任　旭）

321. 哪些影像学检查有助于肝硬化的诊断？

（1）腹部超声检查：可反映肝硬化和门静脉高压的严重程度，是诊断肝硬化的简便方法。可分为三方面：①肝脏形态改变：a.肝脏大小：早期肝脏各径增大，以左叶代偿性增大为多，晚期缩小，尤以右叶为主，各叶比例失调，外形改变，有人强调尾叶体积缩小有很重要价值；b.肝表面不光滑，呈结节状，肝被膜锯齿状或波浪状不平；c.内部回声增强、粗糙、不均；d.肝组织管腔结构变细或不清；e.胆囊壁增厚，可呈双层结构。②门静脉高压表现：a.门脉主干增宽＞13mm，门腔侧支开放，如可有脐旁静脉侧支循环。临床实际上肝硬化门静脉径＞13mm或扫查到脐旁静脉侧支开放并不多见；b.脾脏增厚，脾门静脉增宽＞8mm；c.有腹腔积液者腹腔内有液性暗区。③多普勒超声显示血流动力学改变：肝动脉血流量增加，门静脉管径增宽，晚期门静脉血流速率降低，血流方向可为双向性或离肝性。

（2）CT检查：对肝硬化诊断有较高的敏感性与特异性。①肝脏各叶大小比例失调；②肝内密度不均，早期因脂肪浸润可使肝脏体积增大，密度降低且不均匀，晚期密度增强、不均，体积缩小，也可见结节状；③肝表面不光滑，可见结节状、花边状；④脾脏增大超过5个肋单元；⑤有腹腔积液可见肝周围出现低密度影（图4-20）。三维血管重建清楚显示门静脉系统血管及血栓情况。多排螺旋CT（MDCT）可作为筛查门静脉高压症食管－胃静脉曲张的无创性检查方法。肝硬化CT门静脉血管成像（CTP）可清晰显示门静脉主干及其分支与侧支循环，与胃镜检查在GOV诊断方面具有一致性。

（3）内镜检查：内镜下食管胃底静脉曲张（gastroesophageal varices，GOV）严重程度根据位置（Location，L）；直径（Diameter，D）；危险因素（Risk，Rf）分型。分轻、中、重3度：轻度（G1）：食管静脉曲张呈直线形或略有迂曲，无红色征。中度（G2）：食管静脉曲张呈直线形或略有迂曲，有红色征或食管静脉曲张呈蛇形迂曲隆起但无红色征。重度（G3）：食管静脉曲张呈蛇形迂曲隆起且有红色征或食管静脉曲张呈串珠状、结节状或瘤状（不论是否有红色征）。

（4）磁共振（MRI）及磁共振弹性成像（MRE）：肝硬化MRI影像学特征与CT检查所见相似。肝

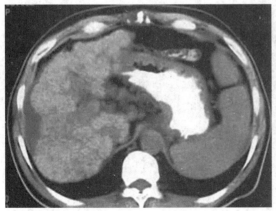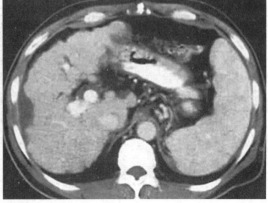

图4-20　肝硬化CT表现

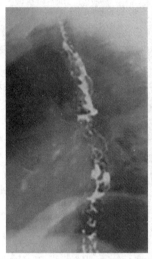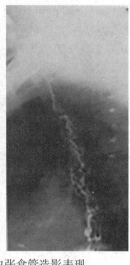

图4-21　食管静脉曲张食管造影表现

表面不平，呈结节状，肝内血管扭曲、变细，如合并有炎症时，可见信号强度的异常。可见腹腔积液、脾大、肝外门静脉系统扩张等均提示门静脉高压征象。磁共振血管成像（MRA）能较好地显示门静脉系统影像。MRE和动态增强磁共振成像（DCE MR）等技术均可用于预测食管-胃静脉曲张。肝弹性检测与肝静脉压力梯度（HVPG）具有一定相关性，也可用于肝硬化门静脉高压的辅助诊断。MRE是近年来发展的一种无创肝纤维化分期诊断方法，可用于腹水和肥胖患者或代谢综合征患者，可检测全部肝脏。但目前尚不作为我国慢性肝病患者肝纤维化常规监测的手段。

（5）上消化道钡餐透视（图4-21）：现在已很少通过钡餐透视诊断GOV，首选内镜检查。Ⅰ度GOV不易观察到，Ⅱ度以上可见食管黏膜呈虫蚀样或蚯蚓状充盈缺损，胃底黏膜呈菊花样充盈缺损。

（王曾铎　曲　波　任　旭）

322. 肝硬化患者可有哪些内分泌激素失调的表现？发生机制是什么？

（1）肝硬化患者有雌激素、醛固酮、抗利尿激素增多，雄激素、肾上腺糖皮质激素减少。①性激素改变表现：80%肝硬化患者皮肤上可见蜘蛛痣，部分病人出现肝掌。典型蜘蛛痣其中心（体）是一条螺旋形小动脉，而其四周（腿）是放射状分布的毛细血管，多发于上腔静脉流经区域。肝掌为手掌大、小鱼际及指端腹侧红斑。在男性还表现性欲减退、睾丸萎缩、毛发脱落等。女性表现月经失调、闭经、不孕等。②肾上腺糖皮质激素减少：表现为面、颈、上肢皮肤暴露部位色素沉着，掌纹、乳晕色泽变深。③醛固酮、抗利尿激素增多，可使钠水重吸收增加，造成潴留，表现尿少、水肿、腹腔积液。

（2）发生机制：因肝功能障碍，对雌激素、醛固酮及抗利尿激素灭活作用减弱，在体内蓄积而增高。醛固酮增多是继发性的，因肝硬化者，体内有效血容量减少，影响肾血流量，使肾小球旁器分泌肾素增多、血管紧张素增多，方使醛固酮继发性分泌增多。性激素改变的机制：过去文献报告认为雌激素，特别是雌二醇增加，其活性最强，因为雌二醇在肝脏灭活，故肝硬化灭活能力降低时，导致雌激素增多。然而，近十余年经过国内外许多学者追试，观察认为肝硬化血清中雌二醇水平增高是不确切的，本书前主编之一朱权等曾在国内首先对此进行研究，指出肝硬化病人其雌二醇和其他雌激素并未增加，而是由于雄激素与雌激素水平的比例失调所致。雌激素增多，还可负反馈抑制腺垂体分泌功能，影响垂体-性腺轴和垂体-肾上腺皮质轴功能，使雄激素和肾上腺糖皮质激素减少。蜘蛛痣、肝掌还与低血容量引起的全身血流动力学障碍有关，造成皮肤血管扩张、皮肤血流增加。这与交感神经压力感受器受损，血中存在的血管活性物质作用有关。

（杨幼林）

323. 有哪些因素可影响肝硬化的预后？

肝硬化是所有慢性肝病的最后结局，预后不良。但只要注意预防肝硬化后合并症，肝硬化从诊断之日起，生存10年以上者并非罕见。近年来肝硬化死于肝衰竭的减少了，而死于如肝癌、食管－胃底静脉曲张出血者增加了，尤其引人注意的，肝癌是肝硬化最常见的并发症之一。

（1）病因与预后：病毒感染引起的肝炎后肝硬化在国人肝硬化所占比例甚高，由HBV感染引起慢性乙型肝炎演变成肝硬化在中国最多，占60%；HCV肝炎后肝硬化，抑或同时HBV重叠感染引起的肝硬化占5%～10%，但其预后远较HBV肝炎后肝硬化进展快，合并肝癌也高，因此其预后差。此点已得到国内、外共识。

1）肝炎后肝硬化（posthepatitic cirrhosis）：①始发病为急性肝炎（急/亚急性重型肝炎），肝组织有广泛坏死者多迅速死亡，有的在发病1年内死亡；②慢性重型肝炎所致者，大结节性肝硬化，易于反复发作，常在5年内死亡；③轻度慢性病毒性肝炎所致常为小结节性肝硬化，预后相对较好。

2）酒精性肝硬化：已确诊肝硬化持续饮酒者，5年生存率36%，坚持戒酒者，病变进展慢，预后较好，生存10年以上者，并不少见，其预后远较病毒性肝炎后肝硬化好。

酒精性肝病预后评估：终末期肝病模型（MELD）积分＞18提示预后不良；Glasgow 酒精性肝炎评分（GAHS）＞8分提示预后不良；MDF数值≥32，1个月内死亡率高达30%～50%；ABIC 评分＞9分提示预后不良。

3）原发性胆汁性胆管炎（PBC），出现进行性明显黄疸者，多在2年内死亡。

4）心源性肝硬化、血吸虫病性肝纤维化：依据原发病治疗效果，预后不同。

5）隐源性肝硬化：是指原因尚不清楚的肝硬化，可能1/4病例与病毒性肝炎有关，预后较好，5年生存率达50%。

（2）代偿与失代偿期：约40%肝硬化为代偿期，有的甚至无症状，因其他疾病死亡进行尸检时始发现肝硬化的存在，对代偿期者如处理适当，避免出现严重症状或并发症，预后良好。代偿期肝硬化10年存活率为50%，但失代偿者70%～95%在5年内死亡，18个月的存活率仅为50%，每年约有10%的代偿期肝硬化进展为失代偿期肝硬化。肝硬化失代偿期出现下列情况预后严重。

1）肝大：有肝大，特别是右叶，其5年生存率＞50%，无肝大其生存期短，有报告平均生存期为1.6年。

2）黄疸：有黄疸的肝硬化预后差，有报告1年内死亡占74%。

3）腹腔积液：特别是难治性腹腔积液病例罕有生存至2年者。一般腹腔积液治疗后好转者，预后较好，可平均延长3年。无腹腔积液者，其5年生存率达80%，有生存10年以上者。

4）原发性细菌性腹膜炎（SBP）：肝硬化腹水患者SBP的发生率为7%～26%，病死率37%～77%。

5）食管－胃静脉曲张出血（EVB）：肝硬化Child-pugh A级40%，C级85%发生食管－胃静脉曲张（GOV），EVB年发生率5%～15%。EVB后6周内死亡率为20%，故在首次出血应迅速采取治疗措施如套扎、硬化疗法等。肝静脉压力梯度（HVPG）＞20 mmHg提示预后不良。

6）肝性脑病：有诱因者预后较好，无诱因者常为肝硬化晚期表现，预后极差，70%持续昏迷至死亡。

7）肝肾综合征：一旦发生，预后差。

（3）实验室检查：①血浆清蛋白＜30g/L，死亡率增高，＜25g/L的3年死亡率达60%。②血清总胆红素量逐渐升高者，预后差。③凝血酶原时间和凝血酶原活动度异常者预后差。④吲哚青绿15分钟滞留率（ICG-R15）＞40%，血清胆固醇＜2.5mmol/L预后差。

（4）Child-Pugh 肝功分级：2年存活率随肝功能损害程度的加重而下降，A级98%，B级66%，C级36%。尽管一般认为肝硬化是进行性不可逆的，但实验表明，肝硬化的肝纤维化阶段，如胶原纤维因治疗可以逆转，因而肝硬化也有一定程度的逆转和恢复。在代偿期及部分非代偿期病例可生存许多年。

（王曾铎　任　旭）

324. 心源性肝硬化是怎么形成的？病理和临床有哪些特点？

心源性肝硬化（cardiac cirrhosis）：反复或长期心功能不全，导致体循环淤血，肝静脉回流障碍，肝淤血所引起的肝硬化。又称淤血性肝硬化、槟榔肝。常见风湿性心脏病三尖瓣关闭不全、慢性缩窄性心包炎，尚可见于肺心病、先天性心脏病、冠心病等，有人认为右心衰竭持续6个月即可形成肝硬化。

（1）病理特点：慢性右心衰竭时肝脏病理变化：①急性期：急性肝淤血，肝脏明显肿大，包膜紧张，边缘钝，肝切面比正常人群小叶标志鲜明。接近观察中央静脉周围呈暗红色并且受压，与中间区（2区）和周围区（1区）界限清楚。有时脂肪变性显示呈黄色调或呈现深棕色与淡黄色斑点相间，形如豆蔻，故病理学上称豆蔻肝。扩张的肝静脉分支挤满红细胞，肝小叶中央静脉及肝窦及窦状隙扩张淤血，致使肝小叶中央肝细胞萎缩坏死，镜下见中央静脉周围的肝细胞消失，代之以星芒状纤维化，与周围相互连接，将肝细胞分割成不规则的细胞团。中央区坏死尸检比活检标本表现更明显。中央区坏死是终末期或重度心力衰竭的表现。②亚急性期：在淤血的中央区与门管区之间形成桥接坏死，小叶结构颠倒。③慢性期：慢性肝淤血，肝脏比急性期小，有时甚至比正常的肝还小。肝表面不整，表面呈细颗粒状，包膜常增厚并由组织纤维素覆盖。肝静脉比急性期扩张。肝脏可能有弥漫性纤维化或再生结节。初始纤维化围绕中央区，逐渐互相连结形成纤维化隔，在中央静脉区和门管区之间可发展为桥接坏死，最终导致肝硬化。临床出现黄疸、发绀和腹水。

（2）临床表现：有右心功能不全和肝淤血的表现。由于右心功能不全和静脉系统淤血，使肝静脉压上升，肝小叶中央区淤血，肝窦扩张、出血及周围水肿，导致肝肿大；体循环静脉系统淤血，血管充盈过度，压力上升。临床上表现为颈静脉怒张、肝颈静脉回流征阳性等。右心衰竭与心源性肝硬化有相同的临床表现，如肝大、腹腔积液、水肿、黄疸等，确诊心源性肝硬化要动态观察症状和体征变化与治疗效果的关系。

（3）慢性右心衰竭与心源性肝硬化特征如下：

1）有比较长时间的右心衰竭，造成大循环淤血的病史。

2）右心衰竭的肝脏大，有自发性痛和触痛，肝表面光滑，心力衰竭好转时肝缩小，触痛减轻。肝硬化的肝大不随心力衰竭改善而缩小，肝脏表面不平，质地变硬但无触痛。

3）肝硬化时脾脏不随心力衰竭治疗好转而缩小，可随病情发展进行性肿大。

4）心力衰竭症状好转，水肿可消退，而腹腔积液仍持续存在，难以消退。

5）肝硬化时有相应的肝功改变，但心力衰竭好转，肝脏功能试验迅速改善。

6）腹部超声检查：肝呈淤血状态，肝静脉增宽，是其心源性肝硬化特点；脾增大；然而门脉主干及脾门静脉内径增宽、腹腔积液等门静脉高压表现，不如肝炎后肝硬化明显。

（王曾铎 曲 波 任 旭）

325. 肝硬化腹水形成的四个假说是什么？

肝硬化腹水（cirrhotic ascites）：因肝功能损害和门静脉高压导致的腹腔积液。一旦出现腹水，1年病死率约15%，5年病死率为44%～85%。为解释腹水形成的复杂机制，根据经验和临床所见形成了四个假说。

（1）灌注不足学说（underfill theory）：本学说为Sherlock等（1963）依据腹水的发生是始动于力学和物理机制，即Starling压力平衡理论。其结果有效血浆容量减少，称为容量不足概念。该理论是血浆胶体渗透压－腹腔积液胶体渗透压＝门脉毛细血管静水压－腔内液体静水压。当门脉系统毛细血管静水压升高或血浆胶体渗透压降低时，Starling平衡被破坏，血管内液体会渗入腹腔，形成腹腔积液，使有效血容量减少。此学说腹水发生机制见图4-22。

（2）泛溢学说（Overflow theory）：腹腔积液形成前就有钠水潴留，Lieberman等（1970）认为钠水潴留是腹水形成的始动因素。持续性肝损害或门静脉高压伴随钠潴留，通过力学和物理因素已经触发腹水形成。通过钠潴留作用伴随血容量增加即产生泛溢现象，结果进一步减少血容量，刺激容量感受器增加，并刺激生化物质、激素和神经系统反应。其腹水形成机制见图4-23。

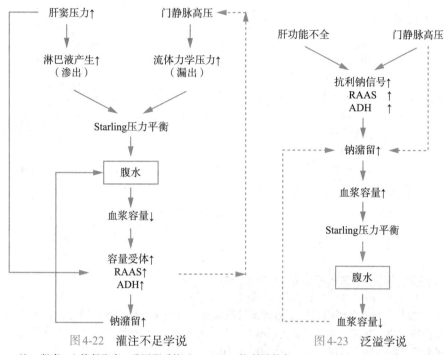

图4-22　灌注不足学说　　　　　图4-23　泛溢学说

注：肾素－血管紧张素－醛固酮系统（RAAS）；抗利尿激素（antidiuretic hormone，ADH）。
（引自Kuntz E，Hepatology，New York，2002.）

认为以上2个假说不能解释每个个体腹水发生机制。似乎是分别叙述水、钠平衡破坏机制，而且依赖于肝脏疾病的严重程度。探讨的焦点在早期阶段，泛溢假设影响腹水形成，这一时期利尿治疗较有效也能解释这一假说。但是不幸的是门静脉高压腹水后期，灌注不足学说为其特征。提示一旦利尿失败，只有血管内再灌注才内达到好的治疗效果。

（3）淋巴液平衡学说（lymph imbalance theopy）：Witte等（1980）是否定灌注不足和泛溢2个经典学说。这个假说是基于在从血管渗出的液体和液体回流到血管之间平衡破坏，初始形成腹水的理论。换句话说，即产生的淋巴液或实际淋巴液量不再能通过淋巴管引流（图4-24）。

（4）血管扩张学说（vasodilation theropy）：Schrier等（1988）提出，为灌注不足概念的变体。肝硬化最初病理生理学变化认为门静脉高压，周围动脉血管扩张，尤其在内脏区域，伴低度血管阻力。导致心脏搏出增加的高动力循环。动静脉吻合开放持续降低周围血管阻力，使有效血浆容量减少，随之内皮素、肾素、醛固酮、去甲肾上腺素和血管加压素释放增加（图4-25）。

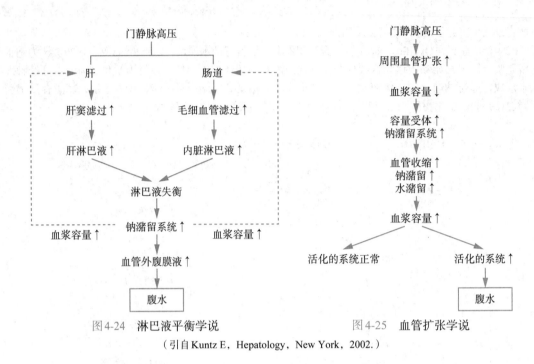

图4-24　淋巴液平衡学说　　　　图4-25　血管扩张学说

（引自Kuntz E，Hepatology，New York，2002.）

（王曾铎　任　旭）

326. 哪些血管活性物质在肝硬化腹水形成中起作用？

肝硬化腹水形成的主要原因为钠水潴留，门静脉高压及血浆胶体渗透压降低，这些改变引起激素等血管活性物质释放、激活，或某激素灭活减少，与腹水形成有一定关系。主要有肾素－血管紧张素系统、抗利尿激素、醛固酮、雌激素、前列腺素、舒缓素原、心房肽。

（1）肾素－血管紧张素－醛固酮系统（RAAS）：肝硬化时有效血容量减少，肾血流量减少，从而刺激肾小管旁器分泌肾素，通过血管紧张素Ⅱ（AT-Ⅱ）和醛固酮分泌增多，导致肾血管收缩，肾小球滤过率降低，肾小管对钠再吸收增加，出现钠水潴留和腹腔积液，然有人研究认为仅晚期肝硬化或伴肝肾综合征时，才有RAA升高。

（2）血管舒缓素－缓激肽－前列腺素系统（K-K-PG）：血管舒缓素是肽水解酶，能使非活性的激肽原经激肽释放酶的作用释放出激肽。缓激肽为肾血管的强力扩张剂，其作用是通过前列腺素的释放，增加肾血流量、肾钠排出量和排尿量，抑制前列腺素合成就能减少缓激肽对肾脏的这种作用。一般认为在肝硬化的不同阶段，其腹腔积液产生的机制不同。激肽形成的增加，对AT-Ⅱ的形成起负反应，对前列腺素的合成起正反应，RAA与K-K-PG系统变化各异。在"泛溢"学说的腹腔积液继续增长时，可见K-K-PG系统活力增加，在严重肝病时，可见RAA升高而K-K-PG系统减少，导致肾血管收缩引起功能性肾衰竭。

（3）前列腺素（prostaglandins）：由肾脏合成的前列腺素具有强力的扩血管作用：①可调节肾脏排钠作用，使尿钠增加；②使肾脏血管扩张，增加肾脏血流量，使肾小球滤过率增加。当肝功障碍时，伴有肾脏缺血，减少肾脏前列腺素合成，引起肾脏血流动力学改变，肾血流量减少，肾小球滤过率下降，排钠、排水减少，钠水潴留，形成腹腔积液。

（4）心房肽（心钠素）：由心房分泌的一种利钠因子，主要由肝、肾、肺代谢，可增加肾小球滤过率，具有利尿、利钠、扩张血管，对抗RAAS系统作用；减低肾素分泌，降低血管紧张素及醛固酮浓度，调节肾脏功能及钠平衡。肝硬化时，因细胞外液容量增加，有效血容量不足，抑制心房肽，激活肾素－血管紧张素，造成钠潴留，形成腹腔积液。

（5）肝脏疾病持续恶化，周围血管扩张再次增加，使血浆容量进一步减少。在内毒素和细胞因子（cytokines）如肿瘤坏死因子、白介素等参与下，包括一氧化氮合成酶（存在于肝脏、血管及其他器官）生成大量一氧化氮（nitro oxide，NO），也扩张血管，使周围血管阻力降低。

（6）作为血管扩张介质除前面叙述的前列腺素、缓激肽（bradykinin）、心钠素或称心房促尿钠排泄因子（atrial natriuretic factors，ANF）外，还有胰高血糖素（glucagon）、假神经递质（false neurotransmitters）、肾利钠因子（renal natriuretic factors，RNF）等介质，引起血管扩张，参与腹水形成。

（杨幼林　任　旭）

327. 肝硬化顽固型腹水如何治疗？

（1）肝硬化腹水：肝硬化时因肝功能损害和门静脉高压导致的腹腔积液。液体量增加超过200ml即为腹水。肝硬化门静脉高压是腹水形成的主要原因及始动因素，肾素－血管紧张素－醛固酮系统（RAAS）失衡以及低蛋白血症也在腹水的形成中发挥作用。

（2）血清－腹水白蛋白梯度（SAAG）：门脉高压性腹水通过SAAG可初步确定。SAAG＝血清白蛋白－腹水白蛋白，可间接反映血清与腹水的渗透压差，可判断腹水是否由门静脉高压而引起。检测血清和腹水白蛋白，如SAAG≥11g/L，提示为门脉高压性腹水；如SAAG＜11g/L，多为非门脉高压性腹水，包括肿瘤、结核、胰源性腹水等。

（3）顽固型腹水：尚无明确定义，其诊断标准为（肝硬化腹水及相关并发症的诊疗指南，2017）：①利尿药物（螺内酯160mg/d、呋塞米80mg/d）治疗至少1周或治疗性间断放腹水（每次4000～5000ml）联合人血白蛋白（每天20～40克/次）治疗2周，腹水治疗无应答反应。②出现难以控制的利尿药物相关并发症或不良反应。③排除恶性腹水及窦前性门脉高压症引起的腹水。顽固型腹水可能并发自发性细菌性腹膜炎（SBP），影响疗效（如何处理详见第330问）。

（4）顽固型腹水治疗：临床治疗困难，有以下几种疗法。

1）限盐，4～6g/d。血钠低于125mmol/L，需限制水摄入量。

2）利尿药：根据尿量调整剂量。螺内酯起始剂量40～80mg/d，3～5d递增40mg/d，常规用量上限100mg/d，最大剂量400mg/d；呋噻米起始剂量20～40mg/d，3～5d递增40mg/d，常规用量上限80mg/d，最大剂量160mg/d。

3）人血白蛋白（20～40g/d）可改善肝硬化顽固型腹水患者的预后。避免应用NSAIDs及氨基苷类抗菌药物。

4）托伐普坦用于治疗伴低钠血症的肝硬化腹水，为有效排水药物。起始剂量15mg/d，根据血钠水平调整剂量，最低剂量3.75mg/d，最大剂量60mg/d。

5）特利加压素：用于肝硬化顽固性腹水的治疗，每次1～2mg，每12h 1次静脉缓慢推注（至少15分钟）或持续静脉滴注，有应答者持续应用5～7d；无应答者可每次1～2mg，每6小时1次静脉缓慢推注或持续静脉滴注。

6）放腹水同时补充白蛋白：研究显示连续大量放腹水（每天4000～5000毫升/次）同时补充人血白蛋白（4g/1000ml腹水）是治疗顽固型腹水有效的方法。通常情况下不推荐腹腔放置引流管放腹水。

7）腹水超滤浓缩回输技术（CART）：CART是临床治疗顽固型腹水的方法之一，可提高药物治疗无反应的失代偿期肝硬化顽固型腹水患者的生活质量，改善部分患者的症状，对肾功能无明显影响。每次抽腹腔积液5000～6000ml，经超滤装置浓缩至1000ml，由腹腔回输。清除水及有毒物质，保留浓缩的蛋白质、电解质、小分子物质。

8）经颈静脉肝内门－体分流术（TIPS）：对利尿药物治疗效果不佳的肝硬化顽固型腹水，有条件且无禁忌证时可早期行TIPS治疗，为治疗难治性腹水的有效方法。可以作为频繁放腹水或频繁住院患者（≥3次/月）或肝移植的过度治疗，可缓解60%～70%病人症状。研究显示TIPS不仅能降低门静脉压力，缓解腹水，而且能改善尿钠排泄和肾脏功能。但TIPS后肝性脑病发生率25%～50%，60岁以上者风险更高，TIPS会增加心脏前负荷，既往有心脏病的患者容易诱发心衰，因此，肝性脑病、心肺疾病、肝衰竭、脓毒血症被认为是TIPS的绝对禁忌证。

9）肝移植手术：肝硬化顽固型腹水患者应列入优先肝移植等待名单。

（曲　波　王曾铎　任　旭）

328. 腹水超滤治疗顽固性腹水的机制和疗效如何？

（1）顽固性腹水（refractory ascites，RA）：尚无明确定义，诊断标准见第327问。肝硬化一旦出现腹水，1年病死率约15%，5年病死率为44%～85%。对于RA常规腹腔穿刺腹水常规检查，计算血清－腹水白蛋白梯度（SAAG），SAAG≥11g/L为门脉高压性腹水，≤11g/L为非门静脉高压性腹水。疑似腹腔感染腹水细菌培养包括厌氧菌培养。对于RA患者，有大量放腹水联合人血白蛋白治疗方法见第327问。

（2）腹水超滤浓缩回输技术（CART）：也是临床治疗RA的方法之一。可提高药物治疗无反应的失代偿期肝硬化顽固型腹水患者的生活质量，改善部分患者的症状，对肾功能无明显影响。CART能迅速纠正水钠潴留，腹腔白蛋白回输，增加血浆胶体渗透压，增加有效循环血量和肾脏血液灌流。研究显示CART可抑制RAAS系统的过度分泌，提高肾小球滤过率，使尿量增加。CART治疗时间较长，泵速为50 ml/min时，白蛋白的浓缩率最高。腹腔内压力变化缓慢，避免腹压骤降引起的有效循环不足。

（3）CART原理：报道腹水超滤浓缩回输腹腔治疗顽固性腹水的总有效率为69.7%～91.26%。CART原理为在无菌密闭系统中，通过特定装置把腹水引出体外，利用透析器，使腹水在一定压力下透过特定孔径的半透膜，通过扩散、对流、超滤等，将水、电解质和分子量小于60000道尔顿的物质，如肌酐、尿素氮等中小分子物质滤出，而蛋白质、补体C3、C4等大分子被保留和浓缩，回输到腹腔内。超滤后腹水减少、腹腔压力降低，腹腔回吸收系统开放，回输腹水中的蛋白通过腹膜吸收入血。有实验证明，向腹腔内输入经同位素标记的白蛋白，72h后被吸收入血的比例是23.23%，从而提高血浆胶体渗透压，减少腹水再生成。

（4）特点：此技术由以前腹水浓缩静脉回输发展到现在的腹腔回输，前者感染等并发症发生率较高；后者腹腔内回输较简单、可靠，避免内毒素入血，减少感染等并发症，安全性明显增加；因白蛋白能回输，可减少患者对白蛋白输注的需求。此外，用专用腹水过滤器过滤癌细胞和细菌后再进行蛋白浓缩后回输，即先用膜血浆分离器分离出细胞成分，然后再通过血浆成分分离器，使腹水中蛋白质等有用物质通过，并截留癌细胞和细菌。因此，还能对感染性腹水和癌性腹水病人进行超滤浓缩回输腹腔治疗，适应证范围扩大。

腹水超滤浓缩回输腹腔可迅速缓解腹胀、呼吸困难等临床症状，精神症状明显改善，缩短住院日，为下一步治疗争取了时间，是治疗顽固性腹水的一种安全、有效的方法。不良反应可能引起低血压，未发生有临床意义上的不良反应事件，较为安全。

（陆以霞　任　旭）

329. 自发性细菌性腹膜炎是怎样发生的？有何临床特点？

自发性细菌性腹膜炎（spontaneous bacterial peritonitis，SBP）是在肝硬化基础上发生的腹腔感染，是指无明确腹腔内病变来源（如肠穿孔、肠脓肿）的情况下发生的腹膜炎，是病原微生物侵入腹腔，造成明显损害引起的感染性疾病。又称原发性腹膜炎。是肝硬化腹水的一种常见、严重的并发症。肝硬化腹水患者SBP的发生率为7%～26%。可迅速发展为肝肾衰竭，致使病情进一步恶化，是肝硬化等终末期肝病患者死亡的主要原因。

（1）发病机制：SBP的具体发病机制尚不完全清楚，引起SBP的细菌大多为肠道的Gram阴性菌和非肠源性致病菌，以大肠埃希菌（47%）、克雷伯菌（13%）、肺炎球菌（10%）为主，其次可见表皮链球菌，而少见的是厌氧菌。肝硬化失代偿期患者有多种免疫防御机制受损。门静脉高压导致胃肠道淤血水肿，肠道运动功能减退，肠黏膜屏障受损，防御功能下降，易导致肠道内细菌过度生长，细菌很容易越过肠黏膜，移位至肠系膜淋巴结，经胸导管入血或直接进入腹腔。失代偿期肝硬化患者单核-巨噬细胞系统吞噬能力下降，吞噬细胞活性减低，可能与以下因素有关：①肝内分流，血液不经过肝脏库普弗细胞。②门静脉侧支循环形成，肝外分流，门静脉血液经侧支循环进入体循环。③库普弗细胞数量减少。④库普弗细胞功能受损。肝硬化患者腹水中调理素及趋化因子活性减低，抗菌能力下降，不能有效清除腹水中的细菌，易发生SBP。

（2）临床表现：大多无典型（约2/3）的腹膜炎征象，如发热、腹痛、腹膜刺激征、血白细胞增多，腹水为明显渗出液等常不出现，而是表现隐袭，常以间接征象如顽固性腹水、休克、肝性脑病等为早期表现。原因：①患者常是肝硬化晚期，对感染的全身反应差，体温有时正常或仅有发热而无腹痛。②因有大量腹水，腹肌软弱，腹膜刺激征不明显。③漏出性腹水稀释炎性腹水，实验室检查不是典型的渗出液。④因伴有脾功亢进，血液分析白细胞可不增多，甚至偏低。这些都给诊断带来困难。因此，对晚期肝硬化合并SBP必须提高警惕。凡肝硬化患者无明显原因出现一般状态迅速恶化、呃逆、腹水迅速增多，利尿剂失效及肝性脑病等，应考虑SBP之可能。对可疑细菌感染经抗菌治疗无效的发热，或原因不明的肝衰竭、脓毒血症不典型的症状、长时间低血压（收缩压<80mmHg且>2h）并且对扩容复苏无反应的腹水患者，要警惕SBP。

（金振锋　朱　权　徐洪雨　任　旭）

330. 自发性细菌性腹膜炎如何诊断和治疗？

（1）早期诊断问题：自发性细菌性腹膜炎（SBP）临床表现缺乏特异性，早期诊断有以下几个方面：

1）有以下症状或体征之一：①急性腹膜炎：腹痛、腹部压痛或反跳痛，腹肌张力增大，呕吐、腹泻或肠梗阻。②全身炎性反应综合征的表现：发热或体温不升、寒战、心动过速、呼吸急促。③无明显诱因肝功能恶化。④肝性脑病。⑤休克。⑥顽固性腹水或对利尿剂突发无反应或肾衰竭。⑦急性胃肠道出血。

2）有以下实验检查异常之一：①腹水中性粒细胞（PMN）计数≥0.25×10^9/L。②腹水细菌培养阳性。③降钙素原（PCT）>0.5ng/ml，排除其他部位感染。

（2）重症感染：肝硬化腹水及相关并发症的诊疗指南（2017）提出的标准为SBP患者出现以下任何2条：①高热、寒战，体温>39.5℃。②感染性休克。③急性呼吸窘迫综合征。④不明原因急性肾损伤3期。⑤外周血白细胞>10×10^9/μl。⑥PCT>2ng/ml。

（3）腹腔穿刺的重要性：所有肝硬化腹水患者均应行诊断性腹腔穿刺以排除SBP。有消化道出血、休克、发热、消化道症状、肝功能和/或肾功能恶化和肝性脑病者，也应行诊断性腹腔穿刺。腹水穿刺液应做细胞学分析和细菌培养。腹水中性粒细胞计数≥250×10^6/L，即使患者无任何症状，也应考虑SBP（肝硬化腹水诊疗指南，2017）。

（4）鉴别诊断：SBP需要与继发性细菌性腹膜炎鉴别。腹水检查出现下列情况之一应考虑继发性细菌性腹膜炎：①治疗过程中再次行腹腔穿刺，腹水中性粒细胞计数无明显下降。②腹水中分离出2种以上细菌，尤其是发现厌氧菌或真菌。③腹水生化检查满足以下2项者：葡萄糖<2.78mmol/L，蛋白质>10g/L，腹水乳酸脱氢酶水平高于血乳酸脱氢酶水平。

（5）治疗：一旦出现SBP征象，腹水内PMN≥0.25×10^9/L，应立即开始经验性抗生素治疗，无需等待培养结果。同时给予白蛋白可提高疗效。其抗生素应选用广谱且偏重对Gram阴性杆菌等有效药物。以头孢噻肟等第三代头孢菌素为最好（一线治疗药物）。治疗48小时需再次腹腔穿刺，观察抗生素疗效。腹水中性粒细胞计数下降＜25%，提示治疗可能失败，排除继发性腹膜炎后，调整抗生素（根据细菌药敏结果调整或改用备选的经验性广谱抗生素）。耐药克雷伯菌和大肠埃希菌可能为产β内酰胺酶的细菌，可应用第四代头孢菌素或碳青霉烯类抗生素。如发现有厌氧菌感染加用甲硝唑。

腹水PMN计数低于250个/毫升，伴感染的症状或腹部疼痛、触痛也应接受经验性抗感染治疗。因为可能为细菌性腹水（bacterascite，BA）：①腹水细菌培养阳性。②腹水PMN计数＜0.25×10^9/L。③无明显腹腔内感染灶。

（6）预后和预防：肝硬化腹腔积液并发SBP预后十分险恶，复发率和死亡率（37%～77%）均很高，在1年内复发者达68%，病死率达80%。在预防上，凡有易感因素，如胃肠道出血期间，应预防SBP的发生。预防性用药宜限制在高危人群中：①急性消化道出血者。②腹水总蛋白质浓度低，且既往无SBP病史者（一级预防）。③既往有SBP病史者（二级预防）。可用诺氟沙星或环丙沙星口服。亦可用不被肠道吸收的抗生素，利福昔明（rifaximin）可广谱、强效抑制肠道内细菌生长。

（金振锋　朱　权　徐洪雨　任　旭）

331. 肝性胸腔积液是怎样发生的？如何诊断？

1958年Marrow提出由失代偿期肝硬化引起的胸水为肝性胸腔积液（hepatic hydrothorax），是失代偿期肝硬化较少见的并发症。其胸腔积液为漏出性，无细菌生长，细胞学检查无异常，其发生率占肝硬化的5%～10%。肝性胸腔积液可与腹水并存或单独存在，可以为单侧或双侧胸腔积液。据文献统计报告发生于右侧者占70%，左侧占15%，双侧15%，右侧胸腔积液发生率高。发病机制主要与以下因素有关：

（1）横膈裂孔：是肝硬化胸腔积液形成的主要原因。过去曾认为是由于膈肌两面有发达的淋巴管网络联接，膈淋巴管将腹水移行于胸腔。现在普遍认为膈肌与肌腱连接处存在先天性脆弱处，当腹腔内负压升高时，造成膈肌纤维扩张、变薄，从而形成缝隙。附着于膈肌的壁层腹膜通过缝隙处外翻疝入胸腔形成膈肌小泡，诸多小泡常＜1cm并可发生破裂，小泡破裂后便形成膈肌裂孔。升高的腹压以及胸腔内的负压共同藉此小孔，腹水流入胸腔。1954年Crofts证实在先天性脆弱的膈肌膜与肌腱结合部有小泡（bleb）形成，当咳嗽、腹水增加、腹压升高使小泡破裂，致使缺损处形成孔道。1955年Emerson和Davis对有大量腹水的肝硬化病人死后剖检，首次证实膈肌有此小孔，此后又有许多研究者证实确有此小孔。据报道通过胸腔镜对顽固性胸腔积液患者进行观察，术中可见膈肌小泡及裂孔同时存在。

1）膈肌缺陷分型：为4型：Ⅰ型：无明显缺陷。Ⅱ型：有膈肌小泡。Ⅲ型：小裂隙型。Ⅳ型：小裂孔型。临床中Ⅱ型、Ⅲ型较多见。升高的腹压以及胸腔内的负压共同作用使腹水通过裂孔进入胸腔形成胸腔积液。

2）膈肌缺陷与胸腔积液：右侧胸腔积液发生率高可能为在胚胎学上右侧横膈较易出现发育缺陷，胶原腱素不连续或间隙形成，当腹腔内的压力增加时（如腹水、咳嗽及用力），横膈腱索部的胶原束分开形成缺损，小泡易形成小孔。而左侧膈肌肌膜力强而且厚，在左侧膈肌不易形成小泡。所以，左侧胸腔积液发生率低。右侧胸腔积液发生率高亦可能是由于右侧有较大的肝脏在膈肌下，其肌层薄，对膈肌造成相当大的负担。

3）单纯胸腔积液：临床上有时可见有大量胸腔积液而无腹水，单纯肝性胸腔积液发生机制为膈裂孔存在单向裂孔流动。Rubinstein等对肝硬化单纯胸水的患者，向腹腔内注射^{99m}Tc标记的硫化胶体显示，腹腔单向通往胸腔的液体有累积效应；Bhattacharya等基本用同样方法，通过核素扫描发现放射性物质通过膈肌上不同位置进入胸腔，且胸腔内放射性物质随时间推移逐渐增多。

（2）肝硬化门静脉高压因素：①侧支循环中奇静脉、半奇静脉压力升高，胸膜毛细血管静水压升高、通透性增强产生胸腔积液；肺循环高压也有助于胸腔积液形成。②肝硬化时血浆自肝窦渗透到周围的组织间隙，使得淋巴液生成增多，造成胸导管压力升高，加之本身胸内压呈负压，使得胸膜淋巴管扩张、淋巴液外溢产生胸腔积液。③低蛋白血症，血浆胶体渗透压降低，促进血浆从血管渗入胸腔。

（3）诊断：主要依据有肝硬化症状、体征，低蛋白血症。胸腔积液本质为漏出液，性质大致与腹水相似，但胸水与腹水两者之蛋白含量可能不一致。当小泡破裂时可能有毛细血管损伤，胸腔积液中可见少许红细胞。有关检测膈肌小孔方法：^{99m}Tc硫胶体腹腔内注射5mCi，在短时间内见放射性物质由腹腔向胸腔移动，可在透视下直视见核素流入胸腔的过程。为诊断肝性胸腔积液的金标准，特异性100%，敏感性71%；吲哚菁绿又称靛氰绿（ICG）腹腔内注射后测胸腔ICG浓度；尚有用墨汁腹腔内注射，证实胸腔积液有墨汁；也有多普勒超声见到膈肌小孔的报告。疑难病例难以明确诊断者，可行电子胸腔镜检查，能直观、动态观察膈肌缺陷的存在，明确诊断。尚可行胸腔镜下修补术，缝合关闭小孔。

（朱雅琪　孙秀芝　徐洪雨　任　旭）

332. 肝肾综合征的发病机制如何？

（1）肝肾综合征（hepatorenal syndrome，HRS）：指由于严重肝功能障碍所致的功能性肾衰竭。2015年国际腹水俱乐部（Inter national Club of Ascites，ICA）提出了急性肾损伤（acute kidney injury，AKI）的概念，也修订了HRS的诊断标准。HRS 1型（HRS-1）属于其中功能性AKI。

HRS是肝硬化腹水的终末期最严重的并发症之一。代偿期肝硬化10年内，约60%出现腹水。肝硬化腹水为预后不良的表现，约3年50%死亡。肝硬化腹水患者第1年HRS发生率为18%，5年为39%。HRS就其临床上所见，类似肾前性肾衰竭，但用输液方法不能改善之。多见于失代偿性肝硬化，有时也见于重症肝炎（急性或亚急性）。

（2）HRS依以下证据可认为是肾功能性障碍所引起：①实验室检查所见类似肾前性肾衰竭；②对HRS病人做肝移植后，肾功能改善；③将HRS患者的肾移植于正常肝的病人，不引起肾功不全；④对HRS患者生前做肾血管造影，可见有明显的肾皮质血管收缩，死后造影此改变消失；⑤因HRS死亡的患者，肾脏病理解剖学无异常所见。以上②、③是2项非常著名的实验。

（3）HRS发生机制：发生机制复杂，未完全阐明。一般认为肝硬化患者血流动力学改变，与败血症相似的全身内脏动脉扩张，周围血管阻力降低，心脏搏出量增加为特征。全身内脏动脉扩张伴肾动脉收缩和肾脏血流灌注减少，可能为全身血压降低的生理反应。这样，患者是对由于消化道出血、过度使用利尿剂、脱水及败血症等引起低血容量导致肾灌流减少变化非常敏感，产生肾血管收缩。

1）血管扩张学说（vasodilation theropy）：1988年Schrier等关于肝硬化腹水形成就提出血管扩张学说，因门静脉高压症，引起内脏血管壁压力增加，血管舒张因子如前列环素、一氧化氮和胰高血糖素等灭活减少，同时内脏循环对血管收缩因子反应性降低；血管舒张因子并可经门-体侧支循环（血管舒张因子灭活减少）直接进入体循环，引起内脏动脉和周围动脉血管扩张。也有研究认为门静脉高压引起肠道细菌异常位至门静脉系统，诱导机体产生大量的细胞因子，细胞因子和内毒素激活一氧化氮合酶，亦能促使外周血管扩张。尤其内脏血管舒张，引起有效动脉血容量减少，导致心脏搏出增加的高动力循环。动静脉吻合开放（分流），持续降低周围血管阻力，使有效血浆容量减少。随之内皮素、肾素、醛固酮、去甲肾上腺素和血管加压素释放增加，促进钠和水潴留。后期抗利尿激素也开始分泌，出现稀释性低钠血症。

2）有效动脉血流量（EABV）减少：Davidson对HRS的发生（1987）指出肾素-血管紧张素-醛固酮系统（RAAS）作用的另一方面，EABV减少可招致肾血管收缩，肾叶间动脉和弓状动脉收缩，肾小球滤过率（GFR）和肾血浆流（RBF）显著下降，引起肾缺血。肾血管收缩的特点：收缩的叶间和弓状动脉血管弯曲而又细，收缩几乎完全阻断肾皮质的血供，血流转入髓质邻近的皮质血管区。同时肾内动静脉分流（arterio venous shunts）使已经减少的肾皮质动脉血流压力产生波动，加重灌流不足。肾脏灌流不稳定也可能与肝脏合成血管紧张素减少有关。

3）腹腔内高压可使肾血流量减少，肾静脉压和肾血管阻力升高，从而导致肾小球和肾小管功能受损及尿量减少。

4）肾循环自身调节功能失调：随着疾病发展，肾脏本身所释放的缩血管物质如血栓素（TXA_2）、前列腺素（PGH_2）白三烯类（一组炎性介质，收缩血管平滑肌作用极强）等半胱氨酸产物以及内毒素含量明显增加，其活性超过了扩血管物质，肾血管收缩，导致血流量减少。

总之，HRS之产生是由复合因素共同作用下，循环系统紊乱表现为内脏动脉血管扩张，使血管收缩系统和交感神经系统被激活，腹腔内高压以及肾脏自身调节功能失调，释放缩血管物质增加，使肾皮质血管收缩，肾小球滤过率降低，最终发生HRS。肾血流动力学持续紊乱，从非氮质血症、氮质血症、直至少尿末期。

（朱雅琪 任 旭）

333. 肝肾综合征分型和诊断如何？

2015年国际腹水俱乐部（ICA）提出了急性肾损伤（AKI）的概念，在此基础上修订了肝肾综合征（HRS）的诊断标准和治疗指南。肝硬化AKI分为结构性AKI和功能性AKI。前者是指急性肾小管坏死，占32%；后者为肾脏低灌注引起，包括肾前性AKI和肝肾综合征1型（HRS-1），占68%。

（1）临床表现：主要表现为血肌酐进行性升高，多数有少尿。但无明显蛋白尿。无肾实质萎缩和尿路梗阻。40%左右的病人可查到诱因，如进行性黄疸、大量放腹水或应用利尿剂过频、上消化道大出血等使循环血容量急剧减少，但有25%查不到任何诱因。从临床上很难预测或预防HRS。

（2）HRS分2型：1型HRS：为急进性肾功能不全，血清肌酐水平在2周内迅速升高超2倍，达到或超过226μmol/L，其平均生存时间不到2周；2型HRS：为稳定或缓慢进展的肾功能损害，血清肌酐水平在133～226μmol/L，常伴难治性腹水。

HRS-AKI标准推出后，弱化了上述分型。如果AKI患者在综合治疗后恶化或达到ICA-AKI 2/3期，在符合HRS诊断标准后，就应该开始给予血管收缩剂联合白蛋白治疗。

（3）肝硬化HRS-AKI诊断标准（ICA，2015）：①肝硬化腹水诊断明确。②符合国际腹水俱乐部（IAC）的急性肾损伤（acute kidney injury，AKI）诊断标准（表4-14）。③停用利尿剂并白蛋白扩容（1g/kg）2d血肌酐水平无改善（下降至133μmol/L以下），最大可达100g/d。④无休克。⑤近期使用肾脏毒性药物。⑥无肾实质疾病，尿蛋白＜500mg/dl；尿红细胞＜50/高倍视野；肾脏超声检查正常。

表4-14　IAC关于AKI的分期

分级	定 义
1期	SCr升高≥0.3mg/dl（26.5μmol/L），或SCr升高至1.5～2.0倍基线值
2期	SCr升高＞2.0～3.0倍基线值
3期	SCr升高至＞3.0倍基线值，或SCr升高≥4.0mg/dl（353.6 μmol/L）并且急性升高≥0.3mg/dl（26.5μmol/L），或开始肾脏替代治疗

注：血清肌酐（SCr）。

（4）鉴别诊断：HRS主要发生于肝硬化晚期，亦可发生于急性或亚急性重症肝炎。因此凡在肝病过程中突然发生少尿或无尿，即应疑诊HRS。败血症性休克引起的肾前性肾衰竭，也出现少尿或无尿但其临床经过不同，尿常规正常，两者难以鉴别，如测定中心静脉压或肺动脉楔压（PCWP）低，有助鉴别诊断。急性肾小管坏死的病因与HRS-1不同，前者尿常规有改变，尿Na^+＞30mmol/L是与HRS-AKI的鉴别点。尿液生物标志物如中性粒细胞明胶酶相关脂质运载蛋白和肾损伤因子-1等对肝硬化患者AKI的鉴别诊断可能有帮助，有待进一步研究证实。

（朱雅琪　任　旭）

334. 肝性脑病是如何分型的？发生机制如何？

肝性脑病（hepatic encephalopathy，HE）：是以急、慢性肝功障碍和/或门体静脉分流为病因，以代谢紊乱为基础的中枢神经系统功能失调综合征。

（1）HE分型：根据肝脏疾病类型分类1998年维也纳第11届世界胃肠病大会（WCOG）推荐HE分为A型、B型和C型3型（表4-15）。A型肝性脑病无肝病史，为急性肝衰竭相关HE，多无明显诱因和前驱症状，常在起病数日有轻度的意识错乱迅速陷入昏迷，甚至死亡，并伴有黄疸、出血、凝血酶原活动度降低等急性肝衰竭的表现，脑水肿和颅内高压为其主要病理生理特征之一。C型HE又分出3种亚型（表4-15）。

表4-15　肝性脑病分型（WCOG，1998）

肝性脑病类型	定　　义	亚类	亚型
A型	急性肝衰竭相关HE	无	无
B型	门-体分流相关HE无肝细胞损伤相关肝病	无	无
C型	肝硬化相关HE伴门静脉高压或门-体分流	有	有

注：C型按慢性肝病患者神经异常表现的特征及持续时间又可分为3种亚型：①发作型：又细分a伴诱因、b自发性、c复发性；②持续型：又细分a轻型、b重型、c治疗依赖型；③轻微型。

（2）引起肝性脑病常见的疾病：①各种原因肝硬化（肝性脑病的主要原因，为肝硬化的终末表现，占90%以上），在我国主要是病毒性肝炎后肝硬化，其中HBV占80%～85%。肝硬化肝性脑病患者既有不同程度的肝衰竭，又有一定程度的门-体分流（侧支循环）。②各种原因（病毒性、中毒性、药物性等）重型肝炎。③妊娠急性脂肪肝、自身免疫性肝病和严重感染等也可导致肝衰竭的发生。④门-体分流术后（包括TIPS）。

（3）肝性脑病的诱发因素：常见的诱发因素包括消化道出血、高蛋白质饮食、感染、电解质及酸碱平衡紊乱、大量放腹水、过度利尿、便秘、TIPS术后和适用镇静安眠药等。A型常无明确诱因，单纯B型HE在中国较少见，C型HE在中国最常见。

（4）发生机制：仍不十分明确。HE非单一的代谢性疾病，是在各种原因（我国主要是肝炎病毒）引起肝功能衰竭或肝硬化及门-体分流基础上发生的多因素协同或相互作用的结果。普遍认为氨中毒是HE的最主要原因，尚有感染和低钠血症等因素共同作用。①氨中毒学说：主要由于肝清除氨的作用减退、肌肉代谢氨减少及肾排出氨减少，出现高氨血症。氨对中枢神经系统的毒性主要是干扰脑的能量代谢，氨使星形胶质细胞合成谷氨酰胺增加，细胞变性；氨促进谷氨酸盐及活性氧释放，启动氧化及氮化应激反应，导致线粒体功能及脑细胞能量代谢障碍；氨直接导致抑制性与兴奋性神经递质比例失调，最终使抑制性神经递质含量增加，并影响中枢兴奋性神经递质与抑制神经递质的平衡而产生中枢神经抑制。②细菌感染与炎性反应：肠道细菌氨基酸代谢产物——硫醇与苯酚产生的内源性苯二氮䓬类物质，细菌色氨酸的副产物吲哚及羟吲哚等，损伤星形胶质细胞功能并影响γ-氨基丁酸（γ-aminobutyric acid，GABA）神经递质的传递。③γ氨基丁酸/苯二氮䓬与假性神经递质学说：γ-氨基丁酸GABA为抑制性神经递质，增强神经元突触后膜的抑制功能，产生中枢抑制效应。此外，血液中蓄积的苯乙胺及对羟苯乙醇胺随体循环进入脑组织，在β羟化酶的作用下分别生成苯乙醇胺及羟苯乙醇胺假性神经递质，与正常递质去甲肾上腺素和多巴胺竞争，不能产生正常的生理效应，导致神经传导障碍，产生神经抑制而出现意识障碍。④低钠血症可导致神经细胞损伤及功能障碍，血-脑屏障通透性增加，出现脑水肿；尚有锰中毒学说及与脑干网状系统功能紊乱等机制。⑤氨基酸失衡学说：支链氨基酸（BCAA）/芳香族氨基酸（AAA）比例失调，AAA大量通过血脑屏障，产生酪胺、β-羟酪胺等假神经递质，抑制神经冲动的传导而发生脑病，主要见于C型HE。

（王曾铎　曲　波　任　旭）

335. 何谓亚临床肝性脑病或轻微型肝性脑病？其发病机制是什么？

（1）亚临床肝性脑病：是指常规临床精神和神经功能检查正常的慢性肝病患者，经定量的神经心理学测试和大脑诱发电位检测异常者而言。1970年Zefgen等发现40%的肝硬化患者有微小的脑功能障碍。1974年Erbsloeh等将这一变化归纳为精神疾病综合征伴神经衰弱特征，称为慢性亚临床肝硬化相关脑病（chronic subclinical cirrhosis-related encephalopathy）。亚临床肝性脑病是肝性脑（HE）病的潜隐阶段和合理外延。目前国内外研究表明，肝硬化患者中约有70%在出现临床型HE之前已发生亚临床肝性脑病。提出这一概念对HE的预防和早期治疗有重要临床意义。亚临床肝性脑病为0级HE患者，1998年，第11届世界胃肠病大会一致通过将亚临床肝性脑病命名为轻微型肝性脑病（minimal hepatic encephalopathy，MHE）。MHE是HE发病过程中的一个非常隐匿的阶段，其定义为肝硬化患者出现神经心理学/神经生理学异常而无定向力障碍、无扑翼样震颤等，即认知功能正常。发病率的高低与Child-Pugh分级有明确关系。MHE尽管无明显的临床症状和体征，但MHE 3年累计发生显性肝性脑病（OHE）占56%。并且OHE恢复后，MHE可能持续存在。国外报道MHE发生率为30%～84%，国内报道肝硬化患者中MHE的发生率为29.2%～57.1%。

（2）发病机制：MHE发病机制尚未阐明。有关因素的研究仍多集中在氨、氨基酸、微量元素锌等几个方面。

1）氨与MHE：从20世纪70年代末以来，部分学者研究认为，血氨测定值在MHE中较高，控制蛋白饮食，血氨值下降、智力测验有改善，未控制蛋白饮食则血氨值升高，智力测验成绩下降。因此认为血氨在MHE的发病机制中有重要意义。另一部分学者研究认为，血氨值与智力测验成绩无关，因而持否定态度。

2）氨基酸与MHE：慢性肝病血浆氨基酸谱异常，芳香族氨基酸（AAA）升高、支链氨基酸（BCAA）降低已为人们所熟知。近代研究证明，智力测验结果与上述异常改变无关，而与游离色氨酸和中性氨基酸的比值以及游离色氨酸含量显著相关。当给予患者BCAA治疗后，血浆BCAA增加，游离色氨酸与中性氨基酸比值趋向正常，此时智力测验成绩改善，治疗前后的成绩有显著性差异，提示氨基酸平衡失调，特别是游离色氨酸增高在MHE的发病机制中有一定作用。但亦有部分学者的研究未能复试出上述结论，持反对观点。

3）微量元素锌与MHE：研究证明，伴HE的肝硬化和不伴HE的肝硬化患者，两组间血清锌水平有显著性差异。有学者研究，给予临床型Ⅰ期HE患者口服醋酸锌，血清锌水平升高，智力测验有改善。但亦有学者研究认为补锌后血清锌水平恢复正常仍不能改善HE的临床表现。至于锌在MHE发病机制中的作用尚须深入研究证实。

（朱　权　王曾铎　任　旭）

336. 血氨在肝性脑病发病中有什么样变化？

高氨血症是肝性脑病（HE）发病的主要原因之一，即所谓氨中毒学说，但不是唯一的原因，因有的HE患者血氨并不升高。因此，HE的发生还有其他原因。

（1）外源性氨的来源

1）肠源性：①血循环中尿素经胃肠道黏膜弥散到肠腔，被肠道细菌作用形成氨，可经肝肠循环被再吸收。②食物中蛋白质在肠道内细菌作用下产生氨。③肠壁通透性增加，可导致氨进入门静脉增多。

2）肾脏因素：肾脏对氨重吸收。肝病常伴肾排泄功能低下，尿素等非蛋白氨不能排出，大量弥散到肠管，使氨产生增多。

氨以两种方式存在：离子型NH_4^+（铵盐）及非离子型NH_3（氨）。$NH_3 \underset{OH^-}{\overset{H^+}{\rightleftharpoons}} NH_4^+$，即氨在酸性环境中大量变成铵，在碱性环境脱$OH^-$变成氨增多。$NH_3$是有毒物质，能通过血脑屏障，进入脑组织内，引起中毒。NH_4^+为无毒物质，不易通过血脑屏障。在碱性环境如$pH > 6$，生成氨大量入血。酸性环境$pH < 6$时，氨由血中进入肠腔，由粪便排出。因此，血液的pH值，对氨代谢有很大影响。肾脏也如此，肾小管内呈碱性时，大量氨被吸收入血，血氨升高，肾小管呈酸性时，大量氨进入肾小管腔，由尿排出，血氨下降。

（2）内源性氨的来源：①体内蛋白质代谢氨基酸经脱氨基作用产生氨；②胺类物质氧化产生氨；③酰胺水解产生氨；④骨骼肌运动产生氨。

（3）氨的去路：①80%在肝脏经鸟氨酸循环，使有毒氨变成无毒尿素，排出体外；②在脑或肾内的氨与谷氨酸结合生成谷氨酰胺，氨与α-酮戊二酸结合生成谷氨酸等非必需氨基酸；③血中的谷氨酰胺流经肾脏，在肾小管上皮细胞的谷氨酰胺酶作用下分解成氨，至肾小管腔内与氢离子结合形成铵（NH_4^+），由尿排出。肾小管氨排出受pH值影响，呈酸性时氨随尿排出；④由肺呼出少量氨。

（4）血氨与HE：正常情况下，上述氨的生成和清除功能处于相对平衡状态，使血氨正常。当生成过多或清除减少时，造成血氨增加。血氨进入脑组织使星状胶质细胞合成谷氨酰胺增加，导致细胞变性、肿胀及退行性变，引发急性神经认知功能障碍。氨还可直接导致兴奋性和抑制性神经递质比例失调，导致肝性脑病。

1）氨生成过多：①蛋白质、含铵物质等经口摄入过多，在肠内细菌的脱氨基酶作用下，转变为氨进入血液。②消化道出血后，血在肠内被分解产生氨。③门-体循环分流，由肠道经门脉吸收的氨未经肝脏代谢，直接进入体循环。④肝功能障碍时，肠道菌群失调，细菌繁殖旺盛，致使产氨增加。又因胃肠消化、吸收功能低下，更使血氨增加。

2）氨清除减少：①肝功障碍：氨在体内被清除减少。当肝实质严重损害及/或血流动力学异常时，ATP生成减少，鸟氨酸循环缺乏能量供应，清除氨能力减退。合成尿素是氨的主要去路，肝功能不全时，血氨不能经鸟氨酸循环有效解毒。②肾功能障碍：在处于低血容量状态，肾血流量减少，肾小球滤过率下降，尤其是晚期，肾功能受损，清除功能低下，使氨排泄减少。总之，肝、肾清除NH_3功能减退或受阻时，可加重血NH_3在体内的累积，从而诱发或加重HE的发生、发展。

（王曾铎）

337. 血氨变化是如何引起肝性脑病的？

血氨升高，出现意识障碍，血氨降低，意识清醒，两者呈正相关。但并不完全如此，有时血氨与病情不呈一致关系，如爆发型或重型中毒性肝炎，虽血氨正常，但可很快发生昏迷，说明氨中毒不是发生肝性脑病的唯一因素。部分病人长期高氨血症，又有神经精神症状，但不发生肝昏迷，称门-体分流性脑病而不称为肝昏迷。

氨是含氮化合物的代谢产物，可参与一系列的代谢反应。氨主要来源于肠道含氮物质的分解代谢（外源性）及机体蛋白质的分解代谢（内源性），且主要经肝形成水溶性的尿素经肾排泄。肝衰竭出现高氨血症源于肝清除氨的功能减退、肌肉代谢氨减少及肾排出氨减少。普遍认为氨中毒是HE的最主要原因，血氨升高对中枢神经系统的毒性主要表现如下。

（1）干扰脑的能量代谢：在血氨代谢过程中，影响脑的三羧酸循环，血氨增多使大量α-酮戊二酸经谷氨酸转变为谷氨酰胺（抑制性神经递质），还消耗了大量ATP和烟酰胺腺嘌呤二核苷酸（辅酶Ⅰ），ATP生成也减少；氨还可使脑内糖酵解过程增强，抑制丙酮酸脱羧酶，使乳酸生成增加，减少ATP的生成，由于ATP减少，脑细胞功能不足，影响脑细胞的正常生理功能，产生中枢神经系统功能紊乱，出现肝性脑病。

（2）氨可影响神经细胞膜上K^+-Na^+-ATP酶的分布和活性，破坏血脑屏障，损害复极化作用，影响神经传导活动。

（3）氨与脑内神经递质间的干扰作用：血氨升高，可使脑内神经递质如乙酰胆碱、γ-氨基丁酸、5-羟色胺、谷氨酸等浓度改变，干扰了神经递质间的正常平衡，即抑制性与兴奋性神经递质比例失调，最终使抑制性神经递质增加，发生肝性脑病。

（4）急性肝衰竭所致HE的特征是随血氨浓度升高，细胞内谷氨酰胺显著增加，导致星形胶质细胞肿胀，进一步引起脑水肿及颅内压增高；慢性肝病有关的C型HE的主要特征为星形胶质细胞变性，仅有轻度脑水肿。

（王曾铎　任　旭）

338. 什么是假性神经递质学说？与肝性脑病发生有什么关系？

正常情况下，神经冲动的传递依靠神经递质来完成，神经递质分为兴奋性和抑制性两类，两者保持相对平衡，才能完成正常的神经冲动。正常的兴奋性神经递质为儿茶酚胺类，包括多巴胺、去甲肾上腺素、肾上腺素，血中的儿茶酚胺不能通过血脑屏障。脑内儿茶酚胺代谢性过程为苯丙氨酸 $\xrightarrow{\text{羟化酶}}$ 酪氨酸 $\xrightarrow{\text{酪氨酸羟化酶}}$ 多巴 $\xrightarrow{\text{左旋芳香氨基酸脱羧酶}}$ 多巴胺（dopamine）$\xrightarrow{\text{β羟化酶}}$ 去甲肾上腺素（noradrenaline）。肝性脑病（HE）发生主要与氨中毒有关，但假性神经递质学说（false neurotransmitter hypothesis）仍作为发病原因之一，包括假性神经递质产生，兴奋性神经递质（乙酰胆碱、谷氨酸）合成减少，抑制性神经递质（γ-氨基丁酸、谷氨酰胺）增加。

（1）假性神经递质（false neurotransmitters）的作用：正常情况下，苯乙胺和酪胺在肝脏被单胺氧化酶分解代谢，清除体外。肝功能障碍时，不能由肝脏有效分解，或由于门-体侧支循环，绕过肝脏，进入血循环中。血液中蓄积的苯乙胺和酪胺（对羟苯乙醇胺）随体循环进入脑组织，在脑内在β羟化酶作用下，分别生成苯乙醇胺及羟苯乙醇胺（鳝胺）假性神经递质（这两种物质与正常真性神经兴奋性递质结构极相似），与正常递质去甲肾上腺素和多巴胺竞争，使其不能产生正常的生理效应。假性神经递质在神经突触堆积到一定程度，导致神经传导障碍，产生神经抑制性而出现意识障碍。表现为：①脑干网状结构受累，可出现神志改变以致昏迷；②锥体外系基底节受累，出现扑翼样震颤，为诊断的重要依据。

（2）兴奋性神经递质（excitatory neurotransmitters）合成减少：由于血中苯丙氨酸浓度升高，通过血-脑屏障进入脑组织的量增加。苯丙氨酸与酪氨酸竞争酪氨酸单氧化酶（tyrosine-3-monoo-xygenase），使该酶缺乏。此酶又是多巴胺、去甲肾上腺素合成的限速酶。结果色氨酸增加，而多巴胺、去甲肾上腺素兴奋性神经递质生成减少。此外，去甲肾上腺素合成减少也被认为是对门静脉高压高动力循环周围血管扩张的反应。在肝硬化患者和肝硬化相关肝性脑病动物模型中发现乙酰胆碱酯酶（acetylcholine esterase，AChE）活性增强，导致乙酰胆碱减少，与肝性脑病的发生有关。

（3）抑制性神经递质（inhibitory neurotransmitters）增加：肝功障碍时，肝脏对γ-氨基丁酸（GABA）摄取、清除力减低，使GABA血浓度增高，并容易进入脑内。GABA是中枢神经系统的抑制性递质，增强神经元突触后膜的抑制功能，产生中枢抑制效应，表现为神志改变和昏迷等。用5-羟色胺拮抗剂有改善动物HE的作用。

正常情况下色氨酸与白蛋白结合不易通过血脑屏障，肝病时白蛋白合成降低，加之血浆中其他物质对白蛋白的竞争性结合造成游离的色氨酸增多，游离的色氨酸可通过血脑屏障，进入脑内增多。在大脑中代谢生成大量5-羟色胺（serotonin）及5-羟吲哚乙酸，两者都是抑制性神经递质，参与肝性脑病的发生。

（王曾铎　曲　波　任　旭）

339. 氨基酸代谢出现什么样变化会导致肝性脑病的发生？

肝性脑病（hepatic encephalopathy，HE）：是由急、慢性肝功能严重障碍或各种门静脉-体分流异常所致的、以代谢紊乱为基础、轻重程度不同的神经精神异常综合征。肝脏在氨基酸代谢中起重要作用，严重肝病氨基酸组成发生变化不容忽视。正常体内支链氨基酸（BCAA）与芳香族氨基酸（AAA）比值为（3.5±1.0）∶1。肝性脑病早期时AAA增加，BCAA减少，BCAA/AAA比值<1。氨基酸失衡学说（amino acid imbalance）是肝性脑病发病原因之一。

（1）AAA增多：AAA包括苯丙氨酸、酪氨酸、游离色氨酸。正常情况下，AAA在肝脏代谢分解。①肝硬化苯丙氨酸羟化酶活性降低，由于低钠血症游离色氨酸升高，而同时由于短链脂肪酸浓度升高，蛋白结合的色氨酸受抑制降低。②肝功障碍时，血中AAA不能被肝脏分解代谢，血中浓度升高，大量AAA通过血-脑屏障入脑，在脑内羟化酶作用下产生酪胺、β-羟酪胺、5-羟色胺等假性神经递质，抑制神经冲动的传导而发生脑病。

（2）BCAA减少：包括亮氨酸、异亮氨酸、缬氨酸。①BCAA正常在骨骼肌中分解代谢、摄取利用，而不是在肝脏代谢。而胰岛素可促使BCAA进入肌肉。肝功障碍时，因为高氨血症（hyperammonemia）引起胰岛素分泌增加，促使BCAA进入肌肉，被肌肉摄取、利用。HE者，对BCAA有很高的清除率。因此，血中BCAA明显减少。正常情况BCAA与AAA由共同载体系统转运，通过血-脑屏障，进入脑内。肝功能障碍时，因为BCAA减少，AAA进入脑组织中的多。产生这一过程是由血氨刺激下进行的，然而，无HE者，亦能观察到异常的氨基酸比值。②氨与α-酮戊二酸、谷氨酸结合生成谷氨酰胺过程中消耗一定量的BCAA；肝功障碍时，肾脏使BCAA转变为葡萄糖，以供应能量，BCAA减少。

但Als-Nielsen等Meta分析发现，HE患者用BCAA并无明显获益。BCAA对轻微型肝性脑病（MHE）患者有改善作用，有关BCAA在治疗HE方面的确切疗效尚需深入研究。

（王曾铎　任　旭）

340. γ-氨基丁酸/苯二氮䓬在肝性脑病发生上有什么作用？

γ-氨基丁酸（γ-amino butyric acid，GABA）：是中枢神经系统的抑制递质，对大脑功能起重要调节作用。1982年Schafer等提出发生肝性脑病的GABA假说，其基本原理为观察到突触后抑制性递质γ-氨基丁酸增加。GABA主要来源于肠道，正常情况下大部分经门静脉（门静脉显示高浓度的GABA）被肝细胞摄取，由转氨酶分解、代谢清除，小部分进入体循环，血中的GABA不能或极缓慢通过血脑屏障，经血脑屏障酶转运系统，GABA变为丁酸而失活。

肝功障碍时，肝脏对GABA摄取、清除力减低，使GABA血浓度增高，并容易进入脑内。大脑突触后神经元有GABA受体，肝功障碍时该受体增加，此受体不但是与GABA结合，还能与苯二氮䓬（benzodiazepine，BZ）类药物结合被称为GABA/BZ复合体，肝硬化者体内存在BZ样物质，因此GABA/BZ复合体增多，无论是GABA或BZ与受体结合，均可促进氯离子通道开放，增加氯离子内流，促进氯离子进入突触神经元，引起神经传导抑制。GABA由神经元细胞裂隙进入胞质，使细胞膜静止电位变成高度极化状态，GABA受体数量和亲和力增加，兴奋性受体和递质减少，使神经系统兴奋与抑制状态失去平衡。GABA作为抑制性神经递质能增强神经元突出后膜的抑制功能，产生中枢神经抑制效应，出现神志改变和昏迷等肝性脑病表现。

（王曾铎　任　旭）

341. 肝性脑病发生时，各种毒物之间有什么关系？

肝性脑病（HE）的发生，都不能由任何一种学说来解释，是多种因素相互作用使毒物增多，毒性增强。最后导致中枢神经系统功能紊乱。

（1）血氨（ammonia）、硫醇（mercaptans）、短链脂肪酸（short-chain fatty acids）三者间的协同作用。HE时除血氨增高外，蛋氨酸在胃肠道被细菌分解产生硫醇类，在肝脏代谢。当肝功障碍时，硫醇代谢障碍，使血中硫醇增多。在肝功障碍时，短链脂肪酸也增多，三者均可干扰脑的能量代谢，使神经膜电生理效应和神经递质传导发生变化，而诱发HE。硫醇、短链脂肪酸对神经元及突触膜有直接毒害作用。但三者各自单纯小剂量进入血脑屏障均不引起肝性脑病，三者共同作用，可增强毒性，致使肝性脑病发生。

（2）氨与芳香族氨基酸（AAA）的协同作用。血氨增多使胰高糖素增多，导致AAA增多，使支链氨基酸（BCAA）与AAA比例失调，血脑屏障对AAA转运增强，透过血-脑屏障进入脑内增多，导致HE。但Als-Nielsen等Meta分析发现，HE患者用BCAA并无明显获益，有关BCAA在治疗HE方面的确切疗效尚需深入研究。

（3）氨与γ-氨基丁酸（GABA）的协同作用。HE早期，氨在脑内代谢，消耗了大量谷氨酸，使GABA生成减少，所以，出现早期的兴奋为主的症状，如躁动、精神错乱等。肝性脑病后期GABA增多，原因：①肝功障碍，肝内GABA转氨酶活性减低，不能分解GABA，使血中浓度增高；②由于侧支循环形成，使血中GABA增多，又由于血-脑屏障通透性增强，GABA进入脑内增多；③氨对GABA转氨酶的抑制作用，使GABA不能进入三羧酸循环，在脑内蓄积，导致神经中枢系统的抑制。

总之，由于肝功障碍，门-体静脉分流，肌肉组织消耗，使血氨、AAA、GABA，穿过通透性增强的血-脑屏障进入脑增多，干扰脑的能量代谢，神经递质生成障碍，形成假性神经递质，使兴奋性递质及受体减少，抑制性递质增多，中枢神经系统兴奋和抑制平衡失调，导致肝性脑病。

（王曾铎）

 342. 何谓肝性脑病中内源性抑或外源性肝昏迷？有什么特点？

1989年Conn等提出肝性脑病（HE）术语包含5种疾病临床形式。临床上常见并且与临床关系密切的主要是急性肝衰竭（ALF）即内源性肝昏迷（endogenous liver coma）和门-体性脑病（portosystemic encephalopathy，PSE）又称外源性肝昏迷（exogenous liver coma）。PSE又分为3型：①亚临床型PSE；②急性、急性复发型PSE；③慢性复发型及慢性持续型PSE。1998年WCOG肝性脑病分类见第334问。

（1）内源性肝昏迷：是由于肝实质广泛坏死引起的急性肝衰竭（ALF），导致全肝功能严重损害。又称为急性肝功能不全（acute liver insufficiency）、非氨性脑病。病因为急性或亚急性重型肝炎或中毒性肝炎引起大块肝坏死所致的急性肝衰竭引起HE，由于大量肝细胞破坏，残存细胞不能代偿，代谢失衡或中毒不能有效的清除，导致中枢神经系统功能紊乱，常有明显的黄疸。

急剧起病，常不能预测，无肝病史。早期有明显的肝嗅味，精神症状与门-体脑病相似，尤其病因类似甚至相同。然而，此病以过激或烦躁不安的精神症状为特征，发展呈进行性，出现肢体僵硬、强直或痉挛状态，或抽搐，并在短时间内进入嗜睡和昏迷。如瞳孔对光无反应，提示有脑水肿需要降颅压治疗。预后差，绝大部分病人很快死亡。幸免死亡者将发展成肝硬化。

（2）外源性肝昏迷：指慢性肝病和/或门-体循环患者发生HE。主要是肝硬化离肝血流侧支循环短路者。又称门-体性脑病（portosyste-mic encephalopathy，PSE）、肝细胞衰竭昏迷（liver cell failure coma）或氨性脑病。1967年Penin等提出亚临床HE，观察到肝硬化患者尽管脑电图（electroencephalogram，EEG）无异常所见，但表现出个性变化。1970年Zefgen等发现40%的肝硬化患者有微小的脑功能障碍。

1974年Erbsloeh等将这一变化归纳为精神疾病综合征伴神经衰弱特征，称为慢性亚临床肝硬化相关脑病（chronic subclinical cirrhosis-related encephalopathy）。1998年，第11届世界胃肠病大会将亚临床HE命名为MHE轻微型肝性脑病（minimal hepatic encephalopathy MHE），包括West-Haven分类0、1级HE统称为隐匿性肝性脑病（covert hepatic encephalopathy，CHE）。

　　MHE肝硬化患者发病率为40%～70%，其中酒精性肝硬化发生频度最高。MHE因为患者未显示临床异常所见，并且长时间保持正常语言智能，诊断困难。相反，早期实践智力受到干扰。EEG难以诊断，视觉诱发电位（visually evoked potentials，VEP）和VEP-P300波（P-300 wave）有诊断作用。

　　PSE有以下特征：①病理改变为大脑星形细胞肥大、增多，大脑皮质变薄，可有灶性坏死，昏迷时间长者，可有脑水肿，脊髓病变罕见；②主要是血氨增高所致，常因慢性肝病伴门-体侧支循环，或门-体分流术后引起。出现的精神症状可发展与间歇反复交替出现，造成时而清醒，时而出现神经精神症状，逐渐出现不可逆性神经精神症状，并可有锥体外系症状；③50%病人有诱因；④起病缓慢，消化道及全身症状较急性轻；⑤有门脉高压表现，扑翼样震颤阳性；肝功改变可不严重，晚期肝功改变可加重；⑥去除诱因，经治疗预后较好。

（王曾铎　任　旭）

343. 哪些原因可诱发肝性脑病？机制是什么？

　　慢性外源性肝性脑病（HE）有50%病人有诱因，在肝硬化患者存在高血氨的状态下，如果出现诱发因素，可进一步加重脑水肿和氧化应激，导致认知功能的快速恶化。有诱因者去除诱因，积极治疗，肝性脑病可恢复。各种诱因可互相交错，重叠出现。

　　（1）发生HE诱发因素

　　1）感染及手术：感染包括腹腔感染（如自发性细菌性腹膜炎）、肠道感染、尿路及呼吸道感染等。诱发HE的机制：①感染及手术蛋白分解代谢增强，产氨增多；②发热、缺氧加重肝脏损害。

　　2）上消化道出血后可诱发HE，其原因为：①出血后，全身血容量减少血容量不足，门静脉血液供应急剧减少，或伴失血性休克，均可造成肝细胞缺血、缺氧，出现肝细胞坏死；②肠道内有血液存留，分解后产生大量氨，增加血氨的产生，导致肝性脑病。

　　3）高蛋白饮食：经口摄入蛋白质食物，在肠内细菌脱氨基酶的作用下，转变为氨经门静脉入血。肝功障碍患者高蛋白饮食时，肝清除氨的功能减退，血氨浓度升高。

　　4）利尿和大量放腹水：可致有效循环血容量不足，肝肾血流量减少，容易发生肝缺血、肾前性氮质血症及肝肾综合征（HRS）。利尿导致碱中毒时，体液中H^+减低，$NH4^+$容易变成NH_3，增加了氨通过血脑屏障的弥散能力，导致氨中毒。

　　5）严重电解质紊乱和酸碱平衡失调：利尿、呕吐、腹泻等引起低钾、低钠、低氯。大量丢失钾离子，细胞内钾离子转移到细胞外，细胞外氢离子、钠离子进入细胞内进行交换，导致低钾性碱中毒，在碱性环境中促进氨生成与吸收增加。低钠血症可导致星形胶质细胞发生氧化应激与氮化应激反应，神经细胞损伤及功能障碍，血脑屏障通透性增加，出现脑水肿，加重肝性脑病。

　　6）药物：给予含氮、含硫药物均可使血氨升高。HE患者脑组织内γ氨基丁酸（GABA）/苯二氮䓬（BZ）受体数目增加，机体内源性的BZ含量增加。使用镇静安眠类药物，如苯二氮䓬类（地西泮）、巴比妥类药物可诱发肝性脑病。GABA受体上，存在着巴比妥结合位点，HE时这种结合位点增多，提高了脑组织对地西泮、巴比妥等药物的敏感性，而呈昏迷。镇静、催眠药可直接与脑内GABA/BZ受体结合，对大脑产生抑制作用。

　　7）肝肾综合征（HRS）：慢性肝性脑病常先后出现，是由各种原因所致的低血容量所引起。

　　8）顽固性便秘：粪便在结肠内停留时间长，其中含氨及其他有毒物质分解为氨，并被肠黏膜吸收诱发肝性脑病发生。

9）低血糖：低血糖时能量减少，致脑内脱氨作用降低，氨的毒性增加。

10）经颈静脉肝内门体分流术（TIPS）：TIPS或严重自发性门体分流（侧支循环）使从肠道经门静脉吸收的氨绕过肝脏经侧支进入体循环，致血氨浓度升高。

（2）发病机制：上述诱因如感染及手术、上消化道出血、高蛋白饮食、利尿和大量放腹水、严重电解质紊乱和酸碱平衡失调、顽固性便秘及TIPS等均可引起血氨升高，诱发HE。血氨通过血脑屏障，进入脑组织内：①干扰脑的能量代谢，影响三羧酸循环，并抑制丙酮酸脱羧酶从而影响脑细胞的正常生理功能。②血氨使大量α-酮戊二酸经谷氨酸转变为谷氨酰胺（抑制性神经递质），抑制兴奋性神经冲动传导；脑内血氨升高，在脑星形胶质细胞内谷氨酰胺合成酶的作用下，氨与谷氨酸合成谷氨酰胺增多。谷氨酰胺也是一种有机渗透质，过多可导致脑星形细胞肿胀。③对GABA转氨酶的抑制作用，使GABA不能进入三羧酸循环，在脑内蓄积，导致神经中枢系统的抑制，引起肝性脑病。④血中浓度升高大量AAA通过血-脑屏障入脑，在脑内羟化酶作用下产生酪胺、β-羟酪胺、5-羟色胺等假性神经递质，而发生脑病。⑤血氨升高改变基因如水通道蛋白的表达，损害颅内血流自动调节机制，产生脑水肿和HE。

（王曾铎　曲　波　任　旭）

344. 肝性脑病临床表现有哪些特点？

肝性脑病（HE）为急慢性肝病所致的中枢神经系统功能失调综合征。主要表现为心理活动、认知、情感、行为、精神和神经异常。临床表现呈多样性和非特异性。早期无明显症状，只有通过神经及心理测试方能得出。A型HE发生在急性肝衰竭基础上，常在起病数日内由轻度的意识错乱迅速陷入深昏迷。C型HE以反复发作的性格、行为改变甚至昏迷为特征，常伴肌张力增高、腱反射亢进、扑翼样震颤阳性、踝阵挛阳性等。临床分期West-Haven分级标准应用最广泛，将肝性脑病分为0～4级，见表4-16。

表4-16　HE West-Haven分级标准

HE分级	临床要点
0级	没有能觉察的人格或行为变化，无扑翼样震颤
1级	轻度认知障碍，欣快或抑郁，注意时间缩短 加法计算能力降低，可引出扑翼样震颤
2级	倦怠或淡漠，轻度定向异常（时间和空间定向） 轻微人格改变，行为错乱，语言不清 减法计算能力异常，容易引出扑翼样震颤
3级	嗜睡到半昏迷，但是对语言刺激有反应 意识模糊，明显的定向障碍，扑翼样震颤可能无法引出
4级	昏迷（对语言和强刺激无反应）

（引自中国肝性脑病诊治共识意见，2013.）。

轻微型肝性脑病（minimal hepatic encephalopathy，MHE）是HE发病过程中的一个非常隐匿的阶段，其定义为肝硬化患者出现神经心理学/神经生理学异常而无定向力障碍、无扑翼样震颤等，即认知功能正常；其发病率高达25%～39.9%。为了在临床上重点筛查肝硬化等终末期肝病患者轻微肝性脑病（minimal hepatic encephalopathy，MHE），2018肝硬化肝性脑病诊疗指南修订HE分级标准，分MHE和HE 1～4级（表4-17）。关于HE分期尚有国内常用的HE临床分期（表4-18）。

表4-17　HE的分级及症状、体征

修订的HE分级	标准神经精神学症状（即认知功能表现）	神经系统体征
无HE	正常	神经系统体征正常，神经心理测试正常
MHE	潜在HE，没有能觉察的人格或行为变化	神经系统体征正常，但神经心理测试异常
HE1级	存在轻微临床征象，如轻微认知障碍，注意力减弱，睡眠障碍（失眠、睡眠倒错），欣快或抑郁	扑翼样震颤可引出，神经心理测试异常
HE2级	明显行为和性格变化；嗜睡或冷漠，轻微定向力异常（时间、定向），计算力下降，运动障碍，言语不清	扑翼样震颤易引出，不需要做神经心理测试
HE3级	明显定向力障碍（时间、空间定向），行为异常，半昏迷到昏迷，有应答	扑翼样震颤通常无法引出，踝阵挛、肌张力增高、腱反射亢进，不需要做神经心理测试。
HE4级	昏迷（对言语和外界刺激无反应）	肌张力增高或中枢神经系统阳性体征，不需要做神经心理测试

表4-18　HE临床分期

分　期	性格行为、认知能力改变程度	神经系统体征
0期（MHE）	无行为、性格异常，仅心理或智力测试有轻微改变	无
Ⅰ期（前驱期）	轻度性格改变及行为异常，睡眠规律改变，细微人格改变，注意力不集中，加减法障碍	时间、空间定向能力尚可，构音障碍扑翼样震颤阴性
Ⅱ期（昏迷前期）	睡眠障碍、精神错乱为主、反应迟钝，计算及定向力障碍，言语不清，行为异常，睡眠倒错明显，甚至出现幻觉	扑翼样震颤阳性，肌张力增高，巴宾斯基征阳性，踝阵挛阳性
Ⅲ期（昏睡期）	以昏睡及精神错乱为主，可唤醒，醒时能应答，常有意识不清、幻觉甚至躁狂	仍可引出扑翼样震颤，踝震颤阳性，肌张力增高，腱反射亢进，椎体束征阳性
Ⅳ期（昏迷期）	神志完全丧失，不能唤醒，浅昏迷时对疼痛刺激有反应，深昏迷时对各种刺激均无反应	浅昏迷时腱反射及肌张力仍亢进，扑翼样震颤不能引出，深昏迷时各种反射均消失，可表现为阵发性抽搐

（引自中华医学百科全书消化病学，2014.）。

（王曾铎　曲　波　任　旭）

345. 做哪些辅助检查有助于肝性脑病的诊断？

（1）肝功能：有助于肝性脑病（HE）的基础疾病功能的诊断，如检测血清胆红素、丙氨酸氨基转移酶（ALT）、天门冬氨酸氨基转移酶（AST）、白蛋白、凝血酶原活动度等。肾功能和血常规，在疑诊HE均作为常规检查。

（2）血氨测定：是诊断HE的主要检测方法，正常血氨浓度低于45μmol/L。空腹静脉血氨酶法测定正常值为18～72μmol/L。75%的HE血氨浓度不同程度增高，血氨与病情并不完全平行，与肝性脑病分期也无完全相关性。血氨升高，并不一定出现肝性脑病。慢性及门-体性HE患者血氨多升高，急性HE血氨可正常。

（3）神经心理学测试（neuropsychological test）：HE神经心理学评分系统可特异性诊断轻微型肝性脑病（minimal hepatic encephalopathy，MHE）患者的认知改变，是作为MHE筛查或早期诊断的重要方法。德国最先提供判断病情的规范数据。美国用评估神经状态的重复系列代替肝性脑病心理测量评分系统评估MHE。

1）传统法心理测试（psychometric testing）：用于诊断MHE和1级HE最简便的方法。采用HE心理

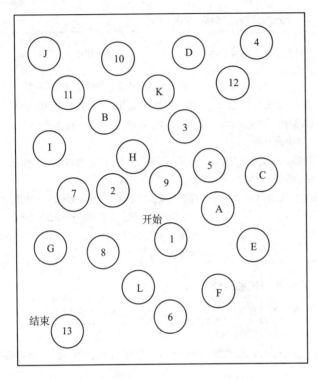

图 4-26　数字连接试验

（引自肝硬化肝性脑病诊疗指南，2018.）

学评分（psychometric hepatic ence-phalopathy score，PHES），基础试验包括笔迹标本试验（handwriting-specimen test）；数字连接试验（number-connection test，NCT），见图4-26；数字符号试验（digit symbol test，DST）、轨迹描绘试验（line-tracing test）；星形结构试验（star-construction test）。高级试验包括串行减法试验（serial-subtraction test）和故事复述测试（story-retelling test）。将1～25的数字随机分布在纸上（图4-26），要求受试者用笔将1～25按顺序连接起来。异常值（正常人均值＋2倍标准差）：年龄＜35岁，用时＞34.3秒；35～44岁，用时＞45.7秒；45～54岁，用时＞52.8秒；55～64岁，用时＞61.9秒。

2）Stroop 测试：是通过记录识别彩色字段和书写颜色名称之间的干扰反应时间来评估精神运动速度和认知灵活性，被认为是反应认知调控和干扰控制效应最有效、最直接的测试工具。

3）控制抑制试验（inhibitory control test，ICT）：通过计算机技术在50ms周期内显示一些字母，测试患者的反应抑制、注意力和工作记忆，可以用于MHE的检测。

4）临界闪烁频率测试（Critical fliker frequency，CFF）：是刚能引起闪光融合感觉的最小刺激频率。可以反映大脑神经传导功能障碍，研究显示其在诊断MHE时灵敏度适中、特异度较高，且易于解读，可作为辅助检查手段。更适用于区分2级HE。

5）新的神经心理学测试方法：包括动物命名测试，姿势控制及稳定性测试，多感官组合（multi-sensory intergration）测试。

（4）神经生理检查：①脑电图（electroencephalogram，EEG）：EEG异常是HE的重要特征，敏感性43%～100%。但只有在严重HE患者中才能检测出典型的脑电图改变，表现为脑电波对称性减慢，振幅增高，并非HE的特异性改变，亦可见于低钠血症、尿毒症性脑病等其他代谢性脑病。故临床上基本不用于HE的早期诊断，仅用于儿童HE的辅助诊断。②视觉诱发电位（visually evoked potentials，VEP）：在MHE即可出现改变，有助于诊断。P300波诊断的灵敏性最好。

（5）影像学检查：头颅CT及MRI主要用于排除脑血管意外、颅内肿瘤等疾病，同时在A型肝性脑病患者可以发现脑水肿。腹部CT及MRI有助于肝硬化及门体分流的诊断。MRI还可通过弥散张量成像（DTI）判定脑结构损伤或改变，通过动脉自旋标记（arterial spin labeling，ASL）显示脑血流灌注变化。

近年来，国内外在应用功能性磁共振成像（fMRI）技术研究大脑认知、感觉等功能定位及病理生理机制取得了很大进步。

（王曾铎　曲　波　任　旭）

346. 在肝性脑病治疗时，有哪些对症、支持治疗方法？

　　肝性脑病是肝病患者主要死亡原因之一，早期识别、及时治疗是改善其预后的关键。除去除诱因、降血氨等治疗外，其他对症等治疗方法如下。

　　（1）一般治疗：加强病情监护，加强口腔护理，保持呼吸道通畅，及时吸氧。

　　（2）病因治疗：HBV DNA 阳性者，尽早使用核苷（酸）类似物如恩替卡韦等抗病毒药物。

　　（3）补充物质：①新鲜血浆、凝血酶原复合物及纤维蛋白原等。②维生素C：参与氧化还原反应，改善新陈代谢，加速新糖原合成。③维生素K：肝病均有凝血障碍，维生素K吸收不良。④B族维生素。⑤纠正低蛋白血症。⑥HE所致的精神症状可能与缺乏微量元素、水溶性维生素，特别是硫胺素有关，低锌可导致氨水平升高。有营养不良风险的肝硬化应给予锌补充剂治疗。⑦免疫调节：可用胸腺肽 α_1 等，调节免疫功能，减少感染等并发症。

　　（4）抗生素：应积极寻找感染源，即使没有明显感染灶，但由于肠道细菌易位、内毒素水平升高等，存在潜在的炎症状态，而抗菌药物治疗可减少这种炎症状态。因此，应尽早开始经验性抗菌药物治疗。

　　（5）镇静药：对于有苯二氮䓬类或阿片类药物诱因的HE昏迷患者，可试用氟马西尼或纳洛酮。溴隐亭、左旋多巴治疗HE有效的证据较少，不推荐使用。丙泊酚可有效控制HE的狂躁症状，与咪达唑仑相比恢复时间短，认知功能恢复快。氟马西尼（是一种苯二氮䓬拮抗剂）疗效优于安慰剂。对于严重精神异常，如躁狂、危及他人安全及不能配合医生诊疗者，向患者家属告知风险后，可使用苯二氮䓬类镇静药先控制症状，药物应减量静脉缓慢注射。

　　（6）营养支持治疗：近年对蛋白质饮食的限制放宽，不宜长时间过度限制蛋白饮食，否则会造成肌肉群减少，更易出现HE。正确评估患者的营养状态，早期进行营养干预。

　　1）能量摄入：每日理想的能量摄入为 35 ～ 40kcal/kg（1kcal ＝ 4.184kJ）。应鼓励患者少食多餐，每日均匀分配小餐，睡前加餐（至少包含复合碳水化合物50g）。进食早餐可提高MHE患者的注意力及操作能力。

　　2）每日蛋白质摄入量为 1.2 ～ 1.5g/kg，肥胖或超重的肝硬化患者蛋白摄入量为2g/kg体重，对于HE患者是安全的。HE患者蛋白质补充遵循以下原则：3 ～ 4级HE患者应禁止从肠道补充蛋白质；轻微肝性脑病（MHE）、1 ～ 2级HE患者开始数日应限制蛋白质，控制在20g/d，随着症状的改善，每2 ～ 3d可增加10 ～ 20g蛋白；植物蛋白优于动物蛋白；静脉补充蛋白安全；慢性HE患者，鼓励少食多餐，掺入蛋白宜个体化，逐渐增加蛋白总量。

　　3）3 ～ 4级HE患者应补充富含支链氨基酸（BCAA）的肠外营养制剂。

　　（7）维持水电解质平衡：HE时，水、电解质及酸碱失衡可出现低钾、低氯血症，导致代谢性碱中毒，必须注意调整水电解质及酸碱平衡，否则不但成为肝性脑病的诱因，还可加重脑病症状。总液体量应为前日24小时尿量＋1000ml，最多不超过2500ml。注意纠正低血钾、碱中毒，在补充高渗糖同时，应根据血钾测得值，补充氯化钾。注意低钙血症，根据病情补钙，如低钙不能纠正，要注意低镁血症。低镁抑制甲状旁腺激素，使血钙转移进骨组织，导致低钙血症。所以，钙、镁同时补充，才能纠正低钙血症。代谢性碱中毒多见于低钾、低钙血症，补充氯化钾，不但可纠正低钾血症，也可纠正碱中毒。补充氯化钙、精氨酸盐、也可治疗碱中毒。

　　（8）脑水肿治疗：昏迷超过24小时，因脑缺氧，大量应用葡萄糖产生大量水，可致脑水肿，要及时治疗（方法见第360问）。

　　（9）食管－胃静脉曲张出血者可选用生长抑素及其类似物、垂体加压素（或联合硝酸酯类药物）、特利加压素、PPI等药物治疗；根据患者状况择期内镜下治疗。

（10）人工肝和肝移植：目前临床用于辅助治疗肝性脑病的非生物型人工肝方法主要包括：血浆置换、血液灌流、血液滤过、血液滤过透析、血浆滤过透析、分子吸附再循环系统、部分血浆分离和吸附系统等，这些治疗模式在不同程度上有效清除血氨、炎性反应因子、内毒素和胆红素等，改善肝衰竭患者肝性脑病症状。

（曲　波　王曾铎　任　旭）

347. 肝性脑病治疗时，如何促进有毒物质的清除？

肝性脑病（HE）时减少来自肠道有害物质如氨等的产生和吸收，清除肠道有毒物质，主要有以下几方面。

（1）保持通便：便秘可增加氨从胃肠道吸收的时间，故应保持患者排便通畅，首选能降低肠道pH值的通便药物（乳果糖）。对于上消化道出血患者，可以弱酸液清洁灌肠。大黄煎剂保留灌肠治疗HE有良好效果，在通便、促进肠道毒性物质排出、降低血氨水平、缩短昏迷时间等方面均有一定作用。

（2）乳果糖：乳果糖是一种合成的双糖，口服后在结肠中被消化道菌群转化成低分子有机酸，导致肠道内pH值下降，肠道酸化后对产尿素酶的细菌生长不利，但有利于不产尿素酶的乳酸杆菌生长，抑制蛋白分解菌，使氨转变为离子状态。使肠道细菌产氨减少，同时酸性环境可减少氨的吸收，并促进血液中的氨渗入肠道排出体外；可以阻止MHE进展，预防HE复发。乳果糖可保留肠道水分，增加粪便体积，刺激肠蠕动，发挥导泻作用。常用剂量为每次口服15～30ml，2～3次/天，根据患者反应调整剂量。

（3）拉克替醇：是肠道不吸收双糖，能清洁、酸化肠道，减少氨的吸收，调节肠道微生态，有效降低内毒素。拉克替醇治疗HE的疗效与乳果糖相似。推荐的初始剂量为0.6g/kg，分3次于餐时服用。以每日排软便2次为标准来增减服用剂量。

（4）肠道非吸收抗生素：肠道微生物在肝性脑病/轻微型肝性脑病发病中有重要作用。口服抗生素可减少肠道中产氨细菌的数量，如抑制肠道产尿素酶的细菌，减少氨的生成；并减少产生内源性苯二氮䓬类物质和吲哚及羟吲哚的细菌数量，减少毒物产生，有效治疗肝性脑病。常用的抗生素有利福昔明、甲硝唑、新霉素等。α晶利福昔明（rifaximin）是利福霉素的衍生物，肠道几乎不吸收，可广谱、强效地抑制肠道内细菌生长，已被美国FDA批准用于治疗肝性脑病。800～1 200mg/d，分3～4次口服，疗程有待进一步研究。

（5）益生菌制剂：含双歧杆菌、乳酸杆菌的微生态制剂可通过调节肠道菌群结构，抑制产氨、产尿素酶细菌的生长，对减少氨的生成有一定作用。可以促进宿主肠道内有益细菌群如乳酸杆菌的生长，并抑制有害菌群如产脲酶菌的生长。可减轻肝细胞的炎性反应和氧化应激，从而增加肝脏的氨清除。研究发现益生菌对于治疗轻微型肝性脑病有效，并可显著降低难治性肝性脑病的发生率。安全性及耐受性良好，可用于长期治疗。

（曲　波　王曾铎　任　旭）

348. 肝性脑病治疗时如何调节氨基酸代谢失衡？

（1）门冬氨酸-鸟氨酸（LOLA）：可增加氨基甲酰磷酸合成酶及鸟氨酸氨基甲酰转移酶的活性，促进脑、肝、肾利用氨合成尿素和谷氨酰胺，促进体内氨的代谢，从而降低血氨。本药可口服或静脉注射，LOLA能降低血氨从而对肝性脑病及轻微型肝性脑病患者有益。

（2）支链氨基酸（BCAA）：是一种以亮氨酸、异亮氨酸、缬氨酸为主的复合氨基酸，可纠正氨基酸代谢不平衡，并曾认为BCAA可抑制大脑中假性神经递质的形成，其机制为竞争性抑制芳香族氨基酸进入大脑，减少假性神经递质的形成。但Als-Nielsen等荟萃分析发现，肝性脑病患者用BCAA并无明显获益。BCAA对轻微型肝性脑病患者有改善作用，有关BCAA在治疗肝性脑病方面的确切疗效尚需深入研究。可以安全地用于肝性脑病患者营养的补充。

（3）调节神经递质的药物：肝性脑病与γ-氨基丁酸神经抑制受体和N-甲基-D-天门冬氨酸-谷氨酸兴奋性受体的信号失衡有关。肝性脑病与γ-氨基丁酸等抑制性神经递质有关，理论上氟马西尼可以拮抗内源性苯二氮䓬所致的神经抑制。理论上应用氟马西尼、纳洛酮、溴隐亭、左旋多巴与乙酰胆碱酶抑制剂均是可行的。对于有苯二氮䓬类或阿片类药物诱因的HE昏迷患者，可试用氟马西尼或纳洛酮。溴隐亭、左旋多巴治疗HE有效的证据较少，不推荐常规使用。

（4）其他：精氨酸是肝脏合成尿素的鸟氨酸循环中的中间代谢产物，可促进尿素的合成以降低血氨水平。主要用于伴有代谢性碱中毒的HE患者。阿卡波糖300mg/d治疗8周可降低伴有2型糖尿病的肝硬化1级和2级HE患者的血氨水平，并改善NCT的速度。

（曲　波　王曾铎　任　旭）

349. 什么是肝性IgA肾病？有何临床表现？如何诊断？

肝性IgA肾病（IgA nephropathy，IgAN）：尚无明确定义，指肝病伴有IgA或以IgA为主的免疫复合物在肾小球系膜沉积而引起的肾小球疾病，又称肝硬化性肾小球肾炎或肝性肾小球硬化症。属于继发性IgA肾病。肝性IgAN多发生于肝硬化，由肝病继发性IgAN发病率酒精性肝硬化为33%～91%，肝炎后肝硬化14%。

（1）病因与发病机制：病理组织学多见于肝硬化患者肾小球的基膜及肾小球系膜基质有玻璃样肥厚，系膜基质和肾小球囊中有蛋白样物沉着。免疫组织学检查，见IgA几乎全部沉积在从肾小球系膜至内皮下腔，荧光染色显示呈特征性的颗粒状形态的免疫复合物，引起肾小球形态变化和肾功能障碍。肝性IgAN的发病机制仍不清楚，可能与以下有关。

1）IgA的分子特性：IgA有IgA1和IgA2两个亚型，IgA1（血清型）主要在血液中（85%）；IgA2（分泌型）主要在外分泌液中（是机体防御系统的主要成分），大多数是由黏膜分泌并直接释放，只有一小部分进入血液中（15%）。血清型IgA90%以单体形式存在，分泌型IgA则为多聚体（60%），含J链和分泌蛋白。Rifia等发现IgA免疫复合物只有聚合IgA形成的复合物能沉积于肾组织，而单体IgA由于仅有一个抗原结合位点，所形成的免疫复合物的分子量较小，难以沉积于肾组织。这也就间接地证明了SIgA（IgA分泌型抗体）的致病作用。SIgA中IgA的存在形式为二聚体IgA（由2个单体、1个SC及1个J链构成），为聚合IgA的主要类型。通常分泌型IgA2主要由肠黏膜固有层浆细胞所产生，在浆细胞内形成与J链共价相连的二聚体、三聚体以及多聚体IgA形式。此聚体IgA释出后通过上皮细胞基膜之间的间隙，与黏膜上皮细胞产生的分泌片（SC，作为受体）结合形成SIgA，经门脉血入肝。肠黏膜产生的聚合IgA除一部分和SC结合向管腔内分泌外，还有一部分未与SC结合的入血。所谓IgA的肠肝循环即聚合IgA经门静脉入肝，与胆管上皮细胞和肝细胞膜上的SC结合，形成SIgA，经毛细胆管泌入胆汁，随胆汁经胆管进入肠道，从而增加了小肠IgA的浓度。

2）IgA1糖基化异常：其异常可能是IgAN发生、发展的关键因素。研究证明IgAN患者血清IgA1分子存在O-型糖基化异常，其表现为α-2，6唾液酸与β-1,3半乳糖缺陷。IgA1结构异常主要表现在其铰链区核心β-1,3半乳糖基转移酶的活性下降所致OZ糖链末端半乳糖缺失，从而引起其O-型糖基化异常。结构异常的IgA1不易与肝细胞结合和被清除，导致血循环浓度增高。并有自发聚合倾向形成多聚IgA1，或与抗结构异常IgA1（作为一种抗原）的自身抗体形成IgA1免疫复合物，进而沉积在肾小球系膜区。

3）血IgA增加：①IgA1清除障碍：也是导致IgA1在肾脏异常沉积的重要原因。Tomana等用动物实验证明正常IgA及其他糖蛋白主要在肝脏代谢，即IgA主要清除场所在肝脏，通过肝细胞表面的去唾液酸糖蛋白受体（ASG-PR），能特异性识别并结合O-连接糖末端的半乳糖基，以及Kupffer细胞Fcα受体从而清除循环中的IgA。但肝硬化时清除功能减退，致使IgA1的水平增加。研究发现60%～80%肝硬化血清IgA升高，酒精性肝硬化合并肝脏受累几乎100%血清IgA升高。②IgA产生增加：主要为分泌型IgA增加，经门静脉血入肝导致血液中聚合IgA升高。肝硬化IgA升高是由于肝肠循环障碍，肠管产生的IgA出现于末梢血中，使血中IgA升高。在酒精性肝硬化病人，其大肠黏膜固有层含有IgA细胞数增加，IgA产生亢进，使血中二聚体IgA和分泌型IgA之比值增加，即前者在血中增加。IgA肾病的发生与血中单体1gA升高关系不大，而与血中聚合IgA（主要表现为SIgA存在形式）有密切关系。血清SIgA在原发性胆汁性胆管炎、肝硬化和酒精性肝病明显升高。血清SIgA浓度与胆汁淤积程度呈正相关。导致血中SIgA升高的主要因素之一为肝脏疾病，包括酒精性肝病、肝硬化、胆汁淤积及病毒性肝炎等。然而，亦有提出"黏膜-骨髓轴"理论，认为血清异常升高的IgA并非由黏膜产生，而是由黏膜内抗原特定的淋巴细胞或抗原提呈细胞进入骨髓腔，引起骨髓B细胞分泌IgA增加。③侧支循环：IgA是由肝脏进行代谢的，肝硬化由于门腔分流等原因，导致未经处理的SIgA或聚合IgA在血循环浓度增高。

4）IgA1免疫复合物在肾脏沉积：IgA1糖基化异常、肝病时血清IgA产生增加、清除障碍等原因导致血循环中多聚IgA1或IgA1免疫复合物增加，与系膜细胞IgA1结合蛋白或受体结合，诱导系膜细胞分泌炎症因子、活化补体，引起一系列免疫反应导致肾小球病理改变（损害肾小球，导致肾小球硬化）。IgAN肾活检免疫病理检查肾小球系膜区有以IgA为主的颗粒样沉积，肝性IgAN肾脏组织学改变与原发性IgAN类似。

（2）临床表现：起病隐匿，表现镜下血尿、少量蛋白尿或肾功能受损。多数患者血清IgA升高，部分患者血清C3下降。肝性IgAN多发生于酒精性肝硬化，甚少引起特异性临床表现，据文献报告有肾功异常可占55%，但较轻，类似肾病出现大量蛋白尿仅占14%。又据Nakamoto等报告752例肝病中有肾炎性尿所见为9.2%，有肾病所见仅为1.6%，但肾活检证实有肾小球病变的72例，25%有蛋白尿，3.5g/d。肾小球系膜IgA沉着者其血清IgA增高者占77%～96%。血清补体C3多数下降，因此可与原发性IgA肾病相鉴别，而急性肾炎血中IgG升高，临床经过与此病也不同。

（3）诊断：对肝硬化特别是酒精性肝硬化病人，出现蛋白尿和镜下血尿或上皮管型者要想到肝病继发性IgAN，血清IgA升高，C3低，确诊需做肾活检和荧光染色。

（4）治疗：原发病治疗，肾病无需特殊治疗，主要是治疗肝硬化。

（朱雅琪　孙秀芝　徐洪雨　任　旭）

350. 什么是肝性脊髓病？有何临床表现？如何诊断？

肝性脊髓病（hepatic myelopathy，HM）由多种原因所致肝病进程中出现的颈髓以下脊髓侧索脱髓鞘病。又称门-腔分流性脊髓病，呈肢体缓慢进行性对称性痉挛性瘫痪，是慢性肝病一种少见的神经系统并发症。本病1949年首次报道以来，截至2014年国外累计报道约90例，国内于1976年首次报道。发病年龄10～80岁，以青壮年男性多见。

（1）发病机制：主要见于肝硬化出现自发性门-体分流或肝病门-体分流术后，亦可发生于肝豆状核变性（Wilson病）。主要与以下因素有关：①中毒学说：门-腔或脾肾分流术后，来自肠道的有毒物质包括氨、硫醇、短链脂肪酸等代谢产物不经肝脏解毒而直接进入体循环，引起脊髓慢性中毒，导致脊髓神经元、轴索及髓鞘损伤。HM发生在颈髓以下的脊髓全长的两侧对称性椎体束脱髓鞘的病变。以胸椎水平最为明显，伴有中等度轴索变性和胶质细胞增生。②营养不良学说：肝功不全，维生素B族和磷脂（合成不足）减少，引起脊髓损害。③免疫损伤：肝炎病毒造成脊髓神经细胞免疫反应，损伤脊髓神经。

（2）临床表现：HM特征表现为缓慢性、进行性加重的对称性痉挛性瘫痪，晚期呈屈曲性瘫痪，以下肢为重。症状绝大多数出现在肝性脑病发作后，也有直接出现脊髓病症状，极少数两种表现同时出现。

HM临床分4期：①神经症状前期；②亚临床期；③肝性脑病期；④脊髓病期。HM多发生在分流术后4个月～10年。如有严重肝功不全者，术后6个月即可出现脊髓病症状。然而笔者所见几例均未做过分流术，提示有明显侧支循环加肝功能不全者亦可发生本病。主要症状为下肢痉挛截瘫，起初双下肢乏力、沉重感或僵直感，走路费力和肌肉发抖，逐渐发展为走路困难，但无肌萎缩。严重者出现双膝内收，双足下垂，产生剪刀样步态，再进展双下肢完全瘫痪而卧床不起。

（3）诊断依据：①有肝硬化或其他慢性肝病史。②有门静脉高压侧支循环等肝病体征或门-体静脉分流手术史。③缓慢起病，出现进行性加重的双下肢痉挛性瘫痪，并反复出现一过性意识和精神障碍。④血氨明显增高，为诊断本病的重要依据。⑤其他辅助检查：运动诱发电位检查（MEP）和经颅磁刺激方法进行早期诊断。

（朱雅琪　孙秀芝　张彬彬　任　旭）

351. 何谓肝肺综合征？其临床表现的病理基础是什么？如何治疗？

（1）肝肺综合征（hepatopulmonary syndrome，HPS）：指严重肝病因肺内血管扩张和低氧合的静脉血向动脉分流所致，以动脉血氧饱和度降低、发绀、杵状指为特点的临床综合征。是肝硬化、重症肝炎等终末期肝病的严重肺部并发症。须排除原发性心肺疾病。本综合征1956年由Rydell Hoffbauer首先报告，1977年Kenned与Knudson提出HPS的概念。动脉供氧不足，动脉血氧分压（PaO_2）常<10kPa（1kPa＝7.5mmHg）。其特征为静息（坐位）时动脉性低氧血症，PaO_2<70mmHg，（一般在60～70mmHg，最低可达到30mmHg）。HPS患者从最初出现呼吸困难到明确诊断，需要2～7年的时间。

（2）临床表现的病理基础：HPS的基本病理改变是肺血管异常扩张。

1）HPS分型（根据肺血管造影）：Ⅰ型：蜘蛛样或海绵状肺血管扩张。可散在或弥漫性，吸氧可缓解（吸入100%氧可使PaO_2上升>150mmHg）。Ⅱ型：孤立的动-静脉瘘形成，造影显示孤立的蚯蚓状或团状影像，严重低氧血症，吸氧无效（吸入100%氧对PaO_2几乎无影响，一般<150mmHg）。

2）低氧血症与下列因素有关：①肺毛细血管异常扩张和肺内动静脉分流：正常肺毛细血管的直径8～15μm，HPS时可扩张达500μm，并有动-静脉之间交通支形成，或形成肺内微小动-静脉瘘，使动脉血氧饱和度下降。②气体弥散功能下降：肺毛细血管扩张，肺间质水肿，导致肺气体弥散功能障碍。③通气/血流比例失衡：因心排出量增加，肺血管阻力下降，加之肺内毛细血管显著扩张，通气/血流比例明显失调，氧分压降低。④氧合血红蛋白减少：因红细胞内2，3-二磷酸甘油酯浓度增加，氧解离曲线右移而出现低氧血症。⑤门-肺静脉分流。⑥胸腔积液、腹腔积液迫引起通气障碍。

（3）临床特征：HPS有严重肝病、肺内血管扩张和低氧血症三大主征。临床表现差异很大，可发生于Child-Pugh A、B、C中任何一级。除有肝病的一般表现如肝大、脾大、蜘蛛痣、肝功能异常（尚可严重至肝衰竭）等症状外，临床上以呼吸因难为突出表现，严重缺氧会导致胸痛、发绀、杵状指（趾）。较有特征性的表现是：①直立性缺氧，即由卧位改变为直立位时，PaO_2约下降10%以上，呼吸困难和发绀加剧。②平卧呼吸，患者由仰卧位改为站立位时出现心悸、胸闷、气短症状，而端坐或站立时的呼吸困难在平卧时得以缓解，这是由于肺血管扩张主要位于两肺基底部，中、下肺野。当患者从仰卧位到直立位时，因重力作用影响，流经下肺野血流量增多，致使肺内右至左分流量增多，氧合障碍进一步加重，缺氧加剧。所以出现立位性低氧和平卧呼吸的临床表现。

（4）治疗：肝肺综合征目前尚无有效的药物治疗，治疗原则采取综合措施缓解症状，并积极治疗原发病。①吸氧及高压氧舱：吸氧对早期、轻型患者有效。持续低流量吸氧对病情恢复及预后有重要意义。②药物治疗：生长抑素及其类似物减少VIP等血管活性物质，阻断血管扩张；环氧合酶抑制剂如吲哚美辛减少前列腺素合成，改善肺血管扩张引起的低氧血症；普萘洛尔有助于降低门静脉压力。③肺动脉弹簧圈栓塞治疗较严重且孤立的肺动-静脉瘘，即肺血管造影Ⅱ型患者，可升高肺动脉血氧分压（约提高15mmHg），改善缺氧症状，确切疗效有待进一步观察。④肝移植主要适用于Ⅰ型HPS的治疗，HPS合并的进行性低氧血症可作为肝移植的适应证，肝移植后多数患者原来异常的气体交换被逆转，呼吸困难得到缓解而不再需要吸氧。认为HPSⅡ型肺血管造影显示有直接肺动-静脉交通支、临床缺氧严重的肝肺综合征患者，不宜行肝移植治疗。然而，随着肝移植技术的快速发展，认为不仅Ⅰ型HPS，Ⅱ型也可以根治。80%～85%HPS患者肝移植手术后动脉氧合功能及缺氧症状可完全缓解。报道肝移植手术后5年生存期76%。

（杨幼林　任　旭）

352. 重型病毒性肝炎如何分型？

（1）重型肝炎的病因：Bernuau等（1986）就引起重型肝炎的病因首先提出的是急性病毒性肝炎，其中也谈到HBV与HDV或HCV双重感染。此外，重型肝炎的病因尚有急性药物中毒、食物中毒及其他。国内报告有毒蕈中毒和臭米面引起的急性肝坏死。重型肝炎在我国仍以病毒性感染为主，除少数由HAV引起外，以HBV为最多，其中由HBV与HCV或HBV与HDV双重感染也较常见。欧美文献也提及HBV与HCV或HDV双重感染易演变成重型肝炎。

（2）重型病毒性肝炎与肝衰竭：重型病毒性肝炎我国（2000）分急性重型肝炎（急重型肝炎）和亚急性重型肝炎（亚重型肝炎）和慢性重型肝炎（慢重型肝炎）3个型，与以前国外所沿用的暴发性肝衰竭（FHF）、亚急性暴发性肝衰竭（SFHF）和缓起型肝衰竭（LOHF），即现分别称为急性肝衰竭（ALF）、亚急性肝衰竭（SALF）和慢性肝衰竭（CLF）相类似，但又不完全相同。CLF定义病理变化为肝脏在肝硬化基础上伴分布不均的肝细胞坏死性病变，而慢重型肝炎基础病包括非肝硬化慢性肝病或肝硬化，两者并非完全一致；肝衰竭是由多种病因引起，而本题（重型病毒性肝炎）仅涉及肝炎病毒。此外，肝衰竭又分出慢加急/亚急性肝衰竭（ACLF/SACLF），不在本题阐述。

（3）重型病毒性肝炎分型：我国病毒性肝炎防治方案（2000）对重型肝炎分类如下。

1）急性重型肝炎：以急性黄疸型肝炎起病，2周内出现极度乏力，消化道症状明显，迅速出现Ⅱ度以上肝性脑病（HE），凝血酶原活动度低于40%并排除其他原因者，肝浊音界进行性缩小，黄疸急剧加深。病理学特征：肝细胞呈一次性大块或亚大块坏死，或桥接坏死。

2）亚急性重型肝炎：以急性黄疸型肝炎起病，15天至24周出现极度乏力，消化道症状明显，凝血酶原时间明显延长，凝血酶原活动度低于40%并排除其他原因者。黄疸迅速加深，每天上升＞17.1μmol/L或血清胆红素大于正常10倍。首先出现Ⅱ度以上肝性脑病者，称脑病型（包括脑水肿、脑疝等）；首先出现腹水及其相关症候（包括胸腔积液等）者，称为腹水型。病理学特征：新旧不等亚大块坏死，或桥接坏死。病理：在慢性肝病损害的基础上，发生新的程度不等的肝细胞坏死性病变。

3）慢性重型肝炎：有慢性肝病基础如慢性肝炎或肝硬化史，或慢性乙型肝炎病毒携带史，或无肝病及无HBsAg携带史，但有慢性肝病体征（肝掌、蜘蛛痣）、影像学改变（如脾脏增厚等）及生化改变（如丙种球蛋白升高，白球蛋白比值下降或倒置）。慢性重型肝炎起病时的临床表现同亚急性重型肝炎。随着疾病发展而加重，达到重型肝炎诊断标准（凝血酶原活动度低于40%，血清总胆红素大于正常10倍）。

急性重型肝炎和亚急性重型肝炎均以发生肝性脑病（HE）在Ⅱ度及以上为依据。前者出现于发病的2周内，后者发生于15天至28周以内。慢重型肝炎为有肝病基础，HEⅡ度是依据病人有定向力、计算力丧失，肌张力增高，腱反射亢进，出现扑翼样震颤，脑电图出现异常之δ波。

（朱雅琪　张彬彬　任　旭）

353. 重型病毒性肝炎早期诊断应注意哪些变化？

关于重型肝炎在出现HE前，倒计时计算至少7～4天就预测出HE即将发生，可谓早期诊断，并进行早期治疗，提高重型肝炎生存率。国内沈耕荣有过报道，今以武藤等（1992）报道的资料较细：急重型肝炎23例、亚重型肝炎25例，在HE前7～4天即作出诊断，介绍如下，供参考。

（1）临床症状上的预示：①极度胃纳不佳，通常急性肝炎在黄疸出现后不久症状有好转，首先食欲有所恢复，如黄疸后仍有旷日持久的畏食，迟迟不见食欲改善，就应警惕是否为重型肝炎。急重型肝炎与亚重型肝炎（以下称两型），有畏食者分别为50%和89%；②顽固的恶心与呃逆，与进食无关，呃逆又较难治疗，两型分别为65%和64%；③重度的全身倦怠感，高度乏力，甚至生活不能自理，两型分别为42%和82%，以亚重型肝炎发生率为多；④持续发热，一般肝炎早期均有发热，但时间短，持续发热提示有内毒素血症或肝细胞进行性坏死，两型分别为50%和40%；⑤黄疸重又逐渐加深，黄疸重尤其短期内加重，即几天内总胆红素（TB）成倍增长，国内重型肝炎攻关组也有相似的报道；⑥皮肤黏膜出血倾向，出现出血性淤斑，刷牙出血、鼻出血，提示有凝血时间（PT）延长，预示重型肝炎；⑦进行性腹胀和尿量减少也提示重型肝炎；⑧神经与精神上的改变，若出现计算力或定向力迟钝（临床上可采用数字连接试验）或用诱发电位检查更容易发现亚临床HE。性格、行为反常，高度提示HE。

（2）体征上的预示：①心率快，脉搏超过120次/分，在无发热又无感染的肝病，提示有内毒素血症，对此要警惕；②肌张力增强，腱反射亢进，可在Ⅰ度HE出现，又常是脑水肿前的体征；③肝脏进行性缩小，除叩触诊外，要结合超声检查。此外，要注意肝臭，亚重型肝炎可出现腹水。

（3）实验室资料预示：①白细胞增加，据报道两型分别为46%和80%，亚重型肝炎高，而一般急性肝炎在报道的48例中无一例增加；②血清总胆红素（TB）显著增高，急重型肝炎在HE前7～4日为68.4μmol/L，在HE发生时则急增至253.3μmol/L；③血清AST与ALT升高，在HE前7～4天，两种转氨酶皆明显升高，在HE前3～1天则显著或成倍增加；又ALT活性较AST高，AST/ALT比值两型没有＞2者。国内学者提出胆-酶分离现象，在重型肝炎诊断上可供重要之参考；④血氨值略高，在HE前7～4天或3～1天均显示略高，但进入HE时则成倍增高；⑤PT活动度显著降低，急重型肝炎在7～4天前为27%±6.6%，在HE时则下降至7.9%±5.1%，而亚重型肝炎也显著降低；⑥血清氨基酸增加，两型血氨基酸除个别氨基酸外均有所增；BCA/AAA比值均下降；必需氨基酸和非必需氨基酸两型在HE前均有增加，以急重型肝炎为显著；⑦BUN增高，两型均增高，分别为52%和45%，与一般急性肝炎差异非常显著。

（4）总之，在实验室方面白细胞数目、TB增高幅度、PT延长的进展和BUN这些常用的检查，对早期诊断急重型肝炎和亚重型肝炎是重要的。国内齐承义等报告重型肝炎98例七项化验结果分析，其中急重型肝炎仅5例，亚重型肝炎31例，其余均为慢重型肝炎。七项检查中TB＞171μmol/L诊断符合率为97.8%，早期重型肝炎PT≤40%诊断符合率达77%，前白蛋白、白蛋白、胆碱酯酶（ChE）、纤维蛋白原（Fb）和血氨等，其中ChE和Fb两项低，对诊断重型肝炎具有意义。

（朱雅琪　张彬彬　任　旭）

354. 肝衰竭如何分类、分期？慢加急/亚急性肝衰竭与慢性肝衰竭有何不同？

（1）肝衰竭分类：基于病史、起病特点及病情进展速度肝衰竭分四类：①急性肝衰竭（ALF）：起病急，无肝病史，2周内Ⅱ度及以上肝性脑病（HE）为特征；②亚急性肝衰竭（SALF）：起病较急，无肝病史，2～26周出现肝衰竭；③慢加急/亚急性肝衰竭（ACLF/SACLF）：在慢性肝病基础上包括肝硬化，短期内出现急性肝功能失代偿；④慢性肝衰竭（CLF）：在肝硬化基础上缓慢出现，主要表现慢性功能失代偿。ALF/SALF均无肝病史，与ACLF/SACLF和CLF有基础性肝病不同，关于ALF/SALF相关内容见第355问和第356问。

（2）肝衰竭分期：据临床表现的严重程度，亚急性肝衰竭和慢加急性（亚急性）肝衰竭可分早期、中期、晚期三期。

1）前期：①极度乏力，并有明显厌食、呕吐和腹胀等严重消化道症状；②ALT和/或AST大幅升高，黄疸进行性加深（85.5μmol/L≤TBil＜171μmol/L）或每日上升≥17.1μmol/L；③有出血倾向，40%＜凝血酶原活动度（PTA）≤50%［国际标准化比值（INR）＜1.5］。

2）早期：①极度乏力，并有明显厌食、呕吐和腹胀等严重消化道症状；②ALT和/或AST继续大幅升高，黄疸进行性加深（TBil≥171μmol/L或每日上升≥17.1μmol/L）；③有出血倾向，30%＜PTA≤40%（INR＜1.9）。④无并发症及其他肝外器官衰竭。

3）中期：在早期表现基础上，病情进一步发展，ALT和/或AST快速下降，TBil持续上升，出血表现明显（出血点或淤斑），20%＜PTA≤30%（或1.9≤INR＜2.6），伴有1项并发症及和/或1个肝外器官衰竭。

4）晚期：在中期表现基础上，病情进一步加重，有严重出血倾向（注射部位淤斑等），PTA≤20%.（或INR＞2.6），并出现2个以上并发症及和/或2个以上肝外器官衰竭。

（3）ACLF/SACLF与CLF的区别：前者指各种急性损伤因素作用下，肝功能相对稳定的慢性肝病患者迅速恶化的肝衰竭综合征。按从发病到出现肝衰竭综合征的时间（以2周为界），ACLF可分为慢加急性（2周以内）和慢加亚急性肝衰竭（＞2周），也可统称ACLF。后者为在慢性肝病基础上（包括肝硬化），由各种诱因引起以急性黄疸加深、凝血功能障碍为肝衰竭表现的综合征。血清TBil和PTA异常变化与ALF/SALF基本相同。可合并包括HE、腹水、电解质紊乱、感染、肝肾综合征、肝肺综合征等并发症，以及肝外器官衰竭。对非肝硬化慢性肝病、代偿期、失代偿期肝硬化基础上发生的急性肝衰竭，又分别分出A、B、C 3型。后者在肝硬化基础上，缓慢出现肝功能进行性减退和失代偿为其特点，实验室检查表现为：①血清TBil升高，常＜10×ULN；②白蛋白（Alb）明显降低；③血小板明显下降，PTA≤40%（或INR≥1.5），并排除其他原因者；④有顽固性腹水或门静脉高压等表现；⑤HE。

（张彬彬 任 旭）

355. 有哪些疾病与因素可引起急性/亚急性肝衰竭？

（1）急性/亚急性肝衰竭（acute/subacute liver failure，ALF/SALF）：ALF指发病2周内出现以Ⅱ期以上肝性脑病为特征的肝衰竭综合征；SALF指起病15天～26周内出现的肝衰竭综合征。两者区别前者是2周内，主要是表现为肝性脑病。急性肝性脑病数日内昏迷、死亡；后者是2周以上，主要表现为乏力、消化道症状，血清总胆红素＞正常值上限10倍或每天上升≥17.1μmol/L等。然而，ALF亦有短期内黄疸进行性加深，但早期就出现肝昏迷可以区别。本质上ALF/SALF均为既往无肝病史者发生急性肝脏坏死性病变，由于坏死程度不同起病缓急程度、临床特点及预后不同，前者死亡率高。

（2）发病原因或疾病

1）病毒感染：在ALF/SALF中，我国85%～95%为肝炎病毒感染所致，而西方国家药物为主要病因。甲、乙、丙、丁和戊型肝炎病毒感染均可引起，其中以乙型肝炎病毒（HBV）感染发生ALF/SALF为最常见，甲型肝炎病毒（HAV）发生率低，急性甲型肝炎中仅有0.1%～1%发展为ALF/SALF。新疆统计ALF/SALF中，妊娠妇女戊型肝炎病毒（HEV）感染引起者竟达35.3%，提示HEV感染可能是妊娠妇女发生ALF/SALF的重要原因。

2）病毒协同感染：近年认为ALF/SALF的发生与病毒协同感染有密切关系：①肝炎病毒之间的协同感染。丁型肝炎病毒（HDV）为一种缺陷性RNA病毒，HDV的复制有赖于HBV的存在，HBV感染常并有HDV感染；乙型肝炎患者的血清中常检出抗HCV抗体，这两种协同感染或重叠感染易于引起ALF/SALF；②肝炎病毒与非肝炎病毒的协同感染，后者包括巨细胞病毒（CMV）、EB病毒及单纯疱疹病毒（HSV）。这些非肝炎病毒单独不能引起重症肝炎，如与急性乙型肝炎感染同时存在时，可能发生ALF/SALF。一般在用免疫抑制剂时易感染CMV；HSV在体内呈隐性感染，脏器移植、单核吞噬细胞系统疾病及使用免疫抑制剂可激活HSV，如此时患者发生急性乙型肝炎，则可能发生ALF/SALF。

3）药物及毒物：①能引起ALF/SALF的药物很多，目前认为对肝有损害的药物较为常见的有抗结核药、抗肿瘤药、对乙酰氨基酚、化疗药、抗代谢药物等。尤其是异烟肼和利福平联合使用时，利福平对微粒体的药物代谢酶有诱导作用，可加速或介导异烟肼的乙酰化，产生具有毒性作用的乙酰肼，可引起ALF/SALF。②毒物及毒蕈、鱼胆、臭米面等均可引起急性/亚急性肝衰竭。笔者（金振锋教授）于1961年曾参加集体臭米面中毒的抢救，50多位病人进食大量臭米面，2～10小时后，出现意识不清，尿少或无尿2～3天后出现重度黄染，肝功能显著异常，24例2周内死亡。

4）妊娠急性脂肪肝：发生于妊娠第36周左右，多为初产妇，起病出现子痫、先兆子痫、丙氨酸氨基转移酶（ALT）中度或明显增高，血浆尿素氮及尿酸含量增多，组织学检查见肝细胞内有大量微泡性浸润。

5）严重感染：严重或持续感染，如败血症高热41℃持续6小时，可发生肝细胞大块坏死。主要原因为肝循环障碍、弥散性血管内凝血（DIC）及直接高热损害所致。

6）自身免疫性肝炎（AIH）：25%表现为急性起病，有8.6%～10%的患者可能进展为急性重症（暴发性）AIH或自身免疫性急性肝衰竭（AI-ALF）。

7）少见原因：①代谢异常：肝豆状核变性（Wilson病）、遗传性糖代谢障碍等。②缺血、缺氧：休克、大量心包积液所致心脏压塞、肺梗死、严重心律失常所致的急性心力衰竭等。③肝移植及部分肝切除：移植的肝脏储备能力差，急性移植排异反应，肝动脉或伴有肝静脉血栓，导致肝淤血。已证明正常肝切除80%可发生急性/亚急性肝衰竭，切除病肝的50%以下亦能引起ALF/SALF。④其他：创伤、辐射等。

（金振锋　任　旭）

356. 急性/亚急性肝衰竭并发多器官衰竭有哪些临床表现？其发生机制是什么？

（1）急性/亚急性肝衰竭（acute/subacute liver failure，ALF/SALF）常并发多器官衰竭（MOF），MOF是多器官衰竭综合征（MODS）的终末阶段，病死率高达60%～94%。由于ALF/SALF患者肝脏单核吞噬细胞系统清除肠源性内毒素功能急剧减退，易发生内毒素血症。后者不但能进一步加重肝脏损害，且对功能性肾衰竭、DIC、低血压、休克、急性胃黏膜病变等产生重要影响，使脏器的损害更为严重，形成恶性循环。

（2）ALF/SALF肝脏病理学：肝脏组织学可观察到广泛的肝细胞坏死，坏死的部位和范围因病因和病程的不同而不同。按照坏死的范围程度，可分为大块坏死（坏死范围超过肝实质的2/3）、亚大块坏死（占肝实质的1/2～2/3）、融合性坏死（相邻成片的肝细胞坏死）及桥接坏死（较广泛的融合性坏死并破坏肝实质结构）。在不同病程肝衰竭肝组织中，可观察到一次性或多次性的新旧不一肝细胞坏死病变。

（3）ALF/SALF发病机制和临床表现

1）脑水肿：脑水肿和颅内高压（ICP）是ALF/SALF最常见的并发症，在3级肝性脑病发生率为25%～35%，4级为65%～75%。①ALF/SALF脑水肿的机制：星形胶质细胞（AS）肿胀（细胞性水肿）引起颅内压（intracranial pressure，ICP）升高，进一步发展为脑疝（主要为脑干疝），这一急性过程是不可逆的。ALF/SALF脑水肿常见于严重的肝性脑病，其形成机制上不完全清楚，可能与脑氨代谢障碍，如谷氨酰胺使星形胶质细胞水肿（谷氨酰胺假说）、神经递质代谢异常、脑血流自主调节功能减弱和低血压导致脑缺血以及脑内高灌流（脑内血流量和间质水增加）加大脑损伤有关。肝性脑病早期，通常颅内压升高不明显。但如果患者从昏睡发展至深昏迷，无论有无去大脑强直，都为脑水肿的高危险状态。Ⅳ期肝性脑病的ALF患者75%～80%有脑水肿。②颅内高压的临床征兆：随着脑内含水量逐渐增加，脑体积弥漫性或局限性增大，ICP＞25mmHg为颅内高压。头痛、恶心、呕吐、视物模糊和眼底视乳头水肿为颅内高压的典型表现，但ALF/SALF的脑水肿颅压高基本均有Ⅲ或Ⅳ期肝性脑病，意识不清，尚需根据以下几点判定：a.收缩压升高（持续性或间断性）。b.心动过缓。c.肌张力增加和肌阵挛，进而出现头颈后仰，四肢挺直，躯背直伸，呈角弓反张状（去大脑强直），是脑干严重受损的特征性表现。d.眼球共轭凝视麻痹和眼睛位置的偏斜，瞳孔对光反射迟钝或消失。e.脑干型呼吸，呼吸暂停。上述征兆可能在肝性脑病晚期出现或不出现，据此并非均能判定脑水肿颅压高。并且颅压高临床征兆与脑疝表现也有重叠，即并非早期表现。③脑疝：脑疝形成是ALF/SALF首位死因，80%死亡患者存在脑疝。常见小脑幕切迹疝（颞叶钩回疝）或枕骨大孔疝（小脑扁桃体疝）。表现为继发性脑干损伤及其血管神经受损而出现的相应症状。枕骨大孔疝的特点为颈项强直，意识障碍出现较晚，瞳孔无改变，而呼吸骤停发生早。可突然呼吸心跳停止；小脑幕切迹疝（颞叶钩回疝）的主要表现为在颅内压增高症状的基础上，病侧瞳孔开始短暂缩小，继而逐渐散大、烦躁不安、进行性意识障碍及病变对侧肢体瘫痪和出现病理反射。

2）出血：急性/亚急性肝衰竭早期即有出血倾向，表现为牙龈及口腔黏膜出血、鼻出血、球结膜出血、皮肤出血点或淤斑。最早在注射部位有渗血，出血倾向常先于意识障碍出现。在疾病中晚期出现消化道出血，除肝脏的凝血障碍外，亦可因为急性胃黏膜病变所致。若肝脏库普弗细胞不能清除已激活的凝血因子及可溶性促凝物，则促成高凝状态，可发展为弥散性血管内凝血。

3）肾衰竭：每日尿量在400ml以内，血清肌酐 > 178μmol/L，肾小球滤过率 < 10ml/min，系急性/亚急性肝衰竭常见并发症之一。肾衰竭原因可能有：①肾前性肾衰竭：可由脱水及消化道出血引起，也可由肾素-血管紧张素水平升高引起反射性肾血管收缩，导致肾血流量及肾小球滤过率降低所致；②急性肾小管坏死：尿沉渣中有大量颗粒及细胞管型。值得重视的是，急性/亚急性肝衰竭时因尿素的合成降低，血尿素浓度常低于20mmol/L。因此，唯有肌酐水平的高低才能准确地反映肾衰竭的严重程度。后者预后不良，几乎100%病例治疗无效死亡。

4）心血管异常：急性/亚急性肝衰竭80%～90%病人出现低血压，收缩压低于10.7～12.0kPa（80～90mmHg），系舒血管物质大量涌入血循环，使外周血管阻力降低之故。低血压常为预后不良的指标。急性/亚急性肝衰竭时亦常见到心动过速、期前收缩或传导阻滞等，这与低氧血症，低钾、高钾及酸碱失衡等有关。

5）肺功能不全与肺水肿：急性/亚急性肝衰竭病人常因毒性物质刺激呼吸中枢，过度换气，CO_2分压降低，导致呼吸性碱中毒，表现为呼吸频率增加。急性/亚急性肝衰竭时也出现肺水肿，其机制可能为肺内血流动力学改变。肺水肿病人的肺内分流较无肺水肿者明显增多，肺小动脉及肺毛细血管均异常扩张，导致血管内液体外溢。另外，脑水肿与肺水肿有因果关系，有脑水肿者易于发生肺水肿。

（金振锋 高善玲 任 旭）

357. 急性/亚急性肝衰竭为什么容易继发感染以及水、电解质紊乱和酸碱失衡？其治疗原则是什么？

（1）感染：急性/亚急性肝衰竭（ALF/SALF）患者易发生内毒素血症，继发细菌或真菌感染也可达50%，常发生呼吸道、胆管、胃肠道和泌尿系统感染，严重者可发展为败血症。易发感染的原因有：①肝库普弗细胞清除肠源性大肠杆菌及毒性产物的功能减弱；②机体抵抗力下降，补体缺乏引起调理素纤维结合蛋白缺陷，中性粒细胞功能障碍等因素。发生感染先根据经验用药，选用强效抗生素，同时加服微生态调节剂。之前尽量做培养和药敏，根据结果调整用药。

（2）水钠代谢紊乱：起病初期由于摄食减少，持续静注高张无钠糖液，以及外周血管阻力降低等，血浆容量不足，尿量减少，使肾脏对游离水的排出减少，水潴留多于钠潴留，导致稀释性低钠血症。后者也表明细胞钠泵作用减弱，不能将细胞内钠泵出细胞外，故细胞内液钠增加，细胞外液钠降低。对稀释性低血钠的处置，为限制水的摄取量，不能补充钠盐。

（3）其他电解质紊乱：①低钾血症：伴随低血钠症出现。由于长期大量滴注高渗糖液，钾离子随葡萄糖进入细胞内，出现低钾血症。如血钾＜3.0mmol/L，尿量＞500ml/d，应补充氯化钾，需要随时检测血钾及心电，以确定补充量；如血钾＞3.0mmol/L，应停止补钾。②低氯血症：不能进食并伴有呕吐，从胃液丢失大量氯离子；应用排钠、排钾利尿剂，氯也随之排出，而且氯的排出更多。故低钾血症常伴有低氯血症，引起低氯性代谢性碱中毒。③低镁血症：镁是Na^+-K^+-ATP酶的激活因子，是机体生物合成代谢中必需的物质。急性/亚急性肝衰竭时可因摄取减少、腹泻，一些药物的应用如利尿剂、肾上腺皮质激素等而发生低镁血症。镁与钾同为细胞内离子，钾丢失必有镁丢失。镁对维持细胞内钾浓度起重要作用。低血钾时如不补镁，有时难以纠正，故补钾而不能纠正低血钾时，应及时补充镁。④低钙血症及低磷血症：均与摄取减少有关，或二者结合成不溶解磷酸钙由粪便排出。低血钾亦影响钙的代谢，当低血钙时，经注射补充钙、镁后，钙与钾可同时恢复。

（4）酸碱失衡：①代谢性碱中毒较常见，是由低钾血症、低氯血症所致，易诱发肝性脑病，可补充氯化钾。②呼吸性碱中毒：由于有毒物质如血氨刺激呼吸中枢通气过度所致，单纯者不需处理。③代谢性酸中毒：系低血压、组织缺氧，或由肾功能不全，体内大量乳酸、丙酮酸、脂肪酸堆积之故。④呼吸性酸中毒：系内毒素、脑水肿、并发呼吸道感染等，呼吸中枢受到抑制，出现高碳酸血症之故。对酸碱失衡治疗原则，应积极治疗原发病及合并症，去掉病因，纠正明显异常的pH值。对双重碱中毒（呼吸性碱中毒合并代谢性碱中毒），血pH值明显升高，$PaCO_2$降低，低Cl^-、低K^+，标准碳酸氢盐（SB，代谢性碱中毒时升高）增高可用精氨酸，如治疗不当易导致pH值明显异常。

（金振锋　高善玲）

358. 急性/亚急性肝衰竭如何治疗？

（1）治疗原则：急性/亚急性肝衰竭（ALF/SALF）的发生机制很复杂，且系多脏器损害，其治疗原则为：①识别并去除肝衰竭的原因；②最大限度改善患者的内环境并提供器官功能支持，为肝脏再生提供条件；③积极防治并发症；④早期识别肝脏不能充分再生者，进行肝移植前登记等准备工作。笔者认为综合治疗包括合理的支持疗法，对并发症的预防和早期有效的处理，对维持病人的生命，度过肝衰竭是极为必要的。

（2）内科综合治疗：强调早诊、早治，针对不同病因采取相应的综合治疗措施。确诊急性/亚急性肝衰竭后，进行以下治疗。

1）一般支持治疗：卧床休息，适量蛋白饮食。除注意消毒隔离，加强口腔护理，防止交叉感染外，还要进行严密监护，定时监测各项指标，及时观察疾病的动态变化。积极纠正低蛋白血症，根据患者血浆白蛋白下降的水平，每日给予静脉输注。注意纠正水电解质及酸碱平衡紊乱。无论昏迷与否，肠内或肠外营养维持热量每日至少1200～1600kcal，液体为每日1500ml左右。静脉输注高糖、大剂量维生素C等。

2）病因治疗：对HBV DNA阳性者，尽早使用核苷（酸）类似物恩替卡韦等药物，但应注意后续治疗中病毒变异和停药病情加重的可能问题。对乙酰氨基酚中毒者，早期给予N-乙酰半胱氨酸治疗。

3）其他：给予胸腺肽α₁等免疫调节剂，调节免疫功能，以减少感染等并发症；给予活菌制剂、乳果糖等减少肠道细菌移位或内毒素血症。

（3）并发症治疗

1）肝性脑病及脑水肿颅内压升高：去除诱因，口服或灌肠酸化肠道，促进氨的排出，减少肠源性毒素吸收，根据患者情况选择精氨酸、门冬氨酸、鸟氨酸等降血氨用药，给予支链氨基酸纠正氨基酸失衡。患者昏迷后应密切注意脑水肿的发生（脑水肿和颅内高压判定见第360问），一旦出现应立即给予20%甘露醇250ml，20～30分钟静脉滴完，每4～6小时1次，5～7天为一疗程。甘露醇为高渗性脱水药物，肝肾综合征患者慎用。袢利尿剂呋塞米可与渗透性利尿剂交替使用。

2）肝肾综合征：特利加压素或去甲肾上腺素持续泵入，并加入白蛋白。有适应证可血液透析滤过等人工肝支持治疗。

3）出血或弥散性血管内凝血：如为非静脉曲张上消化道出血，立即用质子泵抑制剂如奥美拉唑40～80mg，每12小时静脉滴注1次，至出血停止后渐减。如门静脉高压性出血选用生长抑素类似物和/或特利加压素，有条件可内镜治疗。积极补充血容量，输血量依据出血量补充。如发生弥散性血管内凝血可输入新鲜血浆、凝血酶原复合物、纤维蛋白原，血小板显著减少者可输注血小板，给予小剂量低分子肝素或普通肝素。有纤溶亢进证据者可用氨甲环酸或氨甲苯酸。

4）感染：表现为腹膜炎或肠道内感染时，有明显腹胀或腹泻，粪内有黏冻状物。在应用广谱抗生素的同时，可经口或胃管给予肠道益生菌，每日3～4次；如为肠外感染，在应用广谱抗生素的同时，同样适当给予口服肠道益生菌，可以减少肠内源性内毒素的吸收，减少肠道细菌移位等并发症的发生。如有深部真菌感染，应用咪康唑类药物。

（4）人工肝支持治疗：分非生物型、生物型和混合型3种。非生物型人工肝已经广泛应用于临床，有一定疗效。包括血浆置换、血液灌流吸附、血液滤过、血液透析、白蛋白透析、血液滤过透析和持续性血液净化等。适应证：①有肝衰竭倾向者；②早、中期肝衰竭，20%＜PTA＜40%和血小板＞50×10^9/L者；③晚期肝衰竭肝移植术前等候供体、肝移植术后排斥反应、移植肝无功能者。

（5）肝移植：有多种手术方式，开展最多的是同种异体原位肝移植，是目前治疗暴发性肝衰竭最为有效的方法。适应证：①各种原因所致的中晚期肝衰竭，经积极内科和人工肝治疗欠佳者。②各种类型的终末期肝硬化。

（高善玲 金振锋 任 旭）

359. 急性/亚急性肝衰竭的预后如何？肝衰竭临床上如何分期？

（1）急性/亚急性肝衰竭（ALF/SALF）的预后：预后差，死亡率高。虽然近年来采用各种方法治疗（包括人工肝支持治疗），死亡率仍在70%～80%。一般来说预后与其组织病变的严重程度有密切的关系，剩余有功能的肝细胞数量及细胞再生的速度，决定临床过程及转归。急性/亚急性肝衰竭在早期临床表现发展迅速而严重，病理仅是肝细胞极度肿胀，胞膜尚完整，病变是可逆的。随后肝细胞破裂，呈溶解性坏死，病变是不可逆的。如果早期确诊积极治疗，坚持度过衰竭时期，使可逆的病变不再进展，或使早期不可逆的病变转为可逆的，疾病能逐渐痊愈。部分病例的病理表现为肝细胞微泡脂肪浸润，无溶解性坏死，临床上黄疸及肝功改变亦较轻，痊愈的可能性更大。故急性/亚急性肝衰竭不是绝对不能治愈的疾病，而是尚未找到防止进展的最佳措施。表4-19根据ALF/SALF的临床表现和并发症对其预后进行评估对指导治疗有实用价值。

表4-19 监测ALF/SALF的预后

指 标	预后较佳	预后不良	预后凶险
年龄	＜40岁	＞40岁	
消化道症状	胃纳可 腹胀不著	腹胀、肠道内感染	大出血、出血性休克
黄疸	重、但进展慢	迅速加重（7日内迅速加深）	
缩小	未进行性缩小	迅速缩小（浊音界2～3横指）	肝上、下界不能叩出
肝性脑病	Ⅰ、Ⅱ度		Ⅲ度以上或并发脑疝
肾功能不全	尿量＞500ml/d		出现肝肾综合征

指　标	预后较佳	预后不良	预后凶险
感染	无明显感染征象	严重感染、抗生素无效	
凝血指标	30%＜PTA≤40% PT轻度延长	PT时间延长4～6秒	PTA＜20%
出血倾向	有	明显	严重
措施	坚持根本治疗，度过 衰竭时期	针对变化的指标，立即增加，改变或加量 治疗	对症治疗，同时出现上述1～3项 变化者，将在一周左右死亡

注：PT：凝血酶原时间；PTA：凝血酶原活动度。

（2）肝衰竭临床分期：根据临床表现的严重程度，亚急性肝衰竭和慢加急性肝衰竭可分为早期、中期和晚期。①早期：极度乏力、明显厌食、呕吐和腹胀，黄疸进行性加深（血清胆红素≥171μmol/L或每天上升≥17.1μmol/L），有出血倾向，30%＜PTA≤40%，无明显肝性脑病或明显腹水；②中期：早期表现基础上出现以下2条之一者：Ⅱ期以下肝性脑病和/或明显腹水；出血倾向明显（出血点或淤斑），且20%＜PTA≤30%；③晚期：中期表现基础上，病情进一步加重，有严重的出血倾向（注射部位淤斑等），PTA≤20%，并出现以下4条之一者：肝肾综合征、上消化道大出血、严重感染、Ⅱ期以上肝性脑病。

（金振锋　高善玲　任　旭）

360. 对急性肝衰竭病人如何注意脑水肿的诊断和治疗？

（1）急性肝衰竭（acute liver failure，ALF）：指发病2周内出现Ⅱ期及以上肝性脑病（hepatic encephalopathy，HE）（按Ⅳ度分类法划分）为特征的肝衰竭综合征。起病急，病情进展迅速。并有以下表现者：①极度乏力，有明显厌食、腹胀、恶心、呕吐等严重消化道症状；②短期内黄疸进行性加深；③出血倾向明显，血浆凝血酶原活动度（PTA）≤40%或国际标准化比值（INR）≥1.5，且排除其他原因；④肝脏进行性缩小。

（2）并发脑水肿的重要性：引起ALF的病因中多数为病毒感染（特别是重叠感染），尚有药物性肝损害，酒精性肝病、毒蕈中毒、妊娠性脂肪肝等。ALF发病机制复杂、病情重、合并症多和死亡率高等这些都是众所周知的。对ALF治疗除病因治疗外，总的治疗原则是抓住重点、兼顾全面的综合治疗。所谓重点，实际上是针对ALF导致的并发症，它们是ALF主要致死的原因，包括脑水肿、出血倾向（皮下出血点、淤斑或注射部位淤斑，PTA≤40%）、内毒素血症、肝肾综合征和水电解质紊乱。这里特别提出ALF中注意脑水肿的诊断和治疗问题，是因为引起ALF早期死亡的主要病因是脑水肿，据报道占51%～81%。

（3）脑水肿的病因与颅压高：ALF发生脑水肿与慢性肝病引起者有所不同，后者常有诱因可查，而ALF因有HE存在，当其发生脑水肿时常被忽视或漏诊，而HE与脑水肿是两种临床症状相似又具有本质的区别。据李绍白介绍尸检之23例脑水肿中，生前诊断仅有2例，他综述文献ALF发生脑水肿死亡病例中有25%～30%属小脑扁桃体疝（枕骨大孔疝）或颞叶钩回疝（小脑幕切迹疝）。有学者将脑水肿分为：①血管源性，系脑毛细血管内皮细胞紧密相接部的解体或胞饮机制被激活，引起血管屏障破坏；②细胞毒性物质作用于脑细胞膜或由于脑细胞线粒体氧化磷酸化减弱，导致钠泵衰竭引起的；③间质性，因水负荷过多，此型较少。研究认为ALF引起脑水肿，最初是由于大脑神经细胞膜Na^+-K^+-ATP酶被抑制，造成神经细胞肿胀，致渗透性氨基酸-牛磺酸/谷氨酰在星状胶质细胞内堆积，随其后的内毒素血症引起脑屏障通过性增加，使水和蛋白质从血管渗出到细胞间隙增多。脑水肿引起颅内压（ICP）升高而容易发生脑疝，需要及时治疗。

（4）脑水肿颅压高的诊断：ICP＞25mmHg为颅内高压，可通过颅内压监测仪（有创和无创两大类）测ICP确定有无颅压高。然而，应用颅内压监测仪较少，主要根据有颅压高的临床症状判定，一般认为当ICP＞4.0kPa（30mmHg）就可以出现脑疝。临床上脑疝出现最早的症状是患者烦躁和肌张力增强，如果出现瞳孔变化，呼吸异常，抽搐或癫痫发作，提示脑疝已形成。在脑疝出现前发现和诊断脑水肿、颅压高（见第356问），并及时给予处理非常重要。但是，应注意Ⅳ期肝性脑病的ALF患者75%～80%有脑水肿，即使有脑水肿，此阶段患者也并不一定都能表现出颅压高症状。

（5）脑水肿的治疗：①有颅内压增高者，给予快速滴入高渗性脱水剂甘露醇能移除血-脑脊液屏障完整部分的水分而降低ICP。甘露醇0.5～1.0g/kg（20%溶液），20分钟内滴完，每4～6小时1次。肝肾综合征患者慎用。另外，认为血浆渗透压＞320mosm/（kg·H$_2$O）时，不适合甘露醇；②袢利尿剂，一般选用呋塞米，可与渗透性脱水剂交替使用；③人工肝支持治疗；④ALF患者使用低温疗法可防止脑水肿，降低颅内压。

（朱　权　金振锋　朱雅琪　芦　曦　任　旭）

361. 急性/亚急性肝衰竭治疗中应重视哪些问题？

急性/亚急性肝衰竭（ALF/SALF）可引起多脏器功能改变，死亡率很高。我国防治急性/亚急性肝衰竭《八·五攻关课题组》取得显著之成绩。病死率肝性脑病（HE）Ⅱ度和Ⅱ度以下为25%，Ⅲ度为55.6%，Ⅳ度86%，较国外报道之结果死亡率有明显降低。尚有许多问题有待解决，诸如内毒素血症、ALF/SALF合并的HE，尤其是脑水肿的治疗、出血倾向的防治、呼吸功能障碍和感染防治等。ALF/SALF治疗原则有4项（见第358问），但采取兼顾全面以综合疗法为基础的治疗原则依然未变。

（1）重视支持疗法：卧床休息、限制蛋白经口摄入量，可用支链氨基酸作为静脉营养用。为了补充能量每日给予葡萄糖300g左右，其中以高渗糖为主以减少输液量。ALF/SALF病程中经常出现低血钠，特别是低血氯或低血钾可诱发代谢性碱中毒，要及时纠正。可用大量维生素C。另外ALF/SALF出现的低血糖又貌似HE，应提高警惕，随时加以矫治。ALF/SALF过程中易出现合并感染情况，据报告可占6.3%，以肺感染为多，主张应用头孢菌素治疗。

（2）重视病因治疗：如乙肝病毒（HBV）引起者，治疗见第358问。对于乙酰氨基酚中毒所致者早期给予炎性细胞介质拮抗剂，即N-乙酰半胱氨酸治疗。国外报告用N-乙酰半胱氨酸治疗由对乙酰氨基酚引起的急性/亚急性肝衰竭，治疗组生存率为50%，对照组为22%。

（3）重视HE的治疗：特别是HE引起的脑水肿的治疗，见第360问。

（4）防治凝血功能障碍：ALF/SALF发生胃肠道出血较常见，凝血酶原时间（PT）延长，亦可同时出现DIC。其中第Ⅴ因子缺乏是判断预后最可信的指标，＜15%时有报告90%ALF/SALF患者死亡。但其检查烦琐费时，实用性差。凝血酶原活动度（PTA）和凝血酶原时间（PT）检查简便可靠，对预后评价亦有相同的价值。故每日或隔日检查一次。每日静点维生素K$_1$ 5～10mg，间断输新鲜冷冻血浆或新鲜血，矫正PTA和PT异常。要与DIC鉴别：DIC发生于ALF/SALF的后期，出现消耗性凝血障碍及继发性纤溶而诱发严重的出血。由于ALF/SALF本身凝血因子和血小板就减少，因此诊断ALF/SALF合并DIC是困难的。若血小板＜50×10^9/L，纤维蛋白1.25g/L，PT延长25秒以上，能疑诊DIC；测定第Ⅷ因子含量降低及血清纤维蛋白原降解产物（FDP）明显增高时即可确定DIC。因为第Ⅷ因子不是内脏合成的，它的降低不受肝的影响，是真正反映消耗性凝血障碍的可靠指标。可用肝素治疗，首次1mg/kg，以后0.5mg/kg，2～3次/日静脉滴注，同时输新鲜血浆。应用过程中不仅不见出血好转，反而加重时应该及时停药，同时加用硫酸鱼精蛋白。

（5）重视肝肾综合征（HRS）的防治：在治疗ALF/SALF过程中要观察每日尿量，要经常测尿钾、尿渗透压、血BUN和肌酐。一旦发现少尿、尿钠＜10mmol/L或无尿应高度疑诊为HRS。先扩容1500ml，除外肾前性肾功能不全。如确诊为HRS，要严格控制液体输入（500ml/d），静脉给予特利加压素（Terlipressin）联合白蛋白治疗，血管加压素有增加肾血流量和肾小球滤过率的作用。亦可用八肽加压素，商品名苯赖加压素，或去甲肾上腺素。报道Terlipressin联合白蛋白治疗HRS优于米多君和奥曲肽联合白蛋白的疗效。当血BUN、肌酐上升显著时，可采用血液透析，清除血中小分子毒性物质，对有高钾血症、高胆红素血症均有利，同时亦有助于HE的恢复。

（6）近年来，进行肝移植病例的也较多，认为早期移植成活率高。据武藤报告205例急性/亚急性肝衰竭，日本做血浆交换占67%，人工肝支持疗法仅占4.9%。肝移植和人工肝支持治疗详见第423、424问。另外，前列腺素E（PGE）为细胞保护剂，有免疫学作用和增加肝血流的作用，但Meta分析PGE不能降低ALF死亡率。

（金振锋　朱雅琪　高善玲　任　旭）

362. 何谓慢加急性（亚急性）肝衰竭？

（1）肝衰竭：是多种因素引起的严重肝脏损害，导致合成、解毒、代谢和生物转化功能严重障碍或失代偿，出现以黄疸、凝血功能障碍、肝肾综合征、肝性脑病、腹水等为主要表现的一组临床症候群。肝衰竭并非独立性疾病，这一定义广义上适合所有肝衰竭。

（2）慢加急性（亚急性）肝衰竭（acute-on-chronic liver failure，ACLF）：指各种急性损伤因素作用下，相对稳定的慢性肝病患者迅速恶化的肝衰竭综合征。从发病至出现肝衰竭综合征的时间以2周为界，可分为慢加急性和慢加亚急性肝衰竭，统称为ACLF。

（3）ACLF与急性/亚急性肝衰竭（ALF/SALF）的区别：本质上区别在于前者有慢性肝病者发生急性和慢加亚急性肝衰竭，慢性肝病主要为肝硬化，也可见于慢性肝炎；后者为既往无肝病史者发生急性/亚急性肝脏坏死性病变。

（4）根据不同慢性肝病基础ACLF分为3型：A型：在慢性非肝硬化肝病基础上发生的ACLF；B型：在代偿期肝硬化基础上发生的ACLF，通常在4周内发生；C型：在失代偿期肝硬化基础上发生的ACLF。

（5）病因：急性病因和慢性原发性肝病是发生ACLF的必备条件。急性病因包括：①感染：嗜肝性和非嗜肝性病毒、乙型或丙型肝炎复发或其他部位的感染、炎症等。②非感染性因素：大量饮酒、肝毒性药物、自身免疫性肝炎、肝豆状核变性、外科手术及食管-胃静脉曲张出血等。

（6）病理学表现：慢性肝病病理损害所见基础上，新发生的肝细胞大块或亚大块坏死性病变，坏死组织显示出强烈的再生反应。坏死带以外可见各种变性，如肝细胞水样变或小泡性脂肪变。

（7）临床综合征表现：慢性肝病基础上短期内发生急性或亚急性肝功失代偿的表现：极度乏力，有明显的消化道症状；血清总胆红素＞正常值上限10倍或每天上升≥17.1μmol/L等；血浆凝血酶原活动度（PTA）≤40%或国际标准化比值（INR）≥1.5，并排除其他原因者；可有失代偿性腹水；伴或不伴肝性脑病。

（任　旭）

363. 门静脉循环有何特点？门静脉高压时其改变如何？

（1）门静脉系统与门静脉循环：肝脏由门静脉和肝动脉双重供血，正常人前者约占3/4，后者约占1/4。正常成年人的全肝血流量为每分钟1500ml左右，相当于心排出量的20%～25%。肝血流量（hepatic blood flow，HBF）欧美人多，为1300～1500ml/（min·m²），据奥田等报道日本人HBF为600～800ml/（min·m²），琢田等采用吲哚青绿（ICG）计算肝血流量（EHBF），5名正常人为

716ml±318ml/（min·m²），用彩超测门静脉血流量不能代表HBF，只代表门静脉血流量。笔者对22例肝硬化，采取琢田ICG法测定EHBF，结果为（1278±904）ml/（min·m²），提示肝硬化其EHBF较正常人增多而不减少。又笔者等依Moriyasu法用彩色或脉冲多普勒测门静脉血流量（PBF），先测门静脉左右径（A）和前后径（B），取探头与门静脉血流之夹角cos45°测最大血流速度（D_{max}），换算出PBF。21例肝硬化PBF为（727±195）ml/min。

$$PBF = \frac{A \times B}{4} \times \frac{0.57 \times D_{max}}{\cos\theta} \times 60 \text{（ml/min）}$$

门静脉血液来自肠系膜上静脉（SMV）和脾静脉（SPV），而肠系膜下静脉血流入SPV。正常人门脉血流量约2/3是来自SMV，约1/3来自SPV。正常人食管上段之血液经食管旁静脉流入奇/半奇静脉，而食管中下段和贲门部之血流经胃左静脉（LGV）回流入SPV。胰十二指肠血液经胃网膜静脉再流入SPV。LGV、胃右静脉（RGV）和幽门前静脉吻合形成胃冠状静脉。LGV前支分布于贲门附近，血管较粗又离SPV近；RGV离SPV远，起始于肝右静脉，血管较细，主要分布于胃窦部。当门静脉高压（PVH）时LGV首当其冲，故一般所指胃冠状静脉是指LGV而言。门脉干与SPV形成一横轴，而此轴对调节门脉血流量、门静脉压力（PVP）、侧支循环、门静脉血流方向，特别是脾脏所起的枢纽作用十分重要。正常门静脉压为1.27～2.36kPa（13～24cmH₂O），平均值为1.76kPa（18cmH₂O）。

（2）门静脉血流方向与灌注压：门静脉无瓣，其血流方向依压力梯度所决定。SPV和SMV压力均高于门静脉干游离压，因此正常人为向肝性血流，门静脉灌注压＝（PVP−肝静脉游离压）与肝血流方向密切相关。当PVH时，在肝侧PVP升高，血流向SPV或LGV流入则为离肝性血流（Ff）；向肝亦向SPV两方向流入即双向性血流（Bf）。Bf和Ff可使灌注压下降，肝功能也随之衰减。肝脏血管阻力最小，正常窦内压约0.26kPa（2mmHg），肝内血管阻力的增加是引起PVH最重要的原因。正常门静脉循环具有高度顺应性，能适应大的血流量的变化，而门静脉压变化很小，因此可用最小的灌注压，即可保持肝内血流的通畅，可谓最经济的灌注压。正常灌注压增加，势必引起门静脉、血窦和肝静脉血管内腔的显著扩张，肝容积随之亦增大，充血性心衰引起的淤血肝的肝肿大就是这个道理。与此相反，肝硬化时灌注压上升而肝体积不见大，肝内门静脉细支、血窦也未见变宽，这是由于肝纤维增生限制肝容积的变大和肝内血管、血窦的扩张。

肝内门静脉区血管细、分支多、血流速度较缓慢而中央静脉侧则血管口径较粗，血流速度加快。正常情况下门静脉终支处的压力约为70mmH₂O，中央静脉约30mmH₂O，肝窦前后压差为40mmH₂O。当肝内外门静脉、肝窦、中央静脉及下腔静脉等部位的血流量增大或血管阻抗增加时，则由于门静脉并没有防止血液逆流的瓣膜很容易引起压力增加；当达到200mmH₂O时，可引起门静脉淤血和分支血液逆流，形成门脉高压症。

（3）肝内门静脉分支与侧支吻合：门静脉干分左和右两主支（1级分支）在肝门处入肝，依次分级，直至第12级分支进入血窦。门静脉第8级分支管径为0.7～0.8mm。当肝硬化时始于此分支后管径显著狭窄，其前门静脉支尚扩张。肝动脉原则上沿门脉并行，进肝后也逐一分级直至第12级分支在血窦内与门静脉血汇合。肝脏在正常时第8级分支以下就有肝动脉-门静脉支短路（A-P shunt）但不开放，属非功能性，当PVH时始开放，据佐佐木等研究有2/3处于开放状态。正常人尚未见肝静脉与门静脉有自然短路；当PVH时据Popper等研究在血管径10～70μm，多数见有此吻合短路。这些短路对PVH之形成与恒定均有作用。

（朱雅琪　张彬彬　任　旭）

364. 门静脉高压有哪些血流动力学改变？临床上有何意义？

（1）门静脉压力梯度（PPG）：门静脉压力（PVP）和下腔静脉压力之间的压力梯度为门静脉血流和血管对血流阻力之间相互作用的结果，Ohm定律把两者之间的关系用下面的公式表示：△P＝Q×R，式中△P为门静脉压力梯度（portal pressure gradient，PPG），Q为全部门静脉系统内的血流，包括门静脉高压（PVH）存在门体分流；R为全部门静脉系统的血管阻力。由此可见，门静脉血流的增加或血管阻力的增加或二者均增加可以导致门静脉压力增高。肝硬化时导致PVH的主要因素是门静脉血流阻力增加，门静脉血流的增加维持或加重了门静脉高压，其作用在晚期时显得尤其重要。

（2）PVH：持久的PVH势必导致门静脉血流动力学改变，这是由于门静脉阻力和血流量增加，引起其血流方向改变和肝外侧支循环短路的形成。以肝硬化为主的PVH，不论形成PVH之机制是后向学说抑或前向学说，均认为肝内纤维化和假小叶形成使门静脉分支狭窄、受压、血管床减少、动-静脉分流、血窦壁胶原沉积形成基膜和毛细血管化，是造成门静脉阻力增加的病理基础。随血管阻力增加，入肝之门静脉血流变慢，继之门静脉系统内血流量增加。初起是腹腔血管床总径扩大，导致血流量增加，这本是一种被动的代偿的调节机制，若此状态不解除，随之发生侧支循环。据中山等研究，随PVH之加重，总侧支循环血管径也逐渐增大，侧支短路率日益增多，但PVP并不成比例的增高，反之尚有下降者。

（3）PVH时门静脉血流方向之改变：在门静脉未加阻断前，测门静脉干之压力即门静脉游离压（FPVP），由于门静脉阻力增加，FPVP上升，其结果可导致血流方向改变。夹住门静脉干后测定肝侧门静脉闭塞压（HOPP）（正常值为0.49～1.47kPa）和外周门静脉闭塞压（POPP）（正常值为3.92～5.88kPa），凡POPP＞HOPP（＞0.98kPa）为向肝性血流（Pf）；POPP＜HOPP（＜0.29kPa）为离肝性血流（Ff）。PVH初期由于肠系膜上静脉（SMV）和脾静脉（SPV）血流量增多，特别是由于脾大，可由正常供血量的1/3增至2/3，血流方向依然是Pf，随PVP之增高，血流方向可由Pf演变成双向性血流（Bf），甚至可成为Ff，流向侧支短路循环。以SMV之血流方向而言，可见一部分血液流向胃左静脉（LGV）或SPV，另一部分回肝，此即为Bf；如大部分（＞2/3）血液流向LGV或SPV则成为Ff。这就引起肝脏血流灌注压之下降，供血不良，导致肝衰竭。笔者曾对血流方向与生存期关系进行研究，证实Ff病例较Pf者生存期显著缩短。现在可用超声多普勒测定门脉血流方向，简易可行，可作为评价肝功能有力的佐证。

（4）食管静脉曲张（EV）和胃静脉曲张（GV）之供应血管：在PVH发生的侧支短路中最早和最常见的是EV和（或）GV，其供应血管有LGV和发自脾脏的胃短静脉（SGV），这两条血管生理上就存在，另一条是胃后静脉（PGV），它是PVH后新形成的侧支。这三支血管对EV和GV供血上有所侧重，引起血液动力学改变并非一致。内镜见以EV为主型（单纯EV，EV＞GV）以LGV供血为主，SGV、PGV为辅；以GV为主型（单纯GV，EV＜GV）则以SGV和PGV供血为主，而LGV为辅或无。以EV为主型与以GV为主型的PVP相比：前者显著高于后者，差异非常显著。两型临床表现上也不同，据日本许多学者共认，以EV为主型属上行性短路，食管静脉曲张出血（EVB）发生率高（33%～50%），又称出血型短路；以GV为主型属下行性短路，引起胃-肾和脾-肾静脉短路多，肝性脑病发生率高（25%～52.9%），故又称脑病型短路。据Watanabe等研究，EV＜GV和单纯GV的胃-肾静脉短路发生率分别为80%和100%，金川等采取一种球囊逆行胃-肾静脉栓塞术（B-RTO）治疗45例，其中43例GV完全消失。

（5）肝血流量：过去欧美文献报告认为以肝硬化为主的PVH的病人肝血流量减少是肯定的，然而近年来日本诸多学者研究，特别是用彩超测定结果则认为不减少，反而有所增加，指出肝动脉代偿性增加供血，已得到共识。现在测定肝血流量多采取计算肝血流量（EHBF），用靛青绿（ICG）从静脉注入后，分别取股动脉和肝静脉血液，测5、10、15分钟之ICG含量。测定ICG提取率（ER）和消失率（K）用电子计算机最小二乘法求其零时位ICG浓度，从而获得EHBF，其公式为$EHBF = \dfrac{K}{ER} \cdot CBV \cdot 1/S$。笔者测量了22例肝硬化的EHBF，结果为（1389±877）ml/（min·m²），较琢田报告之正常人（9例）EHBF为716±378ml/（min·m²）明显增高，可能是由于肝硬化肝内动-静脉分流所致。

（6）奇静脉血流量：与PVP明显相关，能反映侧支循环的情况，特别是与EV压呈正相关，但也有观点认为25%的病例中，胃-食管侧支引流入其他的胸腔静脉（锁骨下静脉、无名静脉和肺静脉），因此，认为奇静脉血流正常并不意味着没有食管静脉曲张，也认为奇静脉血流不与食管静脉曲张的大小以及出血的风险明显相关。奇静脉血流可采取连续热稀释法测定。Bosch等用稀释法测定奇静脉血流量正常值为0.15～0.25L/min，肝硬化PVH时Lebrec测定为（450±120）ml/min，显著增多。普萘洛尔和奥曲肽降低奇静脉血流量较降低PVP更强，是其治疗或预防EVB的理论基础。测奇静脉血流量有预测曲张静脉出血之意义。

（朱雅琪　张彬彬　任　旭）

365. 门静脉高压症的临床分类如何？

门静脉高压症（PVH）不是独立的疾病，它是由肝内或肝外许多疾病引起的临床综合征。常表现有脾大、食管或胃底静脉曲张或出血、腹水，常伴有脾功能亢进。PVH的分类比较繁多，有依病变发生部位分类的，有依病因为主并结合部位分类的，各有其优点和不足。1976年国际肝病学会NIN小组（Forgarty中心）提出的分类法一直被国人所沿用，即肝前性，肝性和肝后性，而肝性又细分窦前性、窦性和窦后性。这种分类的优点是病变部位明确，然而有些疾病既属肝前性又可属肝后性；有属窦性又属窦后性，重叠无法分开，又缺乏病因的概念，尚有的无PVH，仅属于局限性PVH。Forgarty其分类如下（表4-20）。

（1）Ⅰ：肝前性：门静脉压力（PVP）增高，但肝静脉楔压（WHVP）和肝静脉压力梯度（HVPG）皆正常。肝前性门静脉高压较少见（5%），其原因为：①先天性异常；②门静脉血栓形成；③脾静脉血栓（PVP不升高）；④门-脾静脉受压、狭窄（胰腺癌）；⑤肝动脉-门静脉瘘（先天性、外伤）。

（2）Ⅱa：肝内窦前性：PVP升高，而WHVP和HVPG轻度升高或正常。①胆汁性肝硬化；②坏死后性肝硬化；③特发性门静脉高压症（IPH）早期；④转移性恶性肿瘤；⑤肝豆状核变性；⑥血吸虫病；⑦肝内动静脉瘘；⑧先天性肝纤维化；⑨血色病；⑩骨髓纤维化症。

（3）Ⅱb：肝内窦性或窦混性：PVP、WHVP和HVPG三者均升高。①酒精性肝硬化；②胆汁性肝硬化晚期；③隐源性肝硬化，IPH（窦性）。

（4）Ⅱc：肝内窦后性或窦后混合性：PVP升高，WHVP和HVPG在窦后性轻度升高，但在窦后混合性明显升高。①肝硬化；②转移性恶性肿瘤；③肝静脉血栓形成；④肝小静脉闭塞病（VOD）。

（5）Ⅲ：肝后性：PVP升高，WHVP升高，HVPG正常。肝后性梗阻发生在下腔静脉或上腔静脉或右心房。它也可以出现在任何伴有右心房增高的疾病。①充血性心衰；②缩窄性心包炎；③Budd-Chiari综合征；④红细胞增多症；⑤肿瘤；⑥创伤。

表4-20　各种类型PVH的PVP、WHVP和HVPG的变化

	肝前性	肝内性			肝后性
		窦前性（Ⅱa）（或窦前混合性）	窦性（Ⅱb）（或窦混合性）	窦后性（Ⅱc）（或窦后混合性）	
PVP	↑↑	↑↑	↑↑	↑↑	↑↑
WHVP	→	↑	↑↑	↑↑	↑↑
HVPG	→	↑	↑↑	↑	→

（朱雅琪　任　旭）

366. 门静脉压力测定有哪些方法，其各自的临床意义如何？

（1）门静脉高压症（PVH）：为临床常见的一组综合征，定义为门静脉压力病理性增加。肝静脉压力梯度（HVPG）可代表门静脉压力（PVP），HVPG＝肝静脉楔压（WHVP）–肝静脉游离压（FHVP）。正常人HVPG为3～5mmHg，＞5mmHg认为存在门脉高压，＞10mmHg可发生静脉曲张。PVP为门静脉与下腔静脉之间的压力梯度，即门静脉压力梯度（portal pressure gradient，PPG）或称门静脉灌注压。由于WHVP与门静脉压力（PVP）相近似；FHVP与下腔静脉压力（ICVP）也相近似，故测HVPG可代表PPG。PPG不受腹压变化的影响，同样HVPG也如此，又加之测HVPG简易安全可行、重复性好，因此被国际上公认为测PVP的标准方法，但它是间接测PVP方法；直接测PVP，只限于以治疗PVH为目的，导管直接插进门静脉干内测定，用于经颈静脉肝内门体分流术（transjugular intrahepatic portosystemic shunt，TIPS）或经皮经肝门静脉栓塞术（PTO，目前已基本不再做），甚少用于单纯测PVP。

（2）间接测PVP方法（肝静脉导管法）：导管法测定HVPG，是间接测量门静脉压力的技术。由于WHVP是代表肝窦的压力，不是门静脉本身的压力，故测WHVP后必须测FHVP，并求其HVPG。

方法：用5F前端弯曲的心导管，沿导丝可经肘静脉、颈内静脉或股静脉（髂外静脉）插入，前两法是通过右心房从上到下，后者是从下向上插入下腔静脉后进入右肝静脉。前两法插入肝静脉容易且不易脱落，但后来已改用气囊导管，使测压成功率增高，不易滑脱又不经心房，已取代前两法。但为了做TIPS采取颈静脉插管建立门体分流通道，测PVP则是例行的常规。测定HVPG可使用导管或气囊导管。

1）导管测压：当导丝插进肝静脉小分支后导管沿导丝插入，拔出导丝，推注少许造影剂后，见肝实质或小分支血管像，造影剂不向上反流，测此处压力即为WHVP。将导管略向上拔出，推注造影剂可见较大的肝静脉像，又见造影剂向上反流，测此处压力即FHVP。

2）气囊导管测压：方法为在右肝静脉膨开气囊阻断血流测得的压力为WHVP，释放气囊后测得的压力即FHVP，非常接近IVCP。WHVP和HVPG在窦性和窦后性PVH此二值均升高，而窦前性PVH此二值不升高，故可用于鉴别诊断。通常观察药物降低PVP的效果采取肝静脉导管法并以HVPG为代表。Feu等（1995）对69例肝硬化PVH之病人用普萘洛尔长期服用观察其降低PVP就是采用HVPG进行评估的。

（3）直接测定PVP方法：可通过手术、经皮经肝或经颈静脉途径测PVP。正常门静脉压为1.27～2.36kPa（13～24cmH$_2$O），平均值为1.76kPa（18cmH$_2$O）。一般当压力超过25cmH$_2$O时则称门静脉高压症。经皮经肝方法为于右肝区在超声引导下，用21G穿刺针穿刺肝内门脉支，推入少许造影剂见到门脉像即可测压，但这种压力仅代表肝内压力，较PVP低。经皮经肝门静脉穿刺后，插入导丝，并沿导丝插入5F导管，伸入肝外门脉干测PVP，然后行门静脉造影（PTP），探讨门脉侧支循环，证实食管和/或胃静脉曲张之供应血管，进行PTO。这种测PVP值的方法准确，但以前都是以治疗为目的，目前因已很少做PTO，故基本不采用经皮经肝途径测定PVP。经颈静脉方法为先行TIPS，然后测PVP。

其他直接测定方法：内镜下直接穿刺曲张静脉或使用内镜压力传感器（不用穿刺）测量其压力。也有采用经附脐静脉、经脾门静脉（超声引导下穿刺脾髓进入）或经回结肠静脉（手术小开窗穿刺回结肠静脉，进行EV或GV栓塞）直接测定PVP的方法。

（朱雅琪　张彬彬　任　旭）

367. 食管下部至胃上部血管结构有何特殊性及PVP时发生哪些变化？ PVP与门静脉血管阻力的关系如何？

（1）食管下部至胃上部血管结构：Kitano等研究食管下部至胃上部的血管结构，正常人可分四层：①上皮微血管丛；②浅内层静脉；③深内层静脉（位于黏膜下层）；④食管外膜层静脉。前3层称为食管内层静脉。内与外层静脉由穿通静脉相交通，穿通静脉从外层静脉以直角穿通食管壁纵行与环形的两肌束间与内层静脉沟通。当PVH时此四层静脉均扩张，为正常人的4～5倍，血液流入容易流出难，深内层静脉扩张即形成食管静脉曲张（EV）或胃静脉曲张（GV）。Vianna等认为胃上部至食管下部可分四个区带：胃带、栅状带、穿通带和主干带。栅状带位于胃-食管连接处上2～3cm，正常人此带内血管较其上下区带多，在门静脉高压症（PVH）时，可多至5～9倍，有数十条小血管向上并列走行，即Okuda所称的并行血管束征，在此部发生食管静脉曲张出血（EVB）最多。

（2）PVP与门静脉血管阻力（PVR）的关系：PVP是门静脉血流量（PBF）和PVR之乘积，虽说两者之一增高即可发生PVH，然而PBF增加引起PVH可能性甚小，这是因为肝内血管可扩张性甚大，单纯PBF增加是不会导致PVH的。引起PVH主要原因是PVR的变化，根据Poiseuille定律：血管阻力（R）与血管黏稠度（μ）和血管长度（L）呈正比；而与血管半径（r）4次方成反比，即$R = \dfrac{8\mu l}{\pi r^4}$可见血管半径$r^4$影响R为最重要。

（朱雅琪　任　旭）

368. 食管-胃静脉曲张出血发生机制如何？

门静脉高压（PVH）是形成食管-胃静脉曲张（gastroesophageal varices，GOV）和出血（esophago-gastric variceal bleeding，EVB）的病理基础。其基本病理生理特征是门静脉系统血流受阻和/或血流量增加，门静脉及其属支血管内静力压升高并伴侧支循环形成。可出现GOV或发生EVB。众所周知有食管静脉曲张（EV）发生EVB者仅占1/3，尚有2/3虽有门静脉高压症（PVH）并有EV，但从未发生过EVB。EVB的年发生率为5%～15%，6周的病死率可达20%。

（1）EVB的相关危险因素：①GOV程度（静脉形态）；②红色征（R-C sign，包括鞭痕征、血疱征等）；③肝脏储备功能；④肝静脉压力梯度（HVPG）；⑤糜烂（曲张静脉表层黏膜受损）；⑥血栓（红色或白色血栓）；⑦活动性出血（喷血或是渗血）；⑧门静脉血栓。

（2）EVB与PVP和EV压（EVP）之关系：许多研究资料提示PVH即门静脉压（PVP）升高的水平与侧支循环形成的程度呈正相关，但是与EVB发生率并不呈线性正相关。Sritz等研究应用内镜直接穿刺EV，测定EVP，分EVB组和非EVB组，其EVP分别为（3.64±0.47）kPa和（2.2±0.24）kPa，前者显著高于后者，差异非常显著。做门-腔分流术后EVP显著下降，从术前（3.47±0.24）kPa下降至（0.19±0.08）kPa；当分流口狭窄阻塞时见EV又由Ⅰ度扩张至Ⅲ度，测EVP又复升。他认为PVH病人之PVP变化与EVB间无相关性，但指出EV大小和EVP与EVB间有明确之相关性，EVP增加是引起EVB的重要原因。Bosch等采取EV穿刺针测EVP与用一种自制的气囊（Gauge）测EVP，认为两法所测结果呈正相关，但气囊法不能测小的Ⅰ度的EV。Bosch等同时用肝静脉导管测肝静脉压梯度（hepatic venous pressure gradient，HVPG）和奇静脉血流量。HVPG是评估出血风险的有效方法。HVPG代表门静脉压力，当其＞10mmHg时会出现静脉曲张，大于12mmHg者可发生静脉曲张出血，HVPG＞20mmHg提示预后不良。正常人奇静脉血流量为0.15～0.25L/min，而肝硬化奇静脉血流量平均值为0.65L/min，指出EVP与奇静脉血流量呈正相关，与HPVG无线性相关，认为EVB与EVP升高有直接关系，EVB者其EVP升高显著；同时其奇静脉血流增加也显著。奇静脉血流可反映侧支循环的情况，但测奇静脉血流能否用于预测EVB尚不能做此结论，有待进一步观察和研究。

（3）EVB和EV之血管张力之关系：EVB之发生除与EVP有关之外，与EV血管本身之张力有更密切之关系，即EV张力越大EV壁越薄，发生EVB危险性亦越大。根据Laplace法则：食管张力（T）＝TP×r/w（r＝EV之半径，W＝EV壁厚度，TP＝EV压与食管腔内压之差），于是EV压上升W也随之受压则W越薄，当超出周围弹性组织的支撑能力时，则膨出于食管腔内即EVP就大于食管腔压力，这时TP变小，随时可因某种诱因就能引起EV破裂，发生EVB。Rigau等测EV张力≥6.1kPa/mm在EVB组占50%；在非出血组占9%，差异非常显著。过去文献上曾提出EV表面腐蚀或糜烂是EVB发生的重要诱因，但荒川等（1990）对死于EVB之病人进行尸检，认为EVB由EV糜烂者甚少，可见也难以成立。尚有EV爆破说，与PVH引起EV出自一元论，也是不能自圆其说。血管直径与血管壁张力、HVPG密切相关。相同血管内压力下，直径越大，管壁张力越大，越容易破裂。

（4）EV供血源之观点：日本有些学者以青木等人（1991）为代表致力于EV之形成与供应血管和门静脉血流方向间关系之研究，提出胃上部和食管下部存在局部高血流动力学状态，认为在此局部黏膜下血管有动脉-静脉吻合支，动脉参与EV之形成，指出不论向肝、双向和离肝性血流方向有EV者，均不存在单独门静脉如胃左静脉（LGV）或胃短静脉（SGV）供血于EV和GV，特别向肝性血流方向者，无门静脉供血，有也极少，大部分由动脉支（胃左动脉、食管旁动脉或左胃网膜动脉）参与供血；而离肝性者其1/3血液是来自动脉，这就一改过去的观点。对EVB之发生与治疗，只侧重门脉减压术或阻塞EV，不会不再发EVB这个学说虽并未得到公认，但其研究论据对开拓PVH研究是有价值的。

（朱雅琪　任　旭）

369. 如何预测和预防食管静脉曲张出血或再出血？

食管-胃静脉曲张（Gastroesophageal varices，GOV）是门静脉高压的主要临床表现之一，其中有1/3以上患者迟早会发生食管-胃静脉曲张出血（EVB）。EVB是肝硬化门静脉高压并发症最常见的急症，采取什么方法预测可能发生EVB，如何预防，是临床医生关注的问题。

（1）EVB的相关危险因素：包括①GOV程度；②红色征（RC，包括鞭痕征、血疱征等）；③肝脏储备功能（Child-pugh C级是预测EVB风险指标）；④肝静脉压力梯度（HVPG）；⑤糜烂（曲张静脉表层黏膜受损）；⑥血栓（红色或白色血栓）；⑦活动性出血（喷血或是渗血）；⑧门静脉血栓、癌栓。其中肝硬化Child-Pugh C级、门静脉血栓或癌栓、重度静脉曲张（直径>20mm）或伴红色征、血疱征是EVB再出血的高危因素。HVPG>18mmHg，可能是GOV再出血最可靠的预测指标。

（2）预测EVB

1）内镜下GOV形态（F）和红色征（R-C sign）预测EVB：以日本出月等为代表的许多学者认为内镜见食管静脉曲张（EV）表面有红色征（++～+++）和形态呈链珠状（F_2）或结节状粗大扩张的为高危性EV，即重度EV，在近期内有出血之危险。笔者多年从事此项观察也证实此两征对预测EVB是有价值的。然而，单凭红色征＋F2或F3就认定即将要发生出血并非唯一可信的依据。根据日本EV的内镜下分型标准，笔者在非出血组162例中，35%有红色征，EV形态F2或F3者占46.7%。我国2009年中华消化内镜学分会推荐采用LDRf分型方法，比日本分型更细化，主要根据GOV的部位（location，L）、直径（diameter，D）、危险因素（risk factor，Rf）进行分型、分级。我国现行的标准仍将GOV形态、EV表面的红色征作为EVB的危险因素。但强调红色征RC＋或肝静脉压力梯度（HVPG）>12mmHg，为有近期出血的征象，需要择期进行内镜下治疗；如果见糜烂、血栓、活动性出血，则需要及时进行内镜下治疗。

2）GOV程度：上述EV红色征（+）或HVPG>12mmHg提示近期可能发生出血，但HVPG为侵袭性检查，且大多数医院并未开展，不能在临床实际中广泛应用。因此，重度EV表现之一EV呈串珠状、结节状或瘤状（不论是否有红色征）也提示为出血的危险因素，尤其曲张静脉直径>20mm为EVB再出血的高危因素。

3）测食管-胃静脉曲张压力（esophagogastric variceal pressure EVP）：早年有学者直接测定EVB组和非EVB组EV压力，结果前者EVP显著高于后者，故EVP升高视为预测EVB因素。但EV穿刺测压有较大的风险，不适宜临床评价应用。Rigau等研究EV表面张力与EVB的关系，结果≥6.1kPa/mm者EVB组占50%；非出血组占9%，差异非常显著。

4）胃左静脉直径（left gastric vein diameter，LGVd）对预测EVB的意义：作者曾对32例EVB患者在经皮经肝门静脉栓塞术（PTO）前测门静脉干径（PVd）、脾静脉径（SVd）和LGVd，与EV非出血组对照，两组PVd、SVd均有扩张，但出血组LGVd扩张更为显著，（8.1±0.35mm vs 5.1±1.2mm），并与B超测定的LGVd具有一致性，提出彩色多普勒超声测LGVd≥5mm为EVB危险因素。加治等用经皮肝门脉造影（PTP）测LGVd，也认为LGVd有预测EVB作用。另外，作者1996年用彩色多普勒或脉冲超声检测肝硬化患者45例，探讨胃左静脉血流方向与再发EVB的关系，结果凡胃左静脉血流方向为离肝性者几乎在首次出血后18个月内均发生再出血；而血流为向肝性者无1例再出血，提示远肝性血流也是EVB的危险因素。

（3）预防EVB

1）一级预防（预防首次EVB）：①轻度EV基本不需要药物预防。②中、重度EV推荐服非选择性β受体阻滞剂（与EVL效果相当）如普萘洛尔（10mg、每日2次）、卡维地洛（起始剂量6.25mg，每日1次）和纳多洛尔（起始剂量20mg，每日1次），均可渐增至最大耐受剂量。如有药物禁忌证、不耐受或依从性差者可选EVL。不推荐使用血管紧张素转换酶抑制剂或受体拮抗剂或螺内酯；不推荐药物联合EVL或门体分流、断流术。③孤立胃静脉曲张（Lg型）一级预防可采用内镜下组织黏合剂治疗。

2）二级预防（预防再次EVB）：①联合用药：非选择性β受体阻滞剂（普萘洛尔）与硝酸酯类合用；普萘洛尔与螺内酯合用。②非选择性β受体阻滞剂与内镜联合：二级预防采用内镜治疗的目的是根除或基本使静脉曲张消失，减少再出血率及相关病死率。非选择性β受体阻滞剂（首选普萘洛尔）联合内镜治疗是二级预防EVB首选的标准方案。内镜治疗可首选EVL，不适合者选择EIS，或两者联合。③如果内镜治疗不可及，β受体阻滞剂+单硝酸异山梨酯（ISMN）可能是一种有效的替代内镜治疗的措施。④Child-Pugh A、B组的患者，在内镜、药物治疗失败后优先考虑经颈静脉肝内门体分流术（TIPS）。Child-Pugh C级者优先进入肝脏移植等待名单。⑤孤立胃静脉曲张出血二级预防也适合内镜下组织黏合剂治疗。⑥需注意非选择性β受体阻滞剂适用于Child-Pugh A、B级肝硬化EVB患者，不适合Child-Pugh C级患者（能增加死亡率）；肝硬化合并顽固性腹水者，无论一级或二级预防均禁用非选择性β受体阻滞剂。

（朱雅琪　唐秀芬　任　旭）

370. 肝硬化食管-胃静脉曲张破裂出血应如何进行内科治疗？

（1）液体复苏：急性中等及大量出血早期治疗措施主要是积极补充血容量，尽快纠正失血性休克、防止相关并发症、监测生命体征和尿量。保持有效（至少两条）的静脉通路，以便快速补液输血，根据出血程度确定扩血容量和液体性质，输血以维持血流动力学稳定并使血红蛋白维持在60g/L以上。必要时应及时补充血浆和血小板等。需要强调的是，对肝硬化患者恢复血容量要适当，过度输血或输液可能导致继续或重新出血，避免仅用盐溶液补足液体，从而加重或加速腹水或水肿。血容量充足的指征：①收缩压90～120mmHg；②脉搏<100次/分；③尿量>17ml/h；④神志清楚/好转，无明显的脱水貌。

（2）药物治疗

1）降低门脉压药物：①血管加压素：有垂体后叶素、精氨酸血管加压素及赖氨酸血管加压素。收缩心脏和外周血管引起缺血的副作用较明显，常联合硝酸甘油（硝酸甘油40µg/min，可增加到400µg/min，调整以维持收缩压>90mmHg）。垂体后叶素目前临床上应用较少。血管加压素一次注射剂量为10～20U，10分钟后持续静脉滴注0.2～0.4U/min，最大速度为0.9U/min，随剂量的增加全身不良反应增加；如果出血停止，剂量逐渐减少应每6～12小时减0.1U/min，疗程一般为3～5天。目前临床常用特利加压素（glypressin）是合成的血管加压素类似物，可持久有效地降低门静脉压力、减少门静脉血流量，且对全身血流动力学影响较小。特利加压素1mg，每4h 1次，静脉注射或持续点滴，首剂可加倍。维持治疗特利加压素1mg每12h 1次。疗程3～5天。②生长抑素及其类似物：它选择性地直接作用于内脏血管平滑肌，使之收缩，增加LES压力，导致食管静脉曲张的血流量减少，特别是降低奇静脉血流量，使门静脉压下降。目前常用的药：思他宁（十四肽生长抑素）：250～500µg/h，奥曲肽（八肽）：25～50μg/h。持续静脉点滴，一般使用3～5天。在急性出血期不建议使用β受体阻滞剂。

2）应用质子泵抑制剂（PPI）：PPI抑制胃酸分泌，当胃液pH＞5，可以提高止血成功率。PPI包括奥美拉唑、埃索美拉唑、泮托拉唑等。一般情况下，PPI 40～80mg/d，静脉滴注，对于难控制的静脉曲张出血患者，埃索美拉唑钠8mg/h持续静脉点滴72h。

3）抗生素的应用：对肝硬化急性静脉曲张破裂出血的患者应短期使用抗生素预防感染，首选头孢三代类抗生素，若过敏，则选择喹诺酮类抗生素，如左旋氧氟沙星、莫西沙星等，一般疗程5～7天。

（3）三腔双囊管压迫止血：药物治疗无效者，又无急诊内镜止血技术或经验，应用气囊压迫可有效控制出血，但再出血率较高。应注意防止并发症，如吸入性肺炎、气道阻塞及食管、胃底黏膜压迫坏死再出血等。拔管时应先放气，在观察24h若无活动性出血即可拔管。

总之，上述保守治疗与内镜治疗并不矛盾，只要患者状态及医疗条件具备建议尽快行内镜下治疗，掌握时机很重要。

（王曾铎　曲　波　任　旭）

371. 肝硬化食管-胃静脉曲张破裂出血内镜及介入治疗如何?

（1）内镜下治疗：内镜下治疗旨在预防或有效控制曲张静脉破裂出血，并尽可能使静脉曲张消失或减轻以防止其再出血。内镜下治疗包括内镜下曲张静脉套扎术（EVL）、硬化剂注射治疗（EIS）和组织黏合剂注射治疗胃静脉曲张，是目前主要的治疗手段。

1）EVL治疗（图4-27）：①适应证：急性食管静脉曲张出血；手术治疗后食管静脉曲张复发；中重度食管静脉曲张虽无出血但有明显的出血危险倾向（一级预防）；既往有食管静脉曲张破裂出血史（二级预防）；曲张静脉直径＞2.0cm不适宜EVL。②用多环套扎器，间隔2～4周行第2次EVL，或EIS，直至静脉曲张消失或基本消失。

2）EIS治疗（图4-27）：①适应证：同EVL，对于不适合EVL治疗的食管静脉曲张者，可采用EIS

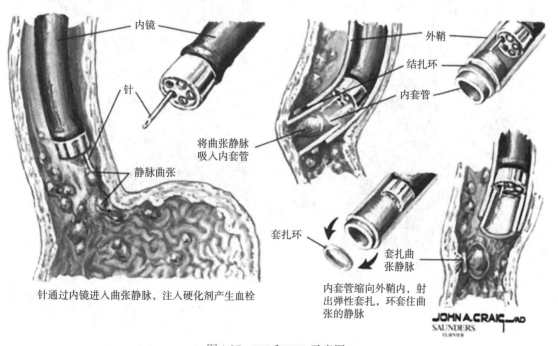

针通过内镜进入曲张静脉，注入硬化剂产生血栓

内套管缩向外鞘内，射出弹性套扎，环套住曲张的静脉

图4-27　EIS和EVL示意图

（引自奈特消化系统疾病图谱.）

方法。②疗程：每次 EIS 间隔时间为 1 ～ 2 周，直至静脉曲张消失或基本消失。硬化剂有聚桂醇、5% 鱼肝油酸钠。③方法：每次注射 1 ～ 4 点，初次注射每条血管（点）约10ml，一次总量不超过40ml。依照静脉曲张的程度减少或增加剂量，直至静脉曲张消失或基本消失。

EVL 和 EIS 禁忌证：有上消化道内镜检查禁忌证；出血性休克未纠正；肝性脑病≥Ⅱ期，患者不配合；患方未签署知情同意书。

3）内镜下组织黏合剂治疗：①适应证：孤立胃静脉曲张（Lg 型）和 Leg 型（食管曲张静脉与胃曲张静脉相通）；急诊可用于所有消化道静脉曲张出血，在食管静脉曲张宜小剂量使用。②根据曲张静脉大小，选择注射剂量。组织粘合剂（α-氰基丙烯酸正丁酯或异丁酯）一般注射1次（最好一次完成静脉闭塞），1 ～ 3 个月复查胃镜。亦可重复治疗，直至胃静脉闭塞。注射组织粘合剂采用三明治夹心法，选用聚桂醇、碘化油或高渗葡萄糖。

（2）经颈静脉肝内门-体静脉分流术（TIPS）：能迅速有效降低门静脉压力，有效止血率达90%以上，具有创伤小、并发症发生率低等特点，推荐用于食管胃静脉曲张大出血的治疗。适应证：食管-胃曲张静脉破裂出血经药物和内镜治疗失败者，对于Child-Pugh A、B组的患者，在内镜、药物治疗失败后优先考虑TIPS；对于肝功能为Child-pugh C级（＜14分）或 B级合并活动性出血，尤其肝静脉压力梯度（HVPG）＞20mmHg者，在药物和内镜治疗控制出血后，应尽早（72小时内）行TIPS治疗（图4-28）。

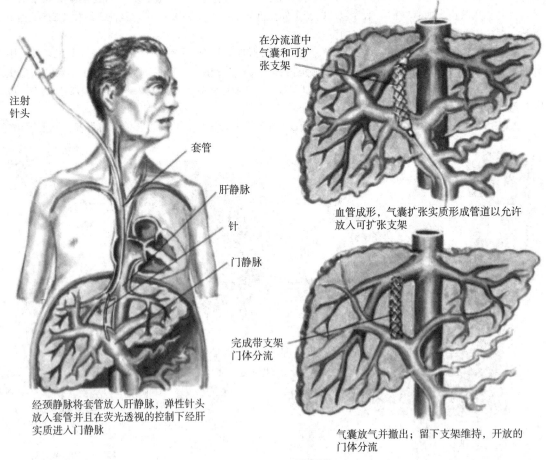

注射针头

套管

肝静脉

针

门静脉

经颈静脉将套管放入肝静脉，弹性针头放入套管并且在荧光透视的控制下经肝实质进入门静脉

在分流道中气囊和可扩张支架

血管成形，气囊扩张实质形成管道以允许放入可扩张支架

完成带支架门体分流

气囊放气并撤出；留下支架维持，开放的门体分流

图 4-28　TIPS 示意图

（引自奈特消化系统疾病彩色图谱.）

（王曾铎　曲　波　任　旭）

372. 如何评价内镜注射硬化疗法与内镜结扎法治疗食管静脉曲张出血的疗效?

以肝硬化为主的门静脉高压（PVH）引起的食管静脉曲张（EV），有1/3病例迟早要发生食管-胃静脉曲张出血（EVB）。急性大出血时采取输血，液体复苏等抢救措施，内科保守疗法包括静点生长抑素、血管加压素，必要时三腔两囊管压迫治疗，通常5天内可获得85%～90%的止血率，然而这些方法不能使EV消失，并且本病再出血率高。对于不能手术的患者，过去公认内镜下注射硬化疗法（EIS）为首选，自从Stiegman（1986）首创用弹性O型圈行内镜下EV套扎术（EVL）后，由于其疗效近似或好于EIS而并发症又少，迅速得到推广，使EIS受到挑战。究竟两法疗效对比如何，两法相结合疗效如何，笔者就国内外报道的资料并结合自己的经验介绍如下。

（1）EVL和EIS治疗EVB疗效对比：笔者早些时候选择3篇前瞻性随机对照资料，结果显示止血率、再出血率、EV消失率两组差异无统计学意义。然而，并发症EIS组显著高于EVL组。EVL和EIS治疗EVB的1份Meta分析资料显示，与EIS相比，EVL治疗EV再出血率低、并发症少，至EV消失所需治疗次数少，可作为内镜下治疗单纯EV的首选方法。EVL和EIS2种方法在急诊止血率、EV消失率及死亡率方面，无统计学差异。2014年世界胃肠病学会的内镜治疗EVB指南指出：EIS和EVL对90%的EVB病人止血有效。与EIS相比，EVL对控制出血、降低再出血率和减少不良反应方面更有优势，二者在死亡率方面没有区别。日本学者中村等报道了171例用EUS随访EVS和EVL治疗EV的研究结果，指出在有侧支短路存在的EV，EIS与EVL疗效无差异，在由胃左静脉（LGV）为主要供血的EV，EVL后复发率高于EIS。日本还有其他学者的研究支持此观点。

（2）EVL与EVL结合EIS疗效之对比：根据Saeed和Laine等两篇前瞻性随机研究报道，单纯EVL较EVL后于套扎点上方加EIS相对比，在操作次数上后者较前者多；在止血率、再出血率、EV消失率均不优于单纯EVL，并且并发症发生率较单纯EVL组大增，有显著之差异，认为EVL加EIS是徒劳而无益。Hashizume（1993）和Leung（1997）等分别主张，EVL后要对食管下端的EV追加EIS，经临床随访证实，对预防EV复发和再出血有价值。对于EVL后曲张静脉变细不容易再套扎者，笔者追加EIS治疗15例，使EV彻底消失，半年后复查，EV再现率为6.6%。现行指南指出EIS、EVL、组织胶注射单一或联合治疗均可，何时选择何种治疗方法需参照静脉曲张的位置、直径和危险因素。第1次EVL2～4周可行第2次套扎或硬化剂注射治疗，直至静脉曲张消失或基本消失。在某种情况下EVL联合EIS，主要互补其不足。

（3）EIS和EVL各自的优缺点。EIS特点：硬化剂可进入静脉内注射点的远处甚至分支内，导致静脉较广范围的血管闭塞，适合于富有侧支交通的EV病例，特别是伴有胃底静脉曲张的EV。Zanaci报道EIS不仅使EV消失，还可使36.4%的胃底静脉曲张消失。缺点是并发症相对高，其中以食管发生深大溃疡并发出血者为最多，尚可发生肺梗死等重要合并症。EIS治疗后，被注射的静脉血管壁从变性到血流中断需要1～2周的时间，这期间患者仍随时有EVB风险。不推荐EIS用于食管静脉曲张的一级预防。EVL能快速阻断静脉血流，疗效可靠，合并症少，安全性高为其最大的优点。EVL用于预防食管静脉曲张首次出血具有较好的疗效，但不推荐EVL联合非选择性β受体阻滞剂同时用于一级预防。缺点是，对于富有交通支的EV病例，可能远期效果不佳；EVL后可使胃静脉曲张加重及门静脉高压性胃病之发生率增加；EVL也不适合用于治疗宽大的静脉（>2.0cm），因为脱圈时可发生大出血。

总之，目前多数学者的意见是把EVL作为EVB内镜治疗的首选，我国指南也提出对于不适合EVL治疗的EV患者，可考虑应用EIS。以上对EVL和EIS各方面也作了比较和分析。EVL后EVB较早复发的原因之一可能是因为存在出血的EV主要由胃左静脉（LGV）供血的缘故，对于有这类EV血供特点、EVL后EVB复发的患者，可能追加EIS治疗（有助于阻断此供血通路）为最佳的选择。

朱雅琪　唐秀芬　任　旭

373. 食管静脉曲张内镜下套扎术治疗的注意事项有哪些？

食管-胃静脉曲张破裂出血（esophagogastric variceal bleeding，EVB）是临床常见的危急重症，具有发病急、出血量大和病死率高的特点。EVB最常见病因为各种原因所致的肝硬化，每次发生EVB的病死率为20%～30%，未经治疗的肝硬化EVB患者1年内因出血导致病死率可达70%。内镜下食管静脉曲张套扎术（EVL）是治疗EVB最常用的方法，亦用于一级预防性治疗。但对未发生过EVB，EVL一级预防仅适合对非选择性β受体阻滞剂有禁忌证、不耐受或依从性差的中、重度食管静脉曲张患者。EVL治疗EVB止血率可达90%以上，但操作不当，可降低疗效或导致并发症发生，因此操作应注意以下相关事项。

（1）套扎点的选择：内镜可见破裂出血口或血栓时，应在其下方（肛侧）套扎，阻断血流。直接正对出血点或血栓进行套扎，是非常危险的操作，因为在负压吸引时会引发大出血。如无活动性出血或血栓，第一个套扎点最好选择在齿状线邻近（先选出血风险最高的静脉），自下而上螺旋式或分段式（认为更具优点）套扎所有曲张的静脉。要避免在同一平面套扎，以免患者吞咽困难或后期发生食管狭窄。如有贲门静脉曲张，可在齿状线或其下方套扎静脉。

（2）每条曲张静脉EVL时均需持续负压吸引，将曲张静脉吸入塑料帽内，视野变红后，再快速释放套扎橡胶圈（顺时针旋转套扎器旋钮）。吸引不充分，胶圈会很快脱落，达不到治疗作用。弹性差的静脉曲张吸引时应注意，有可能发生过度吸引导致出血或橡胶圈当时脱落。

（3）曲张静脉直径的选择：由于套扎器塑料帽的口径限制，拟套扎的曲张静脉直径应小于1.5cm（$D_{1.5}$）或2.0cm（$D_{2.0}$），以免套扎不充分导致胶圈脱落后发生大出血。对于粗大静脉应选择硬化疗法或其他方法。

（关景明　任　旭）

374. 如何进行经皮肝门静脉栓塞术治疗食管-胃静脉曲张出血？

经皮经肝门静脉栓塞术（precutaneous transhepatic obliteration，PTO）最早是由Landerquist在1974年报道用于治疗食管-胃静脉曲张出血（esophagogastric variceal bleeding，EVB），盛兴于上世纪80年代，各国相继开展。笔者（朱雅琪）开展PTO，并且也与普外科合作开展腹部小开窗经回结肠静脉栓塞术（TIO），两种方法入路不同，但均是对供应食管静脉之主支即胃左静脉和/或副支胃短静脉进行栓塞。然而到20世纪90年代后，由于其再出血率高，手技难度大，几乎被内镜治疗和经颈静脉肝内门体分流术（transjugular intrahepatic portosystemic shunt，TIPS）所取代。我国指南（2016）指出由于内镜治疗技术的普及、TIPS的早期临床应用，其他放射介入治疗方法，如经皮经肝胃冠状静脉栓塞术（precutaneous transhepatic variceal embolization，PTVE），创伤大，临床已经很少开展。笔者认为对于内镜治疗和TIPS失败的EVB病例，PTO（与PTVE为同一种方法）也为一种治疗方法，应予以了解，其操作方法与手技简介如下。

（1）经皮经肝门静脉造影（PTP）：PTO前先行PTP（方法见第366问），确定食管静脉曲张（EV）或胃静脉曲张（GV）之供应血管是胃左静脉（LGV）即胃冠状静脉（CGV）或是胃短静脉（SGV）、胃后静脉（PGV），或者三者兼有供血。原则上是先进行LGV栓塞，如果有GV则必须对SGV和PGV进行栓塞。

（2）PTO：是在PTP后明辨EV或GV之供应血管后，在PTP的基础上插入特制的5F导管，多采用打田B法，即在超声引导下用鞘管针（21G）刺入门脉右支的前支或后支，拔出针芯，见有血液流出，注入少许造影剂，见门脉显影证实刺中门脉支后，插入过硬导丝，使其进入肝外门脉主干，拔出穿刺针，沿导丝插入导管进入门脉干并延伸至脾静脉。导管沿导丝送入LGV后证实无误，又见造影剂向上流入EV后方可进行栓塞。打田等先用小钢圈1～2个推入LGV内阻拦血流后，再用50%葡萄糖快速推

注60～80ml，继之推入无水乙醇20～30ml，最后用海绵栓塞。如见GV是由SGV和PGV构成，再如上述方法栓塞之。作者完成45例PTO（1989年发表于中华内科杂志），无1例引起严重合并症或导致死亡。PTO后1年内再出血率为27.2%，与此同时做60例EIS与其再出血率相比无显著差异，PTO仅做一次，EIS需做多次；另外PTO可同时栓塞GV的供应血管。PTO与TIPS相比不能降低门脉压，不能治疗腹水，但据许多国外文献报告其止血率为90%～100%，与TIPS相差无几。PTO不经右心房不引起心律改变，操作相对简单，并且费用较低为其优点。

（朱雅琪　唐秀芬　任　旭）

375. 肝硬化并门静脉高压性胃病的病理学基础是什么？内镜下有何所见？如何治疗？

门静脉高压性胃病（portal hypertensive gastropathy，PHG）指门静脉高压继发的胃黏膜非炎症性疾病。最初由Salfeh提出的，见于80%的肝硬化患者。其发生率随食管－胃静脉曲张程度和肝功能分级增加而升高。肝硬化合并上消化道出血中，12.2%～28.9%来自PHG。

（1）发病机制和病理学基础：肝静脉压力梯度（HVPG）增加，门静脉血液回流受阻是发生PHG的主要原因。由于门静脉高压使胃黏膜充血，血管迂曲扩张，黏膜肌层内循环处于淤滞状态，导致缺氧、淤血。黏膜下水肿及血管壁增厚影响了营养物质的弥散，黏液分泌减少，pH下降，HCO_3减少，合成前列腺素减少致使黏膜屏障被破坏，于是导致黏膜损伤，组胺等物质释放增加血管通透性增加，最终造成黏膜糜烂。另外，肝硬化组胺等激素不经肝脏灭活直接进入体循环，使胃酸分泌亢进，胃排空异常以及某些原因导致胃黏膜屏障受损。

以前认为PHG的病理学基础是由于胃壁全层动静脉扩张，胃黏膜毛细血管扩张，黏膜肌层内动静脉交通支增粗、增多，充血病变的胃黏膜暴露于胃腔。后来观察到门静脉高压导致微血管形态结构的异常为其主要病理学基础，表现为静脉和毛细血管扩张和/或狭窄。毛细血管上皮细胞间隙增宽，连接破坏，内皮细胞渗透性增加，以致胃黏膜和/或肠黏膜点状或条状出血。这些门静脉高压性胃病常见的变化以前称为糜烂性胃炎，能导致上消化道出血（潜血或呕血）。

（2）内镜所见：发生于胃底部者占2/3，累及全胃者仅占1/3。轻度：多发生于胃底及近端胃体，胃黏膜弥漫性充血，可见细小粉红色斑块区或猩红热样疹。黏膜覆盖淡黄色或白色网状分隔的复发性红斑或蛇皮样改变。前者淡黄色网格镶嵌的多发性小红斑，类似马赛克。重度：可见于胃窦、胃体、胃底或全胃。主要表现为樱桃红斑和出血性胃炎。樱桃红斑常发生在蛇皮样改变的黏膜岛上；蛇皮样改变可发展成弥漫出血的融合病变区，可形成弥漫性出血性胃炎。蛇皮征和马赛克征是PHG的特征性所见。敏感性为94%，特异性为99%。

（3）PHG治疗：轻度治疗原发病，重度PGH合并上消化道出血者治疗方法如下。

1）降低门静脉压力：血管活性药物：①垂体升压素及其类似物：包括垂体后叶素、血管升压素、特利加压素等。主要收缩内脏血管，减少门静脉血流量，降低门静脉压力，使PHG胃黏膜血流灌注减少，缓解胃淤血。②生长抑素及其类似物：包括14肽或8肽生长抑素，能促使内脏血管收缩，减少内脏和奇静脉的血流量，降低门静脉压力。

无活动性出血预防再出血可用非选择性β受体阻滞剂类药物治疗，包括普萘洛尔、纳多洛尔等，新型β受体阻断剂卡维地洛优于普萘洛尔，此类药物可降低心排出量并使内脏血管收缩，从而减少门静脉血流量，降低门静脉压起到治疗作用。

2）抑制胃酸类药物：可抑制胃酸，减少黏膜损伤。质子泵抑制剂可特异性的抑制胃壁细胞膜上H^+-K^+ATP酶活性，阻断胃酸分泌的最后环节。

3）内镜下治疗：可采用内镜下氩气治疗（APC）或CO_2冷冻，局部止血效果较好。可试用喷洒凝血微球或凝血酶。

（朱雅琪　孙秀芝　张彬彬　任　旭）

什么是门静脉高压性肠病？其形成机制？内镜下表现如何？

门静脉高压性肠病（PHC）：是指在门静脉高压症（PVH）基础上发生的以血管改变为特征的肠道病变，主要表现为结直肠出血。PHC是门静脉高压的一种并发症，PVH是形成PHC的先决条件。主要包括门静脉高压性结肠病和门静脉高压性小肠病。

（1）PHC形成的机制

1）静脉曲张：在内镜下观察表现为黏膜下迂曲的、显著扩张的囊状静脉丛，是PVH造成侧支循环而形成的病理性黏膜下静脉丛，是门静脉系统与腔静脉之间生成的新的交通支，肠道的各个部位均可发生异位静脉曲张。有十二指肠、空肠、回肠、结肠和直肠。肠道各部位静脉曲张发生率各家报道不一，其中直肠静脉曲张（RV）发生率最高。

2）血管扩张：黏膜下可见血管数量增多、直径增大，但尚未达曲张的程度均可称血管扩张。其发生率略高于静脉曲张。长期PVH能导致结肠黏膜静脉结构改变，静脉分支、吻合或交汇数量增多，直径增大。

3）毛细血管扩张：肠黏膜毛细血管扩张是PHC的病理基础。从胃到肛门整个消化道黏膜的毛细血管床几乎都是扩张的，毛细血管的直径和横截面积增大。

4）除黏膜下血管改变外，肠道其他病变缺乏明显的特征。据报道有肠黏膜萎缩、轻度炎症、溃疡、黏膜点状红色征等非特异性改变。有人认为PHC时至少有2/3以上有结肠、直肠黏膜损伤。黏膜表面糜烂或溃疡、凝血机制障碍、血小板质量或数量下降等，都是引起出血的因素。

5）PVH使胃肠道静脉回流受阻，导致黏膜充血和组织水肿，并激活细胞因子和生长因子等血管活性物质，如TNF-α，并进一步激活内皮细胞型一氧化氮合酶（eNOS）和内皮素-1。一氧化氮（NO）过量生成可导致高血液动力循环和过氧亚硝酸阴离子过度产生，从而导致胃肠道黏膜的损伤。其次，胃肠道血流动力学的改变也是门静脉高压性胃肠病发生的重要因素。PVH时胃肠道血流动力学改变的特点是血流量增加，血流缓慢。目前研究表明，PVH时胃肠道总血流量增加，但达到黏膜层的血流却相对减少，而供应黏膜下层、肌层和浆膜层的血流相对增多。胃肠道黏膜下静脉及毛细血管扩张、淤血，使氧及营养物质输送到黏膜的时间增长，而代谢产物不能及时带走，从而出现微循环障碍，代谢产物及各种因子导致胃肠道黏膜层调节局部血流能力下降，最终导致黏膜层血供降低。另外胃肠道黏膜屏障的改变、动力异常均与门脉高压性胃肠病的发生、发展有密切关系，尚需进一步研究。

（2）PHC的内镜下特点

1）门静脉高压性结肠病：在临床中并不少见，为结肠炎样病变和/或血管病灶，其中结肠炎样病变表现为结肠黏膜肿胀、红斑、颗粒样变、弥漫分布的暗红色改变、易脆性和/或自发性出血。而血管病灶表现为樱桃红点征、毛细血管蜘蛛痣样扩张或血管发育异常改变，樱桃红点征是指散在的、清亮的红色斑，周围为完整黏膜；血管发育异常改变指病变位于结肠黏膜，直径约10mm，并伴有一供血管，外观呈绒球状。门静脉高压性结肠病是否包括直肠壁静脉曲张等问题尚存在争议。

门静脉高压性结肠病的内镜分级标准（Bini等，分三级）：Ⅰ级：结肠黏膜红斑；Ⅱ级：结肠黏膜红斑并伴有黏膜马赛克样改变；Ⅲ级：樱桃红点征、毛细血管蜘蛛痣扩张或血管发育异常改变。

2）门静脉高压性小肠病：由于小肠内镜检查在临床应用中还存在一定局限性，目前观察到门静脉高压性小肠病内镜下表现仅为小肠黏膜红肿伴红斑。

（芦　曦　任　旭）

377. **何谓克-鲍综合征？有何临床意义？**

（1）克-鲍综合征（Cruveilhier-von Baumgarten syndrome）：各种原因引起的门静脉高压（PVH），

作为侧支循环（portal collateral circulation）主要途径之一出现脐周腹壁静脉曲张，呈海蛇头（caput medusae，Medusa's head）样表现。其曲张静脉的形态呈放射状、色泽发蓝、迂曲，有时略凸起或呈结节状，并可听到连续性的静脉杂音（克-鲍杂音）。最常见于肝硬化PVH，发生率6%～30%。临床体征包括脾大、腹壁海蛇头、克-鲍杂音和腹水。

（2）发生机制：这里要指出肝圆韧带与门静脉左支相连接形成脐静脉，出生后脐静脉即闭锁。当PVH时，脐静脉再开通（re-opening）可形成上腹壁静脉曲张，但甚少形成海蛇头。然而，通常PVH门静脉左支的血液经与闭锁之脐静脉伴行的脐旁静脉（para-umbilical vein，PUV）又称附脐静脉流至脐周腹壁静脉（图4-29）。作为侧支循环的脐旁静脉直径可达2cm，腹部超声可检测出。尽管如此，也仅少数这种脐周曲张静脉形成海蛇头（图4-30）。PUV开放，流入脐周静脉网，在深层与腹壁上静脉和腹壁下静脉吻合，在浅层与腹壁浅静脉和胸腹壁静脉吻合，然后分别流入上、下腔静脉。通过脐旁静脉侧支分流向腹壁，为腹壁静脉曲张的主要原因，而脐静脉再开通为次要的。

因门静脉血流进入附脐静脉时血管变细，血流在曲张的静脉中形成涡流，故局部出现杂音甚至震颤。正常时脐水平线以上的腹壁静脉血流自下向上经胸壁静脉和腋静脉而进入上腔静脉，脐水平以下的腹壁静脉自上向下经大隐静脉而流入下腔静脉。

（3）克-鲍综合征或PVH腹壁静脉曲张的意义：①脐周腹壁可见迂曲的静脉，血流方向脐以上向上，脐以下向下，提示门静脉高压，无下腔静脉梗阻（图4-29）。②见到明显的脐周腹壁静脉曲张可除外门静脉主干系统血栓或癌栓。③另外，腹壁曲张静脉（非克-鲍综合征）血流均流向上胸端，见于PVH合并下腔静脉阻塞，即布加综合征。

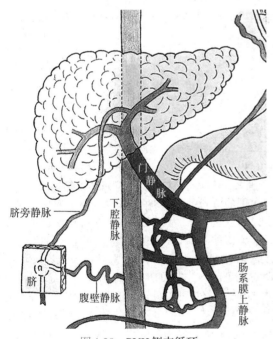

图4-29　PVH侧支循环

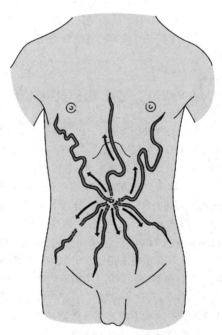

图4-30　PVH腹壁曲张静脉分布和血流方向

（4）其他：过去所谓脾静脉（SPV）与肠系膜上静脉（SMV）流入肝之血液呈流线（stream line）学说，即SPV血液流入肝左叶，SMV血液流入肝右叶。经[131]I标志的清蛋白注入后，分别测肝左静脉和肝右静脉之血液含量，证实两侧相等，故此说已被否认。

（朱雅琪　任　旭）

378. 特发性门静脉高压的定义和诊断标准如何？

（1）特发性门静脉高压症（idiopathic portal hypertension，IPH）是一种少见的窦前性门静脉高压症（PVH），有脾大、贫血和PVH，又须除外已知病因的肝硬化、肝外门静脉阻塞和肝静脉阻塞、血液疾病、寄生虫病、肉芽肿性肝病和先天性肝纤维化等疾病。该病1883年首先由Banti描述，称之为Banti综合征（班替综合征），后来由Boyer（1967）命名为IPH。又称为特发性非肝硬化门静脉高压症（idiopathic non-cirrhotic portal hypertension，INCPH）。IPH迄今为止病因不清，其临床、体征和病理学有别于各种病因引起的肝硬化。然而，很难与非肝硬化门静脉纤维化（印度）和肝内门静脉硬化症（美国）相区别，可能为同一疾病，而用语不同。国内梁扩寰主编《肝脏病学》对IPH的定义为：伴有脾大、脾功能亢进和PVH，而无肝硬化和肝外门静脉阻塞的一组临床综合征。

（2）诊断标准：欧洲肝病学会（2015）发布IPH诊治指南：必须同时满足以下5点方能诊断IPH：①有PVH的表现，如脾大、脾功能亢进、胃食管静脉曲张、腹水、肝静脉压力梯度（HVPG）轻度增高、门静脉侧支形成。②肝活检排除肝硬化。组织学表现（日本IPH指南，2017）：肝内门静脉分支破坏和狭窄、闭塞、异常侧支静脉形成。可见门静脉纤维化、肝细胞增生，偶见结节性增生。但无周围性纤维化。③排除导致肝硬化或非肝硬化性门静脉高压的其他慢性肝脏疾病，如慢性病毒性肝炎、酒精性或非酒精性脂肪肝、自身免疫性肝炎、遗传性血色素沉着症、Wilson病、原发性胆汁性胆管炎（PBC）。④排除导致非肝硬化性门静脉高压的其他疾病，如先天性肝纤维化、结节病、血吸虫病。⑤彩超或CT证实门静脉和肝静脉通畅。

综上所述，IPH的诊断是排他性的。首先，需明确门静脉高压诊断，其次，需结合影像学检查及病理检查等排除其他导致门静脉高压的疾病。

（朱雅琪　张彬彬　任　旭）

 379. 特发性门静脉高压有哪些临床表现？如何与肝硬化相鉴别？

特发性门脉高压（IPH）在门脉高压症（PVH）中属少见疾病。PVH中IPH的比例，在印度及日本占10%～30%，西方国家少（3%～5%），我国占5.8%～17.4%。据日本两次全国流行病学调查共发现IPH 1003例，推测发病率为9.2/10万，多发于中年女性，男女比例约为1:3，年龄为40～50岁。

（1）临床表现：首发症状以察觉到左上腹包块（脾大）占95%，故脾功能亢进所致贫血常见。其次为贫血、呕血和/或黑便。体征：据奥田等报告469例的资料：脾大88%，肝大41%，腹壁静脉扩张12%，腹水12%，水肿7%，蜘蛛痣4%，黄疸3%，掌红斑3%。内镜和X线检查：有食管静脉曲张（EV）的占74%，胃静脉曲张占26%。多数患者于确诊前至少有1次以上食管-胃静脉曲张出血（EVB），由于肝功能多正常，出血耐受常较好。IPH发生门静脉血栓（PVT）比肝硬化PVH者更常见，约9%的IPH患者在确诊后1年内形成PVT，经过早期的抗凝治疗，53%的患者堵塞血管可再通。

（2）IPH与肝硬化鉴别：①肝功检查：除ICG-R15有17%轻度滞留外，其他诸项值均属正常。这与肝硬化肝功改变不同。②影像学检查无显著肝萎缩，但脾大十分突出。③肝静脉导管测压和肝静脉造影：肝静脉楔压（WHVP）正常或中度升高；（PVP测定显著升高为2.46～3.92kPa），而肝硬化测WHVP和PVP均增高（见第365问）。造影可见其分支减少，分支角呈锐角，呈垂柳象。又血窦充盈象均匀，与此相比肝硬化呈斑状象。④血流动力学检查：超声多普勒见IPH其脾静脉血流量增加显著，而肝硬化则以肠系膜上静脉血流量增加为显著。⑤经皮经肝门脉造影（PTP）：见门脉中、小分支显著减少、闭塞、分支角呈钝角化、分支数少而稀疏、断裂、特别是近肝表面层呈无血管象，显示门脉血流进入肝表层甚稀少，此种截断象为其特征；而肝硬化则见造影剂能充分进入门脉末梢支，形成鲜明对比。⑥IPH摘脾术中观察肝表面，正常者占42%，有纤维化象者占45%，肝硬化则可见大小结节象，与

IPH截然不同。IPH报告有结节也仅限于某一局部，绝无弥漫型者。⑦肝活检：IPH保持肝小叶结构，无肝细胞变性、坏死，也无假小叶形成，此与肝硬化不同。主要表现为门静脉区可见纤维增生，无明显之炎症细胞浸润，见门静脉末梢支狭小、消失；中等大的门脉支呈硬化象，内腔狭小，又屡见血栓形成；较大的门脉支扩张可见血管壁有僵直、肥厚，周围有纤维增生。

（3）IPH的预后：IPH与肝硬化（除晚期外）相比，甚少出现黄疸、腹水、肝性脑病，预后好。据龟田等随访113例生存10年以上者有86例（76%）；又对171例随访6年病死率为11.7%，较肝硬化为长，指出有EV者较无EV者病死率高（超过50倍），差异极显著。笔者曾对脾大性肝硬化脾功能亢进，伴有EVB史的患者进行PTP或腹腔镜等检查，发现IPH 5例，肝功无改变，转外科手术也得到证实。

（朱雅琪　张彬彬　任　旭）

380. 何谓肝外门静脉阻塞？其病因和症状如何？

（1）肝外门静脉阻塞（EHO或EHPVO）的概念及分型：EHO又称为肝前性门静脉高压症（PPH），即门脉进入肝前之血流受阻。其特点为虽然有脾大、食管-胃静脉曲张，但无肝功能不全，亦无腹水或黄疸。黑田等将其阻塞部位分为三型：Ia：脾静脉阻塞；Ib：脾静脉-门静脉阻塞；Ic：门静脉阻塞。EHO主要见于门静脉系统的先天或后天性异常，前者病因不明，可见于门静脉发育不良，发病率较低，主要见于儿童；后者多发，可见于门静脉血栓形成、门静脉瘤栓、肝外门静脉闭塞等引起的门静脉阻塞，动脉-门静脉瘘所引起的门静脉系统血流增加、压力升高，也可见于胰源性、脾源性与腹膜后病变所导致的称谓左侧门静脉高压症或区域性门静脉高压症。即病变累及脾静脉导其回流受阻形成脾胃区局限性高压状态，主要导致孤立性胃底静脉曲张。

（2）病因：Sherlock（1985）对引起EHO的原因或疾病列举如下：①腹腔内感染：阑尾炎、各种腹膜炎、炎症性肠病、胆囊炎、胆道感染、胰腺炎、脐静脉炎等；②手术后因素：脾切除术、门-体分流术、胆道手术；③门静脉创伤、肝硬化、特发性门静脉高压（IPH）由于门静脉阻力增加引起门静脉或脾静脉的血栓形成；④肿瘤浸润和压迫：肝癌、胃癌、胆管癌、胰腺癌（门静脉癌栓）为最多见，也见于其他肿瘤；⑤高凝血状态：骨髓增生异常综合征、妊娠、口服避孕药、结缔组织病、迁移性血栓性静脉炎、真性红细胞增多症（凝血功能亢进）；⑥后腹膜纤维性变；⑦门静脉血流量增加、肝硬化；⑧肝动-静脉瘘（先天性、创伤性、邻近的恶性肿瘤）。

（3）EHO肝前性门静脉高压发病经过：急性EHO几乎全部有门静脉血栓形成（PVT），由外伤和各种腹腔手术和经皮肝门静脉造影或栓塞术后引起的PVT。Bebb等报告41例脾切除术后有12例发生PVT，Brove等报告28例脾骨髓化生做脾切，术后5例发生PVT或肠系膜血栓形成。Sherlock和Bebb报告42例腹部手术10例发生感染引起PVT导致EHO，其中阑尾炎并发肝脓肿和腹膜炎为最常见，但在感染当时发生血栓形成者甚少，在术后大约6个月发生脾大或食管静脉曲张（EV）始被发现。据Shaldom报告16例脐静脉炎有9例发生PVT，其间隔最短为3年，最长的为5.5年。另外，Mosimann等报告一例特发性后腹膜纤维化引起的门静脉高压症（PVH），经手术证实有脾静脉血栓形成，经脾静脉造影测门静脉压力（PVP）升高。肠系膜静脉血栓形成并不引起PVH，然而肠系膜动-静脉瘘者例外（Capron等）。原发性肝癌或胆管癌癌栓压迫门脉引起EHO，现在已明确晚期肝癌70%以上均合并有门静脉内癌栓，本院肝癌肝动脉造影早期数据41例中有9例，不包括肝2级门静脉分支和线纹征，均合并有门静脉干和左右主支癌栓。发生于门静脉主干造成动-静脉分流者，据笔者观察占进展期肝癌20%左右。肝癌一旦合并EHO则可使PVH加重，发生难以控制的食管静脉曲张出血（EVB）和进行性黄疸及难治的腹水。日本1984年以来对EHO进行三年的流行病学调查（岩田等1991）原发性为130例，继发性1000例；年发生率原发性为40～60例，继发性为300～400例。

（4）EHO的临床症状：主要症状表现为PVH，由EV引起的上消化道出血、腹壁静脉曲张、脾大，而腹水则少见，肝功能检查基本正常。门静脉造影见肝外门静脉阻塞，测PVP升高，可见向肝性海绵状血管变性增生之血管为其特征。肝静脉造影可见显著的肝静脉间之吻合支，但无垂柳状之所见，肝静脉游离压（FHVP）和楔入压（WHVP）正常。超声扫查见不到肝门部位为中心的原来的肝内外门静脉像，可见不规整的高回声带所形成的海绵状结构，有时可见醒目的蛇形管状结构。超声多普勒可见肝门静脉干阻塞无血流，又可见海绵状血管变性和确切的向肝性血流为其特征。MRI更能明确门静脉干无血流信号。

（5）预防原则：对有巨脾，又有脾功能亢进者手术切除脾是可行的，但对老年需切脾又无血小板减少的患者，切脾后要给予抗凝血预防治疗；对高凝血状态疾病如真性红细胞增多症，进行脾切前，应先进行放射性磷照射后手术；对已形成PVT者再做抗凝治疗为时已晚。

（朱雅琪 唐秀芬 任 旭）

381. 区域性门静脉高压症的病因和发病机制如何？又如何诊断与治疗？

（1）区域性门静脉高压症（regional portal hypertension，RPH）的概念：是指因脾静脉受压或管腔阻塞，脾静脉血栓形成，引起脾静脉回流受阻，最终导致脾脏肿大和门静脉系脾胃区局部静脉压增高。属肝前性门静脉高压症（PPH），在门静脉高压症中，占5%。又称胰源性门静脉高压（pancreatic sinistral portal hypertension，PSPH）、胃脾区门静脉高压、左侧门静脉高压症（left-sided portal hypertensionn，sinistral portal hypertension）等。RPH是继发于慢性胰腺疾病、胰腺癌、骨髓增生或创伤引起脾静脉（SPV）炎症、受压和侵蚀引起SPV内发生血栓，导致SPV血流回流受阻，造成局部门静脉高压，有脾大和食管（EV）和/或胃静脉曲张（GV）或破裂出血。以前将本病曾称脾静脉血栓形成（splenic vein thrombosis，SVT），Bebb曾认为SVT有特定的病理改变，并有固定的症状，可谓独立性疾病。

（2）RPH的病因：区域性门静脉高压可分为胰源性、腹膜后源性和脾源性三类，RPH 70%～83%是由胰腺疾病引起，其原因分为炎症、肿瘤及其他胰腺疾病3类。其中胰腺炎（急、慢性等）为56%～65%，胰腺肿瘤占9%～18%。脾静脉（SPV）走行于胰腺上缘，因此慢性胰腺炎其炎症可累及SPV。胰腺囊肿、脓肿、后腹膜纤维化可压迫SPV；胰癌可侵蚀SPV；骨髓增生和高凝状态可使SPV形成血栓，然而SVT最常见的病因是慢性胰腺炎。

早年文献报道SVT发病率甚低，据Gruncort等统计门静脉系统血栓形成327例，其中SVT仅4例（1.2%）；然而由于血管造影的发展此病发生率大增，据Amer等200例经脾门静脉造影发现SVT16例，其中完全阻塞者9例，又Salam等对20例慢性胰腺炎经脾门脉造影证实SVT有9例，其中完全阻塞者3例。笔者已报告6例（中华消化内科杂志，1982），近几年又遇2例，1例胰腺癌，另1例为胰尾部附近结核之病例，均经手术证实。又Burge等报告1例SVT，是左胃网膜静脉绕经左结肠静脉进入肠系膜下静脉导致脾曲结肠静脉曲张引起结肠出血。Mosimann等报告1例后腹膜纤维化引起的SVT。

（3）RPH发病机制：SPV起始部接受胃短静脉（SGV）和胃网膜左静脉（LEGV）回流之血液，在胰腺的不同部位之胰静脉血也回流入SPV。一旦SPV之血液受阻而脾动脉照常供血，势必导致充血性脾肿大，而SGV和LEGV扩张，造成局部（左侧）门静脉高压，形成胃（GV）和食管（EV）下段静脉曲张和/或并发出血。消化道出血主要是由于胃曲张静脉破裂，少数情况下也可来自食管静脉曲张。笔者所经治的病例均因GV或EV出血而住院，经检查后所确定。

门静脉压力和血流方向在SVT、特发性门静脉高压（IPH）和肝外门静脉阻塞（EHO）有所区别，有助于鉴别。经皮经肝门脉造影IPH和SVT可见门静脉（PV）显影，但EHO不显影；在显影顺序上，SVT先见扩张之胃左静脉后方见PV像，说明是向肝性血流；EHO不见PV仅见侧支循环和SPV，说明是离肝性血流；IPH先见SPV继之PV，最后见胃左静脉，说明是双向或离肝性血流。

（4）RPH之诊断：常有胰腺炎病史，又EV和/或GV出血史，但无肝病史，又肝功正常为其特征。Salam对SVT诊断上列一公式：SVT＝正常肝＋EV和/或GV＋LEGV曲张＋脾大＋门静脉压正常。Salam又强调开腹手术见LEGV扩张即可确定为SVT，即RPH。

（5）RPH 治疗：脾切除是治疗本病的唯一根治性方法，不要做分流术，亦不需做食管、胃静脉断流术，切除脾、遮断脾动脉供血即可治愈。

（朱雅琪　任　旭）

382. 对黄疸如何进行分类？

过去对黄疸的分类很多，如依据发病部位（肝前、肝性及肝后）、肝细胞超微结构的病变、发病机制（溶血性黄疸，肝细胞性黄疸及梗阻性黄疸）、血清增高胆红素的类型（包括非结合性、结合性胆红素）以及治疗等进行分类。笔者在1986年的著作《黄疸》书中，将黄疸分6型即溶血型、体质型、肝细胞型、肝内胆管梗阻型、肝外胆管梗阻型及混合型。经过10余年的临床应用经验，结合最新进展，进一步修改如下（分5类），供参考（图4-31）。

（1）肝前性黄疸：①血管内溶血性黄疸，是大量红细胞破坏，产生胆红素过多所致。分为遗传性和获得性两类：前者见于遗传性球形红细胞增多症和红细胞酶缺乏等；患者常见病因为自身免疫性疾病如系统性红斑狼疮、弥散性血管内凝血及肺梗死等；②肝前非溶血性黄疸（旁路性黄疸），见于铅中毒、红白血症等。两者均表现非结合型胆红素增多，是广义的溶血性黄疸。

（2）肝细胞先天缺陷性黄疸（体质型）：肝细胞具有对胆红素摄取、结合及排泄的处理功能，这些功能先天性缺陷引起胆红素排泄障碍，但肝脏其他功能常正常。由于肝细胞先天缺陷引起的摄取、结合障碍的为吉尔伯特综合征（Gilbert syndrome）和克里格勒-纳贾尔综合征（Crigler-Najjar syndrome）等，表现为非结合胆红素增加；由先天缺陷所致的肝排泌胆红素障碍的为杜宾-约翰逊综合征（Dubin-Johnson syndrome）等，表现为结合胆红素增加，属于先天性非溶血性黄疸。

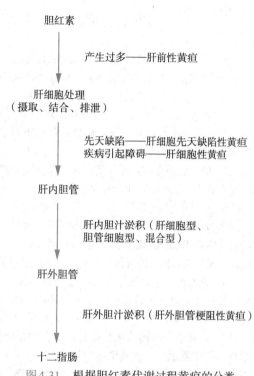

胆红素

　　↓　产生过多——肝前性黄疸

肝细胞处理
（摄取、结合、排泄）

　　↓　先天缺陷——肝细胞先天缺陷性黄疸
　　　　疾病引起障碍——肝细胞性黄疸

肝内胆管

　　↓　肝内胆汁淤积（肝细胞型、
　　　　胆管细胞型、混合型）

肝外胆管

　　↓　肝外胆汁淤积（肝外胆管梗阻性黄疸）

十二指肠

图4-31　根据胆红素代谢过程黄疸的分类

（3）肝细胞性黄疸：肝细胞处理胆红素功能的障碍，常见于病毒、酒精、药物、毒物、肝脏肿瘤以及自身免疫功能紊乱等引起的肝病。表现为结合与非结合胆红素均增多。

（4）肝内胆汁淤积（IHC）：是指肝脏内由小叶间胆管至间隔胆管或更大胆管因炎症或其他因素出现破坏，导致胆汁流动缓慢或淤积。但我国指南IHC的定义是指100μm以下的小叶间隔胆管至肝细胞之间的胆汁淤积，与胆道系统肝内胆管解剖划分不同，即IHC并不包括二级胆管，严格来说不包括100μm以上的间隔胆管。表现为结合胆红素增多为主，包括肝细胞性胆汁淤积、胆管细胞性胆汁淤积和混合性胆汁淤积。肝细胞型胆汁淤积呈现肝细胞性黄疸和肝内胆汁淤积的特点，常见酒精性肝病、非酒精性脂肪性肝病、病毒性肝炎、自身免疫性肝病、药物性肝损害及各种原因肝硬化等；胆管细胞型见于原发性胆汁性胆管炎（primary biliary cholangitis，PBC），原发性硬化性胆管炎（PSC）及IgG4相关硬化性胆管炎（IgG4-SC）或继发性硬化性胆管炎（SSC）等疾病，可涉及相对大的肝内胆管，PSC或IgG4-SC有时肝内外胆管梗阻同时存在；混合型胆汁淤积主要病因有药物性肝病、重型病毒性肝炎及各种原因肝硬化。

（5）肝外胆汁淤积（肝外胆管梗阻性）：指由大于100μm的间隔胆管至壶腹部胆管系统发生的胆汁淤积。肝外由从肝门部至奥狄（Oddi）括约肌的肝外胆管内梗阻或胆管周围的组织器官或肿瘤等压迫均可引起，多为结石、肿瘤或炎症所致。

（6）混合性黄疸：在一种疾病同时出现两种以上黄疸，胆结石、循环障碍等可引起。

本黄疸分类具有以下特点：①有鉴别黄疸的意义，如病毒性肝炎并发黄疸，应重视与少见的旁路性黄疸及肝细胞先天缺陷性黄疸的鉴别，以免误诊。②概括提示各型黄疸发病部位、发生机制及病因等；分类不复杂，易于记忆。

（金振锋 高善玲 朱权 任旭）

383. 诊断肝前性黄疸应注意哪些事项？

（1）肝前性溶血性黄疸：慢性溶血有贫血、脾大和黄疸3个特征性表现，非结合胆红素轻度增高，黄疸通常较轻，通过溶血方面实验室检查诊断不难。但诊断前应掌握非结合胆红素轻度升高的其他原因，即是否有溶血以外的原因或存在肝病等。

1）血管内、外溶血时均可引起，除见于先天性溶血性疾病（遗传性球形细胞增多症）以及毒蛇咬伤、蚕豆病、恶性疟疾、母子血型不合（Rh因子不合或ABO血型不合）等，也出现于大血肿、浆膜腔积血及肺梗死等血管外溶血。

2）应注意潜在的轻度肝病存在，大量红细胞在体内被破坏时，单核巨噬细胞功能增强，使血红蛋白转变为未结合胆红素增加，约为正常的6倍；同时肝脏也发挥储备功能，使更多的未结合胆红素与葡萄糖醛酸结合，形成结合胆红素，经微胆管排出。溶血性黄疸时，如肝脏排泄胆红素正常，则血清胆红素量一般为51～85μmol/L，表现为轻度黄疸。大量溶血时，血清胆红素可暂时高至153μmol/L。如果血清胆红素持续高于85μmol/L，表现为中度黄疸时，表明肝脏清除胆红素能力不足，可能有潜在或轻度肝病存在，如先天性Gilbert综合征，或因贫血、缺氧以及红细胞分解产物的毒性作用，使肝脏受到损害的结果。

3）急性严重溶血时，单核吞噬细胞系统（MPS）不能迅速完全处理释放的血红蛋白，使血浆游离血红蛋白明显增加，超过16～3.4μmol/L，为正常的25～35倍时，则多余的游离血红蛋白经肾小管排出，形成血红蛋白尿，尿呈酱油色，黄疸常很轻微。

4）溶血性黄疸的临床特征是：①血清非结合胆红素增高，但很少超过85.5μmol/L；②尿中尿胆原增加，胆红素阴性；③粪中尿胆原增加；④血中铁及尿中含铁血黄素含量增高；⑤其他肝功能试验多正常；⑥黏膜及皮肤呈浅柠檬色，无皮肤瘙痒；⑦常伴有贫血（大量红细胞破坏所致）。

（2）肝前性非溶血性黄疸：又称旁路性黄疸，旁路性胆红素来源于肝脏和其他组织中含有血红素的非血红蛋白的物质，或来源于骨髓中制造红细胞所残余的血红蛋白、血红素。从而使"早标记"胆红素生成增多。在白血病、恶性贫血、铅中毒、红白血症、巨幼红细胞贫血时出现黄疸，应怀疑为本病。实验室检查，有关胆红素的检查结果与溶血性黄疸相同。用^{14}C或^{3}H标记甘氨酸或δ胺基乙酰丙酸，测定血清早期胆红素，若明显增高，可进一步明确为肝前性非溶血性黄疸。

（金振锋 朱权 任旭）

384. 肝细胞先天缺陷性黄疸包括哪些疾病？其特点是什么？

（1）肝细胞先天缺陷性黄疸可有三型（图4-32）：胆红素经血流至肝脏，被肝细胞摄取、结合及排泄一系列处置，形成结合胆红素并进入微胆管内。若肝细胞有先天性障碍，胆红素也必然在摄取、结合、排泄出现问题，包括的疾病见表4-21。

1）摄取障碍：由红细胞破坏产生的胆红素，在接近肝细胞时，由于胞膜先天性缺陷，不能摄取它并转运到肝细胞内，出现血内未结合胆红素增多，见于吉尔伯特综合征，属显性或隐性常染色体遗传病。

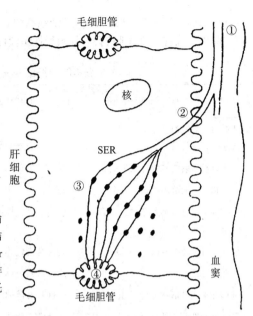

图 4-32　肝细胞先天缺陷性黄疸

注：①胆红素形成过多：溶血性黄疸；②胆红素摄取和输送的障碍：吉尔伯特综合征（Gilbert syndrome）；③胆红素结合障碍，新生儿黄疸：克里格勒-纳贾尔综合征（Crigler-Najjar syndrome，CNS）（SER＝滑面内质网）；④胆红素向毛细胆管排泄障碍：杜宾-约翰逊综合征（Dubin-Johnson syndrome）、罗托综合征（Rotor syndrome）。

2）结合障碍：肝细胞内质网（滑面）中有胆红素尿苷二磷酸葡萄糖醛酸转移酶（B-UGT），若尿苷二磷酸葡萄糖醛酸转移酶（UGT）有先天性部分或全部缺如，则进入肝细胞内的未结合胆红素，不能与葡萄糖醛酸转移酶（BGT）结合形成结合胆红素。此未结合胆红素不能通过肝细胞，逆流回到血内，出现血内未结合胆红素增多。轻度 B-UGT 缺乏者见于吉尔伯特综合征；中度为Ⅱ型 CNS（血清胆红素 150～200μmol/L），属显性常染色体遗传；重度为Ⅰ型 CNS，（血清胆红素＞350μmol/L），属隐性常染色体遗传。暂时的结合障碍，见于暂时性家族性高胆红素血症综合征（Lucey-Driscoll syndrome），其为一过性，但预后凶险。

3）排泄障碍：胆红素在肝细胞内被结合成为结合胆红素后，由于肝细胞对胆红素排泄有先天性缺陷，不能将其排泌到微胆管内反流至血中出现结合胆红素增加，见于杜宾-约翰逊综合征及罗托综合征，两者均为隐性常染色体遗传病。尚包括 PFIC 和 BRIC，后者在妊娠或口服避孕药可诱发。

（2）肝细胞先天缺陷性黄疸的特点

1）除Ⅰ型 CNS 及暂时性家族性高胆红素血症综合征外，其余具有共同点即：男女均可罹患，均多见于青少年，临床均为轻度黄疸，肝功能及肝组织学均无改变，均预后良好，均无特效治疗方法。CNS 两型之区别：①Ⅰ型胆管内无胆红素，Ⅱ型有；②对苯巴比妥试验反应：Ⅰ型无反应，Ⅱ型可见（反应下降）；③发病日期：Ⅰ型出生后即可发病，Ⅱ型可发生于出生后，但成人期亦有发病者；④UGT 活动度：Ⅰ型完全缺如，Ⅱ型显著下降；⑤胆红素脑病（核黄疸）：Ⅰ型有 75%，Ⅱ型少见。

2）Ⅰ型 CNS 及暂时性家族性高胆红素血症综合征均为 B-UGT 完全缺如，均在生后 3～4 天出现严重黄疸，并有胆红素脑病。胆红素脑病是大量未结合胆红素来与白蛋白结合，此种游离胆红素能通过血脑屏障，发生严重脑病并死亡。

3）一些有机阴离子和药物如磺溴酞钠、含碘造影剂，甲状腺激素、脂肪酸、黄绵马酸、丙磺舒、利福平、水杨酸、保泰松、呋塞米、食品添加剂、磺胺二甲异噁唑等通过肝脏时，肝细胞对它们的处理与胆红素相同，而且可与胆红素竞争被肝细胞摄取及结合，能够出现暂时性未结合胆红素增多。如果存在上述遗传性疾病时，则未结合胆红素增多更为明显。

4）通常肝细胞先天缺陷性黄疸及溶血性黄疸均不出现胆汁淤积症。杜宾-约翰逊综合征虽是结合胆红素增多，由于排泄受阻，未通过微胆管（胆汁形成是在通过微胆管膜处）即反流血内，故不出现胆汁淤积。然而，进行性家族性肝内胆汁淤积（PFIC，分 3 型），又称拜勒病（Byler disease）和良性复发性肝内胆汁淤积症（BRIC）因肝细胞毛细胆管面的肝胆膜转运蛋白功能异常，不仅有肝细胞对胆汁摄取障碍，也有胆汁排泄障碍，导致慢性胆汁性淤积。

表4-21　肝细胞先天性缺陷性黄疸包括的疾病

疾　　病	遗传因素	发生机制
非结合性高胆红素血症		
吉尔伯特综合征	显性或隐形常染色体	肝细胞摄取及结合轻度障碍
克里格勒-纳贾尔综合征Ⅰ型	隐性常染色体	UGT1A1完全缺如
克里格勒-纳贾尔综合征Ⅱ型	显性常染色体	UGT1A1活性降低
暂时性家族性高胆红素血症综合征	暂时性家族性疾病	可能促孕性激素抑制摄取及结合
结合性高胆红素血症		
杜宾-约翰逊综合征	隐性常染色体	肝细胞排泄胆红素及BSP障碍
罗托综合征	隐性常染色体	肝细胞仅有排泄胆红素障碍
进行性家族性肝内胆汁淤积（PFIC）	隐性常染色体	肝细胞转运蛋白功能异常，对胆汁摄取和排泄障碍
良性复发性肝内胆汁淤积症（BRIC）	隐性常染色体	肝细胞转运蛋白功能异常，对胆汁摄取和排泄障碍

注：UGT1A1：尿苷二磷酸葡萄糖醛酸转移酶1A1；BSP：磺溴酞钠试验。

（金振锋　朱雅琪　朱　权　任　旭）

 385. 吉尔伯特综合征有哪些特点？须与哪些疾病鉴别？

（1）吉尔伯特综合征（Gilbert syndrome，GS）：为非结合胆红素增高型的遗传性胆红素血症，亦称遗传性非溶血性高胆红素血症、体质性肝功不良性黄疸。属先天性非溶血性黄疸。遗传基因是显性或隐性常染色体。病因为遗传性肝细胞微粒体中胆红素葡萄糖醛酸转移酶活性降低，使肝细胞内合成结合胆红素减少，肝细胞摄取胆红素障碍，引起血清非结合胆红素增高。已证实GS病人的红细胞寿命缩短，呈现轻微溶血。故GS发病除胆红素摄取及结合不足外，亦有溶血参与。推测GS不是单一疾病，具有异质性，可能包括数种类似疾病。

1）按血清胆红素浓度分轻型（<85.5μmol/L，多见）和重型（>85.5μmol/L，常在新生儿期）。轻型主要见于青少年，随年龄增加，亦可减轻，男性多于女性，在成年人中GS发病率为3%～7%，是一种常见的遗传性疾病。若病人所患的疾病仅能引起轻度黄疸，但其黄疸却很明显或持续时间较长，在除外其他因素后，应考虑可能有遗传GS潜在机体内。

2）平时无特殊或无症状，仅有巩膜轻度黄染。在疲劳、饥饿、手术、发热、感染或饮酒后黄疸可加重，并出现乏力，肝区不适等，颇似轻型黄疸型肝炎。

3）实验室检查：主要为未结合胆红素阳性、尿中尿胆原增加，胆红素阴性。下列试验阳性有助GS诊断：①服用酶诱导剂苯巴比妥90mg/d，2周，血清胆红素显著下降；②给低热饮食，每日1674J（400kcal），2～3天，血清胆红素较正常人上升至少1～2倍，在肝细胞性及溶血性黄疸不升高。

4）以下特征高度提示本病：①慢性间歇性或波动性轻度黄疸，有发作诱因，可有家族史，状态好，无明显症状；②除黄疸外，无异常体征；③其他肝功指标正常；④无其他黄疸原因证据；⑤肝穿活组织正常。

（2）需鉴别的疾病：GS需与肝细胞性及溶血性黄疸鉴别（表4-22）。GS与肝细胞黄疸均多在中青年患病，GS常被误诊为病毒性肝炎，致使病人长期误诊。肝细胞黄疸中尚有脂肪肝、酒精中毒、肝硬化等疾病引起的慢性非结合性高胆红素血症者，需要与本病鉴别。

表4-22　Gilbert综合征与溶血性黄疸及肝细胞性黄疸的鉴别

	Gilbert综合征	溶血性黄疸	肝细胞性黄疸
家族史	有	先天性有	无（除Wilson病）
既往史	无	输血，服药，感染	接触肝炎病人，服药
年龄	青年	青中年	中年
黄疸：开始	逐渐	逐渐	迅速
程度	轻	轻	轻→重
时间	长期持续	较长	2～4周
肝	不大	不大	常有增大
脾	不大	先天性肿大明显	轻度增大
血胆红素	未结合胆红素增加	未结合胆红素增加	结合及未结合均增加
贫血	无	有	无
ALT	正常	正常	升高，有时升高明显
红细胞脆性	正常或轻度增加	先天性者增加	正常
低热饮食	血胆红素明显上升	正常	正常
苯巴比妥试验	血胆红素明显下降	正常	正常
肝活体检查	无改变	无改变	肝细胞变性坏死

（金振锋　朱　权　任　旭）

386. 杜宾-约翰逊综合征有哪些特点？主要诊断方法是什么？与罗托综合征如何鉴别？

（1）杜宾-约翰逊综合征（Dubin-Johnson syndrome）：肝细胞摄取非结合胆红素及排泄结合胆红素均缺陷，导致的先天性非溶血性高结合胆红素血症（Ⅰ型）。又称慢性特发性黄疸，属常染色体隐性遗传。

1）临床特点：呈慢性间歇性轻中度黄疸，可因劳累、酗酒、感染或手术后出现或加重。多发于青少年，常有家族史。部分患者可有上腹不适或腰痛，乏力、食欲减退、肝区痛等症状，但无瘙痒。约半数肝大并有压痛。血清胆红素多在51～85μmol/L，偶可高达425μmol/L，其中60%以上为结合性胆红素，但转氨酶活性、凝血酶原时间及ALP等肝功均正常。

2）本病对一些非水溶性有机阴离子如磺溴肽钠、碘造影剂、吲哚青绿（靛青绿）和肾上腺素分解产物等排泄也有障碍。口服胆囊造影剂，胆囊不显影，为肝细胞不能将碘造影剂排泄所致。进行磺溴肽钠潴留试验（BSP潴留试验），静脉注射磺溴肽钠后，出现双峰曲线；第一高峰是轻度增高在45分钟出现，这是正常现象；第二高峰出现在160～180分钟，表示肝细胞不能排泄BSP并反流至血内。

3）对尿中粪卟啉排泄亦有障碍。正常人尿中粪卟啉Ⅲ含量为75%；杜宾-约翰逊综合征时尿中粪卟啉总排泄量正常或稍增加，但其中粪卟啉Ⅰ所占比例明显增加，可达80%。DJS时粪卟啉异物体代谢异常的机制不明。

4）肝脏外观颜色较深，呈石板蓝、棕褐色。组织学检查、肝结构无异常，无炎症变化或肝细胞坏死。但在肝细胞内有棕褐色或绿褐色色素沉着，以肝小叶中央及微胆管周围区多见。电镜观察，呈电子密度的膜包含体，可能是装满色素的溶酶体。色素性质未定，一般认为可能是脂褐质的衍生物，其中含有肾上腺素代谢产物的多聚体。肝脏色素颗粒的含量差异很大，其沉降程度与胆红素增高无明显相关性，推测溶酶体中的色素聚集是肝细胞排泄障碍的结果，而不是原因。

5）本病预后良好，不呈进行性，不发展为肝硬化，一般无需治疗，服用苯巴比妥后，增高的胆红素及BSP潴留率均有一定程度的暂时好转。

6）本病在反复期须与肝细胞黄疸鉴别。诊断杜宾－约翰逊综合征确定诊断有赖于肝活检，显示肝细胞有脂褐素沉着时，可立即确诊。腹腔镜检查可观察到肝脏表面棕褐色颗粒的特征性所见。

（2）与罗托综合征（Rotor syndrome）鉴别：临床表现及直接胆红素增高均与本病相似，BSP潴留试验不出现第二次高峰，经口胆囊造影，胆囊显影（而本病不显影）且多正常。大体肝表面和显微镜下肝细胞内无色素沉着。

（金振锋　朱　权　任　旭）

387. 何谓旁路性高胆红素血症？有何特点？应与哪些疾病相鉴别？

（1）旁路性高胆红素血症（Shunt hyperbilirubinemia）：即Israel综合征，是一种罕见的高非结合胆红素血症，属于肝前性非溶血性黄疸。诊断本病需除外恶性贫血、巨幼红细胞性贫血、红白血病、地中海贫血、急性血卟啉病、铅中毒等所致继发性旁路性高胆红素血症。

（2）病因：为由于髓内红细胞或前体产生过多的胆红素，或直接由亚铁红素或四吡咯前体破坏和生成所致。Israels等认为本病血清胆红素的增高，不是因为血循环内红细胞破坏过多，也不是肝脏对胆红素代谢的缺陷。很可能是从骨髓内红细胞或幼红细胞破坏后，血红蛋白的分解而形成。K.latskin也认为是由于红细胞和骨髓内幼红细胞在未达到血液循环前即告破坏所致。本病1959年首先由Israels报告4例，其中3例为同一家族，故认为该病可能是遗传性疾病。国内至2008年只报告2例。

（3）本病特点

1）多发于青少年，呈慢性、波动性黄疸，伴贫血、脾大。

2）自觉症状轻微，每逢感冒、劳累、发热时黄疸加重并微觉乏力。

3）在有关肝病的实验室检查中，病毒性肝炎系列、自身免疫系列、非嗜肝病毒检查及药物与其他中毒证据均为阴性。各种肝功能检查、胆红素耐量试验，以及葡萄糖醛酸与对羟乙酰苯胺结合试验均正常。唯血清总胆红素轻－中度增高，以间接胆红素为主，尿胆红素阴性，尿胆原增加。

4）血网织红细胞增高，骨髓幼红细胞增生活跃。球形红细胞和红细胞脆性增加。

5）低热饮食试验和苯巴比妥试验均阴性。

6）胆囊造影检查正常。

7）确诊依赖肝活检，肝活检肝细胞及库普弗细胞有含铁血黄素颗粒。本病主要应与Gilbert、Dubin-johnson综合征鉴别（表4-23）。

表4-23　旁路性高胆红素血症与Gilbert、Dubin-johnson综合征鉴别

鉴别要点	旁路性高胆红素血症	Gilbert	Dubin-johnson
血清胆红素	非结合胆红素增多	非结合胆红素增多	结合胆红素增多
血网织红细胞	增多	正常	正常
骨髓幼红细胞	增多	无改变	无改变
低热饮食试验	－	＋	＋
苯巴比妥试验	－	＋	＋
肝大	－	－	＋
脾大	＋	－	－
口服胆囊造影剂检查	显影	显影	不显影或显影很淡
肝活检病理特征	肝细胞及库普弗细胞含铁血黄素（＋）	无改变	肝细胞内有脂褐素沉着

（朱　权　杨幼林）

388. 胆汁与胆汁淤积是怎样形成的？有哪些因素引起胆汁淤积？

（1）胆汁形成的机制：胆汁中成分为胆酸、胆固醇、磷脂、胆红素及与血液含有相同无机盐的等渗溶液。胆汁主要功能是其中的胆酸可帮助食物中脂肪乳化，并促其转运及脂溶性维生素的吸收；还将血红蛋白分解胆红素及肝细胞合成的胆固醇经胆管排泄至肠中，是调节胆固醇代谢，从体内清除胆固醇的重要途径。胆汁的形成借助胆酸依赖及非胆酸依赖的排泄作用。肝细胞内胆酸被聚集后，所产生的化学梯度就能驱动带负荷的胆酸，经微胆管壁进到微胆管内，因微胆管内胆酸浓度增高，渗透压力升高，被动地促进其他溶质及水进入微胆管内并形成胆汁。若无胆酸分泌时，仍能分泌一定量的胆汁，这是胆酸非依赖分泌的。促胰液素可使胆汁量大幅度增多，但其中胆酸浓度下降，说明促胰液素是借助非胆酸依赖而致胆汁增多。当肝细胞分泌的胆汁充盈微胆管时，围绕微胆管周围的胆丝收缩，将胆汁送到下游胆管内，经肝内外胆管而排至十二指肠内。

（2）胆汁淤积的发生机制：胆汁淤积是指肝内外各种原因造成胆汁形成、分泌和排泄障碍，胆汁流不能正常流入十二指肠而进入血液的病理状态。其基本发生机制为各种原因引起的肝细胞和/或毛细胆管胆汁分泌障碍，或肝内小胆管弥漫性梗阻以及肝内外大胆管梗阻（机械性或功能性障碍）导致胆汁不能正常流入十二指肠，继而使胆汁成分入血所致的临床症候群。就肝内胆汁淤积（肝内胆汁酸代谢和转运障碍）而言，有肝细胞性、胆管细胞性和混合性胆汁淤积3种情况。胆汁淤积临床可表现为瘙痒、乏力、尿色加深和黄疸等，早期常无症状仅表现为血清GGT和ALP水平升高，病情进展后可出现高胆红素血症，长期持续的胆汁淤积将进展为肝纤维化甚至肝硬化，严重者可导致肝衰竭甚至死亡。肝内胆汁淤积的发生机制具体有以下几方面：

1）细胞膜改变：降低了膜的流动性和Na^+-K^+-ATP酶的活性，胆酸不能进入肝细胞内，胆汁生成减少，甲状腺功能减退、内毒素、中毒、缺氧以及雌激素、氯丙嗪等均可影响Na^+-K^+-ATP酶活性及细胞膜流动性，而发生胆汁淤积。

2）胞质改变：肝细胞内载运物质至微胆管的Y蛋白、Z蛋白以及胞质内细胞器如线粒体和Golgi体－内质网－溶酶体复合装置对胆酸的排泄均颇为重要。胆酸在缺氧、肝细胞损害时及应用淤胆药物均可影响胞质，而致胆汁淤积。

3）微胆管周围及两细胞间紧密装置的微丝改变：微丝含有肌动蛋白，能使已充满胆汁的微胆管收缩并促进胆汁流动，同时细胞两侧的紧密装置也加紧收缩，使胆汁不从两细胞间隙漏到Disse腔内。围绕微胆管的微丝起到括约肌并有推动作用，而紧密装置则起到闸门作用，因而微丝在胆汁形成及胆汁淤积时均起到十分重要的作用。细胞松弛素B、乙诺酮、毒伞素、氯丙嗪均可影响微丝，引起胆汁淤积。

4）微胆管膜通透性增高：可使胆汁中的溶质分子逆弥散，其中水亦随之减少。雌激素、去氢胆酸均可增加溶质的逆弥散而致胆汁淤积。

5）微胆管内微胶粒体形成障碍：胆汁中胆盐、磷脂、胆固醇以形成微胶体形式流动，但石胆酸不能形成微胶粒，氯丙嗪及胆固醇/胆酸比例增高时亦可促进不溶性盐类复合物沉淀，微胆管内沉淀物阻碍阻汁的流动，导致胆汁淤积。

（3）胆酸与胆汁淤积：胆酸在胆汁中起到重要作用，胆酸分泌多，胆汁流量亦增多，胆酸特别是熊去氧胆酸在临床上是有效的利胆药物。但胆酸具有两面性，在胆汁淤积时，血内胆酸增多，可抑制肝细胞膜的Na^+-K^+-ATP酶。高浓度胆酸，可使滑面内质网形态和功能异常。由于胆酸长期滞留可通过氧化应激反应诱导细胞线粒体功能紊乱和刺激产生炎性介质导致肝细胞损伤、坏死和凋亡。严重者可死于昏迷，但这不属于肝性脑病。

（金振锋　朱权　芦曦　任旭）

389. 肝内外胆汁淤积解剖学上是如何划分的？胆汁淤积有哪些主要表现和实验室特征？

（1）肝内外胆汁淤积的划分：①肝内胆汁淤积（IHC）：肝细胞功能障碍或毛细胆管、细胆管（<15μm）及小叶间胆管（15～100μm）病变或阻塞所致胆汁淤积，即从肝细胞至100μm以下的小叶间胆管范围内的胆汁淤积为IHC；②肝外胆汁淤积：间隔胆管（>100μm）、区域胆管（300～400μm）、段胆管（400～800μm）、左右肝管、胆总管至壶腹部的病变或阻塞所致胆汁淤积，即从间隔胆管至胆管壶腹部范围内的胆汁淤积为肝外胆汁淤积。须注意胆汁淤积的肝内外胆管的划分与肝内外胆管解剖划分是不同的（见第426问）。

（2）胆汁淤积的主要症状

1）黄疸：最常见最早期出现的，进展缓慢，血清胆红素一般不超过513μmol/L，这是因为超过此水平后，血清胆红素增长与尿胆红素的排泄失平衡。黄疸程度依据病期而不同，从金黄、黄绿、暗褐到深绿色。同时尿色加深，呈橘黄色。粪色转淡，有时呈陶土色，由药物或急性肝炎引起的粪色改变，为时短暂，一般为5～7天。在急性肝炎早期，尿色改变常先于黄疸出现。

2）瘙痒：常开始在手足掌，以后变为全身，可非常严重、顽固。影响睡眠及休息，甚而国外有人为此而做肝移植。皮肤搔痕多少，提示瘙痒程度及胆酸升高的程度。肝功能好转时瘙痒也减轻。值得注意的是皮肤瘙痒及胆道酶升高可在黄疸出现前发生，到淤胆肝病晚期，瘙痒可消失。

3）肠道内胆酸成分减少：使进食脂肪时不能乳化为微胶粒，引起脂肪消化及吸收不良，可出现脂肪泻；长期胆汁淤积脂溶性维生素A、维生素K、维生素D、维生素E不能充分吸收，引起夜盲、角膜及皮肤干燥、骨质疏松及出血倾向等。内毒素进入门脉系统而易患内毒素血症，出现肾衰竭及肝衰竭。

4）黄色瘤：当血清胆固醇超过11.7mmol/L，可出现黄色扁平、软而明显的隆起即黄色瘤，好发于眼睑、鼻侧、常见皱褶等处。

尽管胆汁淤积可出现许多症状，但常见者为黄疸及瘙痒，常发生因药物或其他急性病变所致的淤胆。在因肿瘤所致的肝外胆管梗阻，也仅出现较重的黄疸及瘙痒。仅在慢性长期严重淤胆如原发性胆汁性胆管炎（PBC）时，始出现脂肪泻、骨质疏松、黄色瘤等。严重者亦可能出现乏力、厌油、恶心等症状。

（3）实验室检查

1）肝胆酶学：临床常用ALP、GGT、溶血磷脂酸（LPA）及转氨酶等酶学检查，以与肝细胞性黄疸鉴别。胆道酶ALP及GGT在淤胆时均明显增高（3倍以上），GGT增高比其他血清酶出现得更早，持续时间更长，在肝脏酶中敏感性最高，但其特异性却比较低。两者同步大幅度增高，是胆汁淤积最具特征的表现，对诊断胆汁淤积有极大价值。推荐生化检查发现ALP超过正常上限1.5倍，且GGT超过正常上限3倍可诊断胆汁淤积。有皮肤瘙痒的胆汁淤积患者血清LPA升高。

2）血清胆红素：直接胆红素及总胆红素均升高，直接胆红素占总胆红素50%以上。同时出现胆红素尿、尿胆原极少或无。结合胆红素是从微胆管两侧松弛的紧密装置，经肝细胞膜间隙进入Disse腔而至血内的。而肝外胆管梗阻是胆汁逆流进入肝内，通过胆小管及Hering壶腹时压力升高，使管壁破裂，胆汁流入淋巴而至血内。

3）血脂：慢性胆汁淤积患者血脂常显著升高。①高胆固醇血症；②脂蛋白（磷脂、胆固醇及清蛋白等结合的异常脂蛋白）增高，如低密度脂蛋白（含甘油三酯多）包括异常的脂蛋白X增高，但无助于鉴别肝内或肝外型淤胆。

（金振锋　任　旭）

390. 肝内胆汁淤积的分类有哪些？血内未结合胆红素在肝细胞性黄疸时为何增多？

（1）依据发病部位分类

1）微胆管型：胆汁分泌器包括微胆管及其胞膜、微丝及连接装置等受到损害而引起的胆淤，肝细胞组织正常。见于类固醇、有机化学剂、妊娠、手术后、肝移植排斥、Gram阴性菌感染、静脉高营养及Byler病（原发性胆酸代谢异常）等。血内直接胆红素及胆酸含量明显增高，ALP及胆固醇轻度升高，出现胆红素尿。

2）肝细胞微胆管型：除胆汁分泌受损外，肝细胞亦有一定组织学改变，多见于一些药物如氯丙嗪、有机砷剂、甲状腺素抑制剂及降血糖药物。临床表现与肝外胆管梗阻颇为相似，ALP及γ-GT含量高于正常3倍，ALT轻度升高，直接胆红素含量明显增加，为60%以上。

3）肝细胞型：即肝细胞性黄疸，肝细胞有明显炎症改变，但胆汁分泌器无或轻度改变。出现在病毒性肝炎、酒精性肝炎、血色病、Wilson病或α_1抗胰蛋白酶缺乏等。表现肝功能异常、ALP轻度升高。血内直接胆红素及间接胆红素均增高，两者之比为20%～60%，尿胆红素及尿胆原均阳性。

4）胆小管型：出现在原发性胆汁性胆管炎、硬化性胆管炎及良性复发性肝内胆汁淤积等。血清胆酸、胆固醇及ALP均升高，但结合胆红素升高有时不显著或者较晚，有者ALP先于胆红素升高。原发性胆汁性胆管炎为小叶间胆管缺如或损害，而硬化性胆管炎是肝内较大胆管的管腔变窄或闭塞所致。

（2）根据细胞学损害的部位分类：分为肝细胞性、胆管细胞性和混合性胆汁淤积3种类型，为目前采用的分类法。

1）肝细胞性胆汁淤积：主要病因和疾病包括败血症和毒血症、病毒性肝炎、酒精或非酒精性脂肪性肝炎、药物或胃肠外营养、遗传性疾病，如良性复发性肝内胆汁淤积（BRIC）、进行性家族性肝内胆汁淤积（PFIC）、妊娠肝内胆汁淤积（ICP）、红细胞生成性原卟啉症、造血系统的霍奇金病、转移性肿瘤、淀粉样变性、肉芽肿性肝炎、肉芽肿病、先天性肝纤维化、血管性疾病（如布加综合征和静脉闭塞性疾病）及肝硬化等。

2）胆管细胞性胆汁淤积：主要病因和疾病包括PBC、PSC及合并自身免疫性肝炎重叠综合征、特发性成人肝内胆管缺失症、先天性肝内胆管扩张症、囊性纤维化、药物性胆管病、移植物抗宿主病和继发性硬化性胆管炎，缺血性胆管病（遗传性出血性毛细血管扩张症，结节性多动脉炎和其他类型的脉管炎）、艾滋病和其他类型的免疫抑制相关的感染性胆管炎等。

3）混合性胆汁淤积：肝细胞和胆管细胞均有损害。

（3）肝细胞性黄疸血内未结合胆红素增多的原因：肝病时血清未结合胆红素增多的机制：①结合胆红素经肝细胞排泄是有限的，排泄障碍时，肝细胞内积聚的胆红素反馈性抑制葡萄糖醛酸基转移酶（BGT）活性和肝细胞对未结合胆红素的摄取；②肝细胞受损时，溶酶体释放的β-葡萄糖醛酸酶，使结合胆红素水解为未结合胆红素；③肝病时红细胞寿命缩短，使未结合胆红素产生增多。

肝细胞型胆淤时结合胆红素增加，其机制很复杂：①肝细胞受损而致排泄障碍，结合胆红素经肝脏反流入血；②肝细胞坏死，使胆小管破裂；③胆小管通透性增高，胆汁成分溢出胆小管；④胆小管因淤胆、炎性肿胀或肿大的肝细胞挤压，而致阻塞，使胆汁反流入血。

（金振锋　朱　权　芦　曦　任　旭）

391. 妊娠肝内胆汁淤积症的特点是什么？预后如何？

妊娠期肝内胆汁淤积症（ICP）：指妊娠晚期发生的以皮肤瘙痒和黄疸为特点的并发症。曾称产科胆汁淤积症、复发性妊娠期黄疸、特发性妊娠期黄疸等。

（1）有明显地区性和种族聚集性，南美为高发区。中国长江流域为亚洲高发区，发病率1%～5.2%。在高发区，50%患者呈家族聚集性。

（2）多发生在妊娠后期，产后迅速消失，再次妊娠复发率45%～70%。过去认为是良性病，后来证明其对孕妇特别对胎儿影响很大。

（3）本病发生机制尚不明确，可能与多种因素有关，如激素、遗传、免疫因素等。

1）遗传因素：表现为①ATP结合转运蛋白B家族成员4基因突变及胆盐输出泵基因ATP结合转运蛋白B亚家族成员11多态性，导致其功能异常和胆汁酸形成增多；②先天性代谢缺陷。重庆报告的病例有家族史占5.3%，国外高达40%，患者的母亲有14%患本病。本病可与Dubin-Johnson或良性复发性胆汁淤积症同时存在或发生在同一家庭。

2）雌激素增多：本病多发生在妊娠晚期，正是雌激素分较多之时，应用雌二醇或避孕药可诱发本病。本病的病理表现为胆汁分泌器受损，雌激素也主要影响微胆管及其周围超微结构。有时本病与蜘蛛痣及肝掌并存，二者均与雌激素有关。目前认为本病的发生，可能是妊娠晚期、多胎妊娠，高水平雌激素及其代谢产物影响肝对胆盐的摄入、转运和排泄，孕激素与雌激素协同作用，加重胆汁淤积。

3）免疫因素：妊娠期母体与胎儿间的免疫平衡失调，免疫排斥反应增强。

（4）临床表现与实验室检查特点：本病可发生于任何年龄及胎次，80%开始于妊娠30周后，100%出现皮肤瘙痒（多于妊娠25～32周出现，也有早于12周出现者），亦常是最早出现的症状之一。部分患者在瘙痒出现2～4周后始发生黄疸，白陶土样便。少数仅有瘙痒而无黄疸，称为妊娠期瘙痒症。少数有恶心、呕吐或腹痛等。实验室检查：血清总胆汁酸和甘胆酸均高达正常上限的10～100倍。胆汁酸升高可出现于瘙痒和其他实验室指标之前，是诊断ICP的敏感指标，产后2～6周恢复正常。ALT升高者60%，多为轻度，很少超过10倍以上，ALP、GGT、5'-核苷酸酶（5'-NT）等亦有不同程度升高，分娩后1～2周黄疸迅速消退，肝功能恢复正常，病人再次妊娠时，60%胆汁淤积复发。

（5）鉴别诊断

1）妊娠期病毒性肝炎，发病时间不定，病毒肝炎标志物呈阳性，出现较明显的黄疸及ALT升高，瘙痒较轻或不出现，发病经过与正常人病毒性肝炎相同，但程度较重。

2）妊娠急性脂肪肝，大多发生在初产妇的妊娠晚期，出现较重胃肠症状、发热、高血压、下肢水肿及先兆子痫等，数日后出现黄疸、腹腔积液、神志不清等，血尿酸增多，还可继发尿毒症、急性胰腺炎、弥散性血管内凝血等，可在发病后数日死亡。

3）本病尚须与先兆子痫、溶血合并高肝酶及低血小板综合征（HELLP syndrome）鉴别。

（6）治疗及预后：①治疗：药物可用熊去氧胆酸、S-腺苷蛋酸（SAMe）治疗（见第393问），以对抗雌激素的致淤胆作用，改善症状及肝功，其疗效已得到证实。皮肤瘙痒可用考来烯胺（消胆胺），但此药减少脂肪及脂溶性维生素吸收，影响孕妇的健康。苯巴比妥可减轻黄疸，但有致畸作用，亦不宜用。瘙痒难以耐受者，可中止妊娠。②预后：对孕妇影响为产后大出血，国内约为8%，可能与肝功能异常及凝血因子不足有关，经输血等处置可以治愈。对胎儿影响较为严重，可发生早产、死胎、畸胎及低体重儿等，可能与过多的雌激素增强子宫收缩，及胆汁潴留对胎儿发育不利有关。胎儿死亡率很高，预后不好。因而对胎儿应加强监护，凡有过去病史，在晚期有症状者，应对胎儿及胎盘进行监视。依据胎儿发育、胎盘功能及产妇肝脏情况，判定是否中止妊娠。若过去有早产、死胎史，胎龄超过28周，胎儿监测有异常者，应及时中止妊娠。

（金振锋　朱　权　任　旭）

392. 良性复发性肝内胆汁淤积症的特点是什么？

良性复发性肝内胆汁淤积症（BRIC）：指以先天性、反复发作、持续数周至数月的自限性严重瘙痒和黄疸为特征的临床综合征。又称萨默斯尔-沃尔什综合征（Summerskill-Walshe syndrome）。部分患者有家族发病特点，又称良性家族性肝内胆汁淤积症。发作时颇似梗阻性黄疸，但肝组织学呈微胆管型胆淤变化，间歇期肝功能及肝组织学均恢复正常，预后良好。

（1）本病发生与遗传因素有关：本病颇为少见，首次发病常在儿童期和青年期（十几岁至二十几岁），也有在婴儿期发作者，后者常有家族史。有报告兄弟两人或同一家庭中，兄弟姐妹及母亲均患此病，在6例病人中，除1例外，余均有近亲关系。本病血内结合胆汁酸明显升高，BSP排出也明显延滞，推测本病的发生，可能为胆汁酸依赖性及非胆汁酸依赖性排泄功能有先天性缺陷所致。发生机制虽不清楚，但现已确认本病为常染色体隐性遗传病，其缺损基因位于18q21～22。

（2）症状及实验室检查：首先出现皮肤瘙痒，食欲不振等。2～3周后出现黄疸，可伴全身不适、恶心、呕吐及厌食等症状，20%～50%有腹痛；肝不肿大，病期持续较长时，可有体重下降，脂肪泻等。间歇期症状完全消失，自觉良好。

可反复发作，每次发作时期为2周～18个月，个别持续2年之久，发作次数一般5～16次，最多达22次，间歇期长短不定，可长达20年，有时呈季节性发作，但没有诱发因素。有人呈瘙痒的反复发作，多年后始有黄疸发生。每次发作的黄疸深度有所不同，血清胆红素在170～240μmol/L，个别者达850μmol/L，主要为结合胆红素增加，磺溴酞钠试验（BSP）呈现滞留，血清胆汁酸及ALP均明显升高，ALT正常或略高，间歇期实验室检查均正常。

（3）本症须与梗阻性黄疸等疾病鉴别：无药物、妊娠等导致胆汁淤积的其他因素，对胆红素明显升高者，要排除病毒性肝炎及自身免疫性肝病。若本病在间歇期较长后发病，出现较深黄疸，体重下降，血内结合胆红素及ALP均明显升高，而且发作期较长时，有时仅凭症状及实验室检查结果很难与肝外梗阻性黄疸鉴别。需要进行腹部超声、MRCP等影像学检查肝内外胆管均正常，排除胆管梗阻。肝活检有助于确诊，而不需要剖腹探查。黄疸消退后数月肝脏组织学检查恢复正常有助于本病确诊。

（4）治疗：可用考来烯胺、苯巴比妥及皮质激素等治疗，常在同一病人首次使用有效，重复用时无效。发作时可单独或混合应用。由于本病可自发性恢复，因而难以对某一药物作出正确的评价，对无效者可试用熊去氧胆酸。

（ 金振锋 　朱　权　任　旭 ）

393. 胆汁淤积需要如何处置?

胆汁淤积（胆淤）是继发于肝胆病或其他一些疾病的临床现象之一，随着原发病的好转，胆淤亦逐渐减轻以致痊愈，因而对胆淤首先应确诊原发病，如为肿瘤所致的肝外胆淤，应立即手术治疗；如为内科疾病所致者，则针对原发病用药，包括抗肝炎病毒治疗。同时对胆淤进行对症治疗，主要使黄疸及瘙痒减轻，以利于患者休息及增加治疗的信心。

（1）一般疗法：胆汁淤积可引起蛋白质及热量不足，应予以补充。中性脂肪每日应在40g以下，以减少脂肪泻。8～12碳中链三酰甘油可在无胆盐情况下由门脉系统直接吸收，每日40g，以补充营养。慢性胆淤病人通过胃肠外途径给予A、D、K、E等脂溶性维生素。每日照射紫外线9～12分钟，以减轻瘙痒。上述一般疗法适于病期较长，病情较顽固者。对于短暂的胆淤病人可按原发病的一般治疗。

（2）熊去氧胆酸（UDCA）：亲水、非细胞毒性胆汁酸。用于治疗原发性胆汁性胆管炎（PBC）、PSC、妊娠肝内胆汁淤积（ICP）、囊性纤维化、肝移植后淤胆、药物性胆汁淤积、进行性家族性肝内胆汁淤积（PFIC）和阿拉日耶综合征（Alagille syndrome，AGS）又称淋巴水肿胆汁淤积综合征等。UDCA能改善雌二醇、石胆酸、静脉高营养及环孢菌素所致的肝内胆淤。每日600mg分3次口服，1个月后瘙痒消失，血清ALP、γ-GT明显下降。近年来临床上主要应用优思弗（UDCA），剂量13～15mg/kg。

（3）S-腺苷蛋氨酸（S-adenosyl-L-methionine，SAMe）：是谷胱甘肽合成中的转甲基物质。又称S-腺苷-L-蛋氨酸、S-腺苷甲硫氨酸、丁二磺酸腺苷蛋氨酸等，代表药物有丁二磺酸腺苷蛋氨酸（思美泰、喜美欣）。SAMe可用于肝细胞性胆汁淤积（急、慢性肝病等）、ICP和药物性胆汁淤积。推荐剂量0.5～1.0g/d，肌肉或静脉注射，共2周。给药2周可使血清胆红素及ALP恢复正常，瘙痒缓解。病情稳定及控制后改为片剂口服进行维持巩固治疗。维持治疗：SAMe片，每日1.0～2.0g，口服。对妊娠胆汁淤积患者可减少早产率，并能预防有妊娠胆淤病史者的复发。动物模型SAMe能逆转石胆酸及氯丙嗪引起的肝病改变，改善肝功能，调节肝细胞膜流动度及Na$^+$-K$^+$-ATP酶活性。

（4）有免疫机制介导的胆汁淤积者可考虑应用肾上腺糖皮质激素，凡拟应用者，需充分权衡治疗收益和可能的不良反应。对于酒精性肝病合并胆汁淤积的重症病例，如果MDF评分＞32，且排除胃肠道出血、细菌感染等激素禁忌证，推荐使用肾上腺皮质激素治疗，40mg/d使用4周。然后减量维持2～4周或者停药，并应用UDCA和/或SAMe。如果使用激素7d内黄疸无消退，提示无应答，应停用激素。注：Maddery辨别函数（Maddery discriminant function，MDF）为用于酒精性肝病合并胆汁淤积患者使用激素治疗时的风险评估，计算公式为MDF＝4.6（患者的凝血酶原时间－对照凝血酶原时间）总胆红素（mg/dl）。MDF评分≥32分定义为高风险病死率患者。

（5）其他药物（治疗瘙痒和骨质疏松）：多种药物单独或者联合应用治疗胆汁淤积性肝病瘙痒，包括考来烯胺（消胆胺）、抗组胺药、阿片受体拮抗剂、5-HT受体拮抗剂，其具体治疗仍无明确的理论基础。

1）考来烯胺：是一种具有降低血清胆固醇水平作用的不吸收阴离子交换树脂，可减低胆汁酸肠肝循环，从而降低血清胆汁酸水平，减轻瘙痒。在肠内能与胆盐结合成为不吸收的复合物并经粪便排出。治疗瘙痒推荐剂量是每日4g，最大不超过16g。副作用很多，恶心、食欲不振，加重脂肪泻及脂溶性维生素吸收不良，同时须补充维生素K。此药能与钙及洋地黄苷结合，在应用时需要注意。

2）阿片受体拮抗剂纳曲酮：25mg/d，口服。可用于治疗瘙痒，少数患者可有恶心、呕吐等副作用。纳曲酮有一定程度的肝毒性，使用时需监测肝功能。纳曲酮的代谢产物可以在失代偿性肝病患者体内积聚，使用此药时需谨慎。应先小剂量（25mg/d）使用，无效后再逐渐提高剂量至50mg/d，以免引起类似麻醉药的戒断作用。

3）舍曲林：可选择性抑制中枢神经系统对5-羟色胺再摄取，有抗抑郁作用，用于治疗抑郁症的相关症状。治疗瘙痒初始剂量一次50mg/d，数周后增加至100mg/d。肝肾功能不全者慎用或减少用量。

4）补充钙和维生素D：重度胆汁淤积患者骨质疏松风险增加，发生率为9%～60%。国外推荐剂量为元素钙1500mg/d，维生素D800IU/d。我国营养协会推荐成人每日钙摄入量800mg（元素钙）；绝经后妇女和老年人每日钙摄入推荐量为1000mg。维生素D的成年人推荐剂量为200IU/d；老年人因缺乏日照以及摄入和吸收障碍，故推荐剂量为400～800IU/d。维生素D用于治疗骨质疏松时，剂量应该为800～1200IU/d。

（6）紫外照射、血浆置换和体外白蛋白透析、鼻胆管引流也用于改善胆汁淤积性瘙痒，并获得较好的疗效。难治性瘙痒也可考虑肝移植

（金振锋　任　旭）

394. 哪些疾病可有混合性黄疸？其在临床上有何重要意义？

（1）肝细胞性黄疸并发溶血性黄疸：可使黄疸明显加重但肝病自身并未加重。原因：①严重肝病可致肝细胞合成磷脂酰胆碱胆固醇酰基移换酶发生障碍，胆固醇转变成胆固醇脂量减少，血清总胆固醇量有时无明显改变，但游离胆固醇增加，红细胞膜的胆固醇/磷脂比例增大，导致红细胞脆性增加；同时存在血清蛋白质及胆酸质与量的改变，更加重了溶血。②乙醇中毒病人可引起脂肪肝，由于肿大肝细胞破裂释放大量脂肪酸，出现高脂血症及溶血性黄疸（Zieve综合征）。③慢性肝病并发脾大，脾窦网状内皮细胞增多，导致脾功能亢进，大量红细胞被破坏而出现溶血。

一般认为肝病的轻重与黄疸程度有相关性，即黄疸越明显者肝病越为严重，但实际并非完全如此，这是因为有溶血因素存在之故，此时可能ALT及其他肝功能均正常。应注意下列情况：①血清直接胆红素与总胆红素比值低于60%；②一些血脂含量增多；③红细胞脆性增加；④脾大。这些检查结果，说明有溶血现象。而明显的黄疸不能提示原有肝病加重，对判定预后与治疗均有意义。

（2）梗阻性黄疸继发肝细胞性黄疸：可因肝衰竭而死亡。良性或恶性的肝内或肝外胆管梗阻时，血内结合胆红素明显增加，可达到513μmol/L，由于结合胆红素具有水溶性，肾脏呈代偿性地将它排出，达到肝脏产生的胆红素与肾脏的排出量平衡，而不再继续升高。可能维持相当一段时间，血ALT及血浆白蛋白量在正常范围内。然而ALP、胆固醇及凝血酶原时间出现异常，这与胆汁淤积有关。肝

组织学仅有胆栓及胆汁排泄器异常，电镜见到与胆汁排泄有关的细胞器如内质网、Golgi体及溶酶体等有增生改变。胆汁于肝组织内淤积较长时间后，导致肝细胞损害。由于肝细胞本身的损害及胞质内淤积的结合胆红素的反馈作用，致使肝细胞对未结合胆红素的摄取及结合均有明显的障碍，因而此时血内未结合及结合胆红素均升高，前者为脂溶性，不能由肾排出，血胆红素再度升高，且呈持续性，同时血浆白蛋白下降，ALT升高，出现明显肝细胞性黄疸所见。最后肝衰竭以至死亡；良性间歇性胆管梗阻者，最后亦能诱发肝细胞性黄疸。因而对梗阻性黄疸，不论良性与否，均应早期诊断，尽早治疗，以防止发展至肝细胞衰竭，成为不可逆变化。

（3）充血性心力衰竭发生黄疸：较为少见。可有3种类型，包括肝细胞性、溶血性及肝内胆管梗阻性三型黄疸。充血性心力衰竭时3种类型黄疸可单独或混在，有时表现为重度黄疸，血胆红素高达562μmol/L，多出现在瓣膜病特别是二尖瓣狭窄并有三尖瓣关闭不全，长期或反复发作心力衰竭的病人，其黄疸发生机制：①心力衰竭引起肝组织缺血、缺氧：由于下腔静脉、肝静脉直至其最小分支—小叶中静脉压力均增高，处于淤血状态，故肝小叶中心缺氧及坏死尤为明显，出现肝细胞性黄疸；②心力衰竭时各组织均出现淤血，最常见为肺梗死，而肺梗死是溶血性黄疸原因之一；③心力衰竭时肝内充血扩张的血管压迫胆小管，引起胆汁流动缓慢，甚而出现胆管梗阻。黄疸程度与肝细胞缺氧坏死的范围及心衰持续时间有密切关系。在充血性心力衰竭时一旦出现重度黄疸，而无其他原因，预后严重，应积极治疗心力衰竭。

（金振锋　朱权任旭）

395. 血色病有何特征？如何诊断和治疗？

（1）血色病（hemochromatosis）：指先天性铁代谢障碍致机体吸收铁增多并在组织器官内过度沉积的遗传性疾病。又称特发性血色素或遗传性血色病。呈世界分布，但以北欧的人群最常见，在我国则属罕见病，发病率为1/220～1/250，男女比例在10∶1以上。据Finch等收集1093例中，男占90.4%，女占9.6%。

（2）发病机制：属于常染色体隐性遗传，致病基因是位于第6号染色体上的血色病基因。其突变使小肠黏膜特异细胞内结合蛋白（转铁蛋白和铁蛋白）对肠道内铁离子的结合与吸收能力超出正常人的5～10倍，机体发生铁超负荷。铁代谢异常使过量的铁以含铁血黄素、铁蛋白、伴黑色素或脂褐素的形式沉积于肝脏（肝表面呈褐色）、胰腺、心脏、肾脏、关节、骨髓、皮肤和内分泌腺等实质细胞。据报道患者同胞与子女血清铁高于正常人5倍以上。

（3）临床特征：早期表现为乏力、体重减轻。90%患者有皮肤色素沉着（青铜色或暗褐色），常有性欲减退或睾丸萎缩、体毛稀少或停经等。20%～70%有关节病，可为首发症状。20%～30%表现为心力衰竭或各种类型心律失常。皮肤色素沉着、肝硬化、糖尿病为典型的三联征，尚有心脏功能障碍或加性功能障碍的四联征或五联征。约1/3患者并发肝细胞癌。

（4）诊断：从发病到形成肝硬化需历经30～40年，早期诊断十分重要。然而尚无早期诊断方法：①对原因不明之肝硬化并有色素沉着和糖尿病，有此三联症即应疑诊为本病；②最简单和实用的筛选试验是测定血清铁（>180μg/dl），血清铁蛋白（>1000ng/ml）和转铁蛋白饱和度（>60%）及总铁结合力，上述异常结果提示本病的可能性极大；③CT扫查见肝CT值普遍增高（>50Hu）为特征性所见；④基因检测：检测出本病的基因型C282Y＋/＋纯合子可确诊；⑤肝活检：可确诊。组织学检查用普鲁士蓝染色可观察含铁血黄素，并测定肝铁含量。据冈崎等研究正常人干燥肝含铁量为（53±7.0）μg/mg，酒精肝为（156±7.8）μg/mg，而本病全部>1000μg/mg（1564±7.8）。

（5）治疗：治疗原则是清除体内多余的铁。最有效的治疗方法是定期静脉放血，低铁饮食。放血500ml可移除250mg铁，周期放血，持续3～4年可移除40g铁，可使肝功改善，肝体积缩小、皮肤色素沉着减轻，对糖尿病和心脏功能亦能改善。对继发性血色病，可长期注射铁螯合剂，以促进铁排泄。

维生素C可促进铁在肠道的吸收，避免服用。茶能减少铁吸收，可饮用。

（ 朱雅琪 孙秀芝 徐洪雨 任 旭）

396. 肝豆状核变性是什么样的肝病？

肝豆状核变性（hepatolenticular degeneration，HLD）：铜代谢障碍致铜在肝脏、中枢神经系统、角膜等多种组织器官过量沉积引起相应的组织器官损伤的遗传性疾病，又称肝脑变性。1912年由英国神经病学家Wilson首先报道和描述，故又称Wilson病。1921年Hall命名为肝豆状核变性。多发于儿童及青少年，同胞中有同病患者。

（1）病因和发病机制：为常染色体隐性遗传。HLD铜代谢障碍病，致病基因为位于13号染色体上的ATP7B的基因。ATP7B编码铜转运P型三磷酸腺苷酶（ATP酶）即Wilson ATP酶，当ATP7B基因突变，此酶功能缺乏或减弱时，铜蓝蛋白合成减少，肝脏排铜障碍（也不能将铜排入胆道），铜在肝脏内聚集，导致肝细胞铜含量过度，致使肝细胞持续变性、坏死；游离的铜进入血液并沉积于脑基底节、角膜及肾等其他组织或器官，引发相应的临床症状。

（2）临床特征：HLD很多症状均可归因于受累器官铜的沉积。多数病情发展缓慢，隐性发病，少数急性起病。①肝脏表现：不明原因持续性转氨酶升高，急慢性肝炎表现、肝脾大、慢性肝炎、隐匿性肝硬化、急性或亚急性肝衰竭。②中枢神经症状是以锥体外系为主的表现：震颤、不自主运动（手足徐动症，舞蹈样或痉挛状）、肌强直（假面具脸无表情，半张口、流涎、姿态异常、站立向一侧倾斜手指屈曲或伸展过度等）、构音困难（语音不清，可有吞咽困难）、精神症状（人格变化，如痴笑或强哭，行为幼稚等）。可分为帕金森神经障碍型；假硬化症，肌张力障碍型；舞蹈病型；精神症状型等。③眼部表现：90%以上患者可见铜沉积在角膜后弹力层形成的棕绿色角膜色素环（Kayser-Fleischer ring），在裂隙灯下，可见自角膜缘2～3mm宽呈棕绿色之K-F环是诊断本病的重要体征之一。④肾脏表现：氨基酸尿、糖尿、尿酸尿、高磷酸尿。常见肾小管性酸中毒。⑤其他表现：溶血或贫血、指甲呈蓝色、骨关节炎、左室壁增厚、心律失常等。

（3）诊断：典型病例诊断不难，但对病因不明之肝病并有神经症状者要考虑本病，神经症状主要为锥体外系表现，其肝硬化、肝功改变以及门脉高压均出现于神经症状之后。本病测血清铜降低较正常值（10～24μmol/L）低1/2以下，铜蓝蛋白降低（0～300μg/L或＜0.6μmol/L）；而尿铜（＞50μg/24h）和肝铜（＞250μg/g）高，又见色素环为其特征。诊断评分标准见表4-24。

表4-24 HLD诊断评分标准（引自中华医学百科全书消化病学）

典型的临床表现	评分	实验室检测	评分
角膜K-F环		血清铜蓝蛋白	
有	2分	＜0.1g/L	2分
无	0分	0.1～0.2g/L	1分
神经病症状		正常（＞0.2g/L）	0分
重	2分	肝铜含量（排除胆汁淤积性肝病）	
轻	1分	＞5倍正常值（＞250μg/g）	2分
无	0分	1～5倍正常值（50～250μg/g）	1分
Coomb阴性的溶血性贫血		正常（＜50μg/g）	-1分
有	1分	罗丹明阳性颗粒*	1分

典型的临床表现	评分	实验室检测	评分
无	0分	尿铜排泄量（非急性肝炎）	
		＞2倍正常值（＞80μg/24h）	2分
		1～2倍正常值（40～80μg/24h）	1分
		正常，但青霉胺试验＞5倍正常值	2分
		正常（≤40μg/24h）	0分
		基因检测	
		双染色体检测到突变	4分
		单染色体检测突变	1分
		无突变	0分

注：评分≥4分，确诊HLD；评分3分，可疑HLD；评分≤2，排除HLD。*若不能做肝铜含量检测。

（4）治疗：①限制铜摄入：避免进食含铜量高的食物，如甲壳类、坚果类、豆类、动物肝脏、血液、巧克力、猕猴桃等；忌用牡蛎、僵蚕、龟板、鳖甲等含铜高的药材。②抑制铜吸收：锌剂如葡萄糖酸锌、硫酸锌等有效阻断铜吸收，副作用小。剂量150mg/d（以锌元素计），分3次口服。③驱铜药物：青霉胺为铜螯合剂是主要的驱铜药之一，早期、长疗程。皮试阴性才可服用。D-青霉胺（penicillamine，PCA）成人750～1000mg/d，最大剂量可达2000mg/d。应从小剂量（250mg/d）开始，每3～4天递增250mg。勿与锌剂或其他药物混服。其他的铜螯合剂还包括曲恩汀（trientine）、二巯丙磺酸钠（DMPS）和依地酸二钠钙等。④对症：保肝、营养神经、纠正贫血、补钙等治疗。⑤肝移植：对于病情严重有肝衰竭者，可行活体肝移植。

（ 朱雅琪　孙秀芝　徐洪雨　任　旭 ）

397. 何谓先天性肝纤维化？其病理学和临床有何特征？

（1）先天性肝纤维化（congenital hepatic fibrosis，CHF）：是以门管区结缔组织和小胆管增生为病理特征的肝内胆管发育畸形的遗传性疾病。本病是由Kerr等1961年首先提出的。是先天性肝内胆管发育异常的一种表现，在组织学上见门管区有较局限的纤维组织增生，肝内胆管有轻度扩张，不同于肝硬化。常合并先天性肝内胆管扩张症和多囊肾。发病率约1/10万。

（2）发病机制：尚不清楚，属常染色体隐形遗传性疾病。父母一方为杂合子，表型多正常，子女患CHF的机会均等。可能是由多囊肾/多囊肝基因1（PKHD1）突变引起，基因突变点位于人染色体6p21。疾病后期出现门静脉高压（PVH）从病理角度属窦前性，是由门管区门静脉周围纤维化、门脉受压或管腔狭窄所致，更重要的是使人相信PVH可能是由于先天性的门脉发育不全引起的。

（3）临床表现：本病大多数发生于5～20岁，以儿童为最多，但在30岁以上也有发生的报告。初发症状为肝肿大，质地较硬，又多以左叶肿大为显著，常伴有脾肿大，但肝功能无改变为本病之特征。主要表现为呕血、黑便（由于门静脉高压引起食管-胃静脉曲张出血），有胆道感染者（胆管炎型）可伴发热、黄疸和腹痛等症状。部分患者有脐周静脉曲张，可呈海蛇头样。合并多囊肾时可触及双肾肿块，并可出现蛋白尿或血尿、肾盂肾炎、肾性高血压或尿毒症。又本病因脾大约25%病例可出现脾功能亢进之血液象，胆管炎时可出现肝内胆汁淤滞，胆道酶升高，但显性黄疸并不多。肝内胆管扩张较重者超声和CT可以证实。一般无腹水、肝性脑病及肝衰竭。

（4）CHF临床分型（Ronen Arnon分型，2010）：根据临床表现，将CHF可分为：①门静脉高压型：食管-胃静脉曲张出血、腹水、脾大和脾功能亢进、侧支循环开放。②胆管炎型：胆汁淤积表现。③门静脉高压与胆管炎混合型：有门静脉高压和胆汁淤积两种表现。④隐匿型：也称无症状型。无门静脉高压和胆管炎等相关临床表现，需经肝活检方能诊断。活组织病理检查是诊断CHF的金标准。

（5）病理学所见：大体形态表现肝大而硬，肝表面平滑无结节，但可有索条状物，肝切面上肉眼可见囊肿者甚稀少。腹腔镜下见肝表面有门脉末梢支增生，反映出鲜明的白色纹理像为其特征。组织学可见门脉区域以Glison鞘为中心有显著的纤维组织增生，肝内胆管周围增厚，小胆管增生，可见有透明性变；通常可见数纳米圆形灰白色，散在于门脉区域内，称之为Meyenberg复合体，肝内小胆管囊泡性扩张。本病与肝硬化不同，在于肝小叶内见不到有纤维性变，而且也无肝细胞坏死、变性或再生结节。于是可认为门管区纤维化系原发性的，不是继发于炎症，除合并胆管炎外，肝内无炎症细胞浸润。

（6）CHF肝脏组织学特征（中华医学百科全书消化病学）：①肝组织内有宽大致密且炎症不明显的胶原纤维间隔，或纤维束弥漫穿插于固有肝小叶内。②肝细胞板排列大致正常，一般无肝细胞结节性再生，不形成典型的假小叶结构。③肝内胆管扩张和增生，扩大的胆管上皮覆以正常的柱状上皮细胞，可伴肝内胆管发育畸形或海绵状扩张。

（朱雅琪　张彬彬　任　旭）

398. 何谓缺血性肝炎？血清酶升高的机制是什么？有何临床意义？

（1）缺血性肝炎（ischemic hepatitis）概念：是继发于低血压或休克而出现的肝小叶中央肝细胞缺氧、坏死导致的急性肝损伤综合征，又称低氧性肝病，曾称休克肝。血清肝酶学如丙氨酸转氨酶（ALT）、天冬氨酸转氨酶（AST）在1～3日内可超过正常值上限的20倍以上，去除病因，病情好转时可在7～10天内迅速下降或接近正常。病理组织学改变为小叶中央型肝细胞变性、坏死，而无明显炎症细胞浸润和出血。有文献报告第五天肝活检病理学显示急性重型肝炎图像。LDH在缺血性肝炎时明显升高，而病毒性肝炎则轻度升高或维持正常，此点有鉴别意义。

（2）缺血性肝炎的诊断条件：①具有特定的临床背景，如心源性休克或循环性休克；②血清转氨酶水平有快速、显著和可逆性增高的变化特点（短时间内必须超过正常上限的20倍以上）；③排除其他可能引起急性肝炎的病因，如各种类型的肝炎病毒、中毒和药物引起的肝损害。如具备肝小叶中央非炎症性坏死的组织学改变即可确诊。

（3）血清酶学升高的机制：肝脏是一个对缺血、乏氧敏感的器官，同时又是一个具有双重供血的器官，心排出量约20%供应肝脏，小叶中央带肝细胞对乏氧极为敏感，组织中酶的活力为血清中的几十倍乃至上千倍，所以少量小叶中央细胞坏死便会导致血清酶的急剧升高，而随着低血容量、缺血、乏氧的改善，肝细胞迅速恢复，血清酶活力迅速下降，如果这种缺血、乏氧的情况持续便会导致大块或亚大块肝细胞坏死，最终发生暴发性肝衰竭（已有多例尸检报告）。一组文献报告11例缺血性肝炎中8例死亡，病死率72.7%。

（4）认识本病的重要性

1）有利于早期发现和及时处理缺血、乏氧导致的肝细胞损害，迅速纠正休克和低血容量状态。预防肝细胞的大块或亚大块坏死。降低死亡率，提高生存率。

2）上消化道大出血、失血性休克，特别是肝硬化门脉高压或慢重型肝炎、急重型肝炎极易出血，此时的出血导致的后果比非肝病大出血预后更差，故积极治疗原发病，改善肝脏的缺血、乏氧及改善肝脏的微循环，恢复肝脏的正常组织灌注是抢救成功的关键。

（朱　权　杨幼林）

399. 右心衰竭时肝脏和消化道可出现哪些征象？如何鉴别？

（1）右心衰竭或缩窄性心包炎时发生肝大，特别是肝左叶大，肝区胀痛，在剑突下和右季肋下，可扪及质地光滑的包块（肿大之肝脏）。有时右心衰竭或缩窄性心包炎的病人，初诊于消化内科，始被发现有心脏病、心包疾病。缩窄性心包炎表现为：心脏听诊可仅有心率快，心音弱，如不注意查体，最易误诊为肝硬化。缩窄性心包炎可有不同程度的呼吸困难、胸腹腔积液、肝大、颈静脉怒张，肝－颈静脉反流征阳性，下肢水肿等容易提示有腔静脉压增高。胸部X线心影大小正常，呈三角形，左右心缘变直，上腔静脉增宽。心电图QRS低电压，T波普遍低平或倒置。心脏超声、测静脉压升高有助于诊断。

（2）上述心脏原因引起腔静脉压增高，导致肝静脉回流障碍，肝窦扩张，最终发生肝脏淤血性肿大，病理上出现"槟榔肝"，又称为瘀血性肝病。亦可发生胃肠道淤血，引起相应症状。

1）急性淤血肝：肝脏可在数小时或数日内急剧增大，可大至脐部，并有压痛。肝容积增加两倍或数倍，肝包膜呈急性扩张，可引起膨胀性疼痛，有时呈绞痛性。由于肿大的肝脏质地中等硬度，边缘钝，疼痛可放射至肩颈部，易被误诊为胆石症。仔细检查心脏，如风湿性心脏病可听及杂音，心率快，又有呼吸困难。不能平卧等心脏体征，辅助以影像学检查可迅速做出正确诊断。

2）慢性淤血肝：肝大，但不若急性淤血肝之大，肝质地坚硬，边缘锐，回心血流受阻，重时可出现胸腔积液和腹腔积液并有心肺功能不全的体征。长期肝淤血可引起心源性肝硬化，如风湿性心脏病或压缩性心包炎。

3）胃肠胰腺淤血：由于淤血、水肿、缺氧，可出现消化及吸收障碍，表现食欲不振、恶心、呕吐、饱胀和便秘等症状。在心力衰竭晚期可出现顽固性水样腹泻。长期心力衰竭并发溃疡病者较正常人为多，故有时出现呕血及黑便。对于胃肠症状除对症治疗外，主要是治疗心力衰竭，心力衰竭好转胃肠症状也减轻甚至消失。

（金振锋　朱　权　任　旭）

400. 何谓Budd-Chiari综合征？发生机制如何？检查上有何特征性所见？

（1）Budd-Chiari综合征（Budd-Chiari syndrome，BCS）：指肝静脉主干和/或肝段下腔静脉血栓（或瘤栓）形成、膜性狭窄或闭塞，引起肝血液流出道受阻所致窦后性门静脉高压的肝血管疾病，即由肝静脉主干和肝段下腔静脉阻塞或狭窄引起的以窦后性门静脉高压为特征的综合征。称为巴德－基亚里综合征（BCS），曾称巴德－恰里综合征、布－加综合征、肝静脉阻塞综合征、肝静脉血栓形成综合征、下腔静脉阻塞综合征。我国男性发病率高于女性，西方国家女性发病率有上升趋势。可发生于任何年龄，多在30岁左右发病。国内最早由江正辉1958年报告3例，以后陆续有报道。由于本病为肝静脉的3个主干或肝部下腔静脉梗阻以及狭窄，抑或两者并存，出现的门静脉高压症（PVH）等症状，为少见的PVH。单纯肝静脉阻塞主要见于西方国家。

（2）病因及发生机制：BCS分原发性和继发性，前者与原发性静脉疾病（血栓或静脉炎）相关；后者与静脉外病变（良性或恶性肿瘤、脓肿、囊肿等）压迫或侵袭有关。

1）原发性BCS：血液高凝、高黏状态及肝静脉血管壁病变与肝静脉血栓形成明显相关。血液高凝状态的主要危险因素包括骨髓增生性疾病（最常见的危险因素）、阵发性睡眠性血红蛋白尿（PNH）、真性红细胞增多症、口服避孕药、妊娠、蛋白C、蛋白S和抗纤维蛋白酶缺乏、系统性红斑狼疮、血小板增多症、嗜酸性粒细胞增多症、高同型半胱氨酸血症、炎症性肠病等。1/4患者为原发性多因素共同作用的结果。血管壁病变包括贝赫切特综合征、梅毒性血管内膜炎、风湿及过敏性血管炎、全身结缔组织病等。

2）继发性BCS：肝、肾、肾上腺肿瘤，肝脏大的囊肿、脓肿压迫肝静脉流出道或形成血栓等。

BCS是多种机制共同作用的结果，包括膈肌、肝重力牵拉、肝静脉与下腔静脉的交汇角度等因素也可能参与。

（3）BCS检查所见具有以下特点（日本诊断指南，1991），供诊断上参考：①血象：有一项以上的有形成分减少（伴有幼稚细胞相对增加的骨髓象较多）；②肝功检查：可从正常直至高度异常各种程度的肝功能障碍；③X线和内镜检查：几乎均可见上消化道有静脉曲张；④影像学检查（超声、CT、

MRI、核素扫描）：可见肝肿大，特别是尾状叶肿大多见，亦可见脾大，可见肝静脉和下腔静脉阻塞，阻塞的直接征象是阻塞的远端血管扩张，又见肝静脉一支或多支在下腔静脉入口处阻塞，使肝静脉消失或节段性狭窄，超声多普勒见肝静脉无血流信号或逆向血流和肝部下腔静脉之血流逆流；⑤肝静脉导管法：在DSA下肝静脉、下腔静脉造影，是诊断本病的金标准，可显示肝静脉、下腔静脉的阻塞部位、性质、程度和长度。可见下腔静脉或肝静脉狭窄，下腔静脉压升高。下腔静脉造影：可见肝静脉梗阻，肝部下腔静脉梗阻或狭窄；下腔静脉梗阻的形态可呈膜性梗阻，广泛的狭窄和梗阻、同时出现上行性腰静脉、奇静脉/半奇静脉等侧支短路显影；⑥门静脉造影和测压：门静脉开通，测PVP升高；⑦肝肉眼所见：呈淤血性肝大，尚有呈淤血性肝硬化之所见者；⑧肝活检：可见肝小叶中心带血窦扩张，几个小叶中央静脉间形成reversed lobuli（Glison束位于中央而其周围绕以淤血的肝细胞团带）；⑨MRI：根据肝实质信号强度及其分布判断出BCS处于急性期、亚急性期和慢性期，此点优于超声或CT；⑩剖腹探查：肝静脉主干和肝部下腔静脉出现梗阻和狭窄、淤血性肝纤维化和肝硬化。上述10项中肝静脉、下腔静脉造影是诊断本病的金标准。

（朱雅琪　张彬彬　任　旭）

401. Budd-Chiari综合征如何分型？影像学检查有何特征性所见？

（1）Budd-Chiari综合征（BCS）分型：较多，各型的发病率有其地区性，以下分型供参考。

1）常用的分型：Ⅰ型：约占57%，多见于日本。高位下腔静脉隔膜样或纤维性局限性狭窄或阻塞，未累及肝静脉。因肝静脉开口于下腔静脉阻塞部位的远侧，故除有下腔静脉阻塞外，尚有肝静脉回流受阻，也容易继发血栓形成。Ⅱ型：约占38%，多见于亚洲和远东地区。下腔静脉弥漫性狭窄或阻塞，肝后段下腔静脉节段性或弥漫性阻塞，合并左肝静脉或右肝静脉闭塞，甚至肝静脉主干全部闭塞。Ⅲ型：约占5%，多发生于西欧和北美地区。肝静脉主干或开口阻塞，下腔静脉通畅。常表现为肝静脉血栓形成或血栓性静脉炎。

2）日本分型：Ⅰ型：分Ⅰa：肝段下腔静脉膜样阻塞（MOVC）有一支以上肝静脉开通；Ⅰb：有MOVC，但两侧肝静脉阻塞；Ⅱ型：下腔静脉有1/2～数个椎体长度阻塞；Ⅲ型：MOVC伴肝部下腔静脉全长狭窄；Ⅳ型：仅有肝静脉阻塞，无下腔静脉阻塞（真正的BCS）。

3）新的BCS分型：肝静脉阻塞型；下腔静脉阻塞型；混合型。2016年中国医师协会腔内血管学专委会将上述3型分出多个亚型，详见表4-25。

表4-25　BCS分型（巴德-基亚里综合征亚型分型专家共识，2016）

分　型	亚　型
肝静脉阻塞型	肝静脉/副肝静脉膜性阻塞
	肝静脉节段性阻塞；
	肝静脉广泛性阻塞
	肝静脉阻塞伴血栓形成
下腔静脉阻塞型	下腔静脉膜性带孔阻塞
	下腔静脉膜性阻塞
	下腔静脉节段性阻塞
	下腔静脉阻塞伴血栓形成
混合型	肝静脉和下腔静脉阻塞
	肝静脉和下腔静脉阻塞伴血栓形成

（2）BCS影像学检查特征：①超声：对BCS诊断有重要的价值，可准确地判定阻塞部位有无血流

信号，如肝静脉无血流信号，则可肯定有阻塞，又可准确地判断血流方向，如肝静脉血流呈逆流，也可肯定其下腔静脉入口处有阻塞。②增强CT：注射造影剂后30秒可见肝门部附近出现斑点状增强（中心性斑点），并且出现门静脉肝外显影，提示门静脉血离肝而行；注造影剂60秒后肝内出现低密度带状影绕以边缘增强，或称之为肝静脉和下腔静脉充盈缺损，高度提示血管内血栓形成。③MRI：BCS时可显示肝实质低强度信号，提示肝静脉淤血，更重要的是MRI可清晰显示肝静脉和下腔静脉的开放状态，甚至可将血管内的新鲜血栓和机化血栓区别开来，又可显示肝内蜘蛛样侧支循环和肝外侧支，因此，MRI是诊断BCS重要方法之一。④腔静脉造影：如治疗必须采取血管造影，并确定BCS阻塞部位。对肝段下腔静脉隔膜样阻塞（MOVC）尚需采取经右心房和经股静脉的下腔静脉造影，两方向造影方可判定梗阻部位的厚度、长度，选择治疗方法。

陈希陶等报告MOVC 16例，全部病例做过经股静脉下腔静脉造影，7例做了经右心房至梗阻部位以上的造影。梗阻部位均位于胸8至胸10脊椎平面，距心房约2.5cm，完全梗阻10例，不完全梗阻4例。真正呈隔膜样的仅3例，其余的呈圆锥状、弹头状或鸟嘴状，8例测定下腔静脉压最高为380mmH$_2$O（3.7kPa）。

（朱雅琪　张彬彬　任　旭）

402. Budd-Chiari综合征临床表现、临床分型有何特点？如何非手术治疗？

（1）主要临床表现：①腹水（70.1%）；②下肢水肿（67.3%）、下肢静脉曲张（41.4%）；③胸腹壁上行性静脉曲张（41.4%）；④有食管静脉曲张（出血占18.3%）、肝大（97.2%）、脾大（25.9%）、贫血。另外，有腹胀、恶心和呕吐症状（81%～85%）。实验室检查：血常规多属正常，白蛋白正常，球蛋白增加占42.8%。

（2）阻塞类型与临床症状之关系：病变类型与临床表现、侧支循环以及病程密切相关。下腔静脉（IVC）狭窄闭塞程度重、病程短者临床表现愈重，腹水量多，随着病程的延长，侧支循环分流的增加，则腹水随之减少；而上消化道出血、脾大、EV发生率则增多。IVC阻塞下肢色素沉着，特别指出凡有下肢静脉曲张发生溃疡久治不愈者要想到BCS之可能性，病变波及肾静脉者可出现蛋白尿，甚至表现为肾病综合征。亚洲国家常见下腔静脉阻塞，西方国家常见肝静脉阻塞。

（3）BCS临床分型：按病程可分为3型。

1）急性型（1个月以内）：少见，常见于西方国家人群。表现为突然右上腹痛，伴发热、腹胀、恶心、呕吐等症状，迅速出现腹水和进行性肝大，重者出现黄疸、肝昏迷、上消化道大出血、肝肾综合征等，临床表现类似急性重型肝炎（急性肝衰竭），来不及明确诊断就已死亡，尸检得到证实。急性期过后，经数周至数月腹痛逐渐减轻。

2）亚急性型，病程在1年内。表现为肝静脉和下腔静脉回流障碍的症状，临床表现最为典型，腹水是其基本特征，见于90%以上，腹水增长迅速，多呈顽固性。下肢水肿往往与腹部、下胸部及背部浅表静脉曲张同时存在，为诊断本病的重要特征。另外，肝脾大、脾功能亢进、门-体侧支循环形成也为其特征。肝性脑病、EVB少见。

3）慢性型：病程在1年以上。慢性型主要见于肝段下腔静脉膜样阻塞（MOVC），下肢水肿重，且发生于腹水之前。据江正辉报告之BCS下肢水肿重于腹水，又先于腹水者，由于侧支循环的建立，也有无腹水者，但多有EV。据日本全国统计（1991）BCS有157例，其中有EV的占60%，Simon报告101例有EV的占71.4%。

（4）非手术治疗：①对症支持治疗。②抗凝和溶栓治疗：应尽早实施。血栓形成者及时局部或全身给药。③介入治疗：为BCS首选方法，治疗方式取决于其分型。包括经颈静脉肝内门体分流术（TIPS）、单纯肝静脉或下腔静脉血管成形术和血管成形术联合支架植入术。肝静脉阻塞型：膜性或节段性阻塞球囊扩张和/或置入血管支架；肝静脉广泛性阻塞适合TIPS。下腔静脉阻塞型：膜性阻塞破膜穿刺成功后给以球囊扩张。下腔静脉节段性阻塞通常在球囊扩张后植入血管支架。下腔静脉节段性阻塞涉及肝左、中、右静脉闭塞时多有粗大的副肝静脉代偿，介入治疗时仅处理闭塞的下腔静脉即可。混合型：阻塞需要对阻塞的肝静脉和下腔静脉同时进行介入治疗。为防止急性动脉栓塞，对伴血栓形成者，要先处理血栓（包括溶栓），需明确病变远端无静脉血栓后，再行经股静脉血管支架术。

（ 朱雅琪 张彬彬 任 旭 ）

403. 华支睾吸虫病是如何感染的？

（1）华支睾吸虫病（Clonorchiasis）：是由华支睾吸虫（clonorchis sinensis，CS）又称肝吸虫（liver fluke），寄生于人体肝胆管而引起的疾病。多因人食用含囊蚴的生鱼而感染。本病主要分布在东亚和东南亚地区，在我国25个省、市、自治区以及香港特别行政区均有本病传播或流行，黑龙江省是高发区。报道人群感染率平均2.4%。临床医师对此病的诊断往往容易漏诊，就连疫区也有不少患者也被误诊为慢性肝炎，究其原因就是对本病认识不够，不注意询问病人吃鱼、虾之饮食习惯，因此提高本病的再认识实有必要。笔者以朱师晦、何昌绍、顾寄真3位作者的《肝胆疾病学》和《肝脏病学》资料为基础，结合笔者对牡丹江地区以及哈尔滨江北两地水稻田农民流行病学调查的资料加以介绍。

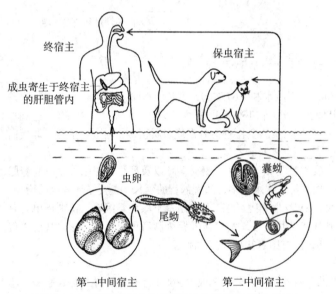

（2）人感染CS的传播途径和方式（图4-33）：CS在淡水中第一中间宿主是淡水螺，没有螺的地区CS就不能滋生蔓延，欧美各地区就是如此。第二中间宿主主要是淡水鱼，淡水虾也可以成为第二中间宿主。国内已证实能作为寄生的鱼类有60多种，以鲤鱼科占绝大多数。当人生食或食用未煮熟含有囊蚴的鱼、虾后，此囊蚴在十二指肠内脱囊，幼虫进入胆总管，沿胆汁逆流进入肝内二级胆管发育为成虫，可从数条至上万条，成虫寿命10～30年。通常囊蚴在1mm厚的鱼片中，在食醋中可存活2小时，在酱油中可存活5小时，在90℃和75℃热水中分别仅1秒和3秒即可死亡。然而也观察到在食醋内浸泡四日、饱和盐水内浸泡两日仍保持其传染性。感染CS的哺乳动物和人（终宿主）为传染源。

图4-33　CS生活史（人感染CS的传播途径及方式）

（3）CS感染引起的病理变化：CS使肝内小胆管机械性阻塞，并以胆管上皮细胞为食，导致胆管损害；CS的分泌物和代谢产物与CS本身刺激使胆管上皮增生、管腔狭窄导致上端胆管扩张，胆汁淤积，继发细菌感染。病变主要在肝内中、小胆管，认为以左叶肝胆管受累多，但笔者诊断的病例左右叶肝胆管均受累。早期无明显病理变化，长期、反复感染胆管可发生囊状或圆柱状扩张，管壁增厚，可发展为肝纤维化或肝硬化。尚可诱发肝癌、胆管癌、十二指肠乳头癌，或与之并发。候宝璋报道香港200例肝癌尸检，发现46例（23%）有本病合并，并确定其中30例是由CS所引起肝癌。

（ 朱雅琪 孙秀芝 张彬彬 任 旭 ）

404. 华支睾吸虫病临床分型、诊断和治疗如何？

（1）临床分型：潜伏期一般为1～2个月，之后粪便即可检出华支睾吸虫（CS）卵。本病分型并不统一，有根据临床症状、体征分型，分6型（于建武等，2008）：肝大肝炎型；无症状型；消化不良型；胆囊胆管炎型；类神经衰弱型；肝硬化型。因本病从无症状到突发寒战、高热，肝大，或甚至慢性化发展为肝硬化，所以又有根据疾病严重程度，或发病缓急分为急、慢性或慢性重复感染等类型。

　　根据CS感染程度本病临床上分轻、中、重3型。①轻度：无症状，仅在粪便中检出虫卵。②中度：主要有较明显胃肠道症状，如食欲减退、消化不良、肝区隐痛、肝大，易误诊为肝炎；如并发细菌感染，可继发胆管炎（约占55%）。常有头晕、失眠、心悸、记忆力减退等神经衰弱症状。③重度：多因反复感染引起，胃肠道症状多见，尤以腹胀、腹泻为重，尚有以门脉高压症状出现者，肝脾肿大、质地硬、腹水、贫血，易误诊为肝炎后或酒精性肝硬化。临床上常见中度，重度少见。

　　（2）诊断：凡对有生食鱼或虾史，有发热、肝区不适、肝大、血嗜酸粒细胞计数升高，胆汁淤积生化改变（ALP超过正常上限值1.5倍，GGT超过正常上限值3倍）及肝内胆管轻度扩张者要高度怀疑本病。确诊有赖于粪便中或十二指肠液或胆汁中检出虫卵。虫卵大小29μm×17μm，黄褐色，形似灯泡，有卵盖，内含毛蚴（图4-34）。检出成虫同样可确诊，如鼻胆引流管见虫体流出。成虫雌雄同体，形似葵花籽仁，半透明，大小（10～25）mm×（3～5）mm（图4-35）。笔者体会肝吸虫病患者主要以胆管炎或胆汁淤积、肝内胆管扩张为主要表现，绝大多数是经过鼻胆引流术（ENBD）引流发现胆汁内肝吸虫虫体而确定诊断。免疫学方法如间接细胞凝集试验（IHA）、酶联免疫吸附试验（ELISA）、间接荧光抗体试验作为辅助诊断，主要用于疫区流行病学调查。

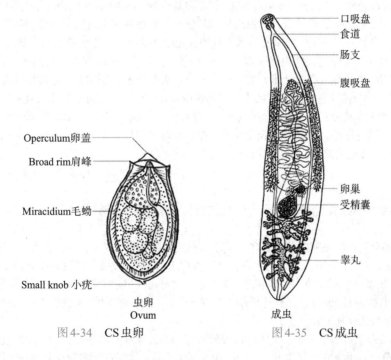

图4-34　CS虫卵　　　　　　图4-35　CS成虫

　　（3）治疗：目前为止，临床治疗CS的药物主要是吡喹酮（praziquantel）和阿苯达唑（albendazole），又称为丙硫咪唑、肠虫清。①吡喹酮治疗方案WHO推荐剂量为每次25mg/kg，分3次口服，疗程3日，我国利用吡喹酮治疗时各地治疗方案不同，治疗的单次剂量和疗程不同。每次20mg/kg，每天3次口服，疗程2～3日。虫卵阴转率100%。吡喹酮不足点为副作用问题，不良反应随着剂量增加而加大，用药时需要住院治疗观察，而阿苯达唑可以离院口服治疗。②阿苯达唑（albendazole）：一种广谱抗寄生虫药物。每次10～20mg/kg，每日2次，7天一疗程。虫卵阴转率95%。

（朱雅琪　孙秀芝　张彬彬　任　旭）

405. 细菌性肝脓肿与感染途径有何关系？

细菌性肝脓肿（bacterial liver abscess，BLA）是一种由细菌经过不同途径进入肝内所导致的肝实质局限性、包裹坏死性感染性疾病。胆系疾病和糖尿病是两个主要易患因素。依脓肿数目上可分孤立性（分单房性或多房性）和多发性两种；按感染途径分经胆道性、经门静脉性（包括经肝动脉性）、邻近脏器感染直接波及、继发于肝外伤或肿瘤，尚有查不到感染途径的隐源性肝脓肿（cryptogenic liver abscess）。

（1）孤立性肝脓肿（solitary liver abscess）：以金黄色葡萄球菌和克雷伯杆菌为多，显示感染病原微生物的种类比多发性肝脓肿多两倍。从病因论上是来自门静脉系统有关的腹腔脏器的感染，以前以化脓性阑尾炎为最常见，现在已大大减少。其他如肠道感染、胆囊炎症、胰腺炎症、炎症性肠病、肝动脉栓塞术（TAE）后、不规则肝切除后、胃大部切除和结肠切除术后。经动脉如疖痈、败血症。也有不少为隐源性，其中有厌氧菌（微需氧链球菌、脆弱杆菌）引起的。孤立性肝脓肿是由于炎症波及肝外门静脉支，使血管周围充血、水肿和中性粒细胞浸润引起血管内膜损伤，形成血栓。以感染性门脉血栓为起源流入肝内，依血栓的大小和多少以及定着的不同位置有不同表现。开始为多发性的小脓灶，进行性化脓性溶解破坏形成一个孤立性单腔大脓肿，多为单房，有的为多房，其间隔为肝组织。孤立性肝脓肿好发于肝右叶后上段（S7），可能与此段口径大、血流量多有关。

（2）多发性肝脓肿（multiple liver abscess）：以大肠杆菌、副大肠杆菌为多，由胆道系统感染引起，作为其基础疾病是肝内外胆管结石，胆道术后胆管狭窄、恶性肿瘤引起的化脓性胆管炎。恶性胆管狭窄胆管支架术，尤其肝门部胆管狭窄支架术合并胆管化脓性炎症。胆管感染引起胆管上皮变性、坏死，胆管腔内充满脓汁，这种化脓性胆管炎破坏了胆管壁，累及了Glisson鞘，引起周围组织化脓性融解，出现境界不鲜明的小脓肿，沿胆管呈"梅花样"所见，为胆管炎性肝脓肿。急性胆管炎胆管压力上升（＞25mmH$_2$O），大量脓汁进入门静脉系统，引起败血症和内毒素血症可导致多发性肝脓肿。另外，多发性BLA也可为全身败血症的一部分。糖尿病、获得性免疫缺陷综合征（AIDS）和慢性肉芽病均易患多发性BLA，这可能是经肝动脉途径发生的。多发性肝脓肿好发于两叶，而被膜下脓肿尤多，可发生膈下脓肿或发生腹腔内破裂，引起腹膜炎。

（朱雅琪 孙秀芝 徐洪雨 任 旭）

406. 肝囊肿临床特点是什么？治疗孤立性肝囊肿有何方法？

（1）肝囊肿分类：肝囊肿发生率为1%～2%。单发性肝囊肿较少见，尸检检出率0.16%～0.19%。

1）Henson（1957）分类：现在仍实用，其分类如下：①先天性肝囊肿：a.孤立性单腔肝囊肿（单发性肝囊肿）；b.多发性肝囊肿，即多囊肝（多个融合囊肿）。②创伤性肝囊肿（假性囊肿）。③炎症性肝囊肿亦称胆汁潴留性肝囊肿，又分特异性和非特异性。④肿瘤性囊肿：a.囊腺瘤；b.皮样囊肿；c.囊性畸胎瘤。⑤寄生虫性囊肿（肝包虫）。

2）按Debakey的病因学分类：先天性肝囊肿可分为原发性肝实质性肝囊肿和原发性胆管性肝囊肿两大类，前者分为：①孤立性肝囊肿（可分为单个或多个肝囊肿）；②多发性肝囊肿（即多囊肝）。后者分为：①局限性肝内主要胆管扩张；②肝内胆管多发性囊状扩张（即Calori病）。先天性肝实质性囊肿属于真性囊肿。

（2）先天性肝囊肿发生机制：肝囊肿以先天性肝囊肿为最多见，系肝内小胆管发育障碍所致，多余的胆管自行退化而不与远端相连接而形成孤立性囊肿；若肝内多余的胆管未发生退化和吸收并逐渐呈分节状和囊状扩张则可形成多囊肝。

（3）临床特点：肝囊肿占肝病之1%左右，综合国内外资料肝囊肿以多囊肝为多见，占44%～60%，而且多因肾囊肿感染，肾衰竭而死亡。先天性肝囊肿虽为先天性疾病，但生长较慢且可长期无症状。小肝囊肿多数是在超声体检中被发现的。肝囊肿发病年龄在40～60岁者占70%，大冈等（1989）报告40～50岁占46%。肝囊肿多发于女性，男女比为1∶（2.6～5）。

（4）孤立性单腔肝囊肿（SUC）临床表现：USC合并肾囊肿甚少。女性多见，右叶居多，常常无症状，而在手术、尸检或超声检查时偶然发现。大的囊肿可压迫肝脏和邻近器官，出现腹胀、腹痛或扪及肿块，偶尔压迫胆管引起黄疸（<5%）。少数大囊肿可出血或破裂，可出现剧烈腹痛及腹膜炎症状和体征。Morgenstern等报道250例SUC，其中10～30cm大囊肿有4例自然破裂，其穿孔径0.3～1.2cm，行囊肿切除或肝叶切除。超声诊断USC正确率几乎是100%，其特征为圆形或椭圆形液性暗区，囊壁薄、边缘光滑整齐，与周围组织分界清晰，可见囊肿后壁回声增强效应。注意巨大肝囊肿需要与先天性肾积水、肾上腺囊性肿瘤或肠系膜囊肿等囊性病变鉴别。

（5）SUC的治疗

1）外科手术：对于孤立性肝囊肿发生囊肿破裂、囊蒂扭转或囊内出血等并发症，进行紧急手术治疗。对于单纯性肝囊肿，体积巨大伴明显压迫症状者，首选腹腔镜下囊壁部分切除引流术。体检中偶尔发现的无症状的孤立性肝囊肿可以暂时随访观察。

2）超声引导下SUC内置管法硬化疗法：1985年由Bean和Rodant首次报道经皮穿刺囊液抽吸后囊腔内注入无水乙醇治疗单纯性肝囊肿以来，以无水乙醇为代表、包括聚桂醇等硬化剂较广泛应用于肝囊肿的治疗。硬化剂能使囊壁上皮细胞脱水、蛋白质沉淀，从而使其生物学活性消失，失去分泌功能，促进囊壁粘连、囊腔封闭。

3）然而，近年来认为对于症状明显且无法耐受手术的SUC患者慎重选择超声引导下肝囊肿穿刺抽液联合无水乙醇注射术（肝脏良性占位性病变的诊断与治疗专家共识，2016）。不积极推荐硬化剂注射治疗USC是基于超声引导下方法为抽尽囊液，注射血管硬化剂后，破坏囊腔上皮，经一到数次抽囊液和注药，囊腔缩小，达到近期效果。应防止无水乙醇向腹腔渗漏引起肠管侵蚀等并发症。认为不足点尚有囊肿容易复发或并发感染。

4）置管法硬化疗法：不必担心乙醇渗漏，且囊液排出彻底，硬化剂破坏囊腔上皮效果好，复发率低，但尚缺乏随机对照研究。笔者对20例孤立性肝囊肿（大小8～30cm）采取超声引导下在X线下用21G带鞘的穿刺针经皮经肝穿刺囊肿，造影观察囊肿之全貌，继之插入导丝，再沿导丝插入7F前端有侧孔之C型导管进入囊肿内留置。抽囊液及充分引流24h后（大囊肿无法一次抽净，需要结合置管引流，并且超声复核是否囊液完全排出），注入无水乙醇。注射量视以抽出液量之1/4～1/3为注射总量计算：若乙醇量超过200ml应酌减或分次注入。笔者首次用量为40～50ml，然后将导管闭塞，令其平卧改为俯卧30分钟，1小时后放开导管令其自然流出于瓶内，隔日推注40～60ml无水乙醇，推注后处理同上。置管期间要根据囊腔回缩情况调整导管位置。20例如此治疗两周后拔出导管，一个月后随访全部囊肿消失。推注无水乙醇后醉酒感4例，尚无其他合并症，1年后有3例复发。

（朱雅琪　孙秀芝　朱春兰　任　旭）

407. 肝血管瘤影像学有何特征？

（1）肝血管瘤（liver hemangioma）：指肝内血管内皮细胞异常增生形成的良性血管肿瘤。是肝脏最常见的良性实体肿瘤。尸检发现率为0.4%～7.4%，发病率为1%～7%，约占肝良性肿瘤的74%。可发生于任何年龄，以30～60岁居多，女性多见。

（2）病因与分型：确切病因不清，多数认为是一种先天性发育异常，可能与血管发育迷路和血管内皮生长因子基因表达异常有关。肝血管瘤病理上分海绵状血管瘤（cavernous hemangioma，CH）、肝血管内皮细胞瘤（易恶变肉瘤）、硬化性血管瘤、毛细血管瘤4型。以CH为最常见，通常所谓肝血管瘤即指CH。肝血管瘤由蜂窝状薄壁血管腔构成，呈膨胀性生长。

（3）肝血管瘤特征：肝血管瘤可小至1.0cm以下，大者（胡宏楷）曾报告过1例重量达18kg者。

肝血管瘤直径≤5cm为小血管瘤，直径5～9cm为肝血管瘤，直径10～15cm为巨大血管瘤，直径为≥15cm为肝特大血管瘤。属良性肿瘤，发病缓慢，病程长，初起无症状，往往是体检时为B超所发现。当肿瘤增大压迫周围脏器可出现症状，有上腹胀满，可触及肿块，质地光滑，有囊性感，肝区钝痛。血管瘤的诊断主要依据影像学检查，但小的血管瘤类似小肝癌有做肝活检之必要，国外已有报道。

（4）肝血管瘤的影像学特征

1）彩色多普勒超声：诊断符合率95%以上。血管瘤<3.0cm，超过70%表现为相对高回声结节；边界清楚，内有间隔，或表现为内部相对等回声或低回声，周边高回声，呈花环征；中等大小者（3～6cm）表现为相对增强回声，边界清楚，内呈条索或网状低回声结构；巨大血管瘤常伴实质不均质高回声光团，边界清楚。病灶中散在斑点状彩色血流，阻力指数<0.5。血管瘤高回声之边缘无低回声带亦无晕征可与肝癌或转移癌相鉴别。

2）CT：平扫时可见密度均匀一致的低密度肿块，增强扫描显示造影剂由肿瘤边缘部血窦开始密度增高，数分钟后肿瘤密度增高区逐渐扩大，常融合，由边缘向中央延伸（逐渐填充并滞留），延迟扫描显示肿瘤呈等密度或高密度增强。这种一系列连续性变化是血管瘤特征性改变，对诊断血管瘤是十分有价值的。巨大血管瘤平扫时有的可见其边缘没有固定形态的钙化像，特别见于硬化性血管瘤（原武扰，1996）。

3）MRI：被认为是血管瘤最有价值的影像学诊断方法，诊断准确率高，特异性强，有学者研究统计，MRI诊断肝血管瘤敏感性为95%，特异性为100%。在SE序列T1加权像上，瘤灶多为边界清晰之类圆形低信号区，T2加权像上瘤灶信号强度显著且均匀性升高（即所谓灯泡征），长回波T2加权像上表现最具有特征。此时瘤灶内仍保持较高且均匀的信号强度，而正常肝组织实质信号强度明显衰减，导致肿瘤与肝组织信号强度比明显增加，这种一低一高，表现为明显的一弱一强是肝血管瘤和其他肝恶性肿瘤的鉴别指征，肝癌与转移癌均无此特征。

4）肝动脉造影：为创伤性检查，一般不作为常规检查项目，诊断不明确或需要行肝动脉介入治疗者可选择。CH在腹部平片上有的可见不整形的钙化灶，动脉期表现为"雪树状"，实质期呈"雪片状"或"棉花状"，多发散在性结节是血管瘤特点，这是由于血管瘤有多数血管隙充盈了造影剂较长时间滞留，直至静脉期。肝动脉主支甚少扩张，但从动脉期至静脉期造影剂均显示延迟排出，提示血流速度慢，呈现"早出晚归"血管像。这与肝癌不同，供应肝癌的肝动脉主支扩张，又肝癌均可见新生血管像和浓染像，有时尚可见引流静脉。肝癌造影剂10秒影像已全部消失即"早出早归"与血管瘤"早出晚归"不同。

5）单光子发射计算机断层成像（SPECT/CT）：是一种放射性同位素CT扫描，属核医学范畴。SPECT/CT已逐渐替代SPECT成为核医学单光子显像的主流设备。目前公认肝血池显像是肝脏海绵状血管瘤最佳诊断方法，静脉注射^{99m}Tc-RBC和肝血管瘤瘤体内血液均匀混合后，肝血管瘤瘤体的放射性显著高于其他肝组织，其影像学特点是肝血管瘤独有的特殊征象、高度的特异性、高度的敏感性，具有诊断意义。

（朱雅琪　孙秀芝　张彬彬　任　旭）

 408. 常见肝占位性病变CT检查有何特征？

对诊断肝脏占位性病变的影像学检查包括超声、CT、磁共振（MRI）、核素及血管造影等。而对肝的病变来说，其中CT有着其独特的地位，现就几种常见的肝占位性病变CT表现扼要介绍如下：

（1）肝海绵状血管瘤：CT扫描90%以上可以确诊。平扫表现为圆形或类圆形低密度灶，边缘清楚，形状可不规则，密度比较均匀，通常4cm以上时中央可见更低密度区。增强扫描见：①早期病灶边缘呈高密度强化。②增强区域进行性向病灶中央扩散；③延迟扫描病灶呈等密度充填；④增强病灶的密度逐渐减退；⑤等密度充填的时间>3分钟。如符合其中3条可考虑血管瘤。另外，缺血中心常不强化，始终低密度。

（2）原发性肝癌：大体分型可分为结节型、巨块型和弥漫型。对单个肿瘤直径≤1cm为微小癌，1～3cm为小肝癌，3～5cm为中肝癌，5～10cm为大肝癌，>10cm称为巨块型肝癌。<3cm的小肝

癌多表现出分化好、膨胀性生长，与周围组织的分界清楚或有包膜形成，微血管侵犯少，卫星结节发生率低等相对温和的生物学行为，具有根治性治疗的病理学基础。

CT平扫肝细胞癌的典型表现为低密度肿块影，低于周围肝组织密度，部分病灶周围可有假包膜，表现为一层低密度环影（晕圈征），稍低密度环还可以通过调低窗宽来仔细观察识别病灶。病灶可呈等密度、高密度和低密度。约12%出现等密度灶，此时要靠肝外形的改变来观察。2%的肝细胞癌出现钙化。如果癌内发生出血，则呈高密度影，偶尔肝细胞癌出现脂肪变，平扫时为低密度区，CT值0～10Hu。当肿瘤发生坏死比较明显时，表现为低密度影，增强扫描采取团注法动态扫描。肝癌CT表现主要取决于肿瘤内的血管情况和动态扫描时间，大多数肿瘤为多血管性。在动态扫描的动脉期多呈明显的弥漫性增强，持续时间10～30秒，很快变成等密度、低密度，曲线为速升速降型，这是肝癌的特征性表现。

对于肝内结节直径＞2cm，动态增强CT动脉期病灶明显强化、门静脉期和/或平衡期肝内病灶强化低于肝实质，即"快进快出"的肝癌典型特征，即可临床诊断为肝癌。动静脉短路是肝癌较特征性表现，动脉期门静脉强化程度与主动脉一致。有些乏血管性肿瘤在动脉期增强不明显，但在门静脉期或平衡期可见低密度区与正常肝组织分界明显，如动脉性门静脉造影CT（CTAP），观察其门脉相期是目前检出小肝癌最高的方法，检出≤1.0cm小肝癌敏感性可达85%～90%，虽缺乏特异性，但其诊断价值已高出CTA。

（3）肝转移癌：常见多发，平扫呈圆形、椭圆形低密度或高密度影，增强扫描可见病灶边缘强化。"牛眼征"和环形强化为消化道癌肝转移较特征性表现。门静脉期增强扫描显示病灶最清晰。肾癌的肝转移癌在肝动脉和门静脉期均表现为不规则增强呈混杂密度的病灶。这提示我们肝转移瘤的多期扫描表现与原发肿瘤性质有关。

（4）肝囊肿：肝囊肿的大小变化很大，小者仅几毫米，大者10余厘米。CT上表现为边界清楚的圆形或类圆形的低密度影，一般其密度均匀，液体样密度CT值0～20Hu；如内感染，出血密度可以增高。囊壁极薄而难以看到，其内无结构，边缘锐利清晰，周围肝无变化。增强后囊肿不增强，根据这些特征，诊断肝囊肿不困难。

（朱雅琪　朱春兰　任　旭）

肝细胞癌的自然经过如何?

肝细胞癌（HCC）几乎均发生于慢性肝病，特别是发生于肝硬化者尤多，现在影像学已能检出6mm之小HCC，早期诊断和早期治疗，据汤钊猷报告可使HCC五年存活率达53%，存活10年以上者可达20.4%，故HCC已从不治成为部分可治愈的疾病。日本肝癌研究组小肝癌的定义是小于2cm，我国现行小肝癌标准是：单个癌结节最大直径≤3cm，多个癌结节数目不超过2个，最大直径总和≤3cm。小肝癌观察其自然经过，即发展速度，日本学者在这方面报道较多。谷川等对79例肝硬化随诊5年发现小肝癌33例（41.8%），年发现率为8%，指出小肝癌越小，越以高分化型为多。

（1）小肝癌的自然经过：是依肿瘤倍增时间（doubling time，DT）计算的。DT是以超声测肿瘤的半径（长径×短径÷4）1/2×3，所测时点见其增加至2倍为止所需要的时间。如此推算癌径2.0cm的小肝癌速增型最起码是3.2年前在肝内就已有癌细胞的生长；而中间增长型和慢增型则分别推算需6.3年和13.3年。谷川等提DT＜60d为速增型；＞120d为慢增型；在两型之间的时期为中间增长型。关于此DT与分型的时间，日本学者的报告差异也颇大，杉浦等观察30例＜3.0cm肝细胞癌的DT最短1个月，最长35.7个月，一般（7.9±7.3）个月，其中以慢增长型为多；他观察速增型＜3个月，中间增长型3～6个月，慢增型＞6个月。其他的报告为平均93d、102d、113d，最短14～74d；最长230～923d。这种差异可能是由于采取的计算方法和观察小肝癌径大小不同、测算的结果也不一致有关；①小肝癌时肿瘤径与DT间之关系：据杉浦等与谷川等均指出＜2.0cm以慢增型为多；2～3cm则以速增型为多；②肿瘤超声像与DT间之关系：肿瘤径2～3cm呈低回声较多，而边缘低回声即有"晕征"者，多数为中间增生型或快增型；③AFP值与DT间之关系：据杉浦观察30例小肝癌≤2.0cm，AFP＜20ng/ml有10例；轻度升高20～200ng/ml 17例；＞200ng/ml仅有3例；当肿瘤径＞3.0cm几乎AFP均有不同程度升高，经过观察中测明确上升之10例中6例为中间增长型，4例为速增型；而20例慢增型无1例AFP增高。据广周等研究小肝癌的组织学，指出小HCC内有高、中、低分化多型性之存在，如高分化型占优势其肿瘤增殖能力低，即DT属慢增型；反之以低分化型为主则DT呈快增型。Edmondson Ⅰ级多属慢增型其组织象正常梁索型（normotrabecular type），中间增生型和速增型均属Ⅱ级以上，而速增型组织学多属粗梁索型（macrotrabecular）。

（2）小肝癌多中心性：中岛等指出小肝癌中那些紧密在一起的多发病灶，可能是早期肝内转移的子癌；然而相距甚远的多为多中心性癌。津田等研究如小肝癌为多发性者或小肝癌与进展期肝癌同时存在时，要考虑多中心性癌，依活检组织学所见不同即可确定。

（3）门静脉癌栓：广同等研究＜3.0cm HCC切除肝标本有75%血管可见到癌浸润，又有人报告在27例＜5cm HCC手术中仅肉眼就可见门静脉癌栓3例。杉浦等观察未治疗的＜3.0cm HCC最短1个月，最长5个月就可见从门脉分支（3级至1级）的癌栓形成。

（4）HCC自然萎缩：HCC＜5cm有自然萎缩变小者，自从1982年Lam等报告后相继日本已有多篇个案报道，但均发生于上消化道大出血后，HCC癌灶发生凝固坏死，推测与大出血后血供减少有关。

（5）小肝癌预后：对未接受治疗的＜2.0cm的小肝癌其自然生存率据杉浦等报道1年、2年和3年分别为92.6%、63.5%和12.9%。死于癌进展引起肝衰竭、腹腔内出血共占56%，死于肝硬化占36%。

（朱雅琪 张沛怡 任 旭）

410. 肝细胞癌的病理大体分型及组织学分级如何？

对肝细胞癌（HCC）大体分型（Eggel，1901）：分3型，包括巨块型、结节型和弥漫型，这种分类简明，是现在分类的基础。

（1）我国肝癌分型：我国肝癌协作组于1979年制定HCC大体分型，将HCC分为4型，对其中2个型又分成3个亚型，将小肝癌单列为一型：①弥漫型：分布于整个肝脏，与肝硬化并存多。②块状型：肿瘤径＞5cm，对＞10cm以上的巨块型又分为单块状型和融合块状型。③多块状型：即两个以上之肿块或融合块。④结节型：包括单个结节不超过5cm，常有包膜，有时在结节旁可见小癌结节；融合结节型：数个大小不等之结节融合在一起，最大直径不超过5cm；多结节型：两个以上单个结节或融合结节。

目前我国仍有指南沿用HCC分结节型、巨块型和弥漫型3型的大体分型。单个瘤体直径＜1cm称为微小肝癌，1～3cm称为小肝癌，3～5cm为中肝癌，5～10cm为大肝癌，＞10cm称为巨块型肝癌，全肝散在分布小癌灶（类似肝硬化结节）称为弥漫型肝癌。

目前，我国小肝癌标准是：单个癌结节最大直径≤3cm，多个癌结节数目不超过2个，最大直径总和≤3cm。

（2）Nakashima分型（1987）：是以Okuda（1984）提出的HCC发展的生物学特征将HCC分成两个基本型即膨胀型（expanding type）和浸润型或播散型（spreading type）为基础。

1）浸润型：无论伴或不伴肝硬化，癌肿边缘不清，常侵犯门脉，主要通过门脉癌栓扩散至整个肝脏。此型占Nakashima分类的33%。

2）膨胀型：肿瘤呈膨胀性生长，肿瘤结节与周边分界清楚，伴肝硬化者多具有纤维组织包膜。一般早期无包膜外浸润和门脉癌栓，早期手术切除率高。又分：①单结节型，伴肝硬化者有明显的纤维包膜，杉原等研究伴肝硬化者包膜厚，内部可形成分隔，故可称包膜型HCC，主癌旁多有"卫星"结节（占10%）；②多结节型：膨胀型结节两个以上，病灶大小均匀，直径在2.0cm以上，可伴有或不伴有肝硬化，据杉原等报告占8.8%。

3）混合型：此型的特点是在原发膨胀型结节包膜外，伴浸润性癌灶，后者是肝内转移和/或是通过癌栓扩散的癌灶，此型占33%。

4）弥漫型：本型为弥漫性多结节，癌径为0.5～1.0cm，分散于全肝，不融合，常伴有肝硬化，又与肝硬化之假小叶难于鉴别。占5.3%。

5）特殊类型：①微小肝癌；②带蒂HCC或外生性HCC。

（3）肝细胞癌分级（2019消化系统肿瘤WHO分类标准）

1）分化程度：①高分化：肿瘤细胞轻度异型，类似成熟肝细胞；需鉴别肝腺瘤或高度异型增生结节；②中分化：HE染色可以明确诊断为恶性肿瘤，而且形态学强烈提示肝细胞分化；③低分化：HE染色可以明确诊断为恶性肿瘤，形态学多样，类似低分化癌。

2）肝细胞癌Edmondson-Steiner分级：①Ⅰ级，分化良好，核/质比接近正常，瘤细胞体积小，排列成细梁状；②Ⅱ级，细胞体积和核/质比较Ⅰ级增大，核染色加深，有异型性改变，胞质呈嗜酸性颗粒状，可有假腺样结构；③Ⅲ级，分化较差，细胞体积和核/质比较Ⅱ级增大，细胞异型性明显，核染色深，核分裂多见；④Ⅳ级，分化最差，胞质少，核深染，细胞形状极不规则，黏附性差，排列松散，无梁状结构。

（朱雅琪　张佩怡　任　旭）

411. 肝细胞癌TNM分期如何？

（1）日本肝癌研究会（1989）对肝癌进展度分期与国际抗癌联盟（UICC，1987）的四个分期基本相同，TNM分期如下（表4-26）：①T因素：是指肿瘤大小、个数、血管浸润等。T1：单发癌灶直径＜2cm，无血管浸润并且没有发生血液、淋巴转移；T_2：单发直径≤2cm，有血管浸润；或者有两个直径小于2cm的癌块，但没有血管侵犯；多发的只限于一叶，最大的肿瘤直径＜2cm；单发的肿瘤其直径＞2cm，但不伴有血管浸润；T3：单发的肿瘤直径＞2cm，伴有血管浸润；多发肿瘤其直径＞2cm，只限于一叶；T4：多发肿瘤占据一叶以上，伴有门脉或肝静脉的一级分支血管侵袭；②N因子：N1：第一组无淋巴结转移；N2：至少第一组已有淋巴结转移；③M因子：M：无远隔转移；M1：见远隔部位转移。

表4-26　肝癌大体分期

因素 分期	T	N	M
Ⅰ	T_1	N_0	M_0
Ⅱ	T_2	N_0	M_0
Ⅲ	T_3	N_0	M_0
	T_{1-3}	N_1	M_0
ⅥA	T_4	N_{0-1}	M_0
ⅥB	T_{1-4}	N_{0-1}	M_1

（2）原发性肝癌TNM分期（美国癌症联合委员会，2010）：

Ⅰ期：$T_1N_0M_0$；Ⅱ期：$T_2N_0M_0$；ⅢA期：$T_{3a}N_0M_0$，ⅢB期：$T_{3b}N_0M_0$　ⅢC期：$T_4N_0M_0$；ⅣA期：任何T，N_1M_0；ⅣB期：任何T，任何N，M_1。注：T_1：孤立肿瘤没有血管受侵；T_2：孤立肿瘤，有血管受侵或多发肿瘤直径≤5cm；T_{3a}：多发肿瘤直径＞5cm，T_{3b}：孤立肿瘤或多发肿瘤侵及门静脉或肝静脉主要分支；T_4：肿瘤直接侵及周围组织，或致胆囊或脏器穿孔。N_0：无淋巴结转移；N_1：区域淋巴结转移。M：远处转移。Mx：远处转移不能测定。M_0：无远处转移；M_1：有远处转移。

（3）现行中国肝癌的临床分期方案（CNLC）：①Ⅰa期：体力活动状态（PS）评分0～2分，肝功能Child-Push A/B级，单个肿瘤、最大径≤5cm，无血管侵犯和肝外转移；②Ⅰb期：PS 0～2分，肝功能A/B级，单个肿瘤、直径>5cm，或2～3个肿瘤、最大径≤3cm，无血管侵犯和肝外转移；③Ⅱa期：PS 0～2分，肝功能A/B级，2～3个肿瘤、最大径>3cm，无血管侵犯和肝外转移；④Ⅱb期：PS 0～2分，肝功能A/B级，肿瘤数目≥4个、肿瘤直径不论，无血管侵犯和肝外转移；⑤Ⅲa期：PS0～2分，肝功能A/B级，肿瘤情况不论，有血管侵犯而无肝外转移；⑥Ⅲb期：PS0～2分，肝功能A/B级，肿瘤情况不论，血管侵犯不论，有肝外转移；⑦Ⅳ期：PS3～4分，或肝功能C级，肿瘤情况不论，血管侵犯不论，肝外转移不论。中国肝癌临床分期及治疗方案见图4-36。

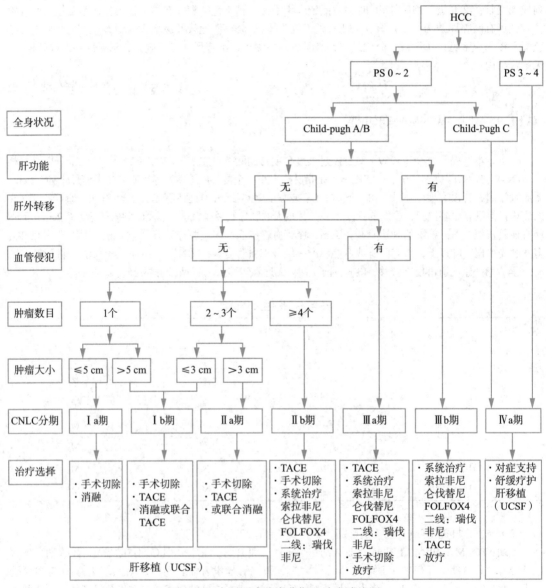

图4-36　中国肝癌临床分期及治疗路线图

（引自原发性肝癌诊疗规范，2019.）

注：TACE，肝动脉化疗栓塞术；FOLFOX4方案，治疗不适合手术或局部治疗的局部晚期和转移性肝癌。

我国肝癌的分期对于预后的评估、合理治疗方案的选择至关重要。影响肝癌病人预后的因素很多，包括肿瘤因素、病人一般情况及肝功能情况，据此国外有多种分期方案，如巴塞罗那（BCLC）分期、TNM 分期、日本肝病学会（Japanese society of hepatology，JSH）、亚太肝脏研究会（APASL）等分期。

（朱雅琪　朱春兰　任　旭）

412. 小肝癌病理组织学是如何分型的？其分化程度的临床意义如何？

（1）我国小肝癌（small hepatocellular carcinoma，SHCC）标准是：单个癌结节最大直径≤3cm，多个癌结节数目不超过2个，最大直径总和≤3cm。＜3cm的SHCC多表现出分化好，膨胀性生长，微血管侵犯少及卫星结节发生率低等相对温和的生物学行为，具有根治性治疗的病理学基础。

（2）肝癌组织学分型：常见有细梁型、粗梁型、假腺管型和团片型等。肝癌的特殊类型包括脂肪变型、透明细胞型、巨梁团块型、硬化型、嫌色细胞型、纤维板层型、富于中性粒细胞型、富于淋巴细胞型。

（3）SHCC病理组织学分型及分化程度：Edmondson根据癌细胞分化程度将肝癌分为4型：Ⅰ型（细梁型）：癌组织排列呈细梁状，分化程度高，自然倍增时间长；Ⅱ型（假腺管型）：癌细胞之胞核较大、浓染、胞质丰富、呈嗜酸性，常排列成腺状或腺泡状；Ⅲ型（团片型）：癌细胞核增大及浓染，较Ⅱ级为重，又多见瘤巨细胞，分化不良；Ⅳ型（粗梁型）：核强浓染，占据细胞大部，胞质常缺乏，其生长似髓样，少见梁状，此型分化程度最低。据真岛等分析SHCC大小与组织学分型之关系，它对96例103个结节（其中＞31mm的有20个结节）进行超声下肝活检，组织学证实癌径＜20mm分化好，Ⅰ、Ⅱ型占86.6%，而＞31mm者Ⅲ、Ⅳ型占70%。广同等对手术切除＜30mm之SHCC 16例进行病理组织学分析，有包膜的占14例（87.5%），包膜有癌浸润的89.7%，有血管浸润的75%；没有侵袭的均属高分化的小梁型。1978年WHO将肝癌分成四型：梁索型、假腺管型、实团型（基本上属粗梁型）和纤维硬化型，后者多见于放疗和化疗后或梗死后，日本通常采用Edmondson分型。从病理学角度很难将SHCC与晚期肝癌相区别。

（4）SHCC病理特点：通过肿瘤DNA定量细胞化学研究，瘤细胞大多为二倍体或近二倍体；而晚期肝癌则多为异倍体。提示肝癌由小到大的增殖过程中，经过持续克隆进化作用，使得分化更差。恶性程度更高的异倍体干系被选择了出来，成为癌直径＞3cm以上的肝癌主系成分；同时也提示肝癌在3cm大小时可能是生物学特性发挥转化的重要时期（丛文铭）。

（5）SHCC之血管化（vascularity）程度和其组织学之关系：据工藤等人研究用CO_2，动脉造影下证实44个小癌灶分析有35个结节为富血管性（80%），等血管性（isovascular）5个（11%），表现为肝动脉期病变与背景肝实质强化程度相似。点状乏血管性3个，乏血管性仅1个（2%），指出Edmondson Ⅰ型高分化型，其半数为乏血管性；Ⅱ、Ⅲ型必分化为富血管性。SHCC血供是由肝动脉分出的肿瘤动脉支供血，然而有包膜者其包膜由门静脉供血，因此肝动脉栓塞（TAE）是不能阻塞门静脉供血的。杉原等研究认为对SHCC在肝内增殖形式呈置换型，即癌细胞将非癌部的Disse腔内肝细胞置换；癌肿部分与非癌部之血窦连通，TAE不能发挥好效果，因为尚有门脉供血。

SHCC大多数为结节型呈膨胀性生长，且有包膜。据日本文献报告在膨胀型及混合型中有包膜的占50%多，没有肝硬化者包膜薄，有肝硬化者包膜厚，但并不能完全阻断癌细胞的浸润（如癌旁结节）和扩散至门脉形成癌栓。组织学证实门脉癌栓发生率据杉原统计有32%，较大肝癌（71.6%）低，但文献报告小至0.8cm SHCC就有发现门脉癌栓者。

（朱雅琪　张沛怡　任　旭）

413. 如何评价肝癌标志物的诊断价值？

（1）甲胎蛋白（AFP）：AFP是俄国学者Tatarinov 1964年发现的，使肝细胞癌（HCC）有了特异性血清标志物。木野等（1986）对肝癌细胞产生 AFP 之场所进行免疫组化（抗 AFP 抗体 IgG、Fab）电镜观察50例，证实 AFP 是由肝癌细胞内的粗面内质网产生的，分化不良的Ⅱ、Ⅲ型含量高。

血清 AFP 是当前诊断肝癌和疗效监测常用且重要的指标。血清 AFP ≥ 400μg/L，排除妊娠、慢性或活动性肝病、生殖腺胚胎源性肿瘤以及消化道肿瘤后，高度提示肝癌。如果 > 400μg/L 持续4周，或 AFP200 ~ 400μg/L 持续8周，结合影像定位检查，可诊断肝癌。血清 AFP 轻度升高者，应做动态观察，并与肝功能变化对比分析，有助于诊断。连续2个月检查 AFP 3次以上，其含量均在50 ~ 200μg/L 之间称 AFP 低浓度持续阳性，观察到1年内肝癌发生率为10.46%。血清甲胎蛋白异质体（AFP-L3）、异常凝血酶原（PIVKAⅡ或 DCP）和血浆游离微小核糖核酸（micro RNA）也可作为肝癌早期诊断标志物，特别是对血清 AFP 阴性人群。

1）利用 AFP 间接反向血凝法普查肝癌，据杨秉辉报道，我国1973年始于上海和江苏，曾普查300万余人，检出肝癌3 254例，其中能做手术的仅占5.3%。20世纪80年代后普查改在有慢性肝病史和肝硬化的高危人群中进行，并与 B 超相结合，使检出率大增（501/10万），较自然人群检出率增高34.5倍。美马等用2.5年时间，对30 ~ 60岁的采取 B 超与 AFP 普查高危人群2028人，检出肝癌21人（1.04%），其中19人是 B 超先做出诊断的，然后 AFP 方见升高。我国肝癌 AFP 阳性率较西方人低，AFP > 400ng/ml 者，阳性率最高的报告为60% ~ 70%，一般为30% ~ 40%，是肝癌而 AFP < 20ng/ml 占10%。反向血凝法测 AFP 敏感性低，不如放免法（RIA）高，但后者假阳性率增加。由于肝癌病人体内岩藻糖苷酶活性度高。

2）利用扁豆凝集素（LCA）与岩藻糖苷酶有较强的亲和力，测 AFP 的异质体。LCA 在肝癌结合型 > 25%，而肝炎和肝硬化非结合型 < 25%，如此肝癌阳性率可达98.1%，而良性肝病则仅为4%（藤泽等），小肝癌阳性率可高达70%。据屠振兴等采用 AFP 异质体加上超声使小肝癌诊断率提高到97.5%。认为 AFP 异质体 AFP-L3 在诊断小肝癌是很有价值的标志物，可鉴别 AFP 升高的 HCC 与慢性肝病，也是远处转移和预后的监测指标。Takeda 等两次来华演讲还指出对影像学未检出的小肝癌，AFP-L3 和 AFP-P$_4$ 是具有预测肝癌作用的标志物。

3）Shouval 等（1985）利用 AFP 分子上的主要抗原决定簇制成单克隆抗体（McAb），对肝癌诊断是特异性强、敏感度高的检测法；长海医院对低浓度的小肝癌测 AFP 阳性率，由33%提高到86.7%。

4）microRNA 的测定：为肝癌细胞血液转移的标志，同时是肝癌远处转移的预测指标之一。

（2）异常凝血酶原：又称脱 γ-羧基凝血酶原（DCP）、维生素 K 缺乏或拮抗剂诱导的蛋白质-Ⅱ（PIVKA-Ⅱ）：DCP 是肝脏合成的凝血酶原前体，未能转化为具有凝血酶原就被释放入血。在正常人血清中几乎测不到，但肝炎、肝硬变和肝癌的患者中增高。Liebmam 等（1984）对69例肝癌测 DCP 中有91%阳性，其值 > 300ng/ml。认为发现了一种新的肝癌标志物。Okuda 等指出 DCP 对肝癌没有特异性的诊断价值，阳性率仅为44%；肝炎和肝硬化 DCP 增高均在30%左右。可是后来又有许多复试认为低浓度 AFP 者测 DCP 对诊断肝癌有用。重庆医大报告其敏感性为72.3%，特异性为97%。对 DCP 中尾等（1994）在30次日本肝病学会上报告，用新的方法单克隆抗体（1987）对 < 2.0cm 小肝癌40例，检出率为46.3%。

（3）其他标志物：①γ-谷氨酰转肽酶（GGT）同工酶Ⅱ：报道诊断阳性率在25% ~ 55%之间。据余春辉报告51例肝癌 AFP 阳性率为68.5%，而 GGTⅡ为84.3%，转移癌40%，认为 GGTⅡ与 AFP 无相关性，但有互补性。笔者对20余例肝癌也做过 GGTⅡ，未得出此结论。②变异的碱性磷酸酶：认为是由于致癌作用出现在血清或癌组织中特异的同工酶。在 HCC 血清中的出现率约为10%，可以作为 AFP 和 GGT 同工酶不足的补充。③α-L-岩藻糖苷酶：诊断 HCC 阳性率较高。④磷脂酰肌醇蛋白聚合-3（GPC-3）、高尔基体蛋白73（GP73）有望成为更有价值的肝肿瘤标志物。

（4）铁蛋白与同工蛋白：测定血清铁蛋白（ferritin）据 Urashigaki 等报告认为可作为各种恶性肿瘤的标志物，正常人 < 250ng/ml，但不能作为肝癌的特异标志物。然而酸性铁蛋白则是由肝癌细胞所产生，其阳性率可达80%。据重庆医大二院用胎盘酸性铁蛋白放免法，在肝癌 > 300μg/ml，其敏感性为69.8%，特异性为80.6%，转移性肝癌亦增加。此外，包括5′-核苷酸磷酸二酯酶同工酶Ⅴ、醛缩酶同工酶A、α₁抗胰蛋白酶及其异质体等肿瘤标志物可能有助于HCC的诊断。

（朱雅琪　张沛怡　任　旭）

414. 小肝癌各种影像学诊断价值如何？

影像学检查肝癌的价值主要在于检出小肝癌（SHCC），特别是AFP阴性的小肝癌。

（1）超声（US）对SHCC的诊断价值：超声能检查出<1cm的小肝癌，检出率几乎和CT相等。SHCC的二维超声典型图像是以内部低回声居多。病灶内部低回声是SHCC的基本和原始类型，病理学角度反映瘤体集中的癌巢组织，但是对于病理学分化良好的SHCC，超声多显示高回声结节。瘤体多为单发，与周围肝组织分界清楚有完整的包膜，边界清晰伴有暗晕，暗晕是超声鉴别SHCC和其他良性肿瘤的典型特征。分析其原因是于癌细胞浸润后引起病灶周边组织肝细胞坏死形成坏死灶，而良性小肿瘤的超声典型图像表现为周边规整包膜及暗晕常不明显。随着肿瘤增大，内部回声将由低回声→等回声→强回声→混合回声方向发展。

超声在SHCC诊断中有重要价值，通过观察病灶内血流信号的性质和丰富程度，来评价其良恶性。肝癌多以高阻力的动脉血流为主，良性肿瘤多以低阻力的动脉血流或无血流信号为主。多数学者认为肿瘤内部或周边探及动脉血流是肝癌的特征。

（2）SHCC的螺旋CT三期扫描表现特点：平扫病灶多为低或等密度灶，当合并脂肪肝时可呈高密度，增强后动脉期小肝癌病灶典型表现为明显均匀或不均匀强化，静脉期呈低或等密度，延迟期为低密度。因肝癌主要由肝动脉供血，因此在动脉期明显迅速强化，而正常肝组织主要由门静脉供血，因此小肝癌多在静脉期和延迟期变为低密度，其增强的时间-密度曲线呈速升速降型，反映了其动脉供血，对比剂快出快进的特点。

少血供小肝癌CT表现为平扫和双期增强扫描均呈低或等密度，其病理基础是多方面的：①病灶内有坏死、脂肪变性。②病灶内血供减少，肿瘤分化相对较好，瘤内血管减少或血流通过缓慢或瘤灶周围的血管内有癌栓阻塞。③病灶边缘部分或全部被纤维包膜包绕，影响肝动脉血供。

碘油造影CT扫描是最敏感的方法之一，肝动脉注入小剂量碘油后，1～2周后用CT摄片。正常肝组织能迅速清除碘油，而肿瘤组织中碘油滞留很长的时间，借此可发现<1cm的肿瘤。

（3）小肝癌MRI平扫表现：MRI横切、矢状和冠状三维图像，对小肝癌的诊断很有价值。小肝癌在MRI的发现率约92%，但对<1cm的肝肿瘤鉴别诊断仍有困难。肝癌通常由肝硬化再生结节→普通型腺瘤样增生→不典型腺瘤样结节增生→含微小癌灶的异常增生结节→直径<2.0cm的肝癌。SHCC在MRI平扫T1加权像（WI）呈稍低、等、稍高信号或混杂信号，主要与其细胞内脂肪变性有关。T2WI上多数病灶呈高信号，少数呈等信号。个别结节T2WI呈低信号，动态增强MRI呈典型肝癌强化表现，手术亦证实小肝癌的诊断，说明SHCC在T2WI上的表现亦具有多样性。假包膜征：肿瘤周围线样环状低信号即假包膜征，亦是SHCC较具特异性的表现之一，更易在脂肪抑制三维T1WI上出现。

典型的小肝癌结节动态增强MRI表现为动脉期明显强化，门脉期和平衡期强化不同程度减退，与肝脏相比呈低信号，即呈快进快出的肝癌典型特征，如再有肝内结节直径>2cm，仅MRI一项检查即可诊断。如结节<2cm，需要附加动态增强CT等其他检查也显示肝癌典型特征者方可诊断。

（4）肝动脉造影：小肝癌在肝动脉造影中无特征性改变，毛细血管相中出现的肿瘤局部染色是其唯一的发现。小肝癌呈多血供的肿瘤染色只占56%。据松井等报告肝动脉造影检出SHCC为68%，但采取经肠系膜上动脉灌注造影（IHA）观察门脉期像对22例SLC检出率为90%。现在用的血管造影和数字减影（DSA）两种方法，各有其利弊。DSA最大优点是一般血管造影不能检出的肝左叶肝癌，特别是顶部也能显影，且造影剂用量少，时间短；但缺点是对动脉期内并不能提高SHCC的检出率。肝动脉造影癌肿显示特有的新生血管像和造影剂肿瘤浓染像，对≤2.0cm之SHCC检出率较CT高，据报道为60%～70%，与B超相仿，故现在除用于IHA、血管造影CT（CTA）和CO_2超声造影外，肝动脉造影均用于治疗，如经动脉化疗栓塞（TACE）或肝动脉栓塞（TAE），而诊断小肝癌则应采取动态增强CT或经动脉门静脉造影CT（CTAP）。

（朱雅琪 张沛怡 任 旭）

415. 腹部血管造影在诊断肝癌有哪些方法？如何选择血管造影法？

近年来非创伤性检查法如超声、CT和MRI广泛应用于临床，但采用肝动脉造影诊断和治疗肝癌依然倍受重视，尤其是造影用导管使用的细管（4F）、导丝的改进，特别超滑导丝或称泥鳅导丝的启用以及非离子造影剂（omnipaque）的引进使超选择插管成功率大增，合并症大减。Seldinger法即经皮穿刺插管已不局限于股动脉，用细导管经锁骨下动脉插管法，对腹腔动脉与肝总动脉呈倒Y型，插管成功率高，超高选也容易，拔管后止血也不费力气。

（1）肝动脉造影术：肝动脉造影是诊断肝癌最敏感的方法，通常可以发现直径1cm，甚至0.5cm的肝癌。常用cobra型或RH型导管，进入腹腔动脉后略旋转或利用病人呼吸动作，将导管推入肝总动脉，越过胃十二指肠动脉后进入肝固有动脉。对不能越过者可更换Swan-Ganz球囊导管，当它进入肝总动脉后略充盈球囊即可顺血流飘进肝固有动脉。高岛等采取"输注肝动脉造影（IHA）"，用50ml造影剂2ml/s输注，并拍片，需时40秒，这种造影是利用门脉相期检查小肝癌和转移癌，对有肝硬化合并肝癌者更适用。但肝动脉造影为侵入性检查，不作为肝癌的常规检查，通常结合经肝动脉栓塞化疗时使用，或非侵入性影像学检查不能诊断，而临床上又高度怀疑肝癌时方采用此诊断方法。

（2）经动脉门脉造影术：通常采取肠系膜上动脉，观察门脉期之影像，原则上在造影前用前列腺素E$_1$ 20μg加5ml盐水溶解后注入，继之造影，造影剂40～50ml，以8～10ml/s注入，拍片10帧，共用20秒。本法更适用于肝动脉是由肠系膜上动脉供血者，并可利用其门脉相期检查肝癌和门脉有无血栓。也曾用于TIPS前观察门脉走行状态。此项技术基本被经动脉门脉造影CT（CTAP）取代。

（3）数字减影血管造影术（digital subtraction angiography，DSA）：经肝动脉或肠系膜上动脉造影可用少量造影剂15ml，5ml/s即可得到良好的肝动脉或门脉数字减影像，可将重叠和干扰的结构减去，对肝内转移的小肝癌像描出能力较肝动脉造影好。DSA使肝实质显示良好、对比分辨率提高、成像清晰。其最大优点为对肝动脉造影难以显示的左肝外侧区或和锥体重叠之肿瘤可以显影。另外对肝癌进行肝动脉化疗栓塞术（TACE）时，由于能适时处理减影，可导向导管尖端超选入肿瘤营养动脉施行栓塞。然而DSA的缺点也不容忽视，诸如看不清小血管的变化，视野狭小，不能拍出全肝的影像，且受呼吸、心跳、肠管蠕动的影响，可出现假影。

（4）肝动脉造影CT（CTHA）：是经肝动脉插管连续注入造影剂时做CT，一般用10～20ml造影剂5ml/s注入开始后就拍片（12～15）秒可见动态横断的CT像。又能分辨肿瘤内部结构的血管造影像，能理顺前后关系，故对隐藏在大肿块后面的子结节也可看清。

（5）CTAP：是经肠系膜上动脉插管留置后，用稀释3倍的造影剂60～70ml，用输液泵或注射泵推注3ml/s，在注入开始后25秒行CT扫查。从肝门部向头侧，然后再从肝门部向肝的尾部扫查，连续拍片7帧。CT开始后2.5秒门脉像看得最清，肝实质强化的时间较长可达20秒，有足够的时间观察肝实质像；对强化不好的肿块也有明显的对比度。CTAP能观察全肝的图像，对缺乏血管的小肝癌也可扫出，认为是对小肝癌检出率最高的、最敏感的检查方法，日本金泽大学松本等有多篇报道，我院曾做8例，效果良好。但有人认为其缺乏特异性。

（6）经动脉门脉造影磁共振成像（MRAP）：是在CTAP基础上发展起来的影像检查方法，造影剂经肠系膜上动脉或脾动脉注入，由门静脉进入肝脏使其信号增高，而肝内肿瘤信号保持不变（主要由肝动脉供血），所以显示肝内肿瘤较敏感，能检出微小病灶。

（7）碘油CT（LP-CT）：是经肝动脉注入少量碘油，2～3周后再做CT扫描，若结节内有碘油沉积，考虑肝癌结节可能性大。据报告对肝微小病变特别是肝癌肝内转移诊断率高。

（8）超声CO_2肝动脉注射检查，又称超声血管造影，日本许多作者报告对血管丰富的小肝癌CO_2注入后超声可见病灶全体增强型和厚的环形增强型，对诊断小肝癌其敏感性与特异性均很高，大于80%。笔者和同事均做过CTAP和超声CO_2肝动脉造影，唯例数少尚难做出比较性的评价。

（朱雅琪　朱春兰　任　旭）

416. 什么是肝癌的伴癌综合征？常见的有哪几种类型？发生机制如何？

（1）肝癌伴癌综合征（paraneoplastic syndrome，PNS）：系指肝癌患者由于癌肿本身代谢异常或癌肿产生的一些物质进入血流并作用于远处组织，对机体发生各种影响而引起的一组症候群。又称傍癌综合征或副癌综合征。1961年Viallet等提出肝细胞癌（HCC）可发生有多种表现的PNS，有时可在HCC症状之前出现，又可直接影响其预后。

（2）据中村等报道PNS多见于产生抗凝血酶Ⅲ（antithrombin Ⅲ，AT-Ⅲ）之HCC患者。如能早期识别PNS，可能有助于HCC的早期诊断。市田等报道111例HCC中，PNS17例，男女比例13：4。其中巨块型14例，结节型（1例）和弥漫型（2例）少。有两种PNS同时发生者。据文献介绍引起PNS的原因已有数十种，各家报道不一，其中以低血糖症、红细胞增多症、高钙血症、高胆固醇血症为表现型的多见。也有报道白细胞增多症或血小板增多症并不少见。

1）低血糖症：据报道其发生率为4.6%～27%，是PNS最常见的一型。主要症状为头昏、心悸、出汗、乏力、皮肤苍白湿冷，重者意识不清、昏迷。血糖值≤2.8mmol/L，笔者亦见3例，其中1例为癫痫样发作，测血糖为2.2mmol/L。McFadazem等报道142例HCC中有38例（26.8%），将其分为2型：A型为低分化型，肿瘤生长快，患者晚期可发生低血糖症；B型为高分化型，肿瘤生长慢，低血糖症发生于早期。认为发生低血糖是由于以下机制：①肿瘤异位性产生和分泌胰岛素；对葡萄糖利用或消耗过多；②产生类胰岛素样物质；③产生促胰岛素释放因子；④抗胰岛素激素受抑制；⑤肿瘤消耗大量葡萄糖；⑥肝癌组织糖原酵解增强，糖原枯竭；⑦肝糖原异生、分解发生障碍。A型有巨大肿瘤，其低血糖由⑤～⑦所致；而B型肝功好，肿瘤又不大，是由②所致。Tanaka等（1992）检测HCC的血浆和肿瘤内的胰岛素样生长因子（IGF-Ⅱ），发现其含量高于血浆与非癌组织，从而支持上述推测。

2）红细胞增多症：红细胞增多症是肝癌较为常见的伴癌表现，其发生率为2.8%～11.7%，RBC为（5.5～7.6）$\times 10^{12}$/L，Hb为160～260g/L。笔者亦见2例。其发病机制可能与HCC组织合成与分泌促红细胞生成素，刺激骨髓产生过多的红细胞有关。早年McFadazen等（1969）从HCC中就提取出促红细胞生成素（erythropoietin，EPO）。Sakisak等（1993）采用EPO抗体对HCC活检或尸检的肿瘤内进行免疫组化研究，认为肝癌细胞质中肯定存此EPO，而癌旁正常肝组织及非实质肝细胞则无。电镜在癌细胞内质网内观察到EPO，提示EPO是由癌细胞所产生。另外，Bronnstein等也认为，肝硬化患者出现红细胞增多是癌变的一个可靠指标。后来也发现此症可见于HCC的早期，也观察到手术切除癌肿后RBC可降至正常。PNS红细胞增多症的发生还可能与HCC可能产生一种蛋白质，经肾红细胞刺激因子（REF）相互作用后生成过量的EPO有关。

3）高钙血症：是PNS中最严重的一型，也见于乳腺癌、肺癌、食管癌。池肇春报道发生率为15.6%，血钙达6～9mmol/L。高钙血症严重者可发生嗜睡、精神错乱、甚至昏迷，易被误诊为肝昏迷。血钙＞3.8mmol/L要降低血钙，否则有生命危险。HCC骨转移有高钙血症，而磷高与本症不同（血磷低）。Hunter等研究认为高钙血症是由一种恶性体液性高钙血症（HHM）的体液因子所致，这种物质后来被确认为甲状旁腺激素相关蛋白。高钙血症亦可能是由于：①肝癌组织分泌异位甲状旁腺激素直接作用于骨质，促进钙从骨质中游离出来；②免疫细胞特别是单核巨噬细胞可合成和释放具有溶骨作用的前列腺素，淋巴细胞也有释放溶骨因子作用；③肿瘤细胞产生维生素D样物质，促进肠钙吸收增加等因素。

4）高胆固醇血症：血胆固醇可达7.70mmol/L，发生率7%～10%，也有报道发生率高达38%。发生机制并不清楚，有认为可能是HCC β-羟［基］-β-甲［基］戊二酸单酰辅酶A（HMGCoA）还原酶（为合成胆固醇的限速酶）活性提高（失去负反馈调节作用），胆固醇代谢调节障碍，产生大量胆固醇释放入血。我国台湾报道792例HCC中发现高胆固醇血症91例（11.4%），均发生于HCC＞7cm者。

5）白细胞增多症和血小板增多症。

（朱雅琪 张沛怡 任 旭）

417. 经皮经肝射频消融、微波和无水乙醇注射治疗小肝癌的适应证和疗效如何？

（1）局部消融治疗：是指通过影像引导下经皮穿刺肿瘤（靶向定位），采用物理或化学的方法直接杀灭肿瘤组织的一类局部治疗手段，临床主要采用超声引导下穿刺方法。

（2）局部消融基本原理：①瘤内注射药物，如无水乙醇、乙酸、热盐水、或热蒸馏水及化疗药物。②肿瘤间质毁损方法：利用局部产生的高温或低温，使肿瘤组织凝固坏死。包括射频消融（RFA）、微波消融（MWA）、冷冻治疗、激光热疗、高功率聚焦超声等。大多数的小肝癌可以经皮穿刺消融，具有经济、方便、微创的特点。

（3）适应证：上述不同方法具有适应证的共性：适用于①全身情况较差或肝切除术后肿瘤复发，不能耐受手术者。②肝功能基本正常，无重要器官器质性病变者。③无严重凝血障碍或出血倾向者。④无明显黄疸、大量腹水、发热、门静脉癌栓及远处转移者。⑤癌结节直径＜3cm、数目不超过3个。

（4）禁忌证：对于肿瘤大、边界不清、恶病质、重度黄疸、肝功能失代偿、活动性感染、严重出血倾向、门静脉高压和妊娠等为经皮穿刺肿瘤间质损毁治疗的禁忌证。位于肝包膜下的肝癌，特别是突出肝包膜外的肝癌，经皮穿刺消融风险较大，或者超声引导穿刺困难的肝癌，可考虑腹腔镜下消融。

（5）常用的方法：RFA、MWA以及经皮无水乙醇注射（percutaneous ethanol injection，PEI）治疗肝癌在临床应用多（后者在日本应用最广泛），具有代表性。

1）RFA：是肝癌微创治疗的最具代表性消融方式，其优点是操作方便，住院时间短，疗效确切，花费相对较低，特别适用于高龄病人。对于直径≤3cm肝癌病人，RFA的无瘤生存率略逊于手术切除。与PEI相比，RFA具有根治率高、所需治疗次数少和远期生存率高的显著优势。RFA也有与肝动脉化疗栓塞术（TACE）联合应用，可提高疗效（优于单纯TACE）。RFA治疗是对肿瘤整体灭活并尽量减少正常肝组织损伤，治疗之前要明确肿瘤范围，对此，超声造影检查有意义。

2）MWA：是我国常用的热消融方法，其原理是使插入瘤体内的微波导线在瘤体内通过高频电磁场的作用产生热能，使局部温度瞬间升到60℃以上，从而引起癌组织凝固性坏死，即达到肿瘤原位灭活的目的。MWA在局部疗效（完全消融率可达89%～95%）、并发症发生率以及远期生存方面与RFA相比都无显著差异。其特点是消融效率高，避免RFA所存在的"热沉效应"。现在的MWA技术也能一次性灭活肿瘤，血供丰富的肿瘤，可先凝固阻断肿瘤主要滋养血管，再灭活肿瘤，可以提高疗效。建立温度监控系统可以调控有效热场范围，保证凝固效果。MWA和RFA随机对照研究显示，两者之间无论是在局部疗效和并发症方面，还是生存率方面都无统计学差异，这两种消融方式的选择可根据肿瘤的大小、位置，选择更适宜的消融方式。

3）PEI：治疗肝细胞癌（HCC）最早由杉浦等（1983）对小鼠肝癌灶注射无水乙醇获得成功，同年Livraghi无水乙醇治疗小肝癌应用临床。由于PEI可使癌肿坏死、缩小或消失，日本各医院相继开展，我国也随之应用PEI治疗HCC。适用于直径≤3cm的肝癌，对直径≤2cm的肝癌远期疗效与RFA相似。对于突出于肝表面或近大血管之癌结节也可做PEI，但要谨慎从之。禁忌证只限于难治性腹水和严重出血倾向者。使用无水乙醇浓度为99.5%，为提高治疗效果采用多针道、多平面注射。每周2次，直至癌结节消失。无水乙醇用量（V）依以下公式计算：$V(ml) = 4/3\pi(r+0.5)^3$；r＝癌肿半径（cm）。如肿瘤半径2cm共需14ml；3cm则需32ml。

Shiina等对23例HCC在PEI后病理证实16例（90%）完全坏死，其余70%坏死；并报道131例PEI

治愈后1～6年生存期分别为87%、70%、62%、51%、43%和37%。Omata等报道PEI治疗癌复发率每年为15%～20%，局部复发率高于RFA。PEI可能对直径≤2cm的肝癌效果好。PEI对于癌灶贴近肝门、胆囊及胃肠道组织者也不是禁忌证。然而，随着超声引导下RFA和MWA的不断开展（有效率优于PEI），目前应用本法已很少。况且，用于PEI的99%浓度医用无水乙醇很难获得。

（朱春兰　朱雅琪　任　旭）

418. 治疗肝癌的肝动脉化疗栓塞术在技术上是如何进展的？

肝动脉栓塞术（TAE）是Goldstein（1979）首先用于治疗肝细胞癌（HCC）的，开始是仅用明胶海绵栓塞，继之用抗癌药物与海绵混悬后栓塞称之为单纯TAE。1982年后发现碘化油（lipiodol，Lp）对癌细胞有特殊亲和力，能长期滞留于瘤内，并对子癌也有此作用，不仅具有导向癌靶点的诊断价值（如Lp-CT），而且又可作为抗癌剂的载体，做Lp-TAE。Lp能长时间的滞留肿瘤内，对母癌有作用，对子癌也有效，提高了栓塞的治疗效果，随肿瘤缩小AFP也随之下降。Lp过于黏稠与抗癌剂不易均质地混悬，使Lp-TAE推注十分吃力，由于已有了超液态Lp，一改过去的困境。用明胶海绵和/或Lp栓塞剂，再加入化疗药物进行肝动脉栓塞称为TAE或Lp-TAE，又称为肝动脉化疗栓塞术（transcatheter arterial chemoembolization，TACE）或肝动脉化疗碘油栓塞（Lp-TACE）。使用的栓塞剂除明胶海绵和Lp外，不锈钢圈、药物洗脱微球（囊）、放射性微球、海藻酸钠微球（KMC，从天然植物褐藻中提取的）等也应用于临床。

20世纪80年代初用7F或8F较粗导管做TAE，后来由于血管造影机的更新换代加之DSA引进，可用5F或4F细导管经皮经股动脉穿刺插管即Seldinger法，使创伤更小，拔管后压迫止血也容易。又由于导管与导丝质量改进，特别是radifocous™超滑导丝或称泥鳅导丝引进，使插管成功率几乎达100%，超选至固有肝动脉和肝左或肝右动脉。日本采取管中管（3F），可超高选至肿瘤的供动脉支内。另外，经锁骨动脉应用cobra导管较股动脉插管更容易做成超选择造影和栓塞术。高岛等采用5F球囊导管插入肝总动脉后，稍充盈球囊，顺血流飘入较细的肝动脉支，进行球囊阻断肝动脉造影（BOHA），使用少量造影剂造影既不反流又能显示出小肝癌或子癌，又可进行抗癌药物超量灌注（BOAI）。目前针对HCC超选择至供养肿瘤的肝动脉分支或肝段动脉支行化疗性栓塞，以达到彻底栓塞肿瘤的同时肝功能损害最轻的目的。

此外，由于离子型造影剂属高渗（5～9倍），又易引起过敏，有了低渗的非离子造影剂，其中碘海醇（omnipaque）甚少有过敏者，十分安全。抗癌剂通常用丝裂霉素（10mg），阿霉素（20mg）或加用5-FU，国内研究认为顺铂霉素疗效好，可代替阿霉素，日本常用油性抗癌剂SMANCO做Lp-TAE，它有缓慢地从Lp中释放抗癌剂的作用，我国研制的丝裂霉素微胶囊进行Lp-TAE也有类似的作用。以上诸方面的进步使TACE成功率和有效率大增，而合并症大减。首次TACE后可在4周内再次TACE，直至肿瘤缩小后力争手术。

（朱雅琪　孙秀芝　任　旭）

419. 肝动脉化疗栓塞术治疗肝癌疗效如何？存在哪些问题？适应证和禁忌证有哪些？

（1）肝动脉化疗栓塞术（TACE）与肝动脉化疗碘油栓塞（Lp-TA CE）疗效：肝细胞癌（HCC）多合并肝硬化，大约占80%。对于进展期或晚期HCC，肿块大，数目多，已失去手术机会者，为创造手术条件或延长生存期，进行TACE对国人仍是一种有效的治疗方法，但不属根治疗法。①单纯TACE疗效：据园村等综合资料880例，其1年、2年、3年、4年和5年生存率分别为51%、28%、13%、10%和6%。②Lp-TACE疗效：据神原等51例其1年和2年的生存率，分别为64%和30.1%。综合日本许多作者资料认为Lp-TACE较单纯TACE生存率高，尤其在头两年相比差异显著；另外，Lp-TACE较单纯

TACE使肿瘤全部坏死率从20%～37%，上升至42%～50%。有报告坏死度＞95%占83%之多。大石等报告Lp-TACE12例后手术肝切，检出子癌21个，其中12个坏死（48%），而龟等单纯TACE后肝切23例，能检出子癌13个，仅有1个坏死，故认为对子癌Lp-TACE有效而单纯TACE无效，不能预防子癌的扩散性发展。

（2）TACE存在的缺陷：①非超选的TAE可使非癌的肝组织也失去肝动脉供血，因此TAE后转氨酶，特别是AST升高，可持续一周方下降。由于HCC本身病理特点，肿瘤内有分隔和包膜以及包膜外浸润，使化疗药物与Lp分布不均匀。又癌肿边缘、包膜和癌周由门脉支供血，TACE对此部分之癌细胞无效，故很难使肿瘤全部消失。②多次TACE后使肝动脉狭窄，可出现肋间动脉、膈肌动脉和肠系膜动脉侧支循环供血营养肿瘤，为此必须阻断这些侧支，但技术难度大。③HCC分型与Lp-TACE有效性有关：据神野等研究HCC为细梁型者其Lp滞留好，但对血管腔狭窄之团片型和硬化型则Lp甚少滞留，故Lp-TACE对后者无效，然而，HCC以细梁型占多数，因此使Lp-TACE大有用武之地。

（3）联合经皮经肝门静脉栓塞术（percutaneous portal vein embolization，PTPE）：对以上不足后来也做了不少改进，最早工藤等发现动脉注射Lp后可见癌肿周边出现门静脉支（1987），Nakamura等用大量Lp注入肿瘤内见Lp通过动脉－门脉交通支进入门脉，这对肿瘤外浸润，特别是子癌效果好，但只能用于一个肝段，组织学上可见小范围的肝萎缩，可使非癌部组织受累。木村等采用Lp-TACE与PTPE两者并用45例，指出对存在于肝表面的肿瘤PTPE可与Lp-TAE同时进行，但对深部肿瘤需要在Lp-TAE后间隔一段时期后进行，他报告的除7例左叶外，均为右叶HCC。对门脉1级分支和2级或3级进行栓塞结果：Ⅰ级栓塞后肝功受损大，几乎均有转氨酶升高和代偿性左叶或尾叶增大；Ⅱ级尤其是Ⅲ级反应较轻。对35例PTPE后肝切结果证实，Lp-TAE与PTPE兼用可加强对主瘤的坏死；对包膜、包膜外浸润、子癌和门脉癌栓均较单纯TAE组（31例）能提高10%左右的坏死和缩小的作用，又能提高HCC手术率。国内潘承恩等用Lp和阿霉素做TACE和门静脉分支分期栓塞术10例，通过外科手术进行，认为可使肿块缩小，延长生存期。

（4）TACE适应证和禁忌证：①适应证：主要用于不能手术切除的HCC，以包膜型和膨胀型为最好；因HCC破裂出血进行TAE能立即止血，可列为首选的适应证（日本第一次TAE座谈会）。对小肝癌应选择手术或无水乙醇注射，但不适宜做Lp-TACE。Okuda等（1985）报告TACE不能延长小肝癌的生存期，又有人认为会延误其他治疗法的时机。②禁忌证：严重肝细胞损伤和肝细胞性黄疸；大量腹水伴少尿；明显肾功能不全；明显凝血功能障碍或出血倾向；肿瘤广泛转移；终末期患者；肿瘤体积超过全肝70%（肝功正常者，可少量分次栓塞）；门静脉主干或其右支癌栓，但对已有很好的侧支循环（海绵状血管形成）者仍可施行TACE。

（朱雅琪　孙秀芝　任　旭）

420. 肝转移癌的转移途径有哪些？常见哪些疾病？影像学所见有何特征？

肝转移癌（metastatic liver carcinoma，MLC）：指肝以外恶性肿瘤转移至肝脏，又称继发性肝癌（secondary liver carcinoma）。肝脏是各种恶性肿瘤转移的常见部位，发生率高于肺转移。

（1）MLC的转移途径：①经门静脉转移：是最主要的途径，其中以胃和结肠为最多，其次为胰腺和胆囊癌。②经肝动脉转移：如肾癌、肺癌、乳腺癌和甲状腺等。③经淋巴道转移：较少见，如胆囊癌可沿淋巴管扩散至肝实质，某些肿瘤转移灶可能仅涉及肝门淋巴结，在胃肠道癌、子宫或卵巢癌、腹膜后肿瘤及乳腺癌等均可见到。④直接侵犯（蔓延）：来自邻近器官直接浸润扩散至肝，如食管下端癌、胃癌、结肠癌、胆管、胆囊癌、胰腺癌、右侧肾癌等。顺便提一下，肝癌肝内直接转移虽不属本病范畴，但此种情况很常见，除多中心肝癌外，在肝癌母癌外周的子癌均属直接转移，因未做活检死前很难确定是多中心性抑或是转移的子癌。

（2）MLC的影像学特征：除结肠癌肝转移常见孤立结节外，MLC以多个结节为主，多数呈多发实性结节，亦有呈囊肿样，也称为囊肿样肝转移。平滑肌肉瘤转移常有大的液化坏死区，偶尔其内可潴留达数百毫升血性液。

1）超声（US）所见：①靶环征（牛眼征）：为典型的表现，同心层状结构，大肠癌肝转移多数呈圆形、光滑、内部高回声、有晕环，其中晕环较狭窄。胰腺癌、肺癌肝转移多数呈低回声、全部有晕环、多数晕环较宽，肿瘤边缘欠光滑。②低回声型：肝内可见多处较小的呈圆形低回声影像，低回声多数来源于胰腺癌、肺癌、乳腺癌。③类囊肿型：类似囊肿样无回声区，囊壁不整，见于黏液腺癌转移。④液化坏死型：肿块中心有较大的无回声区，见于平滑肌肉瘤转移。

2）CT表现：肝转移癌的CT形态表现不一，多数病例表现为肝实质单发或多发类圆形低密度结节灶，其特点是边缘清楚，与正常肝组织有明显分界，部分低密度区内可见出血、坏死、钙化等改变，少数病例表现囊性变，可见壁结节。转移瘤大都分布于肝实质边缘，这可能与门脉的血流体力学现象有关。肝转移癌的血供以少血供者多见，主要见于消化道肿瘤肝内转移，多血供者主要来源于腺癌，在动、静脉期常见病灶边缘连续环状强化，部分病例静脉期病灶强化较动脉期更明显。少血供肝转移瘤无病灶内强化、肿瘤血管、动－静脉分流及小结节灶动脉期一过性均匀强化等表现，而主要为病灶边缘连续性强化，可与原发性肝癌区别。

3）MRI所见：绝大多数MLC表现为单发或多发的结节状异常信号灶。常见的肝转移灶在T2WI上表现为中央区高信号、边缘区呈稍高信号的"牛眼征"。动态增强扫描：动脉期多数强化不明显；门脉期表现为环状强化，延迟期多数病变周围区强化渐进性减退，对比剂呈向心性充填。85%以上呈结节状，特征明显，较容易诊断。血管瘤样型的转移灶若直径小于1.5cm，增强扫描常表现为均匀强化，大的病灶从边缘开始的强化，与血管瘤的表现相似。该种类型的转移瘤其时间－信号强度曲线显示为速升－缓降型和缓升－缓降型，分别代表了肿瘤以动脉供血为主和以门静脉供血为主。囊肿样型转移瘤为乏血供肿瘤，病灶大小不一，平扫表现与囊肿相似，增强时表现为边缘环形强化或壁结节状强化，中间囊性部分不强化。

4）血管造影之所见：对MLC采取肝动脉造影，快推注造影剂观察动脉期影像，由于MLC多数为乏血管性，其检出率低。高岛里等提出缓慢灌注造影法观察毛细血管期影像，使MLC检出率大增，现在公认经动脉门脉造影CT（CTAP）法即经肠膜上动脉缓慢推注大量造影剂60～70ml（稀释成1/3）以3ml/s推注，25秒后开始CT扫描7～9帧，观察门脉期像，是MLC小病灶特别是乏血管者最敏感和特异性最强的检查法。通常结直肠癌MLC行经肝动脉灌注化疗（TAI）或经肝动脉化疗栓塞术（TACE）治疗时做血管影。

（朱雅琪　张沛怡　任　旭）

421. 继发性肝癌的临床特点是什么？

（1）继发性肝癌：指肝以外的恶性肿瘤，经血行、淋巴转移至肝脏，在肝内着床、增殖，又称肝转移癌（MLC），是肝最常见的恶性肿瘤。常见的转移性肝脏肿瘤一般来自消化道、肺、胰腺、肾及乳腺等部位，其中消化道最为常见。巨大的转移性肝癌多伴有中心不规则坏死，并可能向腹腔脏器转移。结直肠癌肝转移有同时性肝转移（synchronous liver metastases）和异时性肝转移（metachronous liver metastases），前者指结直肠癌确诊前或确诊时发现的肝转移；后者指结直肠癌根治术后发生的肝转移。

（2）MLC发生率：美国和日本的尸检资料表明40%以上肝外原发恶性肿瘤发生肝转移，除脑的原发性肿瘤外，2/3是来自腹腔内癌肿，其余1/3是来自非门静脉系统。在欧美国家原发性肝癌与转移性肝癌的比例为1:20；在亚洲和非洲地区，比例则为1:1.2。15%～25%的结直肠癌患者在确诊时已有肝转移。据日本一份统计资料恶性肿瘤（主要是癌）向肝转移的脏器属门脉支配领域的胰腺为最多，占75.1%，胆管胆囊60.5%，结肠56.8%，胃48.8%，直肠45.9%，食管下部18%；门脉以外，来自乳腺60.5%，卵巢48.6%，肺43.1%。转移性肝癌与原发性肝癌截然不同之处是前者甚少有肝硬化，腹腔镜下或手术可见癌脐。转移性肝癌组织学可显示出原发性肿瘤的病理组织像，如来自结肠癌可显示腺状结构，来自食管癌可显示鳞状上皮结构，但不一定完全如此，有些分化好的原发性肿瘤，在肝内转移后可能为间变，不能提示此转移瘤是由何脏器而来。

（3）转移方式：肝脏为肝动脉及门静脉双重血供，丰富的血液循环有助于肝脏发挥代谢、分泌、解毒、生物转化等功能，但与此同时也为肝脏肿瘤生长提供了丰富的营养供应，任何可经血行播散的恶性肿瘤均可通过门静脉、肝动脉转移至肝脏，尤其是消化系统来源的恶性肿瘤。血行转移途径：①门静脉转移：是最主要的途径，约占继发性肝癌的35%～50%。如消化道、胆胰原发性肿瘤多径此途径转移入肝。盆腔部位（子宫、卵巢、前列腺和膀胱）和后腹膜组织的肿瘤可通过体循环与门静脉吻合的侧支循环而入肝。②肝动脉转移：凡经过血行播散的原发恶性肿瘤，均可循肝动脉进入肝内，如肺癌、乳腺癌、肾癌、肾上腺癌、甲状腺癌、恶性黑色素瘤及鼻咽癌等。③肝脏与多个脏器毗邻（胃、横结肠、胆囊、胰腺和右肾和肾上腺），可引流周围组织丰富的淋巴液，恶性肿瘤亦可通过淋巴道循环转移（较少见）和直接蔓延、浸润至肝脏，这使得肝脏成为最易发生恶性肿瘤转移的实质性脏器。

（4）病理特征：肝转移癌数目、大小及部位极不一致，少则只有1～2个，多则占整个肝，有无数个结节。小的肉眼看不见，大的可达20cm以上。结节外观灰白色，质地较硬，界限清楚，中央坏死出血，可在近肝表面处形成特征性脐状凹陷（癌脐）。有的转移肿瘤呈囊实性或囊性，壁厚且不整，腔内有大量黏液或血性液，称为囊肿样转移，见于黏液腺癌、平滑肌肉瘤等。

（5）实验室检查：血清甲胎蛋白（AFP）常呈阴性，乙型和丙型肝炎标志物常阴性，血清癌胚抗原（CEA）、糖类抗原（CA19-9）等标志物常阳性，对大肠癌、胆胰肿瘤诊断有意义。

（6）影像学特征：见第420问。

（朱雅琪　孙秀芝　任　旭）

422. 肝转移癌如何治疗？

（1）肝转移癌（MLC）手术治疗原则及现状：首先治疗原发病，若原发癌已广泛转移，仅可保守治疗。如果原发癌已根治性切除，则积极治疗MLC。MLC一般无明显的肝功能损害，无肝硬化、门脉高压等表现，为手术切除转移灶提供了良好的条件。结直肠癌切除原发灶及肝转移灶后中位生存时间约35个月，5年生存率可达30%～57%。根治性肝切除可延长生存期，部分患者甚至达到治愈。但仍有70%～80%的患者出现术后复发和转移。出现此情况时，若患者自身条件允许可再次行原发灶及肝叶切除术。MLC常为多发，且晚期患者原发灶切除率很低，故仅有10%～20%患者可行手术切除肝转移灶。

（2）手术适应证和禁忌证

1）现行适应证：①患者全身状况容许，无不可切除或毁损的肝外转移病变。②单发或多发且局限的转移灶，切除后剩余肝容积≥30%～40%。③原发灶能够或已经根治性切除。相对于无功能肿瘤肝转移有功能的神经内分泌肿瘤肝转移强烈建议手术切除。

2）日本国立癌中心提出的手术标准可做参考：①原发性无再发，有也可再切除。②除肝有远隔转移外，无其他部位转移。③无淋巴结转移（如有只限于局限性可切除者）。④下腔静脉、肝门部血管和胆管未受侵犯者（现在认为壶腹周围癌肝转移可行手术切除）。⑤腹水癌细胞检查阴性。⑥肝肿瘤为单发，局限于一叶。据报道依上述条件有30%病例可进行切除。肝切除5年生存率为39.8%。肝肿瘤个数与切除后5年生存率：单个，2～4个，5个以上，分别为54.4%，32.7%，28.4%。

3）禁忌证：①原发灶不能获得根治性切除。②存在不能切除的肝外转移灶。③预计术后剩余肝脏容积不足。④患者全身状态不能耐受手术。

（3）结直肠癌肝转移的手术治疗

1）结直肠癌同时性肝转移：①结直肠癌原发灶和肝转移灶一期同步切除。但有研究此术式并发症和死亡率可能高于二期分阶段手术，故患者选择应慎重。急诊手术不推荐。②结直肠癌原发灶和肝转移灶二期分阶段切除：先根治切除结直肠癌原发灶，4～6周后再二期切除肝转移病灶，根据情况亦可延至3个月内进行。先切除肝转移灶，再切除结直肠原发灶即肝优先模式亦可行，与传统二期分阶段切除疗效相同。

2）结直肠癌异时性肝转移：肝转移灶切除可行规则的半肝切除，建议术中超声检查，联合肝脏分隔和门静脉结扎的二步肝切除术（ALPPS）。此术式复杂，并发症和死亡率均高于传统肝切除术。

（4）MLC局部消融治疗：对于病灶数目不超过3个，肿瘤直径＜3cm的MLC，可超声引导下经皮穿刺肿瘤局部消融治疗，主要包括射频消融（RFA）、微波消融（MWA）和经皮无水乙醇注射疗法（PEI）等，详见第417问。对较大的肿瘤可采用氩氦冷冻治疗。

（5）肝动脉化疗栓塞（TACE）：对不适合肝切除或局部消融的多发性MLC，可行TACE，亦可交替应用门静脉化疗。多数MLC血供少，属乏血管，故此法疗效不满意。

（6）其他：可辅助化疗、放疗等多种治疗手段进行综合治疗。对能达到无疾病证据（no evidence of disease，NED）状态的MLC，可采用新辅助化疗方法，增加能手术切除的机会。

（朱雅琪　张彬彬　任　旭）

423. 人工肝支持治疗的意义如何？有哪些适应证和禁忌证？

肝衰竭特别是急/亚急性肝衰竭，病情进展凶猛，死亡率高，虽有各种药物治疗方法但仍治疗困难，因此，寄托于人工肝治疗。人工肝又称人工肝脏，人工肝支持系统为体外肝脏支持装置，其治疗机制是通过暂时部分替代肝脏部分功能的体外机械、化学或生物装置，清除各种有害物质，补充必需物质，改善内环境，为肝细胞再生及肝功能恢复创造条件，或作为肝移植前的桥接。因此，人工肝是"功能替代"治疗，药物治疗是"功能加强"治疗。

（1）人工肝支持治疗的意义包括：①代替肝脏的解毒和生物合成功能：多种原因使肝衰竭，造成肝脏代谢紊乱及有毒物质堆积，利用人工肝可将有毒物质排出体外，阻断有毒物质对肝细胞再生影响的恶性循环，稳定内环境，使肝功得以恢复。②因肝细胞有极强的再生能力，利用人工肝的短暂支持，提供肝细胞恢复的机会。③可作为肝移植病人等待供体期间的支持过渡治疗。

（2）人工肝支持系统种类：分非生物型、生物型和混合生物型3种。①非生物型人工肝（NBAL）：包括血浆置换、血液透析、血液滤过、血液血浆灌流、分子吸附循环系统（MARS）、连续性血液净化治疗等。②生物型人工肝（BAL）。③混合生物型人工肝（HBALSS）。NBAL以血浆置换最为常用，为重症肝炎、急性中毒首选。国内外应用MARS对肝衰竭合并肝肾综合征的疗效最好。BAL是指体外培养增殖的肝细胞置于特殊的生物反应器内，用体外循环装置将病人血液或血浆通过生物反应器与肝细胞进行物质交换与生物作用。BAL有多种方法，只有中空纤维型生物人工肝应用于临床，其他尚处于试验阶段。

（3）适应证：①有肝衰竭倾向者。②早、中晚期肝衰竭，20%＜PTA＜40%和血小板＞50×10^9/L者。③晚期肝衰竭肝移植术前等待供体、肝移植术后排斥反应、移植肝无功能者。

（4）相对禁忌证：①严重活动性出血或弥散性血管内凝血者。②对治疗过程中所用血制品或药品（如血浆、肝素和鱼精蛋白等）高度过敏者。③循环衰竭者。④心脑梗死非稳定期和妊娠晚期者。

（王曾铎　曲　波　任　旭）

424. 我国肝移植的现状如何？哪些疾病适合肝移植？什么情况作为禁忌？

随着外科微创技术手术，免疫抑制剂的研究、发展，作为"医学之巅"的人体器官移植，已有更广泛、更完美的成就；肝移植总数仅次于肾移植，占器官移植的第二位（2006年）。

（1）肝移植现状：1963年美国医生Starzl首创开展世界上第一例原位肝移植，以后十年曾一度冷落，1980年抗排斥反应药环孢素A问世后，肝移植技术再次兴起，经历40年发展，肝移植已步入成熟阶段。中国肝移植注册的数据显示1993年1月1日起至2013年3月26日，中国大陆累计实施肝移植手术24025例，其中活体肝移植（living domor liver transplantation，LDLT）开展1721例，心脏死亡器官捐献移植（DCD）开展906例。据《2018年中国肝脏移植医疗质量报告》统计我国2018年全年完成肝移植手术6276例，位居世界第二位。国家卫生健康委公布数据显示2017年我国肝移植患者术后1年、3年、5年的生存率分别为84%、75%、71%，2018年我国活体肝脏移植术后受者1年和3年累计生存率分别92.5%、89.8%。中国已初步建立人体器官捐献与移植工作体系，年捐献与移植数量已位居亚洲第1位、世界第2位。

我国从1977年开始肝移植工作，近年来飞快发展，我国已与国际接轨，肝移植技术、术后抗排斥治疗均积累了丰富的经验。生存率等指标已居国际领先水平，多个单中心肝移植数量位居世界前列。我国的肝移植技术自2010年起数次走出国门，指导并提升了印度尼西亚等国家和地区的肝移植能力。

（2）适应证：原则上，急、慢性肝病经其他治疗方法无法控制或治愈者，生活质量因肝病而严重下降时，均为肝移植适应证。总的分两大类：肝脏肿瘤和终末期良性肝病。在儿童以先天性胆管闭锁、肝脏代谢性缺陷疾病为主。

1）各种肝硬化终末期：是当今首选的肝移植适应证。①乙型肝炎后肝硬化：应用乙型肝炎免疫球蛋白联合抗HBV药物，可有效地控制移植肝HBV再感染。②丙型肝炎后肝硬化：新型小分子抗HCV药物的出现，绝大多数能有效控制HCV复发。③酒精性肝硬化：术后继续饮酒则会增加肝损害与排斥反应的发生。因此，术后受者能否继续戒酒至关重要。术前戒酒半年以上，同时有较好家庭与社会心理支持系统的患者方能接受肝移植。④自身免疫性肝炎肝硬化。

2）急/亚急性肝衰竭：肝移植1年生存率约50%，以往认为肝移植是择期手术，不适用于急性或亚急性肝衰竭。但现已正式列为适应证，获得较好疗效。认为是目前抢救此类病人唯一有效的方法。

3）终末期非酒精性脂肪性肝病（NAFLD）。

4）胆汁淤积性肝病：包括手术无效的先天性胆道闭锁（先天性胆管狭窄和闭锁，一般适应于1～2岁患者，3年存活率为80%～85%）、Caroli病、原发性胆汁性胆管炎、原发性硬化性胆管炎、家族性胆汁淤积病、广泛肝内胆管结石和继发性胆汁性肝硬化等。

5）先天性代谢性肝病包括肝豆状核变性（Wilson病或铜蓄积症）、α_1-抗胰蛋白酶缺乏症等。

6）其他：先天性肝纤维化、囊性纤维化肝病、多囊肝、布加综合征（Budd-Chiari综合征，对肝上、下腔静脉阻塞伴有进行性肝功能不全而无凝血障碍者是肝移植的适应证）等。

7）肝脏良恶性肿瘤：①肝良性肿瘤包括肝巨大血管瘤、肝多发性腺瘤病和多囊肝等，切除后残肝无法维持生存者宜行肝移植术。②肝脏恶性肿瘤包括原发性和继发性。a.原发性包括肝细胞肝癌（HCC）、胆管细胞癌、肝血管内皮肉瘤、肝囊腺癌、平滑肌肉瘤和黑色素瘤等，范围广泛或伴有重度肝硬化而肝外尚无转移者可施行肝移植。HCC是早期肝移植的主要适应证。b.继发性肝脏肿瘤中，来自类癌肝转移癌者肝移植效果较好。肝转移性神经内分泌癌病变广泛、疼痛剧烈或伴严重激素相关症状者也可施行肝移植，以改善生存质量和/或延长生存期。报道乳腺癌、结肠癌肝转移也可行肝移植，但多数移植中心认为预后差。

（3）肝癌肝移植标准

1）米兰标准：①单个肿瘤直径≤5cm；②多发肿瘤≤3个，每个直径≤3cm；③无大血管浸润及肝外转移。符合米兰标准的HCC患者肝移植术后4年生存率为85%。

2）加州大学旧金山分校（UCSF）标准：为扩大和增补的米兰标准。①单一癌灶直径≤6.5cm。②多发癌灶≤3个，每个癌灶直径≤4.5cm，累计癌灶直径≤8cm。③无大血管浸润及肝外转移。

3）杭州标准：①无大血管侵犯和肝外转移。②所有肿瘤直径之和≤8cm，或所有肿瘤直径之和

＞8cm，但甲胎蛋白（AFP）＜400 ng/ml且组织学分级为高、中分化。

（4）禁忌证

1）绝对禁忌证：①难以根治的肝外恶性肿瘤。②难以控制的感染（包括细菌、真菌和病毒感染）。③严重的心、肺、脑和肾等重要器官实质性病变。④难以控制的心理或精神疾病。⑤难以戒除的酗酒或吸毒。⑥术后不能应用免疫抑制剂者。

2）相对禁忌证：①年龄＞70岁。②依从性差。③门静脉血栓形成或门静脉海绵样变。④HIV感染。⑤既往有精神疾病史。

（王曾铎　朱雅琪　曲　波　任　旭）

425. 何谓肝病饮食的科学搭配？

（1）肝病饮食的发展过程：肝病患者临床上最突出的症状是食欲不振，并常伴有恶心、呕吐和餐后腹胀等，通常在治疗原发肝病、改善症状的同时，饮食的科学搭配对疾病的恢复毫不亚于所谓的各种保肝药物。然而，在20世纪中期以前人们遵循高糖、低蛋白、低脂肪的原则走了几十年，后来发现弊多利少；20世纪后期美国学者提出"三高一低"的原则，又经过数十年的临床验证，发现对患者临床症状的改善、肝细胞的修复以及生存期的延长等均有一定效果，同时也发现一些弊端。

（2）肝病饮食的科学搭配：近年来，有学者提出不宜过分强调某种营养物质的高低，而应根据每个病人的具体情况从总体上给一个一日的总热量范围和各种主要营养物质的科学合理的比例，有人称此为肝病饮食的科学搭配。

1）总热量：慢性肝病一般以1800～2200kcal/d为宜，随体重而波动，常规应严格限制剧烈运动，其休息方式以卧床休息为主，每餐八分饱即可。

2）蛋白质：原则上保持正氮平衡，1g/（kg·d）为宜。亦可根据病人可耐受程度提高至1.5～2.0g/（kg·d），动物蛋白占50%以上。但不宜过分强调高蛋白饮食。

3）脂肪：参考日本人的研究资料，中国肝病病人的脂肪摄入量以25～30g/d为宜，植物脂肪占50%以上。

4）糖类：一般以320～350g/d为宜。

5）维生素与各种电解质，黄绿蔬菜是富含维生素和电解质的优良食品，水果是维生素C的主要来源。因此，黄绿蔬菜和新鲜水果根据病人耐受程度适当选择是科学合理的。

（朱　权　杨幼林）

五、胆囊和胆管

426. 胆管系统和胆囊各部位如何划分？正常人不同年龄段胆总管径是多少？

（1）肝内肝段胆管的划分：左右肝管（一级分支）以上，即二级分支至末梢胆管为肝内胆管。根据Couinaud肝8段划分法（图5-1），每个肝段（S）胆汁引流由段胆管（B）至左右肝管。80%～85%肝右叶胆管前上支（B_8）与前下支（B_5）、后上支（B_7）与后下支（B_6）分别汇合成右前支和右后支胆管，然后汇合成为右肝管。肝左外叶外侧支（B_2）和内侧支（B_3）汇合成左肝管，左内叶胆管（B_4）亦汇入左肝管（图5-2）。尾状叶为独立的区域，其胆管（B_1）汇入左右肝管。B_7、B_6和B_3区域的胆管结石，由于胆管汇合有角度，不适合ERCP取石。

（2）肝外胆管构成：肝门部胆管（Bp）由左右肝管和分叉部（Bc）构成，属肝外胆管（图5-3）。左右肝管的位置通常在肝外，但在此部位的结石则属肝内胆管结石范畴。通常左肝管的长度是右肝管的2倍。左右肝管汇合后形成肝总管，左右肝管与肝总管形成的夹角不同，左肝管约为90°，右肝管约为150°。胆囊管与肝总管汇合为胆总管，此汇合部又称为三管汇合部，胆总管开口于十二指肠乳头。左右肝管汇合后的胆管在门静脉的前方沿右侧走行，在胰腺段胆管转至门静脉的后方并与其走行方向分离。

（3）胆管变异（anatomic variation）：胆管的汇合方式可发生变异，报道右后支胆管汇入分叉部为10%，汇入左肝管为11%～19%，汇入肝总管和胆囊管分别为6%和2%。左肝B_2、B_3分别汇入肝总管为1%，无左肝管。还有副胆管汇入右肝管（5%）或肝总管（3%）。了解胆管变异对肝切除、胆道镜治疗肝内胆管结石很有作用。

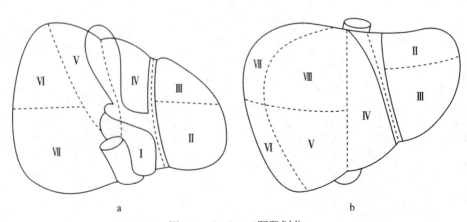

a   b

图 5-1　Couinaud肝段划分

（引自高田忠敬，二村雄次.胆道外科，东京：医学书院，2005.）

（4）肝外胆管外科划分：以分叉部及三管汇合部为标志命名肝总管与胆总管特别适合 X 线影像解剖定位。但从外科手术的角度，特别是胆管癌手术时多数不能观察到胆囊管汇合部，并且存在胆囊管低位汇合。因此尚有不同的分类法：左右肝管和肝总管汇合部为肝门部胆管（Bp），从左右肝管汇合部至胰腺上缘分为二等分，分别称为上部胆管（Bs）和中部胆管（Bm），从胰腺上缘到贯穿十二指肠壁的胆管属下部胆管（Bi）（图 5-3）。

（5）胆囊的划分：胆囊形态呈梨形，通常位于肝下面胆囊窝（gallbladder fossa），又称胆囊床处。在胆囊底至胆囊管移行部的纵轴线上分成三等份，区分为胆囊颈、体、底部（图 5-3）。

（6）胆囊异常：胆囊尚有位置异常和形态异常，胆囊可位于肝内、肝左侧或肝上部，尚有游走胆囊等。有分隔胆囊、胆囊憩室、胆囊闭锁、重复胆囊等，尚有胃肠、胰和肝组织异位到胆囊。

（7）正常胆总管径：超声测定胆管径为生理状态下，不受造影压力的影响。日本大样本、不同年龄段的胆管径检测结果提供了非常好的参考数据，超过上限值即为胆管扩张。日本超声检查：胆管径上限值 5 岁为 3.9mm，10 岁 4.5mm，15 岁 5.0mm，20 ～ 29 岁 5.9mm，30 ～ 39 岁 6.3mm，40 ～ 49 岁 6.7mm，50 ～ 59 岁 7.2mm，60 ～ 69 岁 7.7mm，70 岁以上为 8.5mm。

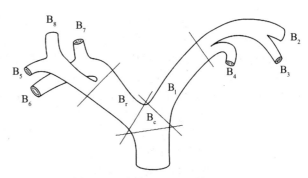

图 5-2　肝门部及肝段胆管的区分
Bl：左肝管；Br：右肝管；Bc：分叉部

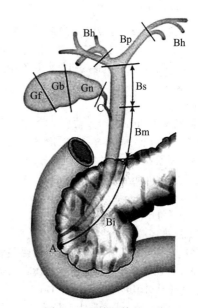

图 5-3　肝外胆管的区分
（引自高田忠敬，二村雄次.胆道外科.东京：医学书院，2005.）

（任　旭）

427. 胆囊和 Oddi 括约肌运动功能受哪些激素和神经的调节？

（1）激素（体液）

1）缩胆囊素（CCK）：CCK 是胃肠激素和肽能神经递质，对胆道系统主要的生理作用是使胆囊收缩和 Oddi 括约肌（sphincter of Oddi，SO）弛缓，是对胆囊胆汁排泄功能影响最大的激素。尚有引起胃排空延迟，促进胰酶分泌，刺激胰岛素分泌的作用。CCK 由分布在十二指肠和近段空肠的 I 细胞分泌。进食（主要是脂肪和蛋白质）、盐酸或钙离子可刺激 I 细胞分泌内源性 CCK，后者经血循环到胆囊直接作用于平滑肌引起胆囊收缩。8 肽（CCK-8）作用最强。CCK 分泌不足，使胆囊收缩无力。胆道运动功能不全中，低张力型胆囊可能与 CCK 分泌不足有关。CCK 引起 Oddi 括约肌松弛是通过非肾上腺素能非胆碱能神经（NANC）途径。

2）胃动素（molitin）：是一种多肽激素，由22个氨基酸构成，由小肠M细胞分泌。胃动素与Oddi括约肌基础压力呈正相关，报道胆囊切除术后SOD患者血清胃动素升高。胃动素能引起胆囊平滑肌收缩和刺激胆汁分泌，其作用与剂量有关，动物试验大剂量胃动素能引起Oddi括约肌收缩甚至痉挛。

3）胰多肽（PP）和生长抑素（somatostatin）：PP为36个氨基酸肽，由胰腺D$_1$细胞分泌。PP细胞在胰岛周围，分散在胰头及钩突部胰腺实质内。营养素刺激促胃液素和CCK分泌，也刺激PP分泌。生长抑素为胃肠激素和神经肽，由回肠D细胞分泌。PP和生长抑素均有抑制胆囊收缩使其舒张的作用。

4）神经降压素（neurotensin，NT）：首先由猪下丘脑分离出，为13个氨基酸残基构成的多肽。NT主要存在于空肠和回肠开放型内分泌细胞内，回肠数量最多。在胃肠道肌神经丛也发现有NT存在。脂肪对NT分泌的刺激性最强，动物实验NT引起犬胆囊收缩，而正常人静脉内给予NT导致胆囊扩张，这不同的结果可能是种特异（species-specific）的关系。

5）胰泌素（secretin）：为27个氨基酸肽，由小肠S细胞分泌，对胆囊平滑肌无直接刺激作用，可加强CCK的刺激作用。

6）促胃液素（gastrin）：为胃肠激素，由胃窦黏膜和小肠G细胞分泌，空腹期间绝大多数促胃液素在循环血液中，主要是G34，餐后G17释放。报道可增加Oddi括约肌基础压力，也观察到胆囊切除术后SOD患者血清促胃液素升高。另外，括约肌张力低者血清促胃液素减少。促胃液素也有刺激胆囊平滑肌收缩作用。

7）雨蛙素（caemlein）和蛙皮素（bombesin）：两者均有刺激胆囊收缩作用，前者作用为最强，比CCK大16倍。

8）胰高糖素（glucagon）：动物试验能使胆囊平滑肌收缩，对人的胆囊影响不明显。

9）孕激素：血液中黄体酮（孕酮激素）含量增加，能抑制胆囊平滑肌收缩，见于孕妇。

（2）神经因素：Oddi括约肌广泛分布胆碱能、肾上腺素能和肽能神经，这些神经与激素同样对调节Oddi括约肌运动功能起重要作用。Oddi括约肌兴奋神经支配是胆碱能神经，抑制性神经是非肾上腺素能非胆碱能（non-adrenergic，non-cholinergic，NANC）神经，后者存在于交感神经、副交感神经和感觉神经的神经纤维中。

1）胆碱能神经：迷走神经传入神经元主要通过乙酰胆碱（神经递质）作用于烟碱受体传递到肠神经元，许多迷走神经传入神经纤维分布于黏膜和肌层，脊髓传入神经分布在肌层和浆膜。支配胆囊的胆碱能神经来自迷走神经和肠神经。胆囊有烟碱受体，乙酰胆碱作用于此受体可增加胆囊和Oddi括约肌收缩力，阿托品可阻断乙酰胆碱的作用。

2）交感神经：胆囊平滑肌上有肾上腺素能α和β受体，后者占优势，刺激交感神经主要引起胆囊舒张。

3）NANC：①此神经受刺激能释放肠抑制动力神经递质一氧化氮（nitric oxide，NO）。NO在调节血压、平滑肌运动、肠运动，以及调节免疫、炎性反应发挥重要作用。一氧化氮在肌神经丛细胞内由一氧化氮合酶（NOS）合成，为在Oddi括约肌中重要的NANC的递质，具有松弛Oddi括约肌作用。药物（硝酸酯类）影响Oddi括约肌中一氧化氮释放，使Oddi括约肌松弛。用NOS抑制剂能增加Oddi括约肌收缩强度，且不能被阿托品和肾上腺素受体阻。②NANC兴奋能释放肠抑制性神经递质血管活性肠肽（VIP）。此肽能神经纤维广泛分布在胃肠道和胰腺。VIP-免疫活性神经元也存在于Oddi括约肌的肌神经丛，VIP神经细胞数量在有病理变化的Oddi括约肌中不减少，但免疫活性明显降低。人胆囊平滑肌亦有丰富的VIP能神经纤维，VIP能强烈抑制基础状态下的胆囊紧张度，亦抑制由CCK刺激胆囊收缩的作用。

（任　旭）

428. 胆囊肿大常见于哪些原因？临床上判定应注意哪些问题？

胆囊既有储存、浓缩胆汁的功能，又是胆道系统的减压器官，其大小受胆道或胆囊内压力的影响。胆囊的大小有个体差异，腹部超声检查正常胆囊纵径通常＜9cm，横径多数＜3cm，胆囊容量

40～60ml。直接胆道造影注入造影剂前后胆囊大小有一定的变化，因此判定胆囊大小要考虑外在压力因素的影响。超声检查胆囊横径＞4cm即为胆囊肿大，常见原因如下。

（1）胆管低位梗阻：胆道压力增高，使胆囊被动性扩张、增大，继发运动功能障碍。因胆囊本身无病变，梗阻解除后，通常胆囊功能可恢复。如胰头癌、十二指肠乳头肿瘤、下部胆管癌，或胆总管结石嵌顿等低位胆管梗阻，胆囊大伴肝内外胆管扩张是临床上最常见的表现。

（2）胆囊管阻塞：胆囊肿大无肝内外胆管扩张，见于胆囊管结石、肿瘤等引起其阻塞，患者常有胆囊区疼痛。

（3）胆囊疾病：胆囊肿大伴胆囊壁增厚者见于胆囊炎、胰胆管汇合异常、胆囊腺肌增生症或胆囊癌等。

（4）亦可见于胆囊运动功能障碍，也要注意单纯胆囊肿大应除外早期低位胆道梗阻。

（5）高位胆道梗阻：肝内胆管扩张，胆囊又小，通常提示为高位胆道梗阻。肝门部胆管狭窄胆汁流出受阻或肝胆汁分泌减少，通常胆囊容积缩小。如果肝门部胆管狭窄，表现为胆囊肿大，就梗阻部位来讲呈矛盾现象。然而，因为有时由于胆管狭窄导致胆囊管闭塞或不全闭塞，继发胆囊炎渗出增加，胆囊分泌的液体潴留或进入胆囊的胆汁不能排出导致胆囊肿大。

（6）胆管覆膜金属支架使胆囊管口闭塞：胆总管恶性狭窄尤其是三管汇合部邻近已有肿瘤性狭窄，ERCP或经皮经肝植入胆管覆膜金属支架压迫胆囊管，使进入胆囊的胆汁排出受阻增加，或注入的造影剂伴随感染的胆汁进入胆囊，炎性反应导致胆囊进一步增大。患者可出现发热、胆囊区疼痛等胆囊炎症状。胆囊肿大伴其周围渗出，抗生素治疗无效者，应尽早行经皮经肝胆囊穿刺置管引流或其他方式胆囊引流处理，防止胆囊穿孔。因此胆囊在位的肝外胆管恶性狭窄，如采用金属支架治疗，使用无膜支架为上策。

（任　旭）

429. 胆固醇在胆汁中是如何转运和析出的？形成胆固醇结石的原因有哪些？

（1）胆汁中胆固醇的转运和析出的机制：胆固醇不溶于水，在胆汁中的转运是通过卵磷脂或胆汁酸组成的脂质载体完成的。①胆汁中胆固醇在胆汁酸浓度低的胆管内主要溶存在卵磷脂双层体泡中，肝胆汁中的这些双层体泡卵磷脂相对丰富，呈稳定状态，胆固醇难以析出。②进入胆囊内的胆汁水分被吸收，小泡被浓缩的胆汁酸溶解形成胆汁酸、卵磷脂和胆固醇混合微胶粒。③混合微胶粒中胆固醇溶解容量充足时，双层体泡中的胆固醇全部被混合微胶粒溶解，双层体泡消失。④在双层体泡内溶存1个分子胆固醇需要1个分子以上的卵磷脂即可，而在混合微胶粒中，需要数个分子的卵磷脂。由于微胶粒化时需要比胆固醇更多的卵磷脂移行到微胶粒中，所以新生成的胆固醇/卵磷脂比值高的双层体泡，这些小泡成为不安定状态，所有小泡全部微胶粒化时胆固醇不析出。但微胶粒化不完全时，胆固醇/卵磷脂比值高的不安定小泡残存，发生凝集融合，胆固醇结晶析出。通常这一析出过程非常缓慢（5～21天），聚集的小泡在结晶析出前从胆囊排出，就不发生结晶析出。

（2）形成胆固醇结石的原因

1）胆汁中胆固醇过饱和：肝脏是胆汁酸合成的唯一场所，而胆汁酸是由胆固醇经肝脏合成的，胆石生成的第一阶段是产生胆固醇过饱和胆汁，肝脏胆固醇分泌过剩以及胆汁酸或卵磷脂分泌低下是胆固醇过饱和的原因。β-羟-β-甲基戊二酰辅酶A还原酶（HMC-CoA还原酶）与胆固醇7α-羟化酶是肝脏胆固醇生成过程以及向胆汁酸异化过程的限速酶，推测前者活性升高，后者活性降低产生胆固醇过饱和胆汁，但有研究胆囊结石患者这两种酶与正常人基本相同。产生胆固醇过饱和胆汁与下列因素有关：①高胆固醇饮食和急剧体重减轻等增加肝脏胆固醇负荷；②服避孕药和雌激素使肝脏低密度脂蛋白受体增加，而增加肝脏胆固醇负荷；③肥胖、高脂血症以及糖尿病使肝脏生成胆固醇亢进；④随着年龄增加，胆固醇7α-羟化酶活性降低，向胆汁酸异化减少；⑤胆囊或肠管运动功能低下，胆汁酸池减少，胆汁酸成分比例变化（由于肠内细菌增加次级胆汁酸生成），胆汁中胆固醇排泄增加。胆固醇过饱和胆汁虽是胆固醇结石形成的必要条件，但在健康正常人中也常能见到，因此不是形成结石的主要原因。

2）胆固醇结晶析出加速：胆汁中胆固醇过饱和是形成胆石的必要条件，但形成胆石取决于结晶析出的速度。析出速度受有促进与抑制作用的多种胆汁蛋白的影响。黏蛋白促进胆固醇结晶形成，促进蛋白尚有ConA结合蛋白、LDL、α_1-酸糖蛋白、免疫球蛋白等。抑制蛋白除载体蛋白A-Ⅰ、A-Ⅱ外，还有分子量110kD的糖蛋白，在胆汁中又发现有分子量42kD的抑制蛋白。这些促进与抑制蛋白的量或质的变化是加快结晶析出的主要原因。此外，胆汁浓缩的程度（浓缩胆汁促进结晶析出）、胆汁酸成分及卵磷脂中性脂肪酸组成等与结晶析出速度有关。

3）黏蛋白产生增加和胆囊运动功能障碍：由于析出的胆固醇结晶要在胆囊滞留，有黏蛋白或钙盐等参与才能形成结石。胆囊黏膜分泌黏蛋白增加，胆囊运动功能障碍，黏蛋白与结晶结合，促进结晶生长和凝集而形成结石。黏蛋白增加胆汁黏稠度或胆囊管阻力，为结石形成提供良好的环境。引起胆囊运动功能低下的危险因素有完全经静脉营养、肥胖、妊娠、迷走神经切断术后及脊髓损伤等。

（任　旭）

430. 胆结石有哪些种类以及各有何特征？何谓瓷器样胆囊？

胆结石的外观、切面，基本能反应结石的种类，大致上可作为判定结石成分的指标之一。结石切面的结构和结石成分以及形状、数量等与影像学所见有一定的相关性，以下是根据日本的胆结石分类。

（1）胆固醇结石（cholesterol gallstone）：主要起源于胆囊。1975年日本报道肝内胆管结石中有胆固醇结石，近年来胆固醇结石的病例报告增加，日本肝内胆管结石中胆固醇结石占13.1%。

1）纯胆固醇结石（pure cholesterol stone）：圆形或椭圆形，呈白色或黄白色，有光泽、质地硬。其结石位于胆囊者，多数为单发。切面见胆固醇结晶由中心部呈放射状直至结石边缘。有色素为核心时，其直径小于结石的1/3，结石有外壳时，其厚度＜1mm。纯胆固醇结石在肝内胆管结石中占胆固醇结石的17.2%。

2）混成石（combination stone）：圆形或椭圆形，茶褐色或褐色，多数为单发、质硬。切面分内外两层，内层为纯胆固醇结石或混合石，其中心部呈放射状结构与外层不连续；外层色素成分多，层状和放射状结构，其厚度＞1mm。

3）混合石（mixed stone）：形状多样，圆形或有接面性的多角形等，从黄白至黑褐色多种颜色，光滑、有光泽，质硬，通常多发。切面放射状与层状结构混在，中心部有时能见到裂隙，胆固醇为主要成分。

（2）色素结石（pigment gallstone）

1）胆红素钙结石：主要为原发胆管结石，极少数在胆囊。形状多样，茶褐色或黑褐色，质脆。切面棕褐色层状或无结构，主要成分为胆红素钙。

2）黑色石（black stone）：起源于胆囊或胆管，常见于肝硬化和慢性溶血状态患者。多数为砂粒状，外观黑褐色，有光泽，质地硬，结石较小，多数为＜5mm，多发性。切面与外观颜色相同，无结构，有时呈黑褐色或深绿色。主要成分为来自胆红素的聚合体，其中碳酸钙和磷酸钙含量多。

（3）少见结石（rare gallstone）

1）碳酸钙结石（calcium carbonate stone）：起源于胆囊。椭圆形等各种形态，外观白色，有时呈乳白色，质地硬。切面无结构，有时内部有混合石，酸钙为主要成分。许多碳酸钙结石在X线平片上能显示。

2）脂肪酸钙结石（fatty acid calcium stone）：起源于胆管或胆囊。椭圆形等各种形态，浅黄褐色，质软。面呈中心偏在的层状结构，有时无结构，有光泽，单发或多发。主要成分为脂肪酸钙。

3）其他混成石（other combination stone）：切面清晰可见内外层状结构，内层占结石直径1/3以上，其成分为黑色石或胆红素钙结石，外层厚度1mm以上，由多种成分组成。

4）其他结石（miscellaneous stone）：少见结石中不属于上述结石成分的结石，如磷酸钙结石，蛋白石等。

（4）瓷器样胆囊（porcelain gallbladder）：指以胆囊壁钙化为特征的慢性胆囊炎，又称陶瓷样胆囊。因完全性胆囊壁钙化额面显像呈瓷瓶样，又称瓷瓶样胆囊，亦称陶瓷样胆囊。少见，胆囊手术检出率0.14%。是胆囊全体或一部分有磷酸钙作为主体的无机钙盐沉着，胆囊质地硬。15%无临床症状，94%有胆囊管或胆囊颈阻塞，7%～60%合并胆囊癌。瓷器样胆囊为癌前状态，即使无临床症状者也需手术治疗。

（任　旭）

431. 哪些影像学检查对判定胆石成分有价值以及有何特点？

影像学判定结石成分及钙化程度对评估结石硬度，或选择溶石、体外震波碎石（EAWL）等治疗提供依据。西方国家人群多数胆囊结石为胆固醇结石。

（1）腹部平片：如结石含钙成分占15%以上，X线不能透过，能显示结石的轮廓（阳性结石）。有10%～15%的胆囊结石病例能显示钙化的结石。呈环层状结构的结石影像为混成石或混合石，混成石有内外两层环状结构，多数为单发，少数混合石呈有接面性多角形，多发呈颗粒状的多半为黑色石。胆红素钙结石通常钙化影密度低不能显影。

（2）超声（US）：US难以判定结石钙化的程度，对直径＞10mm的结石大致上能判定其组成成分。纯胆固醇结石声像图呈圆形或椭圆形，前面回声高，逐渐减弱移行为声影是其特征。混合石仅前面高回声，呈新月状、半月状及三角形等多种形状，声影明显。混成石仅前面强回声，呈厚度大致相等的半圆周状，声影明显。尽管混合石与混成石声像图有所不同，但两者之鉴别有时很难。此外有层状结构的胆红素钙结石与混合石声像图相似，鉴别困难。无层状结构的胆红素钙结石声像图形态不整，多数无声影。胆囊小于1cm的结石有充满型、堆积型、游离型、飘浮型以及块状型，此时US对结石的数量、大小、形状以及结石成分之判定非常困难。

（3）CT：CT检查对胆囊结石的诊断率明显低于US，但对检出的结石测CT值（HU）基本能判定结石的主要成分，优于其他影像学方法。CT对结石中钙含量＞1%时即能检测出，通常钙含量每增加1%，CT值增加40Hu。纯胆固醇结石CT值＜50Hu，混成石呈周边高密度、中心低密度的两层结构，大多数混合石CT值41～70Hu。胆红素钙结石CT值为71～130Hu，黑色石＞131Hu，碳酸钙结石CT值最高，平均570Hu。纯胆固醇结石、混合石与混成石（有两层结构）CT容易判定。CT判定胆红素钙结石与黑色石中，部分结石为混合石，通过CT值两者难以鉴别。近年来认为双能CT可能判定结石成分更准确。

（4）磁共振（MRI）：MRI对结石的诊断率为90%～95%，根据有无中心部信号判定结石内部的裂隙或含气量，即对混合石的诊断有意义。中心部信号阳性者ESWL效果好，因此MRI可为选择ESWL提供依据，但对无症状的胆囊结石患者不推荐此项检查。。

（5）超声内镜（EUS）：通过结石回声影像判定其成分，尤其是根据结石切面结构和结石成分与结石回声之间的关系进行判定。切面呈放射状结构的纯胆固醇结石，EUS结石声像图呈流星型（shooting star type）为特征，层状结构的混成石多半呈新月型（cresent type）、混合石2/3呈新月型，1/3呈半月型（half-moon type），色素结石多半呈星团型（star-dust type）或满月型（full-moon type）。

（6）ERCP：胆囊造影立位见结石漂浮影像者，为胆固醇成分含量高的结石，溶石效果好。但是，已不采用诊断性ERCP判定是否为浮游结石。

（任　旭）

432. 胆囊结石形成的危险因素有哪些？经口溶石疗法的适应证和疗效如何？

美国胆囊结石发病率男性5%～8%，女性13%～26%，欧洲发病率男性为10%，女性20%。胆囊结石40岁以上人群发病率高，约20%患者有右上腹痛症状。无症状者称为安静胆石（silent gallstones），通常不需要治疗。安静胆石很少引起并发症，约10%发展为急性胆囊炎。

（1）胆囊结石的危险因素：年龄＞40岁、女性、雌性激素（estrogen）替代治疗、妊娠、家族史、肥胖、高甘油三酯血症、糖尿病、肝硬化、克罗恩病、缺乏运动、全肠外营养、服用药物如奥曲肽（octreotid）、降脂乙酯（clofibrate）、头孢曲松（ceftriaxone）及胃旁路手术（bypass surgery）等。

（2）口服药物溶石的适应证：对于不适宜或拒绝胆囊摘除者可考虑药物溶石治疗，但适合溶石条件者较少。溶石的基本条件为无钙化的胆固醇结石。适应证为胆囊结石＜1.5cm，CT值＜50Hu（纯胆固醇结石），胆囊运动功能正常，胆囊管通畅。静脉胆囊造影或ERCP诊断的胆囊浮游结石是溶石治疗的适应证，然而这两种检查尤其后者已不用于诊断胆囊结石。伴有消化性溃疡、重度肝功能不全、胆道梗阻、胰腺炎以及妊娠者不适宜用上述溶石药物治疗。药物溶石可与ESWL联合促进结石溶解。ESWL适合单发结石＜2cm，胆囊功能正常和胆囊管通畅。ESWL常见并发症为胆绞痛，少见并发症为胆管梗阻和急性胰腺炎。目前，ESWL甚少用于治疗胆囊结石。

（3）溶石机制：胆汁中的胆固醇与胆汁酸和磷脂酰胆碱形成混合微胶粒或单独与磷脂酰胆碱形成小泡。混合微胶粒对胆固醇是最稳定的状态。口服胆汁酸能增加混合微胶粒的数量，降低胆汁内胆固醇的饱和度，使结石表面的胆固醇逐渐溶解。熊去氧胆酸（ursodeoxycholic acid，UDCA）有助于形成液态胆固醇结晶，鹅脱氧胆酸（chenodeoxycholic acid，CDCA）有移动胆固醇形成微胶粒的作用。也观察到投予脱氧胆酸后胆汁中的胆汁酸增加，胆固醇减少，成石指数（lithogenic index）下降。

（4）溶石药物治疗：对胆囊胆固醇结石CDCA和UDCA为常用的口服溶石剂，优思弗（每粒胶囊含UDCA250mg）每天13～15mg/kg。CDCA较UDCA溶石效果好，但副作用多（17.9%引起腹泻）。报道CDCA400mg/d，UDCA600mg/d至少服药半年，溶石总有效率（结石数量减少、变小或消失）约50%，结石完全消失约20%。胆固醇合成最旺盛的时间是夜间到清晨，因此应睡前服药。服药后每3～6个月复查超声，结石消失后通常需要延长治疗2年。溶石治疗5年复发率约50%。

（5）结石复发对策：药物溶石结石消失后，肝脏仍不断产生胆固醇过剩的成石胆汁（lithogenic bile），尚有结石复发的可能性。患者存在胆囊结石危险因素时，结石容易复发。单一结石复发率低，多发结石复发率高。结石溶解消失后突然停药，约50%的病例复发，复发时间在6个月至4年期间。为防止复发，结石溶解后，用UDCA1/2或1/3治疗量即200～300mg/d长期维持治疗，对防止复发有效。

经口溶石疗法对无钙化的小结石效果较好，但有服药时间长、性价比低及复发率等相关问题，临床应用受到限制。直接溶石是将导管插入胆囊内注溶石剂溶胆囊结石的方法，因为有严重的并发症，现在甚少应用。

（任　旭）

433. 急性胆囊炎如何分级？处理原则如何？有哪些非手术胆囊引流方法？

（1）急性胆囊炎：90%～95%是由胆囊结石引起，结石嵌顿导致胆囊管闭塞，胆囊胆汁持续性淤积，胆囊黏膜损害，炎性介质活化。急性非结石性胆囊炎（acute acalculous cholecystitis）占3.7%～14%，其危险因素包括手术、外伤、感染、烧伤、长期住ICU病房等。近年来覆膜胆管金属支架治疗恶性胆管狭窄，导致胆囊管阻塞并发急性胆囊炎者并不少见。

（2）急性胆囊炎分级和处理原则

1）重度（Grade Ⅲ）：急性胆囊炎引起一个或一个以上器官功能障碍。治疗器官功能不全同时紧急胆囊切除术或胆囊引流。

2）中度（Grade Ⅱ）：可有明显的局部炎症表现，如局限性腹膜炎体征。影像学检查除胆囊肿大（长径＞8cm，横径＞4cm）外，胆囊周围有明显的渗出液、积脓，或伴肝脓肿表现提示坏疽性胆囊炎、化脓性胆囊炎或气肿性胆囊炎（acute emphysematous cholecystitis）。后者腹部平片显示胆囊内气液平面，常伴有糖尿病。保守治疗早期无改善，应紧急手术，如有手术风险，迅速行胆囊引流。

3）轻度（Grade Ⅰ）：达不到中度表现的标准为轻度。保守治疗24小时临床症状等改善不明显者行胆囊摘除或胆囊引流。治疗有效者可72小时内胆囊摘除，有手术风险者随访观察。

（3）非手术胆囊引流方法：急性胆囊炎行胆囊切除术为基本治疗方针，但胆囊严重炎症行胆囊切除术伴随风险，并发症高，推荐控制炎症后根据患者情况再行胆囊切除术。

1）经皮经肝胆囊引流术（PTGBD）：1980年Radder等首先开展，成功率接近100%，引流有效率86%～90%，并发症0.3%～1.2%。方法为超声引导下经右肋间穿刺（19G套管针）胆囊，避开血管，进入胆囊后，拔除针芯。有胆汁流出，插入安全导丝，推入套管。抽吸胆汁减压，防止插引流管时胆汁漏入腹腔。减压后可注入少量造影剂，显示胆囊轮廓。再插入加硬导丝，尽量在胆囊内打圈，沿导丝推入7Fr猪尾型引流管。亦可使用日本八光7Fr猪尾引流套管，不用导丝，超声引导下一步法留置引流管，操作简单化。

2）内镜下经鼻胆囊引流术（ENGBD）：此技术1990年Feretis等首先报道。急性胆囊炎ENGBD技术成功率64%～100%，有效率81%～100%，并发症0～3.8%。对用抗凝药、DIC等有出血倾向、腹水及游离胆囊不适合PTGBD者行ENGBD。方法为内镜下导丝引导法经乳头胆管插管，进入胆管后，先注入适量造影剂行胆管造影，用直头或J型软导丝上下旋转探找胆囊管口。前端插入胆囊管后，缓慢推入ERCP造影导管至胆囊管口处。此时助手拉住导丝，保持导丝前端位置不变，防止导丝弹出。在胆囊管口处再往深部探插导丝，动作轻柔，必要时注入少量造影剂，指导导丝插入方向。导管沿导丝进入胆囊后，拔出导丝，抽吸胆汁，确认在胆囊内。插入加硬导丝，留置5～7Fr猪尾型鼻胆囊引流管，或行胆囊置管术（EGBS），通常使用7Fr双猪尾引流管。

3）超声内镜引导胆囊引流术（EUS-GBD）：2007年Baron等首先报道EUS-GBD治疗急性胆囊炎，至2015年文献报道194例，技术成功率96.4%，临床有效率99.5%，并发症16%。方法为EUS下经胃或十二指肠穿刺胆囊，确认穿刺针道无血管和腹水。穿刺针进入胆囊抽吸胆汁后，行胆囊造影或生理盐水冲洗。留置导丝，扩张穿刺通道。留置7Fr双猪尾支架或双蘑菇头金属支架（能使胆囊与胃或十二指肠密接的金属支架）。今井等（2015）报道EUS-GBD治疗6例胆道金属支架术后合并急性胆囊炎，均治疗成功，症状改善，无并发症发生。

随机对照试验（RCT）研究结果显示虽然此方法引流效果并不亚于PTGBD，而且技术成功率接近100%，但支架移位、出血或穿孔等并发症发生率较高（11%～33%）。急性胆囊炎首选引流方法仍为PTGBD，但日本有学者期待EUS-GBD治疗急性胆囊炎能作为第一选择方法。

（任　旭）

 434. 腹部超声诊断胆囊结石有哪些情况容易漏诊？

腹部超声在胆囊内扫查强回声伴后方声影诊断胆囊结石的敏感性和特异性分别为98%和95%，少数病例诊断困难，见于以下几种情况。

（1）胆囊管与胆囊颈部结石：胆囊管结石超声诊断非常困难，因为胆囊管较细，超声波不能扫查出，同时胆囊管远离胆囊腔，其走行变异又较大，即使有结石回声所见也难以定位。仅有胆囊管结石者，超声检查通常只能发现胆囊增大或胆囊萎缩等胆囊炎的所见。胆囊颈部的结石有胆汁衬托，诊断不难，其切面呈靶环征。但有时由于多重反射的伪差与胃肠气体的影响，不易扫查出。此外小结石嵌顿在颈部时，结石回声亦常不明显，与胆囊管结石相同，多半仅有胆囊肿大所见，因此胆囊颈部要变换体位仔细扫查。

（2）胆囊底部结石：由于多重反射与旁瓣伪差的影响使胆囊底部不能充分显示，底部结石容易漏诊。底部扫查要多种角度变换体位。

（3）胆囊萎缩或充满结石：胆囊腔不能充分显示时，胆囊结石诊断困难。由于胆囊炎引起胆囊高度萎缩或胆囊充满结石，在胆囊的位置不能扫查到胆囊腔，对于未做过胆囊切除的病例，应考虑胆囊疾病的存在。在胆囊区扫查到边界清晰或模糊的孤立或带状强回声带，伴宽的声影提示结石存在。

（4）小结石与胆砂：小结石超声诊断有时较困难，扫查时要注意全部胆囊腔内侧壁附近的变化。胆砂可沉积在胆囊后壁，后壁增厚呈锯齿状或粗糙的强回声，后方有声影且有移动变形等特征时诊断不难。但胆砂全体呈均匀的低回声，声影不明显，诊断困难。

（5）碎屑样回声：是由于胆囊管阻塞等引起胆汁淤滞的继发性变化，要注意此时常常伴有结石。

（6）壁内结石：壁内结石超声可见彗星尾征，要与胆囊腺肌瘤病鉴别，后者有胆囊壁肥厚所见。

临床医师对有典型胆囊结石和胆囊炎表现者，即使超声无结石所见，亦要进一步做CT（可发现胆囊管结石）或EUS等检查。ERCP对胆囊管结石诊断率最高，多数嵌顿的胆囊管结石能显示。尽管有时胆囊管呈阻塞像，但可提示疾病的存在。然而，目前ERCP由于并发症等原因基本不再用于诊断胆囊结石。

（任　旭）

435. 胆囊隆起性病变分类及其病理学特征如何？

随着超声的普及应用，胆囊隆起性病变检出率增加，成为较常见的胆囊疾病。胆囊隆起性病变一般是指局限性隆起高度超过1mm，形态可呈有蒂（pedunculated），亚蒂（semipedunculated）或无蒂（sessile）。胆囊隆起性病变分非肿瘤性或肿瘤性两类，最常见的是胆固醇息肉，其他隆起性病变相对少见。

（1）非肿瘤性病变

1）胆固醇息肉：息肉表面黄色、桑椹状，多半有较细的蒂，息肉上皮增生部位呈红色，呈表面光滑的结节状或分叶状，多数息肉直径＜10mm。在息肉的黏膜固有层中，有数量不等的含有胆固醇的泡沫细胞。息肉内泡沫细胞的相对数量根据病变而不同，并且胆固醇息肉随着时间的经过，组织形态常发生变化。有的学者对胆固醇息肉做了亚分类，息肉上皮成分占50%～75%的胆固醇息肉称为胆固醇息肉伴上皮增生，超过75%的称为增生性息肉伴胆固醇沉积，纤维性间质占50%以上者称为胆固醇息肉伴纤维化。

2）增生性息肉：是由胆囊黏膜增生形成的息肉，多数直径＜5mm，少数＞10mm。形态呈乳头状或分叶状隆起，常为多发性。胰胆管汇合异常伴黏膜增生，胆囊壁内层明显增厚时，为胆囊癌发生的危险因素。增生性息肉主要由增生的上皮成分所构成，分三型：固有上皮型，化生上皮型（幽门腺上皮，肠上皮等，呈黄白色颗粒状隆起）与混合型。

3）炎性息肉：息肉由炎症引起，炎细胞间质浸润，结缔组织或血管增生为其特征。息肉直径通常＜10mm，形态呈广基底或亚蒂的不规整隆起，息肉常为多发状，多数伴胆囊结石或胆囊壁增厚。

4）淋巴性息肉：多数合并慢性胆囊炎，胆囊黏膜内孤立性或集合性淋巴滤泡增生，滤泡常有肿大的胚发中心。形态呈光滑的半球状隆起，息肉多数为5mm大小，多发性，常见于胆囊颈部。

5）胆囊腺肌瘤病：分弥漫型、节段型和局限型3型。局限型胆囊壁局限性增厚呈隆起状，主要位于胆囊底，隆起高度＜3mm，境界不很清楚，中心凹陷，黄白色。

6）纤维性息肉与假性息肉：纤维性息肉有较细的蒂，形态上与胆固醇息肉相似，有学者认为是胆固醇息肉的一个亚型。胆固醇息肉间质内无泡沫细胞时称为纤维性息肉。假性息肉内有胆囊肌层，是在胆囊颈部由结石引起的溃疡瘢痕收缩形成息肉样隆起，或波及胆囊壁全层的黄色肉芽肿样病变使胆囊壁瘢痕化，形成息肉样隆起。

（2）肿瘤性病变

1）幽门腺腺瘤（pyloric gland adenoma，PGA）：属良性胆囊肿瘤，又称为胆囊乳头-管状腺瘤。在因胆石病或胆囊炎切除的胆囊中，0.2%～0.5%发现PGA；占非浸润性胆囊肿瘤的10%。常见于成年女性，无临床症状，通常为偶然发现。但此肿瘤发生于胆囊颈部时，可引起胆囊肿大和右上腹痛。55%～60%伴胆石病。PGA通常＜2cm，无蒂或有蒂，病变容易从黏膜表面脱落，自由浮动，易误诊为腔内沉积物。PGA＞1cm，可以有高度异型灶，偶尔伴浸润癌。伴高度异型为原位癌（Tis），胆囊切除可治愈。

2）胆囊乳头状瘤（intracholecystic papillary neoplasm，ICPN）：是起源胆囊黏膜，向胆囊腔凸起的非浸润性上皮性肿瘤。本病病因尚不清楚，约6%的胆囊癌来源于ICPN。病理组织学从低度异型～高度异型，可发展为浸润癌。约1/3的ICPN呈多灶状生长，肿瘤平均大小2.2cm。约半数患者有右上腹痛症状，半数无症状者通常为偶然被发现。

3）胆囊癌：最常见的部位是胆囊底部（60%），其次为体部（30%）和颈部（10%）。胆囊癌通常呈扁平状，质地硬，发白。早期胆囊癌呈隆起所见的有隆起型（Ⅰ型）和表浅隆起型（Ⅱa型）。Ⅰ型隆起高度＞2mm，分隆起有蒂和广基底两种，前者隆起表面光滑，后者表面乳头状或结节状，褐色或黄褐色。Ⅱa型隆起高度＜2mm，表面乳头状、结节状、颗粒状或脑回状，颜色与广基底Ⅰ型相同。进展期胆囊癌呈隆起所见的有乳头型和结节型。胆囊恶性肿瘤组织学分类中，难度大的是癌的诊断标准，因为分化型管状腺癌，乳头状腺癌及管状乳头状腺癌既有低度异型，又有高度异型，对低度异型者组织学诊断困难。

4）胆囊神经内分泌肿瘤（NENs）：少见。包括高分化NETs、低分化神经内分泌癌（NEC）和混合性神经内分泌和非神经内分泌肿瘤（MiNEN）。形态多数为结节状或息肉样隆起，少数为壁增厚形态。最终诊断依靠病理学和免疫组织化学染色。

（任　旭）

436. 需要鉴别的胆囊息肉样病变有哪些？有哪些检查方法及其诊断价值如何？

胆囊息肉（gallbladder polyps）检出率男性为4.6%，女性4.3%，我国超过60000人群检查中胆囊息肉检出率为6.9%。需要鉴别的息肉样病变（polypoid lesions）主要包括胆固醇息肉、炎性息肉、胆囊腺肌瘤病（底部型）、腺瘤、胆囊乳头状瘤（ICPN）、早期胆囊癌和神经内分泌肿瘤（NENs）。具有恶变倾向的胆囊息肉的特征为：①直径≥10mm。②合并胆囊结石、胆囊炎。③单发息肉或无蒂息肉，息肉增长速度快（生长速度＞3mm/6个月）；④腺瘤性息肉。

ICPN为高度恶性潜在性肿瘤，呈多发乳头状或息肉样外生性的隆起性病变，前者形态为广基底（broad-based），后者有细的茎，容易脱落，易误诊为沉积物。ICPN约1/3为多灶性生长。

（1）腹部超声（US）：胆囊息肉US检出约95%。胆固醇息肉（占良性息肉95%）US特征为隆起部位呈密集的点状强回声，无后方声影。常为多发性，有蒂，大小通常不超过1cm。有约5%的胆固醇息肉上皮成分多，与腺瘤、炎性息肉及乳头状癌US声像图相似，难以鉴别。腺瘤通常单发，无蒂，等回声或低回声，比较规整的形态。早期胆囊癌隆起型呈等回声或低回声，回声均匀。对单发、直径＞10mm的均匀低回声隆起性病变或广基底隆起要警惕胆囊癌的可能。胆囊腺肌瘤病（局限型）胆囊底部局限性增厚（＞3mm）。US能观察到其内扩张的罗-阿窦（RAS）呈小圆形或蜂窝状低回声或无回声区、或有彗星样回声为本病的特征。增生性息肉多数＜5mm，亦有＞10mm者，呈乳头状或分叶状隆起，少数有胆固醇息肉样所见。

（2）CT和MRI：报道胆囊隆起性病变CT平扫检出率平均32.4%，10mm以下的仅6.6%。胆固醇息肉检出率低，胆囊癌检出率为42.9%～88%。胆囊胆汁与隆起性病变之间的CT值的比差小，难以分辨，胆固醇息肉此点更为突出。近年来螺旋CT、DIC-CT应用于临床，能清楚的显示胆囊横断、冠状和矢状断层影像。在快速静注非离子型造影剂之后，多排螺旋CT断层主要用于判定胆囊癌浸润深度，DIC-CT是静脉滴注胆道造影剂之后断层摄影，主要用于观察胆管隆起性病变的形态，难以确定其性质。增强CT（CECT）对胆囊隆起性病变的检出率达97%，胆囊癌CECT和增强MRI显示在动脉早期强化，而NETs呈渐进、不均匀中度持续性强化。其他良性息肉浓染度低，根据浓染度及形态多数能鉴别肿瘤性抑或非肿瘤性病变。

（3）超声内镜（EUS）：EUS不受肠道气体的影响，接近病变进行扫查，高频探头能得到清晰的影像，优于腹部US。对多数隆起性病变EUS影像能显示出隆起的形态，根据其形状，内部回声及隆起处胆囊壁的情况，特别是有无胆囊壁浸润像，对鉴别隆起的良恶性很有价值。EUS判定胆囊癌浸润深度正确率达82.6%。隆起高度＞5mm、桑椹状、密集的点状强回声（由于泡沫细胞集簇）、有细的蒂为胆固醇息肉的特征。但胆固醇息肉＞10mm时，由于腺体增生使其回声变均匀和表面变平滑，即使EUS，与有蒂的腺瘤和Ip型早期胆囊癌也鉴别困难。

（4）内镜下逆行胆管造影（ERC）：诊断性ERC时加做压迫法或胆囊薄层造影能提高胆囊隆起性病变的显影率，在隆起切线位能观察到其形态。此外，造影观察到显影胆囊轮廓外部邻近多个扩张的小圆形或呈小憩室状RAS为胆囊腺肌瘤病的特征性所见。然而，诊断胆囊隆起性病变ERC已被US或EUS等方法所取代。系井等报道对良恶性鉴别困难的病例，通过鼻胆囊引流管取胆汁或冲洗胆囊回收液体行脱落细胞细胞学检查。诊断胆囊癌的敏感性为94.4%，特异性99.4%，正确诊断率98.5%。此项操作难度较大，有一定的并发症。

（5）经皮经肝胆囊镜（PTCCS）：虽然能直视观察胆囊，并能活检病理学检查鉴别良恶性，正确诊断率高于其他检查方法。但是由于具有创伤性，现在基本已不作为胆囊隆起性病变的诊断方法。

（6）正电子发射计算机断层显像-计算机体层扫描（PET-CT）：是一种进行功能代谢显像的分子影像学设备。功能性放射学显像如生长抑素受体（SSR）显像用于诊断NETs，并可与胆囊癌鉴别。用68Ga-DOTA-NOC作为替代生长抑素受体核素显像（SRS）做PET-CT检查能显示高代谢神经内分泌癌（NEC）。^{18}FDG-PET/CT诊断胆囊NEC有很高的敏感性和特异性，但对于高分化NETs ^{18}FDG-PET/CT可导致假阴性结果。放射性核素^{18}FDG不仅能显示胆囊NEC肿瘤浓聚像，并能显示淋巴结转移部位。

（任　旭）

437. 胆囊癌的危险或可能的危险因素有哪些？何种病理变化为胆囊的癌前病变？

（1）胆囊癌的危险或可能的危险因素：胆囊息肉＞1cm恶性危险性增加，考虑行胆囊切除术。

1）胆囊结石：胆囊癌70%～90%伴随结石，但胆囊结石病例中胆囊癌发生率非常低。有临床症状的胆囊结石直径＞2.5cm或病程超过40年是其危险因素，结石＞3cm患胆囊癌的风险比＜1cm者高10倍。

2）瓷器样胆囊（porcelain gallbladder）：又称陶瓷样胆囊、瓷瓶样胆囊。报道胆囊癌发生率为7%～60%，有胆囊内瘘病史者15%发生胆囊癌。

3）胆囊腺瘤：胆囊切除标本腺瘤发生率约1%，多半为幽门腺管状腺瘤，目前称为幽门腺腺瘤（PGA），又称胆囊内乳头-管状肿瘤（intracholecystic papillary-tubular neoplasm）。单发，类圆形或叶状，边缘不整、凹凸不平。日本报道良性腺瘤直径均＜12mm，有恶变的腺瘤均＞12mm，＞30mm的多数为浸润性癌，其他详见435问。

4）胰胆管合流异常或胰胆管高位合流：发生胆囊癌的原因主要是胰胆管合流异常或高位合流引起胰液向胆管逆流，混合后胰酶活性化产生损害黏膜的磷脂酶A_2、溶血卵磷脂等物质，这些有害物质淤积在胆囊内持续性破坏胆囊黏膜，导致胆囊上皮异常增生、异型，最后发展为癌，多数为平坦型。胰液向胆管内逆流导致胆囊黏膜弥漫性增厚，存在细胞增殖亢进、基因变异，属癌前病变。成年人胆管扩张型胰胆管合流异常13.4%，非扩张型胰胆管合流异常37.4%合并胆囊癌，胰胆管高位合流11%～21%合并胆囊癌。

5）胆囊腺肌瘤病（胆囊腺肌症）：组织学上是胆囊上皮腺管在壁内憩室样扩张的罗-阿窦（RAS），其周围肌性、纤维性组织增生，分底部型、节段型、弥漫型三型。有报道节段型下方的黏膜是癌前病变，60岁以上癌发病率高。但胆囊腺肌瘤病与癌发生是否有关以及作为癌前病变仍不清楚，是否为胆囊癌的危险因素尚未得出结论。但对不能确定胆囊腺肌症性质时，特别是胆囊壁增厚度＞10mm时，建议尽早手术。

6）慢性沙门菌型胆囊感染（salmonella-type gallbladder infection）和胆总管囊肿，或致癌物质暴露及某些药物也是胆囊癌的危险因素。

7）肥胖与糖尿病：肥胖症引起的代谢综合征增加胆囊癌的发生风险；糖尿病与结石协同作用能促进发生胆囊癌。

8）年龄和性别：女性是男性的2～6倍；吸烟：为胆囊癌的独立危险因素，遗传学和基因突变；胆囊癌或胆囊结石家族史者，胆囊癌发生风险增加。

（2）胆囊癌前病变：包括胆囊上皮内肿瘤（BilIN），胆囊乳头状瘤（intraductal papillary neoplasm，IPN）。BilIN 3 级（BilIN-3）和高度异型相当于上皮内癌即原位癌（carcinoma in situ）。胆囊慢性炎症伴黏膜内不均匀钙化或点状钙化也认为属癌前病变。

（任　旭）

438. 胆囊癌病理组织学亚型有哪些？何谓早期胆囊癌？预后如何？

（1）胆囊的解剖：胆囊的解剖结构与消化管不同，缺乏黏膜肌层和黏膜下层，黏膜层直接与肌层密接，黏膜层和固有肌层淋巴管少，而浆膜下层（ss）血管和淋巴管网丰富。此外，黏膜可下陷形成隐窝或称为罗－阿窦（Rokitansky-Aschoff sinus，RAS）进入到胆囊壁内达固有肌层或穿过肌层。

（2）病理组织学亚型（Subtype）：包括肠型腺癌、透明细胞腺癌、黏液性囊性肿瘤伴浸润癌、黏液腺癌、低黏性癌（poorly cohesive carcinoma，可伴有或无印戒细胞）、腺鳞癌、鳞状细胞癌、胆囊乳头状瘤伴浸润癌和其他未分化型癌。

（3）早期胆囊癌：胆囊癌是起源胆囊的恶性上皮性肿瘤。日本关于早期胆囊癌的概念是指癌的浸润深度限于黏膜（m）内或固有肌层（mp）内，或RAS内的上皮内癌（不论在胆囊壁的哪一层），不论有无淋巴结转移。按2019年WHO消化系统肿瘤分类，胆囊肿瘤TNM临床分期：Tis期（位于上皮内的原位癌）和T1期（侵犯黏膜固有层或肌层）属早期胆囊癌。T1期包括T1a（浸润至固有层）T1b（浸润肌层）期。

（4）早期胆囊癌大体分型（图5-4）：分隆起型（Ⅰ型）、浅表型（Ⅱ型）和凹陷型（Ⅲ型）。Ⅰ型隆起高度＞4mm，又分两个亚型，Ⅰp型（有蒂）呈表面不整的结节状或乳头状带蒂的隆起。Ⅰs型（无蒂）呈乳头状或结节状。这两个亚型胆囊镜下均可见扩张的肿瘤血管像。Ⅱa型（浅表隆起型），隆起高度1～4mm，高度/基底径＜1/2，表面不整的乳头状、结节状、粗大颗粒状或脑回状隆起。胆囊镜下可见隆起处呈褐色～黄褐色，表面血管丰富，易出血；Ⅱb型（浅表平坦型），隆起高度＜1mm，正常的黏膜结构消失，表面呈大小不等的颗粒状。Ⅱc型（浅表凹陷型）和Ⅲ型（凹陷型）病变呈凹陷形态，然而目前胆囊癌尚无凹陷状病变。

（5）早期胆囊癌浸润深度与预后：早期胆囊癌

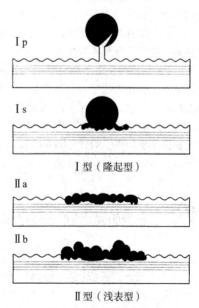

图5-4　早期胆囊癌分型
（引自宇野耕治，消化器内视镜，2014，26，134.）

中，Ⅰ型占17%～54.5%，其中Ⅰp型单发，基本均为早期癌，其中多数为m癌，Ⅰs型50%为T1a期。Ⅱ型在早期胆囊癌中占45%～83%，其中Ⅱa型80%为m癌，直径＜15mm者绝大多数为早期。Ⅱb型78.6%～90%为早期。早期胆囊癌脉管浸润和淋巴结转移极少见，癌进展仅限于局部，不呈凹陷形态。日本昌幸等报道317例早期胆囊癌中，Ⅰ型118例（37.2%），Ⅱ型199例（62.8%），无Ⅱc型和Ⅲ型病例。Tis或T1a期（共272例）均无脉管、神经浸润和淋巴结转移，T1b（mp）期仅1例（2.2%）淋巴管浸润。早期胆囊癌胆囊切除术后5年存活期T1a期几乎为100%，T1b期为87.5%～100%，预后良好。

（任　旭）

439. 早期胆囊癌EUS有何表现？如何与良性病变鉴别？

（1）胆囊超声内镜（EUS）声像图结构：可观察到胆囊高回声层、低回声层和高回声层3层结构。胆囊腔侧高回声层为边界回声和黏膜，低回声层为肌层和浆膜下浅层，第3层高回声层为浆膜下层和浆膜。EUS下胆囊壁从腔内侧亦分低回声层和外侧高回声层2层，低回声层相当黏膜、固有肌层和浆膜下浅层，高回声层相当浆膜下层和浆膜。

（2）早期胆囊癌EUS表现及其与良性病变鉴别要点：早期胆囊癌EUS表现为外层高回声层回声均匀，无断裂像以及隆起基底部胆囊壁无肥厚像。早期胆囊癌中隆起的病变（隆起型和Ⅱa型）超声检出率高，Ⅱb型发现困难。EUS判定肿瘤浸润胆囊壁的深度以及是否侵及浆膜下层（ss）有较高的诊断率。

1）隆起型：根据癌的浸润深度EUS所见分4型：A型，有蒂隆起胆囊壁构造无异常，外层高回声层完整（浸润深度为黏膜）。B型，广基底隆起表面不整，外侧高回声层无异常（深度为黏膜、固有肌层或浆膜下层）。C型，广基底隆起外侧高回声层不规则或变薄（侵及或超过浆膜下层）。D型，广基底隆起外侧高回声层破坏或断裂（浸润深度超过浆膜层或肝浸润），胆囊壁全层正常结构消失。隆起型特别是＜20mm的Ip型，与大的胆固醇息肉、增生性息肉及腺瘤等鉴别很重要。非肿瘤性病变常呈分叶状，表面颗粒状，而肿瘤性病变表面结节状或光滑，无分叶状。EUS根据这些所见诊断敏感性75%，特异性93.8%，准确率91.1%。病理学上Ip型癌腺管密度非常高，管状腺瘤比较疏松，有散在囊泡样构造。增生性息肉内部构造更疏松，也有散在囊泡样构造。肿瘤性病变EUS下呈实质样回声，非肿瘤性病变内部点状回声为其特征。胆固醇息肉通常回声偏强，无声影。其内部囊泡样构造超声下可呈眼球样所见，小囊泡样构造为扩张的腺管腔，认为是胆固醇息肉的特异性所见，但少数腺瘤亦可有此表现。超声造影呈点状弥漫型或树枝状型，结合辉度变化曲线120秒值为胆囊癌的界限值，正确诊断率89.7%。

2）浅表型：EUS、CT和MRI检出Ⅱb型癌困难，MRI弥散增强影像胆囊癌常呈高信号，而浅表型早期胆囊癌无表现高信号者。对于Ⅱa型癌EUS诊断率高，如观察到外侧高回声层不整或断裂提示有浆膜下层浸润，但浆膜下层微小浸润无明显异常。此型需要与胆囊腺肌瘤病鉴别，US或EUS观察到扩张的罗-阿窦（RAS）深入肌层呈蜂窝状无回声区或彗星样回声为胆囊腺肌瘤病的特征。三好等报道浅表型胆囊癌伴随疾病中，82%为胆囊结石，24%有急性胆囊炎，尚伴有节段型胆囊腺肌瘤病或胰胆管汇合异常等。

（任　旭）

440. 进展期胆囊癌如何分型？有价值的影像学诊断方法有哪些？

（1）进展期胆囊癌大体分型：根据从黏膜表面病变的高度分乳头型、结节型和平坦型；根据壁内肿瘤浸润方式又分为膨胀型和浸润型。乳头型为向腔内生长，可有蒂、亚蒂或无蒂，结节型为广基底局限性隆起，此型与平坦型主要向胆囊壁内进展（图5-5）。我国胆囊癌诊断和治疗指南（2019）采用大体类型分3型：①浸润型（局部浸润型和弥漫浸润型）；②腔内生长型：亦称外生型；③混合型：表现胆囊壁增厚和向腔内生长形成肿块同时存在。我国胆道外科学组建议T2期及以上胆囊癌根据肿瘤起

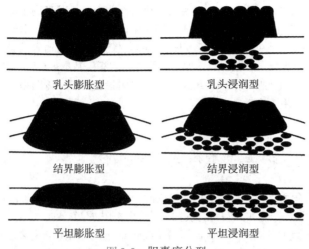

乳头膨胀型　　　　　　　乳头浸润型

结界膨胀型　　　　　　　结界浸润型

平坦膨胀型　　　　　　　平坦浸润型

图5-5　胆囊癌分型

（引自宇野耕治，消化器内视镜，2014，26，134.）

源部位及侵犯方向临床分型分4型，即Ⅰ型（腹腔型）；Ⅱ型（肝脏型）；Ⅲ型（肝门型）；Ⅳ型（混合型）。

（2）影像学诊断方法

1）超声：简便易行，为首选方法。早期胆囊癌鉴别良恶性困难，胆囊癌多为单发，病变呈均匀低回声，对直径＞10mm，广基底的病灶要注意胆囊癌的可能性。随着超声仪器及检查手段的发展，超声检查亦能得到良好清晰的胆囊声像图。能量多普勒（PDI）、组织谐波显像法（THI）、超声造影（CE-US）可提高对胆囊癌诊断率。PDI能显示病变部位及胆囊壁血流，对鉴别胆囊良恶性病变及判定血管浸润和进展程度有重要价值。THI方法提高了显像清晰度，能较好地显示胆囊底部病变，并能判定癌浸润深度。CE-US能较好地显示病变部位动态血流，能观察到肿瘤营养血管，多呈树枝状。病变部位更容易观察，提高胆囊癌的诊断率以及进展程度判定能力。但良性息肉、局限性炎症和隆起性胆囊癌造影后均可浓染，良恶性之鉴别仍有一定难度。

2）CT和MRI：多层螺旋CT对胆囊癌正确诊断率80%以上，增强CT多数可见到早期肿瘤浓染像。对胆囊癌向周围组织浸润，如肝脏、胆管、肝动脉、门静脉浸润的判定有重要价值。观察血管像主要是动脉有无不规则狭窄及门静脉、脾静脉有无狭窄、中断或压迫像。静脉系统异常容易判定，动脉轻度狭窄或小口径动脉异常变化诊断困难，捕捉动脉穿过肿瘤部位的影像非常重要。另外，胆囊癌伴有胆结石时，US和EUS诊断能力降低。因为结石的声影，影响显示胆囊隆起性病变，此时CT检查可弥补其不足。胆囊癌和腺瘤癌变弥散增强MRI常呈高信号。3.0T MRI能显示出罗-阿窦（RAS），对平坦浸润型胆囊癌和胆囊腺肌病有较高的诊断率，对胆囊壁肥厚性病变鉴别良恶性有价值。

3）超声内镜（EUS）：EUS是在体腔内近距离检查病变，并且使用较高的超声波频率，比腹部超声能更清楚地显示出病变结构及层次，容易确定癌浸润深度及邻近脏器浸润的情况，三好等报道EUS检查对胆囊癌诊断率为95.6%，判定浸润深度正确率为83.8%。

4）ERCP：目前诊断性ERCP明显减少，胆囊癌引起胆管梗阻，需要ERCP减黄治疗时可行胆管造影。胆囊癌ERCP影像分型：Ⅰ型（胆管浸润型）：肿瘤侵犯胆总管或肝总管，呈不整形狭窄或中断像。Ⅱ型（胆囊管梗阻＋胆管压迫型）：以胆囊管阻塞处为中心肝外胆管弧形压迫像。Ⅲ型（胆囊管梗阻型）：胆囊管阻塞，胆囊不能显影，无胆管异常像。Ⅳ型（胆囊显影型）：显影的胆囊见壁不整的充盈缺损像，胆管像正常。Ⅲ型和Ⅳ型目前诊断主要依靠US、EUS或其他影像学检查。ERCP胆囊癌侵犯胆管（Ⅰ型）影像上与胆管癌难以鉴别。

5）其他：^{18}FDG-PE/CT可显示胆囊内肿块明显放射性浓聚，对胆囊癌正确诊断率90%以上。但低分化胆囊神经内分泌肿瘤亦呈高代谢积聚表现，两者不能鉴别。腹部血管造影，虽然多数早期和进展期胆囊癌能显示肿瘤浓染像，并且常能观察到进展期胆囊癌侵犯邻近血管的异常血管像，如胆囊动脉中断或狭窄及门静脉浸润像等。但是，目前血管造影诊断胆囊癌基本被CT或MRI影像学检查替代。经皮经肝胆囊镜（PTCCS）直视观察加活检组织学检查对胆囊癌的正确诊断率优于其他诊断方法，但此种方法有一定的创伤性，用于诊断受到限制。

（任　旭）

441. 胆囊扭转是如何产生的？其特点和诊断如何？

胆囊扭转是胆囊疾病的急腹症，比较少见。Wendle 1898年首次报道，至1991年欧美报道300余例，日本横山1932年首次报道，至1993年日本报道250余例，国内报道较少。

（1）发病原因：发病的基础必须是游离胆囊（floating gallbladder），游离胆囊分A、B两型。A型：肝的脏面与胆囊之间两层腹膜形成系膜过长；B型：仅胆囊管在肝的脏面附着。游离胆囊发生率尸检为8.1%，临床为11.6%，游离胆囊是发生本病的基本条件，但还要有其他诱因参与才能引起发病。老年人营养不良，瘦弱型体质等引起腹壁内脂肪组织减少，腹腔内压低下，是增加胆囊移动的原因。此外作为物理诱因，在腹腔内压突然变化，突然变换体位，在前屈位以体轴为中心做钟摆样运动，易引起胆囊扭转。本病在瘦弱型体质，老年性驼背中常见，支持上述观点。胆囊邻近脏器的蠕动，如十二指肠或肝曲横结肠的蠕动亦是容易引起胆囊扭转的诱因。本病高龄者女性多见，胆囊结石的合并率20%～24%，游离胆囊合并胆囊结石者胆囊扭转发生率高。

（2）临床特征：①多发于无力型体质的老年女性；②急性发作的上腹痛；③腹部触及肿物；④无发热。

（3）超声所见：①胆囊明显肿大；②胆囊壁全周性肥厚；③胆囊位置异常；④胆囊内液体潴留，有时可见胆囊结石；⑤胆囊颈部肿瘤样回声。

（4）诊断：本病诊断困难，日本报道167例中仅5例术前正确诊断，大多数误诊为阑尾炎、胆囊炎、穿孔性腹膜炎。急性发作时因不能做胆囊造影或ERCP，故诊断主要是依靠超声检查，对具有上述胆囊扭转临床特征的患者，临床医师要想到本病的可能。对非完全扭转的病例，在疼痛间歇期可做胆囊造影或MRCP变换体位能诊断游离胆囊。近年来认为CT亦有诊断价值，CT见胆囊颈部皱襞样隆起突入腔内高度提示本病。胆囊扭转有引起胆囊坏死的危险，当怀疑本病时，应做胆囊切除术。

（任　旭）

442. 胆囊管汇合位置有何临床意义？

（1）胆囊管的汇合位置：胆囊管直径1～3mm，偶尔可达10mm，其长度0.5～8cm。X线解剖学上胆总管和肝总管的长度取决于胆囊管汇合位置的高低，多数人胆总管和肝总管的比例差异不大，少数人胆囊管汇合的位置过低或过高。胆囊管汇合于肝外胆管的位置变异性较大，范围可低至胆总管末端，高至左右肝管。胆囊管通常在胆管壁的右侧汇合，低位汇合的胆囊管常常螺旋状绕行或与胆管并行汇合到胆管的左侧壁。

（2）胆囊管汇合形式：分为3型：①成角型：胆囊管成角汇入肝总管，属正常型；②平行型：胆囊管与肝总管并行；③螺旋型：胆囊管螺旋状走行。观察胆囊管走行逆行胰胆管造影（ERCP）检查为最佳，但胆囊管阻塞时不能显影，ERCP无法判定。此外，ERCP有并发症风险，不作为确定胆囊管走行的方法，除非治疗ERCP时造影。因此，仔细阅读MRCP胆管系统影像非常重要，尽管并不都能清晰的显示胆囊管形态或汇合部位。

（3）胆囊管汇合位置对胆囊切除的影响：胆囊切除时不了解胆囊管的走行和汇合位置处理胆囊管时容易损伤胆管（误缝扎或离断胆管）或遗留胆囊管过长，或胆囊管残余结石。对于低位恶性胆道梗阻，在做胆囊空肠吻合术前应了解胆囊管汇合的位置，如汇合位置较低，尽管目前为胆管压力升高引起胆囊肿大，但肿瘤短期内可侵犯胆囊管汇合部位使其闭塞，而不适宜选择胆囊空肠吻合术作为引流方式。

（4）胆囊管低位汇合与ERCP：ERCP治疗胆总管结石时，取石网篮进入胆囊管，经验少的ERCP医生可能会误认是在胆总管，结果无法套住结石，取石失败。少数情况结石在胆囊管，即使造影也可能像胆总管结石，需要转动体位观察。取石器械盲目进入胆囊管也有导致其损伤的可能性。

（5）汇合位置对经乳头逆行胆囊引流的影响：急性胆囊炎内镜下经乳头逆行胆囊引流（ENGBD）作为对经皮经肝胆囊引流（PTGBD）困难或禁忌病例的替代疗法，成功率70%～89%。此技术导丝能否进入胆囊管是关键，因此掌握胆囊管的汇合位置十分重要。术前MRCP和术中胆管造影观察其汇合位置，指导插入导丝进入胆囊管。尽管有在经口胆管镜直视下将导丝插入胆囊管的方法，术前判定其位置亦有指导意义。

（6）有报道胆囊管低位汇合与胆总管结石或胆囊结石发生有一定的相关性，它可能是促进其结石形成的危险因素。

（任　旭）

 443. 何谓Mirizzi综合征以及如何诊断和治疗？

（1）Mirizzi综合征：指嵌顿在胆囊颈或胆囊管的结石或由于炎症引起肝总管狭窄伴有胆管炎或黄疸等症状称为Mirizzi综合征。较少见，1940年Mirizzi首先根据术中胆道造影的所见报道，后来将胆囊结石引起肝总管狭窄称为Mirizzi综合征。

（2）Mirizzi综合征分型：种类较多，尚无统一的分型标准。日本胆道外科分四型（图5-6）：Ⅰ型（压迫型）：嵌顿在胆囊颈部或胆囊管的结石压迫肝总管引起狭窄；Ⅱ型（胆囊–胆管瘘型）：嵌顿在胆囊颈部或胆囊管的结石与肝总管之间形成瘘，由于结石引起肝总管狭窄或闭塞；Ⅲ型（三管合流部型）：位于三管汇合部的结石导致肝总管狭窄或闭塞，又称为合流部结石（confluence stone）；Ⅳ型（炎症波及型）：胆囊颈或胆囊管无嵌顿结石，由于胆囊炎症波及肝十二指肠系膜，导致肝总管狭窄。

（3）临床表现：Mirizzi综合征的临床症状与胆总管结石相同，有发热、腹痛和黄疸Charcot三联征，日本报道发热为26.7%，腹痛83.3%，黄疸66.7%。

（4）诊断：术前诊断困难，临床表现实验室检查无特异性，肝酶学40%转氨酶升高，86.7%胆道酶

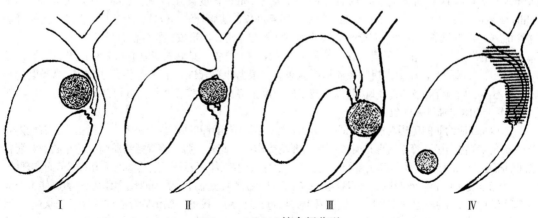

图5-6　Mirizzi综合征分型

（引自胆道外科，高田忠敬主编，2005.）

升高，仅能提示胆汁淤积改变。腹部超声检查胆囊肿大或萎缩，常能发现胆囊颈部嵌顿的结石，肝内胆管扩张。CT多数能显示胆管扩张和胆总管结石。

（5）逆行胆管造影（ERC）：最有诊断价值，各型之间的鉴别对治疗有一定的意义。ERC并不是单纯造影诊断，至少可行胆管胆汁引流，胆管减压并治疗急性胆管炎。Ⅰ型胆囊管显影，可见肝总管光滑的外压性狭窄像（常见右侧胆管壁压迫像），肝内胆管扩张。Ⅱ型胆囊管显影，可见肝总管狭窄和结石边缘的二重轮廓。Ⅲ型胆囊管不显影，三管合流部可见结石从胆囊管开口突出到胆管腔内的影像，肝总管无狭窄；Ⅳ型肝总管狭窄明显，与恶性疾病鉴别困难。Mirizzi综合征胆管完全梗阻者少见。

（6）肝总管狭窄需与恶性肿瘤鉴别，胆管癌为胆管腔全周或偏心性边缘壁不整的狭窄像，多数与Mirizzi综合征容易鉴别。胆囊癌压迫右侧胆管壁时，有时与Mirizzi综合征鉴别困难，需结合超声、CT或超声内镜检查。Ⅱ型有时可见造影剂通过瘘孔进入胆囊，显示从胆囊颈或胆囊管突出到肝总管的结石影像。Ⅱ型与Ⅲ型胆囊和胆囊管均未显影者，似胆管结石影，但结石不移动，与其有区别。近年来MRCP广泛应用于临床，诊断能力与直接胆道造影相似，但诊断Mirizzi综合征报道较少。

（7）治疗：①原则主要是外科手术，病灶周围多数炎症较重，组织脆弱，容易发生胆管损伤，术后胆汁漏，导致胆道狭窄，手术中应加以注意。尽管各型之间手术方法有所不同，Ⅱ型与Ⅲ型因为有胆管瘘，原则上不做胆囊全切除，切开胆囊底部取石后，仔细探查从胆囊腔到胆管以及和周围脏器的关系后，临时应变决定术式很重要。为防止术后胆管狭窄，从瘘孔或胆囊管向肝总管插入T型管留置，同时在Winslow孔留置引流管。Mirizzi综合征内镜治疗亦有肯定的疗效。②经口胆管镜激光碎石：近年来报道对Ⅱ型和Ⅲ型采用经口胆管镜激光碎石治疗取得良好的疗效，96%碎石成功并清除结石。笔者6例（2例Ⅱ型和4例Ⅲ型）SpyGlass激光碎石均成功清除结石，但碎石操作难度大。由于空间有限，调节胆管镜角度有难度，钙化的胆固醇结石坚硬及结石周围难以存留液体，或为碎石难度大的原因。对Ⅳ型采用胆管塑料支架治疗，多数炎症消退后狭窄改善或消失。

（任　旭）

 444. Oddi括约肌有哪些解剖学特点与生理功能？

（1）Oddi括约肌的构成：Oddi括约肌（sphincter of Oddi，SO）包括胆总管括约肌、胰管括约肌与壶腹括约肌3部分（图5-7）。在十二指肠壁内，末端胆总管、主胰管和共同管由环形和纵形平滑肌纤维复合体包绕构成括约肌（图5-8）。

（2）Oddi括约肌长度与其基础压力：Dowdy等100例尸检结果共同管长度0.1～1.2cm（平均4.4mm），部分人不形成共同管而无壶腹括约肌。SO形成4～10mm长度高压区域，正常SO基础压力（basic sphincter pressure，BSP）3～35mmHg。如果共同管过长，胰胆管汇合位置在十二指肠壁外，无平滑肌（括约肌）包绕胆胰管汇合处，就会导致胰液和胆汁相互逆流，即形成胰胆管汇合异常。

（3）胆管括约肌：相当于胆总管末端狭窄段（NDS）位置，是乳头炎性狭窄发生的部位。胆总管斜行穿入十二指肠壁，在十二指肠腔侧形成纵皱襞。根据胆总管进入十二指肠壁的角度，纵皱襞的长短有所不同。内镜下乳头括约肌切开以纵皱襞的长度为界限，纵皱襞越长，可切开的范围越大。纵皱襞的长短与ERCP插管方向也有关系。

（4）Oddi括约肌的生理功能：SO的生理功能主要是调节胆汁和胰液排出进入十二指肠，并有能防止十二指肠内容物向胆胰管逆流保持管腔内无菌环境等作用。此外，胆、胰管括约肌尚有防止胰液和胆汁之间的相互逆流的作用，维持其正常的生理功能。SO的这些功能主要是通过其基础压力的调节而实现的。SO的功能是受神经和体液调控，缩胆囊素（CCK）、胰泌素可使SO松弛，非肾上腺素能非胆碱能神经元的神经递质血管活性肠肽（VIP），一氧化氮也有松弛SO作用。报道一氧化氮合酶广泛分布于SO平滑肌中，具有抑制SO运动，降低SO压力的作用。一旦SO出现功能异常，将导致胆胰疾病发生。

（任　旭）

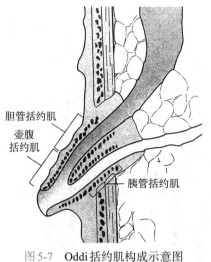

图 5-7 Oddi 括约肌构成示意图

（引自 Weinstein WM et al. Clinical gastroenterology and hepatology，Elsevier Mosby，2005.）

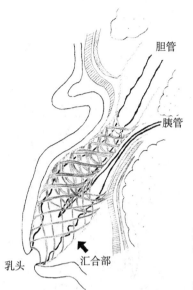

图 5-8 平滑肌纤维复合体包绕胰胆管和共同管构成括约肌

（引自 Suda K et al.Tan to Sui，2014，35：933-936.）

445. 十二指肠乳头形态和胰胆管汇合方式与 ERCP 有何关系?

（1）十二指肠乳头基本结构

1）主乳头：胆总管与胰管汇合在十二指肠降部内侧，穿过肠壁形成主乳头。主乳头距幽门 8 ~ 12cm。主乳头长平均 0.3cm，宽平均为 0.44cm。主乳头的基本结构：形态状似鳟鱼，典型乳头由四部分组成（图 5-9）：①乳头，即开口部隆起，其上有一较宽的皱襞包绕即缠头皱襞；②乳头口侧隆起，即纵皱襞；③横皱襞，是横跨于纵皱襞上面的较窄的环形皱襞；④小带：乳头下方有细长的小带 1 ~ 3 条。典型的主乳头纵皱襞上 2 ~ 3 有条横皱襞，乳头下方有小带，此形态约占 60% ~ 70%。乳头形态多数呈乳头形，其次为半球形及扁平形，少数可有特殊变异。

2）副乳头：位于主乳头之口侧略偏外侧，距主乳头 1.5 ~ 3.5cm，平均 1.8cm。副乳头较小，没有小带和纵皱襞，容易与主乳头相区别。副乳头开口亦小，通畅率 12% ~ 82%，ERCP 插管困难。少数副乳头较大，ERCP 时不要误认为主乳头。ERCP 治疗胰腺分裂症时需要经副乳头插管，慢性胰腺炎主胰管梗阻（狭窄或结石），ERCP 经主乳头导丝不能通过梗阻部位或主胰管走行变异（C1 型、C3 型）者，可采用经副乳头途径治疗。

（2）主乳头纵皱襞形态与胆管走行及 ERCP 插管的关系：①其纵皱襞走行方向决定 ERCP 胆管插管的轴向，纵皱襞是判定切开长度和胆管插管方向的标志。②纵皱襞的长短取决于胆总管穿通十二指肠壁时的角度，钝角进入纵皱襞就长，锐角纵皱襞则短。③乳头口侧隆起短者：十二指肠段胆管括约肌走行与胆管轴基本一致。通常胆管与十二指肠壁呈锐角，胆管在口侧隆起内 11 点方向走行，逐渐稍呈钝角转向 12 点至 1 点方向。④口侧隆起长者：胆管括约肌走行扭曲，与胆管轴线分离（图 5-10）。多数胆管与十二指肠壁呈钝角，在 12 点转向 1 点方向走行（图 5-11）。ERCP 胆管插管时应了解口侧隆起长短与胆总管末端走行方向的关系。⑤无纵皱襞者，胆管插管方向可能不需采用通常的方向（由下向上），略呈向上角度就能插入胆管，但这种角度也容易误入胰管。

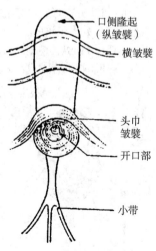

图 5-9 乳头的基本形态

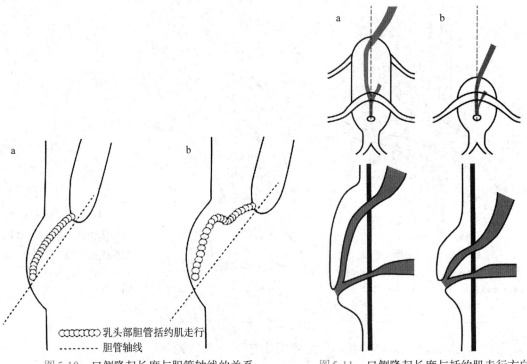

图5-10 口侧隆起长度与胆管轴线的关系

乳头部胆管括约肌走行
胆管轴线

图5-11 口侧隆起长度与括约肌走行方向
（引自长谷部修，消化器内视镜，2014，26（2）：195-201.）

有乳头旁憩室时，乳头可位于憩室的任何部位（见第451问），可在憩室内、憩室边缘或其邻近。位于其上缘、右缘或憩室内的乳头ERCP插管困难。

（3）EST大、中和小切开范围的区分（图5-12）：小切开为达缠头皱襞（切开缠头皱襞），缠头皱襞至纵皱襞顶端分为两等份，分别为中、大切开的范围。纵皱襞明显者，其中大部分是共同管型。有的乳头纵皱襞很短或无纵皱襞，切开范围受限，这种情况就不适合区分大中小切开。对纵皱襞显示不清者，选择气囊扩张替代EST为上策。

（4）乳头开口的形状和胰胆管汇合方式

1）乳头开口形态：分6型，包括分别开口型（胆胰管分别开口），洋葱型（开口部同心圆状），绒毛型（开口处由较粗的绒毛组成，开口不明显），结节型（开口部结节状或颗粒状），平坦型（开口平坦，不明显）；纵长型（开口呈纵形线状或条沟样）。

2）胰胆管汇合方式：大井分型（图5-13）：①分离型，又分为分别开口型和洋葱型。分别开口型

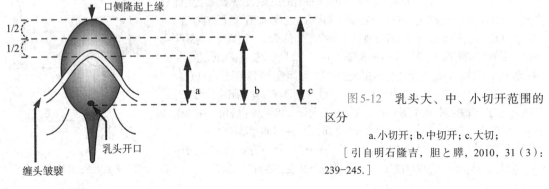

口侧隆起上缘

1/2

1/2

a b c

乳头开口

缠头皱襞

图5-12 乳头大、中、小切开范围的区分

a.小切开；b.中切开；c.大切；

［引自明石隆吉，胆与膵，2010，31（3）：239-245.］

胆管与胰管分别开口于乳头，其上可见两个开口，ERCP插管时注意胆管开口在上或左上方，胰管开口在下或右下方。洋葱型开口部呈同心圆状构造，胆管口在中央，胰管口在两侧或下方。②隔壁型：胆管开口在上方，胰管开口在下方，合流呈V字型，中间有一层隔壁，占6%。③共同管型：占86%。胆管与胰管汇合成共同管开口于主乳头，呈Y型，又分为短共同管和长共同管型。共同管长度通常2～10mm。长共同管型经乳头造影，胰胆管常同时显影。短共同管和V字型开口ERCP选择性胆管插管应在乳头口上缘插管。

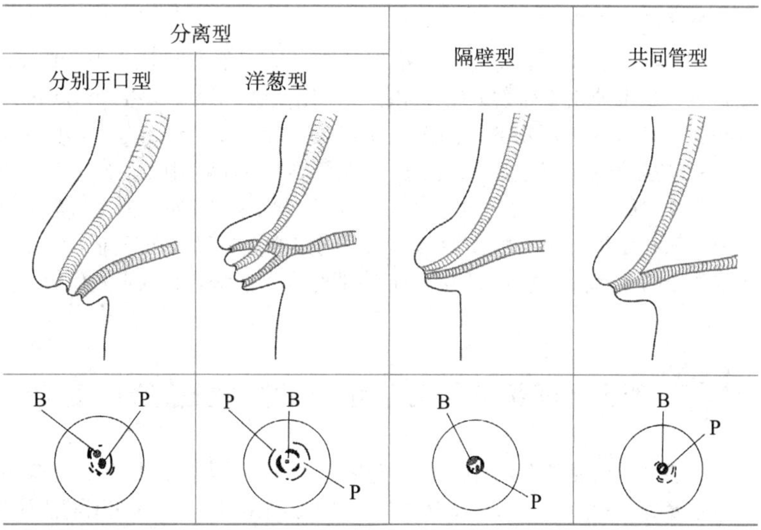

分离型		隔壁型	共同管型
分别开口型	洋葱型		

图 5-13　乳头部胰胆管汇合大井分型

（引自猪股正秋，消化器内视镜，2008，20（12）：1793-1803.）

（任　旭）

446. 何谓Oddi括约肌功能障碍？如何诊断和治疗？

（1）Oddi括约肌功能障碍（SOD）：是指括约肌功能障碍引起胆汁、胰液排出受阻及胆胰管内压升高导致的临床综合征。以前的SOD包括Oddi括约肌狭窄和Oddi括约肌功能障碍。前者指十二指肠乳头结构异常，如慢性炎症或纤维化导致的Oddi括约肌狭窄，见于SOD Ⅰ型；后者属功能性梗阻，由于Oddi括约肌痉挛、肥厚、Oddi括约肌神经疾病或激素等原因所致，属SOD Ⅱ型。SOD多发生于胆囊切除术后患者，但亦可见于胆囊在位者。SOD分型（Rome Ⅲ标准，2006）：分胆管型和胰管型，均有胆源性或胰源性腹痛，两型可单独或同时存在。胆管型 Ⅰ型：肝酶学异常和胆管扩张两者均有，Ⅱ型：肝功酶学异常或胆管扩张其中1项；Ⅲ型：无客观证据。胰管型 Ⅰ型：胰酶学升高和胰管扩张；Ⅱ型：胰酶学升高或胰管扩张其中1项；Ⅲ型：无客观证据。

然而，多年来一直沿用上述SOD的Rome Ⅲ诊断标准，现在已经废除了。SOD Rome Ⅳ的诊断标准是一个全新的概念，更合理且科学性更强。

（2）胆胰管括约肌功能障碍Rome Ⅳ分型和诊断标准（2016）：废除了以前的SOD分型。以前的Ⅰ型SOD为Oddi括约肌结构异常，即Oddi括约肌器质性狭窄，而不属于功能性疾病范畴。取消了SOD Ⅲ型（仅有胆源性腹痛，无客观证据）。因为研究发现此型不适合Oddi括约肌切开，也不存在括约肌功能障碍。胆管括约肌功能障碍（functional biliary sphincter dysfunction，FBSD），也称胆管Oddi括约肌功能障碍（functional biliary sphincter of Oddi disorder，FBSOD）即以前的SOD Ⅱ型，但重新修订了诊断标准，即Rome Ⅳ标准。胆囊切除术后腹痛和有检查异常（以前SOD Ⅱ型的表现）者为疑诊FBSD。胰管SOD统称为胰管括约肌功能障碍（functional pancreatic sphincter dysfunction，FPSD），诊断标准中强调有急性胰腺炎存在，而与胰管SO压力有因果关系。废除了以前胰管扩张或胰酶学升高的诊断条件。

1）FBSD的诊断标准（Rome IV标准）：①胆源性腹痛；②胆管扩张或肝酶学升高，仅1项异常；③无胆管结石或其他组织结构异常。支持标准：①淀粉酶/脂肪酶正常；②SO测压异常；③肝胆核素扫描检查（用于评价胆汁向十二指肠的流速及有无梗阻表现）。

2）FPSD诊断标准：①有复发性胰腺炎的证据（典型腹痛伴淀粉酶或脂肪酶升高＞3倍和/或影像学有急性胰腺炎表现）；②除外胰腺炎的其他病因；③EUS正常；④SO测压异常。

慢性胰腺炎（CP）患者50%～87%有胰管SO压力升高，然而SOD在CP的病因和疾病发展起什么作用目前还不清楚。

（3）治疗：①药物治疗：平滑肌松弛药物可能有作用，但治疗效果不一致，尚未证实长期用药的益处，也可能由于药物的副作用使其应用受限。某些药物如解痉和钙通道拮抗剂能松弛括约肌，但Cotton等认为这些药物的作用没有做实验研究。②内镜治疗：SOM为疑诊FBSD或FPSD诊断的金标准，SO功能异常，可行括约肌切开。胆管型FBSD采用内镜下乳头括约肌切开术（EST）；治疗FPSD推荐行EST即可，不必行胰管括约肌切开术（EPST）即不必EST加EPST。近期研究显示EST能降低胰管SO压力，附加EPST并未增加益处，单独EST与双SO切开同样有效。③多数胰管型SOD患者开腹经十二指肠的手术治疗方法（胆胰管括约肌分离）能缓解胰腺炎发作。

（任　旭）

 447. 胆源性腹痛诊断标准如何？何谓功能性胆源性腹痛？

胆囊和胆管括约肌功能障碍一直是有争议的话题，疾病名称也有多种，包括结石性胆源腹痛、胆道运动障碍、胆囊动力障碍及SO狭窄。胆囊和SO功能异常能引起胆源性疼痛（biliary pain）这个概念是基于许多有胆绞痛的患者缺乏能确认的器质性病因，并且有些在切除胆囊或消除括约肌后，疼痛症状从此消失了。

（1）胆源性腹痛诊断标准：上腹和/或右上腹痛，并符合以下所有条件：①疼痛逐渐加重至稳定水平，持续30分钟或更长时间；②发作间歇期不等（不是每日发作）；③疼痛程度以致影响患者的日常活动或迫使患者急诊；④排便的相关性不明显（＜20%）；⑤改变体位或抑酸治疗疼痛无明显减轻（＜20%）。支持标准：疼痛伴随：①恶心、呕吐；②放射至背部和右肩胛下区；③夜间疼醒。

（2）胆囊功能障碍（functional gallbladder disorder，FGBD）概念：指无胆囊结石或泥沙结石而有胆源疼痛者。作为通过一个明确的机制或结构变化都不能解释的一组症候群，符合罗马共识功能性胃肠病的定义。诊断标准：①胆源性腹痛（biliary pain）；②缺乏胆石和结构异常。支持标准：①胆囊核素扫描收缩率降低；②肝酶学、结合胆红素、淀粉酶/脂肪酶正常。FGBD在美国以外的地方很少诊断，上述检查结果阴性，包括EUS检查也阴性，如临床高度疑诊，考虑为FGBD，如认为FGBD可能性小，则考虑胆源性腹痛原因不明。如不能除外FGBD，进一步做胆囊核素扫描，发现异常诊断FGBD。如阴性诊断为不明原因的胆源性腹痛。

（3）功能性胆源性腹痛（functional biliay-type pain）：胆囊切除术后，也无SO异常所见者，见于以下2种情况：①临床上有胆源性腹痛症状，但无客观证据，即以前的SOD III型。②拟诊胆管Oddi括约肌功能障碍（FBSOD），但经EUS、肝胆核素扫描、SO压力测定（SOM）检查未见异常。诊断功能性胆源性腹痛要慎重，尤其有胆囊泥沙结石者，很难除外胆总管微小结石，或检查时结石已经乳头排出。

（任　旭）

 448. 十二指肠乳头炎有何表现？乳头括约肌狭窄与痉挛如何区别？

十二指肠主乳头位于胆管和胰管在十二指肠开口的部位，十二指肠乳头病变与胆道和胰腺疾病关系密切。十二指肠乳头SO功能障碍可以因SO结构异常，如慢性炎症或纤维化导致的SO狭窄，亦可以SO间断性功能障碍，由于SO痉挛、肥厚、括约肌神经疾病等原因所致。SO结构上异常（狭窄）与SO功能障碍（痉挛）多年一直认为均属Oddi括约肌功能障碍（SOD）范畴。但SOD罗马Ⅳ共识（2016）认为功能性疾病，不包含狭窄。所以，两者发病原因不同，更应加以区别。

（1）十二指肠乳头炎：多半为继发性，原发性乳头炎少见。常由于胆管结石和胆道感染引起，也可因十二指肠降部炎症或溃疡引起，胰腺炎等波及乳头，术中器械探查或经内镜乳头插管等操作亦可损伤乳头。急性乳头炎内镜下乳头肿大、充血、水肿、糜烂，组织学以白细胞浸润为主，随着炎症消退可以治愈，属可逆性病变。慢性乳头炎有淋巴细胞浸润，瘢痕性纤维组织增生以及腺管增生，引起乳头狭窄。乳头炎或括约肌狭窄可引起胆管或胰管阻塞，临床可呈急性胆管炎表现或血淀粉酶升高等胰腺炎表现。少数乳头狭窄者仅表现为梗阻性黄疸，与肿瘤引起的梗阻相似。现已明确以前的胆管型SODⅠ型为十二指肠乳头结构异常，常见原因为胆管SO纤维性狭窄，属SO器质性狭窄，而不是功能性疾病。

（2）SO狭窄与痉挛区别：两者之区别即主要是SO狭窄（以前的SODⅠ型）与胆管括约肌功能障碍（FBSD）的区别。慢性乳头炎主要病理变化为SO狭窄，即有胆管扩张又有肝酶学异常，与FBSD不同。后者虽然可有胆管扩张或肝酶学异常，但并非2项异常同时存在，是鉴别要点。内镜下SO测压（SOM）无鉴别价值，因两者均有压力异常升高（＞40mmHg），并且乳头狭窄乳头括约肌切开（EST）前并不需要做SOM。慢性乳头炎内镜下外观可无明显异常，仅有乳头开口狭小，ERCP导管插入困难，括约肌运动消失，对药物或激素松弛作用无反应。除了与SO痉挛鉴别外，要排除乳头部肿瘤，尤其与非露出型乳头癌鉴别，必要时EUS或EST1周后活检（是需要EST治疗者，并非为活检行EST），非露出型肿瘤在乳头表面活检意义不大。

此外，注射缩胆囊素（CCK）后胆管直径增加（＞2mm），注射促胰液素胰管径增加（＞1.5mm）支持FBSD诊断。但此种检查方法已被肝胆核素扫描取代，后者是近年提出的FBSD诊断的支持条件，有鉴别意义。

（任　旭）

 449. Oddi括约肌压力测定有何应用价值？镇静/麻醉药物是否影响测压的结果？

（1）SOM应用价值：Oddi括约肌压力测定（sphincter of Oddi manometry，SOM）是与ERCP联合的技术，是诊断SO功能障碍（SOD）选择内镜下治疗适应证的金标准。根据SOD罗马Ⅳ分型，SOM适应证为：①疑诊胆管括约肌功能障碍（FBSD）：3项令人信服的研究数据均显示，基础括约肌压力升高者行SO切开比假治疗有效。②不明原因急性复发性胰腺炎：通常需要对胰管和胆管SO均分别测压。报道复发性胰腺炎SOM显示压力升高者，行括约肌切开后60%～80%能预防再发作。不推荐胆、胰源性腹痛而无客观证据者行SOM。③用于评价乳头括约肌切开术（EST）和乳头大气囊扩张术后SO功能。

（2）SOM方法分类：包括微型传感器法和灌注法。前者即用安装在导管头端的微小应变仪压力传感器又称固态测压导管测压；后者为用带侧孔的导管，在恒定低流速下液体灌注测压的方法。临床常采用水灌注式测压方法，液体灌注为恒定低流速（0.15～0.40ml/min）。Lehman三腔灌注式测压导管应用最广泛，外径1.7～1.9mm，腔内径0.5～0.8mm。距头端5mm有1～3个侧孔，侧孔间距2mm，每个管腔在导管头端各有一个侧孔。导管末端3～10个等间隔标记环，可以判定导管在胆管的插入深度。末端孔可通过0.36mm导丝。亦有可全程通过导丝的测压导管，沿导丝插入导管便于进入胰胆管括约肌位置。水灌注式测压方法容易并发胰腺炎。应用袖套式测压导管（单通道Oddi括约肌测压TOOULI SOM袖套导管，前端有袖套式感受器，导管顶端侧孔可通过导丝）能使灌注的液体回收至鞘状的袖套内进入十二指肠，而非进入胆胰管内，从而降低胰腺炎并发症的风险。

（3）SOM诊断价值：胆管基础SO压力（basal sphincter of Oddi pressure，BSOP）的正常上限范围为35～40mmHg，正常胰管SO压力与胆管相似。SOD压力测定异常表现为：BSOP＞40mmHg，收缩频率＞8次/分，收缩波振幅＞350mmHg及逆行性收缩＞50%。但是，到目前为止证实仅BSOP测定值有诊断意义。BSOP≥40mmHg为SOD的诊断标准。40mmHg作为阈值，适用胆管和胰管SO压力。

（4）镇静/麻醉药物对SOM的影响：SOM 24小时前要停服可能影响括约肌运动的药物，如H_2受体阻滞剂、胃肠动力药、硝酸盐类、钙通道阻滞剂及抗胆碱能药物。钙通道拮抗剂硝苯地平、维拉帕米（异搏定）等能抑制SO收缩。

因为目前无痛胃肠镜广泛应用，涉及镇静/麻醉药物对SO压力的影响，即此类药物是否影响SOM结果。动物实验尚未观察到哌替啶、芬太尼、咪达唑仑及异丙酚等麻醉药引起SO收缩反应。对SO的松弛作用取决药物浓度，研究结果提示使用异丙酚清醒状态下镇静，对SO基础压力影响极小，为SO压力测定较好的麻醉药。但高浓度异丙酚能显著的引起SO松弛，对SOM结果有影响。目前国际上仍认为SOM可能会有镇静和麻醉方面的影响，因为研究并不充分。

（任　旭）

 450. Oddi括约肌压力测定有哪些方法？安全性如何？

内镜下SO测压方法，包括微型传感器方法和灌注方法。前者即用安装在导管头端的微小应变仪压力传感器又称固态测压导管（solid-state manometry catheters）测压的方法；后者为用带侧孔的导管，在恒定低流速下灌注液体测压。

（1）微型传感器法：微型传感器测压的方法是经十二指肠镜将测压导管插入十二指肠乳头括约肌部位，先端的压力感受器实时感受局部管腔的压力，并将其传导到体外。测压管为4Fr或5Fr导管或导线状，导管前端有可塑的金属头，装有压电压力传感器，有的导管可使用0.36mm导丝，便于沿其进入胆胰管。固态测压导管包括：①便携式电子微传感器测压（MTM）系统：4Fr导管前端有安全金属头，在距导管头端1cm装有压电压力传感器。测压导管须借助7Fr导管，内镜下在乳头位置用测压管探头插管。②导丝型测压仪：即电子微传感器测压仪，为0.28mm导丝前端装有压电压力传感器，导丝安全头端长度3cm。③光纤压力传感器：2017年在体外测压试验获得成功。如同ERCP使用的细导丝，能通过ERCP导管。

（2）灌注法：原理是采用带侧孔的测压导管，液体通过水灌注系统以恒定低速从侧孔流出（0.15～0.40ml/min），水在导管先端溢出时需要克服的阻力即为局部压力，传感器记录压力信号经转换系统转化成电信号，在显示器上显示出其波形及数值。灌注法测压仪大致由3部分组成，包括测压导管、传感器和灌注泵及其监视器。①标准灌注导管：Lehman测压导管最广泛用于SOM。导管从单腔到三腔，外径1.7～1.9mm，腔内径0.5～0.8mm。距头端5mm有1～3个侧孔。导管末端3～10个等间隔标记环，可以判定导管在胆管的插入深度。②可抽吸液体灌注导管：Geenen等改良的液压毛细管测压导管（3腔，5Fr导管），能用注射器持续抽吸液体，进行减压。③袖套式测压导管：袖套式测压导管是在其前端安装了硅胶袖套样结构，外袖是用来在括约肌处固定导管以及反向灌注水，灌注的液体会在袖套内回收入十二指肠，避免了乳头局部液体容积增加的风险。

（3）并发症：固态法比灌注法测压后胰腺炎（postmanometry pancreatitis，PMP）发生率低（3.1%vs13.8%），但价格贵，使用时易折损，不方便普及应用。灌注式测压方法为诊断胆胰管SO功能障碍选择括约肌切开治疗的金标准。标准灌注法PMP发生率为13.8%～30.0%，使用可抽吸液体灌注导管和袖套式测压导管能显著降低PMP发生率，报道PMP为3.4%。

（任　旭）

 451. 十二指肠乳头旁憩室与胆石症有何关系？

（1）乳头旁憩室（juxtapapillary diverticulum，JPD）：尚无统一定义，多数认为指距十二指肠主乳头2cm以内的憩室。十二指肠憩室多发生在降部，其中邻近十二指肠乳头的憩室发生率最高。十二指肠乳头旁憩室大多数位于主乳头的口侧端，其次为乳头在憩室内，肛侧端少见。主乳头的口侧由于有胆总管、胰管及血管等通过，成为先天性薄弱部位，亦有认为背侧胰和腹侧胰的融合部成为薄弱部位，是JPD好发的原因。

（2）分型：野田等根据JPD与主乳头的关系，将其分为4型（图5-14）。A型：憩室通常在主乳头上方，与乳头有距离；B型：憩室邻近主乳头；C型：主乳头位于憩室缘；D型：主乳头完全位于憩室内。A型占33.7%，B型32.1%，C型26.2%，D型8%。

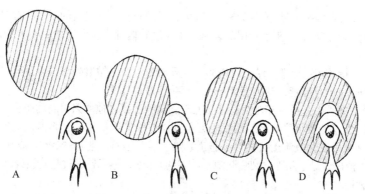

图5-14　十二指肠乳头旁憩室分型

A.憩室近旁；B.憩室邻接；C.憩室缘；D.憩室内

（引自野田裕，胆と膵，2005.）

（3）JPD与胆胰管炎：多数无症状，少数病例可出现憩室炎、出血或穿孔，但与其他部位憩室不同的是可发生胆管炎或胰腺炎，即JPD与胆胰疾病相关。1934年Lemmel报道由JPD引起的黄疸、发热或腹痛的病例，以后命名为Lemmel综合征（少见），其机制是由大憩室机械性压迫胆管或胰管引起胆管炎或胰腺炎。

（4）JPD容易发生逆行性胆道感染：一般认为憩室大于10mm者容易引起胆胰疾病，胆管结石发生与JPD大小有相关性，憩室越大胆总管结石发生率越高。①JPD影响Oddi括约肌的功能，由于进食等使憩室张力增加时，憩室压迫胆管，引起胆汁排出不畅，胆管扩张，胆管内胆汁淤滞，继发胆道感染。②同时使乳头解剖学位置变形，不能发挥正常的括约肌功能。③有憩室者Oddi括约肌压力下降，促使十二指肠内容物向胆道内逆流，发生逆行性感染。对比研究证实JPD者容易发生逆行性胆道感染。

（5）JPD-逆行感染-胆管结石：由于JPD容易发生逆行胆道感染，在胆道内肠菌产生的β-葡萄糖醛酸酶将结合型胆红素分解为游离型胆红素和葡萄糖醛酸，前者与钙结合，容易形成胆红素结石。临床上胆石症特别是胆管结石者中JPD较多，JPD合并胆石症13.3%～46.8%，其中合并胆管结石者明显高于胆囊结石。胆总管结石手术后，未同时切除憩室的病例结石再发率达31.9%～87.5%，与对照组比较有显著性差异，胆总管结石有JPD者经内镜取石后结石复发率也高于不伴JPD者。JPD亦是胆总管结石发生急性化脓性胆管炎的危险因素之一。

（任　旭　唐秀芬）

 452. 十二指肠主乳头和副乳头主要有哪些疾病或异常所见？内镜诊断价值如何？

十二指肠主乳头由乳头部十二指肠黏膜、乳头部胆管、胰管和共同管构成。内镜下乳头异常有肿大、发红、糜烂、溃疡、开口部开大、开口部异常排泄物以及隆起的肿瘤所见。

（1）主乳头非肿瘤性良性乳头疾病或异常所见

1）十二指肠乳头炎：急性乳头炎内镜下乳头肿大（充血、水肿），开口处糜烂，常伴胆管结石。偶见肿大的乳头表面糜烂或溃疡似乳头癌，但组织学检查与近期复查容易鉴别。慢性乳头炎纤维组织等增生引起乳头狭窄，乳头括约肌切开（EST）后活检组织学检查与乳头癌不难鉴别。

2）乳头肿大：结石嵌顿在乳头时内镜下可见乳头和纵皱襞肿大，色泽正常，表面光滑呈紧满感，可近似球形，乳头开口被挤压至后下方。乳头表面黏膜常变薄或有透明感，容易与肿瘤鉴别。针状切开刀切开肿大的乳头，结石可以涌出或露出。胆总管显著扩张直至末端时可见纵皱襞肿大、隆起，触之质地软。

3）乳头开口开大：内镜下见开口部裂伤、开大，是结石自然排出后的所见，有时似曾做过乳头切开。开口部开大伴黏液流出，乳头呈鱼眼状外观，见于胰管内乳头状黏液性肿瘤（IPMN）或胆管乳头状瘤（IPNB）。

4）胆总管十二指肠瘘：通常为结石压迫胆管坏死所致，在纵皱襞处形成异常开口，结石可经瘘口挤出。经瘘口能插入ERCP导管，有胆管结石时，直接经瘘口处置。

5）开口部异常排泄物：开口部血性液流出见于胆道肿瘤或其他原因引起的胆道出血。胆管癌或邻近肿瘤（肝癌、胆囊癌）及转移淋巴结侵犯胆管是其血性液流出最常见的原因，偶尔为胰石引起胰管出血。脓性胆汁、胆砂或黏液流出分别提示胆道感染、胆管结石和前述的IPMN或IPNB。偶尔有副乳头口开大伴有黏液流出，见于胰腺分裂症起源副胰管的IPMN，笔者曾通过胰管镜诊断1例。

（2）主乳头肿瘤

1）良性肿瘤：与恶性肿瘤相比很少见，分上皮性和非上皮性肿瘤。上皮性肿瘤：①腺瘤：是与胃腺瘤类似的病变，内镜下乳头肿大，开口处为中心表面呈粗颗粒状、灰白色调、质地软的肿瘤像。组织结构与乳头部高分化腺癌相似，两者之鉴别较困难。腺瘤和癌关系密切，有时腺瘤和癌同时存在，活检诊断腺瘤要慎重。②乳头状瘤有时可发生在共同管部位（乏特壶腹），伴有异型增生时组织学与乳头癌鉴别困难。非上皮性肿瘤：更少见，有腺肌瘤样病变、纤维瘤及乳头神经节细胞副神经节瘤等。内镜下乳头副神经节瘤表面覆盖正常的黏膜，中央有地图状凹陷的糜烂面。纤维瘤及副神经节瘤属黏膜下肿瘤，活检不易取到肿瘤组织，与乳头癌和腺瘤鉴别困难。乳头部位的副神经节瘤与发生在其他部位的不同，部分病例为恶性，可出现转移。笔者1994年曾遇见1例，因合并上消化道出血而发现，行手术局部切除加乳头成形术，在日本报道，随访至今预后良好。

2）恶性肿瘤：包括乳头癌、神经内分泌肿瘤及恶性淋巴瘤等，其中乳头癌最常见。乳头癌：乳头肿大，隆起的表面或溃疡形态不整，触之质地较硬、易出血。乳头癌中露出肿瘤型最常见，以乳头开口处为中心见不规则隆起或整个乳头呈肿瘤外观，质地较硬，以上所见内镜容易诊断。非露出肿瘤型通常仅见乳头肿大，形态上与乳头良性肿瘤不能鉴别，活检难以取到肿瘤组织，诊断困难，乳头癌的诊断详见第453问。

（3）副乳头疾病：副乳头位于主乳头之口侧略偏外侧，距主乳头2cm内。副乳头由穿入十二指肠肌层的副胰管、胰腺组织及周围纤维结缔组织构成，胰腺浸入十二指肠的范围约8～16mm。副乳头可有炎症（与胰腺炎有关）、纤维化或增生。副乳头肿瘤非常少见，包括腺癌、腺瘤、神经内分泌肿瘤、神经节细胞副神经节瘤和腺肌瘤等。

（4）治疗：十二指肠主乳头腺瘤适合内镜下切除，副乳头腺瘤同样可内镜下切除，有报道成功切除副乳头腺瘤和类癌的病例（Sugiyama，1999；Itoi，2007；Trevino，2008），但例数少。

（任　旭）

453. 十二指肠乳头癌的大体分型有哪些？何谓早期乳头癌？如何诊断？

（1）十二指肠乳头癌的概念：指原发于十二指肠乳头部位的癌，又称为乏特壶腹癌（carcinomas of

the ampulla of Vater）。但十二指肠乳头区域不仅有共同管，还包括胆管和胰管末端被Oddi括约肌包绕的部分以及乳头部的十二指肠黏膜。此外，形成共同管者为60%～80%，其长度多数5mm以下，此部位成为膨大者较少。因此，认为将乳头癌称为乏特壶腹癌可能并非恰当。尽管如此，WHO（2019）仍使用乏特壶腹癌这一用语。十二指肠乳头区域发生的癌严格上应该区分其起源，但这4部分之间的位置关系非常紧密，统称为十二指肠乳头癌。

（2）乳头癌大体分型：根据日本胆道癌分类乳头癌大体分4型。①肿瘤型：a.非露出肿瘤型；b.露出肿瘤型；②混合型：a.肿瘤溃疡型；b.溃疡肿瘤型；③溃疡型；④特殊型：a.正常型；b.息肉型；c.其他。上述分型中露出肿瘤型和混合型最常见，其次为溃疡型，其他类型少见。在共同管、胆管和胰管末端发生的早期癌，乳头表面无异常所见，多属正常型。日本学者认为癌组织未越过Oddi括约肌，其肿瘤直径小于10mm，无转移者为早期乳头癌。

（3）临床表现：十二指肠乳头癌由于其发生位置的解剖学特殊性，容易较早的出现临床症状，与胰头癌和胆管癌相比，能较早地发现，切除率高。临床症状中首发症状主要为黄疸，绝大多数黄疸为进行性，少数黄疸呈波动性，极少数可一度完全消退。黄疸呈波动性与癌肿坏死脱落无关，主要与逆行性胆道感染或乳头水肿消失以及肿瘤间歇性压迫有关。少数病例黄疸出现迟或无黄疸，主要与乳头癌发育方式及生长的形态有关。乳头癌患者常有乏力、腹胀、食欲不振与体重减轻，部分患者有发热（逆行胆道感染）与腹痛，少数因主胰管阻塞呈急性胰腺炎表现。

（4）十二指肠乳头恶性肿瘤TNM分期（1992年国际抗癌协会，UICC）：癌肿局限于乳头内即局限于Oddi括约肌（T1）；累及十二指肠壁侵犯肌层（T2）；穿破肌层、浆膜侵及胰腺，浸润深度＜2cm（T3）；侵及胰腺，浸润深度＞2cm，或侵及邻近器官（T4）。2019年WHO消化系统肿瘤分类对十二指肠乳头癌即乏特壶腹癌TNM临床分期做了修订，T分期为：Tis为原位癌；T1a（属早期乳头癌）肿瘤限于乏特壶腹或Oddi括约肌，T1b肿瘤侵犯超过括约肌（括约肌周围浸润）和/或达十二指肠黏膜下层；T2肿瘤侵犯十二指肠固有肌层；T3肿瘤侵犯胰腺或胰周组织。T3a肿瘤侵犯胰腺不超过0.5cm，T3b肿瘤侵入胰腺超过0.5cm或扩展至胰周，或十二指肠浆膜，但未累及腹腔动脉干或肠系膜上动脉；T4肿瘤累及肠系膜上动脉或腹腔动脉干。

（5）诊断：乳头癌的诊断包括定性诊断和进展度（临床分期）的判定两方面，早期乳头癌（T1aN0M0）可能适合内镜下十二指肠乳头切除术，术前正确诊断非常重要。Albizzalti等观察到十二指肠乳头类癌＜2cm时，通常不侵及肌层，可行内镜下切除。根据十二指肠镜所见大致能提示病变进展程度，但需辅助其他检查。

1）影像学诊断：十二指肠乳头癌常有胆胰管扩张，超声等影像学检查表现为双管征。影像学对TNM有一定诊断价值：①超声和CT能发现远隔转移，所属淋巴结肿大，螺旋CT可显示血管及胰十二指肠浸润，有判定局部进展度的价值。②MRCP对胰胆管浸润的判定与直接造影大致相同，但MRCP不能观察到乳头部。

2）内镜诊断：①超声内镜（EUS）对乳头癌诊断及临床分期的判定均有较大的价值。EUS对T分期正确诊断率为62%～90%，对侵犯胆管和胰管正确诊断率分别为88%和90%，对有胰腺浸润和十二指肠浸润正确诊断率96%～100%，亦有报道59%～75%。EUS水囊法有时观察十二指肠固有肌层困难，此外，对早期癌的诊断仍有难度。②逆行胰胆管造影（ERCP）可判定是否有胰胆管浸润，造影可见扩张的胆管或胰管末端有不整的充盈缺损像为其浸润像特征。③管腔内超声（IDUS）对乳头癌分期判定正确率为85.5%，对侵犯胰胆管正确诊断率为90%。

3）组织学诊断：内镜所见加直视下活检对乳头癌的定性诊断价值最大。非露出肿瘤型和正常型诊断困难，在乳头括约肌切开（EST）一周后进行活检有诊断意义。经内镜活检有时不能确定诊断或其结果与病变不一致，主要原因为取材小、未取到癌组织以及乳头癌中高分化腺癌多，有时高分化管状腺癌与乳头状腺癌呈假阴性。此外，高分化腺癌与有异型的腺瘤组织结构相似，难以鉴别，常需要多次活检。

　　肿瘤型乳头癌胰腺浸润或淋巴结转移少，预后较好。混合型与溃疡型向十二指肠和胰腺浸润以及淋巴结转移发生率高，预后不良。

（任　旭）

 454. **内镜下如何切除十二指肠主乳头肿瘤？疗效如何？**

　　（1）内镜下乳头切除术（endoscopic papillectomy，EP）：指针对十二指肠主乳头肿瘤内镜下用圈套器电切的方法。1983年日本铃木首先报道，之后（1984）大桥也报道此技术。20世纪90年代至2000年报道病例显著增加，至2015年国外报道开展EP数十例或超过100例的医疗结构已很多。十二指肠主乳头肿瘤较少见，文献报道发病率为0.04%～0.12%，约占消化道肿瘤的5%。其中常见的是腺瘤或乳头癌。作为治疗十二指肠乳头腺瘤或早期癌的标准术式为胰十二指肠切除术，但术后胰瘘发生率高达13.8%，出血发生率为7.5%。局限于乳头的腺瘤采用内镜下切除或外科乳头局部切除，前者具有非常低的侵袭性，胰腺炎和出血并发症发生率分别为8%～15%和2%～13%。此项技术要求有丰富ERCP经验的医生操作，技术含量较高。

　　（2）适应证：尚无统一标准。未累及胆管或胰管的露出肿瘤型的腺瘤作为适应证无争议，腺瘤局部癌变或早期癌作为扩大适应证有不同意见，条件是确保：①内镜下能完整切除；②无淋巴结转移。腺瘤局部癌变，其病变深度为黏膜层（m），如完整切除可根治，此点意见统一。EP适应证为：①未累及胆管或胰管的露出肿瘤型的腺瘤；②腺瘤局部癌变。

　　早期乳头癌：由于没有越过Oddi括约肌的早期乳头癌淋巴结转移极少，理论上是可以做内镜下切除的，日本有些医疗机构对早期乳头癌行EP，作为相对适应证。持反对观点者认为腺癌即使为局限于Oddi括约肌的早期癌，有时也有淋巴结转移，多数认为不应作为适应证。

　　（3）存在的问题：①2015年日本胆道癌指南不推荐乳头癌手术采用局部切除和EP方法。②怀疑早期乳头癌即使做EUS/IDUS诊断，也难以确定癌浸润深度是否越过括约肌。③如果乳头癌侵犯深度越过括约肌，淋巴结转移高达9%～42%。

　　（4）术前切除范围判定：通过EUS评价垂直方向扩展范围，包括确定未累及胆胰管；通过十二指肠镜白光、色素染色及NBI等判定向乳头周围水平扩展范围。

　　（5）操作方法：①充分的器械准备；在静脉麻醉、监护下进行。②黏膜下注射少量液体，形成小的水垫。亦可不注射直接圈套切除，需根据肿瘤与乳头周边黏膜的关系而定。③圈套肿瘤：将圈套器前端送达乳头口侧隆起上缘，并边送镜边从后壁向肛侧展开圈套器，缓慢收紧。④切除：确认肿瘤全部进入圈套器内，包括确认口侧至肛侧的切除范围。然后，收紧乳头呈淤血状，略回拉内镜的状态，用endocut模式通电切除。⑤标本回收：立即回收标本，与内镜一起退出，或标本先放入胃内，退镜时再取出。⑥留置胰胆引流管：先冲洗切面，确认胰胆管开口。笔者认为预防性胆管引流并非必须，而预防性胰管支架（prophylactic pancreatic stenting，PPS）则非常重要，可降低术后发生胰腺炎的风险。理想的PPS为5Fr，单猪尾型。但要注意胰管口观察不清时，盲目插胰管有导致穿孔或出血的风险。⑦出血对策：有活动性出血，露出血管处放置止血夹，操作困难者用APC（氩气）止血。胰管如PPS已完成，通电止血引起胰腺炎可能性也甚小。亦可用钛夹封闭创面，不担心会封住胰管口。此外，笔者体会止血微球喷洒于创面有较好的止血（对轻微渗血）和预防出血的作用。

　　（6）术后处理：术后卧床休息3日、禁食水。术后出血发生率较高，通常发生在术后第2日，让修报道其发生率为18.2%。第4日可进营养素，第8日正常进食。1周后拔除胆胰引流管。

　　（7）疗效：报道EP成功率71%～100%。美国胃肠内镜学会（ASGE）指南（2006）总结的成功率为46%～92%。Palma报道（2014）EP复发率20%，加上追加切除成功率超过85%。让修等115例中22例（19%）需要追加治疗。

（任　旭）

455. 逆行胰胆管造影 pull 法与 push 法有何不同？胆管与胰管插管的技巧如何？

　　1968年McCure首先报道用十二指肠镜做胰胆管造影即内镜下逆行胰胆管造影（ERCP）。1969年高木、大井等相继开展ERCP，采用的均是推进法（push法），胆管插管成功率低。1973年Cotton在此基础上开展了拉直法（pull法），使ERCP在方法学上有了新的进展。目前国内外ERCP均采用此方法，但少数情况pull法不成功，如十二指肠解剖结构或病理状态，无法拉直内镜或拉镜时内镜反复脱至胃内，或内镜直线化后乳头距离远无法插管等，需要采用Push法，此技术仍应掌握。

　　（1）Pull法：患者俯卧位或左前斜卧位，十二指肠镜到达降部，拉直镜身后内镜沿胃小弯呈直线状。非静脉麻醉患者与Push法相比痛苦小，并且容易摆正乳头的位置（正面像），有利于插管。胰管造影诊断时，因内镜与胰管像不重叠，采集胰管片时不需变换体位，并且能清楚地观察胰管显影的程度，避免造影剂注入过量发生注射性胰腺炎。Pull法，胆管插管成功率高，也便于乳头括约肌切开及机械性碎石等技术操作。

　　（2）Push法：经副乳头插管时，Push法操作时患者左侧卧位，内镜在胃内呈弯曲状，压迫大弯侧胃壁，患者不适。Push法十二指肠乳头偏向视野的左侧（俯卧位乳头位置会更偏），摆正乳头位置有一定难度。同时，操作者要面向受检者的足侧进行乳头插管，不便于观察内镜显示屏。因为是左侧卧位，显影的胰管为侧面像。而且内镜与胰管像有部分重叠，不易显示完整的胰管像，采集胰管片需转为俯卧位。Push法向胆管方向插管困难（与胆管呈锐角），做乳头括约肌切开等治疗均增加操作难度。然而，对于pull法不成功的病例，push法将发挥重要的作用，包括副乳头插管半推镜的方法就含有push法的技术。

　　（3）胆胰管插管：不论push法或pull法，将乳头调至视野的正面最为重要，摆正乳头位置插管成败的最基本条件。pull法可依靠内镜轻微的插入、外拉，镜轴旋转或转动旋钮将乳头调至正面像（调整后通常锁住（固定）大旋钮和右旋钮）。注意胆管轴线为插管方位，口侧隆起长度与括约肌走行及胆管轴线有关（图5-10）。乳头口侧隆起短者，胆管括约肌走行与胆管基本一致，口侧隆起长者胆管括约肌走行扭曲，与胆管轴线分离（图5-11）。目前主要用导丝引导切开刀插管的方法。可直接深插管（deep cannulation）后插入导丝或插入深度2～3mm，然后用导丝探插胆胰管。胆管插管是经主乳头由下向上沿11～12点位方向插管，首先轻度收紧切开刀钢丝，呈一定程度弓状向上形状插入乳头。然后继续收紧切割钢丝，并用抬钳器上抬切开刀插入，如有轻微落空感提示切开刀进入胆管口。此时轻轻回拉内镜，缓慢松开切割钢丝，切开刀呈直线状，用上旋钮使内镜接近乳头插入胆管深部。胰管插管为垂直或向下沿1～2点位方向。导丝插管不成功者，注入少量造影剂观察胆胰管括约肌走行，再用导丝插管，有时也很有帮助。

（任　旭）

 456. 内镜下乳头括约肌切开术有何作用及不足点？切开范围大小有何影响？

　　1974年报道内镜下乳头括约肌切开术（EST），使ERCP技术的发展有了质的飞跃，成为治疗胆道疾病的重要手段。1983年Stariz等开创了内镜下乳头气囊扩张术（EPBD），对凝血功能障碍或有出血倾向，不适宜EST的患者也能采用此技术，并且EPBD有保留括约肌功能等优点。但是，由于EPBD并发胰腺炎发生率高，目前不推荐EPBD代替EST，特殊情况除外。

　　（1）EST的作用：①治疗Oddi括约肌狭窄和胆管或胰管括约肌功能障碍（FBSD或FPSD），EST需要括约肌测压诊断后进行。②作为胆总管结石取石、胆管支架术或经口胆管镜等的前处置。③对于肝内胆管结石，尤其是肝内、外胆管结石并存，通常先采用EST取石治疗。但是，B6、B7、B3胆管区域的结石取石篮难以进入，治疗受到一定的限制。④对急性胆管炎早期药物治疗无反应者，应尽早行胆管减压引流（ENBD或EBS）。虽然鼻胆管引流不必EST即可完成，但结石引起者EST后可取出结石（非复杂性结石），有助迅速胆管减压。⑤对急性胆源性胰腺炎伴急性胆管炎应尽早24小时内行EST取石或胆管引流，或急性胆源性胰腺炎伴持续性胆管梗阻者，在发病72小时内行EST治疗。⑥IPMN并发胆胰管瘘行EST可能有利于黏液引流。

（2）EST的不足点：EST自身就有并发出血的风险，对于难以纠正的凝血功能异常和有出血倾向者，EST的应用受到限制。毕Ⅱ式胃大部切除术后或乳头小等EST困难，不及EPBD。研究证实EST后多数Oddi括约肌基础压消失或明显降低，部分患者有一定压力或几年后压力恢复。EST后60%～80%的患者胆管胆汁细菌培养阳性，在动物试验亦证实。Oddi括约肌功能丧失，易导致十二指肠内容物向胆管逆流，发生逆行感染。然而，亦有报道EST后十二指肠内容物逆流是暂时的，一般会在1年内逐渐减轻，并恢复正常，不会产生长久的不良影响。研究也观察到EST后，如果胆汁流出通畅胆道感染发生率（0～4.2%）并不高。当伴有胆道狭窄或胆管扩张时，由于胆汁淤积，容易导致逆行性胆管炎或胆囊炎的发生。EST胰腺炎发生率低于EPBD，在这不专门论述。

（3）EST切开范围：分大、中、小3种，大切开是从乳头口切至口侧隆起边缘，小切开达缠头皱襞，两者之间为中切开（图5-12）。切开范围大小取决治疗目的，但切开过小胆管和胰管口分离不充分，术后乳头水肿有引起PEP的危险，应该至少切到缠头皱襞上缘；大切开出血、穿孔风险增加，中切开认为是最佳的选择。EST后达到胆汁能自然流出，胆管和胰管口分离是理想的切开。

（任　旭）

457. 治疗胆总管结石有哪些碎石方法？SpyGlass胆管镜构造有何特点及如何进行直视下碎石？

（1）胆总管结石非手术治疗现状：ERCP为治疗胆总管结石的首选方法，EST后用网篮或球囊取石，结石清除率80%～90%。对不能取出的结石通常需要机械性碎石（一线治疗）或内镜下乳头大气囊扩张术（EPLBD）取石等方法。报道有8%～16%的结石常规治疗ERCP不能清除。

（2）胆总管结石碎石技术种类：碎石技术包括ERCP机械性碎石、经口胆管镜直视下碎石和体外震波碎石（ESWL）。对于胆总管结石机械性碎石或EPLBD取石不成功，包括Mirrizi综合征（2型、3型）采用经口胆管镜（POCS）直视下碎石。特殊情况可能需要气囊辅助小肠镜下治疗或经皮经肝胆道镜（PTCS）下碎石，国内目前尚无用于小肠镜的机械性碎石器械。

1）ERCP胆总管机械性碎石：内镜下乳头括约肌切开后，胆管造影X线下用碎石篮套住结石，操作碎石篮手柄旋轮，收紧其钢丝将结石勒碎。通常使用碎石篮型号为Olympus BML-4Q。

2）经口胆管镜直视下激光碎石（LL）或液电碎石（EHL）：①子母胆管镜：20世纪70年代中期就开始尝试子母胆管镜下碎石，但由于子镜光学图像不清晰，内镜可操作性能差，光导纤维极容易损坏，一直未能广泛推广应用。2004年Olympus公司开发了电子胆管子镜（CHF-B260），图象质量极佳。但子镜无专用注水管道，不便于LL或EHL，子镜同样容易损坏。SpyGlass胆管镜研发后，直视下碎石才真正应用于临床。SpyGlass为单人操作胆管镜，亦属于子母胆管镜范畴。SpyGlass胆总管结石碎石成功率90%～100%，结石清除率73%～91%。Mirrizi综合征Ⅱ型结石清除率也达到96%。②经口直接胆管镜（超细胃镜）：工作管道口径大（2mm），直视下碎石操作容易，电子图像清晰。但外径粗（外径5～6mm），需要乳头大切开或大气囊扩张后方能插入胆管，插镜到达乳头并进入胆管有一定难度。报道经口直接胆管镜EHL或LL成功率85%～89%。

3）ESWL：1986年Sauerbruch等首先报道ESWL治疗胆管结石，对机械性碎石或胆总管大结石碎石成功率和结石清除率为73%～93%）。国内ESWL治疗胆总管结石应用病例数较少。

4）经皮经肝胆道镜下碎石术（PTCSL）：主要用于治疗肝内胆管结石。对于消化道重建如胃全切或Roux-en-Y吻合术后胆总管结石，不能行常规ERCP，对于气囊辅助小肠镜或EUS引导治疗不成功者亦可行此技术。内镜治疗胆总管结石方法中，PTCSL作为最终的治疗选择。PTCS下LL或EHL疗效最佳，但需要建立PTCS通路，扩张窦道，延长住院时间，且有一定的并发症为其不足点。

（3）SpyGlass胆管镜构造特点及其碎石技术：SpyGlass胆管镜（SpyGlass cholangioscopy）由美国波士顿科学公司生产。第一代SpyGlass直视系统2006年在美国应用于临床。因具有单人操作的优点，又称单人操作胆管镜（SOC）。2013年初第一代SpyGlass及2018年第二代SpyGlass胆胰子镜直视系统（SpyGlassTM-DS）先后进入我国，均是笔者首先在国内应用。

1）构造特点：第一代SpyGlass子镜（SpyScope）外径10Fr，另配置光学导线（6000光学像素），需要安装。SpyScope设有4个管道（光纤管道、工作管道、注水和吸引管道）和2个操作旋钮（前端上下左右4个方向调节）。配置注水泵（流量0～375ml/min）。现在已不生产，不再应用。SpyGlass-DS(二代）将光学图像改进为电子镜，图像清晰，并且成为1条完整的子镜（不需要安装光纤）。SpyScope-DS在第一代所具有的功能基础上，安装了专用冲洗管道接口，便于冲洗和吸引。Spy Scope-DS外径略粗（10.8Fr），但操作性能包括插入性能良好，不容易折损。

2）直视下碎石：方法为胆管插管成功后，先行EST或气囊扩张乳头。然后，子镜安装LL或EHL导线，并将其固定在母镜（大口径十二指肠镜，如奥林巴斯TJF240或260V）上。子镜经母镜工作管道插入，并经乳头进入胆管。观察到结石后，推出LL或EHL导线。依靠SpyScope旋钮或旋转十二指肠镜镜轴等进行调节，使结石位于视野中央。导线与结石接触，间断通电，进行直视下胆管内碎石。因设置有专用给水管道，在碎石过程中能同时通过注水泵注水。LL或EHL均需要结石周围有充分的液体，方能碎石。冲洗胆管尚能保持视野清晰，避免损伤胆管壁。碎石后用网篮或球囊清除结石，必要时配合机械碎石，最后留置鼻胆引流管。

（任　旭）

458. ERCP治疗胆总管结石影响结石清除的因素有哪些？

EST后用取石篮或气囊导管清除结石，对于结石＞1.5cm通常采用机械碎石或内镜下乳头大气囊扩张术（EPLBD）等方法，结石清除率＞90%。了解影响结石清除的因素对防止取石导致嵌顿，术中选择正确的清除结石方法，提高清除结石效率有一定的意义。每一个因素有时不是独立的，要综合判定。

（1）结石大小：EST治疗胆总管结石与结石横径（最小径）密切相关，即结石能否通过胆管和乳头切开部位取决于其横径而不是纵径。如1.2cm×1.8cm结石比1.5cm×1.5cm结石容易取出。碎石则要求碎石篮能套住结石，结石过大（＞30mm），超过碎石篮套石的范围时，无法碎石。结石＜25mm且伴有胆总管扩张者，碎石篮可完整套住结石，碎石获得成功。

（2）切开范围：乳头切开范围小，清除结石困难。大切开出血，穿孔风险增加，中切开认为是最佳的选择。拉式切开刀收紧钢丝，呈弓状通过切开的乳头较顺畅，说明切开已充分。中切开通常取出1cm大小的结石不难。少数患者乳头小而口侧隆起又短或无口侧隆起，或乳头位于憩室内等盲目大切开会招致肠穿孔，使括约肌切开范围受限。括约肌切开大小通常对机械性碎石（EML）操作影响不大，即使小切开碎石器亦能通过。但切开范围小，碎石后清除结石困难。乳头气囊扩张能解决切开受限的问题，但要注意用大气囊扩张乳头时，要了解胆总管径以及是否有狭窄，作出恰当的选择，以免造成出血或穿孔。

（3）结石与胆管壁之间的间隙：结石与胆管壁之间是否有间隙决定套石的成败，结石与胆管壁密接时，无论结石大小均影响网篮张开而无法套住结石。向胆管内注入稀释的造影剂可使胆管扩张，增加其间隙，有利于套住结石。

（4）结石的数量：结石过多充满管腔（充满型），又有大结石需要碎石者，因网篮无法张开，难以套石。需先用取石篮清除胆总管下端的结石，胆管有可操作空间后，再行碎石。结石过多，一次ERCP操作难以清除全部结石。

（5）结石的硬度：胆色素结石质软，钙化的胆固醇结石质硬。平片阳性结石（钙含量＞15%）提示结石坚硬。测结石CT值亦能判定结石硬度。造影上形态不整的结石质软，椭圆形边缘光滑的较硬。结石的硬度与取石难易有关，例如同样大小的结石和同样的乳头切开范围条件下，质硬的结石难以取出，而质软的在取石通过乳头过程中，结石变形或裂开容易取出。少数结石坚硬超出碎石篮牵引力，不能破碎结石。笔者曾遇过3例在胆总管质地坚硬、钙化的胆固醇大结石（2.0～2.5cm），其中2例BML-4Q碎石篮手柄端保护性断裂。当时（20世纪90年代）国内尚无镜外碎石装置，患者带着碎石篮急诊外科手术。取出的结石在日本做成分检测，胆固醇含量占95%以上。

（6）结石的位置：胆总管结石绝大多数能上下移动，网篮套石不难。但插入取石网篮或碎石篮在结石下方张开网篮以及注入造影剂压力过大等操作不当将结石推移到肝门部胆管甚至进入肝内胆管，或原来位于近分叉部位的结石，套石困难。常需借助气囊导管将结石拉入胆总管，或抽吸胆管胆汁行胆管减压，使结石向下移动，再套石。结石进入肝内胆管，有时造影难以观察到，要左右肝管分别插入器械检查。

（7）胆管直径：清除胆管结石与胆总管末端径（距乳头10mm处的胆总管直径）相关，其末端径越大越有利于结石的清除，胆总管扩张至乳头处，即呈圆柱状扩张者，大的结石用网篮亦可取出。胆总管过度扩张，小的结石网篮难以套石，此时气囊导管几乎无作用，用8线螺旋式取石篮有利于清除小结石。

（8）胆管狭窄或扭曲变形：胆囊切除胆管损伤性狭窄，继发性硬化性胆管炎等胆管狭窄，清除结石困难。常需扩张狭窄与EML并用，需尽量将结石碎至最小程度。胆管扭曲变形也给套石带来困难。

（任　旭）

459. 急性胆管炎的病理生理变化如何？与临床症状有何联系？

（1）急性胆管炎（acute cholangitis，AC）的基本病理生理变化：为胆管压力升高和胆汁细菌感染。胆管压力升高，降低抵抗胆汁细菌生长的能力，胆汁淤积又成为细菌良好的培养基。胆汁细菌感染主要途径是经十二指肠逆行性感染，肝功能不全者肠内细菌可经门静脉进入胆道。近年来发现内镜或进入胆管的器械清洗消毒或灭菌不合格，传播细菌感染也是引起胆管炎的原因。胆汁细菌感染主要为革兰阴性菌，例如大肠埃希菌、克雷伯杆菌、假单胞菌属，尚有革兰阳性球菌及肠内厌氧菌等。72%急性胆管炎和90%胆总管结石伴黄疸患者胆汁细菌培养阳性，胆道不完全梗阻比完全梗阻者培养阳性率高。

（2）病理生理变化与AC的症状：胆管闭塞急性胆管压力升高患者出现上腹痛、黄疸，当胆道内压上升超过25cmH$_2$O时，细菌或内毒素通过胆管静脉逆流（cholangiovenous reflux）进入肝静脉或通过胆管淋巴逆流（cholangiolymphatic reflux）进入淋巴管引起菌血症。患者出现寒战、高热，加上腹痛和黄疸即Charcot 3联征，这是胆管结石引起急性胆管炎的典型症状。对药物治疗无反应或未给予治疗，疾病发展，可发生胆管炎性肝脓肿以及菌血症持续。随着胆管压力进一步升高，大量感染胆汁或脓汁进入体循环，引起严重败血症和内毒素血症。患者出现神志改变和血压降低（Reynolds 5联征），如不及时胆管减压治疗，可发展为多器官衰竭。

急性胆管炎细菌感染胆汁常呈脓性，但严重度分级有时与胆汁变化的程度不一定皆平行，即脓性胆汁不一定症状重，症状重者胆汁并非一定呈脓性。疾病的严重程度主要与发生胆管静脉逆流或胆管淋巴逆流的程度有关，即与胆道压力有关。此外，严重程度尚与患者的年龄、营养状态、是否伴有肝硬化、糖尿病及心肺肾功能有关。

（3）并发症：胆管炎症尚可波及邻近组织引起局限性腹膜炎、膈下脓肿、右侧脓胸、右下肺炎等，感染扩散进入门静脉系统尚可引起门静脉血栓，胆总管结石嵌顿在壶腹部可引起急性胰腺炎。胆管炎反复发作、长期结石梗阻、胆汁淤积可发展为胆汁性肝硬化，左侧肝内胆管结石者常有肝左叶萎缩。

（任　旭）

 460. 急性胆管炎的病因和临床症状有哪些？如何早期诊断？

（1）急性胆管炎（acute cholangitis，AC）：急性胆管炎是由于胆道梗阻导致胆管压力升高和胆汁细菌感染而引起胆管弥漫性炎症的病态。1877年Charcot首先报道上腹痛、发热及黄疸为胆总管结石引起急性胆管炎的症状，称为Charcot 3联症。1959年将3联征伴休克、神志改变称为Reynolds 5联征，为急性胆管炎重症化的临床表现，称为急性梗阻性化脓性胆管炎（AOSC）或急性化脓性胆管炎（ASC）。近年来，对急性胆管炎严重程度进行分级，认为Reynolds 5联征虽属重度胆管炎，但诊断敏感性低。

（2）病因：60%～80%起因于胆总管结石，其他病因包括肝内胆管结石、胆管狭窄（包括手术后胆肠吻合口狭窄）、Mirizzi综合征等疾病。恶性胆管狭窄发生急性胆管炎相对少见，但近年来由于内镜治疗胆道梗阻的病例增加，医源性因素引起者并非少见，恶性胆管狭窄占10%～30%。如内镜下胆管支架术治疗肝门部胆管恶性狭窄，均可在近期或远期并发急性胆管炎。此外，经皮经肝途径或超声内镜引导胆管引流术亦均可发生胆道感染。不论何种原因引起急性胆管炎如不及时处置极易重症化而发展为重度胆管炎。

（3）临床表现：发热（＞90%）是最常见的症状，其中超过2/3有寒战、高热。60%～70%有黄疸，腹痛可从轻度到重度，非结石疾病多数上腹痛相对轻或无腹痛。伴有血压低或神志改变（表情淡漠、嗜睡或谵妄）提示发展为重度胆管炎。日本胆道外科研究会统计全国ASC中，42.8%发生感染性休克，37.7%有意识障碍表现。老年患者有时症状不典型，腹痛轻微甚至无腹痛，仅表现神志变化，应加以注意。持续性腹痛伴有腰背痛、腹胀，血淀粉酶、脂肪酶显著升高提示合并胆源性胰腺炎。ASC常容易合并多器官功能障碍综合征（MODS），病死率很高。

（4）诊断：非常著名的Charcot 3联征诊断胆总管结石引起的急性胆管炎，报道至今已经超过100年。当时没有血液、生化学和US、CT等医学影像诊断技术，主要是根据症状进行诊断。急性胆管炎Charcot 3联征并不一定同时存在，也有非结石引起胆管炎者，发热、腹痛和黄疸3联征均有者占50%～70%。根据Charcot 3联征诊断特异性（95.9%）高，但敏感性（26.4%）低。当今依靠血液和影像学检查诊断急性胆管炎，并作出病因诊断，在确定诊断的基础上进行严重程度分级。因此，在发展重症胆管炎之前做出诊断，及时处置非常重要。诊断急性胆管炎需具备以下3个条件：①明显的炎性反应（发热、血白细胞显著升高等）。②胆汁淤积生化所见，如胆红素、γ谷氨酰转肽酶（GGT）、碱性磷酸酶（ALP）和/或转氨酶升高。③影像学检查胆管异常（胆管扩张或结石等）。肝门部胆管狭窄特别是内镜治疗后并发急性胆管炎，腹部超声常显示扩张的肝内胆管腔内透声不佳、回声不均，碎屑样回声，有时伴随肝脓肿。进行性心动过速、低血压和少尿是即将发生败血症的报警信号。

（任　旭）

461. 急性胆管炎如何进行严重程度分级？非手术胆道减压疗法有哪些？应注意哪些问题？

（1）急性胆管炎（AC）：起病急、发展快，如不及时处置可发生败血症、多器官功能障碍综合征（MODS），死亡率高。2018年1月日本肝胆胰外科学会更新发表了急性胆管炎的诊断标准和严重程度分级（2018东京指南）。

1）重度（severe）：出现以下任何1个器官或系统功能不全，包括心血管［低血压需要多巴胺

≥5μg/（kg·min）]、意识障碍，呼吸、肾脏（肌酐＞177μmol/L）、肝脏功能或血液系统功能障碍（血小板＜100×10⁹/L）。

2）中度（moderate）：以下5项中任何2项即属中度：①WBC＞12×10⁹/L或＜4×10⁹/L；②发热（体温≥39℃）；③年龄≥75岁；④胆红素≥85μmol/L；⑤白蛋白（＜正常下限值×0.7）。此外，虽不符合上述条件，但初期对药物治疗无反应亦为中度。

3）轻度（mild）：达不到诊断中度标准。

（2）非手术胆道减压法：根据AC分级对于重度或中度AC均应紧急行胆管减压引流。轻度AC初期对药物治疗无反应也需及时引流。内镜下引流通常为首选，ERCP途径包括内镜下乳头括约肌切开术（EST）、鼻胆管引流术（NBD）和内镜下胆管支架术（EBS）。经皮途径包括经皮经肝胆管引流术（PTBD）和经皮经肝胆囊引流术（PTGBD）。

1）EST：重度AC或凝血功能障碍者，EST有并发出血的风险，不适合做EST。中度或轻度AC且无凝血功能异常者，EST后尽量清除胆总管结石，解除梗阻。要先抽吸胆汁或脓液，减压后注入少量造影剂观察结石大小或数量，再进行取石。结石嵌顿在壶腹部时用针状刀开窗术是有效的方法。认为EST结石清除后，可不必再行胆管引流。但是，为防止判定有误，仍有残余结石，或乳头切开不充分，感染胆汁流出不畅，笔者认为取石后也应行胆管引流。

2）NBD：AC行NBD在我国是最常用的方法，可观察到引流胆汁量，疗效可靠。NBD有患者不适，老年患者自行拔管以及胆汁丢失等缺点。对重度AC或凝血功能障碍，轻、中度AC胆总管结石未完全清除，或胆管支架术后并发AC适合NBD。NBD以减压引流为目的通常不必行EST，导管插入胆管后，先抽吸胆汁，尽量不使用造影剂，避免使胆道内压上升，加重菌血症。插入鼻胆引流管后很容易抽出胆汁，提示引流管位置良好，可以退出内镜。如果胆汁流出不畅，要重新调整位置。肝门部胆管恶性狭窄发生AC通常为胆管支架术后并发症，NBD前要根据影像学检查胆管扩张情况判定是支架阻塞抑或未引流侧胆管继发感染。如果金属支架阻塞，适合NBD。

NBD后引流不畅用导丝通管或用加抗生素的生理盐水冲管，保持其引流通畅。每次注入的液体要保证能抽出，否则会增加胆道压力。肝门部梗阻冲洗引流管要注意，处置不当可使感染胆汁进入非引流侧胆管而使胆管炎加重。

3）EBS：通常使用7 Fr～10Fr引流管，感染胆汁流入十二指肠。对急性胆管炎7 Fr与10Fr引流管比较引流效果无差异，与NBD对比差异亦无统计学意义。EBS适合急性胆管炎胆管结石未能清除或有中下部胆管狭窄者。因为是内引流，不能观察到引流状况以及偶尔引流管移位为其不足。

4）经皮经肝胆管引流术（PTBD）：ERCP未成功，消化道狭窄或Roux-en-Y吻合等重建术后以及肝门部或肝内胆管狭窄考虑内镜引流效果不佳者，适合超声引导下PTBD。肝内胆管扩张是PTBD的必要条件，对肝门部胆管狭窄，穿刺引流扩张重且腔内透声差的胆管。穿刺成功后注入少量造影剂，观察胆管走行，插入导丝及套管，抽吸胆汁减压后，留置引流管。穿刺针道要避开血管，防止交换导丝、引流管时胆道出血或感染的胆汁入血，术中引起寒战，一过性症状加重。感染胆汁清除后，如仍有感染症状，应考虑做对侧肝胆管引流。

5）经皮经肝胆囊引流术（PTGBD）：对于AC胆总管结石肝内胆管扩张不明显，胆囊大，又不适宜经内镜治疗，可行PTGBD。胆囊与胆管相通者PTGBD可引流感染的胆管胆汁，症状改善。方法为超声引导下经皮经肝穿刺胆囊，留置引流管。置管前先抽吸胆汁，胆囊减压后，再沿导丝插入引流管。使用日本八光7Fr猪尾引流套管，超声引导下可一步法留置引流管，不需要使用导丝，操作简单化。应注意做PTGBD前要除外胆囊管阻塞引起的胆囊肿大。胆囊管阻塞引起胆囊炎，PTGBD虽有效，但不能起到胆管减压作用。

6）EUS引导胆管引流（EUS-BD）：2001年Giovannini等首先报道EUS-BD。此方法适合经乳头胆管引流不能或不成功者，如十二指肠狭窄、消化道重建或ERCP胆管插管失败等。EUS-BD方法见第468问。

7）气囊小肠镜辅助ERCP：对消化道重建（Roux-en-Y吻合等）或胆道重建（肝肠吻合术等）胆总

管结石或肝肠吻合口狭窄合并结石，不能行常规ERCP，采用此方法行胆管引流或取石。认为单气囊小肠镜操作性能优于双气囊小肠镜。报道对Roux-en-Y吻合术后成功率40%～95%。

虽然EUS-BD和气囊辅助小肠镜方法可行胆管引流，但AC发病急，需要熟练的技术，迅速完成胆管减压引流。所以，根据患者情况，不能ERCP者，PTBD仍是优先的选择。

（任　旭）

 462. 高龄者胆石病的特点及其治疗如何?

（1）高龄者胆石病的特点：高龄者的定义尚不统一，日本在急性胆管炎和胆囊炎的指南中将高龄者定为75岁。胆石病高龄者与非高龄者比较，多数心、肺、肾等功能低下。有高血压、糖尿病、脑梗死或心肌梗死病史的人多，此外高龄者胆石病尚有以下特点：

1）结石部位：随着年龄的增长，胆管结石发生率增高。日本报道胆石病手术病例中，胆囊结石与胆管结石（包括伴随胆囊结石）在59岁以下分别为60%～79%和10%～20%；60～69岁分别为60%～67%和17%～39%；70岁以上为43%～67%和31%～54%。高龄者胆管结石发生率高为其特征。

2）胆汁细菌：高龄者胆石病与年轻人比较胆色素结石发生频率高，胆汁中的细菌是胆色素结石形成的重要因素。患者年龄越大，胆汁中细菌培养阳性率越高，59岁以下者＜30%，70岁以上者50%～70%。胆汁细菌主要是来自肠内细菌，如大肠杆菌等。感染途径为经十二指肠乳头逆行性感染或由结肠经门静脉血行感染。高龄者由于胃酸、胆汁分泌及胆囊收缩功能减退，Oddi括约肌功能低下或便秘等原因，肠内细菌容易繁殖并进入胆道，成为结石生成的原因之一。

3）临床表现：①无症状胆囊结石比例随着年龄增长而升高，在60～69岁患者中占9.8%，70～79岁占13.7%，80岁以上占17.6%。②无症状胆囊结石发生急性胆囊炎亦随年龄增长而增加，60岁以下为17.9%，60～69岁为30%，70岁以上高龄者为50%。高龄者胆石病的症状、体征不典型，可以不发生胆绞痛，亦可不发热。约半数患者无反跳痛及肌紧张，甚至胆囊穿孔腹膜刺激征也轻微，易误诊或漏诊。③高龄者胆石病发病急，容易重症化，胆管结石合并急性胆管炎时，容易发展为重度胆管炎。

（2）高龄胆石病的治疗

1）胆囊结石：高龄者胆石病发病急，容易重症化。因常伴有心肺等全身性疾病，胆囊切除手术并发症高。治疗的适应证为有症状的胆囊结石患者。腹腔镜下胆囊摘除（LC）或开腹手术是根治的方法，亦可微创保胆取石。但老年人有其特殊性，要根据具体情况选择治疗方法。胆囊结石伴急性胆囊炎的高龄患者，即使发生了胆囊穿孔有时腹部体征亦不典型，如不及时检查胆囊，仅凭临床症状容易误诊。高龄者胆囊结石合并穿孔腹膜炎必须手术，伴有胆囊癌亦应积极手术治疗。高龄者胆囊颈嵌顿结石与胆囊充满型结石首选胆囊切除，可根据适应证选择LC或手术。高龄患者急性胆囊炎紧急手术并发症和死亡率均较高，胆囊肿大者先行经皮经肝胆囊引流（PTGBD），胆囊穿孔局限性包裹者也适合此方法。待炎症消退，全身状态改善择期手术。如病人手术风险大，通过PTGBD途径扩张窦道行经皮经肝胆囊镜（PTCCS）取石或碎石（激光、液电）清除结石也是可考虑的方法。EUS下经十二指肠行胆囊引流或内镜下经乳头胆囊引流术也是可选择的方法，要根据掌握技术的熟练程度而定。对胆囊纯胆固醇结石患者可选择口服溶石疗法（见第432问）或与体外震波碎石（ESWL）联合。但这2种方法治疗效果均有限，又因老年人胆囊收缩功能差，即使结石消失也容易复发存在问题。此外，采用EUS下经十二指肠胆囊金属支架途径可取出胆囊结石。然而，此方法仍有争论。

2）胆管结石：胆管结石无论是否伴有胆囊结石，经内镜乳头括约肌切开（EST）取石或机械碎石均作为首选方法，高龄者胆管结石更适合此方法。对不能清除的大结石还可采用经口胆管镜直视下激光碎石。ERCP插管不成功者，可经皮或EUS引导会师术取石。消化道或胆道重建不能ERCP者，可考虑采用气囊小肠镜辅助取石、经皮经肝途径取石或腹腔镜下胆总管探查术。伴胆囊结石者，ERCP取石＋LC。但对无症状的胆囊结石，ERCP胆管结石清除后，应随访观察，不做预防性胆囊切除。尚可采用LC＋胆道镜经胆囊管取胆管结石，达到一期治疗。但近年来认为此方法不及LC＋胆总管探查术。

（任 旭 朱春兰）

 463. 胆管良性狭窄主要见于哪些疾病？

胆管狭窄：指胆管腔变窄致胆汁通过受阻。分恶性和良性，前者多见，后者相对少见，两者之鉴别有时较困难。胆管良性狭窄有梗阻性黄疸者比恶性狭窄相对少见，而胆道感染则较常见。近年来随着腹腔镜胆囊切除术（LC）的普及和肝移植手术的病例增加，良性胆管狭窄的病例数量亦增多。良性胆管狭窄虽然病因很多，但95%来自肝胆外科手术后狭窄，其中主要是LC时发生胆管损伤，常见病因如下。

（1）胆管损伤：手术损伤或外伤可引起胆管狭窄。胆囊切除术中胆管损伤发生率为0.2%～0.5%。主要为处理胆囊管时从侧壁或全周结扎三管汇合部胆管、肝总管或右肝管引起。胆管狭窄有时无明显临床症状，仅在做影像学检查时才能发现。胆管损伤超过胆管直径50%以上者可出现临床症状，狭窄严重者手术后1～2天可出现进行性梗阻性黄疸。

（2）胆管炎性狭窄：胆管结石反复发作胆管炎以及结石机械性损伤可引起胆管狭窄。通常不引起梗阻性黄疸，仅有狭窄上方胆管扩张。炎性狭窄常发生在下部胆管，少数在中上部胆管。继发性肝内胆管结石（IHS）中，Tsunoda Ⅱ型常有胆总管下段狭窄。有胆管狭窄者EST取石后结石容易再发，且易发生胆道感染。胆管炎性狭窄可继发硬化性胆管炎（SSC），主要在下部胆管，极少数波及全体肝外胆管。胆管壁因纤维化明显增厚，缺乏弹性，内镜取石困难。原发IHS常伴肝内胆管狭窄，发生率35%～82.5%，狭窄部位主要在左右肝管或2级分支胆管汇合部。

（3）慢性胰腺炎（CP）合并胆管狭窄：发生率约30%，胰头纤维化或肿大引起胰腺段胆总管狭窄，可出现梗阻性黄疸。通常狭窄段光滑，其上方胆管轻度扩张。无持续性胆汁淤积不需要治疗。

（4）肝移植后胆管狭窄：肝移植术后胆管狭窄早期诊断困难，多数是在胆红素、胆道酶等升高进一步检查而发现。报道肝移植术后胆管狭窄发生率17%～26%，术后2～3个月至数年内均可发生，多数在2年内。可发生重症胆管炎和肝功不全引起死亡。池田等报道肝移植后3年胆管狭窄发生率胆管与胆管吻合组为25%，肝管空肠吻合组为27.8%。

（5）肝肠吻合口狭窄：胆总管囊肿等肝肠吻合术后可出现吻合口狭窄，常继发肝内胆管结石。

（6）胆总管囊肿：本病胆管狭窄主要见于Ⅰ型、Ⅳ型和Ⅴ型（Caroli病），前2型狭窄在胆总管末端且伴胰胆管汇合异常，Ⅴ型狭窄在肝内胆管。

（7）Mirizzi综合征：见第443问。

（8）原发性硬化性胆管炎（PSC）：见第472问。

（9）IgG4相关硬化性胆管炎（IgG4-SC）：见第470问。

（10）自身免疫性胰腺炎（AIP）：见第498问。

（任 旭）

 464. 胆管良性狭窄如何诊断和鉴别诊断？

（1）首先是要除外恶性狭窄，通常需要综合性判定。有胆囊切除、肝肠吻合术或肝移植手术史对诊断有帮助。

（2）血液生化检查：胆管良、恶性狭窄均可有胆道酶和/或胆红素升高等胆汁淤积表现。肿瘤标志物CA19-9梗阻性黄疸患者可升高，缺乏特异性。检测血IgG4抗体对IgG4相关硬化性胆管炎（IgG4-SC）和自身免疫性胰腺炎引起胆管狭窄有诊断价值。

（3）诊断主要依靠影像学检查，包括US、CT、MRCP。MRCP诊断胆管癌的敏感性77%～86%、特异性63%～98%。

（4）内镜诊断：多数胆管狭窄影像学检查可确定诊断，不能确定诊断者进一步EUS、直接胆管造影或IDUS等检查，必要时EUS或ERCP下取材组织学诊断。有时需要经口胆管镜检查加直视下活检。

1）ERCP：胆管良恶性狭窄ERCP的正确诊断率为89%，需要ERCP治疗时，根据胆管造影影像的特征诊断。例如，胆管炎性狭窄通常呈光滑、对称性狭窄，狭窄上方胆管逐渐移行为扩张；胆管损伤性狭窄常呈环状狭窄；胆管狭窄伴成角移位，胆胰管扩张呈双管征，为胰腺癌的特征。

2）管腔内超声（IDUS）：在ERCP时进行，对胆管恶性狭窄有较高诊断率（敏感性和特异性均约为85%）。恶性狭窄表现为管壁结构破坏、不规则增厚、低回声浸润或周围淋巴结增大等特征，有助于与良性狭窄相鉴别。胆管癌胆管壁为不规则增厚，IDUS容易观察到。但是，由于胆管炎性狭窄常伴管壁增厚，有时根据厚度定性诊断并非容易。

3）经口胆管镜检查：对于不明原因胆管狭窄适合经口胆管镜检查，对胆管癌的诊断率＞90%。SpyGlass-DS胆胰管镜，电子子母胆管镜（CHF-B260）图像清晰，并能直视下活检。良性狭窄局部黏膜光滑或均匀的细颗粒状，可伴有黏膜增生，无新生血管像。狭窄处不整或隆起伴新生血管像，质脆，易接触性渗血为恶性的特征。

（5）组织学检查：对鉴别良恶性困难者，进一步内镜取材组织学诊断。对恶性胆管狭窄，ERCP胆管细胞刷检或活检单项诊断敏感性通常不超过40%，然而，两者联合组织学诊断阳性率为40%～70%，特异性可达100%。EUS-FNA诊断恶性胆管狭窄的敏感性为53%～89%、特异性100%。AIP合并胆管狭窄，影像学＋IgG4检测通常容易诊断（见第498问），但有时可能需要胰腺FNA组织学诊断。如拟诊IgG4-SC，行胆管镜下活检，标本做免疫组化，IgG4染色阳性浆细胞有诊断作用（见第470问）。

（6）鉴别诊断：PSC和IgG4-SC肝门胆管狭窄者有时与肝门胆管胆管癌鉴别困难，鉴别要点见第469问。IHS常伴肝内胆管良性狭窄，但有4%～9%合并胆管癌，早期诊断困难。肝肠吻合口狭窄不能除外恶性时，需要气囊辅助小肠镜或经皮经肝途径诊断。

（任　旭）

465. 何谓胆管乳头状瘤？有何特征？如何诊断和治疗？

胆管乳头状瘤（intraductal papillary neoplasm of the bileduct，IPNB）：指胆管内呈乳头状生长的上皮性肿瘤。由柱状上皮细胞包绕着细长的纤维血管束和结缔组织构成。IPNB与胰腺导管内乳头状黏液瘤（IPMN）有极相似的病理学变化，为胆管良性肿瘤，具有高度潜在恶性转化风险，缓慢进展。IPNB在东南亚国家占胆管肿瘤的10%～38%，在南美和欧洲国家占7%～12%。常见50～70岁年龄患者，男性发病优势。

（1）病因：本病在东亚地区发病率高，病因尚不清楚。高危因素为肝内胆管结石（IHS）、肝吸虫感染（liver fluke infection）及原发性硬化性胆管炎。结石导致慢性胆管炎，胆管上皮脱落，修复过程过度增生，继发胆管乳头状增生。肝内胆管结石6～8年可发展为IPNB。

（2）IPNB分类 2010年世界卫生组织（WHO）IPNB分类：胆管乳头状瘤（papilloma）和乳头状瘤病（papillomatosis）外，尚包括胆管内发育型肝内胆管癌、肝外胆管乳头状腺癌以及胆管黏液性囊性肿瘤。恶性IPNB病理学包括重度异型和浸润癌，前者即原位癌（cancinoma in situ）。

（3）2019年WHO消化系统肿瘤新分类：不以产生黏液或乳头状形态为主要依据进行分类，去除了乳头型胆管癌或胆管黏液性囊性肿瘤等。推荐仍可使用胆管乳头状瘤（biliary papilloma）或乳头状瘤病（papillomatosis）用语。IPNB放射病理学的相关表现分4种类型（表5-1），又根据组织病理学表现分为2个亚型（表5-2）。

表5-1　IPNB与放射病理学的关系

放射性表现	病理学特征
导管内肿块和近端胆管扩张	铸型胆管肿块伴上流胆管扩张为IPNB引起胆管梗阻所致，胆管缺乏黏液
导管内肿块和近端、远端胆管扩张	最常见的特征型，由于肿块和大量黏液分泌，肿块近端、远端胆管均显著扩张
囊状扩张伴肿块	单房和多房性的囊性病变，肿块在囊性病变或邻近胆管的腔内表面
导管内肿块伴有肉眼浸润性病变	上述3种中任何1型伴有大体可见的实质浸润

表5-2　IPNB的分型（根据组织病理学表现）

特征	1型	2型
优势部位	肝内胆管	肝外胆管
胆管大体特征	囊状、圆柱状扩张	圆柱状、梭形扩张
大量黏液	常有	少见
组织学		
覆盖上皮	规则、同质	不规则，混合的
	乳头状＞管状	乳头状＞管状 筛状病灶和实体型
纤维芯	细纤维血管间质	细血管，局灶纤维间质
组织学亚型	胃型、肠型	肠型、胰胆管型
病理分级	多数高度异型伴灶状低/中度异型少数低/中度异型	均高度异型，有时伴灶状低/中度异型
间质浸润	少见（＜50%）微小，偶尔结节	常见（＞80%），微小或轻度
与IPMN相似	相似	不同
侵袭性	小	比1型有侵袭性
手术后经过	更有利	比1型差

注：乳头状＞管状（由胆管上皮细胞覆盖的乳头状结构伴细纤维血管束为突出表现，但可混有管状或颗粒状成分）。

（4）病理学特征：①具有高度潜在恶性转化风险，缓慢进展，向侵袭癌发展的特性。②约1/3分泌黏液，阻塞胆管引起胆管扩张。肝内胆管结石病史6～8年可发展为IPNB。③IPNB可发生在胆管任何部位，多数位于肝外胆管者呈重度异型（high-grade dysplasia），1～2年可发展为浸润癌。如发生在肝内胆管，左肝叶胆管占多数。④肿瘤可以单发或弥漫性生长。可以呈多灶状生长，有多种生长形态，外观呈鱼卵状（fish egg-like）、植物叶状（frond-like）、叶状（leaf-like）、珊瑚礁状（coral reef-like）、菜花状（cauliflower-like）、铸状（cast-like）、结节状（vegetative）、绒毛状（villous）及乳头状隆起等。⑤乳头状瘤病常沿黏膜浅表扩展，黏膜呈颗粒状或绒毛状，与主病灶相连续。⑥IPNB有40%～80%显示微小间质浸润癌，通常为管状腺癌或黏液腺癌。⑦IPNB病理学分型特征见表5-2。

（5）IPNB组织学分4亚型：包括胰胆管型（pancreatico biliary type）、肠型（intestinal type）、胃型（gastric type）和嗜酸细胞型（oncocy tic type）。IPNB中胰胆管型最常见，其次为肠型（常分泌大量黏液）。这两个亚型常伴重度异型和浸润癌，黏液腺癌通常来源肠型IPNB。

（6）临床表现：本病相对少见，5%～29%的患者无明显临床症状。由于黏液阻塞胆管等原因，临床上常表现为反复发作性急性胆管炎症状（发热、黄疸和腹痛），容易误诊为胆管结石。特别是伴胆管结石者，ERCP取石并未注意其他征象，未及时诊断。

（7）诊断：超声、CT和MRCP可发现胆管扩张或结石，有时能发现胆管壁上乳头状或植物叶状隆起。呈铸状或囊状生长的IPNB有放射病理学的关系，影像学有特征性改变（表5-1）。由于乳头状瘤小、多灶性、多发性以及浅表扩展的生长方式等原因，依靠影像学检查正确评价肿瘤的部位和范围也存在困难。影像学检查通常不能发现黏液，因为信号衰减，其强度等于周围的胆汁或等于水的信号强度，即黏液与水的信号相同。后来发现MRCP影像胆管内黏液可呈线状或曲线状低信号条纹，黏液分泌的IPNBs患者中，45%～53%表现出曲线条纹（curvilinear stripes），即"黏液线"征（"mucus thread" sign），认为有极高的诊断特异性。

ERCP是诊断本病有效的方法，在十二指肠镜下常可观察到黏液从开大的十二指肠乳头口流出，乳头呈鱼眼状（fish eye-like appearance），与IPMN相似。胆管造影显示扩张的胆管内无定形的或细长索状充盈缺损像为黏液所致的特征。

经口胆管镜下见多发乳头状瘤即可诊断IPNB，乳头状瘤伴血管像常提示为恶性。胆管镜下要进一步观察病变范围，确定手术切除界线，并直视下活检明确良恶性。但活检病理诊断结果有时不能代表疾病的分期，因为IPNB腺瘤与癌常同时存在。ERCP时可行管腔内超声检查（IDUS），可显示胆管壁上乳头状隆起。

（8）治疗：手术治疗是首选方法，手术切除5年存活率为46%～76%能否达到肿瘤RO切除（完整切除，病变无残留）取决其部位和范围，位于肝门部弥漫性IPNB预后差，报道手术后5年存活期仅20.8%。术后复发的主要原因为病变残留，即阳性切缘（positive margins）。阳性切缘5年生存期为25%，而阴性切缘5年生存期为75.9%。因此，术前病变范围判定非常重要。仅有限的病例适合肝移植。不能手术切除者行胆管引流术，但分泌大量黏液者因极易阻塞引流管，引流效果不佳。报道其他治疗方法有胆道镜下光动力、氩气、电切等，例数尚少，有待进一步评价。

（任　旭）

466. 胆管癌如何分型？如何判定胆管癌浅表或壁内扩展？

胆管的组织结构与胃肠道不同，是由黏膜、纤维肌层、浆膜下层和浆膜组成，无黏膜肌层和黏膜下层。黏膜表面由单层柱状上皮覆盖，纤维肌层由疏松的平滑肌纤维束构成。

（1）分型：早期胆管癌是指癌组织深度限于黏膜内或纤维肌层内，与有无淋巴结转移无关。大体形态分隆起型、表浅型和凹陷型，然而，主要为前两型，基本无凹陷型病例。组织学为乳头状和管状腺癌，多数为两者混合型的高分化型。进展期胆管癌分乳头型，结节型和平坦型，根据壁内生长方式又分为膨胀型和浸润型。

（2）胆管癌浅表和垂直扩展：胆管癌生长方式是沿胆管纵轴向肝侧和乳头侧进展。诊断胆管癌不仅要判断浸润深度（垂直，壁内扩展），亦要判定有无浅表扩展，即水平扩展，对是否适合手术或选择手术方式、决定切除范围有重要意义。

1）浅表扩展：胆管癌15%～20%沿胆管黏膜浅表扩展，病理学主要为高度异型细胞和上皮内癌。水平扩展在乳头型和结节膨胀型胆管癌中最常见，乳头型胆管癌多数来源IPNB。浸润型以及结节浸润型多数为壁内扩展。IPNB浅表扩展判定方法：①浅表扩展其隆起不明显，ERCP胆管造影，通常难以显示出。所以根据MRCP或ERCP判断切除线，手术切缘可能会阳性。②胆管镜是在腔内观察，判定有无浅表扩展是准最确的方法。浅表扩展形态常表现为黏膜呈不均匀颗粒状或绒毛状，与主病灶相连续。IDUS对浅表扩展的诊断率约80%。

2）壁内扩展（局部浸润）：管腔内超声（IDUS）对壁内扩展有较高的诊断率，可经ERCP途径或PTBD后借助血管造影外鞘管行IDUS检查，对判定胆管癌进展度有重要作用。IDUS检查正常胆管壁（相当于内侧低回声层）厚度（0.6±0.3）mm。胆管癌IDUS显示胆管不规则增厚，呈低回声。肿瘤边界清楚多为膨胀性生长，预后较好。如边界不清难以判定范围时多为浸润性生长，切除率低。肝外胆管癌肿瘤外侧高回声层消失，提示有浆膜浸润。IDUS对浆膜浸润和淋巴结转移的正确诊断率分别为80%～93%和70%。

（任　旭）

467. 肝内胆管癌临床上有何特点？

肝内胆管癌（intrahepatic cholangiocarcinoma，ICC）：指起源于肝内胆管（含二级胆管）上皮细胞的胆管癌。不包括肝门部胆管癌。胆管囊腺癌是以形成囊腔为特征的肝内胆管肿瘤，属于ICC范畴。ICC曾称胆管细胞癌（CCC），是原发性肝癌组织学中的一种，又称周围型胆管细胞癌。因为ICC起源含较粗的大胆管，故不在原发性肝癌中讲述，而列入胆道疾病中。ICC常见60～70岁人群，男女发病比例相仿，发病率为（1～8）/10万。据文献报告占原发性肝癌的9%～11.8%，日本一份临床统计资料（1982～1985）为5.4%。其发病率和死亡率在全球范围内大多数国家呈上升趋势。

（1）病因：尚不清楚，Belamorie等报告香港19例ICC中有18例有华支睾吸虫，ICC伴肝内胆管结石发病率高，据统计占5.7%～11.7%，崔虹光报告在重庆地区（1981～1993）手术治疗ICC 30例，其中11例（36.7%）伴肝内胆管结石，但无一例并发华支睾吸虫（流行区）。ICC危险因素：①年龄：常见60～70岁人群；②肝内胆管结石：尤其在亚洲地区多见，超过10%患者由肝内胆管结石发展而来；③原发性硬化性胆管炎（PSC）；④胆管乳头状瘤病；⑤Caroli病；⑥肝吸虫病、胰胆管汇合异常、慢性乙型或丙型肝炎病毒感染等。

（2）病理分型：2003年日本肝癌研究组（LCSGJ）根据肿瘤生长特点，将ICC分为3型：肿块型（Mass-forming type）、胆管浸润型（Periductal infiltrating type）、腔内生长型（Intraductal growing type），其中肿块型最常见，约占60%，且预后优于前两型。ICC的大体形态通常为灰白色、有弹性、硬度的肿块。

ICC大部分为腺癌，以中等分化为多见，有作者将其组织学分为8类，指出乳头管状腺癌为最多。癌细胞呈立方或圆柱状，核圆形，癌细胞常排列成腺腔，内有黏蛋白（mucin）为其特征。ICC有早期向肝内、肝外扩散的倾向，其远隔脏器和淋巴结转移均比HCC多，形成门静脉癌栓和肝外转移如淋巴结转移（83%）、肺转移（86%）、肝门部转移（33%）。

（3）临床表现：起病隐袭，早期无明显症状，影像检查时偶尔发现病灶；黄疸出现较少（30%～33%）也较迟。因为常伴肝胆管结石并发胆管炎，导致与ICC重叠，难以做出早期诊断。

（4）实验室检查：根据病变部位、范围碱性磷酸酶（ALP）、γ谷氨酰转肽酶（GGT）或血清胆红素水平可正常或轻度升高。糖类抗原（CA19-9）和癌胚抗原（CEA）可升高，甲胎蛋白（AFP）正常。

（5）影像学检查：影像学所见取决于病因和病理分型，有肝内胆管结石者早期诊断困难。超声或CT扫查可见肿瘤伴胆管扩张占43%。CT平扫ICC为低密度结节且密度不均，多数形态不规则，边界不清，30%有钙化。70%～80%动脉期强化不明显，门脉期和延迟期中央云雾状强化逐渐明显。MRI呈环状强化，远端胆管扩张，肿瘤内可见门静脉血管穿行。磁共振胰胆管成像（MRCP）可观察到的病变邻近胆管受累范围。肿瘤部中心区坏死可见液化提示为黏液腺癌。

（6）疾病特点与预后：ICC具有起病隐匿、早期诊断困难、恶性程度高、进展迅速、根治性切除机会少和预后不佳等特征。本病预后差，生存期1～2年，唯一可能治愈ICC的方法为手术切除。

（朱雅琪　孙秀芝　张彬彬　任　旭）

468. 如何选择非手术疗法治疗恶性胆管狭窄？ EUS-BD适应证如何及有哪些胆管引流方式？

（1）恶性胆管狭窄（MBS）：常见胆管癌、胰腺癌、十二指肠乳头癌、肝癌、胆囊癌及胆管周围转移癌等。胆道梗阻引起胆汁淤滞继发肝功能不全，消化吸收功能减退等是加速MBS死亡的主要原因。因此，对不能手术切除的MBS采用非手术减黄治疗有重要的临床意义。内镜下经十二指肠乳头引流作为首选方法，不适宜ERCP或操作失败者采用经皮经肝或EUS引导经消化管途径。梗阻部位不同，选择非手术减黄疗法亦有区别。

1）肝门部MBS：主要病因为胆管癌、肝癌、胆囊癌侵犯肝门部胆管或肝门部胆管旁转移癌。肝门部恶性胆管狭窄Bismuth分型（图5-15）：①Ⅰ型：肝总管狭窄邻近左右肝管汇合处，左右肝管相通。②Ⅱ型：狭窄达左右肝管汇合处，左右肝管离断。③Ⅲ型：分2个亚型。Ⅲa型右肝管狭窄，Ⅲb型左肝管狭窄。④Ⅳ型左右肝管均有狭窄和/或伴有肝内分支胆管狭窄。

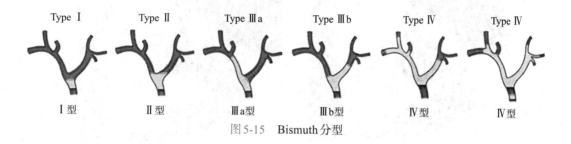

Type Ⅰ Type Ⅱ Type Ⅲa Type Ⅲb Type Ⅳ Type Ⅳ

Ⅰ型 Ⅱ型 Ⅲa型 Ⅲb型 Ⅳ型 Ⅳ型

图5-15 Bismuth分型

2）中下部胆管狭窄：常见病因为胆管癌、胰腺癌、十二指肠乳头癌、胆管周围转移癌及胰管乳头状黏液性肿瘤（IPMN）等。

（2）减黄治疗方法及存在问题

1）ERCP：肝门部MBS非手术减黄治疗难度大，胆道感染并发症发生率高，目前仍是治疗的一大难题。Bismuth Ⅰ型左右肝管有交通，引流效果好，可在左或右肝管一侧留置塑料或金属支架。Bismuth Ⅱ、Bismuth Ⅲ型左右肝管离断，理论上需要双侧引流。左右肝管分别留置塑料支架或无膜金属支架（8mm直径），或Y型支架。后者操作难度大，应用较少。然而，左右肝管离断者采用双侧抑或单侧引流仍有争论，认为单侧引流可减少胆管炎发生率。单侧引流＞50%的肝内胆汁，能达到维持有效肝功能的目的。单侧引流金属支架通常优于塑料支架。应注意浸润性生长的病变容易向金属支架网眼内生长阻塞支架，缩短有效引流时间，此时选择塑料支架可能优于金属支架。Bismuth Ⅳ型引流效果最差，胆道感染发生率高，通常不适合经乳头引流。中下部胆管狭窄选择内镜下留置金属或塑料支架均可，覆膜金属支架可防止肿瘤向其内生长。但覆膜支架容易移位或食物等阻塞，与无膜支架对比两者有效引流时间相仿。此外，覆膜金属支架尚有阻塞胆囊管或胰管开口的不足点，胆囊在位者不适合覆膜支架。肿瘤侵犯十二指肠引起狭窄者，肠道支架可与胆道支架并用。

2）经皮途径：ERCP不成功或由于解剖因素不能ERCP治疗者，采用经皮经肝途径，如经皮经肝胆管引流（PTBD，外引流或内外引流），经皮留置金属支架，或PTBD引导ERCP会师术（rendezvous技术）留置支架。此外，有时内镜引流并发胆道感染，尤其肝门部胆管狭窄留置金属支架者，对侧发生胆管炎，需要行PTBD。

3）超声内镜下胆管引流（EUS-BD）：此技术2001年Giovannini等首先报道。技术成功率75%～100%，有效率98%～100%，并发症16%～25%。适用于胆管恶性狭窄经乳头胆管引流困难者，如十二指肠狭窄、胆管插管失败、消化道重建内镜到达乳头困难等。但技术要求高，可偶发严重并发症。

EUS-BD引流方式包括：①EUS下胆管消化管吻合术：适合消化道重建或肝肠吻合术后胆管梗阻者，穿刺肝内或肝外胆管，留置全覆膜金属支架或塑料支架。支架一端在胆管，另一端在消化管腔内。分为肝内胆管胃吻合术（EUS-HGS），肝外胆管胃吻合术，肝外胆管十二指肠吻合术（EUS-CDS），肝内胆管空肠吻合术等。②EUS引导顺行治疗（EUS-AG）：2010年Binmoeller等首先报道。方法为经胃穿刺左肝内胆管，导丝越过狭窄通过乳头，进入十二指肠，探条扩张穿刺针道，EUS下置入金属支架（图5-16）。③EUS引导会师术（EUS-RV）：适合ERCP失败者，方法为经胃或十二指肠穿刺左肝内胆管或肝外胆管，留置导丝从乳头成功进入十二指肠后，退出超声内镜，插入十二指肠镜，把持钳夹住导丝从工作管道拉出，留置支架。通常使用19G FNA针，0.5mm导丝（或0.7mm导丝）。

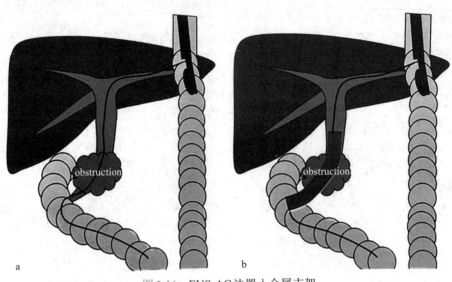

图 5-16　EUS-AG法置入金属支架
（引自岩下拓司等，胆と　膵，2015，36：769~772.）

（任　旭）

 469. 硬化性胆管炎如何分类？ IgG4相关胆管炎胆管狭窄如何分型？ 血清IgG4诊断价值如何？

（1）硬化性胆管炎分类：分原发性硬化性胆管炎（primary sclerosing cholangitis，PSC），IgG4相关硬化性胆管炎（IgG4-related sclerosing cholangitis，IgG4-SC）和继发性硬化性胆管炎（SSC）。

（2）IgG4-SC分型：本病为血IgG4升高，胆管IgG4阳性浆细胞浸润和明显纤维化为特征的原因不明的硬化性胆管炎。常合并1型自身免疫性胰腺炎、后腹膜纤维化等IgG4相关疾病。2012年日本首先对本病提出临床诊断标准及胆管狭窄分型。

IgG4-SC分4型（图5-17）：1型：胆总管狭窄；2型：胆总管＋肝内胆管多发狭窄，又分伴狭窄远端胆管扩张和不伴肝内胆管扩张（由于炎细胞浸润至肝内末梢胆管）两种表现；3型：胆总管＋肝门部胆管狭窄；4型：仅肝门部胆管狭窄。IgG4-SC肝内胆管狭窄需要与胆管恶性狭窄或PSC鉴别，胆总管狭窄（1型）要除外胆管癌、胰腺癌或慢性胰腺炎引起的狭窄。胆管造影、IDUS、胆管镜及胆管活检有诊断价值。

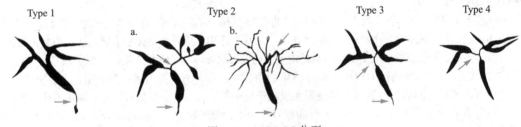

图 5-17　IgG4-SC分型
（引自内藤格，消化器内视镜，2014，26：139~144.）

（3）IgG4的诊断价值（详见第470问）：检测血IgG4是诊断IgG4-SC的重要依据，但PSC患者也可有血IgG4增高。日本多中心研究观察到血IgG4呈高值者中，IgG4-SC占89.5%，PSC占11.5%。约

80% IgG4相关胆管炎病人血清Ig G4升高＞1.4g/L，而仅有15%PSC病人血清IgG4可能升高＞1.4g/L。3%～30%的IgG4相关性疾病（IgG4-RD）患者血清IgG4水平正常。血清IgG4水平升高≥135mg/dl作为IgG4-SC的诊断标准之一。

（任 旭）

470. IgG4-SC如何诊断？病理学检查诊断价值如何？又如何治疗？

（1）IgG4相关硬化性胆管炎（IgG4-SC）诊断标准（2012，日本）：①弥漫性或部分性肝内或肝外胆管狭窄，伴壁增厚。②血清IgG4水平升高（≥135mg/dl）。③伴有AIP、IgG4相关泪腺炎/涎腺炎或腹膜后纤维化等多系统受累。④病理组织学：a.显著的淋巴细胞和浆细胞浸润和纤维化；b.IgG4阳性浆细胞浸润（＞10个/高倍视野）；c.席纹状纤维化；d.闭塞性静脉炎。选择性附加诊断标准：类固醇激素治疗的有效性。经内镜下胆道活检、超声内镜引导下细针穿刺活检等详细的检查，一旦排除了胰腺或胆管癌，可应用类固醇激素治疗的有效性来诊断。多数IgG4-SC患者同时有1型AIP，这对诊断IgG4-SC有重要参考价值。笔者近期通过SpyGlass-DS加活检诊断5例IgG4-SC，认为胆管镜下特征性所见和IgG4染色阳性浆细胞浸润（＞10个/高倍视野）可确定诊断，并且激素治疗取得近期良好疗效。

（2）IgG4相关性疾病（IgG4-RD）综合诊断标准（IgG4相关性疾病管理和治疗的国际共识指南，2015）：①大量淋巴细胞和浆细胞浸润，伴纤维化；②组织中浸润的IgG4阳性浆细胞与IgG阳性浆细胞比值＞40%，且每高倍镜视野下IgG4染色阳性浆细胞＞10个。席纹状纤维化和闭塞性静脉炎可增加病理诊断的特异性。胆管活检诊断对鉴别胆管良恶性狭窄有一定的作用，对IgG4-SC诊断率为0～88%，取材小可能是影响诊断的原因。

（3）病理学诊断价值：对2型IgG4-SC肝内胆管狭窄不伴胆管扩张者肝活检亦有诊断作用。IgG4-SC病理学上胆管病变局部纤维化，明显IgG4阳性浆细胞浸润。显微镜观察每高倍镜视野下IgG4染色阳性浆细胞＞10个，可确定诊断，而PSC无此所见。镜下可以观察到胆管壁弥漫增厚，胆管周围腺体被纤维炎性组织包绕，动脉外膜的静脉可出现静脉炎。闭塞性静脉炎和胆管炎伴有胆管周围纤维化是IgG4-SC常见的组织学特征。

笔者认为每高倍镜视野下IgG4染色阳性浆细胞＞10个，根据日本标准可诊断IgG4-SC。IgG4相关性疾病国际共识指南要求组织中浸润的IgG4阳性浆细胞与IgG阳性浆细胞比值＞40%，胆管镜下活检是在胆管腔内进行，获得标本（小），无法达到这一标准，该条标准应适合肝活检等取材。

（4）药物治疗：起始剂量为30～40mg/d，1个月后每周减量2.5mg，直至减至5mg/d的维持剂量。对高风险复发患者以小剂量糖皮质激素（2.5～5mg/d泼尼松）维持治疗。但目前对于最佳维持治疗时间尚无定论。多数对激素治疗效果良好，临床症状及实验室指标明显好转。首次治疗成功后复发率可达30%～50%，多数病人在3年内复发，碱性磷酸酶和IgG4水平的持续升高可作为有效预测早期复发的指标。复发后重新应用激素，或同时加用免疫抑制剂，如硫唑嘌呤等治疗。对于迁延不愈或药物治疗效果不佳或反复发作的病人，也可以通过肝移植进行治疗。有显著胆汁淤积或胆道感染胆管引流与药物治疗同时进行。

（任 旭）

471. 原发性硬化性胆管炎有哪些临床表现和病理形态学特征？

（1）原发性硬化性胆管炎（PSC）：指以肝内外胆管炎症和纤维化为病理特征的慢性胆汁淤积性疾病。1924年由Delbet首次报道，1958年由Scwarts等首先提出PSC概念为胆管壁纤维性增厚引起管腔狭窄的胆管慢性炎症性疾病。临床上较少见，病因不明。病理学变化特征为进行性多灶性胆管狭窄，最终继发胆汁性肝硬化，并发门静脉高压和肝衰竭。常合并炎症性肠病。

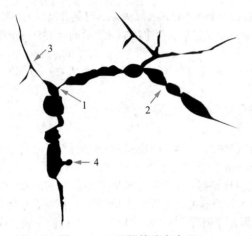

图5-18　PSC胆管狭窄表现

1.带状狭窄（band-like stricture）；2.串珠状狭窄（beaded appearance）；3.剪枝样表现（pruned-tree appearance）；4.憩室状突出（diverticulum-like outpouching）

（引自内藤格，消化器内视镜，2014，26：139-144.）

（2）临床表现：PSC起病隐匿，早期可无症状，仅有血GGT和ALP升高，部分病人可有乏力和皮肤瘙痒。临床症状主要有进行性黄疸、上腹痛、体重减轻、发热等，腹痛通常为隐痛或胀痛。右上腹痛、间断性寒战、发热、黄疸之胆管炎症状在本病初期很少见。据统计初诊时有黄疸、肝大者约占40%，脾大占30%，有腹水者少见。据国外报道PSC平均年龄39岁，诊断后平均生存11.9年。

（3）胆管形态学特征：PSC病变常同时累及肝内外胆管，可发生在大胆管或肝内末梢胆管。发生在大胆管（large duct PSC），MRCP或胆管造影可显示胆管呈串珠状、短段（长度＜2mm）狭窄像，或肝内胆管分支减少呈枯树枝状或胆管壁有小憩室样突出为PSC的胆管像特征（图5-18）。但如发生在小胆管（small duct PSC，占5%～15%），有胆汁淤积表现，而胆管像正常，胆管影像学检查不能诊断。PSC组织学特征为胆管周围同心圆层状纤维化，即小叶间胆管周围淋巴细胞浸润、纤维组织包绕呈同心圆排列。肝内胆管纤维化发生在直径20pm左右的小叶间胆管形成阻塞性胆管炎。

PSC有典型胆管影像者不需要肝活检病理学诊断，但PSC发生在小胆管，因胆管影像正常，IgG4-SC 2型也有无肝内胆管扩张的亚型，需要肝活检病理学诊断。

（4）PSC分期：根据病变范围及纤维化程度进行组织病理学分期，可将PSC分期为4期：①门管区炎症期；②分管区周围炎期；③纤维间隔期；④肝硬化期。

（任　旭）

 原发性硬化性胆管炎如何诊断？需与哪些疾病鉴别？

原发性硬化性胆管炎（PSC）是以胆管炎症和纤维化为病理特征，以胆汁淤积为主要临床表现，诊断依靠临床表现（见第471问）、实验室、胆管影像学，要除外其他胆汁淤积性疾病，必要时肝活检。

（1）实验室检查：无特异性，与通常不同程度的胆道梗阻相同，血ALP和γ-GT及胆汁酸升高，有黄疸者以直接胆红素增加为主。约45% IgM升高，抗中性粒细胞质抗体（ANAC）80%阳性，70%有抗核抗体，抗平滑肌抗体等自身免疫抗体阳性，但抗线粒体抗体（AMA）阴性。

（2）病理学特征：PSC组织学特征为胆管周围同心圆层状纤维化（onion-skin fibrosis），呈洋葱状，但有时与慢性活动性肝炎或胆汁性肝硬化难以区别。腹腔镜肉眼所见与原发性胆汁性肝硬化（PBC）难以区别，诊断价值不大。

（3）Mayo Clinic的PSC诊断标准：胆管造影显示典型的胆管系统异常，血液生化检查ALP升高超过正常上限值3倍持续6个月以上。既往有炎症性肠病或胆汁淤积病史有助于诊断，除外继发性硬化性胆管炎（SSC）。胆道方面检查应先行MRCP，必要时胆道造影。ERCP或经皮经肝胆管造影（PTC）在PSC有特征性所见，即肝外或肝内或肝内外胆管不规则多发性狭窄，狭窄段短（1～2cm），其间非狭窄部胆管径正常，胆管呈串珠状所见（beaded appearance）和肝内胆管呈枯树枝状的弥漫性狭窄像为其特征（图5-18）。

（4）鉴别诊断

1）原发性胆汁性胆管炎（PBC）：PSC为中年女性时要与PBC鉴别，两者均可有GGT和ALP显著升高。PSC发生在肝内小胆管，肝内外胆管影像无明显异常，与PBC难以鉴别。如抗线粒体抗体（PBC

90%以上阳性）阴性，需要肝活检诊断。组织学上有慢性非化脓性破坏性胆管炎（CNSDC）和胆管周围同心圆层状纤维化所见分别是PBC和PSC的特征。

2）SSC：临床上并非少见，亦需要与PSC鉴别。常见的原因有胆管系统结石、胆道手术、肝外伤、先天性胆道异常、肝动脉栓塞导致缺血性胆管狭窄或肝动脉化疗等，亦有将慢性胰腺炎引起胆总管狭窄列入SSC范畴。PSC与SSC两者之鉴别主要是依靠胆管造影，SSC具有上述病因，胆管狭窄多数呈单发性，与PSC不同。

3）胆管癌：PSC典型的胆道造影异常所见与胆管癌有区别，但有时肝门部胆管狭窄两者鉴别并非容易。PSC后期合并胆管癌时，造影可有胆管明显扩张和充盈缺损像。诊断主要依靠胆管活检病理学检查。

4）IgG4-SC：血清IgG4水平升高≥135mg/dl作为IgG4-SC的诊断标准之一。IgG4水平高于上限值2倍时，诊断IgG4-SC的特异性达97%，敏感性为50%；若超过上限值4倍时，诊断IgG4-SC的特异性为100%，敏感性为26%。其他鉴别点参考第469问、第470问。

5）自身免疫性肝炎（AIH）或IgG4相关自身免疫性肝炎：PSC有胆道酶升高，自身抗体阳性，与自身免疫性肝炎有相同之处。鉴别主要依靠胆道影像学检查，但小儿患者初期胆管无明显异常，与自身免疫性肝炎鉴别较困难。如见到明确的胆管损伤或肉芽肿，不再考虑AIH的诊断。IgG4相关自身免疫性肝炎，肝活检汇管区每高倍镜视野IgG4阳性浆细胞≥10个；血清IgG4浓度>1350mg/L。IgG4阳性浆细胞浸润或门静脉周围纤维炎性结节形成提示IgG4-SC，而胆管消失或者环形纤维化形成提示PSC。

（任　旭）

473. 胆总管囊肿如何分型？有何临床特点？

（1）胆总管囊肿：指先天性胆总管囊状扩张。又称胆总管扩张症。囊肿从胆总管至肝内胆管，可发生在任何部位。东亚国家患病率高，在10岁前诊断占40%～60%，20岁以前诊断者占52%～76%，83%～90%是在30岁以前诊断，女性占大多数（约80%）。

（2）分型

1）按肝外胆管扩张形态学Alonso-Lej（1959）将本病分为三型：即胆总管囊肿型（Ⅰ型），胆总管憩室型（Ⅱ型）和十二指肠壁内胆总管囊肿型（Ⅲ型）。Matsumoto等又将Ⅰ型分成两个亚型即小儿型（胆总管呈囊肿状扩张）和成人型（胆总管呈梭形扩张）。

2）户谷（1997）分5型：Ⅰ型，胆总管囊状或纺锤形扩张，有胰胆管汇合异常（图5-19），此型最常见，占本病75%～85%。Ⅱ型，憩室型扩张，此型少见，占2%～3%。Ⅲ型：十二指肠壁内囊状扩张，占1.4%～5.6%。Ⅱ型和Ⅲ型分别相当于Alonso-LejⅡ型和Ⅲ型，这两型无先天性胰胆管汇合异常。Ⅳ型：占18%～20%，有胰胆管汇合异常，分2个型，ⅣA型：肝内外胆管多发性囊肿；ⅣB型：仅有肝外胆管多发囊肿。Ⅴ型：单发或多发肝内胆管囊肿，又称为Caroli's病，本病少见。为纤维多囊肝疾病，因肝内多发肝段胆管扩张，胆汁淤积导致结石形成，常有反复发作性胆道

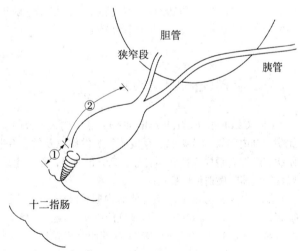

图5-19　胆总管囊肿伴胰胆管汇合异常
（引自高田忠敬，胆道外科，2005.）

注：①：共同管下部，有括约肌包绕；②：共同管上部，无括约肌部分。

感染症状，常合并肝脓肿，胆管癌发生风险也增加。

3）Dhumeaux等胆总管囊肿分4型，虽未包含Caroli's病即户谷Ⅴ型，但与户谷分型的前4型基本相同，且分型简单，便于掌握。1型肝外胆管局限性或弥漫性扩张，通常呈梭形扩张。2型和3型同户谷Ⅱ型和Ⅲ型。4型为1型伴肝内胆管扩张（图5-20）。1型和4型有胰胆管汇合异常。

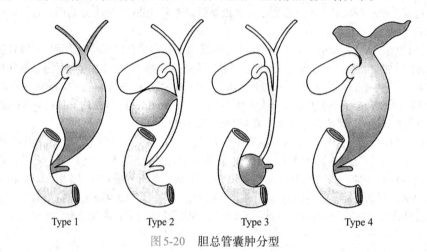

Type 1   Type 2   Type 3   Type 4

图5-20   胆总管囊肿分型

（引自Weinstein WM et al.Clinical gastroenterology and hepatology，Elsevier Mosby，2005.）

（3）临床表现：胆总管囊肿以腹痛、上腹部肿块和黄疸为三主征者在临床上并非多见，日本报道占8.2%。胆总管囊肿可合并胆道感染、胆管结石（30%～40%）、胆道狭窄、胰腺炎、胆汁性肝硬化和肝脓肿，尚可发生囊肿穿孔。胆总管囊肿肝活检60%有胆汁性肝硬化或门静脉纤维化。

胆总管囊肿各分型的临床症状有所不同，许多胆总管囊肿在儿童或青年时期无症状，甚至有人60～70岁才出现症状。户谷Ⅰ型在婴幼儿黄疸是最常见的症状，约占80%，30%～60%可触及腹部肿物；Ⅲ型可有上腹痛或梗阻性黄疸，合并胰腺炎比其他类型发生率高。Ⅰ型和Ⅳ型因为有胰胆管汇合异常，持续性胰液向胆管逆流导致胆道癌（胆管或胆囊癌）发生，日本报道胆管和胆囊癌发生频度分别为55.6%和29.6%。本病胆道癌的发病率随年龄增长而增加，在20岁以上成年的发生率为14%～18%，50岁～60岁发生率为50%。

（任　旭）

 474. 何谓Caroli病？有何特点？

（1）Caroli病（Caroli's disease）：指肝内大的段胆管囊状扩张的先天性疾病。1958年Caroli等报道此病。肝内胆管囊状扩张、反复胆管炎发作以及常合并肝内胆管结石为本病特征。可合并肝脓肿、败血病、继发淀粉样变性和胆管癌。Caroli病通常在出生后就存在，可长期无症状，持续至少5～20年。属常染色体隐性遗传性疾病。

（2）分型：分两型，均常伴肝内胆管结石。Ⅰ型：单纯型（pure type）系指先天性肝内胆管囊状扩张，即狭义的Caroli病，不伴有门静脉高压；Ⅱ型：结合型（combined type）为胆管异常伴先天性肝纤维化（CHF），并且同时有小叶间胆管板畸形。伴门静脉高压，但无肝硬化和肝细胞坏死或变性。30%～40%伴肾海绵状变性和多囊肾（PKD），7%～10%并发胆管癌。属广义的Caroli病。认为Ⅱ型不是一个单一病症，故又称之为Caroli综合征（Caroli's syndrome）。

（3）肝内胆管囊状扩张：本病胆管扩张分为弥漫型和局限型（30%～40%）。肝内胆管囊状扩张可能是弥漫性的，涉及整个肝内胆管，常见Ⅱ型（Caroli综合征）；或局限于1个叶，常为左叶（呈单面扇形），或某个肝段。病变的肝内胆管扩张可从1.0cm至数厘米，呈椭圆形和手套型或呈多样形。肝内胆管囊状扩张，胆汁淤积，导致结石形成。常在扩张的胆管内见到结石，为发生反复胆管炎和败血症的原因。本病与肝外梗阻性胆汁滞不同，病变以外的胆管正常，不扩张。肝内胆管扩张与多发性肝囊肿的发生学不同，前者与胆管交通，后者与胆管不相通。

（4）病理学特征：本病Ⅰ型不伴有肝硬化，肝肿大，其表面平滑，无囊肿性病变，肝实质无炎症等异常所见，但作为特征性所见有Glison鞘变粗大。囊状扩张的胆管壁细胞呈立方形、圆柱形或呈乳头状生长，有假性腺瘤样绒毛，可见CD4阳性淋巴细胞浸润。在胆管周围可见肉芽组织，有无数的腺腔（小囊肿、新生胆管）。增生的胆管上皮细胞质内含有大量酸性黏多糖，可以发生不典型增生或癌变。

（5）临床表现：通常在儿童期或成年年轻人出现症状，主要是胆管炎的症状，表现间歇性发热，是由于胆管部分阻塞合并感染所致。虽有胆汁淤积，但甚少出现黄疸。除胆道酶轻度升高外，生物化学检查多数正常，发热时可有白细胞增高。本病胆管炎与胆总管结石胆管炎不同，后者发热常伴腹痛和/或黄疸，而Caroli病胆管炎症状仅有发热，初次发作很难想到本病。如果色素或胆固醇结石从扩张的胆管坠落到肝外胆管，可发生疼痛和黄疸。胆管炎反复发作是预后不良的表现，有来自难以控制的细菌感染致死的风险。而Ⅱ型即伴先天性肝纤维化则以门脉高压症状为主，可引起食管-胃静脉曲张出血，但两型均无肝硬化和肝细胞坏死或变性。两型在临床表现上有所不同，但均可并发肝脓肿、膈下脓肿或败血病、继发淀粉样变性和胆管癌。

（朱雅琪　张彬彬　任　旭）

475. 什么是胆管缺失综合征？临床和病理学有何特点及如何诊断？

（1）胆管缺失综合征（vanishing bile duct syndrome，VBDS）：指由诸多因素引起的肝小叶内和小叶间胆管结构破坏引起肝胆管局灶或弥漫性消失，最终导致肝内胆汁淤积综合征的一组疾病。病理特征为汇管区小叶间胆管消失超过50%。VBDS Sherlock最先报道，是以肝内胆管减少为病理学特征，以胆汁淤积为主要临床表现的综合征。但Moreno等报告24例成人特发性VBDS，肝活检证实小叶间胆管50%以上消失，而无胆管病的表现。

（2）病因：包括发育、代谢和免疫学异常、血管病变、缺血缺氧、感染、淋巴病、药物等因素。引起VBDS的疾病或病因有：

1）先天性疾病：如Alagille综合征（常染色体显性遗传性疾病，具有表型特征的慢性胆汁淤积）、进行性家族性肝内胆汁淤积症（PFIC）、囊性纤维化及新生儿胆道闭锁等。

2）后天性疾病或病因：①肿瘤性（霍奇金病等）。②免疫性如原发性胆汁性胆管炎（PBC），原发性硬化性胆管炎（PSC），免疫性胆管炎，肝同种异体移植物排斥反应，移植物抗宿主病，结节病及Caroli病等。③感染性：如新生儿感染巨细胞病毒、梅毒、呼肠孤病毒3和风疹病毒，大肠埃希菌逆行感染和损伤胆管以及乙型和丙型肝炎病毒感染。④药物性：如喹诺酮类药物、美罗培南、阿奇霉素等。⑤缺血性：胆管上皮细胞供血来自肝动脉，任何引起肝动脉血流中断者均可导致胆管细胞坏死、胆管消失。可能是肝移植术后的严重并发症。病因不明确者称之为"成人特发性胆管缺失"；由药物导致的称药物性VBDS。

（3）VBDS病理学改变特征：Degott等研究了8例药物所致的VBDS患者的系列肝活检。早期（指黄疸发生后1～6个月）病理改变所见：有急性胆管炎的组织学改变，胆管上皮细胞间有炎症细胞浸润毛细胆管胆汁淤积，部分上皮细胞肿胀坏死；晚期（9～76个月）胆汁淤积更为明显，光镜和电镜下显示胆管萎缩和胆管周围纤维化，最终导致50%以上的汇管区小叶间胆管缺如，主要限于直径＜30pm的小叶间小胆管。

（4）临床表现：本综合征的自然病程较长，有的可持续数年。VBDS多数表现为肝功能异常和非特异性症状，包括乏力、食欲减退、黄疸、皮肤瘙痒、黄色瘤和轻度脂肪泻，尚可有发热、恶心呕吐、右上腹部痛、皮疹和嗜酸性粒细胞增多等。病程长且较重者可有胆汁淤积相关高脂血症、吸收不良和脂溶性维生素缺乏症。由药物引起者，停用相关药物后，黄疸仍可能持续半年以上。血液生化检查谷氨酰转肽酶、碱性磷酸酶和/或胆红素显著升高，可有转氨酶轻度升高。除胆汁淤积症状外，因该病主要累及小胆管，影像学检查常无特异性改变。

（5）诊断：主要根据临床表现、实验室、影像学检查和肝活检。US和CT诊断价值不大。ERCP胆管造影显示肝内外较大的胆管正常，但大片肝区域无胆管分支，左右肝管仅有少许分支，为诊断VBDS两大要点。VBDS确诊需依赖于肝活检。胆管缺乏可以根据肝门束中小叶间胆管缺乏的比例判定，亦可计算小叶间胆管和肝门束的比值，胆管缺失超过50%即比值低于0.5即可诊断VBDS。

（6）治疗及预后：VBDS不是一种独立的疾病，前述提及胆道系统的病变发展到一定阶段均有可能出现VBDS。因此首先要治疗原发病，UDCA（熊去氧胆酸）治疗有一定的疗效。药物引起的停药后用UDCA治疗，经数月或数年治疗可恢复。特发性VBDS尚无有效治疗方法，免疫抑制剂的作用尚不清楚，不推荐常规使用。

正常胆管细胞在细胞死亡和细胞再生之间保持平衡，称为胆道平衡。来自赫令管的肝脏干细胞可能是新的胆道细胞的来源。胆管消失并非完全不可逆，若去除致病因素，部分胆管上皮可再生。若胆管细胞凋亡超过再生能力，则胆管不能恢复。疾病缓慢进展最终发展为肝硬化，严重者应进行肝移植。

（朱雅琪　任　旭）

六、胰　　腺

476. 胰腺解剖学有何特点？

（1）胰腺是具有外分泌和内分泌功能的器官，肉眼观察呈灰白略带红色，外分泌系统由腺泡组成的小叶和导管构成。内分泌细胞（α、β、δ和PP细胞）主要在胰岛，分泌不同的肽（见第478问）。分泌胰岛素和胰高血糖素对维持体内血糖平衡起主要作用。外分泌腺泡单位是一簇腺泡细胞，虽然每个腺泡外分泌细胞含有许多不同的物质，但本质都是一类细胞。酶原颗粒（胰酶的储存形式）在每个腺泡细胞的顶端，占据腺泡单位的中央区。分泌的物质由腺泡排入导管系统。胰管上皮由单层高柱状细胞构成，腔内表面光滑。许多细胞质内有黏蛋白颗粒，导管上皮细胞也有外分泌功能。胰液和胰酶分泌由复杂的激素（促胰液素、CCK）和神经控制，十二指肠黏膜接触营养物质时，刺激胰腺分泌（受正、负反馈调节）。任何原因引起胰腺外分泌功能改变或异常均可导致不同程度消化、吸收不良和营养不良，并可发展为胰源性糖尿病。

（2）胰腺的解剖：胰腺前面由腹膜覆盖，在腹膜后方被结缔组织、血管、神经和淋巴管包绕。胃后壁与胰腺之间有一薄层网膜囊隔开。胰尾与脾、左肾相接近。胰腺之前方和下方有胃结肠系膜和横结肠。胰腺分头、颈、体、尾部，长度14～16cm，体部厚度约2cm，最宽处约5.0cm。胰头在第1～3腰椎高度，胰体在第1腰椎，胰尾在第11～12胸椎高度。胰头位于十二指肠曲内，头部的左侧后方呈钩状，形成钩状隆起称为钩突部（uncinate）。钩突部与胰体之间有切迹，称之为胰切迹，其间有肠系膜上动脉、静脉通过。胰头体交界略变窄的区域为颈部（neck），胰体在脊柱的前方向左侧走行，胰尾略变细至脾门。

（3）胰腺的导管：胰腺有两支大的导管即主胰管（main duct）和副胰管（accessory duct），前者从胰尾部向胰头侧不断与分支胰管合流并逐渐增粗，贯通于整个胰腺，在胰头部转向后下方，与胆总管汇合形成共同管后开口于位于十二指肠的主乳头（major papilla）。后者是从胰头部主胰管分出相对较细的胰管，向右上倾斜走行，开口于副乳头（minor papilla）（图6-1）。胰液经主、副乳头排出，进入十二指肠。但副乳头并不是皆开通，通畅率为12%～82%。如果副乳头通畅即使主乳头阻塞可能也不会发生胰腺炎或发生程度减轻。因此，副乳头有防止急性胰腺炎的安全瓣作用，这是解剖学特点。Kamisawa等研究观察到副乳头通畅率急性胰腺炎为17%，胆源性胰腺炎为8%，与正常通畅率（43%）比较差异有统计学意义。

（4）正常胰管走行与胰管径：春日等报道主胰管从乳头开始直至胰尾部，走行呈上升型占48.5%，水平型26.5%，S状型16.2%，下降型16.2%。胰管分主干（1级）、分支（2级）和微细胰管支（3级）（图6-2）。胰头部主胰管径为（3.5±0.9）mm，胰体部（2.7±0.6）mm，胰尾部（1.7±0.5）mm。主胰管长度（16.2±2.5）cm。副胰管长度（2.4±0.4）cm，其直径为（1.4±0.6）mm。

（5）超声（US）和ERCP检查正常胰管径：US检查正常主胰管＜3mm；ERCP胰管径正常上限值主胰管直径头体尾部分别为4mm、3mm、2mm，副胰管直径2mm，分支胰管1mm，超过上限值即为胰管扩张。

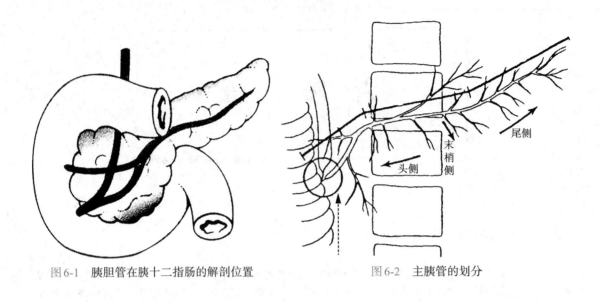

图6-1　胰胆管在胰十二指肠的解剖位置　　　图6-2　主胰管的划分

（朱雅琪　任　旭）

477. 胰腺由哪些动脉供血？哪些血管属胰周围动脉和胰内动脉？

胰腺的血管分布较复杂，变异亦较多。胰腺的血液供应主要来自腹腔动脉和肠系膜上动脉发出的分支。

（1）胰头部的血管分布：肝总动脉（由腹腔动脉发出）的第一分支胃十二指肠动脉在十二指肠球部后面走行进入到胰头前方，首先发出后上胰十二指肠动脉，走行于胰头后方，与肠系膜上动脉发出的下胰十二指肠动脉的后支形成拱形吻合；胃十二指肠动脉然后发出前上胰十二指肠动脉，走行于胰头前方，又与由肠系膜上动脉发出的下胰十二指肠动脉的前支吻合，这两个拱形吻合包绕着胰头。通过这两个吻合支可使腹腔动脉与肠系膜上动脉交通，一旦其中一支阻塞，可由另一支供血。

（2）胰腺体尾部的血管分布：主要来自脾动脉发出的分支供血。脾动脉有许多分支供应胰腺，其中有3个主要分支。①胰背动脉：通常从脾动脉的起始部发出，在胰腺后方和胰腺实质内向下走行，分出左右两支，左支为胰横动脉，从胰体部到胰尾部走行于胰腺后方；右支与胰头部血管吻合，通常与前上和后上胰十二指肠动脉的胰头吻合支吻合，是胰头和体尾部血管的吻合支。胰背动脉尚有不少是从肝总动脉、肠系膜上动脉及腹腔动脉发出者。②胰大动脉：是由脾动脉向胰腺体尾部发出数支血管中最粗的动脉，与胰横动脉吻合。③胰尾动脉：从胰尾部脾动脉的分支或脾动脉的终末支分布胰尾部形成。

（3）胰腺周围动脉和胰腺内动脉：①胰腺周围动脉：腹腔动脉、肠系膜上动脉、脾动脉、肝总动脉、肝固有动脉、胃十二指肠动脉近端、胃网膜动脉、胃左动脉与胃右动脉。②胰腺内动脉（与胰腺密接的动脉和胰腺内分支）：胃十二指肠动脉远端、后上胰十二指肠动脉、前上胰十二指肠动脉、下胰十二指肠动脉、胰头部前后吻合支、胰背动脉、胰横动脉、胰大动脉、胰尾动脉。

（任　旭）

478. 胰岛的结构有哪些特点？有哪些内分泌细胞及主要生物学功能？

（1）胰岛的结构特点：胰腺内分泌细胞主要集中在胰岛（内分泌细胞在外分泌腺泡之间的细胞团称为胰岛）中，人的胰岛有25万～175万个。多数胰岛位于胰尾部，头体部胰岛少。胰岛没有真正的包膜，仅有少许胶原和网状纤维包绕。胰岛细胞中主要为α、β、δ和PP细胞，β细胞在中央，外层为α、 δ和PP细胞。胰岛中的细胞存在缝隙连接，离子和分子量小于1200的小分子物质可进入邻近细胞。胰岛内血管分布特点为动脉穿过胰岛外层细胞进入β细胞区形成毛细血管，再经过外层细胞离开胰岛，这一特点使β细胞分泌的胰岛素可以弥散到外层，作用于胰岛外层细胞，而外层细胞分泌的激素则不能通过局部血流作用于β细胞。胰岛细胞与胰腺腺泡之间有微血管相通，称为胰岛—腺泡门静脉血管系统，胰腺内外分泌之间存在相互影响和调节的密切关系。胰岛有副交感胆碱能神经纤维和交感肾上腺素能神经纤维分布，迷走神经可刺激胰岛这4种细胞分泌激素，主要是刺激胰岛素分泌。进食可兴奋迷走胆碱能神经，其传出神经直接刺激β细胞分泌胰岛素。交感神经对δ细胞分泌生长抑素有抑制作用。尚有含丰富血管活性肽神经纤维网围绕胰岛分布，有时穿入到胰岛内。肽能神经兴奋释放血管活性肽可影响胰岛素的分泌（刺激或抑制）。

（2）胰岛细胞及其主要生物学功能

1）α细胞：约占胰岛细胞的20%，分泌胰高血糖素。胰高血糖素促进肝糖原分解和糖原异生，使血糖升高，同时刺激胰岛素分泌，血糖低时刺激α细胞分泌胰高血糖素，胰高血糖素与胰岛素共同维持血糖的平衡。胰高血糖素对胰腺外分泌、胃液分泌及胃肠运动有抑制作用，血清中有几种形式的胰高血糖素，仅3.5kD的胰高血糖素有生物活性。

2）β细胞：约占胰岛细胞的70%，主要分泌胰岛素。胰岛素主要生物学作用是对糖代谢的调节，可促进组织对糖的利用，使葡萄糖转变为糖原和脂肪，抑制糖原异生，从而降低血糖。此外，促进脂肪和蛋白质合成。β细胞尚分泌胰岛淀粉样多肽（islit amyloidpolypeptide，IAPP）或淀粉不溶素（amylin），前者可抑制胰岛素诱导的组织对葡萄糖的摄取和利用，后者有促进升血糖的作用，两者可能对维持血糖稳定状态有一定的意义。胰抑肽（pancreastation，PST）亦存在于β细胞与δ细胞内，对细胞本身分泌有抑制作用，PST能强烈的抑制基础和葡萄糖刺激引起的胰岛素分泌，抑制生长抑素释放，对CCK的释放也有抑制作用。

3）δ细胞：又称D细胞。占胰岛细胞的5%～10%，分泌生长抑素。生长抑素抑制胰岛素与胰高血糖素的分泌，在维持胰岛素与胰高血糖素的平衡调节中起重要的作用。生长抑素作为强力的抑制剂，几乎抑制所有其他激素释放，直接影响胃肠道功能。能抑制基础、5肽促胃液素或食物刺激的胃酸分泌，抑制CCK刺激的胰酶分泌。D细胞增生或发生肿瘤时，分泌大量促胃液素，称为促胃液素瘤。

4）PP细胞：分泌胰多肽（pancreatic polypeptide，PP），为36个氨基酸肽。占胰岛细胞的2%以下，尚散在分布于胰腺的腺泡和导管中，亦分布在胃肠道和神经系统。PP细胞蛋白质刺激其分泌作用最强。PP的生理作用是抑制餐后胰液和胆汁分泌，对胰泌素和缩胆囊素等外源性促胰腺分泌有较强的抑制作用。尚有抑制胃酸分泌，延迟胃排空，抑制胆囊收缩等作用。

5）其他细胞：胰岛中还有少量D1细胞，比其他胰岛细胞略小，分泌血管活性肽（VIP），能引起糖原分解，使血糖升高，调节胃肠运动和分泌，可促进小肠和结肠对水和电解质的分泌。偶见S细胞（分泌促胰液素），EC细胞（分泌5-羟色胺）及P细胞（分泌铃蟾肽）等。

（任　旭）

479. 何谓胰胆管合流异常？如何诊断？

（1）胰胆管合流异常（pancreaticobiliary maljunction，PBM）：指胰管和胆管在十二指肠壁外合流或以复杂形式汇合的先天性发育异常。Oddi括约肌（SO）不仅能调节胆汁、胰液排出，亦能防止胰液和胆汁之间相互反流。由于合流位置在十二指肠壁外，汇合处缺乏胆胰管括约肌（图6-3），导致胰液和胆汁相互反流。通常胰管压力（正常3～5kPa）＞胆总管压力（正常2.5～3.0kPa），所以，PBM常伴有胰液向胆管内反流（pancreaticobiliary reflux，PBR）现象。

（2）分型

1）PBM根据胆管径分型：分胆管扩张型（胆总管囊肿）和胆管非扩张型（不伴胆管扩张）两型。

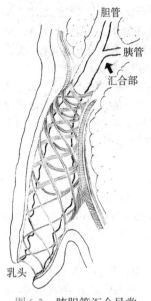

图6-3 胰胆管汇合异常

通常胆管径超过正常上限值为胆管扩张，正常人不同年龄段胆总管径见第426问。

2）PBM根据合流形态分型：日本分型较多，通常分3型：胆管汇入胰管（C-P型）；胰管汇入胆管（P-C型）和复杂型（complex type）。胆管扩张型为C-P型，多数呈直角汇入胰管（图6-4）。非扩张型多半为P-C型，胰管呈锐角汇入胆管。户谷等分型：分共同管无扩张型（non-dilated channel）、共同管扩张型（dilated channel）和复杂型（complex channel）3型（图6-5）。漆原等分型：a胆管狭窄型（stenotic type）包括共同管无扩张和共同管扩张2个亚型；b胆管非狭窄型（non-stenotic type）；c复杂型（complex type）为不能分类的复杂型，包括胰腺分裂或环状胰腺等。

（3）PBM共同管长度：其长度是多少尚未得到共识。日本报道PBM共同管长度>6mm占2.7%，>8mm为5.1%，>10mm为40.5%，>12mm为12.2%，>15mm为16.8%。因此，基于以上数据，不能根据共同管长度诊断PBM，确认胆胰管是否在十二指肠壁外合流很重要。报道EUS对PBM诊断率88%以上。然而，EUS诊断能力术者有差异，需要技术非常熟练的专家操作。EUS容易观察到P-C型汇合异常，也有认为C-P型通常胆总管末端与胰管汇合处有狭窄，EUS诊断困难。PBM胆管非扩张型或共同管短，或复杂的汇合形态诊断困难，需要依靠ERCP诊断。

（4）诊断（根据日本PBM研究会诊断标准）

1）影像学诊断：包括直接胆道造影（ERCP、PTCD或术中造影）以及MRCP或3D-静脉胆道造影CT（3D-DIC-CT）确定共同管过长或有异常形态的汇合。EUS、多排螺旋CT（MD-CT）多平面重建（MPR）或IDUS确认胆胰管在十二指肠壁外合流。ERCP摄片有时需要转变体位，避免把胰胆管末端的重叠影像误认为共同管。

2）解剖学：手术或剖检确认胆胰管在十二指肠壁外合流或异常形态汇合。

3）辅助诊断：①胆汁淀粉酶升高。术中、内镜下或经皮取胆囊或胆管胆汁，检测淀粉酶异常升高。②肝外胆管扩张。如胆总管囊肿状、纺锤状或圆柱状扩张等。

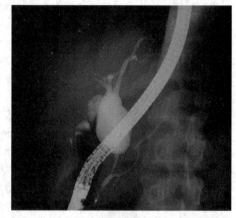

图6-4 胰胆管汇合异常（C-P型）

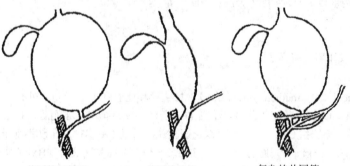

共同管无扩张 non-dilated channel	共同管扩张 dilated channel	复杂的共同管 complex channel

图6-5 胰胆管汇合异常分型（户谷分型）

（任　旭）

480. 胰胆管合流异常主要与哪些疾病发生有关？

Babbitt首次报道胰胆管合流异常（PBM），并指出常合并胰胆疾病。PBM主要见于以下疾病。

（1）胆囊癌和胆管癌：见第482问。

（2）急性胰腺炎：PBM合并急性胰腺炎频度高，日本报道PBM手术前，小儿28%～32%，成人9%合并急性胰腺炎。PBM胰液向胆道内反流，对胆道系统影响较大，反之，胆汁流入胰管内也可引起急性胰腺炎。然而，生理状态下胰管压力＞胆管压力，PBM主要为胰液向胆道内反流。当结石嵌顿在共同管或胆囊收缩使胆管内压超过胰管内压，或胰管压力降低时，可发生胆汁向胰管反流现象（PBR）。

发生机制：a早期研究观点：认为胰液与胆汁混合后，活性化的胰蛋白酶、磷脂酶A2对胰腺的损伤作用，比感染的胆汁更重要。但是文野等报道对PBM者通过静脉胆道造影CT（DIC-CT）得出的研究结论为有胆汁向胰管反流者难以引起胰腺炎。对有PBM者做经皮经肝胆管造影（PTC）或术中胆道造影能显示清楚的胰管像（造影剂进入胰管），也得出并不发生胰腺炎的相同结论。研究认为发生胰腺炎不仅是胆汁向胰管内反流，还要有感染等其他因素参与。b近年研究认为：PBM合并急性胰腺炎的病例，多数有共同管扩张、胰管扩张，胰头部胰管复杂的走行及蛋白栓等异常引起胰管压力升高为PBM导致急性胰腺炎重要原因。胆管扩张型PBM合并胰腺炎多，80%以上可见到在共同管内有来源胰管上皮的蛋白栓，认为是由于胰液与胆汁混合引起胰液成分变化所致。蛋白栓大小可从5～26mm，嵌顿在乳头部，可发生胰液或胆汁淤积，引起腹痛或淀粉酶升高。但手术使胆管分离后仍可有蛋白栓产生，认为乳头括约肌功能障碍引起胰液排出受阻的原因更为重要。

（3）假性胰腺炎：PBM者临床上出现腹痛、血淀粉酶增高，不一定是合并急性胰腺炎。有时胆管炎引起胆道内压上升，胆汁内的淀粉酶沿胆管静脉及胆管淋巴途径反流入血，导致高淀粉酶血症，此时称为假性胰腺炎。

（4）胆石病：PBM胆石病发生率高，胆管非扩张型（27.3%）比胆管扩张型（胆总管囊肿，17.9%）发生率高；成人比小儿胆石病发生率高。报道PBM胆管扩张型合并胆石病中，胆囊结石12.7%，胆总管结石65.8%，肝内结石21.5%。Kusano等报道PBM非扩张型合并胆囊结石75%，胆总管结石15%。上述结果可见PBM扩张型胆管结石发生率高，而非扩张型胆囊结石发生率高。PBM扩张型多数为胆色素结石，与其胆管末端狭窄，导致胆汁淤积继发感染，β葡萄糖醛酸酶活性增加，容易形成结石有关。

（5）慢性胰腺炎：日本报道PBM 5%～8%合并慢性胰腺炎，汇集日本全国10年期间资料合并慢性胰腺炎为3%。PBM发展为慢性胰腺炎的原因尚不清楚，可能为与胆汁混合的胰液在扩张的共同管或胰管内淤积，形成非阳性结石。

（任　旭）

481. 胰液向胆管内反流现象见于哪些原因？如何诊断？

（1）胰液向胆管内反流（pancreaticobiliary reflux，PBR）：指胰胆管括约肌功能异常导致胰液向胆管反流的现象。为胆道癌等疾病的危险因素，测定胆汁中淀粉酶可作为确定有无PBR的证据，也作为PBM的辅助诊断。胆汁淀粉酶来源主要是血清淀粉酶通过肝脏排泄到胆管或胰液反流入胆管两种途径，多数以胆汁淀粉酶升高超过血淀粉酶正常上限值为异常。然而，胆汁中淀粉酶的正常值尚不明确。日本有报道胆汁淀粉酶＞500IU/L或＞1000IU/L为异常高值。引起PBR的原因见于：

1）PBM：由于胆胰管在十二指肠壁外合流，发生胰液和胆汁相互反流，尤其括约肌收缩促进反流。通常胰管压力＞胆管压力，使胰液向胆管内持续性反流（图6-6），检测胆汁淀粉酶异常升高。但是，也有伴肝内胆管结石或胰腺外分泌功能不全胆汁淀粉酶不升高或无明显升高者。日本报道PBM者包括小儿胆汁淀粉酶值为4000～250 000IU/L。

2）胰胆管高位合流：近年来发现不仅PBM，胰胆管高位合流（共同管长度＞5mm），也有胆汁淀粉酶明显升高，呈现与PBM类似的病态。86%的高位汇合者经T管造影胰管显影（造影剂反流入胰管），有反流者胆汁淀粉酶均升高。报道共同管长度＞5mm，胆汁淀粉酶常超过1000IU/L。胰胆管高位合流者Oddi括约肌舒张期胰胆管有交通，收缩期交通被阻断，PBR呈间歇性，这是与PBM的不同之处。胰胆管高位合流胆汁淀粉酶水平（平均46 600 IU/L）比胆管非扩张型PBM的（224 400IU/L）低，胆囊癌合并率也比PBM低。

3）潜在性PBR现象：正常胰胆管汇合（共同管长度＜5mm）亦可有胰液向胆管内反流存在，偶尔胆汁淀粉酶明显升高。认为这种病例也可呈PBM类似的病态，有合并胆囊癌的病例报道，胆汁淀粉酶明显升高者临床上要密切观察。

4）其他：乳头括约肌切开、乳头成形术、胆管十二指肠瘘、胆管十二指肠吻合术以及十二指肠远端梗阻均可发生含有胰液的十二指肠液向胆管内反流。这种反流现象与导致胆汁淀粉酶升高的PBR的概念并非一致。其反流通常也不会持续存在，未见与胆道癌发生有关的报道。

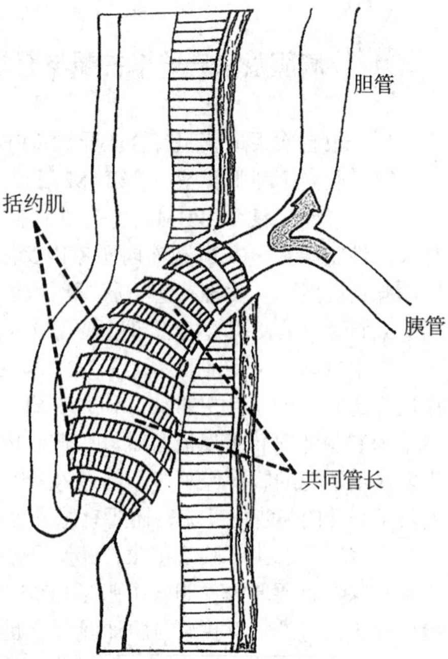

（2）诊断：PBR之诊断通过测定胆汁淀粉酶，影像学检查评估胰胆管汇合或造影观察胰液和胆汁相互反流等所见。

1）检测胆汁淀粉酶：胆汁淀粉酶明显升高是确定PBR的辅助诊断证据。取胆汁通过ERCP、PTCD、T型管或手术等途径。

2）确定PBR的原因：胆汁淀粉酶显著升高，高度提示PBM，但胰胆管高位合流和潜在性PBR都可有胆汁淀粉酶异常升高。影像学检查确定有无PBM（其诊断见第479问）。高位合流主要是依靠ERCP（如果有ERCP适应证），潜在性PBR通过MRCP或EUS检查证实正常胰胆管汇合。

3）造影或影像学检查判定PBR：PTCD导管或T型管行胆管造影，胰管显影提示PBR，静脉胆道造影CT（DIC-CT）根据主胰管显影情况可以判定胆汁和胰液相互反流。注射促胰液素动态MRCP观察胆总管直径的变化对判定PBR亦有诊断作用。PBM或高位汇合胆囊黏膜容易增生或化生，US观察到胆囊内层黏膜增厚或EUS显示胆囊内侧低回声层增厚提示存在PBR。

（任　旭）

胆管

括约肌

胰管

共同管长

图 6-6　胰胆管汇合异常PBR
（引自须田等，胆と胰，2007，28：987-992.）

482. 胰液向胆管内反流现象发生胆道癌的机制如何？应如何治疗？

（1）胰液向胆管内反流（PBR）：胰胆管合流异常（PBM）、胰胆管高位合流甚至正常胰胆管汇合都可发生PBR现象。PBM多数胆汁淀粉酶＞10 000IU/L，胆道癌发生率比非PBM者高5～35倍。日本报道胆管扩张型（胆总管囊肿）PBM胆道癌发生率为21.6%，其中胆囊癌占62.3%，胆管癌为32.1%。非扩张型胆道癌发生率42.4%，其中胆囊癌占88.1%，胆管癌为7.3%。胰胆管高位合流呈现与PBM类似的病态（有相似的病理变化）。然而，前者PBR呈间断性，胆囊癌合并率低（8%），而PBM者PBR为持续性，胆道癌发生率高。日本汇集全国PBM病例中，未观察到胆汁淀粉酶水平与胆道癌发生率之相关性。胆汁淀粉酶水平能反映PBR量的多少，但不能代表疾病的程度。

（2）PBR现象引起胆道癌（胆管癌和胆囊癌）的可能机制：PBM胰液中的磷脂酶A2在胆汁中容易

活化，分解胆汁中卵磷脂产生游离脂肪酸和有强力细胞毒性的溶血卵磷脂。结果导致伴慢性炎症的黏膜上皮反复损害、修复、黏膜上皮增生或DNA突变，最终导致发生癌。认为不论PBM抑或高位合流，只要胆汁淀粉酶＞1000IU/L，都会发生胆囊黏膜乳头状增生，胃型上皮化生，伴随Ki67指数上升和或MUC5AC阳性率增高，呈增殖活跃状态。

癌发生的分子机制可能为胆道黏膜上皮基因异常，主要涉及K-ras癌基因和P53抑癌基因。PBM合并早期胆囊癌的癌组织内，50%有K-ras基因变异，比通常胆囊癌K-ras基因6%变异明显增高。推测K-ras基因参与PBM胆囊癌早期发生过程。另外，也观察到胆管癌K-ras基因变异率也高于通常的胆管癌，认为与胆囊癌的发生机制相同。P53基因可能参与癌后期发生过程。此外，黏蛋白1（MUC1）为乳腺型黏蛋白，也是细胞膜结合型高分子糖蛋白，能抑制T细胞的细胞损害活性。在PBM合并胆囊癌的癌组织和癌旁均发现MUC1，提示MUC1参与癌发生过程。COX-2、端粒酶活性和Bcl-2也可能参与PBM发生胆道癌。

（3）PBM伴PBR发生胆道癌与通常胆道癌的不同点：PBM发生胆道癌为由上皮增生、异型到发生癌的演变过程，通常胆道癌由腺瘤癌变或无腺瘤由正常黏膜发生癌，两者机制不同。PBM合并胆道癌好发年龄55～60岁，比通常胆道癌年轻15～20岁。此外，PBM合并胆道癌重复癌多，同时或异时多发胆道癌（胆囊和胆管癌并存或胆管多发癌）。PBM有胆道系统广范围发生癌的可能性。

（4）治疗：对胆管扩张型（胆总管囊肿）PBM治疗原则是阻断胰液向胆管反流途径，切除癌好发部位胆总管囊肿和胆囊，施行胆道重建术。对胆管非扩张型者因为胆囊癌发生率高，日本多数做预防性胆囊切除术。认为虽然PBM仍存在，但无胆管扩张者，反流入胆管的胰液在胆囊内停留时间短，能迅速地排出，不发生胆管癌。但也有认为仍有胆管癌发生之可能，有的医疗单位同时行肝外胆管切除。我国对非扩张型PBM尚无治疗标准。

（任　旭）

 483. 何谓胰腺分裂？与胰腺炎的关系如何？如何诊断和治疗？

（1）胰腺分裂（pancreatic divisum，PD）：指主胰管和副胰管未能融合致副胰管和副乳头成为胰腺外分泌主要导管的先天性畸形。PD发生率欧美尸检为8%～12.6%，ERCP检出率为6%［Delhaye，1985］，MRCP为9.3%～10.8%［Bret，1996］［Matos，2001］。日本约1%［Hayakswa，1989］。

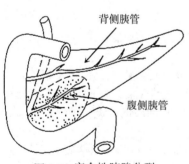

图6-7　完全性胰腺分裂

（2）PD分为两型：包括完全性胰腺分裂（complete pancreas divisum）和不完全性胰腺分裂（incomplete pancreas divisum）。前者主、副胰管完全分离（图6-7），后者主、副胰管之间有交通支，又分3个型（图6-8）：1型：腹侧胰管（ventral duct）即wirsung管的上行末端与背侧胰管（dorsal duct）即santorini管交通；2型：santorini管的下头支与wirsung管下头支交通；3型：santorini管的下头支与wirsung管交通。

（3）PD与胰腺炎：完全性PD患者santorini管主导大量胰液引流。然而，副乳头比主乳头开口小，多数排出胰液能力低下。完全性PD有时虽然不能诊断胰腺炎，但上腹或左季肋部痛向背部反射的胰腺炎样疼痛的症状经常会出现。PD与胰腺炎的相关性多年来一直

图6-8　不全性胰腺分裂分型
（引自神泽等，胆と膵，2014.）

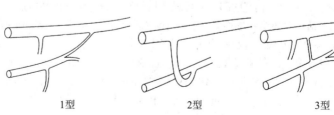

1型　　　　　2型　　　　　3型

争论，观点仍未统一。①报道完全性PD发生胰腺炎占全部胰腺炎的16%～28%，特别是占特发性复发性胰腺炎的26%～50%。②完全性PD发生胰腺炎背侧胰管异常或胰腺炎症占多数，但很少dorsal胰腺和ventral胰腺同时有炎性反应。所以，Rosch等将完全性PD发生胰腺炎称为分离性胰腺炎（isolated pancreatitis）。③ERCP副乳头切开或支架引流、外科副乳头成形术治疗PD腹痛或胰腺炎发作均明显改善。④也有报道完全性PD行santorini管测压，显示其压力升高。尽管上述提示PD与胰腺炎有明显的关联，但也有报道完全性PD发生胰腺炎占全部胰腺炎仅8%，占特发性复发性胰腺炎也只有7%。Sugawa等报道全部胰腺炎中，完全性PD仅占2%，与上述报道高频度发生胰腺炎存在不同。

（4）诊断：以前PD只有通过ERCP诊断，近年来许多病例通过MRCP诊断，santorini管横跨胆管下端，至副乳头开口，不论有无交通支，均可诊断为PD，至少为高度拟诊。报道EUS和多层螺旋CT（MD-CT）也可能诊断。ERCP经主乳头造影见wirsung管长度2～4cm，短小，尾侧端呈树枝状或马尾状；经副乳头造影一直至胰尾部的独立santorini管为PD的特征性所见。

（5）治疗：轻度胰腺炎或胰腺痛症状重的患者药物治疗如胰蛋白酶抑制剂乌司他丁（Ulinastatin）等药物保守治疗。有药物抵抗首选内镜下副乳头切开，切开后必须留置预防性胰管支架，防止胰腺炎并发症。经副乳头治疗胰腺炎、出血及穿孔早期并发症发生率较高（11%～25%）；乳头再狭窄为5%～10%。特别要注意完全性PD副乳头是唯一的胰液引流通路，如果副乳头插管不成功，选择针状刀切开要慎重。针状刀切开可能会发生因切开不充分，导丝仍不能通过副乳头，即不能完成副胰管引流，有导致发生重症胰腺炎的风险。Gerke报道PD发生急性复发性胰腺炎、慢性胰腺炎、胰腺炎样疼痛内镜治疗有效率分别为82%、41%和27%。

（任　旭）

484. 胰管扩张见于哪些疾病？如何诊断？

（1）正常主胰管、副胰管和分支胰管径：超过正常范围为胰管扩张（正常胰管径见第476问）。老年人主胰管径随着年龄的增加可增粗，可略超出正常值范围。正常主胰管径由胰头侧至尾侧逐渐变细，尾侧胰管径如果大于头侧胰管径即属于异常（相对性扩张）。

（2）引起胰管扩张的常见疾病

1）胰腺癌：胰腺癌约90%起源于胰管上皮，胰管造影主胰管狭窄或中断像最常见，胰管梗阻引起尾侧端主胰管均匀的扩张，胰头癌常因肿瘤侵犯胆总管伴有胆管扩张。

2）胰管内乳头状黏液性肿瘤（IPMN）：为胰管内呈乳头状生长的上皮性肿瘤，分泌大量黏液，引起胰管扩张。主胰管型（MD-IPMN）主胰管整体均匀的扩张，胰管内充满黏液，造影呈形态不固定充盈缺损像。乳头开口松弛开大，黏液流出，呈鱼眼状外观。分支型（BD-IPMN）胰管分支囊状扩张。常位于胰头或钩突部，多为单发。

3）乳头癌：肿瘤阻塞乏特壶腹或侵犯胆管和胰管末端引起其扩张，呈双管征。乳头癌中胆管扩张比胰管扩张多见，有胰管扩张者，造影可见主胰管均匀一致的扩张。在乳头处主胰管形态不整或有充盈缺损像，提示肿瘤浸润。

4）慢性胰腺炎：轻度慢性胰腺炎仅有胰管分支弥漫性扩张，粗细不均。随着病程进展，主胰管亦有弥漫性扩张，管腔粗细不均。胰管狭窄和/或胰石引起胰管梗阻，为导致扩张的主要原因。局限性慢性胰腺炎少见，局限性狭窄的胰尾侧可轻度均匀的扩张，鉴别诊断困难。

5）Oddi括约肌狭窄：慢性乳头炎由于瘢痕性纤维组织增生引起壶腹部狭窄，胆管扩张多见。有时胰管括约肌狭窄可见从胰管起始部至尾部轻度均匀的扩张，乳头开口狭小，ERCP插管困难。

6）胰腺分裂：常有副胰管扩张，以前仅依靠ERCP诊断。近年来报道MRCP对本病例诊断率可接近100%，但对完全型抑或非完全型胰腺分裂之鉴别困难（见第483问）。

7）其他：胆总管结石、Lemmel综合征和胰腺神经内分泌肿瘤偶尔引起胰管扩张。

（3）胰管扩张形态特征：有均匀性扩张和不规则扩张。胰腺癌、乳头癌、胰管括约肌狭窄、高龄老年人或局限性慢性胰腺炎的尾侧胰管扩张通常为均匀性扩张；主胰管不规则扩张为慢性胰腺炎的基本所见。胰管和胆管同时扩张（双管征），见于乳头炎、乳头癌和胰头癌。但前两种疾病如副乳头通畅良好，可仅有胆管扩张。IPMN均分泌大量黏液，有时主胰管高度扩张。拟诊IPMN者，适合SpyGlass等经口胰管镜检查，可观察到胰管内黏液及鱼卵状或绒毛状等隆起的肿瘤，伴血管像多数为恶性。

（4）诊断和鉴别诊断：胰管扩张诊断主要依靠影像学（US、CT和MRCP）和内镜（EUS、ERCP、IDUS等）检查，必要时行SpyGlass检查。ERCP除能显示主胰管，尚能观察到副胰管和分支胰管，但诊断性ERCP应用受限。ERCP对胰管中断者不能观察到胰管远端情况，MRCP不受此方面的限制。US和MRCP难以观察到乳头部病变，病因诊断困难（除非肿瘤较大）。ERCP十二指肠镜对乳头病变诊断具有优势，不仅可直视乳头，尚可活检病理学诊断。EUS对乳头病变有很好的诊断作用，可发现非露出型乳头癌。肿块型胰腺炎和胰头癌均可有胰管扩张，有时难以鉴别，需要EUS-FNA组织学诊断。

（任　旭）

485. ERCP胰管影像有哪些异常所见？见于哪些原因？

胰腺疾病中，有胰管异常变化最常见的为胰腺癌与慢性胰腺炎，近年来胰管内乳头状黏液性肿瘤（IPMN）及自身免疫性胰腺炎（AIP）诊断的病例增加。尽管磁共振胰胆管成像（MRCP）诊断胰管疾病基本已取代内镜下逆行性胰胆管造影（ERCP），但在进行治疗ERCP时，造影观察胰管形态的变化对鉴别胰腺良恶性疾病仍有意义，正确读片能提高其诊断率。

（1）ERCP正常胰管影像：正常的主胰管头体尾部从光滑逐渐变细，由主胰管发出的分支为1级分支，继续分支为2级、3级分支。头体部主胰管交界处大致相当于脊柱右缘，体尾部主胰管平均分为两等分。头部与尾部分支容易显影，体部分支少。正常主胰管、副胰管和分支胰管直径见第476问。应注意尾侧胰管直径超过头侧胰管，即使在正常范围内亦属异常。

（2）胰管造影异常影像

1）主胰管中断：主胰管呈中断像是胰管造影异常中重要的所见，首先考虑胰腺癌（图6-9）。引起胰管中断的其他原因或疾病有以下几种表现，需要进行鉴别。①中断尾侧端不清楚：见于a注入造影剂的量不足；b主胰管走行异常，造影剂从副胰管流出；c胆胰管汇合异常，造影剂反流入胆管。②杯口状中断见于混入空气，不伴胰管扩张。空气所致中断像很少见，因为随着注入造影剂空气可移动，容易

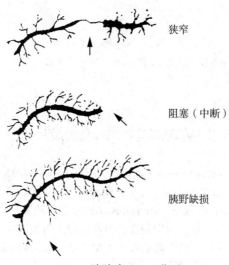

图6-9　胰腺癌ERCP分型

鉴别。③显影主胰管尾侧端呈树枝状或马尾状见于胰腺分裂（副胰管不显影为完全性胰腺分裂）、胰腺体尾部缺损或发育不全（副胰管显影）。④器质性中断中有主胰管断裂、笔尖状中断主要见于胰腺癌。杯口状中断可由蛋白栓或胰石引起，伴胰管不规整扩张，为慢性胰腺炎之所见。

2）主胰管狭窄：包括真性狭窄和相对性狭窄，前者由器质性病变使胰管腔变细，狭窄尾侧多伴有胰管扩张，后者见于慢性胰腺炎胰管高度扩张的非扩张部。狭窄主要见于胰腺癌和慢性胰腺炎或自身免疫性胰腺炎（AIP）等。①恶性狭窄多数为单发、突然狭窄、狭窄段长，狭窄处常无胰管分支，狭窄后胰管均匀扩张。②良性狭窄：a.慢性胰腺炎（CP）多为狭窄伴广泛分支胰管扩张，或胰管多发狭窄、粗细不均。CP局限性狭窄鉴别诊断困难。b.AIP主胰管狭细，狭窄段长度多数超过1/3主胰管长度，但也有局限性狭窄。AIP狭窄处可见分支胰管，狭窄后尾侧胰管通常无明显扩张，与恶性狭窄不同。

3）主胰管扩张：见第484问。

4）其他异常：①胰管走行异常：见于胰管走行变异（图6-10）和受挤压。胰腺囊肿、肿瘤、后腹膜以及邻近胰腺的肿瘤可挤压胰管变形或伴狭窄。②胰管内异常充盈缺损像：见于蛋白栓、胰石、隆起性病变、黏液性物质及空气等。③胰管壁不整、僵直：主要为慢性胰腺炎所见之一。主胰管狭细伴壁不整是AIP的特征。④分支胰管异常：有阻塞、扩张、狭窄、壁不整、受挤压和囊肿等异常所见。分支胰管呈小囊状或串珠状等不规则扩张常见于慢性胰腺炎。分支胰管囊状扩张见于分支型IPMN。

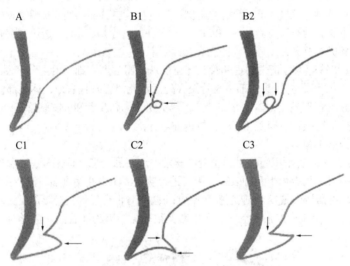

图6-10　Gonoi等主胰管走行变异分型

（引自山木智支等，胆と胰，2015，36：1275-1278.）

（任　旭）

486. 急性胆源性胰腺炎发病机制如何？何种情况适合ERCP治疗？

急性胰腺炎（acute pancreatitis，AP）最常见的原因为胆石（40%～70%），其次为酒精（26%～35%）。轻度急性胰腺炎3～5日恢复，无器官功能不全。严重程度分级见本章第488问。

（1）急性胆源性胰腺炎（acute biliary pancreatitis，ABP）发病机制：详细的发病机制并不十分清楚，通常胰管压力>胆管压力，而且还有共同管存在，不发生胆汁向胰管反流。乳头部结石嵌顿，胆管内压上升时，胆汁反流入胰管。虽然，通常向胰管注入胆汁也不能引起胰腺炎，但感染性胆汁对胰腺腺泡细胞破坏作用强烈，引起胰腺上皮细胞通透性增强，结果使胰酶游离进入胰腺间质。此外，乳头部嵌顿结石产生胰管梗阻，胰液排出受阻，导致胰管内压上升，发生胰腺炎，即胰液流出障碍学说。许多ABP与胆囊结石有关，并且微小结石引起者很常见，有时并非明显的结石嵌顿。认为ABP由来源胆囊的结石、胆泥、或微小结石移动通过胆总管进入Vater壶腹部而引起，然后排入十二指肠。因结石在十二指肠胰管出口暂时性存在而导致ABP。

（2）诊断：根据临床表现，实验室和影像学检查诊断。典型临床症状：急性、持续性、剧烈上腹痛（腹痛可扩展至全腹），向腰背部放射，或伴呕吐、发热等。实验室诊断标准为血清淀粉酶和/或脂肪酶超过正常上限3倍。但升高不明显也不能除外AP，取决于发病后检测的时间。血清ALT＞150IU/L，诊断急性胆源性胰腺炎（acute biliary pancreatitis，ABP）的特异性为96%，敏感性为50%。病史对诊断有帮助。腹部超声（US）检出2mm大小胆石的敏感性＞95%，但胆总管下端结石检出率低。US也能迅速地在患者床旁进行，很方便。患者治疗在48～72h之内不改善，推荐行CT或MRI检查，评价胰腺损害的范围。如疑诊胆总管结石，应行MRCP或EUS检查，可避免不必要的ERCP。

（3）治疗：发生胆绞痛的结石常可由胆管排入十二指肠，少数患者持续性胆管结石梗阻，因为能导致重症AP或胆管炎，需要ERCP治疗。ABP同时合并急性胆管炎，强烈推荐入院24h内行ERCP。轻度ABP，保守治疗48～72h不改善，行ERCP治疗。轻度或重度ABP无胆管炎或持续胆道梗阻表现患者，不适合ERCP。然而，重症AP，实验室和影像学提示胆总管梗阻，即使无胆管炎也要行ERCP，能降低并发症和病死率。ERCP行乳头括约肌切开，简单的结石直接取出，对伴急性胆管炎者行胆管引流术。

轻度AP患者，ERCP或保守治疗恢复后7日内（在本次住院期间）行胆囊切除术，防止AP再次发作。如果不做胆囊切除，6～16W内，再发ABP、胆囊炎或胆管炎风险为25%～30%。

（任　旭）

487. 急性胰腺炎重症化的原因和发病过程如何？

（1）急性胰腺炎（acute pancreatitis，AP）：是常见的急腹症之一，临床上发病过程多数呈相对轻症表现，约80%AP通过保守治疗很快就缓解。15%～20%发展为重症急性胰腺炎（severe acute pancreatitis，SAP），其中38%出现早期器官衰竭，病死率15%。SAP并发感染性坏死伴随25%～70%的病死率。1975年Baue报道3例剖检的急性胰腺炎，发病不久即发生肾衰竭，相继发生呼吸衰竭、肝衰竭和消化道出血而死亡，从而首次提出急性胰腺炎合并多器官衰竭（multiple organ failure，MOF）这一概念（出现2个以上器官衰竭）。MOF早期死因多由于肾衰竭、休克（两者约占50%），其次为呼吸衰竭或肝衰竭、DIC；后期死亡多由于消化道出血和败血症等。持续性MOF与单一器官衰竭比较病死率有显著差异（56.3%vs7.4%）。

（2）发生重症急性胰腺炎（SAP）的主要原因：重症化的因素主要为血管内皮细胞损害、高迁移率族蛋白1（high mobility group box 1 protein，HMGB1）、自身消化和全身炎症反应综合征（SIRS）。尚包括继发感染和腹腔间隔室综合征（ACS）。

1）腹腔内器官缺血（splanchenic ischemia）：急性胰腺炎局部巨噬细胞活化，细胞因子释放引起全身血管内皮细胞损害，使末梢血管通透性增强。结果血管内水分向血管外移动，导致重度血管内脱水，循环障碍为其最大的特征。血管内皮细胞损害使组织因子从血管内皮游离出，引起凝血反应，成为DIC的诱因。此外，腹腔内压升高也容易形成血管内微血栓，进一步使病情恶化。由于血管内皮细胞损害和凝血系统亢进引起器官末梢循环障碍，最终导致器官衰竭。现已明确作为加重末梢血管损害的因子即HMGB1的重要性。当胰腺坏死时，HMGB1从坏死细胞游离出，加重血管内皮损伤，引起DIC、器官衰竭及休克。

2）自身消化（auto-digestion）：是胰消化酶自身消化胰腺及胰外组织，不仅引起脂肪等组织坏死，如波及血管壁可引起动脉瘤，波及肠管可导致穿孔。

3）SIRS：急性胰腺炎患者几乎都有由于炎症性细胞因子（cytokine）的作用而发生SIRS。此外，缺血和自身消化非常容易导致胰腺和腹腔内脏器感染，进一步加重全身炎性反应。SIRS虽然是急性胰腺炎早期特征，为疾病的表现，不作为并发症。但急性胰腺炎早期严重SIRS反应，称为细胞因子风暴（cytokine storm），可促进全身并发症发生，导致多器官功能障碍综合征（MODS）。有以下2项或2项以上提示为SIRS：体温＞38℃或＜36℃，心率＞90次/分，呼吸＞20次/分或$PaCO_2$＜4.3kPa，WBC＞$12×10^9$/L或＜$4×10^9$/L，或免疫细胞超过10%。

4）SAP腹腔内高压（LAH）和腹腔间隔室综合征（ACS）发生率分别为40%和10%，这两种并发症容易导致MODS。腹腔内压（IAP）＞20mmHg时常伴有新发器官衰竭，因而成为中重症急性胰腺炎（MSAP）或SAP死亡的重要原因之一。

（3）SAP发病过程（分3个阶段）：①发病后1～5d，大量液体外渗，水电解质紊乱以及毒素吸收可引起休克及心、肺、肾衰竭。休克、ARDS和肾衰竭是最严重的三大并发症。②发病后5～14d，胰腺和/或胰周围组织坏死为主，后者坏死部位通常在后腹膜腔和小网膜囊。细菌容易生长，肠道屏障功能减退，细菌移位和肠源性感染。③发病后2～3W，急性炎症消退，坏死物积聚或感染（INP）形成脓肿。临床上有败血症表现，例如发热＞38℃，持续SIRS表现，临床状况恶化或不改善，或CT检查在胰腺和/或胰周显示管腔外气体像（提示胰腺或胰周感染性坏死）。

（任　旭）

488. 重症急性胰腺炎有哪些局部和全身并发症？严重程度如何分级？

（1）急性胰腺炎局部并发症：局部并发症包括急性胰周液体积聚（4周内）；急性坏死物积聚（ANC，4周内），坏死性包裹（WON，≥4周），ANC和WON继发感染称为感染性坏死；胰腺假性囊肿（≥4周）。其他局部并发症包括胃流出道功能不全，胆道梗阻，脾和门静脉血栓，结肠坏死，大出血，腹水和胸腔积液。

（2）全身并发症：AP疾病发展过程中可引发全身性并发症包括SIRS、脓毒症（sepsis）、腹腔间隔室综合征（ACS）、多器官功能障碍综合征（multiple organ dys function syndrome，MDOS）或多器官衰竭（MOF）。MDOS或MOF具体表现为：①呼吸衰竭：包括单侧或双侧胸膜渗出，或发展为呼吸窘迫综合征。②心血管系统衰竭：低血压（收缩压＜90mmHg）或休克，心包积液或心率失常。③肾衰竭：血肌酐升高（＞134μmol/L）。④中枢神经系统障碍：包括精神异常或昏迷。⑤代谢异常：动脉血pH、血清钙和白蛋白降低，血糖和尿素氮升高。⑥凝血系统功能障碍：包括凝血和血小板功能异常，能导致DIC伴全身广泛出血。

（3）概念或定义：①腹腔内高压（IAH）：持续或反复出现的腹腔内压（IAP）升高，IAP＞12mmHg；②腹腔间隔室综合征（ACS）：是指持续性的IAH＞20mmHg（伴或不伴腹主动脉灌注压＜60mmHg）。③MODS：重症急性胰腺炎（SAP）早期（第2周）一个以上系统衰竭。④MOF：疾病后期，2个以上器官衰竭，通常继发于感染性坏死引起的败血症。

（4）急性胰腺炎严重程度分级

1）修订的Atlanta分级（revised Atlanta classification，RAC）：分为轻、中、重3级。①轻度：无器官衰竭，无局部或全身并发症。②中度：短暂（≤48h）器官衰竭和/或局部或全身并发症。③重度：持续性（＞48h）器官衰竭（1个或多个器官）。

2）我国外科采用的严重程度分级：①轻症急性胰腺炎（mild acute pancreatitis，MAP）：占AP的多数，不伴有器官衰竭及局部或全身并发症，通常在1～2周内恢复，病死率极低。②中重症急性胰腺炎（MSAP）：伴有一过性（≤48h）的器官功能障碍。早期病死率低，后期如坏死组织合并感染，病死率增高。③SAP：占AP的5%～10%，伴有持续（＞48h）的器官衰竭。

（任　旭）

489. 重症急性胰腺炎初期治疗有哪些注意点？

重症急性胰腺炎（SAP）应在 ICU 或专科重症监护室综合治疗，恰当合理地治疗可降低多器官衰竭（MOF）发生率，降低死亡率。SAP 初期为综合性治疗，包括防治局部和全身并发症，或早期 ERCP 治疗等，以下几项为最基本的治疗。

（1）液体复苏（fluid resuscitation）：改善低血容量和脏器灌流不足。发病早期（入院 24h 内），欧洲消化内镜学会（ESGE）推荐乳酸林格液 5 ～ 10ml/kg 每小时或 250 ～ 500ml/h。多中心 RCT 观察到 SAP 用林格液复苏与生理盐水比较，能降低 SIRS 发生率。液体复苏要根据患者个体液体需求量而定，要及时、随时评估。原则上限制性补液，尤其有慢性心、肾功能不全和老年患者要格外注意。报道初始补液 24h 内大于 4.1L，增加病死率，而小于 3.1L 未见不良的后果。除生命体征外，检测血细胞比容、BUN、血肌酐作为补液状况评定指标。单一中心静脉压测定是极其不可靠的，不如用血管内监测系统评估，如持续心输出量监测系统。液体复苏 24h 后，每小时尿量＞ 0.5ml/kg，红细胞压积和 BUN 下降，达到终点指标，补液速度应放慢。

（2）镇痛、降血糖：疼痛患者在重症监护室开始用镇痛药。Greenberg 等临床实践指南（2016）推荐阿片类（Opioids）药物如芬太尼（fentanyl），氢化吗啡酮（hydromor phone）或盐酸丁丙诺啡（bu prenor phine）与 NSAIDs 或对乙酰氨基酚（paracetamol）药物联合应用。不推荐使用吗啡，能收缩壶腹乳头括约肌，加重病情。无肾功能不全患者也可用哌替啶（meperidine），50 ～ 100mg 每 4 ～ 6h。血糖超过 11.1mmol/L 要给予胰岛素治疗。不推荐使用胆碱能受体拮抗剂，会诱发或加重肠麻痹。针对 AP 引起的腹痛，选择性环氧合酶 -2（COX-2）抑制剂，可以取得较为良好的镇痛效果，但使用此镇痛药的同时需警惕急性胃肠道出血等并发症。

（3）鼻胃管减压：尚无证据表明鼻胃管对治疗轻度胰腺炎有效，因此，没有必要常规使用鼻胃管。

（4）营养：通常发病 3 ～ 5 天后开始肠内营养，也有指南提出 48h 内进行。鼻饲营养管要越过 Treitz 韧带至空肠。肠内营养能保护肠黏膜完整性，刺激小肠运动，防止细菌过度生长和增加内脏血流。SAP 肠内营养与肠外营养（PN）比较，能降低全身感染、MOF 发生率，减少需要外科干预及降低病死率。美国 2013 年指南提出经鼻胃内营养和经鼻空肠内营养的疗效和安全性类似，但有报道经鼻胃管途径营养有较高肺并发症发生率。较早的指南认为确定鼻胃管取代鼻空肠管进行营养支持仍需进一步研究。主要的问题在于食物进入胃或十二指肠时可能刺激胰腺分泌。轻度胰腺炎恶心、呕吐和腹胀症状消失，疼痛缓解，胰酶学下降，尽早开始经口进低脂肪流食或固体食物，避免仅采用肠外营养。

（5）抗生素：如果无胆管炎或胆囊炎，或其他脏器感染，发病初期不用抗生素预防。重症急性胰腺炎根据国外多个指南（2013 ～ 2016）不推荐常规（48 ～ 72h）给予抗生素预防潜在性坏死性感染。如果临床怀疑有坏死性感染，要用广谱抗生素治疗。选择对肠道细菌有效、能穿透胰腺（碳青霉烯类、喹诺酮、甲硝唑）的抗生素。应用大剂量碳青霉烯类药物（如泰能）看来是最恰当的。一旦获得细针穿刺物和血培养结果（细菌或真菌阳性），再调整相应的抗生素。

（6）抑制胰腺分泌和蛋白酶抑制剂：欧美国家中除少数指南提及应用抑制胰腺分泌和蛋白酶抑制剂治疗，多数认为未证明应用抗胰腺分泌药物如生长抑素或奥曲肽（Octreotide）有其益处，蛋白酶抑制剂（乌司他丁、加贝酯等）和抗氧化剂的作用需要进一步研究（Bhutani，USA，2017）。日本指南也认为蛋白酶抑制剂疗效不明确。但国内指南主张用生长抑素及其类似物以及蛋白酶抑制剂等药物，实际在临床上也广泛应用。

（7）侵入性治疗：急性胰腺炎伴胆管炎者 24 小时内行 ERCP。急性胆源性胰腺炎（ABP）多数为胆管结石或微小结石所致，结石常可自然排出。如果胰腺炎保守治疗无效，持续性胆管扩张和胆汁淤积，72 小时内行 ERCP 取石或胆管引流。胰周积液不需要治疗，通常几周后可吸收。感染性坏死（脓肿）及假性囊肿等治疗见第 492 问、第 493 问。拟诊感染性坏死细针穿刺吸引取材培养有助于胰腺或胰周感染性坏死（INP）诊断，但应注意有一定的假阴性（20% ～ 29%）和假阳性（4% ～ 10%）率。

（任　旭）

 急性坏死性胰腺炎影像学检查有何异常所见？评价时机如何？

间质水肿性胰腺炎通常在1周内缓解，然而急性坏死性胰腺炎（acute nectotizing pancretitis，ANP）常有局部或全身并发症（见第488问），或早期并发器官衰竭，病死率约15%。ANP多数胰腺实质和胰周组织均有坏死（75% ～ 80%），单一胰腺实质坏死（＜5%）或仅胰周组织坏死（20%）相对少。影像学检查对ANP的早期诊断和评估局部并发症是不可缺的检查手段。为治疗提供依据，降低病死率。

（1）超声（US）：急性胰腺炎时胰腺肿大，US显示胰腺前后径增大，由于胰腺间质水肿，超声透过性增强，胰腺实质呈弥漫性低回声。ANP胰腺实质回声不一致，低回声区形状不规整，胰周、肾旁间隙及腹腔有液体潴留所见。US造影早期评价急性胰腺炎严重程度诊断正确性与增强CT（CE-CT）相同，但胃肠气体或肥胖者有时影响观察，诊断能力受到一定的限制。

（2）CT和MRI或MRCP：间质水肿性胰腺炎多数胰腺弥漫性肿大，胰腺实质均匀强化，胰周脂肪间隙模糊。胰腺周围、小网膜囊、左肾旁间隙等有渗出的液体呈均匀的低密度区。对于评价ANP形态学特征，CE-CT为首选诊断方法。

1）CE-CT诊断价值：对急性胰腺炎根据改良的CT严重性指数（MCTSI），一种影像分级系统（基于胰腺炎症、积液及坏死程度）有助于预测并发症和病死率。MRCP对胆源性胰腺炎或胰管破裂有诊断价值。急性胰腺炎保守治疗临床状况不改善，疑诊ANP或发生并发症，行CE-CT检查。判定胰腺有无坏死，最佳检查时间为发病72h后。

2）胰腺坏死所见：CE-CT显示胰腺实质局部或弥漫性不强化区（坏死区）。CE-CT有禁忌者，可由MRI替代。MRI（非增强）早期诊断ANP的价值与CE-CT相似。胰腺坏死区域与正常胰腺和脾脏比较，呈界限较清晰的低信号区。

3）胰周坏死所见：CE-CT显示胰腺周围不均匀、边界不清的区域，通常位于后腹膜腔和小网膜囊，胰腺正常强化。

4）发病2 ～ 4周影像学检查主要目的是评估局部并发症。对于考虑无菌性坏死，推荐每7 ～ 10天CT检查，评价坏死积聚演变（大小、气体像及出血）。

5）发病4周后，影像学检查用于临床不改善，考虑侵入性治疗或监测患者治疗效果。首选MRI检查评估包裹性坏死（WON）是否能引流等治疗，因为MRI发现非液化性物质优于CT。CT检查在胰腺和/或胰周显示管腔外气体像（气泡或气液平），提示胰腺或胰周感染性坏死（INP），特异性81.5%。ANP主要是由于胰腺缺血所致，在坏死前阶段判定是否存在胰腺缺血非常重要。Perfusion CT可在早期预测胰腺坏死，Perfusion CT使用的造影剂量小，用多排CT预测坏死敏感性为100%，特异性95.8%。

随着影像学技术飞速发展，腹部单纯X线检查已不用于急性胰腺炎并发症的诊断。急性胰腺炎并发肠麻痹有时表现为"哨兵袢"（sentinel loop）结肠切断征（colon cut-off sign）的名词也已很少提及了。但立位腹平片可排除绝大多数胃肠道穿孔。

（任　旭）

 急性胰腺炎胰周积液如何分类？假性囊肿如何分型及容易出现哪些并发症？

（1）急性胰腺炎并发胰周积液分类

1）急性胰周液体积聚（acute peripancreatic fluid collection，APFC）：发病4周内。不伴胰周组织坏死，未形成囊壁。急性坏死物积聚（acute necrotic collection，ANC）为以坏死组织为主，积液少，未形成包膜。坏死来源胰腺或胰周组织。

2）包裹性坏死（walled-off necrosis，WON）：发病4周后，为在胰腺或胰周坏死物积聚，坏死组织逐渐发生液化，有界限清楚的包膜。囊壁由肉芽、纤维组织构成，常呈多房性。

3）感染性坏死（infected pancreatic necrosis，INP）：积液或包裹可以是无菌性或感染性，ANC和WON继发感染称为感染性坏死。APFC和PPC感染少见。

4）胰腺假性囊肿（pancreatic pseudocyst，PPC）：发病4周后，PPC有界限清楚的包膜（囊壁）形成，圆形或卵圆形，不伴胰周组织坏死。急性胰腺炎PPC发生率为6%～20%，慢性胰腺炎其发生率为20%～40%。

（2）PPC分型及并发症：主要由急性胰腺炎、慢性胰腺炎急性发作，胰腺手术和腹部外伤引起胰腺组织或胰管损伤导致胰液外漏所致。急性间质水肿性胰腺炎APFC如未吸收，4周形成PPC。但囊壁尚不完全成熟，能安全介入引流治疗通常为6周后。囊液含胰液，淀粉酶和脂肪酶含量高，其内不含坏死成分。PPC按形成原因分3型：Ⅰ型急性胰腺炎后PPC；Ⅱ型慢性胰腺炎急性发作后PPC；Ⅲ型慢性PPC，多数是胰腺内囊肿，慢性胰腺炎所致。PPCⅡ型和Ⅲ型通常主胰管有狭窄、胰石等梗阻因素。PPC并发症如下。

1）继发感染：较少见（uncommon）。感染来自胆汁、门静脉及淋巴途径。

2）出血：囊肿壁血管丰富，容易出血，囊内出血时，囊肿急剧增大。囊肿穿孔至胃肠道少数可出现大出血，伴有出血者死亡率达61%，出血可来自脾动脉的假性动脉瘤，胰十二指肠动脉，左右肾动脉及胃肠道等，合并出血应紧急手术治疗。

3）囊肿穿孔、破裂：PPC可穿入腹腔、胸腔和胃肠道，与胸腹腔形成瘘管时可出现胰性腹水和胸腔积液。感染的囊肿向腹腔内破裂，能引起弥漫性腹膜炎，死亡率18%～80%。囊肿穿孔至胃肠道时，形成自然内瘘，囊肿可自然治愈，但有时可发生出血。

4）压迫邻近器官：少数胰腺内囊肿压迫胆管引起黄疸，胰腺外囊肿可挤压胰管，使其移位，囊肿还可压迫主胰管，使胰管中断，胰液排出受阻。大囊肿压迫胃肠道引起食物通过障碍。

（任　旭）

 492. 急性胰腺炎急性坏死物积聚和包裹性坏死如何治疗？

重症急性胰腺炎2周后死因主要是感染。急性坏死物积聚（ANC）或包裹性坏死（WON）可继发感染，后者发生率约20%。

（1）治疗适应证：感染性坏死（INP）伴随高并发症和病死率（25%～70%），所以必须积极治疗。①如果存在INP，抗菌素难以奏效，需要引流或清除感染性坏死组织。②无菌性坏死通常不需要治疗，除非有持续性疼痛、厌食或呕吐等症状不能恢复进食。③ANC继发感染，坏死组织未充分液化，未形成包膜，引流处置伴随感染物穿破入腹腔的风险，最好等待过渡到WON，形成WON至少需要4周时间，在第6周治疗最安全。④如果抗生素治疗感染不能控制，病情不稳定（发热伴血白细胞显著升高，严重腹痛），ANC也要经皮引流等治疗，有利于及时控制脓毒血症。⑤WON引流前首先要确定有无感染，根据临床表现和CT80%～90%可确定诊断，如不能明确，需要细针穿刺吸引法（FNA）检查。

（2）治疗方法

1）EUS引导经消化管途径：此技术2000年Seifert等首先报道，比外科手术安全，成功率约80%。对于WON引流治疗效果不良者，需要行坏死组织清创术。固体成分＜10%的WON不需要清创，仅引流即可。单纯引流治疗有效率50%（感染性坏死固体成分超过40%为引流失败的原因），加上感染坏死组织清创术有效率为75%以上。对于感染性坏死（INP），EUS引导经胃壁穿刺途径作为首选方法，穿刺引流操作与胰腺假性囊肿相似，可经胃留置双猪尾塑料支架（≥2根支架）＋鼻囊肿管联合引流。亦可留置双蘑菇头覆膜金属支架（LAMS）。植入这2种支架均使用囊肿切开刀和柱状气囊（8mm或10mm）扩张胃壁-感染性坏死通路，然后植入支架，以后如果需要行坏死组织清创术，拔出塑料支架，

417

再次用柱状气囊扩张窦道至1.8～2.0cm，在内镜直视下用网篮、异物钳行坏死组织清创术。通过双蘑菇头支架行清创术则无需取出支架，也不需要第二次扩张，内镜通过支架直接进入坏死腔。双蘑菇头支架可维持反复清除坏死物通路。推荐留置外引流管，操作间歇期冲洗坏死腔。并发症主要是气囊扩张瘘孔出血、取坏死组织时腔内出血。也有空气栓塞，内镜操作要用CO_2气体。

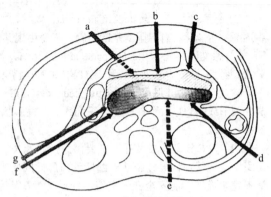

图6-11　经皮穿刺引流途径

a.经肝经胃途径；b.经胃（进入网膜囊）；c.经胃脾间膜（进入网膜囊）；d.经左肾前旁间隙（进入胰体尾部）；e.经椎旁（进入胰体部）；f.经右肾前旁间隙（至胰头部）；g.经十二指肠（至胰头部）

　　2）经皮途径或联合手术切开、腹腔镜清创术：常采用升阶梯法（step-up）：①首先腹部US或CT引导下经皮引流，引流前要经皮细针抽吸囊液，确定有无感染。根据感染性坏死的位置，经皮穿刺引流途径有7种入路，见图6-11。穿刺成功后，沿导丝插入引流管并留置。经左肾前旁间隙为最安全的穿刺入路，有利于后续经此入路行坏死组织清创术，为常用的方法，尤其适合WON。经皮引流包括增加引流管直径或留置多根引流管，约1/3患者通过引流可治愈，若仍不能控制感染，需要经后腹膜方法。②第二步经后腹膜坏死感染组织清创术，手术切开横筋膜。引流管作为引导，用手剥离暴露肾周围间隙后，拔出引流管。手尽可能伸到胰尾部附近并能取出坏死物质，然后插入腹腔镜清除残留的坏死组织。亦有报道切开左侧腹壁，钝性分离肌组织，到达坏死腔，腹腔镜下用钳子取坏死组织，最后留置引流管，术后灌洗。

　　经皮途径也可在引流管基础上扩张窦道，用灭菌软式内镜进入坏死腔内行感染坏死组织清创术，术后继续灌洗，此方法创伤性小。国内南京军区总医院经皮留置双向（灌注＋引流）引流管能持续灌洗治疗。

　　3）开腹坏死组织清创术：开腹进入网膜囊，开放网膜腔，清除坏死组织，用5000～10000ml生理盐水冲洗，并留置2～3根引流管，持续灌洗。

（任　旭）

493. 治疗PPC有哪些引流方法？

　　急性胰周积液（APFC）保守治疗4周后未能自然消退而形成包膜即假性囊肿（PPC）。治疗指征主要基于患者的症状、PPC相关并发症及病变增大的速度评估。对于PPC时间＞6周，囊壁厚度＞5mm，表现为持续性腹痛、腰背痛、胃和十二指肠流出道梗阻（早饱、厌食、腹胀、呕吐等），胆道梗阻所致黄疸，PPC反复感染、囊肿内出血或囊肿迅速增大需要治疗。内镜治疗是目前最常用的方法，有并发出血者通常采取手术治疗。

　　（1）内镜下经乳头囊肿引流：经乳头引流方法适合PPC与主胰管相通，即交通性囊肿，尤其是有胰管狭窄者，不适合感染性坏死。引流管前端可留置在囊肿内或胰管内，在囊肿内置管使用双猪尾型引流管。如有胰管狭窄、胰石等梗阻时，囊肿无感染，引流管前端越过梗阻留置在胰管内亦可即架桥引流。分支水平交通性囊肿70%经乳头引流有效，但诊断困难（影像学如EUS不能发现交通的分支），只有胰管造影可能发现。囊肿继发感染应先行鼻胰管囊肿液引流，感染改善后根据情况再行胰管支架引流。胰尾部囊肿交通性囊肿少，注入造影剂容易引起囊肿感染，引起症状加重，通常不适合经乳头引流。经乳头引流方法成功率69%～100%，有效率81%～87%，再发率0～12%，并发症13%～15%，主要有急性胰腺炎，囊肿感染，引流管阻塞及移位等。值得注意的是，有报道经乳头囊肿引流50%可能并不成功；经乳头植入支架联合EUS引导下经消化管囊肿引流与PPC清除呈副相关。

（2）EUS引导下经消化管囊肿引流：成功率85%～90%，非交通性PPC，EUS引导穿刺引流为首选方法。有经胃和经十二指肠囊肿引流两种方式，多数采用经胃穿刺引流方法。囊肿在胃明显膨出，且与胃壁距离＜10mm，是穿刺引流最安全的条件。EUS下囊肿穿刺通常使用囊肿切开刀（CST-10，Cook公司）穿刺，切开刀由前端附电切环的外套管（10Fr），内导管（5Fr）及针状刀组成。

方法：病人左侧卧位，便于X线下观察。穿刺时避开血管，尽量垂直囊肿方向通电刺入胃壁。观察到针进入囊腔后，进一步推入内导管，拔出针状刀，抽吸囊液，插入导丝（在囊肿内盘一圈半以上），继续通电推入外管进入囊肿内，最后沿导丝推入引流管（10Fr双猪尾引流管或鼻囊肿引流管）或防移位覆膜金属支架，如双蘑菇头覆膜金属支架。留置2根引流管时需要气囊扩张通路，用双导丝法分别留置引流管。留置引流管时间尚不统一，为防止复发，囊肿消失可再留置1～3个月。并发症主要是出血、囊肿感染和穿孔。出血来自穿刺通路中消化管和囊腔壁的血管，可以向胃十二指肠内出血或囊肿内出血。

（3）经皮囊肿穿刺引流：不适合经乳头或EUS经消化管囊肿引流者，采用CT或US引导方法，通常不作为首选方法。PPC引流长期不愈者，拔管后可发生皮瘘。

（任　旭）

494. 慢性胰腺炎临床过程分几期？以酒精性慢性胰腺炎为例每期各有何特点？

慢性胰腺炎（CP）的病因中，65%～70%为酒精性CP。临床上分潜伏期、代偿期、过渡期与失代偿期四个阶段。

（1）潜伏期：此期无临床症状。从饮酒到出现腹痛等症状要经过十几年的时间，出现腹痛等症状时即进入代偿期。每天饮酒80～150g（酒精），通常15年后慢性胰腺炎出现症状。个体敏感性不同，大量饮酒（酒精＞80g/d）约10%发生CP，但未发生CP者多数也有胰腺组织学变化。

（2）代偿期：代偿期的开始阶段患者有腹痛、腰背痛、上腹部触痛及血尿淀粉酶间断性升高，但胰腺的形态学与胰腺内外分泌功能无明显变化，超声与CT通常不能诊断。这个时期主胰管与其粗的分支无明显变化，仅末梢的胰管分支有病理改变，即使逆行胰胆管造影（ERCP）亦难以诊断，临床上根据症状作为疑诊的病例较多，后期阶段ERCP胰管像可有异常所见。代偿期主要是以病史、临床症状、体征等综合性诊断为主的阶段。因此对有长期大量饮酒史，进餐后腹痛伴腰背痛，特别是饮酒或脂餐后症状加重者，即使ERCP无明显异常所见，亦不能除外CP，应作为高度拟诊对待。

（3）过渡期：代偿期经过4～5年的时间进入过渡期，胰腺的形态学出现明显的变化包括主胰管及其分支可有明显的异常所见，影像学检查容易诊断。酒精性慢性胰腺炎容易合并胰石，影响胰液排出，加速疾病的进展。过渡期胰腺外分泌与内分泌功能亦逐渐降低，出现不同程度的消化吸收障碍和糖代谢异常。外分泌功能检查，粪弹力蛋白酶-1浓度降低（＜200mg/g）。临床症状出现（从代偿期）8～12年后，50%～60%患者可发展为脂肪泻。3C型糖尿病（T3cDM）是慢性胰腺炎常见的并发症，建议每6个月血糖监测，测空腹血糖、餐后2小时血糖，或75g糖耐量实验。T3cDM的诊断见第503问。

（4）失代偿期：从过渡期经过8～15年进入失代偿期，此期腹痛、腰背痛等症状减轻或消失，胰腺内、外分泌功能减退显著。脂肪泻、糖尿病、体重减轻比过渡期更明显。

（任　旭）

495. 慢性胰腺炎疼痛的机制如何？

慢性胰腺炎（CP）疼痛的机制仍不十分清楚，导致疼痛原因有以下几种假说（hypotheses）。

（1）胰管高压：普遍接受的是疼痛与胰管内压增加有关。胰管梗阻时，有功能的腺泡持续分泌，使胰管内压力升高，导致梗阻尾侧端胰管扩张，而产生疼痛。CP伴胰管扩张者，多数行胰管减压后疼痛消失或明显减轻，支持胰管梗阻导致胰管内压力升高为引起疼痛的主要原因。在疾病后期，胰腺外分泌功能不全可伴随疼痛减轻或消失，提示疼痛可自己消失，即熄灭学说（burnout theory）。然而，流行病学资料显示在许多CP患者尽管有外分泌功能不全、胰腺钙化、戒酒或胰腺手术，疼痛仍然持续，并不完全支持此学说。

（2）胰腺局部缺血：胰酶激活、酒精等引起胰腺炎症导致胰腺实质高压，胰腺局部缺血。增加胰管和胰腺实质压力可引起胰腺局部缺血的间隔综合征。实验研究显示猫（feline）CP模型，增加胰腺间质压力伴随血流量减少支持这一学说。手术切除腺体和引流的胰管可使血流量减少现象发生逆转，而胰管支架对血流影响较小。

（3）纤维化瘢痕：小叶内及其周围纤维化导致胰腺不可逆的瘢痕组织形成。纤维化的病因虽然仍不清楚，但在CP疾病过程中，长期胰腺炎症纤维化引起胰管压力增加而伴随疼痛是普遍的观点。然而，不同的研究显示胰腺纤维化的程度和疼痛严重度之间无相关性。

（4）神经免疫：1985年开始关注免疫细胞浸润问题，发现酒精性CP免疫细胞浸润常位于胰腺神经周围，提示神经免疫可能为CP疼痛的机制。后来发现CP胰腺神经纤维数量和直径增加，慢性炎性细胞常局限在胰腺神经周围，电镜观察显示有神经外膜损害。进一步研究CP显示为多肽神经，降钙素基因相关肽（CGRP）和P物质（SP）作为疼痛的神经递质，存在于大量神经纤维内，免疫染色呈强阳性表达。这些所见提供了CP发生持续疼痛综合征胰腺神经直接参与的依据。报道CP多数胰腺神经纤维内生长相关蛋白-43（GAP-43）明显表达，与临床和病理表现有相关性。包括与胰腺实质纤维化比例及神经周围免疫细胞浸润程度有关，尤其与疼痛评分有明显相关性。然而，疼痛评分与胰腺纤维化的程度或CP病程无关。研究发现CP患者胰腺组织中，胰腺神经和神经节神经生长因子（NGF）和TrkAmRNA表达明显增多和增强。TrkA（NGF的受体之一）主要存在感觉神经的脊神经节和周围神经节细胞，涉及有害刺激和组织损伤的信号传导。NGF能激活存在于支配炎症部位的感觉和自律神经纤维内的TrkA，调节神经免疫相互作用。CP患者NGF/TrkA通路被激活，除了与神经纤维生长有关，可能与疼痛综合征也有关。很可能是通过调节NGF独立支配的感觉神经的敏感性，即引起感觉神经异常，在其他研究也观察到与疼痛程度和发生频率呈正相关的类似结果。神经多肽SP是主要的速激肽，有广泛的作用，包括通过作用于特异性受体，神经素-1受体（NK-1R）干扰神经与免疫系统之间的相互作用。研究显示CP患者NK-1R与临床/病理所见有明显的关联。NK-1RmRNA水平与CP疼痛程度、频率及时间有显著相关性。此外，CP神经周围的嗜酸细胞浸润以及胰腺炎伴随神经周围炎也可能是引起疼痛的原因。

（5）胰腺外引起疼痛的原因：由胰腺广泛纤维化和炎症引起胆总管或十二指肠狭窄，或假性囊肿等。沟槽状胰腺炎（groove pancreatitis，GP）特征为在胰头和十二指肠之间形成瘢痕板。认为沟槽处瘢痕导致十二指肠动力障碍，十二指肠和胆总管狭窄。提示这些异常变化造成CP症状和局部神经和神经节受压迫引起进食后疼痛。然而，沟槽状胰腺炎临床上很少见。假性囊肿能引起剧烈疼痛，用奥曲肽或囊肿引流治疗，囊肿变小疼痛随之缓解。假性囊肿压迫邻近器官亦可能为产生疼痛的原因。

（任　旭）

496. 胰管梗阻内镜下治疗有哪些方法？

慢性胰腺炎（CP）疼痛主要与胰管内压力升高有关，胰管狭窄、胰石为引起胰管梗阻的主要原因。此外，胰腺分裂症及胰管括约肌功能障碍等也能导致胰管压力升高。CP内镜治疗目的主要是胰管减压，解除胰管梗阻，缓解疼痛，预防复发，期待改善胰腺内、外分泌功能。

（1）ERCP途径治疗

1）胰管括约肌切开术（EPST）：EPST通常作为胰管狭窄留置支架或取胰石的前处置，不仅有助于器械插入，尚有利于胰液排出，缓解胰管压力，或对伴胰管括约肌功能障碍者有直接治疗作用。对CP不合并胆总管狭窄不需要行胆管引流等治疗者，不推荐胰胆管双括约肌切开。对于胰管括约肌功能障碍（FPSD）需要胰管括约肌测压，如≥40mmHg，行括约肌切开治疗。但推荐选择胆管括约肌切开，并且不必再做EPST（见第446问）。

2）胰管支架术（EPS）：EPS治疗慢性胰腺炎成功率72%～100%，长期观察疼痛缓解率65%～87%。EPS适合胰管狭窄、胰石等导致胰管梗阻，或胰管狭窄伴交通性胰腺假性囊肿。也包括胰腺癌有阻塞性胰腺炎症状（进食后腹痛）者。治疗目的为降低胰管压力，缓解疼痛及治疗狭窄（良性狭窄）。EPS多数需要EPST，导丝越过胰管梗阻部位至上流胰管，插入1根或多根引流管（根据胰管径）留置。使用单猪尾形支架能防止向胰管内移位。治疗CP胰管狭窄需要支架外径≥10Fr，根据患者症状情况，更换支架，至少维持12个月，治疗无效为顽固性狭窄。胰石者留置引流管后可行体外震波碎石（ESWL）。EPS并发症主要为引流管阻塞及移位，向胰管内移位为严重的并发症。胰管内放置全覆膜自膨式金属支架（FCSEMS）治疗狭窄适合胰头区主胰管顽固性狭窄，2008～2018报道共100余例，留置胰管FCSEMS6～12个月，狭窄缓解40%～100%。但FCSEMS移位发生率15%～46%，向胰管内移位8%。例数尚少，远期效果有待进一步评价。

3）取胰石：胰石＜1cm，位于胰头或胰体主胰管可行内镜下经乳头取石。胰尾部胰石取石困难，不适合内镜下取石。在EPST后小结石用网篮或球囊导管取出，胰管口小或胰管狭窄需在器械扩张后取石，柱状气囊扩张乳头有利于取出较大的结石。大的胰石或嵌顿胰石可采用ESWL或胰管镜下激光碎石。先留置胰管支架再ESWL可防止碎的结石嵌顿引起胰腺炎并发症。报道ERCP与ESWL并用胰石清除率为71%～100%，疼痛完全或部分缓解率为50%～85%，急性胰腺炎等并发症为2%～27%。因胰石坚硬，采用机械性碎石有导致碎石篮断裂或结石嵌顿等并发症的风险，报道较少。胰石清除后有狭窄存在、高脂血症或饮酒是结石复发的原因，因此要针对其原因进行预防。

4）胰管狭窄扩张术：大多数胰管狭窄在一次扩张后很快就复发，无远期治疗作用。因此扩张术其主要目的是为置管或取胰石创造条件，通常在扩张后要留置胰管支架。

5）经副乳头治疗：胰腺分裂（有症状）通常需要行副乳头切开，切开后留置预防性胰管支架。此外，主胰管严重狭窄或胰石经主胰管治疗不成功，或主胰管走行异常（C1型、C3型）以及副胰管结石等，经副乳头途径治疗将发挥重要作用。笔者内镜治疗556例CP中，7.7%需要经副乳头途径治疗（副乳头切开、支架引流、取胰石等），成功率79.1%（34/43）。副乳头开口小，或无明显开口，插管和切开是治疗成败的关键。副乳头插管或切开有时涉及会师法或针状刀切开，胰管C1型、C3型走行异常通常需要会师法。需注意的是，对胰腺分裂，采用针状刀切开后，如果导丝仍不能进入副胰管，即不能留置预防性胰管支架，导致重症胰腺炎的风险极高。

（2）EUS引导下经消化管治疗：EUS引导胰管引流术（EUS-PD）：2002年Ffrancois等首先报道EUS下经胃穿刺胰管顺行性留置支架即胃胰吻合。同年Bataille等EUS会师法（rendezvous法）胰管引流成功。EUS-PD会师法适合CP胰管狭窄ERCP不成功，或胰肠吻合口狭窄的患者，胰管扩张是必要条件。方法为用19GFNA穿刺针，以胰尾侧胰管作为穿刺目标。穿刺后造影，插入导丝，导丝越过狭窄进入空肠或十二指肠（肠腔内留置充分长度的导丝）。然后，退出超声内镜，插入十二指肠镜或气囊辅助小肠镜，将导丝从活检管道拉出，进行胰管引流等相应治疗。消化道重建内镜不能到达十二指肠乳头或胰肠吻合口，可采用顺行性胰管支架留置法。2005～2013期间报道EUS-PD成功率48%～100%，并发症0～42.9%。

（任　旭）

497. 何谓肿块型胰腺炎？影像学有何特点及如何与胰腺癌鉴别？

（1）肿块型胰腺炎（mass-forming pancreatitis）：尚无明确的病态及病理组织学定义，通常指影像学上类似胰腺癌的有局限性肿块形成的胰腺炎。欧美又称为胰腺炎性假瘤（pseudotumor）。此疾病概念是由日本首先提出的，与大量饮酒、胰腺炎及糖尿病史有一定关联性。肿块型胰腺炎临床上并不少见，报道术前诊断胰腺癌切除的病例中6%～10%为本病。

（2）肿块型胰腺炎的病态：日本胰腺病学会（2009）提出肿块型胰腺炎并不一定是慢性胰腺炎的

概念：病理学上分两种类型：一种是伴有慢性胰腺炎改变，在肿块部位有明显的炎性细胞浸润及小叶内、小叶间纤维化；另一种不伴慢性胰腺炎，肿块部位小叶间显著纤维化，但炎性细胞浸润不明显。本病男性多见，影像学检查显示胰腺局限性肿块，多数位于胰头部，约半数合并梗阻性黄疸，有时与胰腺癌鉴别困难。

（3）影像学表现及与胰腺癌鉴别点

1）腹部超声（US）：肿块型胰腺炎US检查肿块多数也呈低回声，有时与胰腺癌鉴别困难。前者有胰管贯穿征（penetrating duct sign），后者低回声肿瘤边缘不整，有助于鉴别，但胰管贯穿征特异性不高。造影US肿块型胰腺炎呈等回声或稍强回声，而胰腺癌仍呈低回声，神经内分泌肿瘤呈强回声。造影US诊断胰腺癌的敏感性和特异性分别为90%和95%。胰腺癌组织硬，认为腹部US弹力成像（US elastography）与EUS弹力成像对比，因为胰腺位置深，鉴别胰腺肿块性质并不可靠。

2）CT：增强CT早期、后期影像肿块部位均呈等密度（iso density），与胰腺癌早期显示低密度，后期呈等密度或高密度不同。对于检出胰腺实性或囊性病变，多排螺旋CT检出＞2cm病灶的敏感性为100%，然而＜2cm时，敏感性下降至77%。

3）MRI和MRCP：T1增强像肿块呈低信号（与胰腺实质相比），胰管多数呈光滑的狭窄。MRCP胰管贯穿征比US敏感性和特异性均高。

4）超声内镜（EUS）：胰腺癌和肿块型胰腺炎EUS及IDUS检查时均呈低回声改变，本病内部斑点状高回声和胰管贯穿征有助与胰腺癌鉴别。EUS能多平面实时扫查，可通过灰阶影像，彩色Doppler，弹力成像，造影增强EUS（CE-EUS）进行鉴别诊断。EUS-FNA诊断胰腺癌特异性几乎100%，敏感性75%～90%，并发症发生率低，为与胰腺癌鉴别有效的诊断方法。EUS引导细针吸引活检（EUS-FNAB）和EUS引导trucut活检（EUS-TCB）能获得大量带有组织结构成分的组织，用于较详细病理分析。

5）ERCP：属侵袭性检查，但本病梗阻性黄疸ERCP治疗时，不仅可胰胆管造影，尚能行胰管刷检等组织学检查有助于鉴别诊断。胰腺癌ERCP主胰管狭窄远端扩张或中断像，而肿块型胰腺炎多数无此所见。因为本病难以引起胰管完全性闭塞，狭窄远端多数胰管扩张不明显。胰腺段胆管狭窄的管壁光滑，其上方缓慢扩张。

6）正电子发射计算机断层扫描（FDG-PET/CT）：静脉注射18F-脱氧葡萄糖（18F-FDG）示踪显影剂后，行PET/CT检查。恶性肿瘤以外，糖代谢亢进的炎症部位也有时积聚，肿块型胰腺炎FDG积聚频度低。此病CT和MRCP检查仍与胰腺癌鉴别困难时，可行此项检查。^{18}FDG-PET-CT检查胰腺癌和神经内分泌癌其肿瘤均呈放射性浓聚，但需注意胰腺癌有10%～30%FDG积聚阴性，高分化神经内分泌肿瘤亦可呈假阴性。

（任　旭　唐秀芬）

 498. 自身免疫性胰腺炎有何特点？1型如何诊断？

（1）自身免疫性胰腺炎（autoimmune pancreatitis，AIP）：指自身免疫介导，以胰腺肿大和主胰管不规则长段狭窄为特征的特殊类型慢性胰腺炎症。1961年Sarles等首先报道10例炎症表现很明显、有自身免疫特征的特殊类型慢性胰腺炎，称为胰腺原发性炎性硬化，曾称硬化性胰腺炎、肿胀性胰腺炎、非酒精性破坏性胰腺炎。多数有无痛性黄疸，腹痛比其他胰腺炎轻，高球蛋白血症，血沉快，胰腺显著炎细胞浸润，未检出细菌，提出可能与自身免疫有关。1992年土岐等报道为弥漫性胰管狭细型胰腺炎，1995年Yoshida等提出AIP的概念。AIP属于IgG4相关性系统性疾病，后者是一类以IgG4阳性浆细胞和T淋巴细胞广泛浸润全身不同器官为主要病理特征的纤维炎症性疾病。

（2）AIP分型：AIP包括2个亚型（1型和2型），我国和日本主要是1型，2型欧美国家多见。这两型临床上均可有梗阻性黄疸，腹痛或急性胰腺炎表现。梗阻性黄疸1型比2型更常见，血清CA19-9可升高，需要与胰腺癌和胆管癌鉴别。激素或胆管狭窄治疗，黄疸消退，CA19-9持续升高，为胰腺癌存在的危险信号。疾病后期可发展为胰腺内外分泌功能不全。

1）1型AIP：多见于60～65岁男性，弥漫性胰腺肿大，呈腊肠状（sausage-like pancreas）。胰管狭窄段长且壁不整，高IgG4血症和常有自身免疫抗体阳性。常伴有IgG4相关硬化性胆管炎（IgG4-SC）、硬化性唾液腺炎及后腹膜纤维化等胰腺外疾病，可有腹腔或肺门淋巴结肿大。病理学上明显的淋巴细胞和IgG4阳性浆细胞浸润，席纹状纤维化和闭塞性静脉炎为其特征性所见，也称为淋巴-浆细胞性硬化性胰腺炎（lymphoplsmacytic sclerosing pancreatitis，LPSP）。激素治疗有效，复发相对高，可合并胰石。

2）2型AIP：见于45～48岁相对年轻患者，无性别差异，胰腺肿大或肿块，可合并溃疡性结肠炎。血液免疫学检查缺乏异常所见，血IgG4正常。病理组织学特征为伴粒细胞性胰腺上皮损害（granulocytic epithelial lesion，GEL）的特发性导管中心性慢性胰腺炎（idiopathic duct-centric chronic pancreatitis，IDCP）。然而，1型AIP 27%可能有GEL表现。此型无1型席纹状纤维化和闭塞性静脉炎所见。激素治疗有效，复发率低。但由于IgG4正常，需要胰腺活检除外胰腺癌，确定诊断后再用激素治疗。

（3）1型AIP的诊断：①胰腺影像学检查胰腺弥漫性或局限性肿大（CT胰腺肿大伴延迟强化）。②主胰管纤细且壁不整，常伴胆管狭窄。不整狭细的胰管呈弥漫性（狭窄长度占主胰管1/3以上）或局限性（需与胰腺癌鉴别），邻近有胰管分支，远端胰管扩张不明显。③高IgG4血症。IgG4诊断AIP的敏感性50%～90%，大于正常上限2倍，诊断准确性＞95%。④病理学检查大量淋巴细胞和IgG4阳性浆细胞浸润（＞10个IgG4阳性浆细胞/高倍视野），席纹状纤维化，闭塞性静脉。⑤临床和/或病理诊断伴胰腺外疾病（IgG4-相关硬化性胆管炎、硬化性唾液腺炎及后腹膜纤维化等）。⑥激素治疗有效。⑦需要与胰腺癌、胆管癌、慢性胰腺炎等疾病鉴别。

（任　旭）

499. 自身免疫性胰腺炎如何治疗？

（1）激素治疗：主要采用口服激素治疗，缓解率98%，对伴有IgG4相关硬化性胆管炎（IgG4-SC）及后腹膜纤维化等胰外疾病也有效。内藤等报道1型自身免疫性胰腺炎（AIP），84%伴IgG4-SC。对于胰腺肿大无梗阻性黄疸和糖尿病者，不用激素治疗亦可能自行缓解。对合并梗阻性黄疸或糖尿病者，在胆管引流减黄及血糖控制后采用激素治疗。内镜下胆管引流为首选方法，不能行内镜引流者采用经皮经肝胆管引流方法。对无胆道感染，黄疸轻微者亦可不做胆管引流，直接用激素治疗。

（2）激素治疗标准剂量：泼尼松（prednisolone）40mg/日，持续4周，以后每周递减5mg，持续8周停药。激素治疗2周，影像学和实验室检查评价。治疗有效包括临床症状改善，CA19-9、IgG4水平下降趋势，胰腺肿大和肝功能改善。如果未观察到治疗效果，激素减量，停药，重新评价除外恶性疾病。疗程结束，停药后1型和2型AIP复发率分别为31%和9%。如果复发可以口服激素12周疗程同时用免疫抑制剂亦有效。

（3）免疫抑制剂：对激素抵抗或不耐受也可单独采用免疫抑制剂治疗。免疫抑制剂可选用口服硫唑嘌呤（azathioprine）每天2mg/kg，6-巯基嘌呤（6-mercaptopuine）每天1mg/kg或吗替麦考酚酯，也称霉酚酸酯（mycophenolate mofetil）每天750～1000mg/kg，治疗2年。免疫抑制剂副作用大，应用较少。少数报道用熊去氧胆酸治疗AIP，糖尿病、肝功能及胰腺形态学有改善。

（4）其他治疗方案：韩国用泼尼松每天0.5mg/kg，持续1～2个月，每1个月减5～10mg，维持（2.5～7.5mg/d）6个月停药，复发率为33%。日本用泼尼松每天0.5～0.6mg/kg，通常30～40mg，2～4周后剂量递减，每1～2周减量5mg。减量至15mg/d时，递减剂量进一步减少，2～3个月后进入维持量5～7.5mg/d，维持3年。观察到影像学和血液检查改善者继续维持治疗3年，无复发或复发率低，为抑制复发，维持量至少5mg/d。对复发者泼尼松剂量＞20mg/d，多数病例可缓解，但减量速度要缓慢。

（任　旭）

500. 何谓胰腺外分泌功能不全？见于哪些疾病及严重程度如何分级？

（1）胰腺外分泌功能不全（exocrine pancreatic insufficiency，EPI）：尚无明确定义，其特征为十二指肠对食物刺激分泌胰酶（脂肪酶代表腺泡功能）和/或碳酸氢盐（导管功能）量不足。当胰酶排出量不足正常量的10%，会出现EPI的临床表现。EPI可表现为消化、吸收不良，营养不良，并可发展为糖尿病（DM）。

（2）引起EPI的疾病或原因：分原发性和继发性EPI。①原发性EPI为酶产生量不足和/或由于腺泡缺失或破坏引起酶分泌量减少，见于慢性胰腺炎、胰腺囊性纤维化、1型DM、血色病、胰腺创伤、重症急性胰腺炎等疾病。②继发性为胰腺外分泌功能受损和胰酶活性降低，见于胰腺癌或壶腹肿瘤（胰管梗阻影响胰液排入十二指肠）、乳糜泻、2型DM、促胃液素瘤（由于高酸分泌导致胰酶失活），或胃、胰腺和小肠手术后（胰液与摄入的食物不能充分混合），例如全胰切除术、胰十二指肠切除、胃空肠吻合以及Roux-en-Y胃旁路术等。

（3）EPI程度分级：根据临床表现，间接或直接胰腺外分泌功能实验分为轻、中和重度EPI。轻度EPI为一种或一种以上胰酶分泌减少，碳酸氢盐浓度正常，粪便脂肪排泄正常；中度EPI为胰酶排出量减少，碳酸氢盐浓度降低，粪便脂肪排泄正常；重度EPI为胰酶排出量减少，碳酸氢盐浓度降低加上脂肪泻（每天服80～120g脂肪，连续5日；粪便排泄脂肪＞7.5g/d）。脂肪泻在进展的慢性胰腺炎发病后8～12年出现，50%～60%慢性胰腺炎患者可发展为脂肪泻。患者常逐渐改变饮食，如限制脂肪摄入，掩盖了症状（无腹泻表现）。

（4）DM与EPI：1型DM（胰腺腺泡萎缩）是由于细胞介导免疫破坏胰腺β细胞引起的自身免疫性疾病。可有1种或1种以上自身免疫抗体，如胰岛细胞质抗体（ICA）、胰岛素抗体（LAA）等阳性，常伴人白细胞抗原（HLA）强阳性。2型DM无β细胞损害，常有代谢综合征和胰岛素抵抗。Weitgasser等（2016）报道EPI发生率，1型DM伴重度、中度EPI分别为10%～30%和22%～56%，2型DM中度EPI为5%～46%。DM发生EPI的机制尚不清楚，仍有广泛争论。有以下几种可能的原因：糖尿病自律神经病变，肠反射功能损害；糖尿病微血管病变引起胰腺局部缺血，继发胰腺纤维化和萎缩；1型DM自然过程中，自身免疫性炎性反应伴随多种类型炎性细胞浸润外分泌（腺泡小叶）和内分泌（β细胞）系统造成损害。德国研究胰腺外分泌功能实验粪弹力蛋白酶-1浓度与C-肽和体质指数（BMI）呈正相关，与醣化血红蛋白（HbA1c）呈负相关。

（任　旭）

501. 何谓3C型糖尿病？发病机制如何？

（1）3C型糖尿病（T3cDM）：指继发于胰腺外分泌功能障碍的糖尿病。美国糖尿病协会和WHO将胰源性糖尿病（pancreatogenic、pancreoprive or pancreatic diabetes mellitus）分类为T3cDM。胰腺外分泌疾病是T3cDM的病理基础，包括复发性和慢性胰腺炎，血色病、囊性纤维化、胰腺创伤、胰腺切除、胰腺发育不全和胰腺癌等。T3cDM在所有糖尿病中占5%～10%，其中良性疾病约占85%。

（2）病因：T3cDM最常见的基础疾病为慢性胰腺炎（78.5%），其次为胰腺癌（8%）。北美洲人群慢性胰腺炎发生T3cDM的危险因素为肥胖、DM家族史、胰腺手术史、胰腺钙化或萎缩，酒精性胰腺炎、慢性胰腺炎患者持续饮酒、嗜烟。胰腺切除后，新发生DM明显增加，报道胰腺切除术后内分泌和外分泌功能不全分别达40%和35%。

（3）发病机制：尚不清楚。在慢性胰腺炎初期，胰腺外分泌功能一般正常，并且临床出现糖尿病通常在慢性胰腺炎进展期（发病后8～10年），即表现为胰腺内、外分泌障碍多数同时存在。慢性胰腺炎所致糖尿病可能并非胰岛内源性缺陷所致，而是由于①胰岛被破坏或功能丧失，β细胞数量减少，胰岛素分泌障碍。这样不仅发生糖尿病，α细胞分泌胰高血糖素功能也减退，药物治疗糖尿病容易发生低血糖。②慢性胰腺炎C肽（代表胰岛素）分泌（检测C肽最高值与基础值的差，即CPR）与糜蛋白酶和脂肪酶分泌相关，其分泌随外分泌障碍而减少。③伴随胰岛素分泌减少，末梢组织胰岛素敏感性增强，但肝脏对胰岛素敏感性降低，使胰岛素抑制肝糖异生的作用降低，血糖升高。④研究发现动物试验皮下给予胰多肽2周以及慢性胰腺炎患者胰多肽8周，糖耐量均得到改善。研究提示慢性胰腺炎胰多肽缺乏，引起糖耐量异常。已明确由于胰多肽减少，导致肝脏胰岛素受体结合能力降低。⑤细胞因子白细胞介素-1对β细胞有细胞毒性作用，肿瘤坏死因子在高浓度下能抑制胰岛素释放。⑥胰腺纤维化损害胰岛的血循环，可能导致肠促胰素转运障碍以及影响胰岛对激素的反应能力。

关于其发病机制还有多个假说：①T3cDM由于：a.糖尿病神经病变引起胰腺外分泌调节功能障碍；b.因缺乏局部高浓度胰岛素的营养作用，使外分泌组织萎缩；c.与局部或全身血管损害有关。②其他假说：外分泌和内分泌功能障碍同时存在为基础疾病发展影响到整个胰腺的最终结果。由于β细胞特异性和外分泌组织抗原引起自身免疫介导的炎性反应；外分泌和内分泌细胞遗传缺陷；可能由以前感染的病毒或细菌引起。认为尽管这些假说仍有争论，但继发于胰腺疾病的T3cDM高发生率能很好解释胰腺外分泌和内分泌障碍常同时存在。

（任　旭）

502. 胰腺癌发生糖尿病的机制如何？

（1）胰腺癌中，45%～67%有糖尿病（DM），新近发生（3年内）DM占75%。认为近期突然患DM或DM恶化要考虑患胰腺癌之可能。较早的研究认为胰腺癌组织侵犯胰岛细胞使其失去功能（胰岛素分泌减少）是糖代谢异常的主要原因，糖代谢异常程度与肿瘤大小有关。然而，胰岛细胞主要分布胰尾部，而胰尾部癌DM发生率并非高，胰腺体尾部癌与胰头癌糖代谢异常亦无明显差异，即使小胰癌亦可有明显的糖代谢异常以及肿瘤切除后多数糖代谢改善都不支持DM为癌破坏的结果。肿瘤阻塞主胰管继发阻塞性胰腺炎引起胰腺纤维化，后者导致血管受压和神经功能障碍，使胰岛成为被隔离的状态，呈现胰腺内分泌功能异常。肿瘤阻塞主胰管继发阻塞性胰腺炎均使胰岛素分泌减少。

（2）后来许多研究观察到胰腺癌DM者与2型DM均具有相同的特征，即存在明显的胰岛素抵抗和高血浆胰岛素水平。这些特征与慢性胰腺炎相关DM继发β细胞群减少，胰岛素水平降低有区别。胰腺癌DM患者血浆胰岛淀粉样多肽（IAPP）升高，使精氨酸依赖的胰岛素、胰高血糖素和生长抑素释放减少，引起糖代谢的改变。认为新发生DM患者测定血浆IAPP对胰腺癌有诊断价值。

（3）关于胰腺癌发生DM的原因目前仍不清楚，认为主要是由于伴胰外分泌功能不全（EPI）导致DM，即3c型DM（T3cDM）。胰腺癌EPI是由于胰管梗阻，胰酶（脂肪酶等）排入十二指肠量减少所致（详见第500问）。β细胞群的调节和生理性肠降血糖素（incretin）分泌取决于正常胰腺外分泌功能。EPI伴随肠降血糖素系统功能损害，很可能有促进T3cDM发展的作用。肠降血糖素包括葡萄糖依赖性促胰岛素多肽（glucose-dependent insulinotrophic polypeptide，GIP）和胰高糖素样肽-1（glucagon-like peptide-1，GLP-1）等，前者尚能刺激β细胞分泌IAPP。以前的研究显示酒精性胰腺炎脂肪泻患者GIP分泌减少，补充胰酶后分泌能恢复正常。近期研究强调脂肪水解功能对调节GLP-1分泌起重要作用，观察到囊性纤维化EPI患者补充胰酶后GLP-1分泌发生逆转。

（4）胰腺癌导致副肿瘤β细胞功能障碍：可能为引起DM的原因。Javeed等（2016）研究显示胰腺癌产生的外泌体（含肾上腺素和/或CA19-9）脱落进入循环中，通过小窝蛋白（caveolin）介导的内吞作用或巨胞饮作用很容易进入β细胞，抑制胰岛素分泌，从而引起副肿瘤β细胞功能障碍。这很有可能是由于肾上腺素诱导的内质网应激反应和未折叠蛋白质反应（UPR）功能丧失导致。胰腺癌细胞释放导致DM的物质淀粉不溶素（amylin），也为副肿瘤效应，引起血糖升高，可能促进DM发展。

（任　旭）

503. 3C型糖尿病如何诊断？

（1）3C型糖尿病（T3cDM）的血糖诊断标准与1型糖尿病（T1DM）和2型糖尿病（T2DM）相同，即随机血糖＞11.1mmol/L或空腹血糖＞7mmol/L。由于多数情况对T3cDM认识不足，容易被误分类为2型DM。建议CP早期（5～6年内）在随访期间每6～12个月，进行血糖监测，包括随机、空腹或餐后2h血糖、糖化血红蛋白（HbA1c）、75g糖耐量试验等。T3cDM诊断有一定的重叠度，因为1型和2型DM可伴有胰腺外分泌功能不全，胰腺癌常发生在以前已有DM人群。这些患者都有内、外分泌疾病同时存在的相似临床表现。

（2）T3cDM诊断标准（Ewald和Bretzel标准）

1）主要标准（所有项目必须满足）：①胰腺外分泌功能不全（粪弹力蛋白酶-1＜200μg/g）；②影像学检查（EUS、MRI、CT）胰腺形态学异常，如萎缩、纤维化或慢性胰腺炎等；③排除1型糖尿病（无1型DM自身免疫标志物）。

2）次要标准：①胰岛β细胞功能损害；②无过度的胰岛素抵抗；③肠降血糖素（incretin）分泌障碍：包括胰高血糖素样肽-1（glucagon-like peptide-1，GLP-1）和胰多肽（pancreatic polypeptide，PP）分泌不足；④血清脂溶性维生素降低（A、D、E和K）。

PP对混合营养餐缺乏反应为T3cDM的特异性预测指标。正常人群和1型糖尿病摄入混合营养餐后PP水平可升高4～6倍，而T3cDM患者PP升高却不足2倍。T3cDM患者空腹PP水平低于正常值，与2型糖尿病也有区别，后者常高于基线水平。此外，T3cDM患者将要附加评价常易忽略的潜在并发症和吸收不良。

（3）诊断T3cDM的内分泌功能检查方法

1）β细胞功能损害：①稳态模型β细胞功能指数（HOMA-β）为用于评价个体的胰岛β细胞功能的指标，计算方法HOMA-β＝20×FINS/（FPG-3.5）（%），FINS＝空腹胰岛素水平（μU/ml）；FPG＝空腹血糖（mmol/L）；系数22.5为校正因子。糖尿病患者HOMA-β指数降低表示胰岛β细胞功能降低，反之则其数值升高。②C肽（pmol/L）/血糖（mmol/L）比值。作为评定胰岛功能指标，并且对糖尿病的分型及治疗有指导意义。正常人用放射免疫测定法测C肽，一般为0.3～0.6pmol/ml，均值为（0.56±0.29）pmol/ml。报道1型糖尿病患者空腹和糖负荷后各时点的C肽/血糖比值均显著低于2型糖尿病组。C肽与胰岛素以等分子浓度由胰岛β细胞分泌进入门静脉后，其代谢清除率比胰岛素小得多，即外周血中的C肽比胰岛素半衰期长，更稳定。

2）胰岛素抵抗：稳态模型胰岛素抵抗指数（HOMA-IR）＞2.69为存在胰岛素抵抗。计算方法HOMA-IR＝FINS（空腹胰岛素，μU/ml）×FPG（空腹血糖，mmol/L）/22.5。正常个体的HOMA-IR指数为1。随着胰岛素抵抗水平升高，HOMA-IR指数将＞1。

3）肠降血糖素（incretin）分泌损害：又称肠促胰素。包括检测胰高血糖素样肽-1（glucagon-like peptide-1，GLP-1）或胰多肽（pancreatic polypeptide，PP）。胰腺PP细胞或纤维细胞（F-细胞）分泌PP和胰高糖素，认为PP对混合营养摄取缺乏反应为T3cDM的特征之一。

（任　旭）

504. T3cDM有何特征？

（1）T3cDM临床表现与其他类型DM基本相同，但由于存在EPI，可有消化不良和同时发生的营养不良表现。T3cDM控制血糖有一定困难。如血糖水平波动、不稳定，容易发生低血糖昏迷。提出假设：T3cDM血糖难以控制的原因包括由于EPI胰腺反向调节激素缺乏（如胰高血糖素、生长抑素），消化、吸收不良以及酒精性胰腺炎对生活方式建议和药物依从性差等。但是，最近的研究未证明T3cDM患者血糖难以控制，胰腺切除T3cDM患者糖化血红蛋白（HbA1c）与所有DM人群比较无统计学差异，也未见严重低血糖发生。另外报道1900例DM患者中，T3cDM与其他DM比较，血糖控制效果相同。

（2）T3cDM普遍存在EPI，但临床上通常只有在胰腺外分泌功能丧失超过90%，才能发生明显的蛋白和脂肪吸收不良。然而，轻－中度EPI即能导致脂溶性维生素（A、D、E和K）吸收不良，尤其是维生素D。近期研究显示慢性胰腺炎、胰腺癌等伴EPI患者，93%维生素D缺乏，大剂量补充维生素D后，血清浓度正常。测定血清25-羟基维生素D，低水平者给予补充可能有益于T3cDM患者。

（3）慢性胰腺炎T3cDM患者EPI：①肠降血糖素系统功能损害，包括葡萄糖依赖性促胰岛素多肽（GIP）和胰高血糖素样肽-1（GLP-1）分泌减少，在补充胰酶后分泌均可发生逆转。GIP是小肠K细胞分泌的一种降血糖素，血糖升高时促进胰岛素合成和分泌，并能刺激β细胞分泌胰岛淀粉样多肽（IAPP）。GLP-1是远端回肠、结肠和直肠L细胞分泌的一种降血糖素，通过葡萄糖依赖的方式促进胰岛素分泌、抑制胰高糖素分泌。T3cDM与其他型糖尿病比较，对混合营养餐缺乏胰多肽（PP）反应。②PP分泌减少，为T3cDM的特异性指标。

（4）药物治疗特点：国内外尚无T3cDM的诊疗共识和标准，根据文献：①对于伴有轻度高血糖（HbA1c＜8%）的慢性胰腺炎T3cDM患者，口服降糖药可能比较恰当，二甲双胍为一线治疗药物（即使后期需叠加胰岛素控制血糖）。②有EPI者口服酶替代治疗，对脂肪的消化和营养吸收极其重要，能控制腹泻、防治脂溶性维生素的缺乏，更重要的是保持肠内激素的分泌从而改善糖耐量。慢性胰腺炎患者常有维生素D缺乏，报道即使外分泌功能正常，骨质疏松症发生频率仍很高（34%），约为正常人群3倍。③虽然与T1DM和T2DM治疗目标基本相同，但T3cDM不推荐应用胰岛素促分泌剂（磺脲类和格列奈类），因为可促进胰岛β细胞的过早耗竭，亦可增加胰腺癌发生风险。④肠促胰素（如GLP-1类似物和DPP-4抑制剂）可增强胰岛素的分泌，但由于可导致药物性胰腺炎，因此不适合应用于伴有T3cDM的慢性胰腺炎患者。此外，GLP-1类似物已被证明可降低食欲和减少食物摄入量从而导致体重减轻，因此也不适合这类患者。⑤大部分T3cDM患者主要为胰岛素缺乏，因此首选胰岛素治疗，尽管有增加恶性肿瘤的风险（慢性胰腺炎本身也有较高的癌变概率）。短效胰岛素每天3次或中效胰岛素睡前注射，睡前胰岛素用量通常比T1DM少得多，不推荐长效胰岛素每天注射2次的方法。虽然空腹血糖保持在＜7%的水平以减少慢性并发症风险，但T3cDM血糖有明显脆性，应避免低血糖的发生。胰岛素强化应相对保守，控制血糖偏高于正常水平。

（任　旭）

505. 糖尿病与胰腺癌有何关系？

胰腺癌在全部胰腺肿瘤中约占85%，胰腺内分泌肿瘤不超过5%。糖尿病（diabetes mellitus，DM）患者的胰腺癌发生率高于非DM者，有DM史患者发生胰腺癌的危险性比无糖尿病史者高1.8～2.1倍，日本胰腺癌有DM史者为25.9%，美国胰腺癌60%～81%合并糖尿病。

（1）DM发生胰腺癌的可能机制：DM与胰腺癌两者之间内在关联的机制是复杂的，可能包括免疫学、激素和代谢变化。一方面引起胰岛素抵抗，另一方面导致肿瘤发生。成人新发生DM，约1%在3年内诊断胰腺癌。2型DM占全部DM85%～90%，常有代谢综合征的表现（肥胖，血脂代谢紊乱和高血压）。DM由于胰岛素抵抗，使胰腺代偿性分泌胰岛素增加，导致高胰岛素血症。胰岛素不仅是代谢的生长因子，而且具有促进有丝分裂的作用。高血糖引起氧化应激反应增强，糖化产物和高胰岛素血症参与促进癌发生过程（图6-12）。也有研究认为DM患者腺泡周围胰岛素浓度比全身胰岛素高，长期暴露高胰岛素水平环境可能促进胰腺过度生长而导致肿瘤发生。类胰岛素样生长因子（insulin-like growth factor，IGF）-1受体（IGE-1R）可能与包括胰腺癌等多种癌发生有关。

（2）DM发生胰腺癌的特点：2型DM在胰腺癌发生之前者，胰腺癌发病年龄高，合并心血管疾病多，诊断时多半无症状，且进展期多。胰腺癌之前无糖尿病者，诊断时多半有临床症状，Ⅲ期以下多，

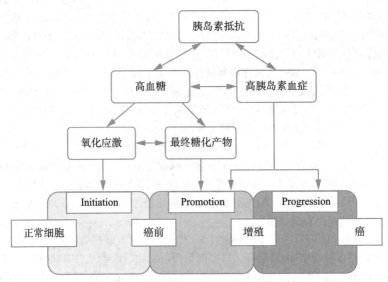

图6-12　糖尿病发生胰腺癌的可能机制

根治切除率高。

（任　旭）

506. 胰腺CT读片应注意哪些问题？如何定位？胰腺癌的CT像有何所见？

（1）胰腺定位和读片应注意的问题

1）胰腺定位：胰头部在左肾静脉汇入下腔静脉水平的下腔静脉前方，突出到肠系膜上静脉后方的部分为胰腺钩突部，胰体部在肠系膜上动脉和脾静脉的前面，胰尾部与脾门连接，周围有脂肪组织，容易定位。

2）胰腺多半在T_{12}下缘和L_2上缘之间，胰腺周围有脂肪组织包绕，CT能清楚地显示胰腺的轮廓，但老年人或小儿脂肪组织少，有时胰腺轮廓不清。肠系膜上动脉周围有脂肪组织，与邻近脏器分离，肠系膜上静脉与胰腺之间多半无脂肪组织。胰腺的大小有个体差异，不同的年龄亦有所区别，通常胰腺厚度超过椎体横径的2/3提示胰腺大，然而不是绝对的。胰腺从头部到体尾部的位置是由右向左上方至脾门部，体尾部位置高，因此从连续断层面来看，胰体尾部断层的下方为胰头和钩突部。读片时应注意脾静脉是走行在胰体部后上方，其下方非脾静脉的断层面亦为胰腺；在胰体尾部与脾静脉之间有脂肪层，CT片上呈低密度带，不要误诊为扩张的胰管。十二指肠、空肠及肝曲结肠有时似胰腺或胰腺肿瘤，应注意其内是否有口服的造影剂或气体影像加以鉴别。

（2）胰腺癌CT像所见

1）肿瘤像或胰腺肿大：胰腺癌存在的诊断率CT为90%～97%。胰腺癌约60%CT平扫可见低密度肿瘤像。约40%肿瘤密度与胰腺相似（等密度），仅胰腺局限性大，常伴尾侧胰腺萎缩，仅根据此所见不能与肿块型胰腺炎鉴别，需做增强CT方能显示肿瘤像。动态增强CT动脉像后期（胰腺实质期），与胰腺实质比较，肿瘤缺乏造影增强效应（低密度），从静脉期至平衡期造影效果增强。

2）主胰管扩张：是最重要的间接所见，胰腺体尾部主胰管水平走行，胰头部上升走行，因此体尾部扩张的胰管似蛇形，胰头部呈近似圆形的低密度影像。胰头部癌扩张的胰管在胰腺的体尾部，故胰头部胰管扩张少见，圆形的低密度影多半仅见于乳头癌等其他乳头周围病变。

3）胆道梗阻：胰头癌压迫胰部胆管引起胆道梗阻（胆管扩张、胆囊大），从连续断层片上能确定梗阻部位。

4）脂肪层消失、血管浸润：胰腺的后面由于有脂肪层使其境界鲜明，脂肪层消失，肠系膜上动脉观察不清，提示病变向胰腺外浸润，但脂肪层消失尚可见于急性胰腺炎和慢性胰腺炎急性发作期。此外，胰腺前方和胰头周围脂肪组织少，此部位脂肪层消失不一定是疾病所致。

5）增强CT肿瘤与门静脉系统（肠系膜上静脉、脾静脉、门静脉主干）之间如有明确脂肪密度存在，可以判定无门静脉浸润。肿瘤与门静脉紧密接触，管腔狭窄、阻塞或癌栓形成为门静脉系统浸润表现。判定动脉浸润以前是通过血管造影评价，由于其具有侵袭性，现在主要依靠动态增强CT诊断。动脉壁不整或闭塞为动脉浸润所见。与门静脉浸润相同，肿瘤与动脉之间有脂肪密度存在也判定无动脉浸润。胰头、钩突部浸润动脉包括腹腔动脉、肝总动脉、肝固有动脉、胃十二指肠动脉及肠系膜上动脉。体尾部癌后方浸润主要是脾动脉。

6）淋巴结肿大或肝转移：胰头后方、主动脉旁以及肠系膜上动脉起始部的淋巴结在CT上容易确定。淋巴结肿大（＞1.5cm）多数为恶性肿瘤转移，胰腺癌伴邻近胰腺的淋巴结肿大提示淋巴结转移。2cm以上的多发转移灶CT容易判定。

（任　旭）

507. 小胰癌的病变部位与胰胆管影像学检查的关系如何？

（1）小胰癌：是指肿瘤的直径＜2cm的胰腺癌，T1期（包括T1a、T1b、T1c），与早期胰腺癌概念并非同义语。小胰癌不一定是早期，但其切除率相对较高，预后相对好。胰腺癌约90%起源主胰管上皮细胞，因此大多数胰腺癌（包括小胰癌）胰管有异常所见。即使Tis期原位癌（cis）或T1b（肿瘤＜1cm），也可有胰管异常表现。因此，胰管有狭窄要高度怀疑胰腺癌所致。远离主胰管发生的小胰癌如位于胰头上部、钩突部和胰体上部的肿瘤较少见，可以呈正常的胰管像。

影像学对＜2cm的小胰癌检出率据日本文献报告：超声为59%，超声内镜（EUS）为100%，ERCP为85%，CT为53%。EUS对胰癌周围淋巴结转移诊断率为72%～80%，敏感性高，特异性差。超声和CT诊断小胰癌，肿瘤检出率低，但常可发现胰管或胆管扩张，为进一步检查提供线索。由于肿瘤的发生部位不同，胰胆管影像与临床表现亦有所差异。掌握上述相关联系，对于正确诊断有重要的价值。

（2）胰头部小胰癌

1）胰头上部：此部位邻近胰腺段胆管，早期即可压迫胆管出现梗阻性黄疸，因此胰头癌出现胆道梗阻时并不一定完全与肿瘤大小相关，尚取决于肿瘤的位置。胰头上部小胰癌多半仅有胰腺段胆管狭窄伴胆管扩张，胰管可以无异常所见。

2）胰头中部：①肿瘤位于主胰管尚未分出副胰管的主胰管时，可出现胰管狭窄和胰管扩张，伴胆管扩张者少。多数无明显临床症状，有时表现为阻塞性胰腺炎症状，进食后上腹痛伴腰背痛，血淀粉酶可升高。超声和CT多半能检出胰管扩张，磁共振胰胆管成像（MRCP）诊断价值大。②肿瘤位于主胰管分出副胰管之后的主胰管时，胰液从副胰管流出通畅时，可不引起胰管扩张。MRCP可显示胰管狭窄，因无胰管扩张，超声和CT诊断率低。

3）钩突部：钩突部小胰癌影像学诊断最困难，因为肿瘤不是来源于主胰管，又无胆道梗阻。

（3）胰体部小胰癌：①胰体上部：肿瘤非起源于主胰管，MRCP不能诊断。脾动静脉走行于胰体上部后方，肿瘤有时侵犯脾动、静脉，少数在上腹部可闻及血管杂音。脾静脉狭窄，脾大伴胃静脉曲张者，亦有可能为小胰癌所致。慢性胰腺炎等引起胰源性门静脉高压影像学容易诊断。②胰体中部：肿瘤起源于主胰管，可有阻塞性胰腺炎症状，血尿淀粉酶可升高，MRCP等影像学检查可显示胰体部主胰管狭窄伴胰管扩张。

（4）胰尾部小胰癌：小的胰尾部肿瘤，超声、CT和ERCP均难以诊断。

（任　旭）

胰腺疾病取材组织学诊断方法有哪些？应用价值如何？

（1）胰腺活检诊断：1971年Holm等开展超声引导下经皮穿刺技术以来，超声或CT引导下经皮细针吸引细胞学检查用于胰腺癌的组织学诊断。1971年神津等首先报道内镜下经导管取纯胰液细胞学检查，1975年Osnes等报道胰胆管细胞刷检。1984年林田等开展ERCP胰管活检。笔者20世纪90年代开展内镜下经胰管刷检和活检。1991年Vilmann等首先报道EUS-FNA，以后逐渐在全球广泛开展，基本替代经皮细针穿刺吸法，成为组织学诊断胰腺疾病的重要方法。2006年SpyGass胆胰管镜应用于临床，胰管内直视下活检成为可能。腹腔镜下胰腺活检创伤性大，应用较少。

（2）取材途径：胰腺疾病取材主要有经乳头、经消化管及经皮3种途径。胰腺疾病影像学不能确定诊断，需要ERCP经胰管取材的病例数量，包括SpyGass直视下活检，远不及经胆管刷检或活检，临床应用少。经胰管取材适合疑诊胰管内乳头状黏液性肿瘤（IPMN）或少数不明原因胰管狭窄。胰腺实质病变如肿块、肿大或囊实性病变不能确定性质，通常采用EUS-FNA组织学诊断。

（3）方法

1）经乳头胰液细胞学检查：经乳头胰管插管取胰液，进行细胞学检查。对疑诊胰腺癌因为胰管狭窄乳头侧胰管不扩张，难以取到胰液以及脱落细胞阳性率低，基本不采此方法诊断。近年来日本报道胰液细胞学检查对IPMN阳性率非常高，仍有应用价值。

2）胰管细胞刷检：导丝经乳头插入胰管越过狭窄，沿导丝推入细胞刷外套管，细胞刷在狭窄处来回刷数次。细胞刷涂片、固定、染色、病理学检查。涂片后的细胞刷在病理专用液中浸泡、涮洗，然后再将其液体离心、涂片，能提高阳性率。胰腺癌刷检阳性率＜70%，特异性为100%。但是，导丝如果不能越过狭窄则无法进行刷检，刷检本身也有并发胰腺炎风险，刷检后需留置预防性胰管支架。此方法目前应用于胰管较少。

3）经胰管活检：专用活检钳经乳头插入胰管，在病变处活检，每例活检组织至少2块以上。活检要在造影后进行，盲目活检有危险。胰管活检阳性率不及刷检，阳性率偏低的主要原因为取材过小或未取到癌组织而不能诊断。对于IPMN，SpyGass直视下活检具有优势，SpyGass-DS（二代）图像质量和操作性能均提高。活检后通常也要留置预防性胰管支架。

4）经消化管超声内镜引导细针吸引：超声内镜引导细针吸引术（EUS-FNA）主要是用于鉴别胰腺良恶性病变，包括实性、囊性病变或自身免疫性胰腺炎等。胰腺病变需要组织学诊断或指导治疗者，目前主要采用EUS引导活检的方法，很少选择经乳头胰管取材。对于＞3cm的囊性病变需要明确良恶性，EUS下抽取囊液，观察其性状（黏液性、浆液性等）有助于诊断，检测囊液CEA可能更有价值（见第509问）。EUS不能显示病灶或有出血倾向者为禁忌证。穿刺针有吸引针和Trucut针2种。穿刺吸引针25G～19G，常使用22G针，25G针用于困难角度的穿刺。EUS-FNA方法操作容易，但吸入的组织有时被破坏影响诊断。Trucut针取材完整，但在某些部位穿刺困难。19G针较粗，有引起胰腺炎或出血的危险。EUS-FNA对胰腺病变取材成功率为92%～100%，鉴别良恶性敏感性为80%～92%，特异性100%。并发症0～3%，主要为出血、穿孔、感染和胰腺炎，穿刺引起癌播散转移仅见3例报道。

5）经皮US引导FNA：EUS-FNA广泛开展以来，作为胰腺良恶性鉴别诊断，经皮US下FNA技术已很少应用。但经皮FNA简便、安全，诊断胰腺恶性疾病敏感性90%以上。Yang等报道（2015）经皮FNA对胰恶性疾病正确诊断率为94.8%，无并发症发生。穿刺路径可以通过胃，但要避开肠管。山口等（2015）与EUS-FNA也进行了比较，认为不能开展EUS-FNA的单位，此技术依然为有效的检查方法。对重症急性胰腺炎临床疑诊急性坏死物积聚或包裹性坏死有感染，经皮US引导FNA取材有重要应用价值。

（任　旭）

509. 何谓胰腺囊性肿瘤？包括哪些疾病？有何特点？

胰腺囊性肿瘤（pancreatic cystic neoplasms，PCNs）概念与分类：以胰管或腺泡上皮细胞增生、分泌物潴留形成囊肿为主要特征，为非同质类胰腺肿瘤。PCNs包括黏液性囊性肿瘤（mucinous cystic neoplasms，MCN），占50%；浆液性囊性肿瘤（serous cystic neoplasms，SCN），占30%；导管内乳头状黏液性肿瘤（IPMN），占12%；实性假乳头状瘤（solid pseudopapillary neoplasm，SPN）最少，约占3%；尚有不能分类的囊性肿瘤（5%）。MCN和IPMN囊液为黏液性，有潜在或明显的恶性倾向；SCN和SPN黏液为非黏液性，一般为良性或低度恶性。PCN通常无症状，体检做腹部超声或CT发现。有临床表现亦多为非特异性症状，包括腹痛、腹胀、肿块、恶心、呕吐、腹泻和体重减轻等。

（1）SCN：①浆液性微囊性囊腺瘤（serous microcystic adenoma，SMA）是最常见的病理类型，通常为良性。常单发，界限清楚，多见于胰腺体尾部。病变较大，囊内大量薄壁小囊肿围绕中央瘢痕紧密排列，囊腔与胰管不相通。②浆液性寡囊性囊腺瘤（SOA）又称浆液性巨囊性囊腺瘤，由少量大囊组成，较SMA少见。

囊液黏性低，淀粉酶和癌胚抗原（CEA）均呈低水平为其囊液的特点，CEA通常＜5ng/ml。CT显示囊性病变呈蜂窝状或海绵状，有中央纤维瘢痕钙化区（放射状）。小的SCA可随访观察，大的或有症状，或不能除外恶性者需要手术治疗。近年EUS技术发展，对于＞3cm的良性SCA，国内行EUS引导下囊腔内注射硬化剂治疗。

（2）MCN：黏液性囊腺瘤常位于胰腺体尾部，病变较大，单腔或多腔，有分隔。主要见于女性。上皮细胞层下的卵巢样间质为MCN的特征，CT检查呈橘子样断层面。约20%伴浸润癌，当囊性肿瘤＞5cm，伴囊壁不规则增厚，壁上结节，血CA19-9＞37Ku/L提示为伴浸润癌（WHO，2019）。囊液为黏液性，囊液CEA水平也可作为评估恶性风险的补充。此病采取外科手术治疗。

（3）IPMN：分支型IPMN常位于胰头或钩突部，多为单发，多房性，20%～30%为多灶性，与胰管有交通（详见510问）。

（4）SPN：单发，可位于胰腺任何部位。是非常少见的PCNs，常见年轻女性。无症状或轻度腹痛。确诊时肿瘤多数较大（9～10cm），突出于胰腺轮廓之外。可呈实性、囊实性或囊性，黏液成分多为血性。多数SPN为非浸润性，10%～15%发生肝脏或腹腔转移，很少发生淋巴结转移。

（5）囊液和细胞学检查：确定诊断可能需要EUS或US、CT引导下（细针吸引）FNA行细胞学检查，并检测囊液CEA和淀粉酶等，诊断准确率40%～93%。CEA是鉴别囊液为黏液抑或非黏液性最准确的标志物，以192ng/ml为界，其敏感性、特异性及准确性分别为75%、84%和79%。然而，CEA水平高低与良恶性无关。黏液通常肉眼容易鉴别，但有时黏液过于黏稠，有的呈胶冻状，难以抽出，而造成错误判定。囊液淀粉酶IPMN和假性囊肿升高，其他囊性肿瘤黏液淀粉酶通常＜250U/L。EUS-FNA细胞学诊断特异性高，但敏感性低，主要是取材少。对胰腺囊性病变EUS-FNA的成功率约90%，然而仅31%能行细胞学诊断。

（任　旭）

510. 胰管内乳头状黏液性肿瘤有哪些特点？

胰管内乳头状黏液性肿瘤（intraductal papillary mucinous neoplasm，IPMN）：指起源于主胰管（MPD）和/或分支胰管，由产生黏液的导管内上皮肿瘤构成，典型病例主胰管径＞5mm。导管内产生黏液的柱状细胞增殖为IPMN组织病理学之特征。20世纪70年代首先有少数病例报告，近年来世界各地报道病例数量显著增加，然而发病原因尚不清楚。常见于60～79岁患者，男性略多于女性。

（1）病理学特征

1）IPMN为癌前病变，具有缓慢恶性转化的病理学特点，发展到恶性为3～6.4年，恶性IPMN淋巴结转移率低（22%）。认为IPMN为胰腺外分泌肿瘤，多数产生黏蛋白2（MUC2），黏蛋白1（MUC1）通常不表达，混合型IPMN MUC2和MUC1同时表达。IPMN发病率约为胰腺导管腺癌的1/30，占全部胰腺肿瘤的0.5%（尸检），占临床诊断胰腺肿瘤的7.5%，占手术切除胰腺肿瘤的16.3%～25%。

2）大体特征：IPMN可发生在胰头部（50%）、尾部（7%）、钩突部（4%）和整个胰腺（39%）。分三型：①主胰管型（MD-IPMN）：主要位于胰头部，偶尔累及整个胰腺。主胰管节段或弥漫性扩张（直径＞5mm），管腔内生长质软而脆的乳头状瘤，充满黏液。十二指肠乳头口开大伴黏液流出，呈鱼眼状外观（fish eye-like appearance）或鱼嘴状外观（fish-mouth appearance）为IPMN的特征。②分支型（BD-IPMN）：常位于钩突部，多为单发、多房性囊性病变，有壁上结节，且与主胰管交通。③混合型（mixed type）。

3）分型与免疫组织化学染色表达：MD-IPMN多数为肠型，CDX2（肠分化的标志物）和MUC2表达阳性。BD-IPMN绝大多数为胃型，MUC5AC表达阳性，MUCI呈阴性。导管标志物包括CK7、CK19、CA19-9和CEA多数在IPMN中呈强阳性表达。

4）病理学分级：以前根据上皮异型度分腺瘤、交界性、原位癌（carcinoma in situ）和浸润癌。2010年WHO将胰腺黏液产生性囊性肿瘤分为IPMN和黏液性囊性肿瘤（MCN）2类，并且IPMN病理学上与以前相对应的分级称为轻度异型（腺瘤）、中度异型（交界性）和重度异型（原位癌）。IPMN又分非浸润癌（重度异型）和浸润癌，均称为恶性IPMN。日本多中心研究非浸润癌手术5年存活率为98.5%，浸润癌为55.7%。

2019 WHO分类IPMN病理组织学分级：IPMN伴低级别异型（with low-grade dysplasia，LGD）、伴高级别异型（with high-grade dysplasia，HGD）和伴浸润癌（with associated invasive carcinoma）。仍可使用原位癌用语。低级别IPMN（low-grade IPMN）包括轻、中度细胞异型，高级别IPMN（high-grade IPMN）为重度异型。浸润癌有2个明确的组织病理学类型：①胶质癌（起源于肠型IPMN），其特征为浸润的肿瘤上皮成分被大量间质黏蛋白分隔。②管状腺癌（起源胰胆管型或胃型）形态学上与胰腺导管腺癌相似，几乎均见于分支型IPMN。

5）组织学亚型：2019WHO消化系统肿瘤新分类将IPMN基于主要的细胞分化形态分3个亚型，包括胃型（gastric-type）、肠型（intestinal-type）和胰胆管型（pancreatobiliary-type）。嗜酸细胞型现在认为作为一个独立的病态，不作为IPMN的亚型，称为胰腺导管内嗜酸细胞性乳头状瘤（IOPN）。胃型：为最常见的亚型（占70%），通常发生于分支胰管。由胃型上皮和高柱状细胞组成。胃型通常为低度异型，仅少数发展为癌。肠型：为次常见型（约占20%），典型者发生于主胰管，具有肠型上皮，形成多发绒毛状隆起为其特征，通常为重度异型。胰胆管型：最少见的亚型。常累及主胰管，多数为高级别病变。

（2）临床表现：无特异性临床症状。70%～80%有上腹部不适或疼痛，10%腰背部痛，早期阶段疼痛与进食有关。11%～21%有恶心或呕吐症状，20%～40%体重减轻。可有糖尿病或胰腺外分泌功能不全表现，20%有急性胰腺炎发作，或持续性高淀粉酶血症。亦有部分患者无症状。浸润癌患者症状与胰腺导管腺癌相似，可有梗阻性黄疸。

（3）IPMN相关瘘和伴胰腺外肿瘤

1）IPMN相关瘘：IPMN可形成瘘穿入邻近器官，Kobayashi等报道累及器官包括十二指肠（67%）、胃（44%）、胆管（33%），少数瘘穿入结肠（6%）或小肠（6%）。瘘发生率为1.9%～6.6%，可以1个或多个瘘同时存在，最多者4个瘘。除胰胆管瘘外，多数无明显症状，而是偶然被发现。报道良性IPMN引起者相对少，多数瘘来自恶性IPMN，如肿瘤直接浸润胆管形成胰胆管瘘。另外，由于胰管内大量黏液潴留，产生压力或胰酶自身消化和炎性细胞因子亦可引起上皮剥脱导致胰腺穿孔进入胆管形成胰胆管瘘。

2）伴胰腺外肿瘤（extrapancreatic neoplasms）：可同时或异时发生，恶性发生率10%～40%，原因尚不清楚。最常见的胰腺外恶性肿瘤（extrapancreatic malignancies，EPM）是结直肠、胃、肺和乳腺癌。亚洲消化道癌最常见，美国皮肤、乳腺和前列腺癌常见。胰腺外良性疾病主要是结直肠腺瘤性息肉，推荐对新近诊断IPMN者，应行结肠镜检查。

（任　旭）

511. 诊断IPMN有哪些有价值的检查方法？何谓报警和高危指征？分支型需要与哪些疾病鉴别？

（1）诊断胰管内乳头状黏液性肿瘤（IPMN）有价值的检查方法及其特点

1）常规影像学检查：胰管乳头状瘤伴胰管扩张和/或囊性病变及肿瘤产生大量黏液为本病的特征。腹部超声、MRCP或CT检查容易发现胰管扩张或囊性病变，增强CT或MRI有时能显示强化的乳头状隆起或壁上结节。IPMN分泌大量黏液，多数有十二指肠乳头口开大，伴黏液流出，十二指肠镜或ERCP检查可发现。然而因黏液与水密度相同，影像学检查如US、MRCP或CT检查不能发现黏液，仅显示管腔扩张。近年发现胆管乳头状瘤产生黏液者，MRCP影像可呈线状或曲线状低信号条纹，即"黏液线"征（"mucus thread" sign），认为对黏液诊断有很高的特异性，但尚未见用于IPMN。

2）EUS、ERCP：EUS除显示胰管扩张外，有时能显示有无乳头状隆起或观察囊性病变有无分隔、壁上结节及是否与主胰管交通，对IPMN有较大的诊断价值。对于超过3cm的囊性病变，EUS-FNA取囊液观察其性状（浆液、黏液等），并行囊液分析（脱落细胞、细胞外黏液、CEA检测），有鉴别诊断作用。报道EUS 7分评分法对预测恶性BD-IPMN敏感性为75%，特异性94%。ERCP能显示主胰管或分支胰管扩张或腔内有充盈缺损像。ERCP同时可提供组织学（胰液脱落细胞或活检）诊断。

3）子母胰管镜：拟诊IPMN适合经口胰管镜检查。CHF-B260电子胆胰管镜和SpyGlass-DS（单人操作）图像清晰，能直接观察主胰管隆起性病变及判定其范围，并能直视下活检，病理学分级见第510问。此方法诊断MD-IPMN准确性最高，笔者2012年末在国内首先开展此项技术。IPMN有多种形态（图6-13），分4型：颗粒状（granular mucosa）、鱼卵状（fish egg-like protrusions）、绒毛状（villous protrusions）和结节状隆起（vegetative protrusions）。隆起伴血管像多数为恶性，但由于腺瘤及癌组织常同时存在，通常活检组织学诊断不能代表疾病分期。

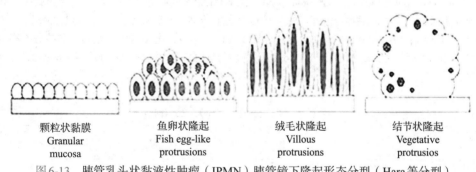

| 颗粒状黏膜
Granular
mucosa | 鱼卵状隆起
Fish egg-like
protrusions | 绒毛状隆起
Villous
protrusions | 结节状隆起
Vegetative
protrusios |

图6-13　胰管乳头状黏液性肿瘤（IPMN）胰管镜下隆起形态分型（Hara等分型）

（2）以下2个指征对指导治疗有意义：①报警指征（worrisome feature）：指主胰管扩张直径5～9mm或分支囊肿≥3cm，但不伴壁上结节。应进一步检查，不需立即手术，尤其是老年患者。②高危指征（high-risk stigmata）：指主胰管径≥10mm，分支囊性病变≥3cm和/或伴壁上结节，或有大的淋巴结强烈提示为恶性。

（3）鉴别诊断：BD-IPMN分支囊肿多位于胰头或钩突部，常为多房性，且与主胰管交通。BD-IPMN通常无症状，需与以下几种疾病鉴别。

1）胰腺假性囊肿或浆液性囊腺瘤：影像学检查BD-IPMN与假性囊肿或浆液性囊腺瘤相似。EUS-FNA取囊液分析，有助于鉴别诊断。

2）黏液性囊性肿瘤（MCN）：MCN肿瘤细胞与IPMN有相似的细胞学特征。但黏液性囊腺瘤通常无症状，几乎均为年轻女性。囊性病变多数位于胰腺体或尾部，与主胰管不交通，CT影像囊肿内呈卵巢样基质。而BD-IPMN与此有别。

3）潴留性囊肿：前者为胰管梗阻所致，囊肿单房，无分隔及黏液，与BD-IPMN不同。

4）胰腺上皮内肿瘤（PanIN）：为癌前病变，起源于细小分支胰管，逐渐累及大的胰管。形态呈扁平微小乳头状或乳头状病变，需要显微镜下观察。PanIN隆起通常＜0.5cm，与IPMN多数＞1cm有区别。然而，PanIN与BD-IPMN胃型病变都位于分支胰管，有相似的细胞组织形态，病理学检查有时也难以鉴别。

5）胰腺实性假乳头状瘤（SPN）：临床上少见。多发于30岁以下女性，瘤体较大，呈圆形或椭圆形，常位于胰头或胰尾部。实性区和坏死灶并存，呈囊实性病变，常有钙化，与IPMN不同。

6）慢性胰腺炎（CP）：CP胰管扩张需要与IPMN鉴别。饮酒史及影像学检查不难区别。

（任　旭）

512. 何谓胰腺神经内分泌肿瘤？如何分类和分级？影像学有何特征？

（1）神经内分泌肿瘤（nueroendocrine tumors，NETs）概念：指来源内分泌细胞或神经细胞的肿瘤。胰腺NETs又称胰岛细胞瘤。然而，后来发现胰腺NET亦可源于十二指肠，甚至原发肿瘤位于胰腺外者。胰腺神经内分泌肿瘤（pancreatic neuroendocrine neoplasms，pNENs）较少见，占所有胰腺恶性肿瘤的1%～2%。每年发病率为（0.5～2）/10万，日本发病率为1.27/10万。美国30年间患病者增加5倍，主要是无功能肿瘤增加。胃肠胰神经内分泌肿瘤（GEP-NENs）除胰岛细胞瘤（恶性不超过10%）外，通常都显示恶性生物学行为。

（2）pNENs分类：分功能性pNENs和无功能pNENs（non-function pNENs，NF-pNENs）。前者有激素活性，有相应的临床表现。功能性肿瘤包括胰岛素瘤（insulinoma），促胃液素瘤（gastrinoma）、胰高血糖素瘤（glucagonoma）、血管活性肠肽（VIP）瘤（VIPoma）、生长抑素瘤（somatostatinoma）和胰多肽瘤（pancreatic polypeptidoma，PPoma）。NF-pNENs无激素的临床症状，常因非特异腹痛、肿块或胆胰管梗阻而发现，发现时肿瘤已经很大或半数以上发生转移。预后较差，5年存活期33%。

（3）NET分级：2010年WHO NET分类和分级（表6-1）。高分化NET根据增殖率和核分裂率分为低级别（G1）和中级别（G2），所有低分化NET都是高级别（G3）即属神经内分泌癌（NEC），并不推荐使用G3。

表6-1　NET分级（WHO，2010）

分类	分级（Grade）	核分裂象数（/10HPF）	Ki67指数（%）
NET	G1类癌（carcinoid）	＜2	≤2%
NET	G2	2～20	3%～20%
NEC	G3（大细胞或小细胞）	＞20	＞20%
MEEC	MANEC		
TLL	增生性和癌前病变		

注：HPF：高倍视野；MEEC：混合性外分泌-内分泌；MANEC：混合性腺神经内分泌癌（mixed adenoneuroendocrine carcinomas）；TLL：瘤样病变。

2019年WHO第5版消化系统肿瘤分类（表6-2）明确提出了NETs是高分化上皮性肿瘤，具有神经内分泌分化的形态学和免疫组织化学特征。NETs分为低级别（G1）和中级别（G2）和高级别

（G3）。原G3对应的标准做了修改，修订标准中G3属高分化NETs范畴，而分化差的为低分化NENs，即NECs，包括大、小细胞NEC，属高级别肿瘤，具有高级别恶性组织学和生物学行为。此外，取消了MEEC和TLL用语及分类，将MANEC用语更名为混合性神经内分泌和非神经内分泌肿瘤（mixed neuroendo crine-non-neuroendocrine neo plasm，MiNEN），标准为每种神经内分泌成分和非神经内分泌成分构成比需≥30%。此型恶性度高，病因尚不清楚。

表6-2　胃肠、肝胰胆器官神经内分泌肿瘤分类和分级标准（WHO，2019）

	分化	分级	核分裂率（数量/2mm²）	Ki67指数（%）
NET，G1	高分化	低	<2	<3%
NET，G2	高分化	中	2～20	3%～20%
NET，G3	高分化	高	>20	>20%
NEC，小细胞型（SCNEC）	低分化	高	>20	>20%
NEC，大细胞型（LCNEC）	低分化	高	>20	>20%
MiNEN	高或低分化ᶜ	多样的ᶜ	多样的ᶜ	多样的ᶜ

注：LCNEC：大细胞神经内分泌癌（large cell neuroendocrine carcinoma）；SCNEC：小细胞神经内分泌癌（small cell neuroendocrine carcinoma）；/2mm² = /10HPF；C：大部分MiNEN的神经内分泌肿瘤和非神经内分泌肿瘤成分均为低分化的，并且神经内分泌肿瘤的增殖指数与其他NEC一致，但这一概念分类均是高分化的，并且这两种成分均应分别进行分级。

（4）pNENs影像学表现

1）典型pNENs影像：US检查呈边界清晰、圆形或椭圆形低回声肿瘤，多数内部回声均匀。EUS能检出小的肿瘤。pNENs为多血性肿瘤，造影CT动脉像可见比胰腺实质浓染的肿瘤早期浓染像。MRI显示T1像为低信号，T2像为中－高信号，弥散增强也呈高信号。动态MRI与CT同样，肿瘤早期浓染为其特征。两者诊断敏感性85%～95%。

2）非典型pNENs表现和鉴别诊断：少数肿瘤可呈乏血性或伴钙化（20%），可有主胰管狭窄或闭塞、肿瘤向脾静脉内生长或伴囊肿样变性等表现，诊断困难。随着EUS-FNA较广泛开展，不论典型抑或非典型pNENs正确诊断率均显著提高。①乏血性肿瘤：动态CT与MRI动脉像表现浓染不良，门静脉相－平衡相延迟性浓染，与胰腺癌影像相似。②主胰管狭窄或闭塞：PNET膨胀性生长，胰管内生长罕见，与胰管癌和胰腺泡细胞癌在导管内生长不同，胰管狭窄或闭塞为pNENs胰管浸润或胰管周围纤维化所致。③囊肿样变性：pNENs多血性肿瘤坏死，囊肿化，壁厚且不整，有时伴钙化。动态CT与MRI动脉像早期浓染，与MCN不同。此外，需要与实性假性乳头状瘤（常有出血性坏死，呈囊肿状外观，也常伴壁钙化）鉴别。实性假性乳头状瘤门静脉相－平衡相渐进性浓染增强与pNENs有区别。

3）其他需要鉴别的病变有：血运丰富肿瘤胰腺转移：最常见为肾癌，其次为肺癌、乳腺癌和大肠癌。动态CT和MRI动脉像与胰腺NET相似（早期浓染），鉴别困难，需结合病史等。胰腺内副脾：副脾20%在胰腺内（尾部），与脾相同显示早期浓染，MRI任何时相均与脾相同变化为鉴别点。

（任　旭）

513. 功能性胰腺NET包括哪些肿瘤？有何相应的临床表现？

胰腺神经内分泌肿瘤（pancreatic neuroendocrine neoplasms，pNENs）85%为的功能性pNENs（有由激素引起的症状），15%属无功能pNENs（NF-pNENs），后者往往是发现肿块或有恶性生物学行为而诊断。功能性pNENs有相应的临床症状，或伴有类癌综合征表现。如分泌性腹泻见于血管活性肽瘤

（VIP瘤）、胃泌素瘤和类癌综合征。近些年来发病率有增加的倾向，pNENs增加主要是NF-pNENs增多，日本NF-pNENs占全部pNENs的65.5%。

（1）胰岛素瘤（insulinoma）：是最常见的功能性pNENs。发病年龄通常40～50岁，青春期罕见，60%为中年女性。是Ⅰ型多发内分泌肿瘤（MEN-Ⅰ）的组成部分。多数肿瘤单发，相对良性，通常直径<2.5cm。约10%的患者有MEN-Ⅰ综合征。自发性、周期性空腹低血糖发作、昏迷和神经精神症状，常在空腹或劳动后发作。发作时血糖<2.78mmol/L，口服或静脉输入葡萄糖后症状迅速消失。

（2）促胃液素瘤（gastrinoma）：曾称胃泌素瘤，卓-艾综合征（详见第515问）。发生率仅次于胰岛素瘤。此病临床三联征的表现为高促胃液素血症、胃酸分泌过多和严重的消化性溃疡。最常见的症状是腹痛（70%～100%），其次是腹泻（37%～73%）、胃食管反流病（30%～35%），也有胰酶失活引起脂肪泻症状。90%有消化性溃疡，单发或多发难治性溃疡。报道溃疡多发生在球部（75%），其次十二指肠远端（14%）和空肠（11%）。消化性溃疡存在以下情况应想到此病：①伴腹泻；②无H.pylori感染或非甾体类抗炎药物（NSAIDS）使用史；③少见部位或多发性溃疡；④顽固性溃疡；⑤胃皱襞粗大；⑥有NEN-Ⅰ表现。也有单独伴原因不明的慢性腹泻。

（3）胰高血糖素瘤（glucagonoma）：胰岛α细胞分泌过量胰高血糖素的内分泌肿瘤。又称高血糖皮肤综合征，100%位于胰腺。本病1942年报道，发病年龄通常45～70岁。临床特征性表现为：①皮肤炎（坏死性游走性红斑）（67%～90%），开始主要是区域性红斑，亦可为脱屑性红色丘疹及斑疹，呈环形或弧形大疱。皮损从口、阴道、肛门开始，最终累及全身。②糖耐量异常（40%～90%）：症状较轻，通常控制饮食或口服降糖药即可。③其他：体重减轻（66%～96%）、贫血（33%～85%）、腹泻（15%～29%）、静脉血栓（11%～24%）。尚可有腹痛、食欲减退及便秘等胃肠道症状。

（4）血管活性肽瘤（VIPoma）：为肿瘤分泌血管活性肠肽（vasoactive intestinal peptide，VIP）为主的神经内分泌肿瘤。VIP瘤多半位于胰尾部，多数>3cm时被发现。引起以严重的分泌性水样腹泻、低钾血症、无胃酸为表现的VIP瘤综合征（详见第514问）。患者常有肌力低下，呼吸困难、肌肉痉挛、手足搐搦、恶心、呕吐、皮肤潮红、高血糖、高钙血。70%患者水样泻超过3000ml/d，禁食水仍有腹泻症状为本病的特征。

（5）生长抑素瘤（somatostatinomas）：1977年Ganda和Larsson首次报道本病。发病年龄通常30～84岁，平均50岁。女性发病率高于男性。肿瘤一般较大，1.5～10cm，平均5cm。90%单发，68%起源胰腺。此病约2/3患者出现临床综合征（somatostatinoma syndrome），其特征为糖尿病、胆石症、腹泻和脂肪泻三联征。患者常有胃酸过少、体重减轻、贫血和低氯血症。生长抑素几乎抑制所有其他的激素释放，直接影响胃肠道功能。能抑制基础和5肽促胃液素或食物刺激的酸分泌，抑制CCK刺激的胰酶分泌，并能抑制小肠对氨基酸的吸收。此病多为恶性，肿瘤位于胰腺者诊断时70%～92%有转移，位于小肠的肿瘤30%～69%发生转移。主要是肝转移，无广泛肝转移者仍考虑外科手术。

（6）胰多肽瘤（PPoma）：胰岛PP细胞分泌大量胰多肽的神经内分泌肿瘤，临床上少见，中国尚无报道。发病年龄见于50～60岁。肿瘤多位于胰腺头部，多数无明显症状，诊断时90%为恶性。过量的PP分泌通常不引起明显的激素综合征表现，症状主要是肿瘤的影响。患者表现为腹痛、黄疸，腹部常触及肿块。可有糖尿病和体重减轻，报道肿瘤手术切除后糖尿病缓解。少数患者有消化道出血或水样泻。水样泻患者PP水平显著升高。PPoma是一种惰性肿瘤，转移部位主要是肝脏。

（7）类癌综合征：类癌细胞可产生多种生物活性物质，如5-羟色胺、组胺及缓激肽等导致类癌综合征。类癌综合征常见于消化道NET（阑尾、回肠等），消化道以外如支气管、卵巢或胰腺NET亦可有类癌综合征表现，但少见。主要有间歇性颜面、颈部、前胸部或全身潮红，哮喘，腹痛，腹泻，心率快、血压低或休克等表现。皮肤潮红α-阻滞剂，腹泻可用5-羟色胺拮抗剂治疗。哮喘可用异丙肾上腺素喷雾或氨茶碱治疗，禁用肾上腺素。低血压或休克可用甲氧胺（肾上腺素α受体激动剂）或血管紧张素Ⅱ治疗，禁用去甲肾上腺素。

（任　旭）

514. 血管活性肠肽瘤临床有何特征？如何诊断和治疗？

（1）血管活性肠肽瘤：指分泌血管活性肠肽（vasoactive intestinal peptide，VIP）为主的神经内分泌肿瘤。本病1958年首先由Verner和Morrison报道，又称Verner-Morrison综合征。根据VIP瘤（VIPoma）发生在胰腺，临床上以大量腹泻为主症，故又称"胰性霍乱"或水泻－低血钾－无胃酸综合征（watery diarrhea with hypokalemia and achlorhidria，WDHA）。6%有家族史，为Ⅰ型多发内分泌肿瘤（MEN-Ⅰ）的一部分。VIP瘤40%～70%为恶性。

（2）发生部位：VIPoma 80%～90%发生于胰腺，特别是胰尾部最多。其次在交感神经节，包括肾上腺和其他神经嵴组织如神经节细胞瘤等。儿童多为神经源性肿瘤。肿瘤通常为单发，少数为多发性。

（3）病因及发病机制：VIP为28个氨基酸残基组成的多肽。正常情况VIP既不是来自内分泌细胞，也不是由胃肠道分泌，而是来源于神经系统（产生和释放）。除大脑外，广泛分布于肠道神经系统。VIP通过肠绒毛上皮顶端的Cl⁻门控通道刺激Cl⁻分泌，促进侧基膜K^+、Na^+/Cl^-的转运。此外，VIP还通过促进胰液和胆汁的分泌增加肠腔内液体量，强烈刺激小肠和结肠分泌水和电解质。肿瘤组织和血浆中常有多种肽类激素水平增加，但以VIP为主。血浆VIP水平（正常＜170mg/L）达225～1500mg/L，可导致严重的分泌性腹泻。除大量腹泻导致钾丢失外，还源于刺激肾素分泌，引起继发醛固酮增多。

（4）临床表现：①慢性水样腹泻：见于所有患者。呈水样便，起病多缓慢，逐渐加重，病程可长达数年。腹泻开始为发作性，之后逐渐变为持续性，一日达10余次，排泄量大，少则1～3L/d，多达5～10L/d，但不伴腹痛。腹泻量大可导致脱水和难以控制的电解质紊乱、酸中毒。②低血钾症：由于严重腹泻可导致K^+从粪便中丢失（150～500mmol/L），血钾浓度平均2.2mmol/L，表现肌无力、嗜睡、心律失常，严重者出现威胁生命的低血钾、重症肌无力、严重腹胀及假性肠梗阻。促胃液素瘤亦可有大容量腹泻，然而与VIP瘤不同点在于，前者是脂肪泻，低血钾不明显。③其他：VIP有抑制酸分泌的作用，导致胃酸缺乏，亦可能与分泌生长抑素有关。临床上胃酸程度与腹泻的严重程度相平行；有脱水、高血糖，少数有低钙、低镁血症。④23%有面部、皮肤潮红，有的局限于两颊部。

（5）诊断：①大容量水样腹泻、低血钾、无胃酸或低胃酸三主症，特别是伴颜面潮红，临床即可疑诊。②影像学检查：超声、CT、EUS、MRI等。③检测血浆铬粒素和VIP水平。④排除严重感染或炎症性腹泻。⑤血清钙、降钙素、甲状旁腺素等判定是否属MEN-Ⅰ的一部分。⑥获得组织学标本行病理学检查包括免疫组织化学染色。

（6）治疗：对定位诊断明确，肿瘤无转移和无手术禁忌证者，首选手术治疗。对不接受手术或不适宜手术者可采用生长抑素类似物治疗。文献报告奥曲肽可使80%～88%VIP下降，90%～95%腹泻、低血钾症状得到控制并显著好转。笔者诊断VIP瘤三例，2例经手术证实胰腺有占位，术后腹泻立即显著缓解，另一例未做手术，用奥曲肽（善得定）治疗取得临床症状显著缓解。

（朱雅琪　陶　铸　任　旭）

515. 促胃液素瘤有何临床特点？如何诊断？

（1）促胃液素瘤：指分泌促胃液素的神经内分泌肿瘤，又称左林格－埃利森综合征（Zollinger-Ellison syndrome，ZES）。促胃液素瘤（gastrinoma）属于功能性胰腺神经内分泌肿瘤（pNENs），后者又称为胰岛细胞瘤。然而pNENs不仅发生于胰腺，亦可源于十二指肠或腹腔其他部位，甚至原发肿瘤位于腹腔外。pNENs70%位于十二指肠，25%位于胰腺，其他部位5%。促胃液素瘤位于十二指肠最多，占50%～70%，其次位于胰腺（20%～40%），还可以位于腹腔其他部位，如空肠、淋巴结、肝及胆管等，偶尔位于腹腔外。

（2）病因及发病机制：可散发或是Ⅰ型多发内分泌肿瘤（MET-Ⅰ）的组成部分，后者是常染色体显性遗传性疾病。促胃液素瘤可以是单发或多发，60%～90%为恶性，任何年龄均可发病，但以20～50岁多见，男性约占60%。

（3）临床表现：本病具有临床三联征即高促胃液素血症、胃酸分泌过多和严重上消化道溃疡。50%病例伴有水样性腹泻。反复溃疡、上腹痛，伴分泌性腹泻要考虑到促胃液素瘤之可能。严重的消化性溃疡最常见的部位是十二指肠。高促胃液素血症和胃酸高分泌除引起消化性溃疡外，尚有严重反流性食管炎。50%病例伴有水样腹泻，主要为渗透性腹泻，也有分泌性腹泻，常伴有低血钾。脂肪泻。高胃酸的分泌使肠液呈酸性，脂肪酶在酸性环境中失活，使甘油不能分解为游离脂肪酸，脂肪吸收困难，而出现脂肪泻。表现为大便量多，奇臭和消化不良。有10%～40%的促胃液素瘤患者有合并MET-Ⅰ综合征表现，其症状取决于累及部位，如甲状旁腺肿瘤可导致高钙血症、泌尿系结石；胰岛素瘤患者有低血糖发作等症状。

（4）诊断：无非甾体抗炎药物（NSAIDS）使用史、无H.pylori感染或根除H.pylori后仍复发发生消化性溃疡应怀疑此病。①促胃液素测定：为首选检查。正常空腹血清促胃液素浓度<100ng/L，此病患者明显升高，重者>1000ng/L。②胃酸测定：基础酸排量（BAO）>15mmol/h，BAO/MAO（最大酸排量）比值>0.6即有诊断意义；胃内pH<2.5提示低胃酸。空腹血清促胃液素浓度>1000ng/L和胃内pH<2可诊断促胃液素瘤。③激发实验：用于血清促胃液素浓度100～1000ng/L者，包括促胰液激发试验和钙激发试验。静脉注射促胰液后血清促胃液素浓度较前升高200ng/L，钙激发试验升高400ng/L。④定位诊断：多数原发肿瘤较小，行超声、CT、MRI检查敏感性不高。超声内镜（EUS）对促胃液素瘤三角区（胆总管、胆囊管和胰头）的小占位敏感性较高，尚可引导活检。生长抑素受体核素显影是胃泌素瘤定位最敏感的检查。腹部血管造影、门静脉分段采血测促胃液素均有一定价值，因有创伤性，必要时可选择。

（陶　铸　徐晓红　任　旭）

516. 何谓Ⅰ型多发性内分泌肿瘤？

（1）Ⅰ型多发性内分泌肿瘤（multiple endocrine neoplasm type 1，MEN-1）：是主要累及3个腺体的疾病，包括甲状旁腺（parathyoid）、胰岛（islets）和垂体（pituitary）的内分泌肿瘤或增生。又称韦尔默综合征（Wermer syndrome）、MEN-1综合征（MEN-1 syndrome）。MEN-2型肿瘤包括嗜铬细胞瘤（pheochromocytoma）、甲状旁腺腺瘤或增生，不合并胰腺神经内分泌肿瘤。

（2）MEN-1有家族性，为常染色体显性遗传，由于位于染色体11q13基因外显子10缺陷。①甲状旁腺受累达90%以上，主要是增生，偶尔为腺瘤。②合并胰腺神经内分泌肿瘤达80%，其中合并MEN-1的促胃液素瘤主要位于十二指肠而非胰腺。③有症状的垂体累及率为15%～20%。主要是腺瘤，包括泌乳素瘤、生长抑素瘤和促肾上腺皮质激素瘤。MEN-1少数也可累及甲状腺，但均为增生或腺瘤，不合并甲状腺髓样癌。

（3）临床表现：累及部位不同，临床表现各异。甲状旁腺肿瘤导致甲状旁腺功能亢进症状最常见，通常早于胰腺神经内分泌肿瘤出现。甲状旁腺素增高导致高钙血症、泌尿系结石等。胰岛素瘤患者可有低血糖发作等症状。

（4）诊断：①血浆激素水平测定：根据特异性临床表现选择检测激素，至少有2种以上激素水平增高。②影像学定位：常规超声、CT、MRI等检查。③胰腺肿瘤可EUS检查并引导细针吸引活检（FNA）。④生长抑素受体显像对胰腺神经内分泌肿瘤及转移灶定位有重要价值。

（任　旭）

517. 血清淀粉酶升高有何临床意义？

正常胰腺分泌多种消化酶经胰管排入十二指肠，其中主要的是胰蛋白酶，脂肪酶和淀粉酶。临床上测血清淀粉酶主要用于诊断急性胰腺炎，然而急性胰腺炎的严重程度与淀粉酶增高水平并不相关。淀粉酶可分为唾液型淀粉酶和胰腺型淀粉酶，正常情况下唾液型淀粉酶占血清总淀粉酶的55%～60%，临床实验室检测的血清淀粉酶就是其总淀粉酶活性。其他器官也可产生淀粉酶，如在卵巢、肺、睾丸、横纹肌和脂肪中也含有一定量的淀粉酶。因此血清淀粉酶活性增高除胰腺炎外，胰腺外疾病也可引起增高。当临床上检测患者血清淀粉酶增高，应结合临床及其他资料综合分析，避免误诊和漏诊。血清淀粉酶升高有以下几种可能性。

（1）急性胰腺炎：血清淀粉酶升高最常见于急性胰腺炎。急性胰腺炎发病后6～12小时血清淀粉酶开始升高，24～48小时达高峰，3～5天下降并逐渐恢复正常。急性腹痛伴血清淀粉酶升高24h内超过正常值上限3倍是急性胰腺炎的诊断重要依据之一。胆石症（胆源性胰腺炎）和酗酒是最常见的原因。少数急性胰腺炎血清淀粉酶不增高，有以下可能：①起病8小时内或3～5天后血清淀粉酶可能正常或轻度增高；②患者既往有慢性胰腺炎病史，胰腺腺泡细胞大量破坏；③急性重症胰腺炎，胰腺坏死。

（2）高淀粉酶血症（hyperamylasemia）：无腹痛等临床症状，仅显示血清淀粉酶活性增高，胰腺正常。常见ERCP后患者。

（3）慢性胰腺炎：慢性胰腺炎时血清淀粉酶可表现为轻度或中度升高。从慢性胰腺炎发展为胰腺腺泡萎缩，胰腺纤维化时，淀粉酶活性则呈现低值。

（4）胰腺癌：淀粉酶升高见于胰腺癌阻塞胰管，上流胰管内压力升高，导致阻塞性胰腺炎。表现为胰腺痛，与进食有关，餐后出现或加重。ERCP胰管减压引流后，腹痛可缓解。

（5）胰胆管汇合异常（PBM）：有时胆管炎引起胆道内压上升，胆汁内的淀粉酶沿胆管－静脉及胆管－淋巴途径反流入血，导致高淀粉酶血症，此时称为假性胰腺炎。

（6）流行性腮腺炎：淀粉酶同工酶显示唾液型同工酶升高。

（7）消化道穿孔：因大量含淀粉酶的胃肠液漏至腹膜腔被吸收。

（8）巨淀粉酶血症（macroamylasemia）：是血中存在一种称为巨型淀粉酶的异常的物质。巨型淀粉酶与血中蛋白形成复合物，其分子量大，经肾小球滤过非常缓慢，难以从体内清除，故血清淀粉酶升高。许多此症患者本身无严重影响，但常伴乳糜泻、淋巴瘤、HIV感染、单克隆丙种球蛋白病、风湿性关节炎和溃疡性结肠炎。

（9）恶性肿瘤：恶性肿瘤可引起血清淀粉酶升高，最常见多发性骨髓瘤，其他还有卵巢癌、肺癌、骨癌和嗜铬细胞瘤等，肿瘤组织异位合成是引起唾液型高淀粉酶增高这一现象的原因。

（10）其他：肠系膜血管栓塞、肠梗阻、某些药物、肝病、严重糖尿病及肾功能不全等亦可有血清淀粉酶轻度增高。

（徐洪雨　任　旭）

七、腹膜及其他

518. 腹膜、腹腔结构如何？

（1）腹膜和腹腔的结构：腹膜是由间皮性浆膜衬托的腹壁壁层和脏层，它是光滑而透明的，但膜的强度即张力并非均匀一致。男性的腹膜形成一个封闭的囊腔；但在女性因有输卵管而是不完全封闭的，有黏膜相密接。此外，衬托在腹壁和骨盆壁之壁层腹膜和膈肌下面腹膜通过淋巴小孔有吸收微粒物质的特殊功能。脏器腹膜覆盖着整个腹腔内的各个脏器，这包括后腹膜的前侧面。肾脏和肾上腺是整个后腹膜器官，当然也包含着胰腺前盖着一层腹膜，但是阴道前壁并不覆盖腹膜。腹腔是由壁层与脏层腹膜之间形成的腔腔，由胃肝网膜和胃网膜将腹腔分成大和小两个腹膜腔，这两个腔的交通是靠Winslow网膜孔（图7-1）。

腹膜的表面层主要是由间皮细胞构成。腹膜薄而光滑，呈半透明状。表面层除含透明脂酸外，还含有大量的磷脂以及表面活性蛋白。其下面是由有丰富血管的结缔组织的浆膜下层所组成。成人腹膜表面积等于体表面积，约为 $1.7m^2$，但具有交换功能的面积，据测将近 $1m^2$。

胃结肠网膜从胃大弯向下覆盖，形成一个围裙覆在小肠前面向下至骨盆，它有四层结构，两后层反折向上连结在相对无血管的横结肠和肠系膜上，两中层结构延续到小网膜囊。大网膜的血供是来自脾动脉的胃左网膜动脉分支和来自肝动脉的胃右网膜动脉；网膜的静脉回流

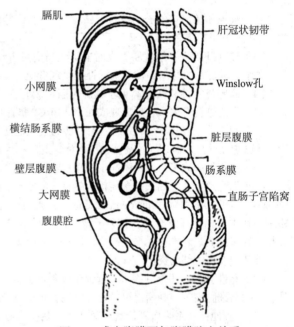

图7-1　成人腹膜面与腹膜腔之关系

于脾静脉由此流入门静脉。大网膜实质上是胃肝网膜的延伸，从胃底至脾；胃肝网膜也称小网膜，是从肝的下面（横裂）至胃小弯处和十二指肠第一部分。此处存在两层薄的有一定张力的结构，将腹腔分成小腹膜腔和大腹膜腔，而小腹膜腔在后。网膜在限制腹腔内炎症过程中起着极重要角色。

（2）肠系膜是特殊改变的腹膜皱襞，它是从后腹壁延伸出来的，支持肠管的绝大部分，转送血液供应。小肠系膜发育好，从起始部斜行向下，从第二腰椎的左斜侧位，横过脊柱、主动脉、下腔静脉和十二指肠第三部分，直到其末端右髂窝，在此系膜层内悬吊着肠系膜动脉、静脉、淋巴和神经。肠系膜在盲肠和右结肠的发育不够完整，但横结肠系膜和乙状结肠系膜发育较好。

（3）后腹膜腔其头侧为膈肌，尾侧为骨盆，侧方为腰方肌，前方为肠系膜根部，后方为腰筋膜围

绕形成的空间。

（朱雅琪　朱　权）

519. 腹水的主要病因有哪些?

（1）腹水：正常腹腔内有少量液体，以起到腹膜脏层与壁层的滑润与防御作用。如因某种原因失去动态平衡，腹腔积液超过200ml，称为腹水（ascites）。腹水200ml以上超声可检测出，超过1000ml时，可出现症状及体征。引起腹水原因很多，约5%为混合性（mixed）腹水，如肝硬化腹水+结核性腹膜炎、肝硬化+癌性腹膜炎等。

（2）发生腹水的主要疾病：临床上90%腹水是由下列3种疾病产生：①肝硬化失代偿期（占45%）：由于水钠潴留，门静脉高压、低蛋白血症及对体液因子灭活减弱所引起。②恶性肿瘤（占30%）：男性多为肝癌，女性多为卵巢癌；其他胃癌、大肠癌、胰腺癌、子宫癌、恶性淋巴瘤及腹膜间皮瘤均可引起腹水，系恶性肿瘤转移到腹膜或腹腔，或压迫门静脉所致。③结核性腹膜炎腹腔积液型（占15%）：女性青年多，系由盆腔结核蔓延至腹膜或肠及肠系膜淋巴结结核侵及腹膜，或者压迫血管或淋巴管所致。美国引起腹水的主要原因是肝硬化（约85%）、腹腔恶性肿瘤（约7%）和心力衰竭（约3%）。

（3）其他产生腹水的疾病

1）慢性心力衰竭或缩窄性心包炎：后者多由结核性心包炎引起，静脉回流受阻，病人有心动过速、脉压小、奇脉、颈静脉怒张、静脉压升高等征象；心电图、心动超声等可助诊断。

2）肾源性腹水：因肾脏疾病如肾病综合征使尿蛋白增加，血清蛋白丢失严重导致水肿，腹水是全身性水肿的一部分。因此，腹水中缺乏蛋白质，血清/腹水白蛋白梯度小于11g/L。

3）巴德-基亚里综合征（Budd-Chiari syndrome）：在肝静脉或下腔静脉肝段以上有血栓、炎性物或膜性物阻塞，造成肝后性门脉高压，表现肝大，腹腔积液明显。如为下腔静脉阻塞，出现腹壁侧支循环，脐下静脉血流向上。超声、CT及腔静脉造影可确定诊断。

4）胰源性腹水：急性重症胰腺炎，引起胰管破裂或少数慢性胰腺炎假性囊肿也可出现胰漏。胰源性腹水中淀粉酶及脂肪酶明显增高。无并发症的腹水（漏出液）中，其腹水（AF）/血清（S）的淀粉酶比值约0.4。胰源性腹水的腹水淀粉酶值约2000IU/L，AF/S比值平均为6.0。

5）淋巴系统疾病：丝虫病肉芽肿、淋巴结结核、腹腔内肿瘤（淋巴瘤）、腹膜后肉瘤或癌转移等。腹水形成原因为淋巴管破裂，即淋巴漏。腹水中可有或无乳糜，乳糜性腹水（chylous ascites）提示有乳糜管破裂。乳糜性腹水呈乳白色，比重>1.012，测腹水甘油三酯含量是血浆的2～8倍。乙醚振荡试验阳性，苏丹Ⅲ脂肪染色阳性。

6）营养障碍性疾病：各种原因的吸收不良、营养障碍，均可出现全身水肿及腹水，腹水清澈透明，系由于蛋白质及维生素B_2缺乏所致。

7）Meigs综合征（Meigs' syndrome）：具有卵巢肿瘤（多为囊腺瘤）、胸腔积液和腹水三征。胸腔积液和腹水比重为1.016～1.020，细胞常少于300个，蛋白质含量30g/L，有时为血性腹水。此征并非罕见，需与其他原因腹水疾病相鉴别。

8）蛋白丢失性肠病：引起低清蛋白血症，出现水肿和腹水，静脉注射51Cr-清蛋白后，测定粪便中51Cr的异常排泄有助诊断。

9）结缔组织病：结缔组织病是腹水不可忽视的原因，其中系统性红斑狼疮是最常见的原因，8%～13%病例有腹水或浆液性渗出。机制可能为肠系膜或腹膜血管炎、感染、器官穿孔、局部缺血、肾病综合征、狼疮性腹膜炎、缩窄性心包炎等。

10）甲状腺功能减退症：是腹水的一个特殊原因，可能为疾病引起血流动力学改变，导致心包或胸腔积液，甚至水肿。4%甲状腺功能减退症患者会出现腹水，为黏液水肿性腹水（myxedema ascitis）。

11）嗜酸性粒细胞性腹水：见于嗜酸性粒细胞性胃肠炎，可能与嗜酸性粒细胞浸润到浆膜层，引起向腹腔渗出有关。

12）假膜性肠炎：严重者迅速低蛋白、贫血、腹水。

13）急/亚急性肝衰竭：因为本病少见，在腹水原因中占比例很小。本病腹水形成背景为高血清-腹水白蛋白梯度（SAAG），其SAAG≥11g/L，推测与肝实质性病腹水形成机制相似。

14）胆源性腹水：坏疽性胆囊炎胆囊穿孔引起胆汁性腹膜炎。

15）尿液性腹水（urine ascitis）：创伤或作为肾移植的并发症，尿液积聚在腹腔。尿液再吸收导致假性肾衰竭。

（金振锋 朱 权 徐洪雨 任 旭）

520. 腹水如何分类？腹水常规包括哪些实验室检查项目？

（1）腹水分类：依据腹水外观及常规检查，可分漏出性和渗出性腹水。①漏出性：呈淡黄色、透明，比重＜1.018，Rivalta试验阴性，蛋白质定量＜25g/L，白细胞计数＜100×10^6/L。②渗出性：混浊，比重＞1.018，Rivalta试验阳性，蛋白质定量＞25g/L，白细胞计数＞500×10^6/L。腹水中性粒细胞计数＜1000/ml外观上稍微浑浊，但如果＞5000/ml外观则呈脓性。

腹水还可分为：①血性腹水：腹水中最少10 000个红细胞/毫升方能呈浅粉色，超过20 000个红细胞/毫升呈明显的血性腹水。结核性腹膜炎偶尔呈血性腹水，恶性肿瘤仅22%呈血性腹水，其中半数来自肝细胞癌，10%来自腹腔恶性肿瘤。②乳糜性腹水（chylous ascites）：乳糜样腹水分为真性及假性。真性腹水含淋巴液丰富，加入苏丹Ⅲ染色呈红色，乙醚试验阳性（加醚后变清）；假性者为脓细胞脂肪变性破坏，使腹水呈乳糜外观，苏丹Ⅲ试验阴性，是腹腔慢性感染缓慢形成的浆液性腹水。③化脓性腹水：脓细胞占优势，比重＞1.018，直接涂片或细菌培养可发现致病菌，常见于化脓性腹膜炎。④胆汁性腹膜炎：呈黄色，见于胆管手术、穿刺引流等并发症，胆囊炎穿孔等胆汁漏入腹腔刺激产生。

（2）腹水常规实验室检查

1）腹水常规：腹水常规中区别渗出液和漏出液的Rivalta反应，由于假阳性与假阴性太多，已失去其可信性。目前腹水常规实验室检查：主要包括3项（表7-1），其中仅细胞计数及分类1项腹水中性粒细胞计数≥250×10^6/L即可诊断自发性细菌性腹膜炎（SBP）。腹水中嗜酸性粒细胞明显增多可诊断嗜酸性粒细胞性腹水。

2）腹水总蛋白浓度（AFTP）和血清-腹水白蛋白梯度（SAAG）：①Runyon等（1992）对863份腹水标本测定了AFTP，依传统的分类，即AFTP＞25g/L为渗出液；＜25g/L为漏出液，其准确性仅为55.6%。因为右心功能不全或缩窄性心包炎白蛋白可以不低，而出现相对高的AFTP值。②他们又测定901份标本（330例）计算SAAG，其中肝硬化门静脉高压占81.2%，提出SAAG＞11g/L为门脉高压性腹水（心脏性腹水例外）；而非门脉高压性腹水SAAG＜11g/L，指出传统的AFIP分类可以放弃，代之SAAG检测其正确诊断率为96.7%，又不受利尿和SBP的影响，这是由于SAAG与门脉压力明显相关。现在国内已将SAAG列为鉴别腹水的常规，AFIP结果也可作为参考（表7-1）。

表7-1 腹水原因与SAAG、AFTP的相关性

项 目	SAAG（g/L）	AFTP（g/L）
肝硬化	≥11	＜25
心力衰竭	≥11	≥25
腹腔恶性肿瘤	＜11	≥25
炎性腹水	＜11	≥25

（引自肝硬化腹水及相关并发症的诊疗指南，2017.）。

3）SAAG和AFTP的意义（表7-1）：SAAG≥11g/L的腹水为门脉高压性，常见于各种原因导致的门脉高压性腹水。SAAG＜11g/L的腹水多为非门脉高压性，病因包括腹腔恶性肿瘤、结核性腹膜炎、胰源性腹水、乳糜性腹水等。

（金振锋　朱雅琪　任　旭）

521. 腹水的选择性实验室检查方法有哪些？其意义如何？

（1）腹水选择性实验室检查项目：腹水常规的实验室检查不能满足诊断或鉴别诊断时，需要进一步选择性检测腹水，也包括多种指标组合。选择性实验室检查见表7-2。

表7-2　腹水实验室检查内容

常　规	选择性检查	偶　查
细胞计数及分类	培养（细菌、厌氧菌）	结核菌涂片和培养
白蛋白	糖	脱落细胞学
总蛋白	乳酸脱氢酶（LDH）	胆红素
	淀粉酶	甘油三酯
	革兰染色	

（引自肝硬化腹水及相关并发症的诊疗指南，2017.）。

（2）检查项目的用途或意义：①对于自发性细菌性腹膜炎（SBP），尽管腹水常规中性粒细胞计数即可确定诊断（见第520问），但腹水pH值下降（pH＜7.3），乳酸盐（LA）含量＞3.7mmol/L，腹水葡萄糖低于空腹血糖也有助于诊断，应予以了解。后者分子量小，很容易进入腹水，腹水与血清糖浓度基本一致。腹水/血清糖浓度比值在SBP时降低，如果肠穿孔腹水中糖可低到测不出。②腹水与感染的胆汁不同，常规细菌培养阳性率低（42%～43%）。③无并发症的肝硬化发生LDH腹水/血清（AF/S）比值约为0.40，SBP其比值升高为0.9±0.3。LDH是由中性粒细胞释放的，如果比值＞1，为LDH在腹腔产生或释放到腹腔增加，提示感染或肿瘤。④无并发症的腹水（漏出液）中，其腹水（AF）/血清（S）的淀粉酶比值约0.4。胰源性腹水的腹水淀粉酶值约2000IU/L，AF/S比值平均约6.0。⑤疑诊SBP的腹水50ml革兰染色离心处理后，敏感性仅10%，如果未离心，阳性率仅7%。⑥腹水涂片检出分枝杆菌（mycobacteria）敏感性极低，为0～2%。用1000ml腹水培养，敏感性达62%～83%。然而，多数实验室仅用50ml腹水培养结核菌，阳性率明显降低。⑦报道恶性腹水涂片癌细胞检出的敏感性为58%～75%，然而，恶性腹水中仅有2/3波及腹膜，而且必须有活的癌细胞脱落进入腹水中，方能呈现阳性结果。因此，通常阳性率为40%～60%。⑧腹水胆红素浓度超过血清提示胆或肠穿孔。⑨乳糜性腹水三酰甘油含量＞2.26mmol/L，通常超过11.3mmol/L。

（3）结核性腹水时阳性的指标：腺苷脱氨酶（adenosine deaminase，ADA）是嘌呤碱分解酶，其活性在淋巴细胞中较强，ADA增高与T细胞对结核菌抗原的细胞免疫有关。ADA＞33U/L，对结核性腹膜炎有诊断意义，报道准确性为98%。

（4）恶性腹水阳性的指标：①腹水纤维连接蛋白（FN）存在于人体组织细胞外间隙中，恶性腹水时增加。FN＞125μg/ml首先考虑癌性腹水；如果ADH的AF/S比值＞1，肿瘤可能性较大。②碱性磷酸酶（ALP）联合甲胎蛋白（AFP）、铁蛋白诊断肝癌有意义，对恶性腹水的诊断也有参考意义。③癌胚抗原（CEA）联合糖类抗原125（CA125）：仅CA125增高提示卵巢或子宫内膜癌；若CEA增高而CA125正常，则肠道或乳腺可能性大。④FN、ADA、AFP、铁蛋白与溶菌酶、腹水与血清LDH比值联合检测，对鉴别良、恶性腹水的敏感性和特异性为80%～90%。

（5）腹腔镜：原因不明的腹水是腹腔镜的适应证。

（金振锋　朱雅琪　任　旭）

522. 结核性腹膜炎的分型和腹腔镜检查有何所见？

（1）结核性腹膜炎（tuberculous peritonitis）：结核杆菌感染引起腹膜慢性弥漫性炎症，又称腹膜结核。病理分为渗出型、粘连型和干酪型三型；也有分渗出型、增殖型和混合型。有时还有其他腹腔内活动性结核，临床表现复杂，常是轻重不一，重者似急腹症，轻者呈隐袭或无症状。因此对症状不典型者，或诊断上有疑难者应施行腹腔镜检查，但必须选好适应证，原则上只适用于以渗出为主型。

（2）结核性腹膜炎分型与临床表现：临床上腹水渗出型腹部膨隆、有腹部压痛和反跳痛，腹水穿刺见黄绿色液体，容易诊断。腹部饱满并有柔韧感是粘连性结腹的特征；而腹部位于两季肋下、脐部或两侧下腹部扪及包块是粘连型结腹的特征。这两型是由大网膜、肠系膜淋巴结、肠曲粘连或干酪样脓性物质积聚而成。此种肿块较为浅表、大小不一、边缘不清，表面有的不平呈结节状，生长在季肋下颇似肿大的肝脾或腹内肿瘤。粘连或小房型结腹有以肠梗阻的并发症首次住院的，这是由于腹腔纤维组织增生，使肠曲粘连、折叠、扭转造成肠梗阻，进而可发生肠穿孔和肠瘘。

（3）腹腔镜下所见：据张志宏等报道渗出型结腹46例腹腔镜所见并结合笔者16例之经验总结如下：①结核性腹膜炎之腹腔积液呈血性者占12.5%（2/16）和15.2%（7/46）；②腹膜色泽变化，本病之腹膜常呈苍白或灰白色，还可见腹膜混浊肿胀。腹膜与肠管、脏器、网膜间常见局限性粘连或广泛之粘连，呈带状或膜状，上述改变为一般慢性腹膜炎常见的表现，并非特异性所见；③腹膜、网膜或脏器上可见有结核性特有的灰白色粟粒样结节，大小如米粒，常散在或成群分布于腹膜上，此种结核性粟粒病灶周围，可出现淡红色的红晕。有些结节互相融合形成大结节，从指头大至胡桃大小，并可发生干酪性坏死，在该处有渗血造成血性腹腔积液的来源。这种病灶必须与癌性腹膜炎相鉴别，不过在血迹中透见有白色粟粒样特征的结节强力提示为结腹，在该处活检病理检查发现干酪样坏死性肉芽肿即可确诊。

（4）结核性腹膜炎与癌性腹膜炎镜下所见的鉴别：①癌结节都呈充血状态，因此病变部色泽发红，表面污秽，时见糜烂、坏死；②癌结节大小常不一致，而结核的结节大小常一致；③癌结节形态多种多样，甚至有囊肿样改变所见，结核结节干酪坏死时才有糜烂性所见，但仍可找到粟粒样结节；④癌结节除腹膜上外，可在腹腔内找到原发癌肿。

（5）结核性腹膜炎分型是人为的，事实上以混合型为常见，有渗出又有粘连；有粘连又有小房型，并有包裹性积液。对于渗出型特别是血性腹腔积液者或治疗反应差的，为求确诊除外癌性腹膜炎做腹腔镜检查是适应证，但对粘连型或小房型是不合适的。笔者遇到1例粘连型结核性腹膜炎（外科手术证实）由于肠管与前腹壁广泛粘连，做腹腔镜检引起肠穿孔，紧急手术而幸存。

（金振锋　朱权　任旭）

523. 较为少见的腹膜炎和癌性腹膜炎各有何特点？

（1）化学性腹膜炎（chemical peritonitis）：是指由于各种内源性或外源性化学物质进入腹膜腔，刺激腹膜所致的炎症。开始是无菌的，又称无菌性腹膜炎。但随时间继发细菌污染发生，症状和体征类似急性化脓性腹膜炎。①胆汁性腹膜炎：开腹或腹腔镜胆道手术意外损伤胆管，未充分引流或外伤胆道损伤，导致胆汁外溢；急性并有感染者死亡率高，慢性胆汁外溢，症状少，但须外科修补。②膀胱破裂尿液进入腹腔。③腹膜后手术损伤大的淋巴管，乳糜外溢。④胃肠道穿孔诊断服硫酸钡溢出至腹腔，伴随内源性细菌进入，构成生命威胁。⑤大的肝囊肿、胰腺假性囊肿破裂等。⑥胰源性腹膜炎：

见于急性胰腺炎、胰腺创伤或胰腺手术后胰漏等。

（2）腹膜透析相关性腹膜炎：是指因肾衰竭长期持续进行透析发生的腹膜炎。持续非卧床腹膜透析（CAPD）这种透析形式对终末期肾病治疗有效性及效价比问题，相比血透更容易被选择，美国10万以上透析病例中超过1/4患者采用CAPD。CAPD最常见的并发症就是由细菌污染腹膜腔导致感染性腹膜炎。由细菌或化学性因素所致，细菌多为革兰染色阳性菌（70%），其中金黄色葡萄球菌为最多，阴性菌以铜绿假单胞菌为多。临床上腹痛、发热、腹膜刺激征多不严重；主要特征是透析流出液混浊，流出液白细胞计数 $> 0.1 \times 10^8/L$，细菌培养常阳性，血内中性粒细胞增多。应及早使用抗生素，包括静脉及腹腔给药（加入透析液中），并增加透析液量及透析速度，以冲洗腹腔，可用第三代头孢菌素类抗生素。透析液中加入少量肝素，以减少粘连发生，一般感染可得到控制，不必中断透析治疗，但再发率很高。

（3）嗜酸细胞性腹膜炎：指末梢血中嗜酸性粒细胞增多，又出现嗜酸性粒细胞性腹腔积液，为少见病，是嗜酸细胞性胃肠炎一型（浆膜浸润型）。腹膜上可见嗜酸性细胞颗粒，病因与症状均见嗜酸性胃肠炎。

（4）癌性腹膜炎：腹腔内脏器原发性癌肿或转移性癌侵犯其浆膜层，在此层内发育、浸润，当其破坏了浆膜层，癌细胞向腹膜腔内游离、脱落，在腹膜的脏层和壁层着床后增殖，形成散在的大小不等的结节，即腹膜播种，由于腹膜淋巴管吸收障碍和血管通透性亢进而发生腹腔积液潴留，称此为癌性腹膜炎。本病均属继发性无原发性，全都是由腹腔内各脏器癌的进展期所致。

分型：可分四型即愈着型、播种型、肿瘤型和浸润硬化型。75%以上为腺癌，原发癌以胃癌为最常见，其次为肝癌、大肠癌、胰腺癌、卵巢癌等。据文献报道也有由腹腔外脏器经血行或淋巴转移于腹腔，如肺癌、乳腺癌、甲状腺癌。本病预后不良，75%以上的患者6个月内死亡。除静脉高营养外，可采用腹腔内化疗。

（金振锋 朱权 任旭）

524. 腹膜间皮瘤有哪些特点？如何诊断？

（1）腹膜间皮瘤（peritoneal mesothelioma）：指起源于腹膜间皮或间皮下层细胞的肿瘤。占全部间皮瘤的20%～30%。发病率1/百万～2/百万。本病多为恶性，发病中位年龄60岁以上。发病机制尚不清楚，可能与接触石棉有关。约1/3的弥漫性恶性腹膜间皮瘤患者有石棉暴露史，潜伏期为20～30年。我国报道本病患者接触石棉的比例很低。石棉以外尚有电离辐射、放疗、接触云母及病毒感染等因素。

（2）病理：①大体病理：分局限性和弥漫性，前者少见，后者多为恶性。肿瘤形态常是大小不等的结节或饼状，有时呈葡萄状或融合成较大肿块。可弥漫分布于脏层腹膜、腹腔膈肌膜面、后腹膜表面以及网膜、肠系膜。晚期腹腔器官被坚硬、致密、白色的肿瘤组织覆盖，形成"冰冻"状态。②组织病理学：形态呈多样化，可由上皮细胞或结缔组织细胞分化而来，亦有时为混合性，而且并非持续存在，这给诊断造成极大困难。间皮瘤细胞特殊染色可有透明质酸阳性，而中性黏蛋白呈阴性表达。1/3患者腹水中有透明质酸存在，其含量不一致。分良性和恶性两种：良性间皮瘤包括腺瘤样和囊性间皮瘤，需通过电镜证实其为间皮来源；恶性腹膜间皮瘤组织学分为上皮型、肉瘤型和混合型，国外以上皮型多见，国内以混合型为主。

（3）临床表现：具有腹水、腹痛、腹胀腹部包块4种表现。70%以上有腹水，部分患者腹水量大且增长迅速。腹痛及腹水均很顽固，腹胀甚至有时影响进食，以致呼吸困难；腹部包块常为多发性，有时患者以腹部包块而来就诊，包块偏硬或硬，表面不光滑或有结节，位于大网膜、肠系膜的包块能移动并有压痛。腹膜间皮瘤不仅直接侵及腹腔内脏器，还可以转移到远处淋巴结及全身各脏器，有时引起肠梗阻。

（4）诊断：诊断较难，确诊时多为晚期。组织病理联合免疫组化或电镜是诊断的金标准。

1）腹水检查：为浆液纤维素性或血性渗出液，有时呈胶质状，清蛋白含量高。腹腔积液中常发现脱落细胞，但难以发现典型的间皮瘤细胞，如果腹水中发现大量异型的间皮细胞或瘤细胞，可通过分析测量细胞核面积，胞质面积以及核质比例等参数，结合电镜和免疫组化染色检查以与反应性间质增生、转移性腺癌及肉瘤等鉴别。男性腹膜间皮瘤腹腔积液 CA125 增高，血浆 CA125 亦增高，如果腹水 CA125 明显＞血浆 CA125，则有助于腹膜间皮瘤的诊断。测定癌胚抗原（CEA）常为阴性，如腹腔积液 CEA 明显增高，可排除恶性间皮瘤，可能为其他恶性肿瘤。

2）超声、CT：对诊断间皮瘤有帮助，典型者见广泛的腹膜不规则增厚、结节，大网膜受累粘连成饼状包块，肠系膜密度增高，粘连成星状或皱纸花状包块，有不同程度的腹腔积液。超声、CT 影像有时与腹腔转移癌、卵巢癌、腹膜浆液瘤、腹腔慢性感染等疾病难以鉴别。可超声或 CT 引导下进行包块穿刺活检确定诊断，此方法简便易行，创伤性小。

3）腹腔镜检查：是诊断本病的有效手段，可直视下病变处活检确诊。对腹盆腔其他器官肿瘤或转移癌也有一定的鉴别价值。腹腔镜所见如下：①腹膜壁层、脏层及大网膜散在或弥漫分布的大小不等灰白色结节、斑块或肿物。结核性腹膜炎结节数量相对较多，大小相对一致；②壁层腹膜可见厚薄不均的胖胀样增厚；③壁层腹膜与腹腔脏器之间之粘连相对较轻，而结核性腹膜炎则较重；④大网膜、肠系膜受累常见且与肠管粘连成包块较多，且常较局限；⑤病变分布可呈局限性，亦可呈弥漫性；⑥腹腔积液表现不一，可清，可浊，色调可呈黄色、砖红色、鲜红色或酱油色等。

（5）预后：未经治疗的恶性腹膜间皮瘤者中位生存期为 4～12 个月，非上皮型的恶性腹膜间皮瘤多在确诊后 12 个月内死亡。TNM 分期为Ⅰ、Ⅱ、Ⅲ期的弥漫性恶性腹膜间皮瘤患者接受治疗后的 5 年生存率分别为 87%、53% 和 29%。

（金振锋　朱　权　徐洪雨　任　旭）

525. 腹膜假性黏液瘤是怎样形成的？如何诊断？

腹膜假性黏液瘤（peritoneal pseudomyxoma，PPM）：指发生在腹膜壁层、大网膜及肠壁浆膜面的低度恶性黏液性肿瘤。属少见病，误诊率较高。

（1）发生机制：病因尚不清楚，多源于卵巢的黏液性囊腺瘤或阑尾黏液囊肿破裂，少数继发卵巢畸胎瘤、卵巢纤维瘤、子宫癌、肠黏液囊腺癌、脐尿管囊肿腺癌、肠系膜黏液样囊肿、胆总管黏液腺癌、乳腺癌、胰腺囊腺癌和恶性腹膜间皮瘤等。患阑尾炎后阑尾腔梗阻，阑尾黏膜上皮发生增生，分泌大量黏液形成假黏液囊肿，这种囊肿大多是良性的，但在阑尾组织有不典型细胞。囊肿可增大而破坏，黏液外流，黏液细胞在局部肠浆膜上种植，而再发展为黏液囊肿。黏液分泌可通过血流和淋巴管播散很广，累及所有腹膜面，在肝、肠和其他腹内脏器表面种植形成囊肿，如一串串葡萄散在腹腔内，可产生大量游离的透明胶质物质，黏液量能达到 10kg 以上，但很少超出腹腔范围。至于卵巢黏液性囊腺瘤或囊腺癌的扩散与阑尾假性囊肿相似。在卵巢组织中亦有不典型的细胞，有人认为本病是一种恶性低的高分化型癌细胞；亦有认为起源于阑尾的假黏液瘤是良性，而起源于卵巢者为恶性。

（2）诊断：①症状及体征：由于大量黏液潴留于腹腔内，患者腹部呈显著膨大，而一般健康情况良好，这是本病的特点。右下腹痛及腹膜刺激征均较轻。身体检查：按腹水黏性不同，有时发现相对游离并可移动的腹水，有时为坚硬的腹腔包块。②腹腔穿刺：可确定诊断。如果积液特别黏稠，则为白色液体，外表呈胶状黏稠不易流动，腹水蛋白质含量高，有较多的糖蛋白。如含有大量透明质酸，原发病可能是间皮瘤。应作细胞学检查，确定是否来源于间皮瘤或腹膜转移性胶质样瘤。③CT：是目前腹膜假性黏液瘤诊断、分型及定位上应用最广泛的影像学检查。根据 PPM 的 CT 表现将其分为三型：肿块型、腹水型、混合型。共同 CT 表现为胶冻样腹水、肝脾等实质脏器周围扇贝样压迹、肠系膜的浸润性改变、实质器官内浸润性病灶，以及腹膜黏液团等征象。④腹腔镜检查：腹腔镜检查具有特异性的表现，并且可以在直视下活检，是确诊本病的重要方法。腹腔镜下可见黄白色透明、半固体状黏稠液体，胶冻状结节，弥漫性附着于腹膜或腹腔脏器表面。

（金振锋 朱 权 徐洪雨 任 旭）

526. 什么是Chilaiditi征和间位结肠综合征?

（1）间位结肠综合征（Chilaiditi Syndrome）：指结肠袢嵌入肝与横膈之间引起的临床综合征。1910年由Chilaidili首先报道（偶然放射线检查发现3例结肠嵌入肝膈之间）。结肠可由肝前间隙或肝后间隙嵌入肝与右半横膈之间，在X线片上肝膈之间出现气体影像称为Chilaiditi征（Chilaiditi sign）。该病较少见，偶尔在胸腹平片能见到，检出频度为0.025%～0.28%，可见于任何年龄。

（2）Chilaiditi征或Chilaiditi综合征的病因：①韧带：正常情况结肠悬韧带固定结肠防止其嵌入肝膈之间。然而，如果横结肠悬韧带或镰状韧带缺失、松弛或拉长，结肠冗长或先天性错位等解剖异常均能导致结肠嵌入。②功能性疾病导致结肠解剖变形：如慢性便秘、吞气症等使结肠胀气、扩张。③其他原因：肝硬化患者肝左内侧叶萎缩、膈肌的先天薄弱或横膈麻痹、慢性肺疾病（胸腔增大，膈肌下移）、肥胖、多胎妊娠、腹水、腹部手术后（肠管粘连扩张）等。亦有认为肝右叶萎缩明显，肝膈间隙增大，先天性肝裂增宽，结肠嵌顿于肝裂部，亦属此症。报道弱智、精神分裂症常伴有解剖异常因素。

（3）临床表现：有X线表现呈Chilaiditi征者，通常无症状。Chilaiditi综合征患者最常见的症状为胃肠道症状，如右上腹或上腹痛，伴恶心呕吐、便秘。其次有呼吸困难或偶有类似心绞痛样的胸痛。腹痛从轻的慢性腹痛到严重急性腹痛。近期有报道结肠镜后（尽管为二氧化碳气体）几小时内突发腹痛，确诊为本病，数小时后缓解。

1）Chilaiditi综合征应与肠梗阻、肠扭转、肠套叠、缺血性肠病、穿孔及炎症等疾病鉴别。然而，本病在偶尔也能并发这些疾病。包括盲肠、脾曲、横结肠扭转、盲肠穿孔、肠梗阻（非常少见，可有慢性假性肠梗阻）表现。此外，Chilaiditi综合征可伴随多种呼吸或胃肠道（结肠、直肠、胃）恶性肿瘤。

2）Chilaiditi征其他的意义：根据X线片确定，防止经皮经肝处置或肝活检发生并发症；结肠镜检查，嵌入的结肠部位气体容易进行性滞留，有导致穿孔风险，最好用二氧化碳气体。

（4）诊断：Chilaiditi征诊断主要依据X线放射学影像，诊断必须满足以下条件：①由肠管抬高的右半膈必须充分超过肝脏；②必须由气体导致的肠管扩张，与气腹有别；③肝脏上缘必须低于左半膈高度水平。CT除见肝膈之间扩张的肠管，可见下移的肝脏及增宽的肝裂等其他所见。超声对诊断亦有帮助。Chilaiditi征需与内脏穿孔、膈下脓肿等鉴别。X线腹平片右膈下气体处见肠皱襞及结肠袋结构可以区别。

（5）治疗：Chilaiditi征（+），但无症状者不需要治疗。治疗通常为非手术治疗，根据患者状况包括卧床休息，高纤维饮食，补液、胃肠减压、灌肠、泻药、软化粪便药物等。如果肠梗阻治疗不缓解，有肠缺血性变化，需要外科干预。主要采用盲肠固定术（cecopexy）治疗，除非有肠坏死或穿孔需要肠切除术。

（芦 曦 任 旭）

527. 肠系膜脂膜炎的临床表现、影像学特点? 如何治疗?

（1）肠系膜脂膜炎（mesenteric panniculitis）：为累及肠系膜脂肪组织的一种少见慢性非特异性炎性。又称肠系膜脂肪肉芽肿、脂肪硬化性肠系膜炎、肠系膜脂肪营养不良症。此病少见。

（2）病因及发病机制：病因尚不清楚，除与免疫因素有关外，可能与外伤、腹部手术、感染、溃疡病和局部缺血等引起的肠系膜损伤后的非特异性反应有关。基本病变是肠系膜小血管炎，可发生小血管血栓，甚至发生血管闭塞，导致肠系膜脂肪营养不良，脂肪变性、坏死，被纤维组织取代。好发于小肠系膜，以空肠系膜最为常见。风湿病、肉芽肿疾病及恶性肿瘤患者中发病率较高。其特点为肠系膜脂肪组织坏死、慢性炎症及纤维化，形成"假肿瘤肿块"，属于良性类瘤样病变。

（3）临床表现：多数患者无症状。典型表现为腹痛和腹部包块。腹痛以隐痛为主，也有痉挛性痛，病程可迁延数年。包块部位因受累肠系膜而异，质地较硬，多半有压痛且活动度差。可有食欲缺乏、恶心、呕吐、不规则发热、腹泻、便秘、消瘦等症状。巨大包块或肠系膜过度纤维化可发生肠梗阻。

（4）影像学检查：①超声检查（US）：缺乏特异性，可见包绕在肠系膜血管周围边界不清、以高回声为主的包块，如有低回声区提示脂肪组织坏死、液化；若有高回声区，常提示钙化。②消化道钡餐或钡灌肠：如包块大可显示胃肠道被推移或压迫，肠管可有成角、移位、扭曲、狭窄、局限性扩张等表现。③CT：围绕肠系膜大血管可见边界清楚、密度不均匀的单个或多个软组织肿块。呈假肿瘤征，肿块内有时可见低密度囊变区。亦可见肠系膜淋巴结增大或炎性增殖灶。在大血管和肿块周围见到脂肪晕环或肠祥向四周移位有助于诊断。假包膜征与脂肪晕环征为肠系膜脂膜炎的特征性表现。由于病变多累及空肠系膜，因此包膜多数向左腰区延伸。脂肪晕环征提示血管和结节周围残存的正常脂肪组织，肠系膜血管被包绕但未被侵犯。

（5）治疗：此病多为自限性，无需特殊治疗。对于有发热、恶心、呕吐及腹泻等症状，可抗感染、激素及免疫抑制制剂等治疗。若有明显腹痛、腹部包块，或出现肠梗阻或缺血等严重的并发症，或与结肠癌、淋巴瘤难以鉴别应行手术治疗。

（芦　曦　任　旭）

528. 肠系膜淋巴结炎有哪几种？各有何特点？

肠系膜淋巴结炎包括非特异性肠系膜淋巴结炎、肠系膜淋巴结结核和耶尔森（Yersinia）菌肠炎。

（1）非特异性肠系膜淋巴结炎（non-specific mesenteric lymphadenitis）：指肠系膜淋巴结非特异性炎症。多见于回肠、结肠系膜的淋巴结。本病临床少见。多见于儿童及青年人，亦有时发生于成人。

1）病因及临床表现：病因尚不清楚，可能与柯萨奇B病毒感染有关。常先有急性上呼吸道感染，颈淋巴结肿大，因末端回肠肠系膜淋巴引流十分丰富，病毒毒素可达到该区域的淋巴结，引起肠系膜淋巴结炎。所以，在上呼吸道感染，咽痛、颈淋巴结肿大，继之出现右下腹痛或转移性右下腹痛、发热、右下腹有压痛、反跳痛，与急性阑尾炎很相似。但淋巴结炎的压痛点不像阑尾炎那样固定，而是经常有改变。血液白细胞数正常或减少，淋巴细胞相对增加，经过观察，症状逐渐消退。

2）诊断：此病诊断困难。凡儿童或青少年上呼吸道感染，同时有右下腹痛者，应高度怀疑为本病。腹部超声和CT检查可观察肠系膜淋巴结的大小、数量、形态特征，对诊断有重要价值。应与阑尾炎急性阑尾炎、肠系膜淋巴结结核等疾病鉴别。

3）治疗：以内科治疗为主，确诊后口服抗菌药物、补液等对症治疗。预后良好，有自限性，3～4天病情好转。少数难以确定诊断者，需剖腹探查。可见右下腹肠系膜淋巴结有炎症并肿大，阑尾正常，回肠无克罗恩病的所见。有时阑尾腔内有炎症，应将其切除。

（2）肠系膜淋巴结结核（tuberculosis of mesenteric lymph nodes）：结核杆菌所致的肠系膜淋巴结的慢性特异性炎症，又称结核性肠系膜淋巴结炎。多见于儿童和青少年。

1）病因及临床表现：原发性源于饮用结核杆菌污染的牛奶或乳制品易发生此病。继发性多见，源于全身粟粒型结核的淋巴、血行播散，或肠结核、结核性腹膜炎直接蔓延。轻者无症状，一般有持续的隐痛，有时呈牵拉样，但不严重。伴有低热、盗汗、畏食等结核症状。体检：右下腹部可触及肿大淋巴结，单发或多发，质地中等，固定或可移动，有轻度压痛。诊断较难。

2）实验室检查：血沉增快，皮肤结核菌素试验阳性。X线腹部平片，在回肠末端有钙化的淋巴结。增强CT见单环或多环状强化的肠系膜肿大淋巴结，有助于诊断。确诊时应排除其他疾病可能性，有许多病例是在阑尾手术过程中被发现的。临床诊断有困难时，可用抗结核药试验治疗，观察疗效以便确诊。

（3）耶尔森菌（Yersinia）肠炎：最常累及末端回肠，回盲部淋巴结和肠系膜淋巴结。可形成化脓性淋巴结炎和肉芽肿病变。临床出现腹痛，位于右下腹、脐周或左下腹，呈隐痛、钝痛或绞痛。右下腹或左下腹有腹膜刺激征，常有畏食、恶心、腹泻，20%病例下肢出现结节性红斑，可有低热及中等热。急性期粪便培养耶尔森菌阳性，血清凝集试验，效价＞1/40。本病需与克罗恩病的局限性回肠炎区别。本病有自限性，不转为慢性，预后好。可对症治疗，对青霉素、头孢霉素等有耐药性，疗效差。

（ 金振锋   任 旭 ）

529. 什么是膈下脓肿？诊断治疗原则如何？

腹腔脓肿：指肠袢、网膜或肠系膜等粘连包裹腹腔内积聚的脓液与游离腹腔隔离形成的脓肿。包括膈下脓肿、盆腔脓肿和肠间脓肿。

（1）膈下脓肿（subphrenic abscess，SPA）：指继发于腹腔内感染后，将脓汁积存于膈肌下间隙而言。Wilson等将膈下间隙分成4个间隙：①右膈下间隙，是指从右叶肝的膈面和右半膈肌之间；②右半肝间隙是指肝右叶之下和包括右肝下间隙又称Morison囊之间；③左膈下间隙；④小网膜囊（左侧）。右肝上的膈下间隙分成前区和后区，这是由于临床发现炎症存在着局限性分布。在左叶肝因仅有小的面积与膈肌下面相接，因此不能分成肝上或肝下间隙。

（2）病因：①急性腹膜炎：主要见于胃肠道穿孔或腹部外伤所致继发性腹膜炎。早年Bamaid报道SPA来自消化性溃疡穿孔占38%，肝脓肿18%，阑尾穿孔16%。②腹部手术并发症：1970年后SPA主要来自胆道和胃外科手术，而左侧SPA由结肠癌手术占50%。后来报道有来自肝动脉栓塞、肝切除术后。③邻近器官的化脓性感染：肝脓肿、坏疽性胆囊炎、重症急性胰腺炎等。SPA致病菌多源于厌氧菌和革兰阴性杆菌的混合感染。据 Wilson（1977）报告23例最常见的为大肠埃希菌（96%），其次为变形杆菌（38%），克雷伯菌（21%）和肠链球菌（8%）；厌氧菌20例是拟杆菌属（Bacteroides）和梭状芽孢杆菌。

（3）临床表现：SPA最常见的症状是低热、胸腹痛、食欲减退、和全身乏力。发热常为间歇热，有热峰，可达39℃以上，也可为稽留热，伴寒战。胸部症状：胸痛，右背痛，可见胸腔积液，以右侧胸部多，但可出现于左侧胸部即反应性渗出性胸膜炎，肺不张等胸部症状。腹部症状：腹痛，局部叩痛或季肋区压痛或扪及包块。用局部痛或压痛，在肝上或肝下提示SPA之部位是不可靠的。临床诊断上最简易可行的是胸部后前位和侧位拍片，可见胸腔积液，一侧膈面抬高和肺不张；胸透见膈肌位置固定，缺乏运动波。SPA发生于左侧仅占15%（Laman和Archer）。此外，CT、超声引导下进行穿刺可确定诊断和鉴别诊断，脓汁细菌培养，又可为药敏的选择。

（4）治疗

1）支持治疗：营养支持、输液、维持水电解质平衡治疗，输血或输白蛋白改善贫血和低蛋白血症。

2）超声或CT引导穿刺抽吸或置管引流：超声引导已广泛应用于临床，便捷、操作简单、穿刺定位准确。对于成熟的单腔脓肿，引流成功率高，与外科疗效相当。对于大的脓肿需要留置引流管，脓肿发生至少2周以上者置管相对安全（相对成熟），以免操作导致脓液漏入腹腔。穿刺针道经过肠管者也为禁忌。引流后症状明显改善，脓肿消失，可拔管。如引流不充分，仍有较大脓腔，应调整引流管侧孔数（增加侧孔）包括位置或更换大口径引流管，或重新定位穿刺置管引流。

3）手术切开引流：适合对于无法做超声引导下治疗较大脓肿（直径＞6.5cm），或多房性及穿刺引流无效或困难者。根据脓肿所在部位选择切口。可采取腹膜外入路，经腹膜后进入包裹良好的脓腔可避免污染腹腔，为最佳途径。

4）抗生素：SPA继发于原有的腹腔内炎症，对原发疾病有效抗生素的寻查，可作为选择用药的重要依据。广谱抗生素联合抗厌氧菌药物，根据穿刺脓汁细菌培养和药敏试验结果及时调整。

（ 朱雅琪   孙秀芝   徐洪雨   任 旭 ）

530. 腹膜后间隙如何划定？腹膜后脓肿如何诊断和治疗？

腹膜后间隙（retroperitoneal space，RPS）邻近器官的炎症、损伤或穿孔引起的感染为腹膜后感染，发生的脓肿也称腹膜后脓肿，Ozeran（1982）对此有过详细的描述。过去由于很难作出早期诊断，病死率甚高（约50%），现在由于有了先进的影像学检查方法，故可获得早期诊断和早期治疗，预后大为改观。

（1）RPS的解剖结构：这虽属基础知识，但熟悉它对RPS脓肿的诊断和治疗具有重要意义，了解RPS如何形成及一旦感染发生脓肿其扩散的途径，对脓肿引流通路的选择具有指导作用。

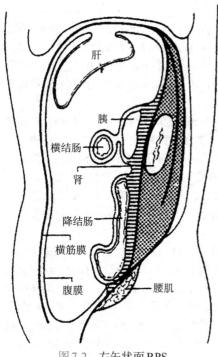

图7-2　左矢状面RPS

注：横线示RPS的前腔，点线示RPS的后腔（分前和后区）。

RPS是一个间隙，也就是腔，它在腹膜腔后面，为位于腹膜与横筋膜（transversalis faseia）之间隙，RPS其头侧为膈肌，尾侧为骨盆。RPS前面为腹膜肠系膜根部，其后面为脊柱、腰大肌、髂肌和方形腰肌；RPS侧面为方形腰肌的侧缘。RPS分为前间隙和后间隙（图7-2）。①前部RPS：包括胰腺、十二指肠和结肠的腹膜后之部分，前部RPS脓肿可起源于十二指肠穿孔（消化性溃疡、外伤）或大肠穿孔，而阑尾炎和胰腺炎是前RPS脓肿最常见的原因。②后部RPS：包括腹主动脉、交感神经和末梢神经系统、淋巴管和淋巴结，后部RPS之两侧面是两个肾脏也称肾周间隙，肾盂肾炎发生肾周脓肿在此区域内为最多，一侧感染可向另一侧交通形成马蹄形脓肿。

（2）病因：RPS脓肿中最常见的是肾盂肾炎引起的肾周围脓肿，其次是腹腔脏器穿孔，特别是由十二指肠、结肠、胰腺炎引起较为常见，ERCP乳头括约肌切开或内镜操作发生十二指肠穿孔，保守治疗者；外伤肾周围血肿或尿外渗；重症胰腺炎；炎症性肠病；而脊柱结核和腰肌脓肿都是少见的。

（3）临床表现：RPS脓肿初发症状特点是症状大于体征，而症状又多是模糊不清，如畏食、乏力、不适、背痛等。有人提出过三联征：腹部胀满、体弱和侧腹痛并向大腿部放射痛为其特征，依过去资料到确诊的时限计算，50%病人拖延2～3周。发热、寒战是常见的症状，甚少可在侧腹部触及肿块，但有一个重要体检所见是当大腿伸屈时病侧腿痛，称此为"腰肌征"，但发生率仅占20%，肾盂肾炎尿路症状之少，是不可思议的，然而肾周脓肿出现脓尿、蛋白尿还是可见的，白细胞增加，中性粒细胞比例增加，占90%。

（4）诊断和治疗：对有发热症状模糊不清，常规检查无所见者，超声和CT对RPS脓肿的诊断率相当高，几乎90%病人可获正确诊断。超声引导下脓肿穿刺，抽出脓汁是最有力的证据。过去Wilson等报告，认为金黄色葡萄球菌、大肠杆菌、变形杆菌和肠球菌为多见。十二指肠穿孔、胰腺炎手术后体温不降，引流不畅者要再次做CT复查，选择适当部位进行引流。RPS脓肿的治疗原则是采取外科手术切开引流，抗生素只作为辅助治疗。应该指出术前必须经影像学定位或引导穿刺抽出脓汁，证实脓肿所在的确切部位进行切口和留置引流管对治疗更有利、更直接，不通畅的引流必须矫正。对穿孔之脏器应切除或修补。指导用抗生素的依据是细菌培养和药敏。近年来内镜技术发展迅速，胰腺脓肿超声内镜下引流取得良好疗效（见第492问）；经皮穿刺引流也积累了丰富的经验（见第492问）。

（朱雅琪　朱　权　任　旭）

531. 何谓腹膜后纤维化？病理和临床上有何特点？如何治疗？

腹膜后纤维化（retroperitoneal fibrosis，RPF）：是一种病因未明的以腹膜后进行性非特异性炎症和广泛纤维化为特征的慢性炎症性疾病。本病以腹膜后广泛纤维化为病理基础，临床上缺乏特征性表现，早期诊断十分困难，故经常误诊、误治。

（1）RPF分类：分为原发性（特发性）和继发性两类。原发性系指无明确病因可寻者，近年来有学者认为它是一种与自身免疫有关的全身性疾病；而继发性则以恶性肿瘤，特别是胃肠道恶性肿瘤居多，其次为炎症，其他还有结核、克罗恩病、慢性盆腔炎、主动脉周围炎等。

（2）病理特点：典型病理改变为腹膜后组织慢性非化脓性炎症，伴纤维组织进行性增生。腹膜后广泛纤维化呈扁平、盘状、板层状等质地坚硬的灰白色纤维片状物，薄厚不一，多位于骶骨岬部，覆盖于主动脉、下腔静脉、输尿管和髂部血管。可蔓延至肾及输尿管、胰腺和十二指肠周围，以及纵隔或盆腔，边界清楚。Mosimann等报告一例特发性后腹膜纤维化并门静脉高压，由于门静脉阻塞而引起食管静脉曲张出血，采取硬化疗法，并用激素治疗，存活8年，最终死于尿路狭窄。

（3）临床特点：①起病隐匿，病程较长；②早期表现为定位不确切的持续性疼痛，多为腰背部或腹部钝痛，前倾位或俯卧位可减轻。国内报告44例中多以腰背痛、尿闭、腹痛、腹部包块、下肢水肿较为常见；③输尿管受累可出现肾盂积水、少尿及尿路感染等症状。辅助检查以肾功能异常、血沉增快、肾盂积水、上段输尿管扩张为突出表现；④本病确定诊断主要依靠手术和病理组织学检查。

（4）治疗：内科治疗首选肾上腺皮质激素，激素抵抗者可用免疫抑制剂。如出现输尿管梗阻应行手术治疗。笔者治疗1例单独应用地塞米松10mg静脉滴注2周，患者腹腔积液、水肿消失，超声检查肾盂积水消失，肾功能恢复正常，出院后小剂量地塞米松维持，3个月复查一切正常，患者停药后随访了2年，无复发。

（朱　权　任　旭）

532. 原发性腹膜后肿瘤有哪些临床特点？如何诊断？

（1）原发性腹膜后肿瘤（primary etroperitoneal tumor）：起源于腹膜后间隙的脂肪组织、疏松结缔组织、筋膜、平滑肌、肌肉、血管、神经组织、淋巴组织及胚胎残留组织等的肿瘤。不包括腹膜后间隙的器官肿瘤和腹膜后转移性肿瘤。即要除外上下结肠、十二指肠、胰、肾、肾上腺、输尿管（女性还包括生殖器）所发生的肿瘤。

（2）此病约2/3为恶性。良性肿瘤常见纤维瘤、神经纤维瘤、神经鞘瘤、囊性畸胎瘤和囊状淋巴管瘤；恶性肿瘤包括脂肪肉瘤、纤维肉瘤、恶性神经鞘瘤、神经纤维肉瘤、淋巴瘤和平滑肌肉瘤。

据国外一篇综述资料腹膜后肿瘤的病因：良性肿瘤中以畸胎瘤（27.3%）、囊肿（21.7%）、神经鞘瘤（8%）为多；恶性肿瘤中脂肪肉瘤（14.7%）、恶性淋巴瘤（9.4%）、平滑肌肉瘤（8.3%）、横纹肌肉瘤（5.4%）较多，尚有纤维肉瘤（4.8%）、恶性神经鞘瘤（4.6%）、恶性畸胎瘤（3.8%）、混合肉瘤（3.3%）和癌肿（3.1%），由此可见恶性肿瘤不多。然而，国内白求恩医科大学附属医院和北京协和医院2篇报道均以恶性肿瘤居多。

（3）临床表现：腹膜后肿瘤生长慢，后腹膜腔隙大，肿瘤长到相当大，压迫周围组织始引起注意。患者可有发热、乏力、食欲减退、体重减轻等全身症状，甚至恶病质。

1）肿瘤压迫症状：如腹胀感、腹痛、腹部不适等。如压迫胃肠道可出现食欲不振、排便不畅，甚而有部分肠梗阻症状；压迫肾、输尿管、膀胱时有尿频、排尿急迫感。或有肾盂积水症状；压迫肝外胆管出现黄疸；压迫下腔静脉可有腹壁静脉曲张，下肢水肿；压迫淋巴管引起阴囊、阴唇、下肢淋巴回流障碍性水肿；压迫或侵犯神经，出现知觉异常和运动障碍，肌张力和反射减退。依据病变和肿瘤性质，可有肩痛、腰背痛，亦可在大腿前外侧、腹股沟、大腿内侧和会阴部出现疼痛和麻木，并能出现坐骨神经痛，疼痛常很剧烈，但压迫症状并不是晚期的表现，也不一定肿瘤生长很大时才发生。

2）95%的患者可触及腹部和盆腔有肿块，具有以下特征：①双手触诊，肿瘤根基深，固定而较少移动；②在肿瘤上叩诊呈鼓音；③腰部胀满或隆起，叩诊浊音；④肿瘤如在中线且在主动脉之上，则可传导主动脉的搏动。

（4）诊断：早期诊断较困难，多经剖腹探查或活检确诊。腹部影像学检查有助于发现肿瘤，确定肿瘤部位、范围、与邻近解剖结构的关系及鉴别诊断等。首先需要与其他腹膜后器官肿瘤鉴别，包括肾脏病变、胰腺囊肿或肿瘤、胃肠道恶性肿瘤、卵巢肿瘤、网膜和肠系膜囊肿等。①CT：对可确定肿瘤大小、位置、形态，判定与周围组织器官的关系，有无侵犯等是有价值的影像学诊断方法。CT对脂肪肉瘤可见低吸收值，畸胎瘤可见钙化，平滑肌肉瘤和横纹肌肉瘤多见中心部坏死。此外，CT引导细针活检提供术前组织学诊断。②MRI：可进一步提高CT影像诊断作用，可清楚显示肿瘤与血管的关系。③超声或CT引导下穿刺活检有助于诊断。④经静脉性肾盂造影，可见输尿管偏位、狭窄，是不可缺少的检查。必要时胃肠道钡剂检查。

（5）治疗：手术是主要治疗手段，Cody等报告109例，超过1/3可以手术，其中66%可完全切除。腹膜后淋巴瘤可用放疗及化疗，但仍以切除为主。恶性腹膜后肿瘤预后不好，50%以上3年内复发，全身多处转移亦常见。

（金振锋　任　旭）

533. 有哪些原因可引起呃逆？如何治疗？

（1）呃逆（hiccup）：指膈肌不自主反复阵发性痉挛，伴呼气期声门突然关闭，并发出声音。主要是横膈阵发性痉挛收缩，伴有其他呼吸收缩肌收缩及声门关闭，发出较高的打嗝声。横膈通过膈神经受延髓呼吸中枢及中枢大脑皮质支配。在这反射弧的任一病变，都可出现呃逆。发作超过48小时未停止者称为持续性呃逆。

（2）病因：发生机制不完全清楚，认为膈神经受到刺激时，神经冲动沿膈神经或迷走神经感觉纤维传入第3～5颈髓的反射中枢，由此发出的冲动沿膈神经的运动纤维抵达膈肌，形成反射弧。脊髓的反射中枢亦受延髓呼吸中枢和大脑皮质控制。常见病因为：①中枢神经系统：如神经症、脑炎、脑血管意外等；②横膈本身及其周围神经性：如胸肺部疾病、缺血性心脏疾病、膈肌疾病、腹腔内疾病、腹部、脊髓手术后等；③代谢及感染性疾病：如尿毒症、糖尿病酸中毒、败血症；④精神性：麻醉剂成瘾、酗酒等；⑤其他：如胃膨胀，过度吸烟、饮酒，过热或过凉的饮料或食物等均可引起一过性呃逆。

（3）治疗：首先针对病因治疗，一过性功能性的常可自愈，而器质性顽固性呃逆治疗效果差。①一般治疗：深吸气后屏住呼吸，腹部用力，或纸袋内呼吸，以提高肺泡及血中的CO_2浓度；刺激咽部、适量饮水或冰水、针灸等；由乙醇中毒引起者口含加苦味的柠檬。②药物治疗：包括巴氯芬、氯丙嗪、硝苯地平、丙戊酸、加巴喷丁、哌甲酯（利他林）等。③报道有超声引导下膈神经射频消融、小剂量普鲁卡因溶液注射阻滞膈神经等方法。

通常对于较顽固呃逆仅用巴氯芬即可以达到治疗效果，但若无效，需综合应用几种药物。特别使用有关膈肌松弛药，如仍无效，或疗效不持久，提示原发病很重，又胰胆肿瘤引起的梗阻性黄疸，重症肝炎出现呃逆是预后不良的征兆。

（金振锋　任　旭）

534. 前列腺素对胃肠道有哪些作用?

目前已知有20多种天然前列腺素（PG），胃肠道可合成全部PG。PG是一组由20碳不饱和脂肪酸组成的化合物，为一种局部激素（由局部组织产生，并在局部发挥作用），在其相同细胞中合成与灭活，在其产生部位与邻近部位发挥作用。PG对胃肠道主要是保护作用，但也有某些损伤作用。

（1）保护作用

1）胃：PG在胃黏膜中的含量，多于胃肠道其他组织器官，其在胃内分布，则是胃黏膜层多于黏膜下层和肌层。它的保护机制：①抑制胃酸分泌，减弱对胃黏膜的攻击。并不是所有类型PG均有抑酸作用，PGE_1、PGE_2、PGF_{1a}、PGA_1和PGI_2显示具有抑酸作用。②刺激胃黏膜内表面活性磷脂分泌，增加黏液厚度，加强胃黏膜屏障的疏水活性。③促进胃肠黏膜碳酸氢盐分泌。④增加黏膜血流量，有利于维持胃黏膜屏障。⑤稳定黏膜肥大细胞与溶酶体膜。⑥促进黏膜修复与再生。由此可见内源性PG对维持胃黏膜完整有重要意义。

研究已证实消化性溃疡时胃黏膜PG含量明显降低，吸烟抑制胃PG合成，使黏膜损伤性增加，故溃疡病人应禁止吸烟。现已应用PG衍化物米索前列醇（misoprostol）和恩索前列醇（enprostol）治疗溃疡，并可与非甾体类抗炎药（NSAID）同时应用，以防止后者对胃黏膜的损伤，两者并用未影响NSAID的治疗作用。临床证明PG对胃黏膜损伤的疗效，优于硫糖铝和西咪替丁。

2）肝脏：PG广泛参与肝脏生理功能的调节。具有改善肝血流，促进肝再生，参与肝代谢的作用。在不同疾病中，PG有保护肝细胞，阻止肝细胞坏死，抑制肝纤维化，改善局部微循环，调节免疫病理反应等作用。PGE1有能稳定肝细胞膜、线粒体膜和溶酶体膜；增加能量代谢，促进蛋白质合成的作用。近年来将PG类物质试用治疗重型肝炎、肝硬化及肝肾综合征等，取得了良好的效果。应用于肝移植受体，可防止移植物早期无功能状态和DIC发生。

3）其他：PG对胃肠其他脏器也有保护作用。在溃疡性结肠炎的动物模型中，PG可以减少溃疡和炎性反应；PG可减少实验性胰腺炎的严重程度；可治疗和预防胃黏膜的放射性损伤；还可治疗和预防NSAID和激素所致的小肠损伤。

（2）损伤作用

1）小肠及大肠：实验证实各种原因所致的腹泻，均有小肠及大肠合成与释放PG的增加，应用吲哚美辛（消炎痛）或柳氮磺胺吡啶，可使腹泻减轻。临床应用PG类药物时，常出现腹泻副作用。其机制是PG激活肠黏膜绒毛上皮的腺苷酸环化酶，使环磷酸腺苷（cAMP）增加，而cAMP可促进水、电解质向肠腔分泌，致肠容积增大产生腹泻。

2）胆囊：PG与CCK有相同的作用，可促进胆囊收缩，Oddi括约肌松弛。胆囊内PG增多时，黏蛋白合成与分泌增加，而黏蛋白是结石的主要成分，因而PG可促进胆囊结石的形成。而且胆结石病人在胆囊炎症急性发作时，PG可增加液体分泌，如结石嵌顿胆囊管，使胆囊内压增高，以致坏死和穿孔。

有研究发现胆囊结石的患者口服胆囊造影剂不显影者其胆囊黏膜PGE_2含量显著高于显影者；多发性结石其PGE_2含量也高于单发结石。认为在胆石的形成中黏蛋白起着重要的成石核心作用，而PG可促使黏蛋白的合成、分泌增加。

（金振锋　朱　权）

535. 生长抑素为何能广泛应用于临床? 它对哪些疾病有疗效?

（1）生长抑素（SS）及其功能：1973年Brazeau等在羊下丘脑发现并提存，此后发现SS为一种生物活性物质能抑制垂体释放生长激素，故称为生长抑素。由D细胞分泌，广泛分布于贲门至直肠的黏膜和胰岛及胃肠道和胰腺的神经组织。SS它对胃肠有广泛的抑制作用，能抑制胃酸分泌；抑制胰液外分泌和胆酸非依赖性胆汁分泌；抑制小肠分泌水和电解质及吸收氨基酸等营养物质；抑制胃肠道运动和胆囊收缩，降低内脏和门脏血流量等。SS还可抑制多种胃肠胰腺激素的释放，如胰岛素、胰高糖素、促胃液素、缩胆囊素、抑胃肽、肠高糖素、胃动素、胰多肽、降钙素等。SS是支持脑－肠肽概念的代表性激素，也是胃肠激素通过旁分泌发挥作用的典型代表。因而对某些胃肠道疾病及胃肠激素肿瘤等具有治疗作用。

（2）SS对胃肠道疾病的治疗：①对顽固性腹泻、肠瘘、胰瘘有较好疗效，这是SS抑制胃肠道水和电解质分泌，并抑制胃肠道运动之故。②用于治疗食管静脉曲张出血，SS能减少内脏血流，降低门脉压力。③可用于治疗急性重症胰腺炎，可抑制胰腺分泌，抑制胰酶合成，降低奥狄括约肌的基础压力，可减少临床上镇痛剂的需要量。国际指南多数认为未证明应用抗胰腺分泌药物如生长抑素或奥曲肽有其益处。尽管有争议，但在我国仍用于治疗急性胰腺炎。④理论上对溃疡病出血有效，是因SS抑制胃酸分泌及胃肠道运动，降低内脏血流量。但我国非静脉曲张上消化道出血诊疗指南并未推荐使用生长抑素及其类似物治疗。⑤改善进行性多发性硬化症的胃肠功能。

（3）SS治疗胃肠、胰腺神经内分泌肿瘤：①肢端肥大症：SS可使头痛、软组织增生等症状减轻，垂体肿瘤缩小，血内生长激素水平降低。②血管活性肠肽瘤：可使水泻迅速停止，低血钾和脱水得到纠正，血内血管活性肠肽水平降至正常。③胰高糖素瘤：可明显减轻坏死性皮炎，使血内胰高糖素降至正常。④促胃液素瘤：可使胃酸分泌及促胃液素水平降低，但其疗效不如H_2受体阻断剂。⑤胰岛素瘤：有部分疗效，适用于胰岛细胞增生所致的低血糖，可避免全胰切除。⑥类癌综合征：可使潮红、腹泻症状迅速明显减轻，并可预防严重低血压的出现。

合成的生长抑素类似物，奥曲肽（octreotide，sandostatin）比较稳定，半衰期100分钟左右，符合临床应用的要求。奥曲肽在临床应用收到了较好的疗效。

（4）不良反应：长期大量使用，可引起胆石症及脂肪泻。SS抑制CCK释放，抑制胆囊收缩，同时具有抗胆汁排泌作用，因此易导致结石形成。越来越多的证据表明用长效SS治疗胃肠内分泌肿瘤、垂体瘤疾病时，使胆石症发病率增高达20%，个别报道高达50%。

（金振锋 朱 权 徐洪雨 任 旭）

536. 腹主动脉瘤是如何形成的？临床上有何表现？

（1）腹主动脉瘤多见于中、老年患者，是动脉粥样硬化严重并发症之一，主要侵犯大动脉和中动脉。开始在动脉壁内膜出现黄色沉积物，逐渐增大融合，并出现钙化和溃疡，使壁内膜及中层破坏，管壁变薄，管壁薄弱处在血流压力下外凸扩张。加之老年人动脉弹性减弱，腹主动脉易于屈曲、延长和扩张，故局部体积逐渐增大，形成囊状或梭状主动脉瘤，瘤壁附有多层血栓。

（2）临床表现：瘤体破裂前部分病人无明显症状，如有症状则为腹痛及压迫表现，如肿瘤在腹主动脉上段，疼痛则从上腹部扩散至全腹部；如在下段则放射至腰部及大腿后侧。疼痛呈阵发性或持续性，有时为剧烈跳痛或刀割样痛。压迫症状取决于压迫部位，如压迫幽门或十二指肠，可引起恶心、呕吐；压迫肠系膜动脉，可出现麻痹性肠梗阻。多数病例在左中腹能扪及小手拳大小的搏动性肿块，伴有压痛。起源动脉瘤的动脉受压、闭塞导致肠系膜和肾血管缺血，偶尔可引起动脉栓塞。有时动脉瘤处可闻及收缩期杂音。

动脉瘤破裂出血为最严重的并发症，可破裂入腹膜后、腹腔或胃肠道，特别是十二指肠第3段。表现突然剧烈腹痛及背部撕裂样痛、恶心、呕吐、严重休克。如破裂出血，则有明显腹膜刺激征。听诊肠鸣音减弱，如果确诊为腹主动脉瘤破裂应紧急手术。

（3）主动脉夹层动脉瘤：主动脉夹层动脉瘤通常始于胸主动脉，系血液经主动脉裂口渗入主动脉壁中层，将中层分开形成夹层血肿，见于老年高血压患者。起病突然，剧痛多位于前胸近胸骨部并向肩部放射。约25%的胸主动脉夹层动脉瘤患者引起腹部症状，可被误诊为急性胰腺炎、急性胆囊炎，肠系膜动脉栓塞等。高血压和急性上腹痛是夹层动脉瘤症候。

（4）鉴别诊断：在腹部触及有明显搏动的肿块，应首先考虑为腹主动脉或其大分支动脉瘤，但须考虑下列两种情况：①有些腹内肿瘤如胃癌、肝癌、肾肿瘤等，尤其邻近腹主动脉者，可因传导而触及正常动脉的搏动感，颇似腹主动脉瘤。②还有些肿瘤如肝血管瘤，肾上腺血管瘤本身亦具搏动性，须慎重除外。必要时行腹部摄片、主动脉造影及多普勒超声等以确定诊断。

（金振锋 朱 权 任 旭）

537. 系统性红斑狼疮胃肠道病变特点如何？

系统性红斑狼疮（systemic lupus erythematosus，SLE）是一种原因不明的、以组织和细胞被病理性的自身抗体和免疫复合物损害为特征的累积全身多系统性自身免疫性疾病，患者多为中、青年女性。系统性红斑狼疮临床表现多样，以皮肤黏膜、关节、肾脏、血液系统受累最多见，同时SLE可以累及消化系统的任意部位，9.7%～53%SLE出现胃肠道症状。临床可表现为口腔黏膜溃疡、食管动力减低、狼疮性肠系膜血管炎（lupus mesenteric vasculitis，LMV）、假性肠梗阻（IPO）、蛋白丢失性肠病（PLGE）、胰腺炎、炎症性肠病及嗜酸细胞性肠炎等。

（1）食管运动功能障碍：21%～72%的SLE患者因空泡性肌病导致食管运动功能障碍，反酸和胸骨后烧灼感是最常见的症状。食管的X线改变与硬皮病者相似，如扩张和蠕动消失；胃和十二指肠淤滞伴有胃的出口假性梗阻。

（2）LMV：发生率为0.2%～9.7%，研究认为狼疮所致胃肠血管炎是SLE相关胃肠症状的最常见原因。由肠系膜上动脉支配的空肠与回肠是LMV最好发的部位。主要发病机制为肠系膜及肠壁小血管免疫复合物、补体沉积及炎症细胞浸润，炎症性和血栓形成性肠系膜血管病变可以造成导致肠系膜小动脉管壁增厚和闭塞，引起肠黏膜水肿、肠缺血、溃疡、出血、梗阻甚至穿孔，腹痛典型表现为弥散性腹痛，多位于下腹部，可同时伴有恶心、呕吐、腹泻、腹胀等表现，部分病例可伴有反跳痛和肌紧张。LMV腹部增强CT主要表现：①肠壁异常，出现局限性或弥漫性肠壁水肿、增厚、肠腔扩大，呈"靶形征"或"双晕征"样改变。②肠系膜血管增粗、增多，呈"梳齿状"或"栅栏样"排列，其改变可能是LMV的早期征象，具有一定的诊断特异性。

（3）肠吸收障碍：SLE病人亦可表现从异常的D-木糖（D-xylose）的排泄到脂肪泻和蛋白丢失肠病，严重者有黏膜的炎症和溃疡，能引起出血，甚至穿孔。消化道内镜检查可见到缺血和溃疡。

（4）IPO：是SLE较为少见的并发症，是由内脏平滑肌或肠道神经系统功能障碍所致。其发病机制可能包括血管炎导致肠壁的慢性缺血、肌肉病变、神经病变，或抗体对肠道平滑肌的直接作用。

（5）胰腺炎和急性浆液纤维素性结膜炎：由SLE的血管炎引起，后者有大约10%的病人出现腹水，在SLE伴有腹痛的腹水一般认为继发于血管炎，这种病人显示免疫复合物，低补体水平，腹水液内可有LE细胞。

（6）鉴别诊断：由于以胃肠病变为首发或主要表现的SLE表现不具特异性，易导致误诊。最易误诊为感染性疾病，包括结核、伤寒等，其次为其他自身免疫性疾病，如溃疡性结肠炎、过敏性紫癜等，少数病例误诊为肿瘤。

SLE相关胃肠损伤对糖皮质激素反应良好，一旦诊断明确，应及时应用激素治疗，可同时应用环磷酰胺（CTX）冲击治疗。

（徐洪雨）

538. 结缔组织病可引起哪些消化道症状？

结缔组织病的病理基础为疏松结缔组织黏液水肿，纤维蛋白变性及坏死性血管炎。常见的疾病有红斑狼疮、类风湿性关节炎、硬皮病、皮肌炎、结节性多动脉炎、白塞综合征等。因全身结缔组织均可受累，故本病在消化道亦有受累表现。

（1）食管：系统性硬皮症在累及内脏器官中，以食管受累最为常见。系统性及局限性硬皮症皆可累及食管，90%的病人有食管运动功能障碍，表现为吞咽困难，在吞咽固体食物时需要用水送下，并有胸骨后灼痛，饭后饱胀或反胃。食管传导是正常的，但远端食管的收缩幅度减弱，通常食管下2/3括约肌张力低，蠕动逐渐减弱属继发性食管运动紊乱，可用食管测压图确定之。食管钡透显示食管扩张，蠕动乏力，甚至缺如。有人食管症状出现很长时间后，始有皮肤改变，特别是局限性硬皮症，很易误诊为其他疾病所致的吞咽困难。主要在食管下2/3组织学改变明显，黏膜变薄，固有层和黏膜下层有胶原沉积，肌层萎缩，为纤维组织代替，因而食管远端蠕动幅度减小或消失。有病变的局部黏膜易患Barrett化生，进而发展为腺癌。贝赫切特综合征累及食管者极少，文献报告其内镜所见以溃疡为主呈孤立分布，但也可多发，溃疡多呈圆形或椭圆形边界清楚，底深苔厚，周边形成环状或结节状隆起，溃疡直径2mm至数厘米不等，溃疡周围黏膜正常。主要症状为进食后上腹痛和消化道出血。在类风湿关节炎、红斑狼疮、皮肌炎患者均可出现食管运动障碍及胸骨后烧灼感。

（2）胃肠：胃的受累较其他消化道器官少见，小肠症状常很明显。在硬皮症、皮肌炎，由于胃排空时，小肠运动不协调，常出现严重腹胀，痛性痉挛，肠腔扩大，严重肠道弛缓，可造成功能性假梗阻。气体可从肠腔破损的黏膜进入肌层，造影可见肠壁中低密度的囊和线性条纹，形成肠气囊肿症。如囊壁破溃，气体进入腹腔形成气腹。

结节性多动脉炎及贝赫切特综合征由于血管炎造成血管管腔狭窄及闭塞，引起供血组织缺血和坏死。故其肠管病变有时颇为严重。轻者为腹痛、腹胀、畏食、黑便及腹部包块等。重者由于黏膜坏死形成溃疡，造成胃肠道大出血、肠梗阻、肠穿孔及腹膜炎等。

贝赫切特综合征除有四主征（口腔黏膜溃疡、皮肤、眼症状和外阴部溃疡）外，又有以回盲部为主的多发性溃疡。临床症状有腹痛、腹泻、便血等。

（3）肝脏：常为亚临床受累表现，肝脏常增大，50%有转氨酶升高，抗线粒体抗体有时阳性，属自身免疫性肝炎即狼疮性肝炎。

（4）胰腺：多表现为胰腺外分泌障碍，并发胰腺炎者少。在红斑狼疮急性期多器官受累时，5%～10%患者可发生胰腺炎。

由于结缔组织病引起的消化道症状，需按结缔组织病治疗，给予糖皮质激素，环磷酰胺等始能获得疗效。

（朱　权　金振锋）

539. 糖尿病有哪些消化系统的并发症？有何表现？

（1）糖尿病与消化系统疾病：长期糖尿病可导致心、肾、神经及血管病变，但消化道的异常是由于神经病变或酸碱失衡间接引起的功能障碍，常被忽视。实际上75%的糖尿病患者有消化道症状，糖尿病可影响整个胃肠道，从口腔食管～直肠肛门，引起各种临床表现。累及肝胆系统进一步使症状多样化。

（2）病因：病因复杂，尚未完全阐明。尽管如此，在长期糖尿病血糖控制不佳与其出现的并发症之间的联系已经很明确，这也包括称为糖尿病胃肠道的并发症。长期糖尿病而未能控制血糖，神经细胞内山梨醇增加，肌醇减少，以及滋养神经的微血管病变，致使由脑中枢至周围神经发生病变，其中自主神经出现染色体溶解，胞质空泡变性及核坏死。由于消化道自主神经变性，导致神经传导速度减慢，临床出现消化道的异常表现。除考虑糖尿病消化系统并发症的临床表现复杂性外，要排除其他引起胃肠疾病的可能原因，诊断也具有挑战性。

（3）糖尿病的消化系统并发症

1）食管动力障碍（esophageal dysmotility）：46%～63%糖尿病食管压力异常，测压显示长期糖尿病患者食管蠕动波振幅和蠕动频率明显低。蠕动减弱，排空延缓，患者自觉咽下困难，由于下食管括约肌松弛，部分患者发生反流性食管炎。Ⅰ型糖尿病66%，Ⅱ糖尿病61%有胆管功能障碍。

2）念珠菌性食管炎（candida esophagitis）：未能控制血糖的糖尿病患者创造有利于酵母生长的环境，增加真菌感染风险，糖尿病患者是白色念珠菌感染的高危人群，容易患霉菌性食管炎。食管白色念珠菌病的症状包括吞咽痛、固体食物咽下困难、上腹痛、胃灼热及恶心症状。严重者可导致出血、狭窄和食管支气管瘘。

3）糖尿病胃轻瘫（gastroparesis）：指胃排空延迟，而缺乏机械梗阻的症状。Arkermans在"胃肠动力病学"（柯美云等译）有关糖尿病胃轻瘫的发生机制和动力学上，认为糖尿病有多种并发症，其中具有胃肠症状者高达75%，糖尿病胃轻瘫是相当常见的，报道Ⅰ型糖尿病40%，Ⅱ糖尿病10%～20%有胃轻瘫。这是由于支配胃的神经纤维病变所致，胃运动功能受到影响。在糖尿病胃轻瘫的患者，餐后近端胃的张力性收缩太弱，胃窦的蠕动性收缩稀少且收缩强度也弱（胃窦低动力），而幽门的紧张性和时相性收缩多，因此胃的固体和液体排空减慢，胃不出现移动性复合波（MMC）致使大的食物颗粒排空非常缓慢而滞留于胃内。MMC中Ⅲ期缺乏是糖尿病的一个特征性改变。

4）消化性溃疡（PUD）：普通人群5%～10%患PUD，每年PUD的发生率为0.1%～0.3%。在西方国家由于幽门螺杆菌（HP）感染率低，引起PUD的其他环境因素也发生变化，如吸烟减少。目前阿司匹林、非甾体类抗炎药（NSAIDs）成为PUD及其并发症发生的主要危险因素。PUD与糖尿病之间的内在联系仍不明了。然而，观察到糖尿病患者PUD出血风险增加，一篇荟萃分析显示出血风险增加43%，30天死亡率增加44.2%，穿孔导致死亡的病例也增加。

糖尿病PUD及其并发症的病理生理变化尚不清楚，2型糖尿病似乎HP感染率高。动物实验观察到糖尿病鼠胃溃疡愈合延迟，胃黏膜对炎性细胞因子敏感性增加，并且血管生成减少。所以，认为糖尿病微血管病变不仅导致正常黏膜防御功能降低，亦攻击溃疡，使其容易发生出血，且难以自然止血。

5）糖尿病肠病：见第540问。

6）脂肪肝：非胰岛素依赖型糖尿病（2型糖尿病）患者，大多为超重的肥胖体质，常有高胆固醇血症及高三酰甘油血症，即代谢综合征，除上述异常外，尚有胰岛素抵抗和高血压。代谢综合征是非酒精性脂肪肝（NAFLD）最重要的病因。34%～75%的非酒精性脂肪性肝炎（NASH）有2型糖尿病，70%为肥胖。高脂血症20%～80%有NASH。需要严格控制饮食，控制血糖、减少每日摄入的热量及饱和脂肪酸量，使其逐渐减至标准体重，这是预防肝脂肪变性的重要措施。

（ 金振锋 朱 权 任 旭 ）

540. 糖尿病肠病发病机制如何？有何表现？

（1）糖尿病肠病（enteropathy）：是由自主神经病变引起的胃肠动力异常的结果。症状包括腹泻、腹胀、便秘、便失禁，偶有脂肪泻。许多糖尿病胃肠道的并发症似乎皆伴随肠神经系统（ENS）功能障碍，引起肠动力、感觉、分泌和吸收异常。

（2）ENS：是从食管延伸直至直肠肛门括约肌的神经元网络，这个网络来自2个主要的神经丛，含2～6亿个神经元。2个神经丛包括：①肠肌丛或称奥厄巴赫神经丛（Auerbach's plexus），位于肠肌层之间；②黏膜下层神经丛 或称麦斯纳神经丛（Meissner's plexus），位于肠黏膜下层。ENS功能受分布在胃肠道自主神经末梢与平滑肌细胞之间的Cajal间质细胞（ICC）调节。ENS外在联系包括执行内脏感觉传至中枢神经的传入神经纤维及自主神经调节肠动力、分泌和循环的传出神经纤维。

（3）发病机制：病因尚不完全清楚，与多种机制有关：①糖尿病肠病能导致整个胃肠道功能障碍。②糖尿病血管并发症可导致胃肠道神经、平滑肌损害。③高血糖能激活氧化应激反应，导致肠神经元凋亡、变性及数量减少。结果抑制性神经元减少，抗氧化物质产生增加，影响胃肠道功能。上述情况与长期高血糖症具有一致性。

肠功能尚受以下因素影响：①肠道菌群的构成和功能变化影响肠动力。②糖尿病引起肠黏膜功能和形态变化。③肠菌群通过肠-脑轴的感觉神经能改变肠黏膜功能和肠动力。④通过不同的直接或间接的机制也能引起肠神经系统发生变化。⑤抗糖尿病药物引起肠菌群变化，如α-葡糖苷酶抑制剂治疗2型糖尿病导致肠道菌群组成变化，小肠长双歧杆菌增加，某些炎性细胞因子减少。

（4）临床表现：糖尿病肠病症状非特异性，包括腹泻（常在夜间，无痛）、腹痛、腹胀、便秘、便失禁，罕见脂肪泻。便秘为最常见的症状，约占60%，严重者可导致腹胀、恶心、电解质失衡。少数患者发生粪性溃疡（stercoral ulcer）、慢性假性肠梗阻、肠穿孔（罕见）和巨结肠（megacolon）。自主神经病和血糖未控制，影响感觉和运动功能，是便秘的重要病因。糖尿病微血管病（microangiopathy）能引起神经元的功能障碍，而促进产生症状。糖尿病20%有腹泻，常见便秘与腹泻交替。严重者有溢出性腹泻（overflow diarrhea）。腹泻伴便失禁常见1型糖尿病患者。增加或降低粪便传输时间都能引起腹泻，后者肠内容物到达结肠速度增加，引起腹泻，前者增加传输时间导致小肠细菌过度生长。

（任　旭）

541. 伤寒病有哪些消化道异常表现？

近年国内伤寒发病率显著降低，但仍有散在发生或局部流行。国内人群中伤寒、副伤寒年发病率为10/10万人左右。多经粪-口传播，人群中可有无症状的慢性带菌者。人群普遍易感，青壮年人为多。病后可获持久免疫力。四季均可发病，但以夏秋季为多。

（1）发病机制与胃肠道关系：伤寒病变主要是在回肠下段，伤寒杆菌从口摄入，经胃酸屏障在小肠内穿过肠黏膜到回肠下段淋巴组织，进行繁殖增生。繁殖后细菌经淋巴管进入血内，随血液进入肝、脾、骨髓等巨噬细胞，继续大量繁殖并再次进入血液，释放毒素，临床有发热、相对缓脉等毒血症状。由于回肠下段集合淋巴结与孤立淋巴滤泡的增生肿胀，可引起腹胀、腹泻等消化道症状。在病程第2～3周，血流中的伤寒杆菌经胆囊随胆汁排入肠道，部分细菌可通过小肠黏膜再次侵入肠道淋巴组织；或者血液的细菌直接造成肠道淋巴组织的再次感染，均可导致已致敏的回肠下段淋巴组织产生严重的炎性反应，乃至黏膜溃疡形成，引起肠出血及肠穿孔。

（2）临床表现：伤寒潜伏期一般10～14日，典型者起病常是发热，先是逐日上升，5～7日可达40℃，以后呈稽留热，持续2～3周。伴有表情淡漠、相对缓脉、鼻出血，以至谵妄、昏迷等，这些都属于伤寒毒血症状。由于伤寒杆菌两次侵入回肠下段淋巴结，因而在发病1周时，可出现腹部不适、恶心、呕吐、腹胀、腹痛、便秘或腹泻等，右下腹部疼痛及压痛尤显著。在2～3周后，即细菌第2次侵入回肠淋巴结，肠黏膜炎症很重时，可出现肠出血及肠穿孔。

（3）诊断特点：典型伤寒诊断并不困难。近来国内多为不典型病例，世界卫生组织报告伤寒不典型或症状不全者达80%，有许多病例为逍遥型，毒血症状轻，可坚持正常生活，有时早期以腹胀不适、畏食作呕而来就诊，或者以肠出血、肠穿孔为首发症状，很易造成误诊。

作者建议，凡在夏季或秋季就诊患者，主诉腹胀不适，特别右下腹部疼痛及压痛明显者，应仔细询问病史及查体，包括：①发热，由微热到不规则热；②反应迟钝；③相对缓脉；④重听；⑤鼻出血；⑥全身酸痛；⑦玫瑰疹；⑧肝脾大；⑨白细胞低于正常，嗜酸性粒细胞消失。如果具有上述2～3项阳性，应高度怀疑伤寒的可能，应反复进行血液培养，如为阴性，但症状依然存在，仍应疑为伤寒，留住医院观察，或嘱患者休息，进软食，服抗菌药物等。

（4）实验室检查：在病程第1～2周，血培养阳性可达90%，接受抗菌药物者，骨髓培养仍可能阳性，尿或粪培养在第3～4周出现阳性。肥达反应在第3～4周阳性率达90%，可持续数月之久，但有时可出现假阳性及假阴性。

（金振锋　朱　权）

542. 慢性贫血出现在哪些消化道疾病?

慢性贫血（anaemia）是一个全球性的病态，西方国家人群5%有贫血，缺铁是最常见的病因。胃肠道疾病常导致贫血，所以患者经常被转至胃肠科医生。

（1）消化道恶性肿瘤贫血是常见的症状，胃癌发生贫血尤为常见，有的患者以原因不明贫血而来就诊，无胃肠症状仅便潜血阳性，最后确诊胃癌。但是，随着胃肠镜诊疗在全球广泛开展，早期消化道癌检出率不断增加，日本、韩国早期胃癌检出率均超过50%，尽管我国尚未达到20%，但已经有了很大进步。现在消化道进展期癌已并非导致慢性贫血最常见的原因了，超过1/3的缺铁性贫血有上消化道出血原因，多数是良性病变。但是，观察到缺铁性贫血患者（15%）检出上消化道癌的比例仍然比无缺铁性贫血患者高。

（2）胃手术后胃癌行全胃或次全胃切除后，40%～50%发生贫血，缺铁是贫血主要原因。在全胃切除超过5年者，因体内无储存维生素B_{12}，而内因子又缺乏，可发生巨幼细胞贫血，但消化道肿瘤贫血类型不一，要视造成贫血主要原因而定。治疗上应主要针对肿瘤，并注意输血；补充叶酸及维生素B_{12}等，但这些对骨髓性贫血无效。

（3）炎症性肠病（IBD）：贫血是IBD最常见的肠外表现，失血、吸收不良、饮食限制和小肠功能障碍是贫血的主要原因。缺铁常与IBD并存。近期荟萃分析显示57%的IBD有缺铁性贫血。

（4）据国外报道成年绝经前妇女缺铁性贫血30%有幽门螺杆菌（H.pylori）感染引起的糜烂性胃炎，引起缺铁性贫血的机制包括失血、铁吸收不良和铁消耗。便隐血可由于H.pylori相关胃十二指肠黏膜溃疡、糜烂性病变，或慢性活动性胃炎特别是全胃炎或萎缩发展引起胃功能异常，包括胃酸和抗坏血酸分泌减少，后者是肠吸收铁必需的。H.pylori感染的缺铁性贫血患者在清除H.pylori后，血清铁调素（hepcidin）水平增高。另外，贫血的原因也有因服NSAID引起的糜烂或溃疡，或不明原因的出血（肠血管畸形、西瓜胃等）。

（5）吸收不良综合征：乳糜泻（coeliac disease）又称麦胶性肠病或非热带性脂肪泻。12%～69%的患者有贫血，为乳糜泻最常见的表现之一。贫血主要是由于铁吸收不良导致缺铁。报道乳糜泻缺铁性贫血的73%～100%均是绝经期前成年女性，这时铁需求量高与月经血丢失、伴随乳糜泻引起铁慢性吸收不良有关。但也有报道叶酸和铁均缺乏。

（6）由维生素B_{12}或叶酸缺乏引起的非缺铁性贫血少见，巨幼红细胞贫血最常见的原因为自身免疫性萎缩性胃炎（恶性贫血）。由自身免疫引起者，血内和/或胃液内有内因子抗体存在，此内因子抗体可阻碍维生素B_{12}-内因子复合体吸收，由此引起的贫血称为恶性贫血；在无恶性贫血的萎缩性胃炎不存在此自身抗体。在我国恶性贫血少见，主要为巨幼细胞性贫血，胃酸极度缺乏，同时有脊髓后侧束及周围神经病变，治疗应用补充维生素B_{12}，并维持终身。

（7）盲袢综合征：正常空肠、回肠无细菌生长，由各种原因引起狭窄、小肠多发性憩室、瘘管、肠吻合或肠短路手术所造成的小肠盲端、盲袢，导致肠腔局部郁积，细菌进入后大量繁殖，与宿主争夺维生素B_{12}、内因子-维生素B_{12}复合体及叶酸。细菌也抑制肠黏膜对维生素B_{12}和食糜的吸收，结果可发生营养性巨幼细胞贫血。治疗上应用喹诺酮类药可抑制盲袢内细菌繁殖，亦需补充维生素B_{12}及叶酸。

（8）学龄前儿童缺铁性贫血是常见的病症，发生率约9.6%。儿童血红蛋白正常值见表7-3。由于缺乏系统性回顾或研究的具体资料，发生原因并不十分清楚。荟萃分析主要是HP、消化疾病与缺铁性贫血之联系。少见的也有自身免疫性胃炎、胶原性胃炎、血管畸形、蓝色橡皮疱样痣综合征（BRBNS）。

表7-3　儿童血红蛋白正常值

年　　龄	血红蛋白界限值（g/dl）
0～1周	13.5
2月	9
4～24月	10.5
2～5年	11
5～11岁	11.5
12～14岁	12

引自 Diagnosis of chronic anaemia in gastrointestinal disorders（Guidelines，2019.）。

（9）贫血的对策：对于缺铁性贫血者，若上消化道内镜正常，贫血并不严重，无报警症状，可口服铁替代疗法（IRT），随诊观察。如果对IRT无反应，或加重，再复查胃镜。推荐绝经期前女性铁替代疗法治疗贫血失败，行胃镜检查。如内镜检查阴性，要做胃和十二指肠活检，除外乳糜泻和自身免疫性胃炎。英国消化学会推荐绝经期前女性，年龄＜50岁，有下消化道症状，有结直肠癌家族史，或尽管口服IRT仍持续性缺铁性贫血应行结肠镜检查。绝经期前女性贫血患者如为胃肠道出血导致，主要在上消化道，下消化道极少见。推荐有贫血的男性和绝经期后女性做肠镜检查。

（金振锋　朱　权　任　旭）

543. 淀粉样变消化系统有哪些病理变化？有何临床表现？如何诊断？

（1）淀粉样变（amyloidosis）：是指淀粉样物质沉积于组织或器官导致的疾病。是一种多系统受累的单克隆浆细胞病，临床表现多样化，发病率较低，诊断和治疗都比较困难。依据病因将淀粉样变分为原发性和继发性两类，各自又分为限局性和系统性。原发性系统性淀粉样变的主要病理基础是淀粉样物质即具有反向β折叠结构的单克隆免疫球蛋白轻链沉着于血管壁及心、肾、肝、肺、胃肠道和神经等器官或组织中，并造成相应器官组织功能异常。原发性淀粉样变又称为原发性轻链型淀粉样变（primary light chain amyloidosis，PAL）。继发性淀粉样变少见。主要继发于结核、类风湿、骨髓炎等。淀粉样物质是一种球蛋白（单克隆轻链）和黏多糖的复合物，其化学反应类似淀粉，故称为淀粉样物质。一般认为原发性淀粉样变中70%～80%有胃肠道受累，尸检时更高。

（2）PAL消化系统的病理变化：淀粉样物质主要沉积在血管周围，在胃肠道以胃和小肠受累多见。沉积于黏膜、肌层及浆膜，呈不规则性弥漫分布，有时呈块状沉积，压迫邻近肌纤维导致肌萎缩、严重时整个肌层被淀粉样物质取代，可直接压迫神经单位或沉积于神经干内。淀粉样物质引起的病理变化导致：①食管、胃和肠道功能障碍；②淀粉样瘤（amyloid tumor），好发于胃窦幽门及远侧结肠，与恶性肿瘤一样可引起消化道梗阻症状；③黏膜和血管损害引起胃肠道缺血、糜烂，乃至溃疡或穿孔，溃疡可发生于消化管的任何部位；④自主神经损害引起运动功能障碍，胃轻瘫，假性肠梗阻；⑤肝淀粉样变一般发生在门静脉周围，并沉积于小叶门管区及Disse间隙。亦可沉积于胆囊、胰腺等消化器官。本病在消化系统的并发症主要有：胃轻瘫、肠穿孔、消化道出血、消化道蛋白丢失、假性肠梗阻等。

（3）侵犯消化系统的临床表现

1）食管和胃：约1/3累及食管，出现食管运动障碍和吞咽困难。X线检查可见食管狭窄、贲门失弛缓和巨食管症表现；食管压力测定见食管蠕动压力波动很少。大约50%累及胃。主要表现食欲减退、恶心、呕吐、上腹痛和上腹饱胀。胃蠕动乏力甚至消失，胃内容物潴留；胃内局部形成结节，状似胃肿瘤，可出现幽门梗阻或不全梗阻；可出现糜烂性出血性胃炎，溃疡、引起上消化道出血。

2）累及小肠主要表现便秘或腹泻，腹泻严重时可有大便失禁。6%～8%可出现假性肠梗阻；少数病例可出现吸收不良综合征，表现为脂肪泻、巨幼红细胞贫血或蛋白漏出性肠病；小肠出血，严重者可造成梗死及肠坏死，导致大出血以致穿孔。

3）约44%的患者可累及结肠，主要表现：①类似溃疡性结肠炎样症状，患者腹泻或腹泻与便秘交替，黏膜广泛浸润可形成直肠黏膜脱垂；②黏膜皱襞粗大，横结肠淀粉样蛋白沉积而形成的假性肿瘤可引起肠梗阻；③黏膜形成溃疡，可导致下消化道出血；④血管损害导致血管腔狭窄，出现供血不足，而类似缺血性肠病样表现，严重者亦可出现肠梗死，文献有合并穿孔和腹膜炎的报告。

4）肝淀粉样变：发病率0.7/10万。为各种无定形、玻璃样淀粉样物质沉积于肝脏，导致肝细胞肝功能受损甚至结构破坏，肝功能障碍或衰竭。本病在肝的突出表现为巨肝，但肝功能减损轻微，可有胆道酶升高。肝淀粉样变可引起门静脉高压伴食管静脉曲张或腹腔积液形成。与慢性肝病不同的是肝外表现如肝掌、蜘蛛痣、男性乳房发育等常缺如。晚期胆红素升高，肝功衰竭。

5）脾淀粉样变的特点是巨脾，但没有白细胞减少和贫血。文献上有自发性脾破裂的报道。淀粉样变少数也可以累及胰腺，导致胰腺腺泡萎缩，引起胰腺功能不全。

6）巨舌为淀粉样变病的一种特征性局部体征，见于20%的患者。巨舌病妨碍进食，说话时语言不清，影响口腔闭合和流涎。舌体和口腔黏膜可出现糜烂、出血、溃疡等。睡眠时，特别是仰卧位堵塞气道则打鼾。

（4）PAL诊断标准：主要满足以下5条标准：①具有受累器官的典型临床表现和体征；②血、尿中存在单克隆免疫球蛋白；③组织活检可见无定形粉染物质沉积，且刚果红染色阳性（偏振光下可见苹果绿双折光）；④沉积物经免疫组化、免疫荧光、免疫电镜或质谱蛋白质组学证实为免疫球蛋白轻链沉积；⑤除外多发性骨髓瘤、华氏巨球蛋白血症或其他淋巴浆细胞增殖性疾病。

淀粉样变是一种多系统受累全身性少见的代谢病。确定诊断主要依赖于组织活检，发现刚果红色染色阳性的无定形物质沉积是诊断淀粉样变的金标准。胃肠道内镜下组织活检可以确诊。然而，为防止漏诊或误诊，错综复杂的临床表现不可忽视。

（金振锋 朱 权 任 旭）

 544. 易误诊为消化系统疾病的少见血液病有哪些？有何特征？

众所周知的白血病有肝大和巨脾，但甚少被误诊为消化病，然而少见的血液病中如"遗传性球形细胞增多症"和"原发性骨髓纤维化"常被误诊为肝胆疾病，这是笔者多年的经验，如此有10余例之多。

（1）遗传性球形细胞增多症（hereditary spherocytosis，HS）：HS有不同程度的贫血、脾大，末梢血液中出现球形的红细胞，此种大量球形的红细胞不易通过脾窦内皮间狭窄的通路而被滞留，导致对低渗透压脆性增加而发生溶血。HS过去认为属原发性脾功能亢进症，现在认识到是先天性红细胞膜内在缺陷，属常染色体显性遗传，在先天性溶血病中可占20%～50%。HS好发于幼儿或儿童，常见4岁至10岁。然文献上报告也有70岁以上的病人，笔者所遇之数例均为青年女性，一般不伴其他畸形。

1）临床表现：主要为贫血、黄疸、脾大和胆石症，因有黄疸、脾大常被误诊为肝炎；由于黄疸和胆囊结石即初诊为胆石症。一般贫血与黄疸不重，轻症者无典型症状，但重症者可发生溶血性危象，出现中度贫血、黄疸加深，尿深黄色，脾大进一步加大。HS由于感染可发生再生障碍危象（aplastic crisis）即出现骨髓一过性造血功能不良，不仅红细胞，白细胞和血小板成熟也受到抑制，可持续7～10天。

2）诊断：如详细询问病史，无HBV史，肝功化验正常，RBC脆性试验（＋），Coom's试验（＋），尿胆红素（－），间接胆红素明显增加，RBC直径变小，厚度变大呈球形使血细胞比容增大，加之超声或CT影像学检查可确定诊断，与慢性肝炎或肝硬化鉴别不难。

3）治疗：报道50%～80%的HS患者并发胆石症，有的作者将胆囊胆石列入HS诊断条件之一。由于溶血导致的结石几乎均为黑色石。对其胆囊结石的处理同一般胆石症，不过，对脾大（肋下＞3横指）或有频繁的溶血或再生障碍危象发作者，脾切除术是治疗HS最好的手段，但主张年龄在7岁以上进行为宜。据日本资料60%病例脾切后可见红细胞寿命延长，数量增加，但红细胞呈球形未变。

（2）原发性骨髓纤维化：又称骨髓硬化症，分特发性（原发性）和继发性，属于骨髓增殖综合征之一，有各种不同程度的骨髓外（肝、脾）造血为特征。原发性者找不到原因，继发性骨髓纤维化可继发于白血病、多发性骨髓瘤、癌等疾病，尚有报告继发于结核、真性红细胞增多症、苯中毒、放射线病。

继发性者不会误诊为消化系统疾病，然而原发性骨髓纤维化因其14%～17%合并门静脉高压并引起的食管静脉曲张，又可发生静脉曲张出血、脾大，因此常误诊为肝硬化。笔者有多次经验，并引起血液科的重视。本病骨髓穿刺检查有泪滴细胞和干抽（dry cup）现象，又加之肝功无改变，影像学肝脏无明确肝硬化之改变，因而肝硬化还是可以除外的。

（朱雅琪　朱权 任旭）

545. 急腹症包括哪些疾病？腹痛的发生机制是什么？

（1）急腹症（acute abdomen）：描述为突发剧烈腹痛伴随诸多症状，体征聚集于腹部的综合征。不是临床一个独立疾病，它是将发生于腹腔内各器官的急性疾患，为了早期诊断、早期治疗采用的一种称呼，正如Moore称此为"需在短时间内决定治疗方针的急性腹部疾病"。急性腹痛病因很多，我国通常将需要外科手术的急性腹痛称为急腹症。然而，实际许多急腹症不一定需要开腹手术，其常见病因见表7-4。特别近几十年来，微创技术、内镜技术发展迅速，治疗方法学发生了颠覆性的变化。即使过去需要手术的某些急腹症，在内镜中心就能得到极佳的处理，外科腹痛抑或内科腹痛的界限亦应重新划分了。急腹症限定腹痛发作时间为24h内，伴随症状可有恶心、呕吐、便秘、腹泻、食欲差、腹胀等，常有发热。虽然急腹症可能不需要手术治疗，但不适当的手术延误问题是严重的，有潜在致死后果。

（2）腹痛机制：急腹症几乎必有疼痛（不只限于腹痛），而腹痛的主诉对病史最能提供原始的重要的诊断线索，有时根据病史可迅速作出诊断。腹痛分腹壁痛和内脏痛，可投射在腹壁的不同部位。腹壁包括脏壁两层腹膜，腹壁痛其代表疾病是腹膜炎，可以确切的指出部位，又有压痛，其来源于腹膜层（中层）脊髓神经的终末支感觉纤维（包括触觉、温觉和化学的刺激）；内脏痛是来自空腔胃肠器官、胆管和胰管的扩张、收缩（痉挛）梗阻、炎症浸润和缺血以及肠系膜或网膜的牵拉，这是由于脊髓神经支和交感神经（T_5-L_2）之参与。内脏痛缺乏明确部位，疼痛轻重不一，反射在腹壁及腹部以外之区域内，实属关联痛。内脏痛在腹部反映部位基本上与胚胎期有关，前肠表于上腹部，中肠表现于脐周，后肠表现于下腹部，然有的疾病并非如此，如肠系膜血管血栓形成，有剧烈腹痛，无明确之疼痛部位，腹壁柔软，压痛不著又缺乏定位。又慢性胰腺炎腹痛部位也不确切，可谓弥漫性痛，Bliss等发现胰腺头、体、尾三部刺激所投射在腹壁部位不同，头体部也可在右季肋下区痛，尾部可表现在从心窝部直至下腹部包括左下腹部。急腹症腹部以外疾病也可引起急性腹痛，需要鉴别，常见的疾病见表7-4。

表7-4　急腹症常见病因

腹部疾病原因	腹部以外原因
胃肠道	心肺
急性阑尾炎	急性心肌梗死
消化性溃疡穿孔（含胃癌穿孔）	急性心包炎

续　表

腹部疾病原因	腹部以外原因
急性胃扩张	下叶肺炎
肠梗阻	气胸
肠系膜动脉急性栓塞	肺梗死
肠系膜静脉血栓形成	神经系统
缺血性肠病	带状疱疹病毒
急性 Meckel 憩室炎	腹型癫痫
急性肠穿孔	脊髓损伤
肠套叠	神经根受压
肠扭转	代谢疾病
肠疝嵌顿	糖尿病酮症酸中毒
炎症性肠病	肾上腺危象
胰、胆、肝、脾	急性卟啉病
急性胰腺炎	原发性高脂血症
急性胆囊炎	药物、中毒相关
急性胆管炎	铅中毒
肝脓肿	麻醉药戒断
肝癌破裂	麻醉品肠道综合征
脾破裂	变态反应
泌尿系	腹型过敏性紫癜
输尿管结石	腹型风湿热
急性肾盂肾炎	血液
腹腔、腹膜后	急性溶血
腹腔脓肿	急性白血病
腹主动脉瘤	镰状细胞危象（sickle cell crisis）
腹膜后出血	
妇产科	
卵巢囊肿破裂	
卵巢囊肿蒂扭转	
异位妊娠	
急性输卵管炎	
输卵管积脓	
子宫内膜炎	

注：参照（Yamada T.Textbook of Gastroenterology 和中华医学百科全书消化病学）修改。

（朱雅琪　朱　权　任　旭）

 546. 如何诊断急性腹痛？要注意哪些问题？

急性腹痛潜在的病理过程是发展迅速，治疗延误可导致严重的不良后果，快速、准确的诊断可立即采取正确治疗方案。全面而准确的病史采集和体格检查是最重要的。患者对疼痛的主诉时有夸大或掩饰，医师应常规、系统并熟练地从以下几方面的问诊得出线索。

（1）病史采集：有无溃疡病、胆石症、胰腺炎和炎症性肠病等病史，腹部手术史、饮酒史、特殊职业（如长期接触铅）要了解。以前腹腔内手术导致粘连是小肠机械性梗阻最常见的病因。子宫切除、阑尾切除和盆腔结肠切除是粘连性肠梗阻最大的危险因素。对中青年女性腹痛询问最后，末次月经的时间，对判断异位妊娠引起的腹痛是有用的。

（2）确切的疼痛部位：腹腔器官传来的疼痛投射在腹壁上的某一区域，这不能认为就是该区病变，如阑尾炎疼痛伊始是上腹部，后来才转向右下腹部。这是因为几个不同器官可以由同一个神经所支配；又相同的脊髓段发生许多神经支可局限于腹部一个区域。心窝部和上腹部痛可起源于胃、十二指肠、胰、肝、胆甚至横结肠，是多脏器发生关联痛的区域，要倍加小心。结合内镜、X线或其他影像学检查，右上腹或右季肋下痛首先要想到肝胆疾病、十二指肠、结肠肝曲、膈下脓肿、右肾和输尿管结石。弥漫性无定位的腹痛可能来自腹膜炎、出血、缺血性肠病或胰腺疾病。固定性压痛对确定病变部位更有意义。

（3）疼痛发作（起病）急缓和性质：起病的急缓有助于疾病的判定。突然或剧烈疼痛，患者不仅可以回答发生的日期，就连几点几分都有记忆犹新者，这是空腔脏器穿孔的临床特点。消化性溃疡穿孔和腹主动脉瘤破裂腹痛剧烈，突然发生，迅速达到最高强度，患者失去活动能力，表现非常突出。绞痛提示空腔器官梗阻，如胆管结石、不全肠梗阻、肾结石、输尿管结石嵌顿等。胆绞痛、肠绞痛或肾绞痛之前先有轻痛，然后加重，重则不能控制，此后又自行缓解，经过一段时间又反复发作。一般胰腺炎、阑尾炎和胆囊炎徐徐起病，初期仅有轻痛、反复痛，逐渐加重。机械性小肠梗阻患者开始可能感觉很好（feel remarkably well），有轻度间断性绞痛发作。如果腹胀不缓解，腹痛将成为持续性。

（4）疼痛持续时间的长短：腹部持续疼痛通常是空腔脏器扩张或痉挛。胃区痛与进餐有节律关系，又有时间的关系，用抑酸剂后疼痛缓解者是消化性溃疡。胆绞痛可持续数小时，但如超过6h，提示合并急性胰腺炎可能。急性胰腺炎疼痛呈持续性。病情进行性加重，要注意可能是肠系膜动静脉血栓形成、后腹膜肿瘤、肠或肠系膜淋巴肉瘤。长期数月腹痛，但无进行性加重，体重不减是胃肠动力功能紊乱。

（5）疼痛时放散部位：某些疾病出现向固定区域放射痛，如后腹膜腔脓肿向大腿部放射，肝脓肿刺激膈肌腹侧可出现肩痛；胆囊或膈下病变可引起右肩或肩胛下牵涉痛；穿透性后壁溃疡或胰腺病向后背部，腰部放射；输尿管结石通常向阴囊或睾丸放射或腹股沟牵涉痛。直肠与子宫常反射至腰骶部。这些对诊断不无帮助。

（6）加重或促进疼痛和缓解疼痛的因素：①加重因素：摄入富有脂肪食可促进胆绞痛发作，咳嗽、活动可使腹膜炎痛加重，排便后下腹痛加重是直肠、肛门部病变；②缓解：进餐后腹痛缓解提示之前有球溃疡；慢性胰腺炎、胰腺癌平卧时痛，但前屈坐位后疼痛缓解；俯卧位后腹痛减轻是肠系膜上动脉压迫症最常见的特征；呕吐后可缓解上腹部痛是幽门或十二指肠高位梗阻；腹泻后腹痛减轻是肠道感染和肠易激综合征常见的主诉。

（7）疼痛的伴随症状：腹痛伴发热和/或寒战，提示腹痛来自炎症；上腹痛伴呕血或黑便提示有消化性溃疡，只有黑便又发生于脐部或右下腹痛可能是Meckel憩室炎；伴腹泻和/或血便提示肠道感染或缺血性肠病；只伴有频频便意，可见阑尾炎波及于盆腔直肠窝；伴有尿频提示病变邻近于膀胱区有炎症，如阑尾炎、憩室炎或盆腔炎；上腹部痛继之出现黄疸可提示胆管结石；胃蠕动波见从左上向象限横过上腹部向右侧蠕动，这提示幽门梗阻；凡高位肠梗阻呕吐甚重，病初可排气或排除宿便后不再排气或排便，腹部不膨隆，无鼓响也无肠鸣；低位肠梗阻不排便也无排气，可见肠蠕动，腹部膨隆鼓胀，高蠕动尚可闻及肠鸣。肠鸣是由肠道内气体、液体和食糜移动而产生的，肠鸣亢进不用听诊器而可听及，提示肠管炎症、狭窄和阻塞。右上腹部突然剧痛后，发生颜面发白，贫血外观，诉头昏或眩晕，高度提示腹腔脏器破裂，发生大量内出血，常见于肝癌并发肝破裂。

休克提示病情为重,应考虑急性腹腔内出血(如肝、脾、移位妊娠、腹主动脉瘤破裂等)、急性胃肠道穿孔、绞窄肠肠梗阻、重症急性胰腺炎、急性心肌梗死及严重感染伴感染性休克。

(8)体格检查:①触诊:全腹或局部腹壁有肌紧张、压痛、反跳痛提示腹膜炎。急性腹膜炎者拒按,铅中毒肠绞痛则喜按。如腹部弥漫性压痛,腹肌强直或呈板状腹为急性胃肠穿孔的体征。②叩诊:肺肝界消失提示消化管穿孔、膈下积气;叩诊有移动性浊音为腹水体征,可在超声引导下穿刺,见有血性腹水对诊断肠系膜血管栓塞或绞窄性肠梗阻有帮助;对有新鲜血液者可考虑肝癌破裂或宫外孕。③直肠指诊:为最接近腹膜的触诊,凡腹腔炎症各器官穿孔形成的液体流入Doglass腔,对直肠癌能做出诊断;妇科会诊阴道内诊:对卵巢囊肿蒂扭转、宫外孕在诊断上有重要的价值。④听诊:对腹痛伴有高调金属样肠鸣,次数递增后减少,这是机械性肠梗阻气体通过前的一种特征,肠鸣音消失提示是麻痹性肠梗阻,可由腹膜炎、腹腔内脓肿、急性胰腺炎所引起,血管音响、蜂鸣和杂音:如发生在肝区提示肝血管病,在腹部中线听到蜂鸣可能为肠系膜上动脉压迫,在近腹中部听到搏动性杂音,这很可能是腹主动脉瘤。

(朱雅琪 朱 权 任 旭)

547. 急腹症诊断上X线平片的应用价值如何?

(1)诊断价值:急腹症摄腹部平片,其诊断价值不可低估,它可提供重要的佐证,有的可立即做出正确诊断,因此列为急腹症的常规检查。先后来我省的3位日本知名的放射线学与胃肠病科的专家,在讲学伊始,不约而同的先讲X线平片在急腹症诊断上的应用,因其中近1/3平片是不经指导是作不出正确诊断的。①透视或平片上见有腹腔游离气体,特别是在膈下,这是空腔脏器穿孔有力依据,不能立位拍照可坐位或左侧卧位,然确有1/4穿孔病例见不到游离气体。②凡见全体小肠扩张积气(胃亦有扩张),但在大肠区无气体提示是小肠梗阻。③由于回盲瓣之屏障作用,可只见从盲肠以下直至梗阻部为止的扩张的大肠,而小肠不扩张,这可说是大肠梗阻的初期阶段,当回盲瓣失去功能小肠仍然会积气发生扩张。④可见扩张的小肠肠管壁,见水肿肥厚的Kerckring环形皱襞,这对诊断肠系膜静脉血栓形成有重要之价值,笔者(朱雅琪)曾遇见经手术证实的肠系膜静脉血栓形成7例中3例有此所见。⑤大肠扭转症见于乙状结肠和回盲部扭转为多,如为乙状结肠扭转可见从骨盆向上,呈扩张的马蹄形的乙状结肠。⑥对慢性复发性胰腺炎,平片上可见胰腺钙化影;在胆囊区及输尿管部位的钙化影,提示结石可能,对诊断可提供帮助。

(2)麻痹性与机械性肠梗阻的鉴别:除临床表现不同外,麻痹性肠梗阻常见于腹膜炎,腹腔内炎症、败血症、肠系膜血管阻塞等。X线所见:胃、小肠、大肠均积气、扩张,大肠可能更明显。液气平面少或小,体位变换后,其气体像和液气平面变化不大,隔一定时间后再拍片所见类同。急性胰腺炎可发生局限性肠麻痹性肠梗阻,肠管扩张,其中哨兵袢(sentinel loop)和截断征(cut-off sign)为典型表现。机械性肠梗阻可见于肠肿瘤、肠扭转、肠套叠、嵌顿疝等。如小肠梗阻可见环形皱襞(Kerckring皱襞)像和气体扩张像,阻塞下之肛门侧应不见气体。立位单纯平片见扩张的小肠袢呈倒U字形,此两脚之液平面不在一个水平即高低不等,又随体位变化肠内气体与液平面也变。这样多个液气平面,又高低不等即阶梯状液平,为机械性肠梗阻的表现,是与麻痹性鉴别上是有力的依据。

(3)腹部X线平片诊断肠梗阻作用的再评价:肠梗阻液-气平面,小肠袢扩张腹部平片通常能很好地显示,具有重要诊断作用。但随着医学影像学飞速发展,腹平片的应用价值亦发生了变化。研究发现多发液-气平面,小肠肠袢扩张,大肠缺乏气体的三联征(为小肠梗阻的特征性的所见)在X线平片的敏感性仅约70%。而螺旋CT不仅对小肠梗阻具有良好的诊断性能,包括确定梗阻部位,鉴别肠梗阻病因,还能预测肠绞窄和是否需要急诊手术。CT发现肠袢闭合、肠缺血、游离液体的征象提示需要手术,不能延误,而腹平片则不能提供上述信息。

(朱雅琪 朱 权 徐洪雨 任 旭)

548. 急性外科腹痛常见的腹部病因有哪些？有何特点？

（1）炎症性：最常见的代表疾病是急性阑尾炎。当炎症限于阑尾黏膜和黏膜下层时，由于肠道蠕动加剧，引起脐周或上腹部定位不太明确的疼痛。随着炎症发展，痛阈降低，对阑尾黏膜下神经末梢感受器的刺激加强，出现右下腹定位比较明确的疼痛。当炎症达到浆膜，波及腹膜壁层，刺激躯体神经，疼痛局限在腹膜受刺激区，出现压痛，反跳痛和腹肌紧张。尚可能有皮肤感觉过敏。炎症性腹痛的特点有：①疼痛由模糊到明确，由轻到重；②疼痛为持续性，并由内脏痛发展为躯体痛；③病变所在部位症状和体征最明显；④全身中毒症状在腹痛之后出现。

（2）穿孔性：典型者为胃、十二指肠溃疡穿孔。一旦穿孔，胃、十二指肠内容物迅速漏入腹腔，强烈刺激躯体神经末梢感受器，引起定位明确而突然的剧烈疼痛，甚至休克，腹痛初起位于穿孔部位，随着病情的发展，出现右下腹痛，然后扩散到全腹疼痛、压痛、反跳痛、腹肌强直，而出现典型弥漫性腹膜炎表现。特点是：①腹痛骤然发生，异常剧烈，呈刀割样，腹式呼吸明显受阻；②腹痛呈持续性，范围迅速扩大，腹肌板状硬，肠鸣音减弱或消失；③全身中毒反应出现在穿孔之后，迅速加重；④穿孔后外漏液刺激膀胱、直肠时病人可出现频繁尿意和便意；⑤腹痛的同时出现腹胀，有时可出现气腹。

（3）梗阻性：腹部空腔脏器，如肠道、胆道、输尿管等，一旦发生梗阻，梗阻近侧平滑肌强收缩，蠕动加强，管腔膨胀，产生剧烈绞痛。输尿管结石多表现为腰腹部阵发性绞痛，向会阴部放射，疼痛发作时伴有血尿。如急性机械性肠梗阻表现为：腹痛骤然发生，开始位于脐周，定位不明确，由于肠蠕动呈收缩与松弛交替的节律性运动，故在强烈收缩时，产生剧烈绞痛，然后随即又松弛，腹痛缓解，因此腹痛呈阵发性发作。到后一阶段，肠壁平滑肌由过度兴奋转入瘫痪，肠腔扩张，肠壁变薄，血供受影响，肠内容物渗出肠壁刺激腹膜，由内脏痛转入躯体痛，此时出现持续性疼痛伴阵发性加剧，压痛、反跳痛和腹肌紧张明显。并可闻及肠鸣音亢进，气过水声等改变。特点是：①起病大多急骤；②早期腹痛为阵发性，后期为持续性伴阵发性加剧；③腹痛时可闻及肠鸣音亢进，气过水声或金属音；④全身中毒反应发生在腹痛之后；⑤腹部有压痛但无腹膜刺激征（非绞窄性）。

（4）内出血性：外伤或自发性因素等引起的腹腔实质器官破裂出血，可导致腹痛。见于脾破裂、肝癌破裂、腹主动脉瘤破裂等。以脾破裂为例，除损伤本身引起的疼痛外，血液刺激腹膜壁层引起腹痛或加剧腹痛，具有压痛、反跳痛、肌紧张等临床表现。但因血液的刺激远比感染和化学性刺激为轻，因此症状和体征相对较轻。特点是：①起病急，多有外伤史；②腹痛持续，压痛和肌紧张较轻，反跳痛明显；③腹痛伴内出血休克；④腹部移动性浊音阳性，穿刺液为血液。

（5）缺血性：临床相对少见，但极易误诊。如急性肠系膜动脉闭塞，一旦血流堵塞，则迅速导致受供肠管缺血。肠段缺血对内脏神经末梢感受器是一种强烈刺激，因而产生全腹持续性剧烈疼痛，主要在脐周（小肠）和左下腹（结肠），有中等度压痛，早期腹肌软，随即出现缺血肠段坏死，肠内容物渗透肠壁，刺激腹膜，出现反跳痛和腹肌抵抗，肠蠕动减慢，腹部膨满。亦可排出血便。腹腔出现渗液进而进入休克状态。特点有：①起病急骤，可有动脉粥样硬化或心脏病或结缔组织病史；②腹痛持续而剧烈；③有弥漫性腹膜炎体征；④腹痛之后，迅速出现中毒性休克；⑤有时可出现明显的呕吐，呕吐血性液体或出现血便。

（6）扭转性：腹腔器官扭转比较少见，其中有急性胃扭转、脾扭转、胆囊扭转、大网膜扭转、卵巢囊肿扭转、结肠扭转等。卵巢囊肿蒂扭转临床表现突发持续性下腹剧痛，伴有呕吐，妇科检查可触及圆形、光滑、活动伴有明显触痛的肿块。因此，对于女性突发剧烈下腹痛应做妇科检查。急性胃扭转无论原因如何，一旦出现轴性扭转（器官轴、系膜轴或混合性）病人就会出现上腹剧痛，向背部及两季肋部放射，随即发生干呕，进行性上腹胀。严重者可发生血管闭塞和胃壁组织坏死，进而出现休克。特点为：①突发性上腹部间歇性或持续性疼痛，向背部放射；②频繁干呕，并有全身衰竭表现；

③左上腹可触及紧张性肿块；④胃管不能插入；⑤X线腹部平片在左上腹可见两个液平或一个液平；⑥极易误诊为急性胰腺炎，急性心肌梗死，急性胃穿孔和肠系膜血管闭塞症。

（7）其他：宫外孕破裂表现急性下腹痛，可伴或不伴阴道流血，查体提示下腹部有明显压痛，腹肌紧张不明显，超声探查证明腹水，腹腔或后穹隆穿刺可抽出暗红色不凝血。腹主动脉夹层动脉瘤多表现为剧烈腹痛，但起病时血压升高，发作时又转为休克，嗜铬细胞瘤的腹痛特点为反复发作剧烈腹痛，伴有高血压、心动过速、大汗等。这些疾病常常表现为腹痛剧烈，可伴有恶心、呕吐，但一般无腹肌紧张，表现为"症征不符"。

（徐洪雨 朱 权）

549. 内科急性腹痛常见的腹部疾病病因有哪些？发生机制和疼痛特点如何？

（1）急性腹膜炎症：如急性原发性腹膜炎，为血行感染，可见于各种感染性疾病急性感染过程中，但更多见于各种原因引起腹水的病例。前者病原菌多为溶血性链球菌、肺炎双球菌；后者多为大肠杆菌。当炎症波及腹膜躯体神经末梢时，病人在原有疾病的基础上，出现全腹疼痛或在感染中毒的同时出现，因炎症范围和程度不同病人有不同程度的压痛、反跳痛和肌紧张，但一般说来，不如外科急腹症典型。

（2）急性实质器官炎症：如急性病毒性肝炎，常在食欲不振，乏力之后出现右上腹疼，这是由于肝炎后肝脏迅速肿大，包膜被急骤绷紧，内脏神经末梢感受器受刺激，发生右上腹急性疼痛，局部有压痛，但无反跳痛。

（3）急性空腔器官炎症：最常见者为急性胃肠炎，腹痛仅为发热，恶心呕吐，腹痛和腹泻四大主症之一。其腹痛是因胃肠道黏膜和肠管痉挛所致。属内脏痛，有压痛，无反跳痛，严重者可有轻度的腹肌紧张。全身症状先于或与腹痛同时出现。

（4）腹腔淋巴结炎症：常见为急性肠系膜淋巴结炎。多发生在上呼吸道感染之后。由于肠系膜淋巴结在末端回肠附近最多，因此，腹痛多在右下腹，属内脏痛，局部有压痛，无反跳痛，可有轻度肌紧张。有时可触及肿大并有压痛的淋巴结。

（5）急性腹膜后器官炎症：如急性肾盂肾炎，多见于妇女，先有急性感染中毒症状和尿路感染刺激症状。有时由于肾包膜急性伸张，绷紧，可出现急性腰腹痛，属内脏痛，伴有肋脊点压痛和肾区叩击痛。

（徐洪雨 朱 权 任 旭）

550. 内科急性腹痛常见的腹外疾病病因有哪些？疼痛特点如何？

（1）呼吸系统疾病：常见于下叶肺炎和膈胸膜炎刺激膈神经，可引起右或左上腹部放射痛，并可向肩部放射。急性胸膜炎早期可仅表现为上腹痛，随胸腔渗出液增加，腹痛消失。横膈周围的神经来自胸7～胸12脊神经的肋间神经，这种腹痛属于躯体神经的牵涉痛。腹部虽然也可有压痛，甚至肌紧张，但因无腹部病变的病理基础，因此深压并不比浅触更痛，无反跳痛。经胸部影像学检查可以明确病因。

（2）心血管系统疾病：常见为急性下壁心肌梗死，急性心包炎，急性右心衰竭等，都可在病程中发生急性腹痛。其原因有的是躯体痛兼有牵涉痛，有的是内脏痛伴有牵涉痛，亦有的两者兼有之。急性右心衰竭和急性心包炎主要是引起急性肝淤血、肝肿大，导致右上腹痛。心血管系统疾病各自有其症状和体征，虽有腹痛但鉴别诊断并不难。

（3）神经源性疾病：如急性神经根炎。可由类风湿、结核、骨关节炎导致的脊柱炎，病变好发于胸4～腰2，可影响脊神经，可引起支配区域的急性腹痛。属躯体痛，定位明确，有的还可出现局部皮肤感觉过敏和腹肌紧张，但无压痛和反跳痛。带状疱疹可在病毒感染后疱疹的前驱期和无疹型带状疱疹中，可出现剧烈的腰腹部疼痛。属躯体痛，可有压痛，腹肌紧张和皮肤过敏，特点是发热在前，腹痛在后。儿童腹型癫痫引起的腹痛，可伴有恶心、呕吐等症状。特点是呈周期性发作，每次发作持续数分钟到几小时，间歇期一切如常。发作时常伴有意识障碍，嗜睡流涎，肌肉抽动等，发作后入睡。脑电异常。

（4）代谢性疾病：糖尿病酮症酸中毒时，可因失钠、氯、失水等导致的严重水、电解质紊乱，引起肌肉痉挛和阵发性剧烈腹痛，时有压痛和腹肌紧张，常易误诊为急腹症。尿毒症可致反射性肠绞痛。低血钠、低血糖、低血钙等，均可引起剧烈腹痛，但腹部体征轻微，有实验室的特征性改变。高脂蛋白血症Ⅰ型，可出现复发性剧烈腹痛，类似急性胰腺炎或阑尾炎，但有本病特征和血脂检测异常。血卟啉病（血紫质病）中常见为急性间歇性血卟啉病，本病多见于青年女性，常为饮酒、口服避孕药或苯巴比妥而诱发。腹部绞痛、呕吐为本病突出症状，呈间歇性发作。腹痛发作异常剧烈，似外科急腹症。但无固定位置及压痛点，症状与体征不平行。排出之尿液在阳光下若呈紫色或葡萄酒样颜色，要高度怀疑本病。尿卟胆原试验阳性即可确诊。

（5）中毒性疾病：常见为铅中毒，腹痛多发生在脐周或下腹部部，呈阵发性绞痛。无固定压痛点，按压可减轻，无腹膜刺激征。每隔数分钟或数小时发作一次，可断续存在数日或数周。可见齿龈铅线，贫血外观等。铅接触史和尿铅定量可以确诊。

（6）变态反应性疾病：腹型过敏性紫癜和腹型风湿热较为常见，前者腹痛部位不固定，每次发作持续1～2小时，以绞痛和钝痛为主，有时异常剧烈，但体征轻微，病程中可出现便血，尿血和皮肤紫癜等。后者多见儿童，腹痛特点为持续剧烈的上腹痛，可伴有呕吐和便血，每次腹痛发作时症状较重，而腹部体征较轻，数日后皮肤可见紫癜，诊断即可明确。

（7）血液系统疾病导致的腹痛：镰状细胞危象、急性溶血等可出现急性腹痛。前者伴有腹肌紧张，肠音消失，易误诊为外科急腹症。借助实验室检查可确定诊断。真性红细胞增多症引起的脾梗死临床表现为左上腹痛、肌紧张，易误诊为急性胰腺炎。

由此可见，以腹痛为首发症状的非消化系统疾病多种多样，医生诊治时思路要开阔，病史询问要详细，体格检查要细致，这样才不致误诊或漏诊。

（徐洪雨　任　旭）